TECNOLOGIA
e
ENFERMAGEM

Harmonia para a Qualidade
do Desempenho Profissional

2ª Edição

ENFERMAGEM

A Ciência e a Arte de Ler Artigos Cientificos – **Braulio Luna Filho**
A Enfermagem em Pediatria e Puericultura – **Edilza Maria**
As Lembranças que não se Apagam – Wilson Luiz **Sanvito**
Assistência de Enfermagem ao Paciente Gravemente Enfermo – **Nishide**
Assistência em Estomaterapia - Cuidando do Ostomizado – **Cesaretti**
Atendimento Domiciliar - Um Enfoque Gerontológico – **Duarte e Diogo**
Atuando no Trauma – **Calil**
Bases Psicoterápicas da Enfermagem – **Inaiá**
Boas Práticas de Enfermagem vol. 1 - Procedimentos Básicos – **Silva Siqueira**
Boas Práticas de Enfermagem vol. 2 - Procedimentos Especializados – **Silva Siqueira**
Código de Ética dos Profissionais de Enfermagem – **Silva e Silva**
Coluna: Ponto e Vírgula 7ª ed. – **Goldenberg**
Condutas no Paciente Grave 3ª ed. (vol. I com CD e vol. II) – **Knobel**
Cuidados Paliativos – Diretrizes, Humanização e Alívio de Sintomas – **Franklin Santana**
Cuidados Paliativos - Discutindo a Vida, a Morte e o Morrer – **Franklin Santana** Santos
Cuidando de Crianças e Adolescentes sob o Olhar da Ética e da Bioética – **Constantino**
Cuidando de Quem já Cuidou – Miram **Ikeda** Ribeiro
Desinfecção e Esterilização – **Nogaroto**
Dicionário de Ciências Biológicas e Biomédicas – **Vilela Ferraz**
Dicionário Médico Ilustrado Inglês-Português – **Alves**
Discussão de Casos Clínicos e Cirúrgicos: Uma Importante Ferramenta para a Atuação do Enfermeiro – **Ana Maria Calil**
Do Mito ao Pensamento Científico 2ª ed. – **Gottschall**
Elaboração do Manual de Procedimentos em Central de Materiais e Esterilização - segunda edição – **Kavanagh**
Enfermagem e Campos de Prática em Saúde Coletiva – **Iraci dos Santos**
Enfermagem em Cardiologia – **Cardoso**
Enfermaria Cardiológica – Ana Paula Quilici, André Moreira Bento, Fátima Gil Ferreira, Luiz Francisco **Cardoso**, Renato Scotti Bagnatori, Rita Simone Lopes Moreira e Sandra Cristine da Silva
Enfermagem em Endoscopia Respiratória e Digestiva – Maria das **Graças Silva**
Enfermagem em Infectologia - Cuidados com o Paciente Internado 2ª ed. – Maria Rosa Ceccato **Colombrini**
Enfermagem em Neurociências – **Diccini**
Enfermagem Psiquiátrica e de Saúde Mental na Prática – **Inaiá**
Ensinando e Aprendendo com Novo Estilo de Cuidar – **Costardi**
Epidemiologia 2ª ed. – **Medronho**
Fundamentos da Cirurgia Videolaparoscópica – **Parra**
Guia de Aleitamento Materno 2ª ed. – **Dias Rego**
Guia de Bolso de Obstetrícia – Antônio Carlos Vieira **Cabral**
Guia de Bolso de UTI – Hélio **Penna Guimarães**
Hematologia e Hemoterapia - Fundamentos de Morfologia, Fisiologia, Patologia e Clínica – **Therezinha Verrastro, Lorenzine e Wendel Neto**
HAOC – Hospital Alemão Oswaldo Cruz – *Relationship Based Care* - Enfermagem

Intervenção Precoce com Bebês de Risco – **Cibelle Kaynne**
Legislação em Enfermagem - Atos Normativos do Exercício e do Ensino – **Santos e Assis**
Leito-Dia em AIDS - Experiência Multiprofissional na Assistência dos Doentes – **Colombrini**
Manual Básico de Acessos Vasculares – **Lélia Gonçalves** Rocha Martins e Conceição Aparecida M. Segre
Manual de Medicina Transfusional – Dimas **Tadeu Covas**
Manual de Procedimentos e Assistência de Enfermagem – **Mayor**
Manual de Procedimentos em Central de Material e Esterilização – **Kavanagh**
Manual de Sepse – **Elieser Silva**
Manual de Socorro de Emergência 2ª ed. – **Canetti e Santos**
Nem só de Ciência se Faz a Cura 2ª ed. – **Protásio da Luz**
O Cotidiano da Prática de Enfermagem Pediátrica – **Peterline**
O Cuidado do Emocional em Saúde 3ª ed. – **Ana Cristina** de Sá
O Cuidar da Transformação - Orientações para a Abordagem Multidimensional em Saúde – Cilene Aparecida **Costardi** Ide
O Enfermeiro e as Situações de Emergência 2ª ed. – Ana Maria **Calil**
O Enfermeiro e o Cuidar Multidisciplinar na Saúde da Criança e do Adolescente – **Carvalho**
O Erro Humano e a Segurança do Paciente – **Peterline e Harada**
O Pós-operatório Imediato em Cirurgia Cardíaca - Guia para Intensivistas, Anestesiologistas e Enfermagem Especializada – **Fortuna**
O que Você Precisa Saber sobre o Sistema Único de Saúde – **APM-SUS**
Obstetrícia Básica – **Hermógenes**
Parada Cardiorrespiratória – **Hélio Penna Guimarães**
Politica Públicas de Saúde Interação dos Atores Sociais – **Lopes**
Por Dentro do SUS – **APM-SUS**
Protocolos Assistenciais da Clínica Obstétrica da FMUSP 2ª ed. – **Zugaib**
Protocolos em Terapia Intensiva – **Pietro**
Ressuscitação Cardiopulmonar – **Hélio Penna Guimarães**
Saúde da cidadania – uma visão histórica e comparada do SUS - 2ª edição revista e ampliada – **Rodrigues e Santos**
Semiologia e Semiotécnica de Enfermagem – **Belén**
Sepse para Enfermeiros – Renata Andrea **Pietro** Pereira Viana
Série Atualização em Enfermagem – **Iraci**
Vol. 1 - Enfermagem Fundamental - Realidade, Questões, Soluções
Vol. 2 - Enfermagem Assistencial no Ambiente Hospitalar - Realidades, Questões e Soluções
Vol. 3 - Prática da Pesquisa em Ciências Humanas e Sociais - Abordagem Sociopoética
Vol. 4 - Enfermagem Materno-Infantil
Tecnologia da Informação e Comunicação na Enfermagem – Claudia **Prado**, Heloísa Helena Ciqueira **Peres** e Maria Madalena Januário Leite
Técnologia e o Cuidar de Enfermagem em Terapias – **Iraci dos Santos**
Terapia Intensiva - Enfermagem – **Knobel**
Trauma - Atendimento Pré-hospitalar 2ª ed. – **Monteiro**
Um Guia para o Leitor de Artigos Científicos na Área da Saúde – **Marcopito Santos**
UTI – Muito Além da Técnica... a Humanização e a Arte do Intensivismo – **Costa Orlando**
UTIs Contemporâneas – **Costa Orlando**

TECNOLOGIA e ENFERMAGEM

Harmonia para a Qualidade do Desempenho Profissional

2ª Edição

Lourdes Margareth Leite Pizzoli

Enfermeira, Habilitação em Enfermagem Médico-Cirúrgica, Escola Paulista de Medicina (UNIFESP). Pianista, Instituto Musical Santa Cecília. Especialista em Metodologia de Pesquisa, Universidade de Mogi das Cruzes. Especialista em Massoterapia (Shiatzu). Associação de Massagem Oriental do Brasil. Mestre em Ciências da Administração e Valores Humanos, Centro Universitário Capital, UNICAPITAL.

Atheneu

EDITORA ATHENEU

São Paulo —	*Rua Jesuíno Pascoal, 30* *Tel.: (11) 6858-8750* *Fax: (11) 6858-8766* *E-mail: atheneu@atheneu.com.br*
Rio de Janeiro —	*Rua Bambina, 74* *Tel.: (21) 3094-1295* *Fax.: (21) 3094-1284* *E-mail: atheneu@atheneu.com.br*
Ribeirão Preto —	*Rua Barão do Amazonas, 1.435* *Tel.: (16) 3323-5400* *Fax: (16) 3323-5402* *E-mail: editoratheneu@netsite.com.br*
Belo Horizonte —	*Rua Domingos Vieira, 319 – conj. 1.104*

Produção Editorial: *Fernando Palermo*
Capa: *Equipe Atheneu*

Dados Internacionais de Catalogação na Publicação (CIP)

Pizzoli, Lourdes Margareth Leite
Tecnologia e enfermagem: harmonia para a qualidade do desempenho profissional/Lourdes Margareth Leite Pizzoli. -- 2. ed. -- São Paulo: Editora Atheneu, 2014.

Bibliografia.
ISBN 978-85-388-0343-0

1. Enfermagem 2. Enfermagem - Técnica 3. Hospitais - Administração de materiais 4. Tecnologia I. Título.

CDD-610.70284
14-02844 NLM-WY 100

Índices para catálogo sistemático:

1. Enfermagem e tecnologia de materiais de uso técnico-hospitalar: Ciências médicas 610.70284
2. Tecnologia de materiais de uso técnico-hospitalar e enfermagem: Ciências médicas 610.70284

PIZZOLI, L. M. L.
Tecnologia e Enfermagem – Harmonia para a qualidade do desempenho profissional – 2ª edição.

Mãos

Extensões da expressão mente-alma.

Nada possui capacidade de veicular tantos verbos:
Sentir, preparar, tecer, acalentar, acariciar, consolar, construir, refazer, cuidar ....

Falam a linguagem universal dos sons, dos gestos, da afetividade, da amizade, veículo Divino de expressão no plano físico terreno.

Reflexos do estado interior, nem sempre expresso pela persona*: crispam-se tensas, transpiram de medo, abrem-se de alegria, postam-se em oração, antenas da intuição.*

Ausentes, procuram-se os próprios pés ou equipamentos eletrônicos para fazer seu papel, pois representam o fazer por si, a liberdade, a independência, a dignidade ...

Ao mesm tempo que são pontos de referências nos relacionamentos.

Desenham ou apagam, pegam ou largam, executam ou deixam de fazer, apontam ou desapontam, condenam ou aprovama, aplaudem ou se calam.

Abrem-se para oferecer ou para receber.

Mãos que conversam, mais do que as palavras, que se dão, gesticulam, fazem mímicas, sombras, criam vida, dançam.

Sozinhas, podem muito. Unidas, podem tudo.

A Autora

"No que diz respeito a todos os atos de iniciativa e criação, há uma verdade elementar – assim que a pessoa se engaja definitivamente, a Providência também entra em ação"
Goethe

"Se todos nós fizéssemos as coisas de que somos capazes, iríamos literalmente espantar a nós mesmos"
Thomas A. Edison

"O importante é não parar de questionar.
A curiosidade tem sua própria razão para existir.
Uma pessoa não pode deixar de se sentir reverente ao contemplar os mistérios da eternidade, da vida, da maravilhosa estruura da realidade.
Basta que a pessoa tente apenas compreender um pouco mais desse mistério a cada dia.
Nunca perca uma sagrada curiosidade"
Albert Einstein

Quando observamos com os olhos da nossa alma, a Natureza nos revela seus próprios olhos.

A vida do ser humano só passa a ter sentido quando ele aprende a pensar com o sentimento e a sentir com a razão, pois assim pensa com clareza, sente com lucidez, cala com sabedoria e vive com simplicidade e grandiosidde. Isso é um caminho de amor. Os outros, apenas, ... caminhos.
A autora

AGRADECIMENTOS

Agradeço à mão da Força Divina, que me sustenta nas jornadas de todos os dias, e que dispõe de todos os recursos que necessito, colocando-os a minha mão, de maneira interna, e ao meu redor, através das mãos de muitas pessoas, cada qual a seu modo. A estas, cuja lista de nomes seria tamanha, que eu pemaneceria preenchendo muitas páginas, vibro-lhes mina gratidão na alma. Mencionarei apenas algumas, cujas mãos foram, ou ainda são, diretamente atuantes no meu percurso de lidar, criar e transformar, com a qualidade de reconhecer e estimular qualidades:

Doutora Silvia Regina Tamae, Diretora de Divisão de Enfermagem do Complexo Hospitalar Heliópolis, mão amiga imprescindível no desenvolvimento e manutenção desta nova área de atuação, com sua vontade aberta a inovações, incentivo e dedicação, que me permitiu efetuar uma atividade dinâmica, que pode resultar em tantos frutos.

Professor Doutor Abrão Rapoport, Diretor Técnico de Departamento de Saúde do Complexo Hospitalar Heliópolis, cuja mão auxiliou minha firmeza e a autovalorização. Mão que impulsionou-me na concretização deste trabalho, promovendo a minha coragem na busca de novos caminhos. Não há palavras suficientes para agradecer uma criatura que nos estímula no desenvolvimento da habilidade de fazer por si mesma.

Doutor Aldemir Humberto Soares, Diretor do Grupo Técnico-administrativo, mão que auxiliou ampliar o discernimento, com elegância e bom humor, com sua ampla visão e paciência, ensinando-me a cada dia os aspectos de uma área nova em minha existência.

Monge Brasiliano Carlos, Mestre Reikiano, cujas mãos sorriem e gargalham com o coração, onde não há limite para a alegria, ensinando um novo caminho de estar em si.

Doutora Doroty B. Luzzi, mão firme e carinhosa, presente no processo do retomar o leme e reencontrar a posição dos mastros, ouvir os cantos das sereias, sem lançarmos-nos ao mar.

Luis Antonio Gasparetto, mão terna e enérgica que auxiliar o despertar; mesmo que distante do convívio físico, mas próximo da energia do coração, abrindo-me para a fé em si.

Doutora Marcia Moura Coelho, mão que auxiliou a encontrar o navio, no mar da vida, incentivando a observar a beleza das tempestades.

Doutora Maria Isabel Perez Figueroa, atual Diretora Técnica de Enfermagem do Serviço de Terapia Intensiva, mão paciente e carinhosa, acompanhando cada esboço deste meu projeto, caríssima mão companheira e amiga de longos anos, estimulando em fases difíceis da vida.

Toda a Equipe de Enfermagem do Complexo Hospitalar Heliópolis, bem como à Equipe Médica, por toda informação prestada graças as suas vastas experiências, e mesmo sugestão de novos produtos, e, em especial, e com muito carinho, à Equipe de Enfermagem da Unidade de Terapia Intensiva, pela boa vontade e carinhosa amizade, que foi e é não somente importante como grande unidade piloto para avaliação de amostras e testes de materiais e equipamentos novos, bem como pela qualidade humana das mãos que a compõem.

Toda a Equipe do Serviço de Material e Patrimônio, Setor de Abastecimento e Almoxarifado, pois sua participação ativa foi não somente gratificante, por novas relações e novos conhecimentos, novas mãos chegando e se expressando, como um incentivo desafiador em se enveredar por outros caminhos, dentro de um mesmo caminho, com sua tão carismática Diretora, Sra. Irani Carvalho de Oliveira.

Todos os fabricantes, representantes, expositores, que, independentemente do aspecto comercial, dedicam-se de coração no desenvolvimento de formas para minimizar a dor humana, oferecendo não somente demonstração de um produto, mas suas mãos de criatividade e humanidade, mostrando que existe algo maior que nos move, rumo a um mundo que busca ardentemente uma melhora na condição de vida do Planeta, e uma sensação de satisfação e felicidade só possível dentro de si mesmo.

Déborah Tadeu Garbosa, irmãzinha da mesma tribo, mão companheira de jornada, desde a infância, que sintoniza na mesma freqüência para a renovação, em homenagem à Vida.

Meus pais, mãos geradoras desta minha existência, com tanta riqueza de recursos e possibilidades, pois sem eles eu não poderia desfrutar de tudo o que a vida sempre me ofereceu. A minha mãezinha, que partiu para a espiritualidade – muita, muita saudade – porém me deixando plena com todo seu amor.

Ariane, amiga amada, mão que estimula a alegria do viver pelo viver, com tanto carinho e felicidade, de forma tão meiga, que somente um cão é capaz.

Meu marido, Doutor José Ronaldo Soares da Silva, mão constante na fase mais difícil de minha vida, amigo, companheiro de vida, de trabalho e de crescimento interior, fortalecendo-me em aceitar o desafio de um trabalho tão diferente do que já havia realizado até então, e ver o quanto é possivel, quantos recursos latentes possuímos.

Agradeço, enfim, às mãos da Vida, que apresentou-me estranhos caminhos, pelo reverso, pois eu não enxergaria a chama de um palito aceso exposta à luz do sol do meio-dia; porém foi a maior luminosidade que já vi após permanecer num quarto fechado por alguns dias ... assim, sentindo o peso da escuridão, pude perceber suas mãos carinhosas mostrando-me a sentir e a amadurecer o discernimento do que é de fato a LUZ, e, a aprender, acima de tudo, oferecer meu maior agradecimento: as minhas próprias mãos!

São Paulo, primavera de 2014
A Autora

APRESENTAÇÃO

Antes de apresentar o trabalho em si, apresento-me. iniciei meus estudos com a Música, onde graduei-me em piano em 1973 pelo Instituto Musical Santa Cecília, continuando meus estudos com professores particulares, e, posteriormente cursando dois anos de Bacharelado pela UNESP Paralelamente cursei o Colégio Técnico de Laboratórios Médicos e Análises Clínicas e, na seqüência, graduei-me Enfermeira em 198] pela Escola Paulista de Medicina, habilitando-me em Enfermagem Médico-Cirúrgica e especializando-me depois em Metodologia de Pesquisa. Nesse meio tempo formei-me massoterapeuta (Shiatzu) pela Associação de Massagem Oriental do Brasil (AMOR), fui aprender cromoterapia, envolvi-me muito com a informática e suas possibilidades, pratiquei canto coral por muitos anos com alguns grupos, e, finalmente, entrei em contato com a técnica denominada Reiki, *onde fui iniciada até o nível fIL*

Nessa mesclagem de formação, com a música estimulando o raciocínio lógico e a expressão do sentimento, a Enfermagem desenvolvendo o senso de observação no cuidar e a sensibilidade, e as técnicas alternativas promovendo aumento de percepção e maior contato com a intuição, vejo-me hoje observando e sentindo, com maior discernimento e critério, como se estivesse aprendendo a sentir com a cabeça e a pensar com o coração, misturando o que é da arte com o que é da ciência, descobrindo que essa dicotomização é apenas uma forma de ampliar o conhecimento do todo, que e único.

Urna Visão Holística da Tecnologia de Materíais de Uso Técnico-Hospitalar

Isto para dizer que, entre sons, cores e enfermidade, descobri outro elemento que amplia nossa atuação: a criatividade no desenvolvimento dos recursos materiais, que, ao meu ver, fecham um ciclo do que eu poderia denominar Trilogia Terceiro Milênio:

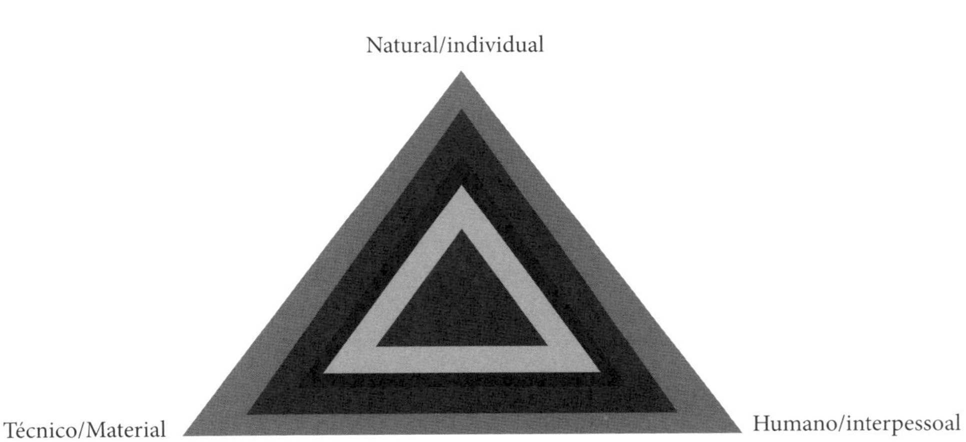

Acredito que o ser enfermo é o princípio, o agente primordial, pois cada um ¿absolutamente responsável por si mesmo – o natural/individual – cujas variáveis para manutenção de sua própria vida abrangeria: aspecto físico (nutricional, constitucional, genético, imunológico etc.), aspecto emocional (condições sociais, objetivos, dinâmica psíquica etc.) e o que poder-se-ia denominar espiritual (sentido de vida, religiosidade, natural idade, dinâmica interna etc.).

Hoje, após tantas experiências, tanto profissionais como pessoais, sinto a DOR, subentendida como doença, dor física, desequilíbrio emocional e/oit mental, de urna forma diferente. Entendo que esta surge para manter a integridade do sem pois se não acontecesse DOR quando batemos o braço cm algum objeto, ou quando nos ferimos, ou até mesmo quando necessitamos esvaziar o intestino, tanto nos desintegraríamos por não termos um sinal de que algo está errado, ou não saberíamos a hora de ir ao banheira! Assim, procurando entender a função da DOR como uma ação da natureza, que, mesmo que não a compreendamos totalmente, deve existir urna razão inteligente para acorrer; como se vê em todos os reinos, seja mineral, vegetal ou animal... como profissional e pessoa, já que não posso me desfragmentar em compartimentos, acredito que o ser entra num processo de DOR, e minha função, intenção e vontade profunda, é auxiliá-lo no processo de auto-recuperação, no qual minha atuação real só acorrerá com a permissão do mesmo, e, somando-se as intenções do ser em curar-se e minha cm auxiliá-lo – que podemos invocar as forças cósmicas, unindo-se e fazendo o que chamamos de transformação, crescimento e evolução.

Os outros dais elementos atuariam no mesmo nível, em segundo plano: o aspecto humano/interpessoal, no qual se abordaria o desempenho humano enquanto postura que gera ações, determinando a qualidade como um resultado do aprimoramento do conhecimento e da vivência, aplicados com o bom senso próprio de cada ser. O aspecto técnico/material atuaria, portanto, como um recurso facilitador de recuperação que se soma á disposição do ser individual e á dedicação do profissional, atuando diretamente nessa relação interpessoal, visto que tal aspecto surge da criatividade – o interno – do ser individual, em consonância com outros seres, gerando cada vez mais recursos – o externo.

Portanto, acredito que o voltar-se a si, redescobrir-se, favorecer a natureza para recuperar a saúde, com todas as suas variáveis, cabe ao ser individual que adoeceu. O desempenho técnico, a destreza mental e a habilidade emocional cabe ao ser individual profissional que se dispõe a colocar seus talentos em benefício do ser que adoeceu. E o recurso técnico, resultado do ser individual que o criou, pode servir de arrimo a essa relação, desde que bem elaborado por quem o gerou, como bem utilizado pelo profissional. Qualquer falha nesse percurso impedirá a recuperação: o doente que desistiu, o equipamento sem capacidade, e o profissional sem habilidade.

Considero que a força vital que atua cicatrizando pequenos cortes, obviamente também atua nas grandes lesões, e parece que o processo é muito ligado ao próprio ser. Nossa experiência nos mostrou pacientes recuperando-se de falências de múltiplos órgãos, e outros complicando cirurgias simples. Diabéticos que não seguem dieta ou tratamento manterem-se muito bem, e outros que referem seguir o tratamento rigorosamente, vivem descompensando. Hoje já se estuda com mais atenção esses aspectos ditas metafísicos, ande até os físicos se deparam com situações inusitadas, ainda sem urna explicação palpável, mensurável. Portanto, uma pesquisa séria, uma observação atenta, jamais poderá descartar esse potencial humano, a primordial variável a ser; de foto, considerada.

Como esse estudo do potencial humano requer muito mais tempo de observação, pela variedade de respostas que se obtém, iniciei a verificação da variável mais concreta. O próprio recurso material de uso técnico hospitalar em prol da recuperação e/a manutenção da saúde.

Minha atenção voltou-se á observação desses agentes facilitadores que promovem e/ou facilitam nosso maior desempenho interno, com o desenvolvimento técnico atual, associado à busca de novos parâmetros para expressar nossa alma, ou seja, a informática, os equipamentos, os produtos, associados aos talentos e capacidades do ser humano, no intuito de ampliar a qualidade de vida, e observar a capacidade dessa criatividade, a beleza dos recursos, tanto no que tange á eficácia, como ao designer em si.

Também observando o cuidado, intuitivo ou intencional, na harmonia das cores de muitos produtos, denotando o capricho voltado não somente ao aspecto técnico, mas da confecção do todo.

Acredito que esse cuidado, estudado com atenção, observando-se os ciclos da Natureza, propiciam ao ser que se sente em pleno inverno, onde tudo parece sem vida, pressentir a chegada da primavera de seu ciclo, que lhe permitirá a cura, o renascimento... Sempre que possível gasto de associar cores e aromas nos tratamentos, pois acredito que os equipamentos frios podem ser amenizados com um acabamento em cores quentes, e os produtos que promovem sensações cortantes, picantes ou similares, possam ter um acabamento em cores frias, para que se tente promover uma harmonia externa como estímulo ao ser em desequilíbrio.

O mesmo pode ser aplicado no sentido dos sons, pois grande parte dos equipamentos possui alarmes sonoros de intensidade elevada, que perturbam o ser enfermo, e estimulam muito o profissional. Também acredito que a sonoridade poderia ser elevada para se manter em sua função de alertar, mas com um equilíbrio na intensidade, no timbre, na qualidade sonora em si. Não que se necessite executar uma sinfonia para se proceder um alarme, mas atualmente existem tantas opções de combinações harmônicas, tonais ou atonais, que pode riam soar em sua função de alerto, porém sem ferir a sensibilidade, criando assim um ambiente externo mais agradável, favorecendo os internos que se adoeceram em busca da harmonia, e os profissionais a terem um fator a menos de estresse.

Esse estudo da composição técnica dos recursos associados a aspectos humanos deu-me a idéia de que as coisas podem ser processadas deforma responsável, mas com u, aspecto lúdico, bonito, artístico, pois sem isso não há vida criativa.

Dessa forma, através da associação dessas vivências, iniciou-se este trabalho, com o objetivo principal de que se pudesse obter critérios cada vez mais amplos para se verificar e efetivar um controle de qualidade sobre a infinidade de recursos disponíveis em se tratando de materiais básicos utilizados em urna Unidade Hospitalar no sentido de discernir o que é qualidade do que é apenas luxo.

Atualmente trabalho como enfermeira no Hospital Heliópolis, concursada, desde 1984. Trabalhei no Serviço de Terapia Intensiva desde 1985, e, pela complexidade dos materiais utilizados num Setor desse porte, habituei-me a investigar novas materiais, novas equipamentos, verificar como funcionam etc. Sempre me senti fascinada pela tecnologia em benefício á melhora da qualidade de vida do ser humano, e do Planeta, de uma forma geral. Hoje em dia discute-se muito sobre ecologia, sobre os abusos efetuados em detrimento da querida Mãe Terra, mas, penso que como alunas da Vida que somos, erramos para que possamos aprender, e não há quem não erre, a não ser quem nada faz! O importante é o preceito atual de continuar desenvolvendo os recursos, porém voltando a atenção em também manter os recursos naturais íntegros.

Hoje ainda me pego encantada com as novidades, que ainda surpreendem pela busca da reorganização do equilíbrio, e na ampliação do desenvolvimento, da potencialidade, da criatividade, gerando urna força poderosa que promove um maior tempo na quantidade de vida, e, com grandes possibilidades de qualidade, pois cada vez mais observa-se uma direção do que traumatiza menos, potencializa mais, menos agressivo, mais efetivo, e assim por diante. E claro que no meio desse sistema, tão grandioso, é imprescindível observar as inutilidades, os falsos conceitos, o que é tão potente mas sem nenhuma eficácia, o com capacidade técnica sem função útil real. E assim, como usuários e executores que somos, podemos conhecer mais, observar mais, e, assim, desempenhar nossas atividades utilizando tudo o que há de disponível, que seja constatadamente competente naquilo a que se propõe, vendo a verdadeira natureza das coisas que são, desenvolvendo a nossa capacidade de discernir.

Portanto, acabamos por conhecer uma ampla variedade de materiais e equipamentos, mesmo que não fossem adquiridos pela Instituição, pois testávamos diversos, e, com isso, fomos desenvolvendo um certo critério interior para avaliar as condições técnicas e, de uma maneira informal, efetuar um controle de qualidade.

Assim, surgia uma proposta de se organizar os recursos materiais, de forma a melhorarmos as especificações de materiais e equipamentos, para um uso interno, no intuito de facilitar a forma de aquisição, de reposição e de solicitação dos mesmos, trocando informações técnicas com os setores envolvidos, pois dessa forma o conhecimento se ampliaria e, com organização e discernimento se obtém excelentes resultados, gerando uma produtividade muito gratificante tanto individual, como coletiva.

E, com grande prazer; fomas conseguindo colocar essa proposta em forma de um projeto, que por sua vez foi crescendo, se instalando, tomando forma, e assim surgiu esse trabalho, que, um pouco modificado do que considero de uso interno da Instituição, pois algumas informações são absolutamente pertinentes a Unidade de origem, por suas características, foi criando vida, abrangendo não somente um aspecto técnico, descritivo, mas algo de artístico, da alma, que, aos meus olhos, é como surgiu na realidade.

Assim, o objetivo maior deste trabalho é se obter especificações de materiais básicos de consumo técnico-hospitalar, especialmente os pertinentes ao opino técnico da Enfermagem, atualizando os conforme o que o mercado tem a oferecer dentro das normalizações legais, no intuito de melhorar não apenas a qualidade de assistência prestada, mas também obter a qualidade da tecnologia atual, selecionando materiais que ofereçam maior conforto e segurança, tanto a paciente como ao profissional envolvido, dentro de uma avaliação da real capacidade técnica oferecida. Também objetiva facilitar e otimizar a forma de aquisição de bons materiais, bem como avalar o casto-benefício dos mesmos, qualificando melhor todos os itens e, conseqüentemente, com melhor aproveitamento dos mesmos, sempre dentro de uma visão harmônica entre a qualidade do material, o desempenho técnico do profissional e a vontade da paciente.

Observamos que os grandes usuários de materiais ditas de uso técnico-hospitalar, são muito voltados para a execução dos procedimentos, e se vêem em dificuldades quando necessitam de urna descrição minuciosa das características do material desejado.

As dificuldades em encontrar literatura ampla, completa, com descrição detalhada, respeitando a lei da concorrência e as leis vigentes, são nítidas. Tratando-se de hospital público, em relação a todos os itens básicos necessários a suprir um hospital geral, de atendimento terciário, de grande porte, essencialmente cirúrgico, e ainda com ambulatório fazendo parte da Unidade como um todo, com um grande leque de especialidades, gerou a necessidade de uma vasta pesquisa, na busca de fontes que fornecessem as características técnicas corretas dos materiais. Assim, criou-se urna proposta de um projeto para padronizar os materiais de consumo técnico hospitalar dentro de suas capacitações técnicas e enquadrando-os dentro das normas legais e, aos poucos, foi condensando neste trabalho urna rica fonte de pesquisa para se adquirir materiais, dentro de um leque de características técnicas, com qualidade, inclusive esclarecendo a função de materiais especiais dentro da própria discriminação.

E observei e constatei que a Enfermeira, grande provedora dos recursos necessários a toda a Equipe de Saúde, por ser elo entre a Equipe em si, entre a Equipe e o paciente, entre a Equipe e a Instituição, e, desta forma, funcionar como intermediária, aquela que vê e prevê... assim, mesmo que não seja uma usuária direta de um recurso material, será a referência para as informações. Isto é, um cirurgião que se queixe de algum produto talvez não esteja habituado com o mesmo, talvez não corresponda ás suas necessidades, talvez não atenda á sua especialidade. Porém, quando muitos se queixam de um mesmo produto, a Enfermeira fica como ponto central desses dados, e assim pode investigar o que de fato ocorre se o produto novo requer treinamento para uso correto, se o mesmo requer alterações para uso na Instituição com peculiaridades por demais específicas, e assim por diante.

Por essas e outras tantas é que observa-se na Enfermagem urna grande criatividade no improviso, não somente por ser fonte de muitas informações de amplo espectro, mas também uma grande agilidade em dispor de novos recursos e descobrir várias formas de composição destes, em situações diferenciadas. Assim, entendi o quanto de ciência e de arte é composto o carinho da profissão, de forma prática no cotidiano, investindo no desenvolvimento de um projeto que associasse todos esses aspectos, e aplicando-o, em minhas próprias ações, considerando que variáveis de interferência podendo surgir ensinando-me a buscar a flexibilidade, sem perder de vista a postura de busca de qualidade no que tange à vida interna e, conseqüentemente, reflete na vida externa.

Inicialmente colocamos o percurso percorrido no desenvolvimento deste Projeto:

- *Projeto do trabalho proposto.*
- *Introdução do projeto.*
- *Formas de avaliação técnica para se obter bons parâmetros para urna boa especificação.*
- *Especificações de materiais básicos e específicos de consumo técnico hospitalar.*
- *Especificações de materiais permanentes básicos, para eventuais reposições.*
- *Sugestão deformas de controle de entrada e saída de materiais.*
- *Associação das especificações descritivas com visualização dos materiais.*

Nesta segunda edição, revisada e ampliada, incluímos as modalidades que envolvem Tecnologia da Informação e Comunicação (TIC), decorrente da modernização gerada pela implantação do Governo Eletrônico, com introdução do sistema de Bolsa Eletrônica de Compras (BEC) e Pregão Eletrônico.

SUMÁRIO

Capítulo 1

Padronização de Especificações de Materiais de Consumo Técnico-Hospitalar

No que diz respeito a todos os atos de iniciativa e criação, há uma verdade elementar – assim que a pessoa se engaja definitivamente, a Providência também entra em ação.

Goethe

A proposta foi lançada em 18 de março de 1997, com base na organização dos recursos materiais e seus trâmites internos.

1. Definição

Unificar dados específicos de materiais similares, com descrições detalhadas de padrões e dimensionamento quantitativo para atendimento de todas as unidades de forma adequada e com qualidade.

2. Objetivo Geral

Adequar quantidade, qualidade e custo de materiais e/ou equipamentos técnicos hospitalares e facilitar e agilizar o sistema de compra, reabastecimento e reposição.

3. Objetivos Específicos

- Reduzir a quantidade de itens com terminologia diferente, porém similares, ou que de fato são mesmo material, apenas com terminologia técnica especificada de forma diferente, estendendo a especificação de forma abrangente, com descrições detalhadas dos padrões, incluindo também o uso, quando necessário.
- Facilitar o sistema de compras ao Serviço de Abastecimento, bem como o sistema de solicitação de material efetuado pela Enfermagem.
- Qualificar o material através de melhor especificação, visando melhor qualidade do produto, com melhor aproveitamento do mesmo, ampliando-se os critérios de avaliação técnica através de testes e uso contínuo quando já se procedeu a uma aquisição.

- Quantificar com maior precisão possível o gasto de cada unidade, em cima de um real cálculo de consumo médio, de forma a que se utilizem os materiais de forma adequada, sem perder tempo de validade nem zerar o estoque.
- Prever um consumo médio mensal de cada unidade, considerando ponto máximo de estoque, ponto mínimo de estoque e ponto de pedido de reposição.
- Facilitar o sistema de reabastecimento, especificando por unidade a quantidade e o tipo de material utilizado, de forma a sempre se trabalhar com sistema de previsão em cada clínica, sempre tendo uma margem de desvio, considerando-se as mais prováveis variáveis.
- Facilitar a solicitação de materiais específicos, prevendo o consumo médio das clínicas que deles façam uso.
- Atualizar especificações conforme a evolução do mercado.
- Utilizar códigos, classificando os materiais por tipo (matéria-prima, básico, acessório), período de consumo, nome comum utilizado para descrevê-los, e remanejá-los de forma a simplificar e agilizar o processo.

4. Métodos

- Pesquisa de padrões para verificar quais os mais adequados a fim de atender à demanda.
- Pesquisas bibliográficas de especificações, verificando catálogos e similares, para que se atualizem as terminologias técnicas adequadas, a fim de melhor especificá-los.
- Pesquisa junto às equipes cirúrgicas quanto aos fios de sutura e unidades com procedimentos específicos, que utilizem materiais diferenciados do consumo geral básico.
- Levantamento da quantidade real pedida e utilizada nas unidades.
- Elaboração de manual próprio de especificação e determinação de cota mínima, ponto de pedido, cota de estoque, consumo médio mensal e variável.
- Desenvolvimento de estratégia para avaliação técnica e de preço, através da elaboração de arquivo de materiais já testados para facilitar os processos de compra.
- Elaboração de arquivos, propagandas e descrições de materiais ainda não testados, para melhor visualização.
- Colocar material de forma visual (através de fotos, prospectos, desenhos ou similares), tanto na ficha de abastecimento como no setor de almoxarifado e na relação de pedidos de Enfermagem, para melhor identificação do produto e não somente por nome e/ou código, para facilitar a diferenciação em níveis de tamanho, textura, densidade, embalagem etc.
- Facilitar a qualquer profissional de Enfermagem a identificação todo o material, seja de uso básico ou específico, através da visualização, bem como da descrição do uso.
- Treinamento do uso do catálogo e verificação para facilitar cada vez mais a reposição, tanto no setor de material como nas clínicas.
- Realização de biblioteca de manuais, descrições de produtos e prospectos, em ordem alfabética, indexados de forma a facilitar a busca, com detalhamento de materiais tanto de consumo como permanentes, para saber o que é de reposição eventual.

- Efetuação de catálogo com fotos e detalhes de tamanho, textura e detalhes pertinentes a todos os materiais de consumo e permanentes, para a unidade, própria de uso da mesma, com referência aos de outras.
- Definição do local para guarda de material para teste e definição de unidades-piloto para tal, incluindo estratégia de como elaborar o parecer técnico de forma ágil.
- Contato com representantes e demonstradores de produtos, com dia e hora agendados, somente na necessidade de apresentação de materiais novos, ou modificações nos materiais já conhecidos e/ou utilizados.

5. Estratégias Básicas

- Escrita: descrições e manuais.
- Visual: fotos, amostras e prospectos.
- Treinamento do pessoal dos serviços envolvidos.
- Estrutura básica necessária: uma sala mobiliada com o necessário ao desenvolvimento adequado, como, por exemplo, arquivos e pastas suspensas para guarda e catalogação de amostra, armários e estantes para guarda de documentação, catálogos, prospectos e similares, bem como material básico para escritório.
- Um microcomputador com impressora, com capacidade que permita agilizar o andamento, bem como armazenar dados, imagens e vídeos de forma adequada, e acioná-los e/ou modificá-los sempre que necessário, conectado em rede intranet para compartilhamento dos arquivos aos setores internos relacionados e rede internet para pesquisa, atualizações e efetivar processos eletrônicos.

6. Súmula de Proposta

6.1. Curto Prazo

- Definição do espaço de trabalho, com o material básico necessário.
- Levantamento de todas as especificações internas existentes de materiais de consumo básico.
- Levantamento de todas as necessidades das clínicas, conforme parecer das enfermeiras dos setores envolvidos, quanto ao quantitativo necessário para suprir o mês.
- Levantamento geral de todos os prospectos e catálogos de produtos existentes no mercado atualmente.
- Elaboração das especificações dos materiais básicos já consumidos, associando-os com os códigos internos já existentes, eliminando os itens duplos ou similares.

6.2. Médio Prazo

- Levantamento do existente básico permanente e suas condições: camas, criados e mesas de refeição, e levantamento das necessidades de reposição e/ou substituições.

- Levantamento de material específico, básico a todas as clínicas, como respiradores artificiais a pressão e eletrocardiógrafos em cada unidade.
- Levantamento de material específico para Unidades de Apoio (Unidade de Terapia Intensiva, Pronto-socorro, Centro Cirúrgico, Recuperação Pós-anestésica e Ambulatório Regional de Especialidades), com efetuação de catálogo e manuais de procedimento e uso de equipamentos específicos, com súmula de montagem e funcionamento dos aparelhos mais importantes.
- Descrição dos processos básicos de conservação, limpeza, garantia, qualidade, manutenção técnica, apresentação na forma e guarda de acondicionamento e treinamento de disciplina quanto ao uso adequado através de sistema visual, organizacional e funcional.

6.2. **Longo Prazo**

- Edição elaborada de catálogos e manuais.
- Rotina de manutenção, limpeza e guarda de materiais básicos de consumo e permanentes, bem como equipamentos.
- Determinação de locais de guarda montados de modo uniforme em todas as clínicas, a fim de facilitar os pedidos de reposição por qualquer profissional de enfermagem que esteja eventualmente substituindo o efetivo da clínica.
- Identificação de locais nos lugares específicos com materiais de maior porte e diferenciados.
- Associação/Iintegração holística: indivíduo → coletividade → instrumentos: envolvendo a comunidade hospitalar no trabalho em equipe, na busca da melhoria contínua e progressiva da qualidade de vida, promovendo facilidades na recuperação do ser enfermo e qualidade de recursos humanos e materiais para a autorrealização profissional.

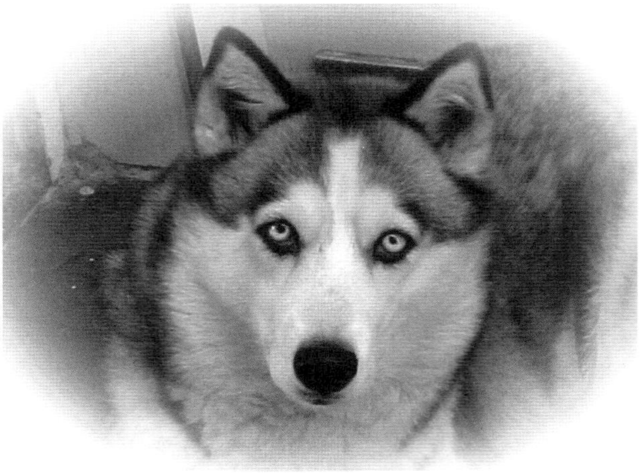

FIGURA 1 – Transparência.

Esse estudo foi elaborado com a premissa de que, para se começar uma longa jornada, sempre se necessita dar o primeiro passo. Durante os percursos, sempre ocorrem erros, pois estes nos ensinam qual o melhor e o mais fácil caminho para se atingirem os objetivos mais nobres. Portanto, não é errado errar; errado é não tentar prosseguir, investir, acreditar. E, mesmo que pareça que já atingimos algo, sempre a Natureza nos mostra que a Vida é absolutamente dinâmica, mesmo quando aparenta ser estática. Portanto, é sempre importante a avaliação do presente e a renovação, para se chegar cada vez mais próximo do seu próprio melhor.

7. Introdução ao Projeto

7.1. Primeira Etapa

Tal projeto foi desenvolvido com o intuito de centralizar o controle de qualidade e quantidade, padronizado de forma objetiva para que se efetue com funcionalidade. Dentro da proposta feita, alcançaram-se as seguintes metas:

- obtenção de sala própria, com ramal, com o mobiliário previsto;
- obtenção de microcomputador com impressora, o que agilizou sobremaneira o andamento do projeto;
- efetuado o primeiro esboço de especificações de todos os materiais de consumo;
- iniciado o levantamento de consumo médio mensal das Unidades de Internações Gerais mediante preenchimento de impresso próprio pelas enfermeiras responsáveis de cada setor;
- iniciado o levantamento de materiais com baixo consumo, ou sem uso, junto ao Serviço de Material e Patrimônio, com auxílio das informações prestadas principalmente pelo Setor de Almoxarifado;
- encaminhados questionamentos quanto a materiais específicos utilizados por diversos Serviços, para que os responsáveis por estes se colocassem quanto ao não uso ou quanto à necessidade de novos materiais;
- iniciado catálogo de amostras para consulta;
- iniciado catálogo de prospectos e correlatos para consulta;
- Iniciada efetuação de testes de amostras de novos materiais, com registro de cada um destes e controle de resultados;
- iniciado registro de produtos que apresentam problemas e/ou defeitos e causem prejuízos de qualquer ordem à terapêutica ou aos procedimentos.

7.2 Segunda Etapa

- Efetuado o segundo esboço de especificações, para confirmação dos setores envolvidos, continuando-se a pesquisa para se obter confirmações de materiais a serem cancelados e/ou modificados.
- Iniciado o levantamento do consumo médio mensal das Unidades de Apoio (PS, UTI, CC, CME e ARE).
- Finalizado cálculo de consumo médio mensal das Unidades de Internações Gerais, e proposta uma nova NSUM (Nota de Suprimento de Material) para facilitar a solicitação destas, sendo cancelados 17 itens, considerados desnecessários, com aval das Diretoras Técnicas de Serviço.
- Em andamento catalogação de prospectos, amostras e testes.
- Colocada à disposição de outros Serviços a possibilidade de se atualizarem as especificações de seus materiais utilizando os nossos recursos.
- Efetuado levantamento de materiais permanentes existentes e quais necessitam de reposição e/ou substituição.
- Iniciada pesquisa de novos materiais necessários.

7.3 Terceira Etapa

- Trabalho final de revisão das especificações.
- Iniciada a colocação de formas de visualização e complementação de serventia dos materiais específicos.
- Efetuadas 1.170 especificações de material de consumo em uso atualmente, bem como solicitações de novos materiais para reintegrar tanto a Equipe de Enfermagem quanto a Equipe Médica, principalmente das Equipes Cirúrgicas.
- Efetuado o cancelamento de cerca de 50 itens, já ultrapassados, ou acessórios de equipamentos alienados.
- Em avaliação final 43 itens, com baixo consumo, e de frequência de solicitação muito longa, alguns com similares à disposição, para provável cancelamento.
- Efetuado Consumo Médio Mensal das Unidades de Internações Gerais.
- Efetuado Consumo Médio Mensal das Unidades de Apoio, só restando confirmação do Centro Cirúrgico e da Central de Material Esterilizado.
- Efetuada solicitação de novos materiais de alta qualidade e melhoria de especificação dos materiais de consumo.
- Elaboradas fichas técnicas para facilitar a opinião técnica sobre materiais específicos e outros de âmbito geral, agilizando as respostas, pela facilidade de preenchimento e pelos tópicos importantes a serem observados.

7.4 Desenvolvimento

A importância de um edital bem elaborado facilita a objetividade quanto à qualidade, pois a diversidade de fabricantes nacionais, somando-se aos produtos importados, dificulta a escolha e o gerenciamento da demanda, com prejuízo tanto nos custos como na própria utilização adequada e com serventia real.

Como o projeto em questão foi desenvolvido para atender ao andamento de uma instituição pública, coloco, a seguir, uma súmula do caminho legal para aquisição:

- licitação para reposição de estoque ou para a aquisição de um novo produto a ser integrado no consumo;
- esta licitação pode gerar uma das três formas de apresentação, conforme o valor dos produtos a serem adquiridos, ou sua quantidade: a concorrência, o convite e a tomada de preços;
- após os procedimentos legais, quanto à apresentação de documentações necessárias para que as empresas possam participar do processo, estas apresentam suas propostas quanto ao material solicitado em edital;
- os materiais, pertinentes a setores diversos, são encaminhados aos mesmos para opino técnico, para que a melhor proposta, relativa à qualidade e custo, seja avaliada, e possa ser, assim, aprovada.

Neste ponto, é importante obter amostras dos produtos oferecidos para que se possa certificar das características dos mesmos, testando-os, preferencialmente, em uma unidade-piloto, para acompanhar de perto o resultado real. Apesar de testarmos muitas amostras, alguns produtos não necessariamente serão avaliados por esses testes, pois numa pequena amostragem observamos que não ocorreu nenhum problema e, após a aquisição, inúmeros! Portanto, em alguns casos é indispensável a vivência real do material, no cotidiano, e com frequência, para realmente tornar-se capaz de desclassificá-lo com o devido controle de qualidade, presenciando suas vantagens e desvantagens. Outros já apresentam problemas graves na própria amostragem, o que agiliza esta avaliação.

- Após escolherem-se as melhores propostas que atendam ao solicitado, estas são encaminhadas à Comissão Julgadora de Licitação, à Diretoria de Serviço de Material, e é providenciada a homologação.

Assim, os materiais são adquiridos para suprir a demanda da Unidade Hospitalar, e cabe aqui uma constante observação para que se efetue um controle de qualidade adequado, o que leva a um melhor desempenho técnico. O bom recurso material facilita os procedimentos e favorece o desempenho do profissional da área da saúde, já com um nível de estímulo elevado, gerado pela intrínseca condição que representa a enfermidade.

Hoje, conseguimos melhorar muito a qualidade de nossos editais, abrangendo cerca de 2.000 itens de consumo básico geral, além dos específicos de setores de apoio diagnóstico e angiografia, bem como materiais e equipamentos de caráter dito permanente, com consequente aumento na qualidade do produto oferecido, com raras exceções. Para um controle maior, solicitamos amostras da maior parte dos produtos, mesmo que já os conheçamos, pois isso permite verificar se o produto manteve a qualidade, piorou algum aspecto ou melhorou algum elemento que apresentava problema. Este procedimento também favorece a equipe responsável pelo recebimento do material, pois a amostra escolhida é encaminhada a esta equipe para conferir o material entregue.

Dentro de um sistema privado, mesmo sem precisar percorrer esses trâmites, sempre há a necessidade de se efetuar uma pesquisa no mercado e, obtendo-se as características técnicas básicas, que visem a um controle de qualidade cada vez mais rigoroso, também resultará num aumento de critérios adequados para se obter produtos de qualidade.

Conseguiu-se, assim, cerca de sete esboços, até que se chegasse a este final, para se obter a padronização dos materiais básicos de consumo técnico-hospitalar em nossa Instituição, favorecendo a todos os serviços envolvidos, pois quem efetuará a aquisição possui uma melhor referência para a solicitação; quem efetua a estimativa de preço tem mais subsídios para obter os valores dos produtos desejados, além de os editais saírem mais claros, abrangendo a maior quantidade possível de características que garantam a qualidade, com consequente melhor aproveitamento dos produtos adquiridos.

Efetuamos um sistema de testagem dos produtos e/ou equipamentos novos em unidades que denominamos “piloto”, por maior facilidade de acompanhamento dos resultados e retorno de respostas quando não é possível o acompanhamento direto. Isso também se aplica às aquisições de novos materiais, ou novas marcas, pois numa pequena amostragem não se pode desenvolver um critério de observação maior. Portanto, alguns materiais só serão de fato conhecidos e avaliados após a aquisição, quando a experimentação e vivência diária, considerando-se que se procedeu a treinamento técnico de uso, em caso de produtos de tecnologia nova, mostrarão realmente as características do produto, propiciando mais subsídios para classificarmos o que há no mercado quanto à qualidade de fato.

Isso envolve também os fabricantes e distribuidores, pois, independentemente do aspecto comercial, torcemos para que os fabricantes consigam produzir o melhor produto, com o melhor material, desenvolvendo sempre uma melhor técnica, mais eficaz, menos agressiva, com baixo custo e alto ganho, pois assim podem gerar mais empregos, podem produzir mais e cada vez melhor. Assim, a comunidade progride, nós, profissionais diretamente envolvidos, poderemos dispor de melhores materiais e técnicas para desempenharmos as nossas funções com segurança e autorrealização e, acima de tudo, os pacientes terão os melhores recursos disponíveis para se recuperarem.

Após tanto tempo de profissão, esta experiência foi absolutamente nova, pois mesmo familiarizada com a investigação dos materiais, observo que cada vez mais é possível desenvolver um "olho clínico" com ou até mesmo sem o auxílio de aparelhagem específica. No cotidiano, vamos vivenciando o material e, assim, mediante muitos deles, podemos desenvolver mais nossa observação, unindo nossos conhecimentos para ampliar o crescimento não somente pessoal, mas de toda a comunidade envolvida.

Com o aperfeiçomento do sistema de lupa ou contador de fios, e atualmente até com o auxílio de microscópio e fotos tiradas no mesmo, é possível comparar tramas de compressas e telas de polipropileno, cortes de agulhas, fios de sutura e tudo o que for possível aumentar para verificar a qualidade da confecção. Uso fontes de luz para observar todos os ângulos e até tintas e fixadores para poder observá-los melhor! Enfim, sinto-me em franco crescimento pessoal e tenho o maior prazer de poder dividir, compartilhar esses passos e sentir que, quando dividimos, podemos multiplicar tudo ao infinito.

Na fase desta segunda edição, já estamos trabalhando ativamente no sistema eletrônico de compras, especialmente a Bolsa Eletrônica de Compras de São Paulo (BEC-SP) e em Pregões Eletrônicos, presenciais em sua maioria até o ano de 2007.

Assim, ainda mantivemos o sistema de análise prévia das amostras nos Pregões e, eventualmente, na BEC, ao se tratar de marcas desconhecidas ou suspeita de não conformidade do produto oferecido com a solicitação editalícia.

Com o advento do Pregão Eletrônico *in time*, não será mais possível a análise prévia de amostra, dado que os participantes permanecerão incógnitos, bem como as marcas oferecidas, ocorrendo apenas o lance dos valores. Porém, com o tempo que já desenvolvemos tais análises, existem registros dos produtos que apresentaram problemas e das providências do fornecedor/fabricante para solucioná-los e em que "velocidade". Portanto, a busca da manutenção de qualidade será alterada efetivamente para a conformidade do produto na vigência da entrega.

8. Tecnologia da Informação e da Comunicação (TIC)

> O importante é não parar de questionar. A curiosidade tem sua própria razão para existir. Uma pessoa não pode deixar de se sentir reverente ao contemplar os mistérios da eternidade, da vida, da maravilhosa estrutura da realidade. Basta que a pessoa tente apenas compreender um pouco mais desse mistério a cada dia. Nunca perca uma sagrada curiosidade.
>
> **Albert Einstein**

Em meados de 2001 iniciou-se na Instituição o Sistema Eletrônico de Contratações (www.bec.sp.gov.br) – Bolsa Eletrônica de Compras (BEC), que promove agilização no sistema de aquisição de materiais e serviços, pois os procedimentos são feitos via internet. Trata-se de um sistema eletrônico de negociação de preços entre as Unidades Gestoras Executoras (UGE) e os fornecedores cadastrados do Estado, não modificando, porém, nenhuma norma de licitação.

O sistema funciona como se fosse um processo, contendo as etapas de elaboração de edital, descrições dos itens, quantitativo e estimativa prevista dos mesmos e prazo para a entrada de propostas, com possibilidade de impugnação de edital e desistência de proposta dentro do prazo previsto. Na data de encerramento procede-se à abertura das propostas, onde é automaticamente construída a grade de preços, do menor ao maior, item a item, correlacionada a cada licitante, ficando aberta à sessão pública.

Neste ponto, mantemos o procedimento de avaliação de amostras, mesmo que demande o tempo de aguardo para entrega e verificação (pois participam licitantes de diversos locais do Estado e, mesmo, do País), não excedendo três dias (prazo particular nosso), para que não se efetue aquisição "no escuro". Afinal, o processo continua sendo o mesmo – de interpretação e conhecimento do fornecedor, o que nem sempre está em conformidade com o solicitado! Além disso, o referido sistema só aceita o descritivo codificado pelo sistema SIAFÍSICO, cujo descritivo deve ser bem observado para confirmação da compatibilidade com o item utilizado na Instituição.

Após análise dos itens de amostras, efetua-se a Ata de Julgamento, com as desclassificações que se fizerem necessárias. Após, automaticamente, a mesma é gravada e disposta ao público. Novamente é dado um prazo de cinco dias para a entrada de recurso, solicitação de cancelamento, contra-recurso, como no percurso do processo licitatório comum. Em se encerrando esta fase, segue a homologação e adjudicação do processo.

Em 2002, instituiu-se pela Lei Federal nº 10.520, no âmbito da União, Estados, Distrito Federal e Municípios, a modalidade de licitação denominada pregão, para aquisição de bens e serviços comuns. O Pregão Presencial e, posteriormente, o Pregão Eletrônico, também implantado para favorecer a redução de custo, não impedem a avaliação da qualidade e conformidade dos produtos oferecidos. Para tal, solicitamos que no edital seja explicitada a entrega prévia de amostra, para que a avaliação técnica possa ser feita com o rigor necessário, bem como a diligência dos registros dos produtos.

Para melhor compreensão do que consiste cada sistema e suas interações, explicitamos cada um deles a seguir.

8.1. Governo Eletrônico

Consideramos como definição de Governo Eletrônico o emprego dos recursos de Tecnologia da Informação e Comunicação (TIC) pelas instituições governamentais visando o aprimoramento na comunicação e prestação de serviços, a integração entre todas as esferas (federal, estadual e municipal) abrangendo a interação Estado-cidadão, a otimização nos procedimentos de atendimento ao cidadão, a reestruturação pela simplificação e integração na gestão interna, a desburocratização das execuções de transações, com o intuito de permear a integridade na coordenação administrativa, reduzir custos, facilitar acesso à informação, criar participação cidadã e estabelecer transparência na gestão[1].

A gestão do governo eletrônico brasileiro é da atribuição do Comitê Executivo do Governo Eletrônico – CEGE, presidido pelo Chefe da Casa Civil da Presidência da República. A Secretaria de Logística e Tecnologia da Informação do Ministério do Planejamento, Orçamento e Gestão exerce as atribuições de Secretaria-Executiva e provê o apoio técnico-administrativo necessário ao funcionamento do CEGE.

Na construção de um Estado forte, onde a administração seja mais rigorosa com os próprios administradores, evitando desvios e corrupções de forma mais efetiva, quaisquer investimentos se justificariam se o custo-benefício fosse avaliado com seriedade. Além disso, o investimento em tecnologia de informação, que de fato tivesse o intuito de viabilizar a comunicação, atingindo todos os níveis estruturais com o mínimo de distorção, traria benefícios inimagináveis.

A base das diretrizes para o desenvolvimento do Governo Eletrônico no Brasil segue sete princípios básicos[2]:

- promoção da cidadania como prioridade;
- indissociabilidade entre inclusão digital e o governo eletrônico;
- utilização do *software* livre como recurso estratégico;
- gestão do conhecimento como instrumento estratégico de articulação e gestão das políticas públicas;
- racionalização dos recursos;
- adoção de políticas, normas e padrões comuns;
- integração com outros níveis de governo e com os demais poderes.

O Portal Governo do Estado de São Paulo já se encontra em fase de transação e de transformação, podendo ser classificado como G2C (Governo para Cidadão), G2B (Governo para Empresa), G2E (Governo para Empresa) e G2G (Governo para Governo).

[1] OEA, 2005: 29.
[2] Brasil gov.br, 2005.

O foco do uso das tecnologias da informação e comunicação deve estar nos três polos: funcionários, instituições e cidadãos. A informação limitada não apresenta uma boa comunicação, pois não possui alcance de propagação e esclarecimento.

> *"Governos são grandes compradores, mas até agora era difícil usar esse enorme poder para comprar mais barato e melhor. Excesso de burocracia e muitas brechas para corrupção; descentralização sem estratégia; aquisições percebidas como simples processos de compra e não como uma política unificada; e mecanismos judiciais e de controle deficientes são alguns dos problemas comuns das aquisições do setor público."*[3]

Fernandes[4] comenta outros sistemas semelhantes, nesse modelo de leilão reverso, que seguem o caminho do ComprasNet, como o Banco do Brasil, Bahia, Goiás, Minas Gerais, Tocantins, Pernambuco, Paraná, Rio Grande do Sul e o SEUP (Sistema Eletrônico Unificado de Pregões das Bolsas de Mercadorias), "mantido por um conjunto de Bolsas de Mercadorias e acessível pelo portal Pregão Público e, mais recentemente, o CidadeCompras".

Desde a implantação do SIAFÍSICO, em 1998, os três poderes do estado – judiciário executivo e legislativo – devem registrar no sistema o que estão comprando, a quantidade, o fornecedor e o preço praticado por unidade de medida. Por meio do SIAFÍSICO, a Coordenadoria Estadual de Controle Interno pode verificar os distintos preços praticados na aquisição de um mesmo item e verificar casos discrepantes. A criação do sistema de cadastro de materiais (CADMAT) previu a uniformização dos itens de compra (materiais e serviços) e o sistema de cadastro de fornecedores (CADFOR) permite a transparência ao processo.

A adesão de praticamente todos os órgãos da administração pública ao SIAFÍSICO permite amplo monitoramento dos custos praticados. Cada instituição pública possui uma dotação orçamentária e os processos licitatórios são efetuados de modo descentralizado, mas em um regime de conta única, que obriga a todos o registro das transações no mesmo sistema[5].

No princípio, o acesso para a Internet, pelo menos no Hospital Heliópolis, era feito através de conexão telefônica mediante o uso do IG (Internet Grátis) e posteriormente pela I-Telefônica, que comprometiam a agilidade de efetuação dos processos por aspectos como morosidade, quedas no sistema e/ou de sinal.

Conforme dados da Revista SP.GOV 03[6], no final da década de 1990, as secretarias, os órgãos e empresas do Estado de São Paulo desempenhavam suas funções em um cenário caracterizado por elevação dos gastos em comunicação de dados, pela falta de integração das informações estratégicas de governo, pela subutilização dos recursos de informática e por dificuldades para atender às necessidades crescentes de telecomunicações.

---

[3] Fernamdes. In: Chahin, 2004: 231.
[4] In: Chahin, 2004: 229.
[5] BNDES, 2000.
[6] FUNDAP, 2005.

A BEC/SP é considerada uma experiência de sucesso, por apresentar um manejo político que integra, por um lado, a combinação de desenvolvimento progressivo de sistemas estruturadores orçamentários, financeiros, administrativos e de comunicação e, por outro, a mudança de processos e capacitação de pessoal[7]. É uma forma de redução de desperdícios através da modernização, mediante o uso da inovação tecnológica. O sistema só se tornou possível pela estrutura INTRAGOV.

A INTRAGOV conta, atualmente, com cerca de 4.500 circuitos de comunicação ativos, que possibilitam a rápida troca de informações entre as unidades governamentais e o compartilhamento dos recursos de rede, a um custo bastante vantajoso.

> *"O projeto da Rede INTRAGOV integrou inicialmente as Secretarias do Governo e Gestão Estratégica (hoje incorporada à Casa Civil), da Fazenda, da Segurança Pública, de Economia e Planejamento, da Educação, a Imprensa Oficial e a Prodesp, que constituíram seu Grupo de Administração, em 1999. Atualmente dela fazem parte as demais secretarias, além de muitos órgãos e empresas da administração pública paulista. Mais recentemente, foi aprovada a participação, por meio de convênio, dos municípios do Estado"*[8].

A efetivação do sistema de Bolsa Eletrônica de Compras de São Paulo (BEC/SP) constituiu-se em uma formulação e execução de política pública, porque as compras governamentais eletrônicas promovem benefícios diretos e indiretos para o próprio sistema de aquisições e para com o mercado fornecedor. Também possibilita um controle social por parte da população, já que o sistema é aberto a consultas. Além disso, a redução dos preços torna-se uma alavanca de aumento de compra, além de redução dos custos, que eram decorrentes dos próprios processos tradicionais.

Além da transparência, as compras eletrônicas trazem economia. A Bolsa Eletrônica de Compras do Estado de São Paulo (BEC), por exemplo, representou economia de R$ 1,7 bilhão ao Estado, ou 15% dos R$ 11 bilhões gastos através da BEC[9].

Conforme dados da Secretaria da Fazenda de São Paulo (2005) As finanças do Governo do Estado de São Paulo, após quase 11 anos ininterruptos de ajuste fiscal, encontram-se em situação diametralmente oposta à situação falimentar de 1994 (Gráfico 1).

> *Tudo isso foi possível em razão do forte ajuste fiscal, talvez sem precedentes na história do País, iniciado em 1995 e caracterizado por: (i) uma profunda reestruturação patrimonial, com a renegociação da dívida com a União em 1997 e o êxito do Programa*

---

[7] Fernandes. In: Chahin, 2004:29.

[8] FUNDAP, 2005.

[9] Fórum TI & Governo SP, 2005.

Estadual de Desestatização (PED) e, ao mesmo tempo, (ii) um amplo processo de modernização da gestão administrativa visando aumento da receita sem elevação da carga tributária e maior eficiência do controle de gastos. Do lado da receita, destaca-se a melhoria da eficiência da arrecadação e do combate à sonegação como resultado de programas desenvolvidos no âmbito do Programa de Modernização da Coordenadoria da Administração Tributária (PROMOCAT) e do Programa de Fortalecimento da Gestão Fiscal (PROFFIS). Do lado da despesa, destaca-se a economia obtida com a intensificação no uso da Bolsa Eletrônica de Compras (BEC), do Pregão e do Cartão de Compras e a maior eficiência do controle de gastos pela utilização de instrumentos de gestão, como o Sistema Integrado de Administração Financeira do Estado de São Paulo (SIAFEM-SP), o Sistema de Informações Gerenciais (SIGEO), o Sistema Integrado de Informações Físico-Financeiras (SIAFÍSICO), além dos controles eletrônicos de preços contratuais e de locação de imóveis.

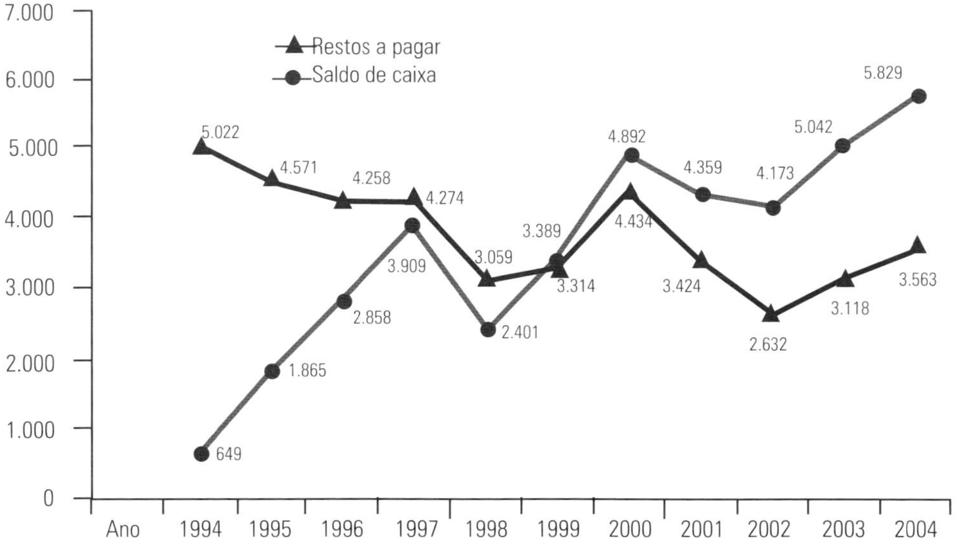

GRÁFICO 1 – Saldo de Caixa x Restos a Pagar (Administração Direta) em Milhões R$ de 12/2004[10].

Uma das principais dificuldades para uma efetiva implantação do Governo Eletrônico na América Latina é embasada na própria reforma administrativa, pois o uso da tecnologia de informação e comunicação apenas para dar outra forma a processos burocráticos já existentes, tradicionais e paternalistas, não tem sentido.

[10] Secretaria de Estado dos Negócios da Fazenda – Governo do Estado de São Paulo, 2005. Fonte: Balanço Geral do Estado (vários anos): SIAFEM-SP e SIGEO: Deflator: IGP- DEFGV.

Outra importante dificuldade é a exclusão social, que também se traduz em exclusão digital não apenas de pessoas físicas, mas até mesmo de empresas e governos. Isso enfraquece a instituição democrática, já que exclui o controle social por todos os indivíduos e pela própria sociedade. Essa dificuldade é refletida também na própria limitação de infraestrutura do sistema: não há *hardware* disponível que atenda à demanda, desigualdade na atualização tecnológica da administração pública (planejamento estratégico de integração), dificuldade na integração entre plataformas e sistemas e indisponibilidade de quantitativo de pessoas com capacitação para atuar no desenvolvimento de projetos para essa interação.

Gosto da expressão de Chahin:

> O desenvolvimento do recurso econômico mais importante – o cérebro humano – beneficia os cidadãos, as empresas e seus governos. Bem elaborado, pode criar uma sociedade mais justa, mais culta, mais eficiente e mais competitiva (...) E competitividade é, acima de tudo, uma questão de educação, de treinamento, organização e estabilidade. O capital físico pode ser comprado, o financeiro também. O capital humano foge da instabilidade, da incerteza, da incompetência e da burocracia excessiva. Ele se nutre, se constrói por um esforço conjunto dos indivíduos, das famílias, dos governos e das empresas. Ele determina a competitividade. É fundamental para vencer os desafios sociais de um País que não é pobre – afinal, é uma das grandes economias mundiais – mas, que tem graves problemas decorrentes da má distribuição de renda. Desenvolver o capital humano para conseguirmos superar tais problemas é também uma questão de solidariedade[11].

8.2 Aspectos da Bolsa Eletrônica de Compras de São Paulo (BEC/SP)

Especificamente o Serviço BEC/SP (Bolsa Eletrônica de Compras do Estado de São Paulo) se constitui em uma das áreas mais importantes do governo eletrônico. "É provável que tenha sido criado, nessa área, o maior ferramental de estrutura burocrática para o controle e a 'prevenção' de possíveis desvios. Por isso é que nela se encontra um dos principais espaços no qual o governo pode ser reinventado"[12].

A Bolsa Eletrônica de Compras do Governo do Estado de São Paulo – BEC/SP – é um sistema eletrônico concebido para tornar mais eficiente, ágil e transparente o processo de compras de bens de valor limitado, efetuado pelo governo estadual.

O sistema SIAFÍSICO, Sistema Integrado de Informações Físico-Financeiras, foi implantado pelo Decreto no 42.604, de 9 de dezembro de 1997. Pretendeu ser um módulo de informações físico-financeiras acoplado

[11] Chahin, 2004: 3.
[12] Santos, 2005.

ao Sistema Integrado de Administração Financeira para Estados e Municípios (SIAFEM), com o intuito de permitir a unificação e orientação de procedimentos de controle e gerenciamento de contratação de fornecimento de materiais, serviços e obras.

> *Quem convive com funcionários públicos sabe que é um grande mito a versão generalizada de corrupção e descaso com o trabalho e com a produtividade. A grande maioria deles tem uma conduta ética no trabalho, o que torna desnecessárias tantas etapas de controle. Por outro lado, assim como ocorre no setor privado, seria mais eficiente outorgar remunerações variáveis e estímulos financeiros a quem realizasse compras de forma mais eficiente, gastando menos e mais racionalmente. Se os funcionários públicos ganhassem estímulos financeiros, individuais ou coletivos, quando produzissem uma economia aos cofres públicos, provavelmente ninguém ficaria sob suspeita de realizar desvios ou comprar errado. Essa seria uma das melhores garantias de que as compras seriam feitas da forma mais eficiente (Santos, 2005).*

O sistema BEC/SP, implantado em setembro de 2000[13,14,15], integra 747 Unidades Gestoras Executoras (UGE), que passaram a efetuar suas compras de valor limitado – operações de compra que dispensam licitação (limitadas a R$ 8.000,00) e operações de compra realizadas por meio de licitação na modalidade convite (limitadas a R$ 80.000,00) – por meio da Bolsa, cuja base de legislação para aquisição pública é a Lei 8.666 de 21 de março de 1993[16] (Portal do Governo de São Paulo, 2005).

A BEC/SP mantém um banco de dados onde estão inseridos os preços de referência de todos os produtos cadastrados, e cuja alimentação e atualização são realizadas pelos gestores responsáveis pelas compras das respectivas UG. Esses preços são os valores máximos para cada produto, servindo de referência quando se realiza uma negociação na BEC.

A política de acesso ao sistema BEC/SP é aberta, com uma entrada distinta para a administração e outra aberta às empresas e ao público em geral. Com relação aos fornecedores, o acesso é agilizado por meio do portal e de avisos de publicação eletrônica. Essa realização facilita o acesso direto ao edital, através de *download*. Isso permite a inclusão digital de pequenas e médias empresas, além de fornecer informações para o controle externo da sociedade.

A lei de licitação pública[17] apresenta dificuldades relacionadas a prazos longos e procedimentos burocráticos (formalidades), que em muito dificultam a adequada implementação de um sistema de compras eletrônico.

[13] Decreto nº 45.085 de 31 de julho de 2000.
[14] Decreto nº 45.695 de 5 de março de 2001.
[15] Resolução CC-50 de 23 de junho de 2004.
[16] Regulamenta o art. 37, inc. XXI, da Constituição Federal, institui normas para licitações e contratos da Administração Pública e dá outras providências.
[17] Regulamenta o art. 37, inc. XXI, da Constituição Federal, institui normas para licitações e contratos da Administração Pública e dá outras providências.

Citamos algumas vantagens da Licitação Eletrônica:

- os processos licitatórios presenciais anteriormente eram muito volumosos, pela exigência burocrática de apresentação da documentação das empresas participantes; hoje, estes são cadastrados para poderem participar dos certames pelo período de um ano;
- rapidez na transação: os processos eram longos e demandavam muitas diligências que, por sua vez, também eram morosas, pois nem todos os serviços possuíam interação virtual, dependendo, portanto de respostas via e-mail ou até mesmo de inúmeras tentativas por telefone, até que se conseguisse encontrar quem pudesse fornecer as confirmações;
- transparência: as ações são passíveis de acesso a qualquer cidadão;
- redução de custos: não apenas para o Governo, mas para as empresas, pois muito se gastava com certidões, registros e outros senões;
- acesso contínuo: 24 horas durante os 7 dias (melhorou muito no último ano); e,
- desenvolvimento intenso em TIC (Tecnologia de Informação e Comunicação) e treinamento amplo para servidores (interessados).

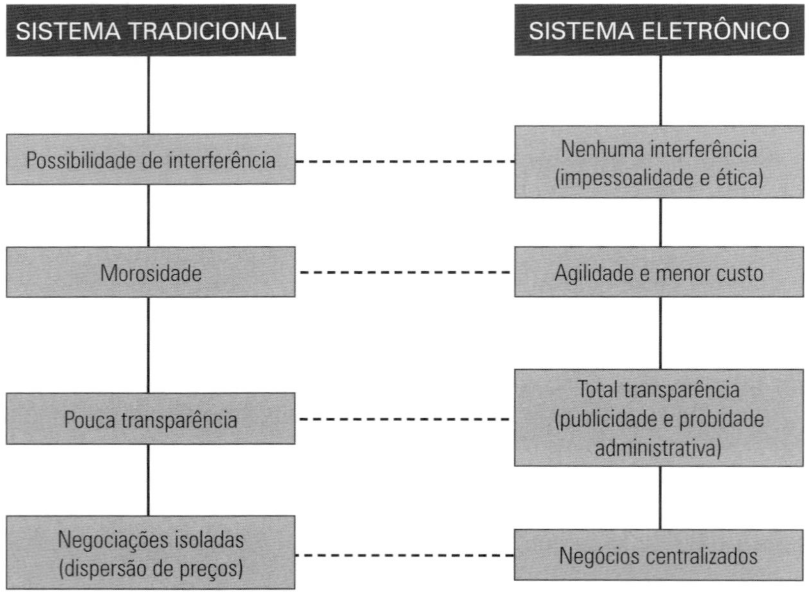

FIGURA 2 – Esquema de comparação entre os sistemas tradicional e eletrônico[18].

[18] Dallacqua, 2005.

A BEC foi implantada com base em três sistemas fundamentais, conforme descrito a seguir.

8.2.1. SIAFEM/SP

O *Sistema Integrado de Administração Financeira para Estados e Municípios* (SIAFEM), implantado na Gestão Pública do Estado de São Paulo em 1996[19], realiza a execução do orçamento e sua administração financeira e contábil, e possibilitou ao Estado o pleno exercício do controle sobre a gestão das contas públicas, notadamente a gestão financeira, através da centralização dos recursos em uma conta única.

No entanto, como o SIAFEM/SP foi elaborado em um sistema de difícil manuseio, porque trabalha em uma linguagem de computador complexa, foi criado posteriormente, em 1998, o SIGEO, instrumento que extrai informações do SIAFEM/SP, fornecendo-as em ambiente *Windows*, ou seja, um sistema operacional familiar a qualquer usuário, de forma simples.

8.2.2. SIAFÍSICO

O *Sistema Integrado de Informações Físico-Financeiras* (SIAFÍSICO), implantado em 1998[20], uniformiza os procedimentos para cadastrar os fornecedores e padronizar os materiais e serviços adquiridos ou contratados pelos órgãos da administração direta ou indireta do Governo do Estado de São Paulo.

O sistema opera com dois grandes cadastros:

- o de Materiais – CADMAT com 125.000 itens; e,
- o de Fornecedores – CADFOR, que pode ser acessado via internet e conta com 56.500 fornecedores[21]. Funciona como um cadastro único, não tão completo como o SICAF[22], porque serve somente para alguns órgãos do governo do Estado de São Paulo, os da Administração direta (secretarias e outros órgãos que dependem financeiramente do governo). Não atende ao Metrô, SABESP, Eletropaulo e CESP, que são empresas indiretas, ou seja, não dependem totalmente do governo porque têm outras fontes de renda: o cidadão paga. Nesses casos, não se utiliza o SIAFÍSICO, sendo necessário o cadastramento no próprio órgão[23].

O SIAFÍSICO extrai do SIAFEM/SP informações sobre todos os produtos comprados pelas inúmeras repartições do Estado. O sistema classifica os produtos e os respectivos preços pagos, permitindo assim elaborar valores de

[19] Decreto nº 40.566 de 21 de dezembro de 1995.
[20] Decreto N. 42.604 de 9 de dezembro de 1997.
[21] Portal Governo de São Paulo, 2005.
[22] O Sistema de Cadastramento Unificado de Fornecedores – SICAF – é um sistema automatizado de informações através do qual os fornecedores se cadastram gratuitamente, com a finalidade de fornecer materiais ou prestar serviços para os órgãos da Administração Pública Federal Direta, Autarquias e Fundações. Este cadastro possui validade em todo o território nacional (CENPRA, 2005).
[23] SERVINFOR, 2005.

referência para as novas compras. Isto pode permitir que produtos comprados acima desse valor de referência possam ser bloqueados pelo controle interno antes da efetivação do pagamento. E através de sua codificação (catalogação) é que se possibilitou a criação de um Portal de Compras.

O SIAFÍSICO/SP informa, também, os preços unitários praticados de acordo com a quantidade de materiais adquiridos ou serviços contratados pelo Estado, possibilitando a elaboração de análise comparativa e subsidiando os novos processos de aquisições/contratações. Assim, funciona como um catálogo codificador de descritivos técnicos e de preços unitários.

8.2.3. SIGEO

Sistema de Informações Gerenciais da Execução Orçamentária (SIGEO), implantado em 1998, permite agregar várias bases de dados, pois utiliza a tecnologia denominada *data warehouse* (armazém de dados) do Governo do Estado. Esta base permite gerar e customizar as consultas de acordo com as necessidades dos usuários do sistema e disponibiliza o acesso rápido para os gestores das Unidades Gerenciais do Estado. A ferramenta utilizada é o *Discoverer*, formatada no padrão *Windows*.

O banco de dados relacional é o *Oracle* (*data base*), único para todo o estado, associando dados do SIAFEM e SIAFÍSICO com informações da administração direta e indireta, fundações, autarquias e empresas. Sua atualização é diária e a Contadoria Geral do Estado (CGE) encerra o registro mensal aproximadamente no dia 10 de cada mês. Seu acesso só é possível através do *software Discoverer*, instalado no computador isoladamente ou em rede. Os dados do sistema já estão disponíveis para: a Secretaria da Fazenda, a Secretaria de Economia e Planejamento, gestores da administração pública, o Tribunal de Contas, a Assembleia Legislativa, o Ministério Público, ONGs, universidades e a sociedade em geral[24].

Permite consultas para a montagem e emissão de séries históricas e gráficas sobre a Execução Orçamentária e Financeira do Estado de São Paulo, além de relatórios institucionais, como o Balanço Orçamentário e o Anexo de Receita e Despesa do Balanço Geral do Estado, e demais relatórios de acompanhamento de despesas.

- Esse mesmo sistema permite o acesso dos cidadãos interessados, por meio da Internet, às informações sobre "quem", "quando", "quanto" e "em quê" o Governo do Estado está aplicando os recursos provenientes da arrecadação do Estado (disponível em: www.fazenda.sp.gov.br), sendo o principal instrumento de transparência da Gestão Pública Paulista[25].

[24] FUNDAP, 2005.
[25] Queiroga, 2004, Ferraz, 2004 apud Portal Governo do Estado de São Paulo, 2005.

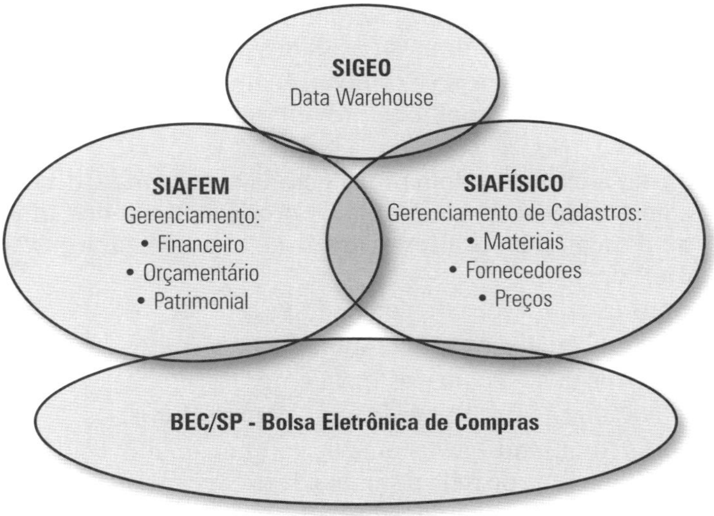

FIGURA 3 – Interligação e interação dos sistemas[26].

8.3. INTRAGOV

Dentro da política de gestão pública em governo eletrônico, uma das formas de socialização da informação vem sendo proporcionada pela Agência denominada Intragov. Porém, na sociedade de redes, "a governança eletrônica vai certamente muito além quando focalizamos as relações entre o governo e o setor privado no âmbito dos negócios eletrônicos"[27].

A ação do governo, direta ou indiretamente, é básica quanto à implantação e manutenção de infraestrutura de telecomunicações adequada, na garantia de níveis básicos de serviço, independentemente de localização geográfica, bem como a interoperabilidade de tecnologias e redes. Além disso, é imprescindível a forma de preservação da segurança dos procedimentos virtuais num sistema que permita, simultaneamente, acesso rápido, fácil e seguro, em conjunto com dificuldade de acesso à prática de crimes virtuais.

A estrutura da Intragov é formada por uma Rede Metropolitana (MAN), com três POPs, ou pontos de presença (na Prodesp, na Secretaria da Fazenda e no Palácio dos Bandeirantes), interligados por tecnologia ATM, e por uma Rede do Interior, com tecnologia *frame relay*, com circuitos virtuais entre 64 kbps e 2 Mbps. Os três pontos de presença possuem um circuito de 155 Mbps cada, conectados à Fapesp para provimento de acesso à Internet[28].

Citamos alguns dos aspectos positivos do Intragov:

- abrange todo o Estado de São Paulo;
- possibilita visualização de toda a rede por meio de uma interface gráfica;

[26] Dallacqua, 2005.
[27] Fernandes. In: Chahin, 2004:224.
[28] FUNDAP, 2005.

- sua infraestrutura proporciona uma comunicação de dados de alto desempenho, comum às entidades governamentais paulistas;
- possibilita agilização e otimização de processos intragovernamentais, permitindo um melhor aproveitamento dos recursos existentes no Estado;
- busca atender às demandas geradas pelas mais diversas aplicações, com o objetivo de aumentar a produtividade dos funcionários estaduais, a eficiência administrativa e racionalizar a gestão dos recursos públicos;
- suporta aplicações de voz e vídeo;
- reduz os custos com telefonia;
- reduz os custos com deslocamentos;
- tem extensão de convênio com as prefeituras;
- possui qualidade de sistema de gerenciamento: configuração administra a topologia da rede por meio da execução das atividades de ativação/desativação de acessos e de alterações nos parâmetros de acesso. A gerência de falhas cuida da coleta e da análise contínua de alarmes e eventos na rede. A gerência de desempenho faz o monitoramento de dados de desempenho, de modo a detectar degradação ou falhas intermitentes, e fornece dados estatísticos sobre a utilização de alarmes.

8.4. **Âmbito de Ação**

Excetuando-se as intercorrências próprias do uso de tecnologia (vírus, problemas na rede ou no microcomputador, *site* em reparo e ausência de energia elétrica), a informatização e a comunicação via internet facilitam a consulta de documentações de conformidade da empresa, bem como a diligência de registro de produto através do Banco de Dados da ANVISA (www.anvisa.gov.br), que inclusive dispõe as características e embalagens de alguns produtos. Mesmo assim, recomendamos a apresentação "ao vivo" dos mesmos, visto que os distúrbios de comunicação, ainda mais por sistema eletrônico, podem ser até maiores, em se tratando de detalhes técnicos.

Para melhorar o estilo, acreditamos ser necessária uma interação entre níveis distintos de governo e entre os diferentes poderes, numa linguagem bem estruturada para uma comunicação realmente eficiente. Muitos programas ou projetos não funcionam de forma adequada, pela deficiência na interação das mensagens. Se já é difícil entre duas pessoas, o que será, sem o planejamento da estratégia de linguagem, entre um estado, ou pior, um país?

O principal passo para que a multiplicação de tantos sistemas não acabe por enfraquecer o poder de compra do Estado poderia ser uma revisão da legislação de processos licitatórios, que promovesse a agregação de demanda, canalizando o imenso poder de compras do setor público para a redução de custos e prazos de fornecimento, e estratégias de sustentabilidade.

Fernandes[29] refere que o novo governo federal "decidiu adotar, para toda a administração pública federal, plataformas baseadas em *software* aberto,

[29] In: Chahin, 2004: 230.

e começar justamente pelos módulos que giram em torno do Siasg (Sistema de Serviços Gerais) e do Comprasnet. O objetivo é dar o exemplo de que é possível lidar com o peso de grandes sistemas legados e de que plataformas abertas são o melhor caminho para facilitar as relações verticais com outros níveis da Federação".

As vantagens seriam a redução de custos, a transparência, a integração e, quiçá, a real parceira com o setor privado, as oportunidades a todos, com consequente melhora no gerenciamento das informações, com mais elaboração das estratégias para aquisições pelos mais diversos setores, e que estes, ainda, pudessem interagir entre si.

A limitação primordial é o peso de investimento em tecnologia e treinamento de pessoal. Outra seria a busca de parceiros no setor privado em relações transparentes de desenvolvimento social para a implantação de um gerenciamento integral de compras. Também há a difícil resistência de grupos organizados de fornecedores e mesmo de servidores públicos a mudanças na legislação.

> *"Ainda está muito presente uma visão de Estado mais como protetor do interesse coletivo diante da ganância dos interesses individuais do que como gestor e provedor de bens e serviços públicos adequados para a população. O resultado dessa visão patrimonialista do Estado é paradoxal, já que uma legislação muito restritiva acaba favorecendo justamente aquilo que pretendia evitar: a corrupção e o corporativismo. Um sistema que dá muito pouca autonomia para o gestor de compras públicas não permite explorar a verdadeira inteligência de compras possibilitada pela enorme quantidade de informações gerenciais já disponibilizadas pelos sistemas vigentes"*[30].

Esclarecimento, elucidação e ilustração propiciam o favorecimento da comunicação, com possibilidade de interpretação adequada a qualquer usuário, através de descritivo técnico detalhado, sem direcionamento de marca ou fornecedor, com parâmetros que o definam com precisão e garantam, de fato, sua qualidade, com associação de terminologias afins, de finalidade (quando muito específico) e associação de imagem: catálogo com a especificação, imagem e padrões de qualidade.

Também há a possibilidade de comunicação e consulta sobre alertas de produtos utilizados que apresentaram problemas – se o fabricante foi informado, se tomou providências, qual foi o resultado (criação de controle de qualidade para o recebimento de bens).

> *A Criação de Banco de Preços Referencial REAL correlacionado, já que o item estará adequadamente em conformidade com as especificações determinadas, com minimização de avaliações ou aquisições errôneas.*

[30] Fernandes. In: Chahin, 2004:233.

A base institucional no desenvolvimento de Governo eletrônico está se ampliando e adequando-se sobremaneira em nosso País. Além de melhorar a vida das pessoas (físicas e jurídicas), está demonstrando com clareza a redução dos custos do Governo, com reflexo na própria população e também nas empresas.

> *"Não podemos obter recursos para o desenvolvimento nem do aumento da dívida externa, nem do aumento da carga tributária, por isso o único caminho é usar melhor os recursos que já temos, sendo a via mais simples melhorar a eficiência do governo"*[31].

Ferrer ainda comenta que o Governo do Estado de SP está priorizando sua agenda na melhoria da eficiência da gestão, referindo que o Governador Geraldo Alckmin investe como ninguém em TIC. Informa que vários outros estados seguem São Paulo, mas nenhum, nem mesmo o Governo Federal, supera São Paulo neste quesito.

Para isso, é imprescindível a modernização na gestão acompanhada de mudança cultural. No caso das compras eletrônicas, por exemplo, é preciso preparar os servidores para realizar as aquisições segundo o conceito de gerenciamento integral dos processos de compra. Cada compra passa a ser vista não como um evento isolado, mas como parte de uma política de compras com múltiplos objetivos.

> *Aqui é necessário enfocar a importância dos programas de capacitação e não apenas a presença na web, mas realmente utilizar as novas tecnologias para modernizar "tanto as relações internas entre as diversas secretarias e unidades de governo como as relações com os contribuintes e os fornecedores"*[32].

8.5. **A Comunicação**

A estratégia do Governo Eletrônico do Brasil é delinear processos de comunicação interativos para negociação, construção, troca e cooperação constante. Alguns estados já possuem bons níveis de usabilidade, acessibilidade e navegabilidade.

Para isso, o projeto organizacional precisa envolver processos e procedimentos que abordem a melhora do nível de informação, uma maior interação intranet, com consequente melhora na integração da internet, na busca de interações de conhecimento sobre qualidade da informação na *web*.

Podemos considerar a "tela" do computador dentro do ambiente da *world wide web* como a expressão de comunicação *on-line*: palavra, imagem, som, ação, interpretação, interação, compreensão e retorno. Metaforicamente, os olhos e os ouvidos na comunicação.

---

[31] Ferrer, 2005.
[32] Fernandes. In: Chahin, 2005: 232.

A comunicação humana é um canal para aprimoramento na troca de experiências e ideias no contexto social da espécie, que culminou com a escrita. Essa interação é complexa, pois a realidade é percebida de modo individualizado, abordando as capacidades potenciais pessoais (inteligência + contexto social), a observação (percepção e atenção) e o processo de aprendizagem pessoal (vivências e experiências que interagem e acumulam-se). Essa somatória foi constituindo o desenvolvimento da humanidade, possibilitando o conhecimento compartilhado para a descoberta de novos conhecimentos.

A interpretação sempre pode sofrer distorções, pela presença de ruídos, até mesmo esbarrando na individualidade, por deficiência na significação – daí os distúrbios de comunicação.

As tecnologias de informação interferem com velocidade surpreendente nas relações entre o conhecimento e as pessoas em diversos segmentos da sociedade. O surgimento de meios de comunicações de alta velocidade estabelece novas formas de contato entre a fonte de conhecimento e quem aprende e determina uma reconsideração dos ambientes de transferência de conhecimento, treinamento e ensino[33].

As normas referentes à efetividade da comunicação humana foram estabelecidas pelo Prof. Lasswell[34], da Universidade de Michigan:

- Quem? → transmissor, qual o seu papel e em que capacidade se comunica.
- Diz o quê? → clareza do sentido.
- A quem? → falar a mesma língua do receptor. Significados compartilhados.
- Através de que meio? → meio/canal adequado para garantir a efetividade.
- Para quê? → Clareza da finalidade pode prevenir distorções e mal-entendidos.

Segundo Villatore (2005), "a necessidade de um intercâmbio de informações rápido e preciso tem colocado a comunicação como um dos pontos centrais de importância no processo de globalização. O aumento da complexidade, as condições cada vez maiores de incerteza e a frequência das mudanças nas organizações são alguns dos motivos. A comunicação pode representar 2/3 ou mais do total de tempo despendido por essas pessoas".

A autora apresenta um modelo de comunicação explicitando e separando um pouco mais os elementos básicos da comunicação, que se nos aparenta mais adequado na elucidação da comunicação eletrônica, o qual expõe na Figura 4.

33 Füchter, 1999.
34 Penteado, 1997: 12.

SISTEMA DE COMUNICAÇÃO

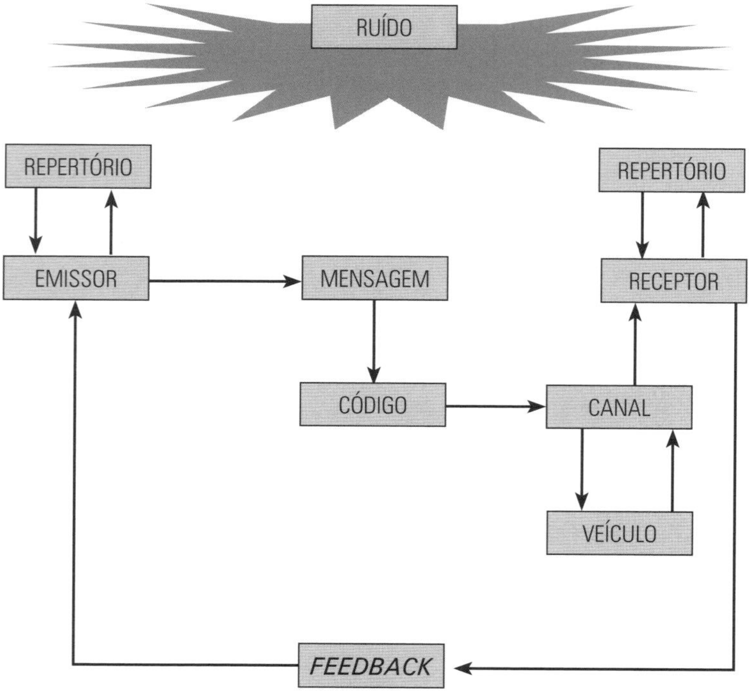

FIGURA 4 – Esquema da interação no sistema de comunicação.

- Repertório: representa a rede de referências, valores e conhecimentos de uma pessoa, de um sistema, um programa.
- Emissor: fonte primária do sistema de comunicação.
- Mensagem: informações que se pretende transmitir.
- Código: forma de apresentação das informações na mensagem, constituído por um conjunto de símbolos e sinais (palavras e imagens) preestabelecidos, com a finalidade de representar os conteúdos convencionados na mesma cultura, sociedade, língua etc.
- Canal: sensação percebida pelos órgãos sensoriais (som-voz-audição; símbolo-palavra-visão).
- Veículo: suporte para o transporte ou revestimento da mensagem.
- Receptor: destinatário da mensagem.
- Ruído: interferências no processo de comunicação, que prejudicam a compreensão da mensagem por parte do receptor.

> *Uma ordem social só existe quando os modos de comunicação entre seus membros conferem uma significação coerente às informações que trocam entre si. A sobrevivência do grupo depende de sua capacidade de gerir os parasitas, canalizar aquilo que perturba, eliminar o que agride, prevenir a violência, dar um*

> *sentido ao bem e ao mal. O aparente paradoxo desse paradigma é que o mecanismo que destrói o sentido é justamente o mesmo que faz nascer o novo sentido. De certo modo, pode-se dizer que o sentido da forma substitui o sentido do progresso*[35].

Dessa forma, a tela passa a ser o canal e seu conteúdo reporta à mensagem dada por um transmissor a um receptor, para uma determinada finalidade, permitindo ou não o retorno deste. Os princípios continuam os mesmos, mantendo a utilização das palavras como símbolos mais comuns de comunicação, com possibilidade do uso de signo icônico (imagem e movimento) e som.

A comunicação só se torna efetiva quando possui:

- linguagem compartilhada;
- significação comum;
- clareza na mensagem;
- meio e forma de transmissão adequados; e,
- avaliação do *feedback* de recepção para aproximação da realidade de mundo do outro.

Portanto, o principal foco deste projeto é a abordagem da qualidade da informação, já que se trata do primeiro nível a ser considerado, posto que se houver "ruídos" nesta, a interatividade será ineficaz e os serviços poderão ser comprometidos.

[35] Attali. In: Pessis-Pasternak, 1992: 174.

Capítulo 2

Avaliação Técnica e Controle de Estoque

1. Formas de Avaliação Técnica

Observei que, ao testarmos um material e colocarmos as observações feitas de forma descritiva, sem nenhum roteiro, o direcionamento para aspectos técnicos e características importantes na avaliação da qualidade dos mesmos era dificultado, principalmente quando da necessidade de se efetuar um comparativo entre produtos iguais de marcas diferentes, ou mesmo correlatos. Também a forma descritiva e sem roteiro de perguntas demandava maior tempo na elaboração das respostas, com prejuízo da eficácia na avaliação.

Necessitávamos facilitar a forma de avaliação e opino técnico dos materiais; seria importante uma maneira rápida e direcionada aos tópicos importantes referentes aos mesmos, para que fossem verificados por quem efetuasse os testes. Para tanto, foram elaboradas fichas técnicas específicas, já com os itens descritos, para facilitar ao profissional, bem como fichas com âmbito mais geral, para materiais básicos, criando assim um roteiro das características fundamentais para um bom controle de qualidade.

Coloco, a seguir, alguns exemplos de fichas técnicas desenvolvidas para que pudéssemos obter os dados fundamentais para comparação e para um maior controle da qualidade, observando que, no término de cada ficha, é importante colher os dados de quem, quando e onde, para que o registro tenha validade e seja localizado em tempo e espaço (Fig. 1 e Quadros 1 a 21).

Unidade:__________________Responsável:________________________

Data:_____/____/______ Assinatura e COREN/CRM:_________________

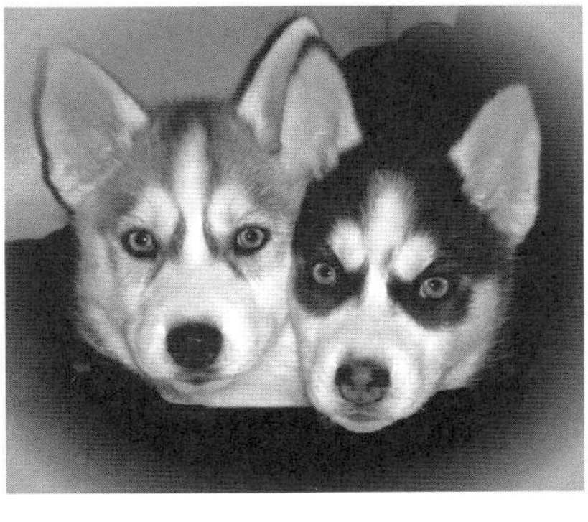

FIGURA 1 – Conhecendo novas transparências.

Quadro 1 – Ficha Técnica Geral
Descrição do material: ______________________________
Marca/fabricante: ______________________________
Firma fornecedora: ______________________________
Embalagem (selagem, abertura asséptica): ______________________________
Lote: ______________________________
Código (se houver): ______________________________
Registro MS: ______________________________
Identificação e procedência do produto: ______________________________
Bulário presente? ______________ Em língua portuguesa? ______________
Estéril? ___________ Descartável? ___________ Reusável? ___________
Uso do produto: ______________________________
Qualidades e/ou vantagens: ______________________________
Problemas e/ou desvantagens: ______________________________
Outras observações: ______________________________

Quadro 2 – Avental Cirúrgico Estéril

EMBALAGEM

Simples — Grau cirúrgico/poliamida ( ) Só poliamida ( )
Só grau cirúrgico ( ) Outro ( ) Descrever______________

Dupla — **Interna:** Grau cirúrgico/poliamida ( ) Só poliamida ( ) Só grau cirúrgico ( ) Outro ( )
Descrever: ______________________________

Externa: Grau cirúrgico/poliamida ( ) Só poliamida ( ) Só grau cirúrgico ( ) Outro ( )
Descrever: ______________________________

Abertura asséptica — Adequada ( ) Regular ( ) Inadequada ( )
Observações: ______________________________

Identificação — Bem visível ( ) Visível ( ) Pouco visível ( )

Marca/fabricante: ______________________ Registro MS: ____________

Procedência: ______________________ Lote: ____________

Data fabricação: ______________________ Data validade: ____________

Tipo esterilização: ______________________________

AVENTAL

Medida: ________ m de largura x __________ m de comprimento

Tamanho adequou-se bem ao usuário? Sim ( ) Não ( )

Ajuste com transpasse nas costas? Sim ( ) Não ( )

Permite fechamento em "opa" (amarra lateralmente)? Sim ( ) Não ( )

Fixação nos pescoço: Adequada ( ) Pouco adequada ( ) Inadequada ( )

Dobradura permite paramentação asséptica? Sim ( ) Não ( )

Toalha para secagem das mãos? Sim ( ) ___ cm x __ cm Textura: __________ Não ( )

Permeabilidade: Adequada ( ) Pouco adequada ( ) Inadequada ( )

Veste sem prejuízo de movimentação durante o ato cirúrgico? Sim ( ) Não ( )

Conforto térmico no uso: Adequado ( ) Pouco adequado ( ) Inadequado ( )

Mangas: Modelo raglan? Sim ( ) Não ( )
Punho malha canelada? Sim ( ) Não ( )
Largura do punho: _________ cm
Punho adequado? Sim ( ) Não ( )

Outras observações: ______________________________

Cirurgia: ______________________________
Tempo de cirurgia:______________________________
Condições climáticas do ambiente do centro cirúrgico: ______________________
Muito quente ( ) Quente ( ) Regular ( ) Frio ( ) Muito frio ( )

Quadro 3 – Ataduras

Descrição do material

Marca: ______________________________

Firma: ______________________________

Embalagem (selagem, abertura asséptica): ______________________________

Lote e registro MS: ______________________________

Código (se houver) : ______________________________

Identificação e procedência do produto : ______________________________

Algodão ortopédico

Impermeabilidade: ______________________________

Distribuição do algodão (se uniforme ou não): ______________________________

De crepe

Possui 13 fios de algodão? ______________________________

Bordas bem delimitadas? ______________________________

Elasticidade: ______________________________

Qualidade da trama da malha: ______________________________

Gessada

Boa secagem? Quanto tempo? ______________________________

Desprende muito gesso ao se abrir a embalagem? ______________________________

Desprende gesso ao molhar? ______________________________

Adesiva elástica

Elasticidade: ______________________________

Adesivo: ______________________________

Proteção do adesivo: ______________________________

Tubular

Fios de algodão binados? ______________________________

Elasticidade: ______________________________

Outras observações: ______________________________

Morim

Fios de algodão absorventes e alvejados? ______________________________

Bordas bem acabadas? ______________________________

Quadro 4 – Campo Cirúrgico Impermeável Estéril	
Embalagem	
Simples	Grau cirúrgico/poliamida ( ) Só poliamida ( ) Só grau cirúrgico ( ) Outro ( ) Descrever: ______
Dupla	**Interna:** Grau cirúrgico/poliamida ( ) Só poliamida ( ) Só grau cirúrgico ( ) Outro ( ) Descrever: ______ **Externa:** Grau cirúrgico/poliamida ( ) Só poliamida ( ) Só grau cirúrgico ( ) Outro ( ) Descrever: ______
Abertura asséptica	Adequada ( ) Regular ( ) Inadequada ( ) Observações: ______
Dados de identificação	Bem visível ( ) Visível ( ) Pouco visível ( )
Marca/fabricante: ______	Registro MS: ______
Procedência: ______	Lote: ______
Data fabricação______	Data validade______
Tipo esterilização______	
Campo	
Textura: ______	
Adequação das medidas: ______	
Uniformidade: ______	
Resistência do impermeável: ______	
Capacidade de absorção: ______	
Observações: ______	

Quadro 5 – Coletor de Urina Sistema Fechado	
Embalagem	
Simples	Grau cirúrgico/poliamida ( ) Só poliamida ( ) Só grau cirúrgico ( ) Outro ( ) Descrever: ____
Dupla	**Interna:** Grau cirúrgico/poliamida ( ) Só poliamida ( ) Só grau cirúrgico ( ) Outro ( ) Descrever: ____ **Externa:** Grau cirúrgico/poliamida ( ) Só poliamida ( ) Só grau cirúrgico ( ) Outro ( ) Descrever: ____
Abertura asséptica	Adequada ( ) Regular ( ) Inadequada ( ) Observações: ____
Identificação	Bem visível ( ) Visível ( ) Pouco visível ( )
Marca/fabricante: ____	Registro MS: ____
Procedência: ____	Lote: ____
Data fabricação: ____	Data validade: ____
Tipo esterilização; ____	
Características	

- Adapta-se bem à sonda vesical? ....Sim ( ) Não ( )
- A extensão do tubo de drenagem até a bolsa é adequada? ....Sim ( ) Não ( )
- Local apropriado p/ coleta p/ exames, sem vazamento após? ....Sim ( ) Não ( )
- Possui válvula antirrefluxo na bolsa coletora? ....Sim ( ) Não ( )
- Possui entrada de ar na bolsa coletora com filtro de ar hidrofóbico? ....Sim ( ) Não ( )
- Possui sistema de fixação da bolsa ao leito? ....Sim ( ) Não ( )
- É adequado? ....Sim ( ) Não ( )
- A bolsa possui escala em mL p/ visualização aproximada do fluxo? ....Sim ( ) Não ( )
- Tipo de material da bolsa coletora – tipo laminado plástico, com parte posterior branca e parte frontal de transparência adequada? ....Sim ( ) Não ( )
- Possui boa qualidade de selagem da bolsa, sem vazamentos? ....Sim ( ) Não ( )
- Luz interna de conectores e tubos é suficiente para não ocorrer obstrução, no caso de presença de sedimentos? ....Sim ( ) Não ( )
- Sistema de drenagem da bolsa é adequado? ....Sim ( ) Não ( )
- O tubo de drenagem da bolsa possui local funcional para colocação ou tampa? ....Sim ( ) Não ( )
- Boa vedação do tubo de drenagem da bolsa? ....Sim ( ) Não ( )
- Capacidade de volume total da bolsa = ____ mL
- Tubo de drenagem da bolsa: Central ( ) ou Lateral ( )
- Sistema de pinça corta-fluxo? ____
- Tipo clampe – De empurrar ( ) Tipo regulador – "jacaré" ( )

Observações: ____

Quadro 6 – Compressa Campo Cirúrgico Estéril Pronto Uso

EMBALAGEM	
Simples	Grau cirúrgico/poliamida ( ) Só poliamida ( ) Só grau cirúrgico ( ) Outro ( ) Descrever: ______
Dupla	**Interna:** Grau cirúrgico/poliamida ( ) Só poliamida ( ) Só grau cirúrgico ( ) Outro ( ) Descrever: ______ **Externa:** Grau cirúrgico/poliamida ( ) Só poliamida ( ) Só grau cirúrgico ( ) Outro ( ) Descrever: ______
Abertura asséptica	Adequada ( ) Regular ( ) Inadequada ( ) Observações: ______
Dados de identificação	Bem visível ( ) Visível ( ) Pouco visível ( )
Marca/fabricante: ______	Registro MS: ______
Procedência: ______	Lote: ______
Data fabricação: ______	Data validade: ______
Tipo esterilização: ______	
CAMPO	
Textura: ______	
Uniformidade da trama: ______	
Presença de grumos? ______	
Coloração (grau de alvura): ______	
Capacidade de absorção: ______	
Posição da alça: canto ( ) lateral ( )	
Firmeza da alça: ______	
Características da linha radiopaca: ______	
Observações: ______	
Cirurgia efetuada: ______	

Quadro 7 – Descartáveis Tipo não Tecido
DESCRIÇÃO DO MATERIAL
Marca: ____________
Firma: ____________
Embalagem (selagem, abertura asséptica): ____________
Lote: ____________
Código (se houver): ____________
Identificação e procedência do produto: ____________
MÁSCARAS
Sistema de filtro: ____________
Sistema de fixação: ____________
Qualidade do material: ____________
Facilidade e durabilidade da presilha de fixação nasal: ____________
Permite uma boa respiração? ____________
Durabilidade de uso: ____________
Outras observações: ____________
GORROS, TOUCAS, AVENTAIS E LENÇÓIS
Sistema de fixação: ____________
Qualidade do material: ____________
Conforto e durabilidade: ____________
Outras observações: ____________
PROPÉS
Sistema de elástico: ____________
Proteção do calçado por inteiro: ____________
Resistência e durabilidade: ____________
Outras observações: ____________

Quadro 8 – Dispositivos Centrais Endovenosos

EMBALAGEM	
Simples	Grau cirúrgico/poliamida ( ) Só poliamida ( ) Só grau cirúrgico ( ) Outro ( ) Descrever: ______
Dupla	**Interna:** Grau cirúrgico/poliamida ( ) Só poliamida ( ) Só grau cirúrgico ( ) Outro ( ) Descrever: ______ **Externa:** Grau cirúrgico/poliamida ( ) Só poliamida ( ) Só grau cirúrgico ( ) Outro ( ) Descrever: ______
Abertura asséptica	Adequada ( ) Regular ( ) Inadequada ( ) Observações: ______
Dados de identificação	Bem visível ( ) Visível ( ) Pouco visível ( )
Marca/fabricante: ______	Registro MS: ______
Procedência: ______	Lote: ______
Data fabricação: ______	Data validade: ______
Tipo esterilização: ______	

CARACTERÍSTICAS

- Bisel trifacetado, de fácil punção? Sim ( ) Não ( )
- Calibre obedece aos padrões? Sim ( ) Não ( )
- Passagem do cateter pela agulha: Fácil ( ) Regular ( ) Difícil ( ) Não passou ( )
- Qualidade das abas de fixação: Boa ( ) Regular ( ) Ruim ( )
- Qualidade das tampas protetoras de agulha e distal: Boa ( ) Regular ( ) Ruim ( )
- Qualidade da luva protetora do cateter: Boa ( ) Regular ( ) Ruim ( )
- Qualidade do protetor de bisel de fixação da agulha: Boa ( ) Regular ( ) Ruim ( )

Observações: ______

Quadro 9 – Dispositivos Periféricos para Infusões Venosas
DESCRIÇÃO DO MATERIAL
Marca: ______
Firma: ______
Embalagem (selagem, abertura asséptica): ______
Lote: ______
Código (se houver): ______
Identificação e procedência do produto: ______
AGULHAS
O canhão adapta-se bem, sem vazamentos? ______
O bisel é trifacetado, afiado, de fácil punção? ______
O calibre obedece aos padrões? ______
Qualidade da tampa de proteção: ______
Outras observações: ______
ESCALPES
Possui afiação adequada? ______
Qualidade da aleta flexível: ______
Transparência, extensão e flexibilidade do tubo de PVC: ______
Outras observações: ______
JELCOS
Afiação adequada? ______
O calibre obedece aos padrões? ______
Protetor da agulha: ______
Fácil retirada do mandril e do protetor? ______
Apresenta boa adaptação, sem vazamentos? ______
Flexibilidade: ______
Outras observações: ______

Quadro 10 – Dreno de Sucção Contínua
DESCRIÇÃO DO MATERIAL
Marca: ______
Firma: ______
Embalagem (selagem, abertura asséptica): ______
Lote: ______
Código (se houver): ______
Identificação e procedência do produto: ______
Capacidade de volume em mL: ______
PVC cristalino? ______
Qualidade do Folye (bolsa de sucção sanfonada ou com mola?): ______
Tampa e conector do Folye: ______
Conector em "Y" universal: ______
Fitilho para amarração: ______
Pinça corta-fluxo veda bem? Apenas corta ou é reguladora? ______
Graduação do Folye: ______
Dreno siliconizado: ______
Extensão de PVC: ______
Agulha: ______
Possui válvula antirrefluxo? ______
Outras observações: ______

Quadro 11 – Eletrodos Cardíacos Descartáveis	
DESCRIÇÃO DO MATERIAL	
Marca: ______	
Firma: ______	
Embalagem (unidades por pacote, selagem e tipo de abertura): ______	
Lote: ______	
Código (se houver): ______	
Identificação e procedência do produto: ______	
Qualidade da película protetora do adesivo (sai facilmente, rasga-se e fica colada no eletrodo etc.): ______	
Adaptação do eletrodo ao cabo	Ruim ( ) Regular ( ) Boa ( ) Ótima ( )
Aderência (tipo de adesivo)	Ruim ( ) Regular ( ) Boa ( ) Ótima ( )
Qualidade da cartela de sustentação do eletrodo	Ruim ( ) Regular ( ) Boa ( ) Ótima ( )
Condutividade (traçado)	Ruim ( ) Regular ( ) Boa ( ) Ótima ( )
Consistência do gel	Ruim ( ) Regular ( ) Boa ( ) Ótima ( )
Qualidade do sistema de adesivo + eletrodo (solta-se ou é bem fixo, eletrodo central sai no cabo do paciente etc.): ______	
Ocasionou alergia?	Sim ( ) Não ( )
Outras observações: ______	

Quadro 12 – Equipo

DESCRIÇÃO DO MATERIAL

Marca: ______________________

Firma: ______________________

Embalagem (selagem, abertura asséptica): ______________________

Lote: ______________________

Código (se houver): ______________________

Identificação e procedência do produto: ______________________

Adaptação da ponta perfurante para ampola plástica (soro): ______________________

Tipo de câmara gotejadora e qualidades: ______________________

Tipo de extensão e comprimento (PVC, transparência, flexibilidade etc.): ______________________

Simples ou fotossensível (com saco protetor de soro?)? ______________________

Pinça corta-fluxo (tipo rolete ou não, precisão etc.): ______________________

Possui respiro com filtro antibacteriano? ______________________

Possui injetor lateral? ______________________

Conector proximal com tampa (qualidade de adaptação nos tamanhos padrões de cateteres, torneirinhas, tipo luer ou luer-lock etc.): ______________________

Outras observações: ______________________

COM SUBCÂMARA GRADUADA (BURETA)

Graduada a cada mL? ______________________

Qual capacidade de volume total? ______________________

Características da subcâmara (flexível ou rija, transparência etc.): ______________________

Características do injetor superior (resistência, com respiro com filtro de ar hidrófobo e bacteriológico etc.): ______________________

Outras observações: ______________________

PARA BOMBA DE INFUSÃO

Precisão de fluxo compatível ao predeterminado? ______________________

Adapta-se bem à bomba que lhe é destinada? ______________________

Características das conexões próprias para rolete de bomba (resistência, flexibilidade, adaptação etc.): ______________________

Quadro 13 – Extensão Estéril para Dispositivos Venosos Periféricos	
EMBALAGEM	
Simples	Grau cirúrgico/poliamida ( ) Só poliamida ( ) Só grau cirúrgico ( ) Outro ( ) Descrever: ____
Dupla	**Interna:** Grau cirúrgico/poliamida ( ) Só poliamida ( ) Só grau cirúrgico ( ) Outro ( ) Descrever: ____ **Externa:** Grau cirúrgico/poliamida ( ) Só poliamida ( ) Só grau cirúrgico ( ) Outro ( ) Descrever: ____
Abertura asséptica	Adequada ( ) Regular ( ) Inadequada ( ) Observações: ____
Dados de identificação	Bem visível ( ) Visível ( ) Pouco visível ( )
Marca/fabricante: ____	Registro MS: ____
Procedência: ____	Lote: ____
Data fabricação: ____	Data validade: ____
Tipo esterilização: ____	
CARACTERÍSTICAS	
Material e confecção: ____	
Tamanho: ____	
Pinça reguladora	"Jacaré" ( ) Encaixe de trava ( ) Outra ( ) : ____
Qualidade da pinça	Boa ( ) Regular ( ) Ruim ( )
Qualidade das tampas protetoras	Boa ( ) Regular ( ) Ruim ( )
Adequação do encaixe proximal com o dispositivo venoso periférico	Boa ( ) Regular ( ) Ruim ( )
Adequação do encaixe distal com o equipo e/ou seringas	Boa ( ) Regular ( ) Ruim ( )
Observações: ____	

Quadro 14 – Fio de Sutura

ENFERMAGEM

Tipo do fio: ______

Marca: ______

Firma: ______

Embalagem (selagem, abertura asséptica): ______

Lote: ______

Código (se houver): ______

Identificação e procedência do produto: ______

Tipo de esterilização: ______

Validade bem visível? ______

Embalada adequadamente? ______

Possui identificação adequada em cada envelope, quanto a data, lote, procedência? ____
E caso importado, possui em cada envelope a etiqueta com tradução dos dados em língua portuguesa? ____

Facilidade na abertura da embalagem: ______

CIRURGIÃO

Qualidade do fio: ______

Padrão da numeração corresponde ao normatizado? ______

Apresenta-se firme, resistente, sem romper durante a sutura? ______

Caso fio agulhado, conexão perfeita, sem rompimento durante a sutura ou o manuseio? ______

Agulha corresponde ao calibre padrão? ______

Agulha corresponde ao identificado na embalagem, se 3/8 ou 1/2 círculo, cilíndrica ou triangular, e tamanho? ______

Outras observações: ______

Quadro 15 – *Kit* Descartável para Aspiração de Secreções

EMBALAGEM

Simples — Grau cirúrgico/poliamida ( ) Só poliamida ( ) Só grau cirúrgico ( ) Outro ( )
Descrever: ____

Dupla — **Interna:** Grau cirúrgico/poliamida ( ) Só poliamida ( ) Só grau cirúrgico ( ) Outro ( )
Descrever: ____

Externa: Grau cirúrgico/poliamida ( ) Só poliamida ( ) Só grau cirúrgico ( ) Outro ( )
Descrever: ____

Abertura asséptica — Adequada ( ) Regular ( ) Inadequada ( )
Observações: ____

Identificação — Bem visível ( ) Visível ( ) Pouco visível ( )

Marca/fabricante: ___________________________ Registro MS: ___________________

Procedência: ______________________________ Lote: __________________________

Data fabricação: ____________________________ Data validade: __________________

Tipo esterilização: ____

FRASCO

- Plástico rígido: Cede à pressão manual? _________________________ Sim ( ) Não ( )
- Modelo: ______________________________________ Reto ( ) Sanfonado ( )
- Transparência: ____________________________ Adequada ( ) Regular ( ) Inadequada ( )
- Capacidade: ________ mL: ______________ Adequada ao procedimento? Sim ( ) Não ( )
- Escala graduada bem visível e permanente? _________________________ Sim ( ) Não ( )

TAMPA

- Válvula de segurança: Presente e identificada ( ) Presente e não identificada ( ) Ausente ( )
- Rosca com giro de: 1/4 ( ) 1/2 ( ) 3/8 ( ) 1½ ( )
- Adequação ao frasco: Boa ( ) Regular ( ) Ruim ( )

EXTENSÕES

- Duas em PVC transparente Sim ( ) Não ( )
- Tamanho: ______ m
- Forma de encaixe à tampa: Com trava ( ) Sem trava ( ) Colada ( ) Prensada ( ) Outra ( )
- Traqueia para manutenção da curvatura no encaixe: Presente e adequada ( ) Presente e inadequada ( ) Ausente ( )
- Pinça reguladora de fluxo: "Jacaré" ( ) Encaixe de trava ( ) Outra ( )
- Com identificação na parte proximal quanto à conexão "paciente" e "vácuo"? Sim ( ) Não ( )

Observações : ____

Quadro 16 – *Kit* Drenagem Tórax
DESCRIÇÃO DO MATERIAL
Marca: ______
Firma: ______
Embalagem (selagem, abertura asséptica): ______
Lote: ______
Código (se houver): ______
Identificação e procedência do produto: ______
Capacidade de volume em mL: ______
PVC cristalino? ______
Tampa de polipropileno com boa vedação? ______
Qual o sistema de giro? (1/4 somente, 2 giros etc.): ______
Possui filtro no orifício de saída de ar? ______
Possui duas ou três entradas na tampa? ______
Tipo de pinça corta fluxo: ______
Conectores e terminações em tamanho padrão e sem defeitos? ______
Frasco em PVC ou similar rígido, com escala graduada bem visível? ______
Tipo de esterilização (data de validade visível?): ______
Qualidade da alça de sustentação: ______
Extensão em PVC ou similar bem transparente, flexível, de qual comprimento? ______
Conexões firmes, sem vazamentos ou desprendimento? ______
Base de suporte para o frasco: ______
Outras observações: ______

Quadro 17 – Luvas Cirúrgicas
DESCRIÇÃO DO MATERIAL
Marca: ____________
Firma: ____________
Embalagem (selagem, abertura asséptica): ____________
Lote: ____________
Código (se houver): ____________
Identificação e procedência do produto: ____________
Tipo de esterilização: ____________
Validade bem visível? ____________
Embalada adequadamente? ____________
Facilidade na abertura da embalagem? ____________
Identificação de mão direitura e esquerda? ____________ E realmente se encontram dispostas nas posições identificadas? ____________
Facilidade no calçamento: ____________
Apresentou rompimentos no ato do calçamento? ____________
Qualidade do punho: ____________
Espessura: ____________
Boa sensibilidade? ____________
É antiderrapante? ____________
Possui forma anatômica adequada? ____________
Numeração corresponde ao padrão? ____________
Apresenta segurança no ato de se proceder a suturas? ____________
Permite agilidade e precisão? ____________
Outras observações: ____________

Quadro 18 – Seringas Descartáveis
DESCRIÇÃO DO MATERIAL
Marca: ___
Firma: ___
Embalagem (selagem, abertura asséptica): ___
Lote: ___
Código (se houver): ___
Identificação e procedência do produto: ___
Transparência da seringa: ___
Visualização e graduação volumétrica: ___
Apresenta vazamento? ___
Qualidade do êmbolo (deslize, trava de segurança eficaz etc.): ___
Tipo de bico (central ou lateral, luer ou luer-lock): ___
Outras observações: ___

Quadro 19 – Sistema de Expurgo Cirúrgico
DESCRIÇÃO DO MATERIAL
Marca: ___
Firma: ___
Embalagem (selagem, abertura asséptica): ___
Lote: ___
Código (se houver): ___
Identificação e procedência do produto: ___
Qualidade e capacidade em volume do frasco coletor: ___
Tampa do frasco: ___
Válvula para controle de pressão do vácuo: ___
Graduação do frasco visível? ___
Extensões em PVC: ___
Pinça corta-fluxo ou reguladora? ___
Látex da extremidade de PVC: ___
Outras observações: ___

Quadro 20 – Sondas Descartáveis (Gástrica, Enteral, de Aspiração etc.)
Embalagem: ______
Dados de identificação: ______
Tipo de material: ______
Flexibilidade: ______
Sistema de introdução: ______
Facilidade de infusão: ______
Facilidade de aspiração: ______
Ponta proximal com orifícios adequados, sem rebarbas, sem arestas ou defeitos? ______
Sistema de fixação simples ou possui um sistema próprio? ______
Caso possua sistema próprio de fixação: é adequado? ______
Conexão com equipos e/ou seringas: ______
Possui linha radiopaca? ______
Sistema de vedação: ______
Numeração do calibre corresponde aos padrões: ______
Outras observações: ______

Quadro 21 - Tela de Polipropileno - Malha Cirúrgica de Monofilamento

EMBALAGEM	
Simples	Grau cirúrgico/poliamida ( ) Só poliamida ( ) Só grau cirúrgico ( ) Outro ( ) Descrever: ____________________
Dupla	**Interna:** Grau cirúrgico/poliamida ( ) Só poliamida ( ) Só grau cirúrgico ( ) Outro ( ) Descrever: ____________________ **Externa:** Grau cirúrgico/poliamida ( ) Só poliamida ( ) Só grau cirúrgico ( ) Outro ( ) Descrever: ____________________
Abertura Asséptica	Adequada ( ) Regular ( ) Inadequada ( ) Observações: ____________________
Identificação	Bem visível ( ) Visível ( ) Pouco visível ( )
Marca/fabricante: ____________________	Registro MS: ____________________
Procedência: ____________________	Lote: ____________________
Data fabricação: ____________________	Data validade: ____________________
Tipo esterilização: ____________________	
CARACTERÍSTICAS	

- Boa selagem da embalagem externa?: ____________________Sim ( ) Não ( )
- Identificação de tamanho e datas de vencimento de fácil visualização?: ____Sim ( ) Não ( )
- Flexibilidade da malha: ____________________Adequada ( ) Regular ( ) Inadequada ( )
- Qualidade da trama: ____________________Adequada ( ) Regular ( ) Inadequada ( )
- Apresentou asperezas ou falhas na trama: ____________________Sim ( ) Não ( )
- Desfia ao ser cortada ou durante o procedimento de sutura? __________Sim ( ) Não ( )
- Fixação: ____________________Adequada ( ) Regular ( ) Inadequada ( )

2. Controle de Estoque

Não somente a forma de avaliar tecnicamente o material se faz importante, como também o controle do material já adquirido, nos seguintes tópicos:

- Material entregue corresponde ao descrito na oferta da empresa, com todos os detalhes solicitados em edital, tanto no tocante à especificação propriamente dita como no quantitativo, com conferência randômica em volumes grandes.
- Material entregue em condições adequadas de transporte, embalagens externa e individual íntegras, dentro dos padrões de normalização preconizados.
- Armazenamento do material em local adequado à sua conservação, manutenção e facilidade na identificação, guarda e integridade plena até o procedimento de distribuição.
- Recomenda-se o armazenamento dos materiais semelhantes, correlatos e com finalidades similares, próximos, dividindo-os por tipo, espécie, matéria-prima e tempo de consumo.
- Controle do consumo de material, avaliando-se aumentos e reduções, com controle do período de validade dos produtos.
- Controle das empresas fornecedoras, marcas adquiridas, com observações registradas na ficha do produto que apresente problemas frequentes, em alguma marca específica.
- Controle do consumo médio mensal dos setores, por elementos, para avaliar queda no consumo ou aumento, solicitando que em ambos os casos, cada setor se posicione frente à modificação ocorrida.
- Distribuição adequada dos materiais aos setores que, por sua vez, devem possuir local adequado para armazenamento destes, com o mesmo controle quanto a conservação, manutenção, guarda e integridade até o momento do uso.
- Materiais básicos comuns a todos os setores poderão ser armazenados em estruturas semelhantes confeccionadas uniformemente, de maneira a facilitar que os funcionários que porventura necessitem atuar em outros setores, que não o de origem, possam desenvolver suas atividades sem prejuízo.

Assim, proponho uma forma de ficha que permita um controle de estoque, bem como a identificação de marcas, para que se possa realizar um controle de qualidade, visto que ao se testar materiais numa amostragem, só se farão detectáveis quanto à sua efetividade ou não mediante o uso contínuo na vivência do cotidiano. Portanto, para se efetuar uma pesquisa da qualidade desses materiais, registrando os fabri-

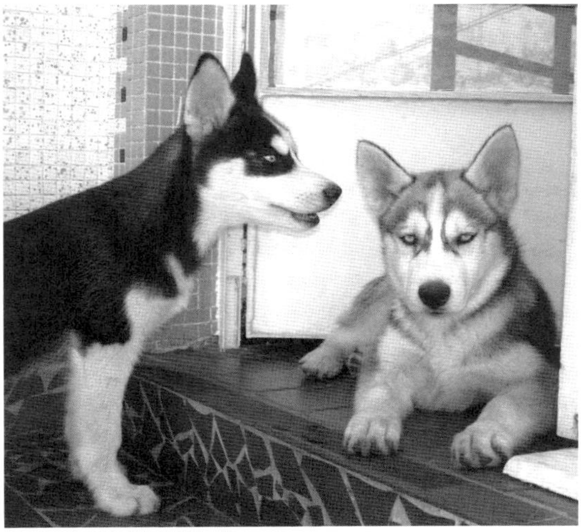

FIGURA 2 – Indagando a transparência.

cantes, amplia-se o conhecimento do que há no mercado atualmente, tendo em vista a exuberante quantidade de variáveis presentes.

Em nossa Instituição utiliza-se o seguinte sistema de código:

000.00.0000

Espécie Sequência Finalidade

305	03	0001
Acessórios de equipamentos	Sequência por ordem alfabética na família	Finalidade equipamento/família/ marca

Coloco o esboço de uma ficha de controle de material no Quadro 22, como exemplo.

Quadro 22 – Controle de Abastecimento

Código Interno	Material	Estoque	Foto ou Prospecto
000.00.0000	Luva cirúrgica estéril no 7,0, confeccionada em látex natural, com alta sensibilidade tátil, impermeável, antiderrapante, boa elasticidade e resistência, formato anatômico, acabamento com punho, perfeita adaptação, textura uniforme, sem falhas, talcada ou lubrificada, hipoalergênica, envelopada aos pares. Embalagem com dados de identificação e procedência, data, tipo de esterilização e prazo de validade. Com registro de C.A., do Ministério do Trabalho. Apresentação: Par.	CMM: 2.000 Mínimo: 6.000 Máximo: 9.000	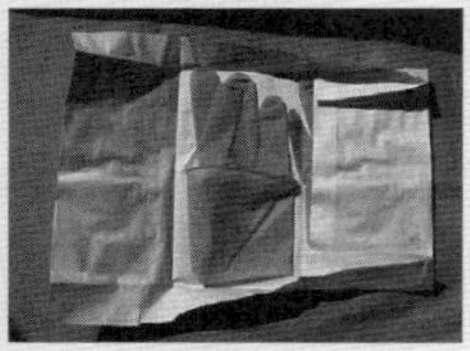 **FIGURA 3** – Luva cirúrgica.

PCM		No	Entrada					Saída			
N	Data	Data	N.F.	Quant	$Unit	Marca	Fornec.	Data	Quant	Setor	Obs
62	27/03/06	30/04/06	519	2.400	0,47	Papap	Aoioioio	20/04/07	1.000	C.C.	
12	28/05/06	28/06/06	1018	2.400	0,49	Rrurur	Oioaia	22/04/07	300	A.R.E.	
17	09/09/06	10/10/06	6151	5.000	0,50	Rioioio	Memem	25/04/07	200	Radiologia	
90	02/01/07	02/02/07	877	6.000	0,47	Oioio	Trtrtr				

2.1. *Base do descritivo*

- Nome técnico: correlação com sinônimos.
- Confecção: matéria-prima básica ou similar.
- Medidas: aproximadas ou exatas.

- Composição: detalhes técnicos de compostos do produto completo – se unidade, se jogo, se peça completa, se parte, sistema de encaixe, com suportes, tipo de contornos, tipo de limpeza.
- Características: uso, tipo de fixação, adesivo ou não, compatível com algo, individual ou em conjunto, tipo de esterilização e/ou apresentação.
- Reusável ou descartável.
- Embalagem: tipo, identificações: origem, fabricação, validade.
- Registro MS: comparar com produto, inclusive CGC.

2.2. *Banco de dados*

- Materiais adquiridos.
- Empresa.
- Marca – procedência.
- Valor.
- Data.
- Ocorrências.

Observamos que a organização influencia até em aspectos que se poderia denominar "psicológicos" das pessoas envolvidas. O material disposto em caixas de papelão ou qualquer outro recipiente que se amassa, desgasta, suja etc., e em ambientes desfavoráveis, escuros, pouco ventilados, não conservados, pode servir de fator desestimulante à manutenção de um serviço produtivo, por não ser gratificante, feio, abandonado.

Portanto, considero importante não só o aspecto técnico do armazenamento, mas observei serem fundamentais alguns aspectos:

- O ambiente pintado em uma cor fria, porém não considerada deprimente, gera um "clima" agradável, tranquilo, onde se evoca a ordem de forma harmoniosa. Explico-me: um tom de azul-claro, quase que "esquecido", ou seja, não muito intenso, favorece esse aspecto. Já um verde, segundo alguns estudos de cromoterapeutas experientes, pode gerar algo de depressivo, tipo natureza morta.
- Os locais de guarda dos produtos em um almoxarifado necessitam ser organizados de tal forma que sejam absolutamente funcionais: facilidade na limpeza e conservação, iluminação e ventilação adequadas, armários de aspectos harmônicos e funcionais no manuseio em sistema de gavetas e/ou *bins* que favoreçam o acesso, sem expor os produtos a fatores que possam danificá-los.
- As identificações dos produtos devem ser claras e simples e, principalmente no almoxarifado, conter a forma visual do produto, de modo a facilitar a memorização do produto, até mesmo porque no referido setor não necessariamente ter-se-á pessoal técnico usuário dos referidos produtos. Acredito que para materiais de pequeno porte é interessante que se deixe uma amostra do mesmo, para melhor identificação, pois nem sempre as fotos e os prospectos fornecem as dimensões e proporções adequadas. Para os de maior porte, por não ser viável que permaneça uma amostra junto da identificação, basta que se tenha uma ilustração, com dados de confecção e dimensões.

- Para facilitar a substituição de algum produto que não se tenha por algum imprevisto, é interessante que, além da identificação do produto, mantenha-se um manual dos produtos padronizados, para verificar se há algum correlato que possa servir, em casos de urgência. O acesso a esse manual deve ser tanto por parte dos usuários como do próprio almoxarife, para facilitar resoluções a situações inesperadas.
- É interessante que a guarda de um estoque para prover as unidades por um determinado período possa ser feita também de maneira padronizada para os produtos básicos, comuns a todos os setores, da mesma forma citada no almoxarifado: local adequado, com manutenção do ambiente, armários adequados etc. Assim, qualquer profissional que necessite atender qualquer outra unidade, que não a sua de rotina, não terá dificuldades em localizar qualquer material. Para os materiais específicos, pode-se efetuar o mesmo procedimento: cada unidade terá o mesmo espaço reservado a estes, cada uma com sua especificidade, todos identificados, e com relação de orientação de finalidade de cada um deles.

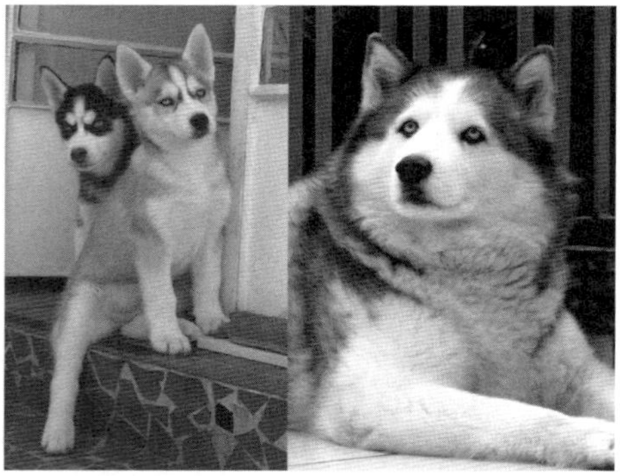

FIGURA 4 – Ampliando transparências.

Estes aspectos foram registrados por observar a grande motivação que geram na equipe, que se sente valorizada, considerada e, afinal, quem não gosta de sentir-se em um ambiente agradável, belo, bem arrumado? Pareceu-me um estímulo que até considerei simples, mas gerou grandes resultados.

3. Cálculo de Consumo Médio Mensal (CMM)

Nesse período, efetuamos também um levantamento do consumo médio mensal de todos os setores, para um cálculo o mais próximo do real, readequando os valores obsoletos, atualizando os necessários e reintegrando novos materiais. Para isto foi necessário o envolvimento de cada setor, no sentido do fornecimento de dados para que pudéssemos obter os valores globais e, assim, hoje temos valores mais reais, embora sempre se faça necessária uma avaliação para um acompanhamento adequado.

Essa pesquisa foi realizada mediante questionários e formulários por setor, com os resultados colocados em um banco de dados que permitiu a confecção de único quadro, comum a todas as clínicas, como exemplificado nos Quadros 23 e 24.

Este tipo de controle administrativo permite que aproveitemos ao máximo os materiais em estoque, com menor risco de perda de material por vencimento da validade, algum dano por tempo prolongado de guarda etc. Já está em andamento um projeto de informatização em rede para um maior controle e mais facilidade para se efetuar a aquisição, pois o próprio banco de dados armazena o quantitativo existente em estoque e, ao se registrarem os dados de

Quadro 23 – CMM Por Setor	
Unidade / Setor	Clínica Médica
Código interno do Material	311.0348.01
Nome comum do Material	Termômetro
Unidade de consumo	Um
Tipo de consumo	Mensal
Valor previsto de consumo médio mensal	10

Quadro 24 – CMM Comum

Código	Material	Consumo	Clínica	Dermato	Pneumo	C. Tórax	Etc.	Total
311.0348.01	Termômetro	Mensal	10	10	10	10	.....	40 + ...
311.0332.01	Suspensório escrotal G	Mensal	03	01	00	01	...	05 + ...
311.0329.16	Sonda uretral plástico 4	Mensal	10	2	5	3	...	20 + ...

saída dos materiais, ele automaticamente avisará quando o valor do estoque se encontra no ponto mínimo, pronto para emissão de pedido de compra.

Para um sistema assim, é aconselhável confeccionarem-se códigos internos, pois com números podemos indexar melhor, conforme o que buscamos. No exemplo que temos, podemos, por exemplo, classificar os materiais conforme o tipo (básico, matéria-prima, acessório etc.), o consumo (mensal, quinzenal, eventual etc.), e o material em si, associado a essa classificação.

Por exemplo, os três primeiros números podem ser a referência do tipo de material: 001 = Acessório Anestesia. O número do meio pode ser referente ao tempo de consumo: 01 = Eventual (EV), 02 = Mensal, 03 = Quinzenal etc. Os números finais podem referir-se ao material em si, com as características próprias em capacidade, volume, comprimento etc. (Quadro 25).

Quadro 25 – Classificação dos Materiais por Espécie

Espécie	Tipo de Consumo	Nome Técnico	Código
Acessório Anestesia	EV	Balão para anestesia com capacidade de 0,5 litro	001.01.0001
Acessório Anestesia	EV	Balão para anestesia com capacidade de 01 litro	001.01.0002
Acessório Anestesia	EV	Balão para anestesia com capacidade de 03 litros	001.01.0003
Acessório Anestesia	EV	Balão para anestesia com capacidade de 05 litros	001.01.0004

(continua)

(continuação)

Quadro 25 – Classificação dos Materiais por Espécie			
Espécie	**Tipo de Consumo**	**Nome Técnico**	**Código**
Acessório Anestesia	EV	Canister duplo para cal sodada	001.01.0005
Acessório Anestesia	EV	Canister único para cal sodada p/ ap. de anestesia marca ____ mod.____ ref.______	001.01.0006
Acessório Bisturi Elétrico	EV	Válvula p/ bisturi elétrico _____, mod. (válvula) _______	003.01.0006
Acessório Bisturi Elétrico	M	Pedal duplo p/ acionam/o corte e coag. bisturi elétrico	003.02.0001
Acessório Bisturi Elétrico	M	Pinça e fio bipolar para bisturi elétrico	003.02.0002
Acessório Bisturi Elétrico	M	Ponta de eletrodo para bisturi elétrico em forma de Alça, Grande	003.02.0003
Acessório Bisturi Elétrico	M	Ponta de eletrodo para bisturi elétrico em forma de Alça, Média	003.02.0004
Acessório Bolsa Borracha	EV	Bolsa de borracha para água quente 20x30	004.01.0001

Desse modo, conforme o porte da Unidade Hospitalar em questão, trabalha-se com variações nas dezenas, ou centenas, ou milhar etc., de forma a cada vez que se aciona o código, automaticamente se obtêm as características técnicas, com opção de ilustração.

4. Previsão de Consumo de Materiais Básicos

É importante que se faça uma avaliação frequente dos consumos, pois, pelo aparecimento de novas tendências, costuma-se reduzir o consumo de algum produto relacionado a outro, que terá seu consumo aumentado. Por exemplo: há algum tempo, o consumo de tiras urorreagentes era elevado. Porém, por conta de alteração do perfil de pacientes internados com insuficiência renal, aumentamos o consumo de tiras hemorreagentes, com grande queda das primeiras. E assim com tantos outros materiais, pois o sistema é complexo e apresenta-se em ciclos. E para bem aproveitar os materiais, com benefício adequado aos pacientes, faz-se necessário tal estudo contínuo.

Também é de vital importância que se vivencie o material dentro de seu uso correto, ou seja, todo novo produto deve ser colocado em uso após treinamento para o uso correto, pois sem isso não só poderemos ter desperdício do material, como até não gostarmos do produto, por não observarmos, com a devida humildade, o quanto temos a aprender. Aquele que crê que tudo sabe está lotado, repleto, e não comporta o novo, não se recicla, não se renova. Acredito que a humildade se refere exatamente a isto: não possuir a pretensão do conhecimento total, pois isso serve de obstáculo ao nosso crescimento.

Portanto, através do dito bom sentir ou bom senso, que se me traduz por o que sinto, associado ao que penso, é que se podem incorporar novos conhecimentos, desenvolver cada vez mais as potencialidades. Assim, ampliar nosso discernimento em avaliar o que é aparência e ilusão comercial de um produto, do que é a nossa real necessidade, o quanto o produto é um facilitador dos procedimentos, um ampliador de benefícios, sua verdadeira eficiência sem a maquilagem de *marketing*. Por esses aspectos, observei que aquisições efetuadas num quantitativo menor, para suprir períodos curtos, são mais fáceis de acompanhar o fator qualidade do que quantitativos elevados para suprir um consumo de um período mais longo. Neste último caso, para se obter um acompanhamento satisfatório, faz-se necessário um sistema de coleta randômica de amostras para se obter, de fato, um controle real, e para tanto, é necessário um grupo de pessoas efetivamente treinado para tal.

Muitas vezes, as propagandas muito prometem, sem levar em conta todo o sistema que já comentei no início deste trabalho: a motivação do paciente, o investimento da dedicação profissional e o que tudo isso implica e demanda.

Dessa forma, pelo aspecto técnico, único mensurável (pelo menos por enquanto), obtivemos dados de consumo, os quais exemplificam em um esboço, em forma de quadro de consumo de materiais estritamente básicos, fornecidos diretamente das chamadas unidades de internações, ou enfermarias, dentro de uma previsão considerada mensal (M) para os materiais indispensáveis de elevado consumo e considerada eventual (EV), para os materiais de consumo menos frequente, porém de rotina.

É interessante observar as semelhanças entre as clínicas cirúrgicas que, por sua especialidade, dominam o consumo de algum material, ou têm exclusividade sobre ele, por sua especificidade. As clínicas médicas consomem menos materiais de perfil mais invasivo. Assim, temos um exemplo de unidade hospitalar com características predominantemente cirúrgicas. O quadro favorece uma visão individual e geral, auxiliando tanto a solicitação de materiais por parte da clínica, como ao serviço de abastecimento, no controle quantitativo individual, total e na manutenção de estoque mínimo, máximo e ponto de compra.

Esse quadro pode ser disposto em um banco de dados, em forma de planilha (Tabela 1), associado com o estoque, em rede, e, assim, temos facilidade em verificar o ponto de aquisição ideal, com redução de risco de falta de algum material, ou vencimento de prazo de validade. Isso só é possível com atualização imediata na entrada ou saída dos materiais. Assim, conseguiremos equilibrar os recursos materiais de forma harmoniosa, sem correrias. Só ficará para o improviso qualquer material que não faça parte do padronizado e que por quaisquer razões se apresente necessário de forma emergencial. Nesta ocasião haverá espaço dentro da organização e da disciplina para gerenciar situações desse porte.

Na Tabela 2 é colocado como exemplo, associando as denominadas Unidades de Apoio de unidade hospitalar de atendimento terciário, com ampla gama de procedimentos cirúrgicos: Unidade de Terapia Intensiva (UTI), Unidade de Pronto-Socorro (PS), Centro Cirúrgico e Recuperação Pós-Anestésica (CC), Central de Material Específico – Processamento, Esterilização e Distribuição (CME) e Ambulatório Regional de Especialidades (ARE).

Tabela 1 – Previsão de CMM por Clínicas

Materiais/Unidades	Tip	Cir. Geral	Cir. PS	Cl. Médica	Card	Tórax Pneum	Gastro Dermato	Procto	MI	Gastro Cir.	Vasc.	Cab. Pescoço	Neuro Semi	Total
Água ampola 10 mL	M	800	600	600	100	200	400	500	800	800	500	300	800	6.400
Água ampola 20 mL	M	1.200	1.000	1.000	300	300	300	500	1.200	1.200	800	400	1.200	9.400
Água frasco 1.000 mL	M	10	10	70	10	50	5	10	10	10	10	10	50	255
Algodão pacote com 500 g	M	5	4	3	4	5	4	4	4	4	4	2	10	53

Tabela 2 – Previsão de CMM Unidades de Apoio e Unidades de Internações

Nome comum	Tipo	PS	UTI	CC	ARE	CME	Sub-T	UIGs	Total
Abaixador de língua – pacote com 100 unidades	M	30	5	3	35	2	75	41	116
Absorvente higiênico	M	10	4	10	15	10	49	33	82
Acessório válvula expiratória para respirador pressórico	EV	2	0	0	0	0	2	0	2
Acessório tubo flexível tipo espaço morto	EV	20	20	20	0	20	80	0	80
Acetona	M	1	1	1	1		4	14	18
Adaptador/suporte para caneta Pilot para ECG 3 canais	EV	0	2	0	3	0	5	1	6
Adaptador endotraqueal, conjunto com 11 unidades - 2 a 12 mm	M/EV		1				1		1
Água bidestilada, ampola de 10 mL	M	2.000	0	400	400		2.800	6.400	9.200
Água bidestilada, ampola de 20 mL	M	4.000	2.000	200			6.200	9.400	15.600

Essas unidades apresentam um consumo totalmente diferente de uma unidade de internação, pelo tipo de procedimento que executam e perfil de paciente que assistem. Porém alguns materiais básicos são comuns, portanto é possível ter um único quadro que aborde cada setor, e a somatória de todos, num subtotal (Sub-T), sendo também somados ao quadro anterior os itens pertinentes às Unidades de Internações Gerais (UIGs).

Capítulo 3

Especificações Técnicas

Especificação técnica de um material e/ou equipamento consiste na descrição detalhada das características dos mesmos, com o intuito de se delinear o perfil do objeto com as características necessárias para a adequação dos procedimentos e em conformidade com a equipe diretamente usuária. Assim, espera-se que fique claro, tanto ao setor de compras quanto aos fornecedores, o que está sendo solicitado.

Isto, efetuado de forma adequada e ampla, facilitará o controle de qualidade do material a ser adquirido, bem como promoverá a emissão do opino técnico. Alguns materiais são específicos a algum aparelho ou equipamento, portanto, é necessário o uso do termo "similar" após a determinação da marca e do modelo, para que fique claro que o material deverá ser absolutamente compatível com o equipamento existente na Instituição e não ocorra uma aquisição enganosa, pois o material não terá uso.

Associar um aspecto visual, seja em forma de foto, esquema ou similar, para ilustrar as especificações, facilita a todos os envolvidos: o fornecedor não somente terá uma descrição, mas poderá visualizar o que está sendo solicitado; o setor de compras ficará mais seguro quanto ao aspecto do material descrito; e, por fim, o almoxarife poderá constatar visualmente o que deverá ser entregue.

Procuramos ilustrar os descritivos com alguma variedade, para fornecer a ideia de dimensões e variações de estruturas, tanto de equipamentos como de itens de consumo, enfocando apenas o aspecto geral que lhes seja peculiar, sem nos determos em marcas e/ou fabricantes, sendo apenas iconográficas, para melhor reconhecimento do que se trata – assim, qualquer semelhança associativa é mera coincidência. As imagens possuem intuito meramente elucidativo, em especial para uma visualização do item, pois não temos pretensão de abranger a vastidão que existente neste atual mundo criativo, onde as inovações nos surpreendem diariamente!

Independentemente desses aspectos, toda amostra avaliada pelo opino técnico e aprovada para aquisição deverá ser imediatamente encaminhada ao setor responsável pelo recebimento do material, para que, assim, ao ocorrer uma entrega, possa se verificar se a mesma é compatível com a amostra apresentada. Cremos como fundamental a avaliação de um equipamento antes da aquisição, mesmo durante um breve período de tempo, pois somente o manuseio permite que se tenha pelo menos uma noção da capacidade técnica real do mesmo, e confronte-se com a necessidade da Instituição. Só assim teremos critérios um pouco mais fundamentados, para além de uma descrição escrita que, por questões semânticas, pode gerar dubiedade de interpretações.

Com o advento das licitações eletrônicas, acredita-se que tal sistema será pouco viável. Mesmo assim, o descritivo bem elaborado permitirá um controle posterior, no ato da entrega, quanto à conformidade ao licitado. Algumas certificações visam garantir a qualidade dos produtos, outras, a qualidade da fabricação. Em alguns produtos constam os símbolos das certificações na rotulagem ou no manual de instruções. Citamos alguns como exemplos no Quadro 1. A maioria das embalagens apresenta formas gráficas para transmitir informação, através de símbolos e ícones, que podem ou não ser acompanhados por texto. Citamos alguns exemplos no Quadro 2.

Quadro 1 – Selos Institucionais

Logotipo	Observações
	ANVISA – Agência Nacional de Vigilância Sanitária
certificada BPF Boas Práticas de Fabricação ANVISA	**BPF – Boas Práticas de Fabricação (ANVISA)** Resolução RDC nº 331, de 29 de novembro de 2002: Estabelece a autoinspeção como um dos instrumentos de avaliação do cumprimento das Boas Práticas de Fabricação de Produtos Médicos, para fins de prorrogação da validade do Certificado de Boas Práticas de Fabricação de Produtos Médicos.
INMETRO	**INMETRO – Certificação Nacional de Qualidade da Avaliação da Conformidade do Produto** O Instituto Nacional de Metrologia, Normalização e Qualidade Industrial – Hemíptero – é uma autarquia federal, vinculada ao Ministério do Desenvolvimento, Indústria e Comércio Exterior, que atua como Secretaria Executiva do Conselho Nacional de Metrologia, Normalização e Qualidade Industrial (CONMETRO), colegiado interministerial, que é o órgão normativo do Sistema Nacional de Metrologia, Normalização e Qualidade Industrial (SINMETRO). Fonte: INMETRO (http://www.inmetro.gov.br/inmetro/) O INMETRO é responsável por credenciar instituições que procedam à verificação da conformidade às normas reconhecidas pelo Sistema Brasileiro de Certificação, através da avaliação, de ensaios e subsequentes acompanhamentos em produtos, dispositivos, equipamentos, materiais, processos e serviços. Portanto, nem sempre constará o logo da Inmetro – mas deve-se pesquisar se o certificador do produto ou serviço é credenciado pelo Inmetro ou órgão oficial correspondente.

Continua >>

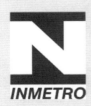

>> Continuação

Quadro 1 – Selos Institucionais

Logotipo	Observações
	FDA – Food and Drug Administration Agência reguladora das normas de produtos de consumo humano – Órgão Governamental dos Estados Unidos da América do Norte que regulamenta as normas e leis de alimentos (tanto humano como animal), suplementos alimentares, medicamentos, produtos farmacêuticos, correlatos para consumo humano, cosméticos, equipamentos médicos, materiais biológicos e produtos derivados do sangue humano. O principal papel da FDA é regulamentar, controlar e fiscalizar a entrada e o uso dos produtos no mercado americano. Empresas interessadas em exportar para os EUA devem estar devidamente registradas na FDA. Tal registro se faz necessário para o devido controle e acompanhamento dos exportadores atuantes no mercado americano. Somente empresas com representantes legais e/ou filiais nos EUA podem efetivamente registrar-se na FDA.
	CE (Conformité Européenne) A sigla CE, em francês *Conformité Européenne*, representa a conformidade dos produtos na aplicação das diretrizes da comunidade européia, permitindo que produtores e exportadores comercializem seus produtos sem restrições em todo o mercado europeu. Não se trata de um selo de inspeção, mas sim uma afirmação do produtor. Os produtos que não possuem e que não estão de acordo com as instruções e os regulamentos estabelecidos podem ter a venda limitada ou até proibida no mercado europeu. Sua utilização abusiva, como, por exemplo, quando não é garantida a segurança exigida, pode incorrer em multa pelas autoridades em quantias no valor de alguns mil marcos alemães. O selo CE indica o cumprimento de exigências básicas de segurança conforme os regulamentos, que diferem de acordo com o produto. Exemplos de diretrizes adotadas: • Baixa voltagem (73/23/EEC – *European Economic Community*) • Recipientes de pressão simples (84/404/EEC) • Segurança de brinquedos (87/378/EEC) • Produtos de construção (89/106/EEC) • Compatibilidade eletromagnética (EMC) (89/336/EEC) • Segurança de máquinas (89/392/EEC) • Equipamentos de proteção pessoal (89/686/EEC) • Aparelhos médicos (93/42/EEC) • Aquecedores novos de água (92/42/EEC) • Utilitários gasosos (90/396/EEC) • Explosivos para usos civis (93/15/EEC) • Veículos para o lazer (94/25/EEC) • Balanças não automáticas (90/384/EEC) • Aparelhos médicos ativos implantáveis (90/385/EEC) • Aparelhos para o uso em ambientes explosivos (94/9/EEC) • Equipamento para terminais de telecomunicação (91/263/EEC) Maiores informações: http://www.ce-zeichen.de/ http://www.swbc.nl Fonte: AHK, 2008.

Continua >>

>> Continuação

Quadro 1 – Selos Institucionais

Logotipo	Observações
	GS – *Geprüfte Sicherheit* (Segurança Aprovada) O selo GS é um símbolo legalmente seguro para equipamentos técnicos na Alemanha. Mesmo sem utilização obrigatória, existem as exigências da Lei de segurança de equipamento (*Gerätesicherheitsgesetz* – GSG) que devem ser cumpridas e garantir que asseguram que a vida e a saúde dos consumidores estejam fora de perigo. O cumprimento com as normas da Lei de segurança não significa que ele possa carregar o selo GS. O selo GS é obtido somente através de certificadoras autorizadas. Exemplos de equipamentos que podem carregar o símbolo GS: • Aparelhos de proteção dos olhos e do rosto • Aparelhos de calefação, aquecimento de cozinha • Técnica de calefação e de ar condicionado • Aparelhos de esporte e de lazer • Suprimentos para veículos Maiores informações: http://www.lfas.bayern.de/publ/gsg1/gsg1_1.htm#Vorbemerkung http://www.umweltschutzrecht.de/recht/arbeitss/arbsch/bma/3_98a.htm http://www.din.de/konf_zert/zertifizierung/zeichen/gs.html Fonte: AHK, 2008.
	***Grüner Punkt* (Ponto Verde)** O "Sistema Dual", baseado no Regulamento de Embalagem (*Verpackungsordung*), obriga o comércio e a indústria a recolher e aproveitar os materiais das embalagens de transporte e venda para sua reciclagem e reutilização. Varejistas e manufatores poderão ser dispensados de sua obrigação individual de admitir a devolução de embalagens se participarem de um sistema amplo e publicamente acessivo para a coleta, separação e reciclagem de embalagens usadas. Esse sistema público é executado pela empresa *Duales System Deutschland AG*. A emenda relativa à Lei de Embalagens (*Packing Ordinance Amendment*) impõe taxas sobre a reciclagem da embalagem pós-consumidor que diferem, dependendo do tipo do material. O produtor de bens destinados ao consumidor final, caso não tenha um sistema individual de reciclagem das embalagens, deve recolher uma taxa ao *Duales System*, que se encarrega de reciclar as embalagens utilizadas por estes bens colocados em circulação. O pagamento desta taxa autoriza o produtor/importador a utilizar o selo "Ponto Verde". Sendo que a Duales System tem que publicar anualmente seus dados de *performance* – a assim chamada verificação do fluxo de material – a empresa pode demonstrar aos Ministérios de Meio Ambiente dos estados alemães que as embalagens pós-consumidor são devidamente coletadas, separadas e recicladas. Maiores informações: http://www.gruener-punkt.de/ Fonte: AHK, 2008
	VDE (*Verband der Elektrotechnik Elektronik Informationstechnik e.V*) Desde 1920, o VDE enfoca a *segurança de produtos eletrotécnicos* e os respectivos riscos elétricos, mecânicos, térmicos, tóxicos etc. Hoje são mais de 200.000 produtos, como ferro de passar, secador de cabelo, brinquedo eletrônico, aspirador, micro-ondas, máquina de lavar roupa, televisão, computador, mundialmente reconhecidos pelo selo VDE. A grande maioria dos alemães atribui alto valor ao símbolo VDE como critério de segurança. As normas estabelecidas para certificação são baseadas nos regulamentos VDE e DIN – *Deutsches Institut für Normen* (Instituto alemão para normas). Um produto com o símbolo VDE, além de cumprir as exigências da determinação VDE, também segue as exigências do regulamento de segurança de trabalho e de prevenção de acidentes. O fabricante só pode atribuir o símbolo VDE após a aprovação de um órgão examinador. Maiores informações: http://www.vde.de/vde/html/d/online/pruef/zeichen/zeichen.htm http://www.sozialnetz-hessen.de/pgs/tx_rec09.html http://www.wila.de/gr/info/et_labor/vde_home.htm Fonte: AHK, 2008

Continua >>

>> Continuação

Quadro 1 – Selos Institucionais

Logotipo	Observações

***Blauer-Engel* (Anjo Azul)**

Trata-se de um logo ambiental utilizado já há duas décadas no mercado ambiental como símbolo para produtos ou serviços com impacto ambiental reduzido ou positivo.

Estes produtos devem manter as características de funcionalidade e segurança com os similares, considerando o ciclo de vida do produto (produção, utilização e descarte) e todos os aspectos ambientais, inclusive a preservação de recursos naturais, que tem consideráveis vantagens ambientais. O selo contém o símbolo de meio ambiente das Nações Unidas e os dizeres "selo ambiental porque..." que faz referência às principais características ambientais do produto. P. ex., "porque feito de plástico reciclado", "porque sem mercúrio e cádmio". O nome "Anjo Azul" não é oficial, mas o termo popular que lhe foi atribuído devido à figura azul com os braços abertos no centro do logo. Aproximadamente 4.000 produtos estão autorizados a utilizar o *Blauer Engel*, o que demonstra a crescente conscientização ambiental de produtores e consumidores na Alemanha, pois o selo é voluntário. Ele é propriedade do Ministério de Meio Ambiente, Proteção da Natureza e Segurança Atômica da Alemanha e é concedido por um uma "comissão julgadora de Selo Ambiental" independente. O controle é exercido pelo instituto para rotulagem e identificação *Deutsches Institut für Gütesicherung und Kennzeichnung e.V.* (RAL). Faz parte dos instrumentos *soft* da política de meio ambiente, pois é totalmente voluntário e alimenta-se da informação, motivação, convicção e consciência ambiental dos produtores e consumidores. A ausência do selo não implica em nenhuma restrição ou proibição ao produto.

Exemplos de produtos com o selo:

- Material de escritório: papel de jornal, papelão reciclado, marcador de texto, divisórias de escritório, cartuchos de impressoras.
- Equipamentos eletroeletrônicos: computadores, impressoras, aparelhos de televisão, copiadoras, notebooks, máquinas de lavar roupas, secadoras de roupa.
- Instalações de aquecimento de ambientes: caldeiras a gás, a óleo, aquecedor a água, coletores solares.
- Construção e reforma: gesso reciclado, material de construção de vidro reciclado, de papel reciclado, vernizes, carpetes, processo térmico para combate a insetos.
- Higiene e sanitários: cubas, torneiras com pressão, creme de barbear, spray de cabelos, papel higiênico de papel reciclado, de dedetização, secador de mãos para sanitários, detergentes, escovas de dentes com cabeça renovável.
- Equipamentos para cozinhas e restaurantes: refrigeradores, garrafas reutilizáveis, embalagem para leite.
- Jardinagem e plantação: adubos de compostagem, serras com correntes, vasos, produtos de borracha reciclada.
- Transporte: lava-rápidos, máquina de construção, misturador de concreto, car sharing, veículos de transporte comunitário, pneus, óleos lubrificantes, *ticket* ambiental.
- Baterias, pilhas: baterias de al-mg, de li, de zinco-ar.
- Diversos: extintores, embalagens de transporte reutilizáveis, obturações dentárias, termômetros.

O *Blauer Engel* é concedido por prazo determinado e pode não ser renovado para um produto devido à evolução tecnológica. Ele pode ser atribuído também a um produto ou serviço de uma empresa não sediada na Alemanha. Hoje 13% das permissões de utilização do selo foram para outros países.

Maiores informações:

http://www.blauer-engel.de/

Fonte: AHK, 2008.

Continua >>

>> Continuação

Quadro 1 – Selos Institucionais

Logotipo	Observações
	EU Eco-Label **(Rótulo Ecológico da Comunidade Europeia)** O sistema de atribuição do Rótulo Ecológico Europeu visa promover, desde 1992, conforme *Council Regulation* (EEC) Nº 880/92, o consumo de produtos com impacto ambiental reduzido. Permite aos consumidores europeus uma fácil identificação dos produtos que são aprovados oficialmente na União Europeia, Noruega, Liechtenstein e Islândia. Seus objetivos são de incentivo ao desenvolvimento sustentável e alinhados com o 5º Programa de Ação Ambiental da Comunidade Europeia (*Fifth Community Environmental Action Programme*), suas revisões e a Agenda 21. Os critérios desenvolvidos abrangem os bens de consumo, como, por exemplo, bens que podem ser adquiridos em supermercados e lojas, com exceção de produtos alimentares, bebidas e medicamentos. Até março de 1999, cerca de 250 produtos foram objetos de atribuição do Rótulo Ecológico. Há critérios para 14 grupos de produtos diferentes, que vão de papel higiênico às máquinas de lavar roupa. Os fabricantes não são obrigados a se candidatar ao Rótulo Ecológico, mas ao tornar-se um portador do rótulo, demonstram sua preocupação com o meio ambiente e beneficiam-se da vantagem competitiva. Mais informações: http://europa.eu.int/comm/environment/ecolabel/ Fonte: AHK, 2008
	ISO – Organização Internacional para Padronização (*International Organization for Standardization*) Entidade que atualmente congrega os grêmios de padronização/normalização de 170 países. Fundada em 1947 em Genebra, Suíça, reúne organismos de normalização nacionais, cuja principal atividade é a de elaborar padrões para especificações e métodos de trabalho nas mais diversas áreas da sociedade, exceto no setor eletroeletrônico, cuja responsabilidade fica a cargo da *International Electrotechnical Comission* (IEC), fundada em 1906. O Brasil se faz representado através da ABNT – Associação Brasileira de Normas Técnicas. A expressão ISO 9000 refere-se a um grupo de normas técnicas que colimam um modelo de gestão de qualidade para quaisquer tipos ou dimensões organizacionais, aplicando-se a campos relacionados a materiais, produtos, processos e serviços. Essa família de normas estabelece requisitos que favorecem a melhoria do sistema de qualidade através da melhoria de processos internos, maior capacitação, monitoramento do ambiente laboral, e verificação da satisfação de toda a comunidade envolvida. Sua adoção auxilia na maior organização, produtividade e credibilidade (Wikipedia, 2009).

Inter-Organization Programme for the Sound Management of Chemicals

Programa Interorganizacional para a Gestão Segura de Produtos Químicos

Composta por:

Logotipo	Observações
	FAO – *Food and Agriculture Organization of United Nations* (Organização das Nações Unidas para a Agricultura e a Alimentação)

Continua >>

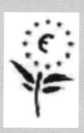

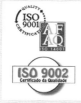

>> Continuação

Quadro 1 – Selos Institucionais	
Logotipo	**Observações**
ILO	**ILO – *International Labour Organization***
OIT	**OIT – Organização Internacional do Trabalho**
OECD	**OECD – *Organization for Economic Cooperation and Development* (Organização para a Cooperação e Desenvolvimento Econômico)**
UNEP	**UNEP – *United Nations Environment Programme* (Programa Ambiental das Nações Unidas)**
UNIDO	**UNIDO – *United Nations Industrial Development Organization* (Organização das Nações Unidas para o Desenvolvimento Industrial)**
UNITAR	**UNITAR – *United Nations Institute for Training and Research* (Instituto das Nações Unidas para a Formação e Pesquisa)**
	WHO – *World Health Organization* (Organização Mundial da Saúde – OMS)

Quadro 2 – Símbolos e Sinais Básicos

Símbolo/Significado		
 Advertência/Precaução: Leia as instruções de utilização.	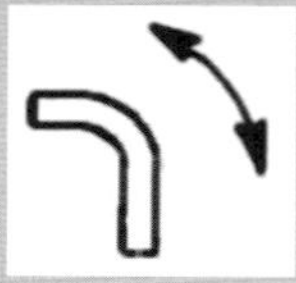 Comprimento da cânula	 Corrosivo
Rx ONLY CUIDADO: a Lei Federal (EUA) restringe a venda deste dispositivo, que só pode ser feita por um médico ou mediante a ordem médica.	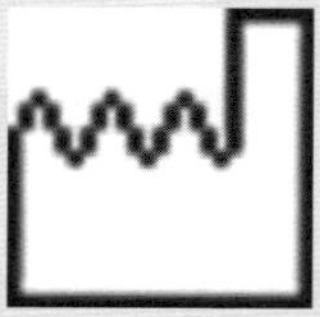 Data de fabricação	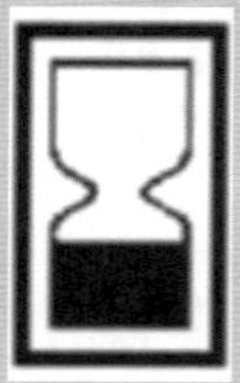 Data de validade (ano/mês)
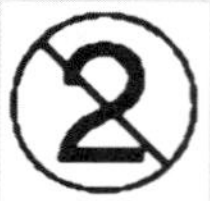 Descartável. Uso único. Eliminar após o uso.	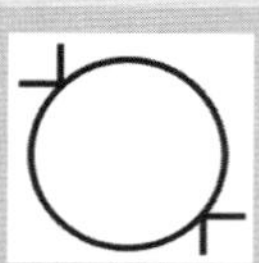 Diâmetro externo	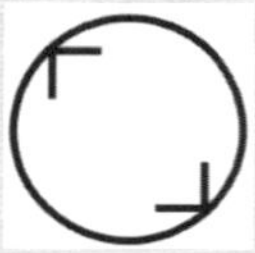 Diâmetro interno
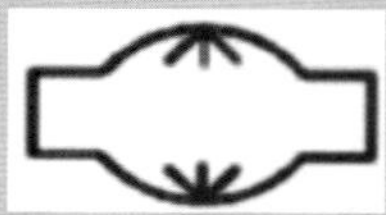 Diâmetro nominal do cuff	**STERILE | EO** Esterilização por óxido de etileno (ethilene oxide)	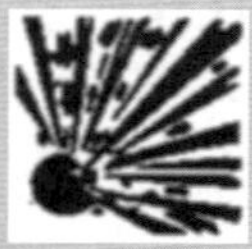 Explosivo
 Inflamável	**LOT** Número do lote de fabricação	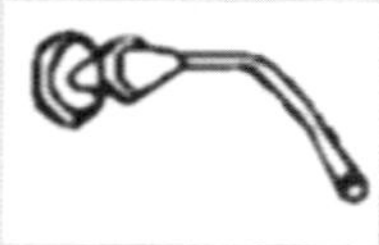 Obturador de cânula
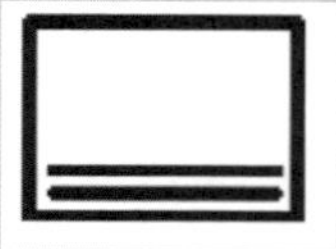 Quantidade	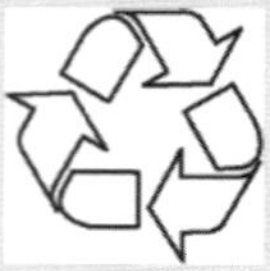 Reciclável	**REF** Referência do produto em catálogo
 Risco biológico (Biohazard)	 Tóxico	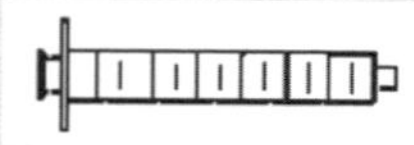 Volume para teste de insuflação

1. MATERIAIS PERMANENTES

Alguns materiais são considerados "permanentes", considerando sua vida útil maior que a dos materiais considerados de consumo. Muitos deles, por qualidade precária, duram menor tempo que o previsto no momento da aquisição. Assim, é importante não apenas o descritivo da especificação dos mesmos como, principalmente, obter amostragem ou até prospecto que forneça de forma fidedigna a real confecção do produto.

Em caso de licitação eletrônica, é de grande valia certificar-se que o equipamento atende a todos os requisitos explicitados, possui laudos que comprovem e um tempo de garantia em conformidade com o mesmo, bem como implantação, treinamento e assistência durante essa garantia. Na entrega do equipamento é necessária a conferência de todos os recursos e acessórios, bem como a presença do técnico da empresa para montagem, instalação e quaisquer outros eventos que se fizerem necessários para verificação de sua plena funcionabilidade. Só assim é que conseguiremos garantia da qualidade dos produtos, na impossibilidade de avaliação prévia, bem como afastaremos quaisquer mal-intencionados...

Os materiais ditos permanentes básicos mais necessários em uma Unidade Hospitalar estão descritos a seguir, por ordem alfabética — as medidas colocadas são as usuais em nosso serviço (sublinhadas) – e a descrição visa atender ao material em si. As imagens são ilustrativas, não representando nenhuma marca em especial – apenas para que se tenham as noções básicas que propiciem o vislumbre de aspectos, proporções, dimensões e da disposição básica dos elementos comuns e fundamentais a todos os que são similares. Como o mercado é vasto, buscamos ilustrar de modo didático com o que nos é disponível ou acessível; assim, qualquer semelhança é mera coincidência.

Para efetuar uma verificação das medidas, de forma a serem compatíveis com a Unidade, deverão ser levadas em conta variáveis como, por exemplo, tipo de Unidade, tipo de atendimento, espaço disponível, capacidade necessária, frequência de procedimentos específicos, potência necessária compatível aos procedimentos efetuados, disponibilidade de custo etc. Destacam-se alguns valores como "Opções", apenas como um parâmetro médio destes, posto a amplitude de variáveis, principalmente quando se trata de potência elétrica, motora ou pressórica, ou em alguns constam opções de confecção, capacidades etc., ficando como um critério particular de cada Unidade verificar os valores que atendam a sua necessidade.

Os valores referentes às dimensões são dispostos como o parâmetro de nossa experiência pessoal dentro de alguma unidade hospitalar, ficando, pois, a critério da unidade solicitante a verificação de espaço disponível, local apropriado para instalação de equipamentos específicos, necessidade de maior ou menor potência mediante o perfil de atendimento; enfim, cada unidade possui características que lhe são absolutamente próprias, não cabendo aqui um direcionamento de dimensões, confecções e outros detalhes que devem ser avaliados por quem convive com esses aspectos pessoalmente. Algumas experiências com demonstrações de equipamento, quando avaliadas por um roteiro que permita um comparativo com todas as marcas apresentadas, proporcionaram resultado bastante satisfatório no estudo final do objeto a ser solicitado, com boa margem de amplitude nos recursos, de forma a não limitar a concorrência, mas também sem permitir a entrada de produtos duvidosos.

Considerando o avanço geométrico da tecnologia, especialmente na área da saúde, nesta segunda edição buscamos ampliar nossa pesquisa para dispor de dados que abordassem diferentes produtos e equipamentos, lançados e/ou aprimorados durante esses últimos anos. Reforço que, dentro do que vivi, o que é apenas uma vida, não pode ser considerado como absoluto, e sim apenas uma experiência a ser somada, compartilhada e multiplicada por mais outras tantas vidas que experienciam outras realidades.

1.1. Especificação de Materiais Permanentes

Em todos os produtos colocamos a solicitação de prospectos e detalhes, quando se trata de licitações presenciais; porém, em nossa experiência, observamos que é importante, sobretudo para equipamentos, que se solicite diretamente na descrição a obrigatoriedade de apresentação de amostra, pois utilizá-los por um período, mesmo que breve, nos dá uma noção muito maior de suas reais capacidades e outros detalhes de confecção e manuseio. “Sentir” o equipamento é extremamente diferente do que tão-somente avaliar um prospecto – como todo bom latino, “vemos” muito bem com as mãos! Assim, fica a critério da disponibilidade para efetuar tais testes a forma de se abordar a solicitação.

Ao término de cada descritivo técnico, é necessário constar a apresentação do produto, com as numerações de série, identificadores, tempo de garantia, registro obrigatório, bem como a exigência de certificação de segurança eletromagnética de equipamentos eletromédicos. A exigência de dois manuais, opcional conforme o aparelho, tem o objetivo de que um acompanhe o equipamento no setor pertinente e o outro fique no Setor de Manutenção ou de Engenharia Clínica, para facilitar verificações técnicas e por segurança. Para não se tornar repetitivo em cada um deles, colocamos a seguir uma base para todos:

> Equipamento com indicadores bem visíveis, constando nº de série, dados de identificação, procedência, data de fabricação e de validade, DOIS MANUAIS originais e completos de funcionamento em língua portuguesa, uso, manutenção e relação de peças de reposição. Instalação, montagem, treinamento, suporte técnico e garantia de no mínimo 2 (dois) anos. Apresentar registro ANVISA/MS e em órgão(s) competente(s) quando se tratar de equipamento eletromédico com peculiaridades eletromagnéticas. Apresentação: Equipamento completo com todos os acessórios para imediato funcionamento. É necessário apresentação de UM Manual completo e prospecto absolutamente nítido do produto, com descrições de confecção, detalhes técnicos e dimensões exatas, com antecedência, para verificação da conformidade com o solicitado (quando pregão presencial).

Para os itens com componentes de informática, exigir Certificação da União Certificadora (UICEE), segundo as normas de exigência mínima de segurança elétrica e compatibilidade eletromagnética, com avaliação de níveis decorrentes de fuga, descarga eletrostática, grau de radiação, nível de imunidade admissível e outros itens:

- **IEC 60.950** – que prevê a garantia de segurança contra incidentes elétricos e combustão de materiais elétricos; e,
- **IEC 61.000** – que prevê quanto à compatibilidade eletromagnética.

Considera-se também necessário que fique clara a responsabilidade de instalação, montagem e assistência técnica durante o período de garantia dos equipamentos básicos ao suporte de vida, inclusive àqueles cujos insumos são adquiridos mediante o fornecimento dos mesmos. Assim, em alguns convém acrescentar que ficará sob responsabilidade da empresa vencedora, sem nenhum ônus à Instituição:

- transportar, montar e instalar os equipamentos no respectivo setor;
- efetuar treinamento da equipe multidisciplinar em todos os períodos (matutino, vespertino e noturnos) pelo tempo que se fizer necessário para a compreensão e adequada utilização;
- quando e se os equipamentos precisarem de reparo, o mesmo deverá ser realizado *in loco* em um prazo de 2 (duas) horas após a chamada, em dias úteis, finais de semana e feriados, e, caso necessite de retirada, a empresa vencedora deverá colocar outro equipamento no lugar até o efetivo conserto e devolução do mesmo pronto para o uso;
- as necessidades de manutenção devem abranger inclusive incêndios, inundações, sobrecarga de rede elétrica, alterações na rede de gases, acidentes da natureza ou quaisquer outros resultantes de caso fortuito ou força maior;
- qualquer transporte que se faça necessário e quaisquer outras despesas a eles relativas são por conta da empresa vencedora;
- a empresa vencedora ficará responsável por vícios e/ou defeitos de fabricação ou desgaste anormal dos equipamentos e peças, obrigando-se a reparar danos e substituir quaisquer peças que se fizerem necessárias;
- em caso de atualização na fabricação dos equipamentos, os que estão na Instituição deverão ser readequados para acompanhar a mesma atualização, mediante adaptação, reformas ou substituições de equipamentos;
- os mesmos permanecerão na Instituição enquanto perdurarem os estoques dos *kits* adquiridos.

Agitador de tubos

Agitador de tubos, para homogeneização de diferentes materiais patológicos ou para homogeneização de líquido adesivo para embolização de aneurisma cerebral. Com capacidade para ___ tubo(s) de ensaio, para instalação em bancada, que promova vibração e agitação tipo Vortex em tubos de ensaio, para uso em laboratórios de análises clínicas, físico-químicos e angiografia. Deve agitar tubos de até 40 mm de diâmetro, garra em aço inox, controle automático, com resistência e ajuste eletrônico da intensidade de agitação, incluindo agitação horizontal e movimentação tipo vaivém. velocidade de 3.800 rpm, medindo externamente cerca de 140 x 140 x 120 mm, alimentação 110/220 V, corrente contínua, acompanha temporizador, caixa em chapa de aço carbono tratamento anticorrosivo, pintura em epóxi, pés com ventosas. Com comandos de liga, desliga e automático. Com capacidade para tubos de ensaio, tubos de centrífuga, cubetas de colorímetro ou espectrofotômetro, frascos reagentes, frascos de Erlenmeyer e balões volumétricos (Figuras 1 a 3).

Opções/Variações

- Diâmetro de 25 a 40 mm.
- Funcionamento contínuo ou acionamento quando se pressiona o tubo ou o frasco sobre o suporte.
- Microprocessado.
- Quantitativo de tubos, _____mm de diâmetro e dimensões proporcionais.
- Quatro ou mais tubos simultâneos.
- rpm: 2.800, 3.000, 3.400, 3.800...
- Suporte de *nylon* para frascos de Erlenmeyer.
- Suporte para tubos de Eppendorf.

FIGURA 1 – Tubo de Eppendorf.

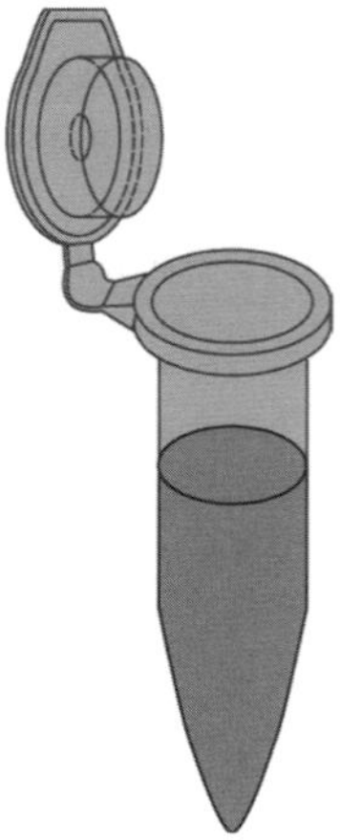

FIGURA 2 – Frasco de Erlenmeyer.

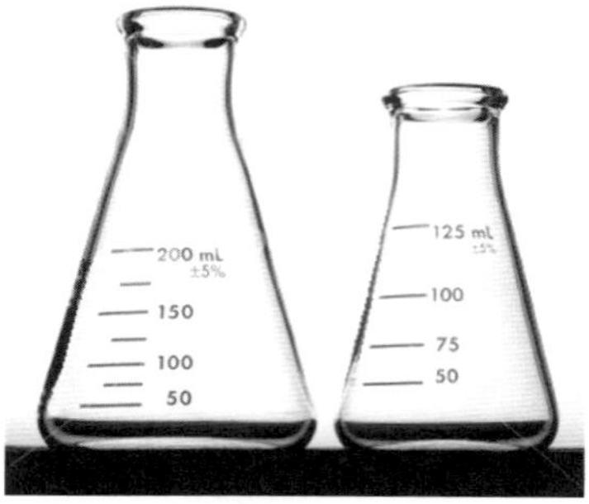

FIGURA 3 – Agitadores de tubos.

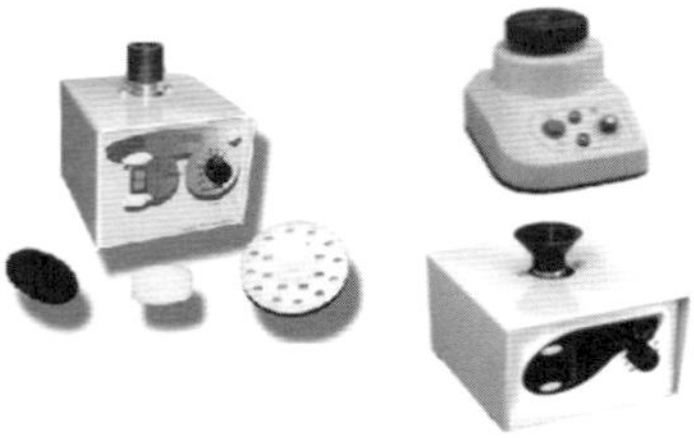

Aspirador manual cirúrgico para secreções

Aspirador cirúrgico manual para aspiração, drenagem e sucção de secreções, sangue etc., equipado de frasco coletor confeccionado em______________ com capacidade de ____litros, com válvula de segurança no nível máximo, com alarme audiovisual para enchimento do frasco e caneta de duas pontas, com baixo nível de ruído (Figura 4). Fonte e alimentação de 110/220 volts, através de chave reversora, com fluxo de aspiração de ar de zero a no mínimo ____litros/min, regulável por registro à rosca acompanhado de vacuômetro, com escala de zero a no mínimo ___pol.Hg (___mmHg), com aspiração de água de cerca de ___L/min, compressão máxima de ___kg, cm^2 com interruptor antifaísca, com capacitor permanente e protetor térmico, a pedal (ou chave tipo "liga-desliga"), motor de aproximadamente 1/3 CV mínimo, com intensidade de vácuo máximo de cerca de ____mmHg e médio de aproximadamente ___mmHg. Com suporte próprio, ____________com rodinhas, com altura acima de ______cm e alça anatômica para facilitar o transporte. Deve acompanhar tubos intercomunicadores entre frascos e equipamentos e conexão-paciente confeccionados em tubos siliconizados, transparentes, e a conexão com o paciente deve possuir no mínimo 1,50 m de comprimento e lúmen em diâmetro adequado ao fluxo do aspirado. O(s) outro(s) tubo(s) de conexão frasco-equipamento, também confeccionados em material siliconizado, transparente, sem vazamentos.

FIGURA 4 — Aspiradores manuais cirúrgicos para secreções.

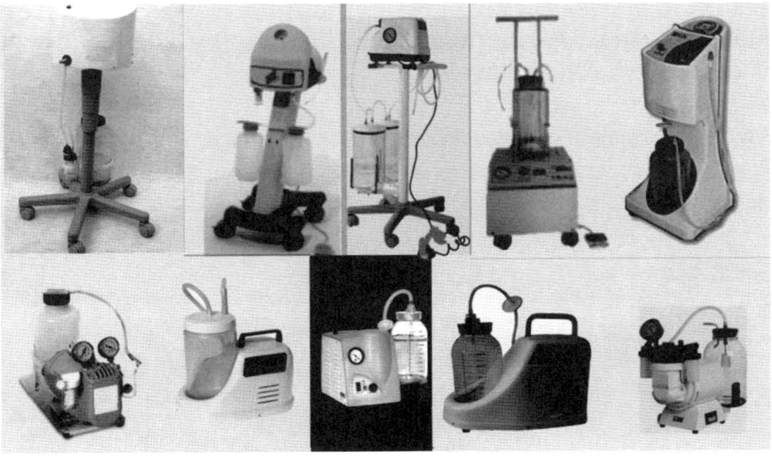

Opções/Variações

- Altura do suporte (cm): 60, 80, 110.
- Aspiração de água (litros/minuto): 2,8; 3; 3,7.
- Capacidade em litros: 2 a 5 litros.
- Estrutura: com carrinho, sem/com gabinete, uma gaveta e duas prateleiras com portas na parte inferior/duas gavetas e uma prateleira.
- Frasco: vidro, acrílico, polímero.

- Intensidade de vácuo: 560-750 mmHg.
- Vácuo de operação (pol.Hg):
  - 22 (560 mmHg); –25 (635 mmHg);
  - 23 (775 mbar), –31 (760 mmHg).
- Vazão de ar (litros/minuto): 2.50; 2.81; 3.15.
- Aspirador ultrassônico: com frequência de cerca de 20 kHz, amplitude de 300 micrômetros, com sistema de aspiração de cerca de 20 pol.Hg (58 cmHg), com fluxo de 10 a 25 cc/min, com controle microprocessado, irrigação coaxial, com cabos e ponteiras que permitam processo de esterilização a vapor ou a gás (ETO).

Aspirador ultrassônico

Aspirador ultrassônico microprocessado, com ação seletiva na dissecção de tumores, especialmente para microcirurgia de tumores intracranianos, atuando através de ondas ultrassônicas com irrigação contínua, promovendo a liquefação do tumor, preservando seletivamente os tecidos nobres que permeiam a área cancerígena (Figura 5). Com sistema de vibração ultrassônica das ponteiras, específicas, no sentido longitudinal e lateral simultaneamente. Com sistemas bipolar e monopolar embutidos. O aparelho deve ter sistemas multifuncionais, canetas leves, ser compacto e ter bomba de sucção embutida, com visualização e leitura claras e precisas, com sistema de aviso de frequência, *overload* e US. Potência e sucção com ajustes em porcentagem. Irrigação com ajustes em mililitros por minuto. Deve acompanhar dois jogos completos de canetas com pontas em titânio (40 unidades). Elementos reusáveis devem ser autoclaváveis.

FIGURA 5 – Aspiradores ultrassônicos.

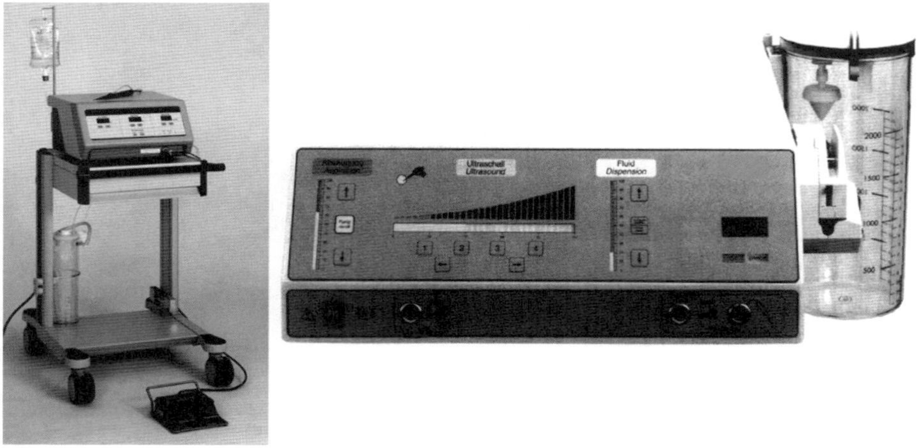

Autoclave

Autoclave a vapor, modelo ________, com ___ porta(s), com abertura e fechamento automáticos tipo _____________, capacidade interna de aproximadamente _____ litros, gerador de vapor próprio (elétrico), com opção para alimentação de vapor através de linha. Todas as tubulações que interligam as câmaras, o gerador de vapor, as válvulas, os filtros e acessórios devem ser confeccionados em cobre. Todas as conexões devem ser fabricadas em latão. A autoclave deverá dispor de sistema para validação, instalado de fábrica, sistema de purga de condensado, válvula solenoide para vapor, água e ar comprimido e válvula de segurança. Provida de sistema de segurança preciso e com travamento, que impeça a abertura da mesma enquanto houver pressão interna. O gerador de vapor (corpo e flanges), portas e câmaras interna e externa devem ser em aço inoxidável 316 L ou superior, garantia de no mínimo 10 (dez) anos contra corrosão, fissuras, deformações e outros defeitos mecânicos, com apresentação de certificado de qualidade do aço inoxidável utilizado na câmara fornecida. Câmaras e portas devem ser isoladas termicamente. O acabamento externo deverá ser em aço inoxidável 316 L escovado e o interno das câmaras no mesmo aço polido. 127/220 V, trifásico, 60 Hz (Figura 6). A autoclave deve conter um microprocessador com ciclo automático, totalmente programável e impressora que registre todas as informações quanto a tempo de ciclo do vácuo pulsante (eliminação do ar), tempo de ciclo de esterilização, tempo e número do ciclo. Ciclo com alto vácuo pulsante, com no mínimo 3 pulsos na retirada de ar (tempo programável) e secagem com alto vácuo (tempo programável). Ciclo de esterilização com tempo e ajuste de temperatura (*set point*) totalmente programáveis. Deverá vir acompanhada de filtro bacteriológico para quebra de vácuo (0,22 *un*) e filtro de vapor de 0,1 *un* instalados, bem como ___ *racks* com no mínimo 2 andares e ___ carros de transporte (suporte de *rack*) com travas de segurança. O equipamento deve dispor de todos e quaisquer componentes necessários para garantir a segurança do operador e do local de instalação durante a sua utilização normal. Manual em língua portuguesa, com garantia e assistência técnica 24 horas durante 3 (três) anos.

Observação:

- NBR 11.816:2003 – Esterilização – Esterilizadores a vapor com vácuo, para produtos de saúde.
- NBR ISO 11.134:2001 – Esterilização de produtos hospitalares – Requisitos para validação e controle de rotina – Esterilização por calor úmido.
- NR.13 – Caldeiras e vasos de pressão (113.000-5).
- ANVISA – Resolução RDC nº 210 de 04/08/2003 para a construção, operação, manutenção, qualificação e segurança do equipamento e operadores.
- NBR-IEC 601-1-2 – Parte 1: Prescrições gerais para segurança. Parte 2: Norma Colateral: compatibilidade eletromagnética – prescrições e ensaios.

FIGURA 6 — Autoclaves.

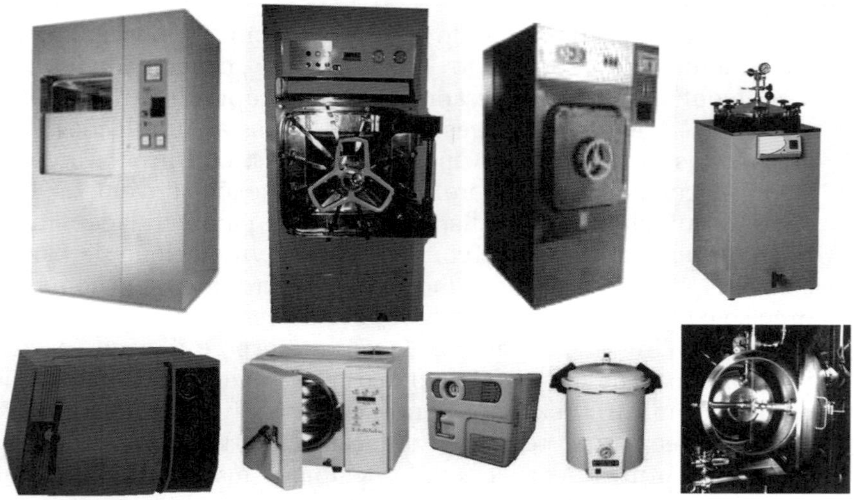

Opções/Variações

- Capacidades (litro): 21, 35, 55, 75, 95, 125, 250, 365, 520, 700.
- Certificações e calibrações – testes da câmara interna: hidrostático, líquido penetrante, radiação, rugosidade. Válvulas de segurança, transdutores de pressão, termorresistências.
- Ciclo para remoção de ar (pré-vácuo pulsante).
- Ciclo: contínuo e/ou com interrupção do ciclo.
- Controles convencionais/microprocessador automático.
- Funcionamento: elétrico, com gerador próprio de vapor; a vapor de rede, utilizando caldeira geradora do próprio local; duplo funcionamento.
- Manual/automática — horizontal/vertical.
- Monitoração visual de: alarmes, avisos de manutenção de peças, curva gráfica de temperatura e pressão em tempo real, fases dos ciclos, mensagens, níveis de segurança para acesso de operadores e regulagem das sondas e transdutores de pressão.
- Portas: movimentação vertical ou tipo escotilha.
- Programas abertos de ciclos de esterilização: hermeticidade, tecidos e instrumentos (134°C), silicone (121°C) termossensíveis (< 60°C - esterilizante formaldeído).
- Quantidade de portas.
- Quantidade de *racks* e andares.
- Sistema tipo barreira (área limpa e área de carga).
- Sonda de temperatura dentro da câmara interna.
- Teste de Bowie Dick em 3 minutos e meio a 134°C no interior da câmara interna antes de iniciar o processo de esterilização.
- Vapor saturado de alta e baixa temperatura com gás de formaldeído.

Balança antropométrica

Balança antropométrica ____________ para _____, com régua antropométrica (estadiômetro) com resolução em milímetros, capacidade de até ___ kg, com frações de 100 g, com pés e tapete em borracha, com certificação do Inmetro (Figura 7).

Opções/Variações

- Adulto, pediátrica, neonatal.
- Capacidade até 59, 109, 150, 300 kg.
- Mecânica (manual), microprocessada, digital.

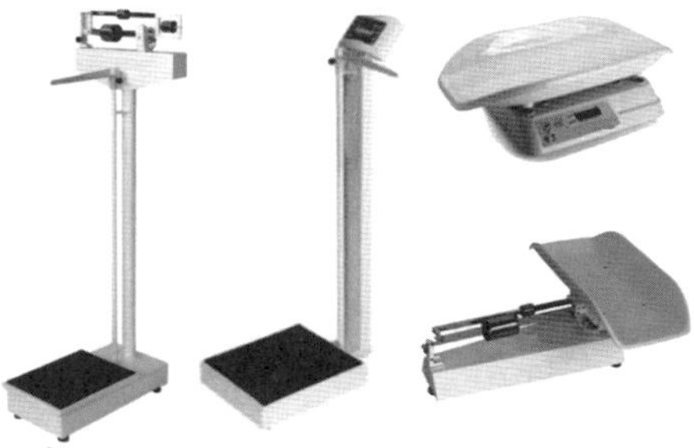

FIGURA 7 – Balanças antropométricas.

Balança guindaste

Balança para pesagem de paciente em leito, tipo metabólica, com sistema de maca tipo padiola, com tamanho de base que permita fácil deslocamento e pesagem, para crianças até pacientes de 250 kg, com barras laterais de suporte. Com sistema de elevação hidráulico e com uma impressora para fornecimento de registro do peso. Confeccionada em material resistente, em polímero injetado, aço inoxidável ou similar, com tratamento antiferruginoso, com todos os acessórios para imediato funcionamento (Figura 8).

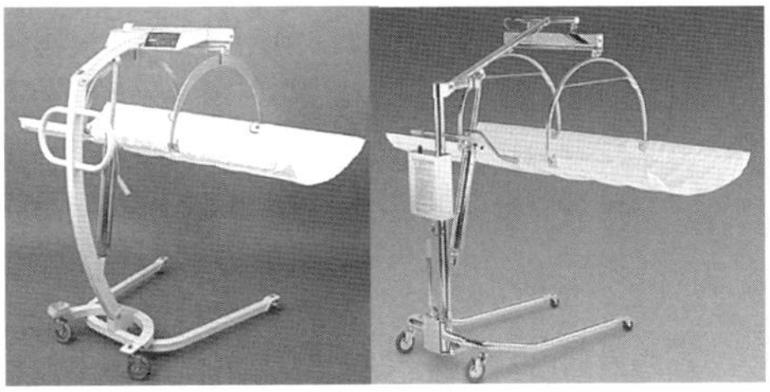

FIGURA 8 – Balanças guindastes.

Balde a chute

Balde a chute, porta-resíduos, com capacidade de ____ litros, com pedal, confeccionado em material resistente, tipo ___, com controle da tampa com fio metálico resistente, garantindo o fechamento automático da mesma, após soltar-se o pedal. Com pedal __________, disposto à frente do mesmo, de forma adequada para acionamento do sistema (Figura 9).

Opções/Variações

- Capacidade (litros): 20, 30, 40, 60, 90, 120.

- Pedal: revestido com borracha em sua porção superior, plástico rígido simples.
- Tipo: aço inox, plástico rígido, esmaltado etc.

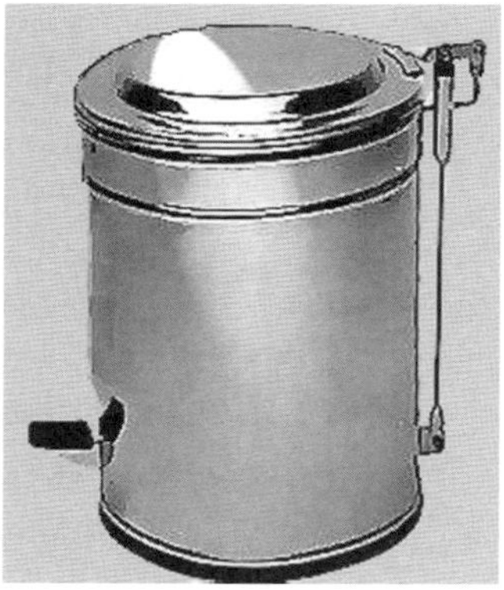

FIGURA 9 — Baldes a chute.

Banho-maria

Banho-maria capacidade 30 litros, para aquecimento de amostra, estrutura externa em alumínio, não apresentando materiais ferrosos, temperatura na faixa de 5 acima do ambiente até 100 graus. Controle de temperatura lâmpada-piloto de aquecimento, aquecedor tubular de imersão, estabilidade da temperatura ± 0,25°C, tampa em aço inoxidável, com conjunto de termômetro de 0 a 120°C (embutido) Com dimensões aproximadas 50 x 30 x 20 cm (interna) e 65,5 x 37,5 x 22,5 cm (externa). Alimentação bivolt 110/220 V – 50/60 Hz, Potência de 700 watts (Figura 10).

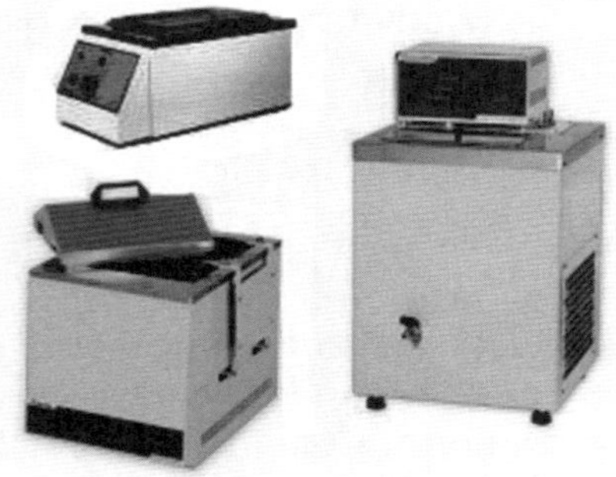

FIGURA 10 — Banho-maria.

Banho-maria histológico

Banho-maria (Banho histológico) de alumínio, com resina de alta resistência, pintura interna cor preta eletrostática a pó para proporcionar melhor visualização dos cortes histológicos. Capacidade para 2 (dois) litros. Termostato analógico de 20 a 120°C, com chave de liga e desliga, bivolt (110/220).

Banho-maria ultratermostático

Banho-maria ultratermostático, aparelho utilizado para aquecimento de líquidos através de resistência de imersão tubular blindada, com longa durabilidade para temperatura do ambiente a 100°C, internamente construída em aço inoxidável, com capacidade para aproximadamente ______ litros, com cuba confeccionada ________, com tratamento anticorrosivo em fino acabamento de epóxi texturizado ou similar (Figura 11). Com isolamento térmico por lã de vidro ou similar em todas as paredes. Painel de controle composto de controlador eletrônico de sistema proporcional, com sensor com proteção metálica, precisão de controle de cerca de 0,03°C e precisão de leitura + 0,1°C em torno da temperatura de operação. Botão de seleção da faixa de trabalho do ambiente a 50°C, ou de ____C. Com lâmpada-piloto para entrada de corrente e para aquecimento. Com potência de aquecimento de aproximadamente 1.000 watts, com potência prevista de aproximadamente 1.050 watts. Alimentação elétrica de 110/220 volts.

Opções/Variações

- Cuba: chapa de alumínio, aço inox, acrílico.
- Trabalho: –10° a 100°.
- Com ou sem refrigeração.
- Capacidade (L): 15, 30, 60.

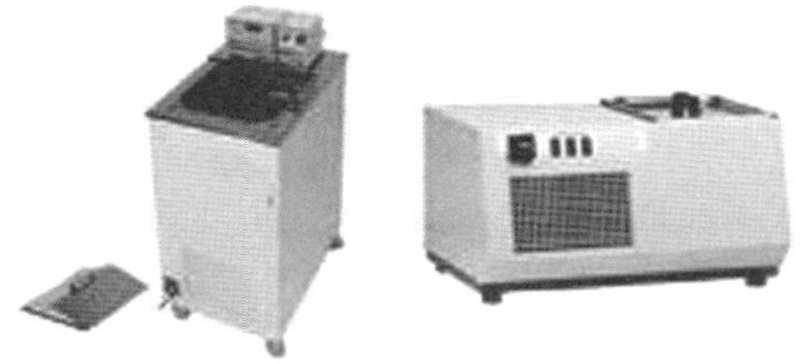

FIGURA 11 — Banho-maria ultratermostático.

Banqueta giratória

Banqueta giratória (mocho), estrutura construída em tubos redondos de aproximadamente ___de diâmetro, com acabamento ____, ____ encosto. Base com aro de reforço da estrutura e descansa pés em tubo redondo, de aproximadamente 5/8". Assento ____ de aproximadamente 35 cm de diâmetro, _____com as bordas dobradas sobre si mesmo para dentro, regulagem da altura no meio de fuso longo, avanço em cruzeta de ferro fundido, ou similar em resistência, durabilidade e qualidade, preferencialmente _____ almofada. Altura aproximada de 45 a 75 cm (Figura 12).

Opções/Variações

- Acabamento: totalmente em aço inoxidável, cromado, polido, estrutura tubular pintada ou cromada, aço esmaltado, alumínio.
- Assento: aço inox, chapa de aço, cromado, fibra especial, alumínio, estofado em courvim, em couro, em napa.
- Com encosto ou sem encosto.
- Pés: fixos e ponteiras emborrachadas, fixos e ponteiras em PVC ou plástico, ou com rodízios.
- Tubos redondos: 22,22 mm, 25,40 mm.

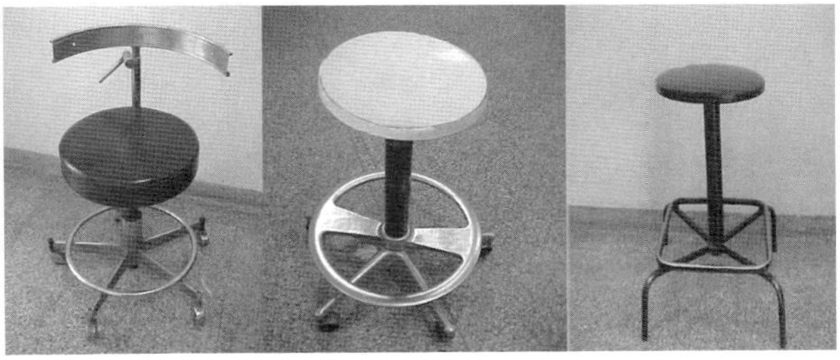

FIGURA 12 — Banquetas giratórias.

Berço simples com grades

Berço simples, com grades __________, com armação construída em tubos redondos a 7/8" de diâmetro x 1,25 mm de espessura de parede. Balaústres das grades e peseiras de ferro trefilado maciço de ¼". Estrado em moldura de cantoneira de aço, com leito em tiras de chapa de aço inox, totalmente pintada em cor bege, em esmalte sintético especial para secagem em estufa de alta temperatura, submetido a tratamento prévio antiferruginoso, por meio de decapação e banho de fosfatização, com aplicação de fundo massa e *primer*. Pés providos de ponteiras de borracha com 1 (um) colchão de espuma de poliuretano com 5 cm de espessura, revestido de napa reforçada com costura eletrônica, com zíper e ilhós em material antioxidante para ventilação, perfeitamente acoplável ao leito. Dimensões aproximadas: 40 a 50 cm de largura x 75-80 cm de comprimento x 70 cm de altura do chão ao estrado. Altura total em torno de 80 a 98 cm.

Opções/Variações

- Cabeceira e peseira fixas e laterais móveis.
- Grades: 4 fixas – 3 fixas e uma móvel.

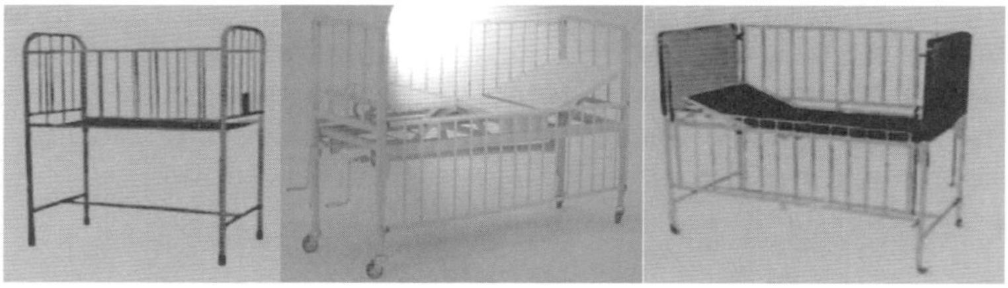

FIGURA 13 – Berços simples com grades.

Biombo de três faces

Biombo móvel de 3 faces, com suporte e pés nas TRÊS faces, cada uma com cerca de 70 cm de largura, confeccionado em aço inox ou alumínio, com lâminas estruturadas em PVC rígido de alto impacto, vinil de alta intensidade, ou similar de espessura mínima de 5,0 mm, opaca, na cor azul, bandeiras laterais com movimento de 360°, interligadas por junção em PVC rígido, com articulação sanfonada móvel, medindo cerca de 1,90 de altura x 2,20 m de largura. 8 (oito) pés (dois em cada haste, com altura de no máximo 10 cm) providos de 2 (dois) pares de rodízios giratórios de 1,58" de diâmetro e aro de polietileno (Figura 14).

Opções/Variações

- Dimensões de altura e pés variáveis.
- Faces: 1, 2, 3...
- Pés: 2, 4, 6...
- Suportes: todos fixos; centrais fixos, laterais com rodízios; todos com rodízios; com travas.

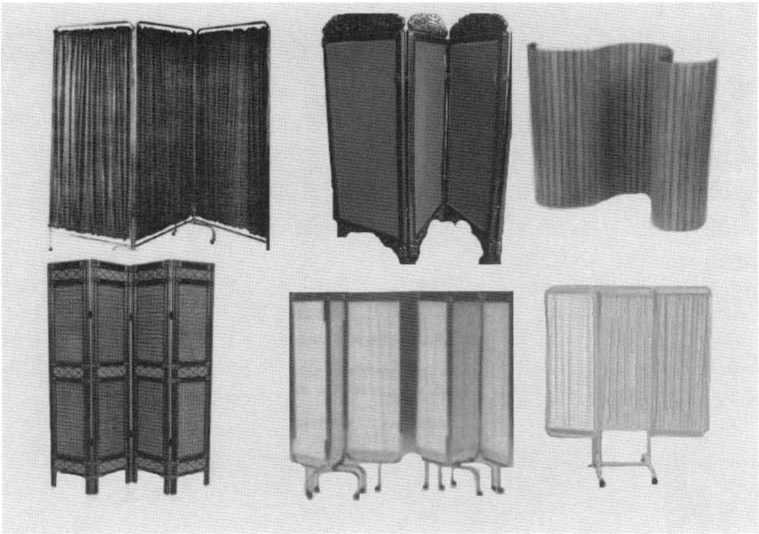

FIGURA 14 – Biombos de três faces.

Bisturi elétrico

Bisturi elétrico para uso em procedimentos cirúrgicos, confeccionado em material de alta resistência e microprocessado, com painel frontal devidamente identificado para acionamento de funções distintas, que permita fácil limpeza, com voltagem de entrada de ____ volts, com potência de ___W, e frequência básica dos osciladores de ___kHz, com controles em sistema de botões, digital e/ou similar, com precisão absoluta e acionamento para corte e coagulação através de pedal, com sistema de sinalização sonora e visual no funcionamento de corte ou coagulação, com sistema de proteção MRP (monitoração da resistência de placa) para rompimento de fio, desconexão da placa ou contato inadequado com o paciente (Figura 5.13). Com funções de: Corte Puro (____ W), Corte/*Blend* (mistura de corte e coagulação em três níveis – *Blend* 1:___W, *Blend* 2: ___W e *Blend* 3:___W, e coagulação monopolar e bipolar). Deve acompanhar o equipamento: uma caneta porta-eletrodo com seu respectivo cabo de conexão, uma placa neutra de aço inoxidável e seu respectivo cabo de conexão, um pedal para acionar comandos e um jogo de eletrodos de, no mínimo, 10 (dez) peças – preferencialmente: uma faca reta ponta longa 70 mm, uma faca reta ponta curta 70 mm, duas em alça: uma com diâmetro 15 mm e outra 8 mm, ambas com 50 mm, uma em bola com 4 mm de diâmetro e 120 mm, uma em bola com 5 mm de diâmetro e 50 mm, uma faca curva ponta curta 70 mm e uma faca curva ponta longa 70 mm.

Opções/Variações

- Acionamento na própria caneta porta eletrodo.
- Bipolar (W): 60, 70.
- Blend 1 (W): 300, 200, 250.
- Blend 2 (W): 250, 150, 200.

- Blend 3 (W): 200, 100, 150.
- Bloqueio automático para desconexão de placa ou falhas diversas.
- Coagulação (W): 180, 120.
- Coagulação *spray*.
- Corte puro (W): 400, 300.
- Frequência (kHz): 200, 300, 380, 500, 600.
- Microprocessado: memorização de todas as funções.
- Monopolar (W): 30, 35.
- Voltagem; 110/220 V (50/60 Hz).

Obs.: qualquer opção ou variação deverá ser acompanhada dos acessórios próprios para sua conexão e/ou complementação.

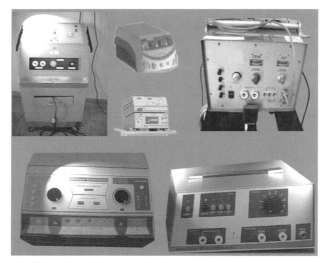

FIGURA 15 — Bisturis elétricos.

Bomba de infusão

Bomba de infusão peristáltica ou similar, para soluções parenterais e/ou enterais, com sistema preciso de infusão, com recursos de alarme visual e sonoro para: alto fluxo, baixo fluxo, interrupção de fluxo, bateria fraca. Com bateria interna para, no mínimo, 4 horas, recarregável em rede elétrica. Com sensor de gotas preciso (ou sensor de nível) quanto a mau funcionamento, obstrução de fluxo, ausência de fluxo, fluxo livre, erro de taxa e parada de fluxo. Com facilidade de manuseio e segurança, com seleção de funções em painel, ou sistema funcional, prático, de fácil acesso ao usuário, com proteção para alteração acidental (Figura 16).

Opções/Variações

- Controle da dor.
- Modelo de seringa/de insulina.

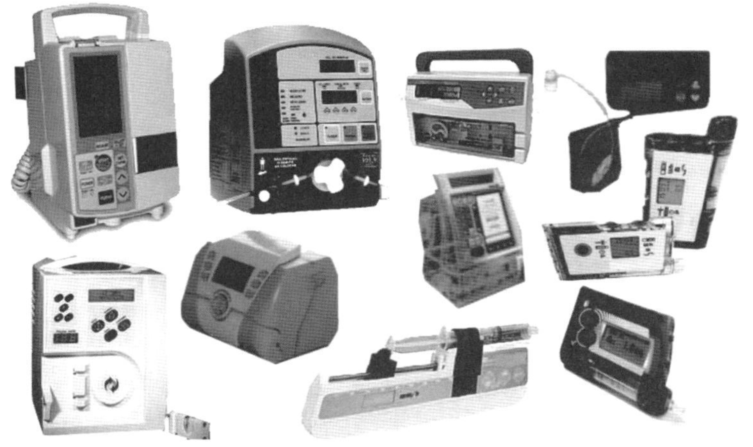

FIGURA 16 — Bombas de infusão.

Braçadeira para injeção

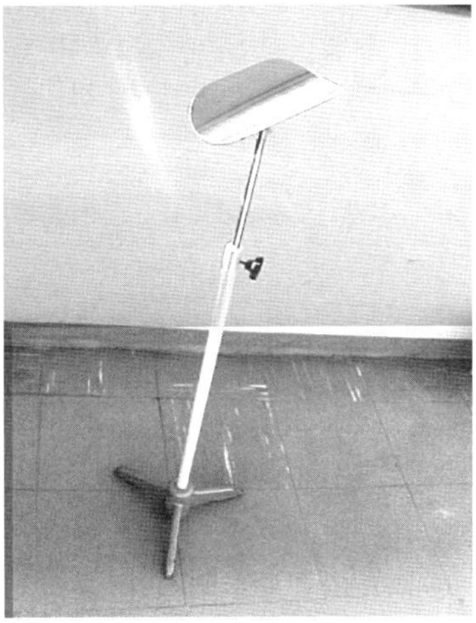

FIGURA 17 – Braçadeira para injeção.

Braçadeira para injeção, base em tripé __________. Coluna receptora da haste em tubo redondo de aproximadamente 1 polegada (2,54 cm) de diâmetro x 1,25 mm de espessura, pintado e dotado de anel de fixação para evitar desgaste e amassamento de haste de altura regulável, em tubo redondo de aproximadamente ¾" de diâmetro com acabamento cromado (ou polido) e concha em chapa de aço inoxidável, com movimento meia-lua, regulável por meio de fixador tipo morcete cromado. Dimensões aproximadas de altura de 0,90 a 1,40 m.

Opções/Variações

- Estrutura esmaltada, polida ou pintada.
- Totalmente em aço inox.
- Tripé: de ferro fundido, cromado, com tratamento prévio antiferruginoso.

Bronco/endofibroscópio

__________ Fibroscópio confeccionado em matéria biocompatível, atóxico, apirogênico, totalmente emergível em solução, que permita limpeza por processos usuais de desinfecção, que proporcione facilidade de inserção na árvore brônquica superior e nas periféricas, com alta resolução, com fibras ópticas com proteção contra infiltração de líquidos, com objetivas adaptadas para serem utilizadas com microcâmeras, com 100% de visão frontal, profundidade do campo com foco fixo de 3 a 560 mm aproximadamente, diâmetro distal ___ mm, angulação de ___/___°, tubo de inserção com ___mm de diâmetro, com comprimento de trabalho de ___mm, com diâmetro do lúmen de ___mm (Figura 18).

Opções/Variações

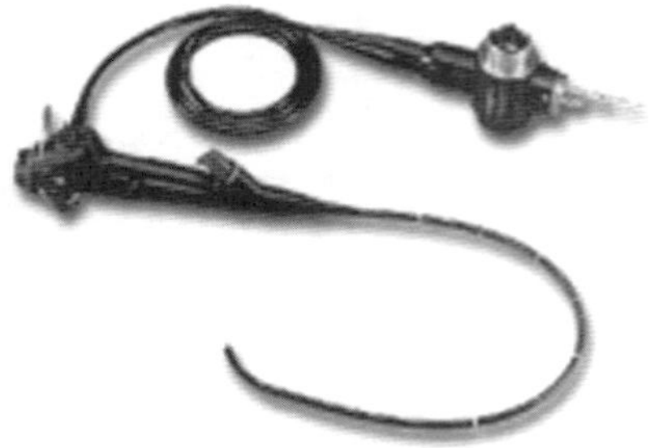

FIGURA 18 — Broncofibroscópio flexível.

- Angulação: 180/100°, 210/120°, 180/180°, 120/90°.
- Bronco (endoscopia respiratória)/endoscópio (gastrointestinal)/colonoscópio.
- Diâmetro distal (mm): 5, 6, 8, 10, 12, 13.
- Lúmen (mm): 2,2; 2,4; 2,8; 3,8; 4,2.
- Reflexão: para cima e baixo, para a direita e esquerda.
- Trabalho (mm): 550, 1.050, 1.50, 1.500, 1.700.
- Tubo (mm): 5, 6, 8, 10, 11, 12, 13.
- Acessórios: pinça de biópsia, escova de limpeza, escova de citologia, bastão de silicone para limpeza e lubrificação, fonte de luz (halógena/luz fria), protetor ocular, bocal.

Broncoscópio rígido

Tamanho _____, com adaptador para cabo de iluminação por fibra óptica, canal de ventilação e instrumentos para ventilação assistida (Figura 19). Deve acompanhar: pinças reutilizáveis para corpos estranhos, para retirada de fragmentos e para biópsias. Alimentação: 110/220 Volts selecionável, 60 Hz.

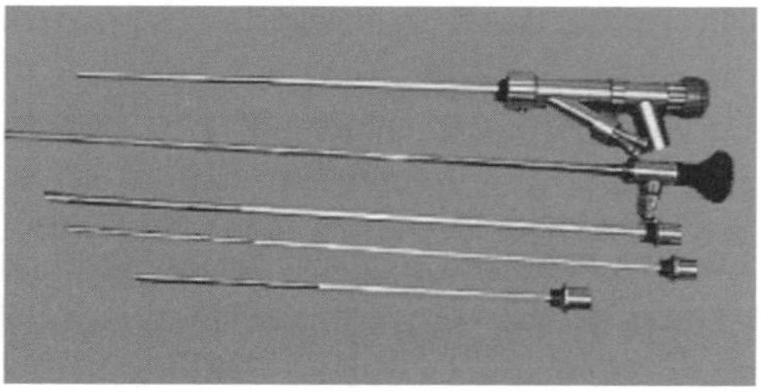

FIGURA 19 — Broncoscópio rígido.

Opções/Variações

- Acessórios e escovas para limpeza do canal.
- Calibre (mm): 3 a 6 (infantil); 7 a 9 (adulto).
- Fórceps ópticos.
- Lentes com diversos ângulos de visão: 0°, 30°, 60°, 90°.

Cadeira de rodas para adulto

Cadeira de rodas para adulto, dobrável, construída em tubos redondos de _______. Apoio regulável para os pés, dobrável. Assento e encosto em _____, confeccionado com (ou sem) pregas, com costura reforçada. Rodas pneumáticas traseiras de aproximadamente ____, raiada com pegador cromado, aro de borracha maciça e freios bilaterais. Rodas dianteiras com aproximadamente ____ de diâmetro, com aro de borracha maciça. Apoio de braços fixos em polietileno revestido com espuma em courvim. Proteção lateral em chapa de alumínio polida (Figura 5.20). Dimensões aproximadas: 110-110 cm de altura x 110-120 cm de comprimento x 65 cm de largura.

Opções/Variações

- Apoio de braços: fixos/escamoteáveis.
- Apoio de pés: alumínio, aço inox, sem/com borracha, fixos/dobráveis.
- Assento: napa lavável, courvim, couro, sem/com estofamento.
- Motorizada.
- Rodas dianteiras (diâmetro): 12,5 cm; 21 cm.
- Rodas traseiras (diâmetro): 12 cm, 35 cm, 60 cm, 70 cm.
- Tubos: aço, com acabamento cromado; estrutura polida; estrutura esmaltada.

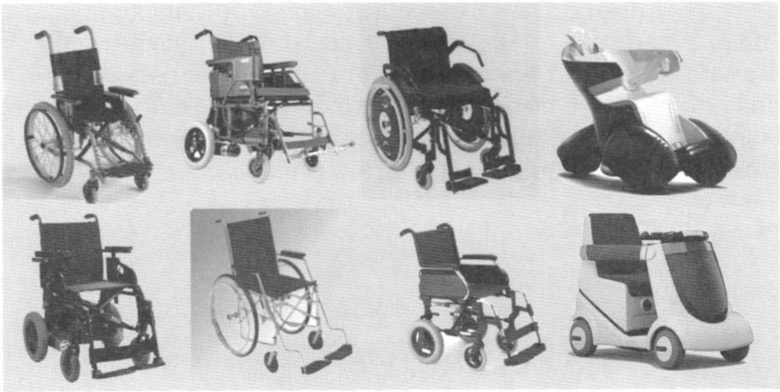

FIGURA 20 – Cadeiras de rodas para adulto.

Cadeira eletrônica

Cadeira eletrônica para procedimentos hospitalares especiais, com base construída em tubo de aço com cerca de 50 x 30 x 1,5 mm, com pés recuados, totalmente revestida em material termoplástico de alta resistência aos procedimentos usuais de desinfecção, com estrutura de estrado em tubo de aço e leito dividido em 3 partes: dorso, assento e pernas. Com estofamento construído em espuma de densidade 33, com revestimento em courvim ou similar superior. Com apoio para os braços e antebraços, com regulagem de elevação de altura, acolchoados e revestidos em courvim ou similar superior. Com sistema de acionamento de movimentos por motores elétricos com controle remoto a fio, sendo que movimentos de dorso e pernas devem ser independentes. Com sistema de rodízios giratórios de no mínimo 15 cm em PVCF ou similar com rolamentos de esferas e garfo injetado em *nylon* com fibra de vidro, com dois deles portando freios de dupla ação (Figura 21). Dimensões totais de 1,90 x 0,60 x 0,55 m.

Opções/Variações

- Apoio de braços: fixos/escamoteáveis.
- Apoio de pés: alumínio, aço inox, sem/com borracha, fixos/dobráveis.
- Assento: napa lavável, courvim, couro, sem/com estofamento.
- Dimensões totais.

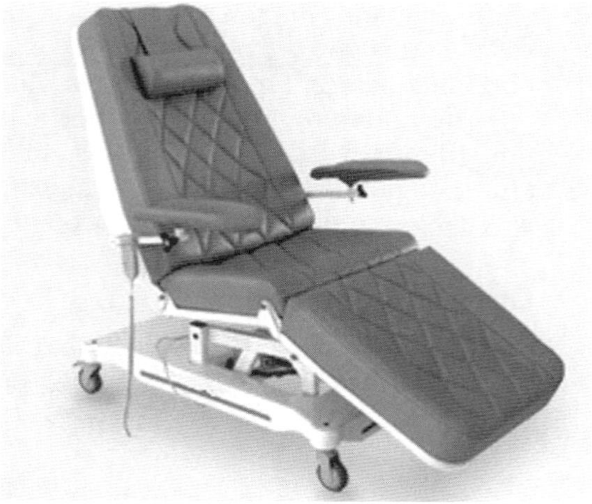

FIGURA 21 — Cadeira eletrônica.

Cadeira higiênica para banho

Cadeira de banho com estrutura em aço inox tubular, com pintura eletrostática, para adulto de até 120 kg, com assento em plástico estofado com orifício central anatômico, com encosto reto em plástico resistente com manoplas, com rodas dianteiras e traseiras com aro de borracha 6" e pneus maciços bilaterais, com apoio para braços e pés retráteis, escamoteáveis, suporte para soro removível, sem regulagem de altura (Figura 22).

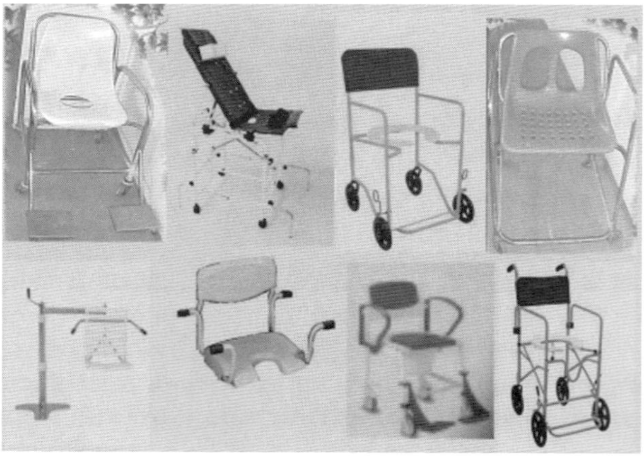

FIGURA 22 – Cadeiras higiênicas para banho.

Opções/Variações

- Assento sanitário: sem/com tampa removível de modo que possa ser adaptado ao vaso sanitário.
- Pneus com câmara.
- Suspensa; giratória; fixa no chão.
- Tubos e acabamentos: aço inoxidável, alumínio, ferro, estrutura pintada, esmaltada, polida, polipropileno, poliestireno.

Cadeira para paciente

Cadeira hospitalar para descanso com espaldar alto, com dois níveis de encosto (90 e 75°), estrutura em aço tubular com acabamento em pintura eletrostática a pó. Revestimento com espuma de poliuretano no assento. Encosto e apoio para descanso de pés em espuma com revestimento em courino com braços fixos também estofados. Dimensões da posição sentado altura 110 x comprimento 90 x largura 65 cm. Dimensões da posição deitada L: 65 cm x C 170 cm. Altura mínima do assento de 70 cm, com controle por pistão a gás, com capacidade de pelo menos três posturas diferentes, com travamento, dentro dos padrões das normalizações vigentes (Figura 23).

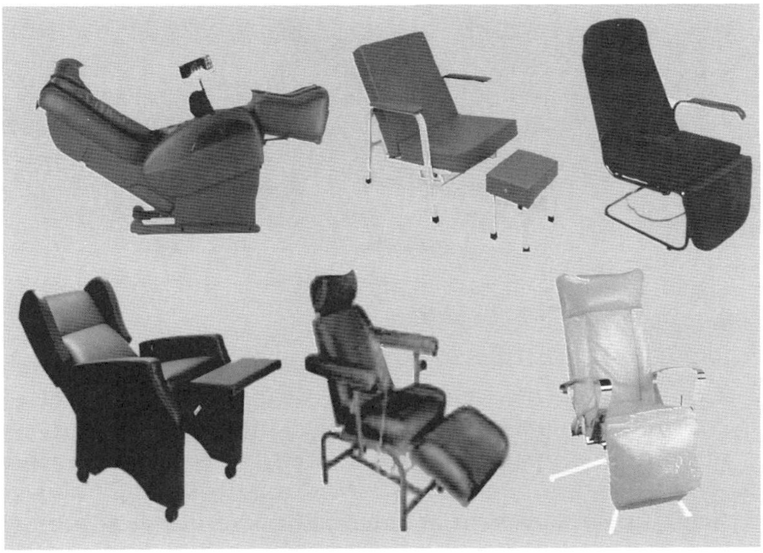

FIGURA 23 — Cadeiras para pacientes.

Opções/Variações

- Acabamento: napa lavável, courvim, couro, tecido, lona, plástico rígido, poliestireno, polietileno, polímeros de alto impacto. Com banco para apoio dos pés. Braços escamoteáveis.
- Assento e encosto estofados ou em material rígido tipo plástico, poliestireno, polietileno, polímeros de alto impacto ou similar.
- Dimensões.

Caixa cirúrgica

Caixa cirúrgica em ______, resistente, com tampa, ______________, para acondicionamento de instrumental cirúrgico, na medida de ___cm de comprimento x ___cm de largura x _____ cm de profundidade (Figura 24).

Opções/Variações

- Aço inoxidável/liga de alumínio (caixa e tampa em plástico termorresistente).
- Barreira antimicrobiana acoplada na tampa.
- Lacre Indicador de não violação.
- Medidas (cm): 42 x 18 x 9, 36 x 22 x 9, 36 x 16 x 8, 51 x 26 x 10.
- Perfuradas (tampa e caixa).
- Tampa com trava.

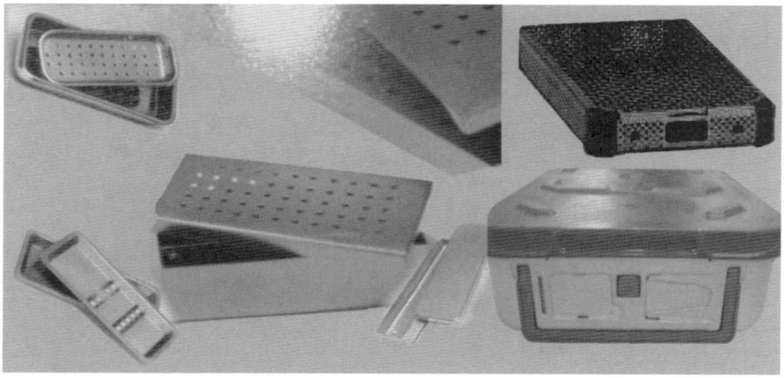

FIGURA 24 — Caixas cirúrgicas.

Cama Fowler

Cama tipo Fowler, com movimentos de Fowler[1] e Trendelenburg[2], com estrado de polímero de alto impacto ou aço inox, articulado, para movimentos de: semiflexão de perna e coxa, Fowler alta e normal, Trendelenburg e reverso, comandos por no mínimo 3 (três) manivelas escamoteáveis em aço, que acionam fusos rolamentos dotados de limitadores de segurança, evitando esforços desnecessários que causam torção e rupturas dos braços de elevação. Cabeceira e peseira (removíveis) acopladas ao estrado por meio de engate simétrico construídas em tubos quadrados de aproximadamente 40 x 40 mm, em polímero de alto impacto ou aço inox, com cantos arredondados. Com grades em aço inox _______. Pés providos de rodas giratórias sobre rolamentos, de

[1] George R. Fowler (1838-1906), cirurgião americano, realizou a primeira toracoplastia em 1893. Referido como homem enérgico e incansável, além de suas atuações como cirurgião-chefe em muitos serviços, desenvolveu importantes elementos de contribuição na área da saúde, como a precoce cirurgia como tratamento de apendicite e seu método de posicionamento do paciente para o tratamento de peritonite generalizada, denominada Fowler *position*. (Firkin & Whitworth, 2001).

[2] Cirurgião alemão, criou a "Trendelenburg *position*", em que o paciente é colocado deitado sobre a cama em posição supina e inclina-se a cabeça, usualmente em ângulo de 45°, para baixo em relação aos pés. Utilizou-a pela primeira vez em 1881, para uma cirurgia abdominal, com o intuito de empurrar os órgãos abdominais em direção ao tórax. Também inventou a cânula de Trendelenburg, utilizada durante a cirurgia de laringe, para prevenir que o paciente engolisse sangue durante a cirurgia. Desenvolveu o tratamento de veias varicosas envolvendo ligações das veias safenas, o que ficou conhecido como operação de Trendelenburg, termo também aplicado para a embolectomia pulmonar. O teste de Trendelenburg é tanto um teste para veias varicosas como para estimar a mobilidade do quadril. O teste de percussão Brodie-Trendelenburg (também acreditado para Sir Benjamin Collins Brodie) é realizado para verificar as deficiências valvulares em veias superficiais. O sintoma de Trendelenburg é um sinal de deslocamento congênito de quadril.

aproximadamente 12" de diâmetro, com aro de borracha maciça, com travas posicionadas em duas delas, cruzadas (dianteira à direta e traseira à esquerda, por exemplo). Com para-choque de borracha redondo na cabeceira e por todo o redor do leito, para proteção. Dimensões aproximadas: _____ m de largura x 2,00 m de comprimento x ______ m de altura (altura considerada sem os rodízios). Deve acompanhar suporte de soro próprio, de altura regulável, com possibilidade de colocação na cabeceira ou na peseira, com orifícios apropriados nos quatro cantos. Deve vir acompanhada de colchão, com espuma de poliuretano em uma só peça, perfeitamente adaptado à cama. O bloco deverá ser homogêneo na sua totalidade, isento de manchas, sem causar migrações no plástico, densidade de 33 kg/m^3, preferencialmente envolto em tecido de algodão. Capa removível confeccionada em PVC, napa ou similar, na cor azul marinho, dotado de zíper e ilhoses plásticos ou com tratamento antiferruginoso para respiro nas laterais, com cerca de 12 cm de altura (Figura 25).

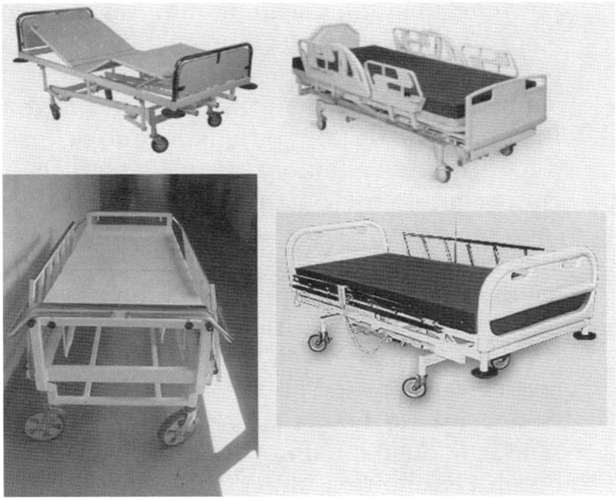

FIGURA 25 — Camas Fowler.

Obs.: As dimensões devem ser devem ser avaliadas conforme a área física (por exemplo, 0,90 x 0,70 m), inclusive verificando possibilidade de mobilidade de altura do eixo, se necessário.

Opções/Variações

- Cinto de proteção na borda superior: em chapa de aço inoxidável, em chapa de alumínio, em madeira.
- Comandos eletrônicos.
- Estrutura: pintados com esmalte sintético com tratamento antiferruginoso, aço inox, aço, ferro, poliuretano injetado, polímeros de alto impacto.
- Grades: do tipo tombar (cobrindo toda a extensão do leito, formando a cabeceira e a peseira), do tipo içar, retráteis (mecanismo de recuo), bipartida.
- Revestimento: painel de fórmica, de aço, de alumínio, poliuretano injetado, polímeros de alto impacto.
- Rodas giratórias (diâmetro) 3", 5", 6".

Cama Fowler (eletrônica) para UTI

Cama Fowler eletrônica para UTI, comportando até (150) kg, com dorso e perneira reclináveis e regulagem para posicionar as pernas, com posição de Trendelenburg, proclive, flexão, semi-Fowler alta, baixa, cardíaco alto e hiperextensão. Cama confeccionada em polímero de alto impacto ou aço inox, com movimentos comandados através de sistema de controle eletrônico, executados por motores elétricos independentes acionados por controle remoto com fio, que permitam as mudanças de posições gradativamente, dotados de limitadores de segurança, evitando torção e ruptura dos braços de elevação. Com controle eletrônico também do eixo principal, para regulagem da altura do leito. Motores com proteção para superaquecimento e com alimentação por baterias, para suprir a falta de energia elétrica. Com sistema de segurança permitindo alimentação de motores tão-somente quando os mesmos forem acionados. Grades escamoteáveis em toda a extensão, formando automaticamente a cabeceira e peseira, construídas em tubos retangulares pintados, submetidos a tratamento prévio antiferruginoso, e varanda de sustentação em tubo redondo de (3/4") cromado, que se desloquem lateralmente, tipo tombar (ou tipo deslocamento vertical). Lateral em perfil de polímero de alto impacto com no mínimo 4 (quatro) mm de espessura, com para-choque de borracha em toda sua extensão. Cabeceira, peseira e grades com cinta de proteção em toda a extensão da borda superior, sem arestas. Pés providos de rodas giratórias sobre rolamentos, de aproximadamente (12") de diâmetro, com aro de borracha maciça, com travas posicionadas em duas delas, cruzadas (dianteira à direta e traseira à esquerda, por exemplo). Com para-choque de borracha redondo na cabeceira, e por todo o redor do leito, para proteção. Deve vir acompanhado de um suporte de soro cromado com altura regulável e adaptável em 4 (quatro) pontas da cama, com orifícios nos quatros cantos, respectivamente, da cabeceira e peseira. Colchão confeccionado em espuma de poliuretano, densidade 33, com 12 cm de altura, revestido de napa reforçada em costura eletrônica, zíper e ilhoses sem metal para ventilação (Figura 26). Dimensões aproximadas da cama: (2,10 m de comprimento x 1,10 m de largura x 0,70 m de altura).

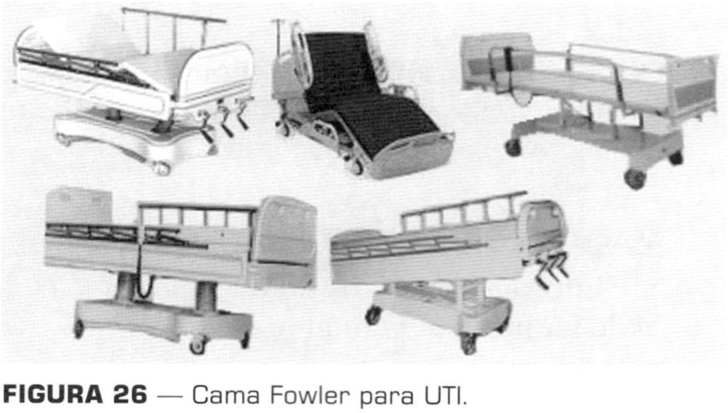

FIGURA 26 — Cama Fowler para UTI.

Opções/Variações

- Bateria auxiliar.
- Cabeceira e peseira removíveis.
- Cinto de proteção na borda superior: em chapa de aço inoxidável, em chapa de alumínio, em madeira.
- Controle eletrônico de posições, substituindo o sistema de manivelas.
- Estrado perfurado.
- Estrutura: pintados com esmalte sintético com tratamento antiferruginoso, aço inox, aço, ferro, poliuretano injetado, polímeros de alto impacto.
- Grades: do tipo tombar (cobrindo toda a extensão do leito, formando a ca-

beceira e a peseira), do tipo içar, retráteis (mecanismo de recuo), bipartida; de engate (acionamento) rápido.

- Lateral: alumínio, aço inox, madeira, polímero de alto impacto.
- Leito em fibra de vidro/ABS/aço inox.
- Motores e caixa de motores blindados.
- Revestimento: painel de fórmica, de aço, de alumínio, poliuretano injetado, polímeros de alto impacto.
- Rodas de tripla ação (freio, livre e direcional) acionadas por um único pedal.
- Rodas giratórias (diâmetro) 3", 5", 6".
- Suporte de cilindro de oxigênio.
- Suporte para respirador mecânico portátil.

Cardioversor/desfibrilador

Cardioversor/desfibrilador, com monitor de ECG com derivações de ECG, STD e pás que captem diretamente a corrente quando dispostas no tórax do paciente. Com filtro, eletrodos de desfibrilação/ECG, com opção de três derivações, cabo de aproximadamente 4 m, com opção de tamanho do traçado, com medidor de frequência cardíaca, com alarmes de valores altos e baixos da mesma, com bateria recarregável em energia elétrica com capacidade de tempo de carga de 24 horas. Desfibrilador com controle de carga, opção de sincronismo. Com registrador de opção de anotação de data, hora e carga, parâmetros de desfibrilação e parâmetros de marca-passo. O equipamento deve conter todo o sistema de proteção, com possibilidade de teste de carga, confeccionado em material durável e resistente, que ofereça segurança tanto ao assistido como ao usuário (Figura 27).

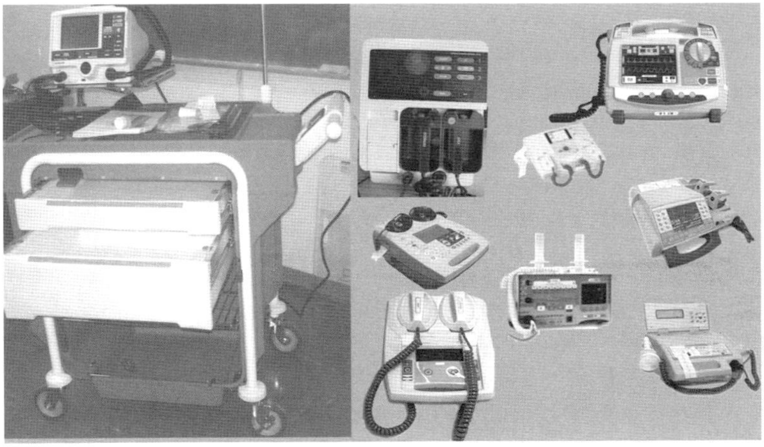

FIGURA 27 — Cardioversores/desfibriladores.

Opções/Variações

- Com carrinho de emergência.
- Marca-passo não invasivo, com frequência de saída de 40 a 170 PPM, com opção de modo fixo ou de demanda.
- Sistema automático para identificação e disparo.

Carro abastecedor para centro cirúrgico

Carro abastecedor, confeccionado em inox ou material similar em resistência, durabilidade e qualidade, revestido com aro de borracha antichoque, resistente, com capacidade para ser provido de caixas de instrumentais cirúrgicos e/ou correlatos, com rodízios de cerca de ___, revertidos de borracha, com trava de segurança em dois deles. Deve conter, no mínimo, _____ prateleiras e tampo, também confeccionados em inox ou similar. Dimensões aproximadas: _____m de altura x _____m de largura x_____m de profundidade (Figura 28).

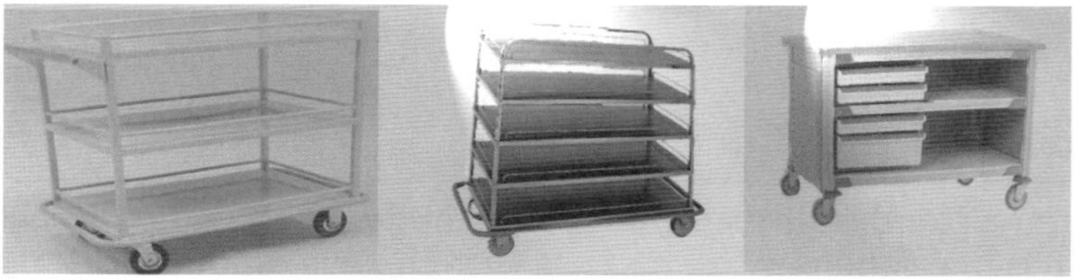

FIGURA 28 — Carros abastecedores para centro cirúrgico.

Opções/Variações

- Em poliuretano.
- Medidas (m): 1,10 x 1,10 x 0,60; 0,80 x 0,60 x 0,90 x 1,00 x 0,60; 1,20 x 1,10 x 0,60.
- Prateleiras: 1, 2, 3.
- Rodízios (polegadas): 2,5"; 3,0"; 3,5".

Carro de curativo

Estrutura denominada carro de curativo, ______ balde e ______ bacia, construída em tubo de aço inoxidável, de aproximadamente 1 polegada de diâmetro, com acabamento polido. Tampo e prateleira em chapa de aço inoxidável, com bordas laterais viradas para baixo e para dentro, sem aresta, com acabamento polido, gradil e proteção em aço inoxidável, com para-choque de borracha. Provido de rodízios giratórios de aproximadamente ___ polegadas de diâmetro, com aro de polietileno. Dimensões aproximadas: ____cm de largura x ___cm de comprimento x _____cm de altura. As gavetas devem ser construídas sem rebarbas, sem cantos vivos e sem frestas (Figura 29).

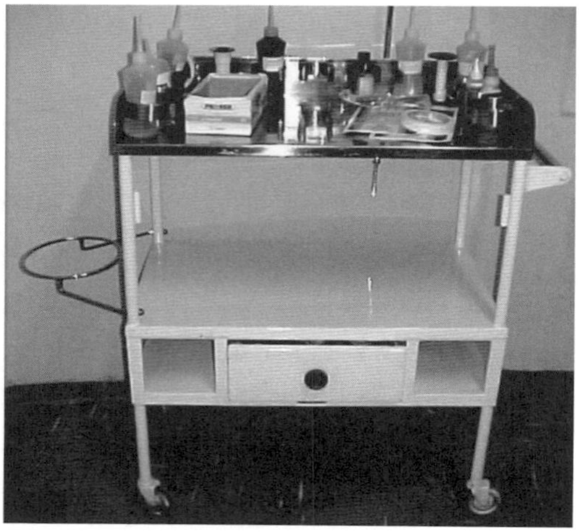

FIGURA 29 — Carros de curativo.

Opções/Variações

- Bacia/Balde: com/sem.
- Duas gavetas, no mínimo, sob o tampo, devendo as mesmas ocupar toda a largura e profundidade inferior do tampo, tendo aproximadamente 10 cm de altura, com puxadores externos.
- Medidas (cm): 45 x 75 x 85; 40 x 70 x 90; 55 x 60 x 90.
- Rodízios (polegadas): 2,5"; 3,0"; 3,5".

Carro de emergência

Estrutura denominada carro de emergência, medindo aproximadamente 60 cm de largura x 1,10 cm de altura x 85 cm de profundidade, com sistema de gavetas próprio para materiais utilizados em emergências, no mínimo, duas, e pelo menos uma delas deve conter cerca de duas divisões para medicamentos e as outras duas com dois compartimentos para materiais gerais, confeccionados em material resistente, durável, tipo chapa em aço inox, polímeros de alto impacto ou similar em resistência, durabilidade e qualidade, em estrutura reforçada, em tubos de aço inox, polímeros de alto impacto ou similar, com sistema de rodízios giratórios, com sistema de trava adequado, bem como deve possuir puxador para facilitar locomoção do carro, que permita movimentos direcionados, sem dificuldade para efetuar manobras. Deve possibilitar preparo de medicamentos. Deve possuir pelo menos duas tomadas de força interna para conexão de equipamentos como cardioversor, monitores etc., tábua de massagem cardíaca e cabo de força para conexão com rede elétrica externa e possuir, preferencialmente, sistema de bateria com carregador próprio para alimentação do equipamento nele contido (Figura 30).

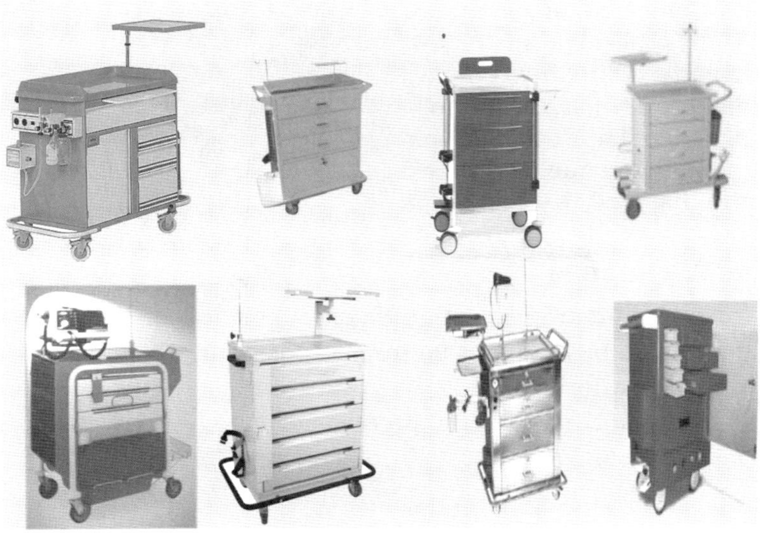

FIGURA 30 — Carros de emergência.

Opções/Variações

- Bandeja para preparo de medicamentos.
- Cardioversor/desfibrilador.
- Suporte de soro.
- Suporte para cardioversor.
- Suporte para torpedo de oxigênio, com sistema de cinta de segurança.
- Torpedo de oxigênio.
- Trava de acesso.

Carro de medicação

Carro de medicação, com capacidade para 30 gavetas em dose unitária em sua face anterior, medindo cada uma delas cerca de 10 cm de altura x 10 cm de largura x cerca de 30 cm de profundidade, em 5 linhas x 6 colunas, ou vice-versa. Material confeccionado em polímero de alto impacto, polipropileno, poliestireno ou similar, tipo plástico rígido, ou material semelhante, durável, resistente, que permita limpeza com processos usuais, estilo modular ou fixo. Deve possuir sistema de gavetas maiores na parte inferior, com pelo menos 15 cm de altura, em largura de 50 ou 60 cm, conforme posicionamento das gavetas menores da parte superior, e profundidade também compatível com as gavetas menores. Deve possuir sistema de rodízios, com facilidade de manuseio para efetuar manobras, de cerca de 10 cm de altura. Com suporte de sustentação resistente, compatível com a quantidade de gavetas, confeccionado em material tipo aço inox ou similar resistente, que garanta o equilíbrio (Figura 31).

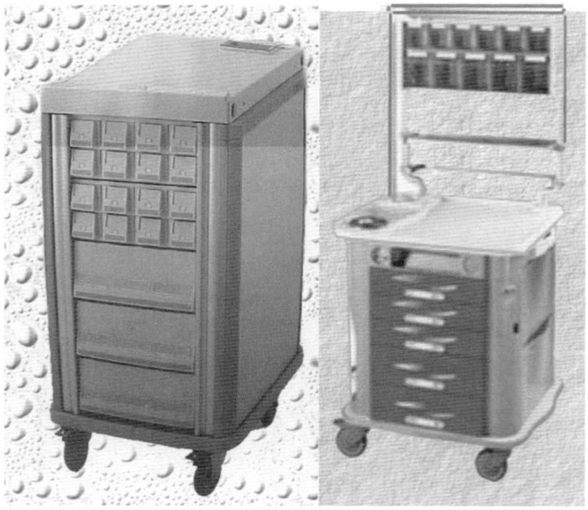

FIGURA 31 – Carros de medicação.

Opções/Variações

- Gaveta para psicotrópicos dividida em ___compartimentos.
- Gavetas em ambos os lados (anterior e posterior).
- Local para desprezar lixo.
- Local para desprezar material pérfuro-cortante.
- Trava de acesso.

Carro-maca

Carro-maca simples, com leito removível e grades laterais de tombar, para proteção contra queda do paciente, construído em chapa de aço inox, pintada em cor___, provido de cabeceira móvel, regulável, em altura por meio de cremalheiras, para-choque de borracha em toda a volta. Equipada com quatro pistões, amortecedores. Carro construído em tubos de aço redondos de $1\frac{1}{4}$ de polegadas de diâmetro, pintados na cor bege, com base de armação, recurvados e providos de rodas giratórias sobre rolamentos de 16,5 cm de diâmetro, com aros de borracha maciça, com freios em duas delas, em diagonal. Totalmente pintado em esmalte sintético especial para secagem em estufa de alta temperatura, submetidos a tratamento e proteção prévios antiferruginosos em tanque de fosfatização, ou similar em resistência, durabilidade e qualidade. Deverá vir acompanhado de suporte de soro cromado para ser acoplado nas laterais da maca. Carro-maca simples com dimensões aproximadas de 0,60 (0,70) m de largura x 1,90 (1,97) m de comprimento x 0,77 m de altura. Acompanhado de colchonetes, confeccionados em espuma de poliuretano, em uma só peça, com bloco homogêneo em sua totalidade, isento de manchas, sem causar migrações no plástico, revestido de capa de PVC ou napa, de preferência na cor azul-marinho, nas seguintes dimensões aproximadas: 1,80 m de comprimento x 0,50 m de largura x 0,08 m de altura (Figura 32).

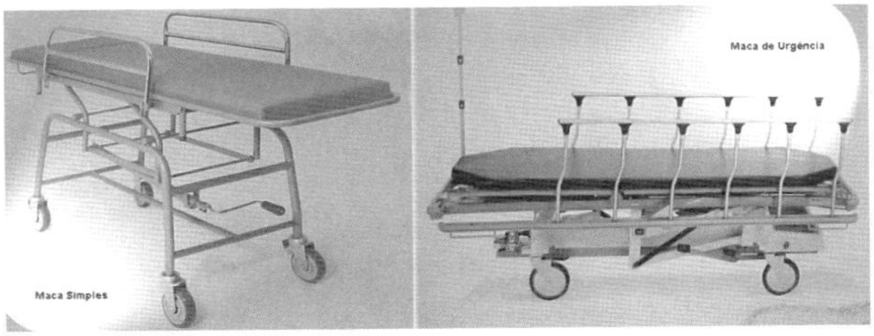

FIGURA 32 — Carros-maca.

Opções/Variações

- Para transporte de pacientes críticos – composta de grades de abaixar dos dois lados, confeccionado em aço inox, com para-choque de borracha por toda a volta, com suporte para cilindro de oxigênio, de fluxômetro, de umidificador e de válvula automática para respirador pressórico, com válvula reguladora para oxigênio, com ainda opcional de leito suspenso para procedimentos radiológicos.
- Maca hidráulica.

Carro-maca de transferência

Conjunto composto de carro e leito transferível, totalmente construído em aço inoxidável, leito com dispositivos especiais para deslizar sobre carros fixado com total segurança após transferência. Carro construído em tubos redondos de aço inox $1\frac{1}{4}$ polegada de diâmetro, com acabamento polido provido de rodas giratórias sobre rolamentos de 1,65 mm de diâmetro, com aros de borracha maciça, sendo duas rodas com freio diagonal. Deve ser em chapa de aço inoxidável, provido de para-choque em toda a volta, equipado com um par de grades de tombar, lateralmente, construídas em tubos de aço inoxidável, redondos, de cerca de 1 polegada de diâmetro. Deverá acompanhar um suporte de soro de aço inoxidável removível, com espuma com capa plástica de zíper. Dotado de sistema especial de engate para evitar a remoção dos carros (Figura 5.33). Dimensões aproximadas: leito = 0,67 m x 1,90 m de comprimento; carro = 0,58 m de largura x 1,91 m de comprimento x 0,70 m de altura.

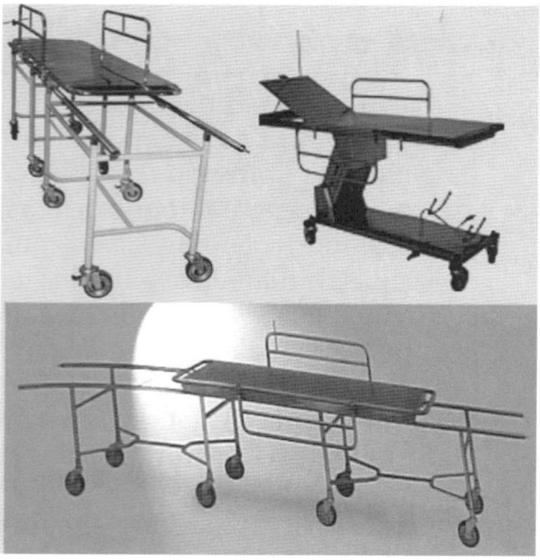

FIGURA 33 – Carros-maca de transferência para centro cirúrgico e maca hidráulica.

Colchão com sistema de controle para hipo/hipertermia

Colchão térmico, preferencialmente com ar, para controle de hipo/hipertermia, podendo ser colocado sobre o paciente (no caso de ar – tipo manta), confeccionado em material adequado ao que se destina, hipoalergênico, atóxico, com sistema para efetuar tal controle, que permita a manutenção da temperatura constante. Deve possuir sistema de segurança e alarme visual e sonoro. Com sistema automático, manual e de monitoração contínua (Figura 34).

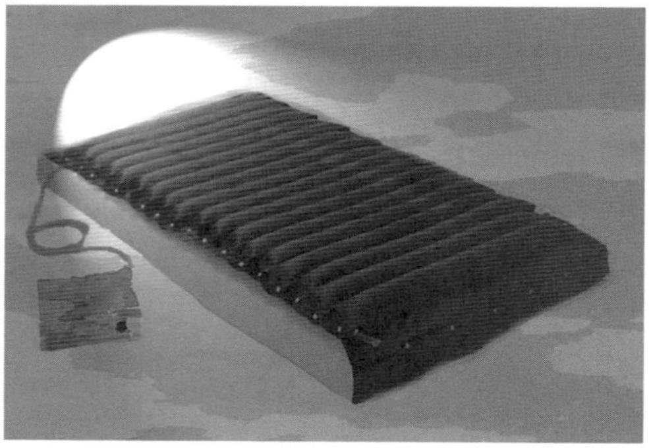

FIGURA 34 — Colchões térmicos.

Opções/Variações

- Corpo inteiro/membros superiores/membros inferiores.
- Manta aluminizada (duplo alumínio/sílica).
- Manta térmica descartável – com cessão de equipamento.

Conexão em "Y" para carro de anestesia

Conector em "Y" — confeccionado em plástico rígido ou similar, preferencialmente siliconizado, durável, atóxico, hipoalergênico, resistente aos processos usuais de desinfecção — para ventilador eletrônico volumérico ______ modelo ______, ou

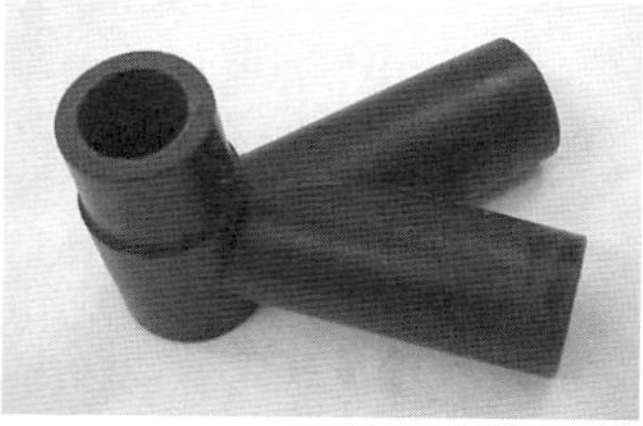

FIGURA 35 — Conexão em Y para carro de anestesia.

carro de anestesia, ou similar que se adapte perfeitamente ao referido aparelho, conectores 22/22/22, conforme normalização de circuitos respiratórios (Figura 35).

Conjunto iluminador para procedimentos de retossigmoido/anoscopia

Conjunto iluminador para procedimentos de retossigmoidoscopia e anoscopia, compatíveis com retossigmoidoscópios e anoscópios descartáveis, na seguinte descrição, ou similar em resistência, durabilidade e qualidade: cabeçote de iluminação para procedimento de retossigmoidoscopia e anoscopia, com dimensões de cerca de 40 mm de comprimento, 20 mm de diâmetro distal e 15 mm de diâmetro proximal, confeccionado em material revestido, de alta isolação, com sistema de iluminação perfeito ao fim a que se destina. Com articulação proximal deslocável, com lente de proteção. Fio de rosca fino em porção proximal, para inserção de equipamentos de gravação de imagens e fio rosca largo na porção distal, para permitir acoplamento de anoscópios e retossigmoidoscópios descartáveis, com conexões normalizadas, revestidos com material resistente durável, compatível ao uso. Deve apresentar duas protrusões do corpo, e uma delas deve ser para inserção do cabo de luz fria e outro com diâmetro menor e orifício central, para insuflação nos procedimentos. Deve acompanhar fonte de luz fria, com conexão direta com fonte alimentadora externa, mediante dois *plugs*, que contenham porta de inserção de 110/220 V (50/60 Hz) e porta de saída de 6,1 V – 800 mA, devidamente identificadas. Também deve acompanhar um cabo de conexão que ligue fonte e instrumento, com lâmpada fria em sua extremidade distal e encaixe tipo macho-fêmea proximal. Deve acompanhar um conector para inserção de equipamento de gravação de imagem, moldado em material tipo *nylon* ou similar que possibilite a gravação. Deve ter um bulbo de borracha confeccionado em látex natural ou similar, em forma de pera, resistente, durável, que permita limpeza pelos métodos usuais, para insuflação, com bolsa reservatória também confeccionada em látex natural, ambas protegidas por rede trançada em linha de algodão ou similar. Deve acompanhar duas lâmpadas de reserva. O conjunto completo citado deve vir armazenado em uma maleta porta-instrumento, confeccionada em material sintético, totalmente forrado com material antitérmico e antichoque, para proteger o equipamento e acessórios, nas dimensões aproximadas de 25 cm de comprimento x 20 cm de largura x 10 cm de espessura, ou similar, que comporte todo o equipamento e acessórios de forma adequada (Figura 36).

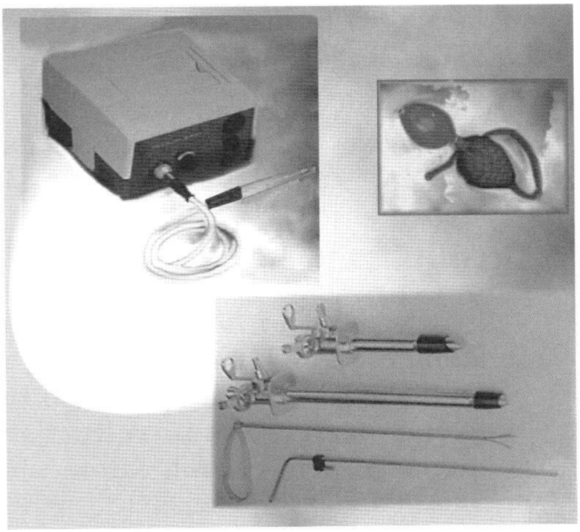

FIGURA 36 — Conjunto iluminador para procedimentos de retossigmoido/anoscopia.

Contador de células

Contador de células eletrônico, com 12 teclas, sendo 10 de contagem e 2 de funções apresentando valor absoluto e percentual, com totalização a cada 100 células, com alarme sonoro, zerador de contagem tipo tecla, alimentação 110 volts – 60 Hz (Figura 37).

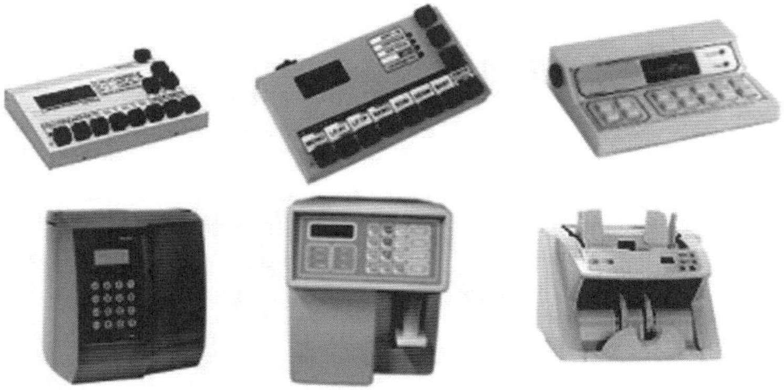

FIGURA 37 — Contadores de células.

Opções/Variações

- 14 teclas – 10 de contagem e 4 de funções.
- Amplitude de avaliação e registro.
- Bloqueio automático ao atingir 100 células contadas.
- Contagem de eritroblastos em separado.
- Contagem: bastonete, segmentado, basófilo, linfócito, monócito, blastócito, out, atip, meta, mielócito, eritrócito, eosinófilo.
- *Display* alfanumérico.
- Funções: leucócitos, contagem relativa, valores absolutos, hemácias totais, hematócrito, hemoglobina e índices hematimétricos (VCM, HCM e CHCM).
- Impressão de dados de identificação do paciente.
- Microprocessado.
- Saída externa para impressora paralela.
- Temporizador programável.

Craniótomo com *drill*

Micromotor (*drill*) pneumático de alta rotação para neurocirurgia com craniótomo acoplado (Figura 38). Craniótomo e *drill* num único equipamento, autoclavável, de alimentação pneumática, de baixa e alta rotação para trepanação, craniotomia e cirurgia de coluna, destinado ao atendimento de cirurgias (neuro, buco-maxilo e cabeça e pescoço), com as seguintes características técnicas mínimas:

- micromotor pneumático de alta rotação, autoclavável, com faixa de 0 (zero) a ______ rpm a ______psi/8 Bar, com trava de segurança para evitar acidente durante a troca de elementos, e troca de fresas e protetores sem o uso de chaves, com engate rápido de adaptadores;

- unidade de controle pneumático com manômetro indicador de pressão;
- pedal de acionamento, engate rápido, revestido com proteção em material adequado, tubulação ou mangueira com revestimento duplo para garantia de encaixe perfeito entre o motor, o craniótomo e a *drill*;
- válvula redutora para cilindro de nitrogênio, bem como o tubo de conexão entre a válvula e o motor, com comprimento de mínimo de 15 metros; e,
- sistema de lubrificação contínua.

Obs.: o quantitativo dos itens de acompanhamentos e acessórios é opcional, com base no quantitativo e tipo de procedimentos previstos, até que sejam reintegrados os itens de consumo para reposição de rotina. Dispomos a seguir um exemplo:

Deve Acompanhar

- Acoplamentos:
  - com sistema de engate rápido e indicação de cores para adequação do uso das brocas: angulado/reto craniótomo autoclavável adulto/infantil com dois protetores autoclaváveis de dura (médio e grande);
  - redutor de velocidade para trepanação.
- Brocas e Fresas:
  - brocas: redondas/cônicas – cortantes/diamantadas – de parada automática para trepanação – adulto; infantil;
  - fresas.
- Acessórios:
  - acoplamentos com esguicho de limpeza;
  - caixa de esterilização e acondicionamento do motor;
  - conjunto de adaptadores e mangueiras que permitam a pronta utilização do equipamento;
  - conjunto de escovas para limpeza;
  - sistema de autolubrificação integrada com difusor de ar.

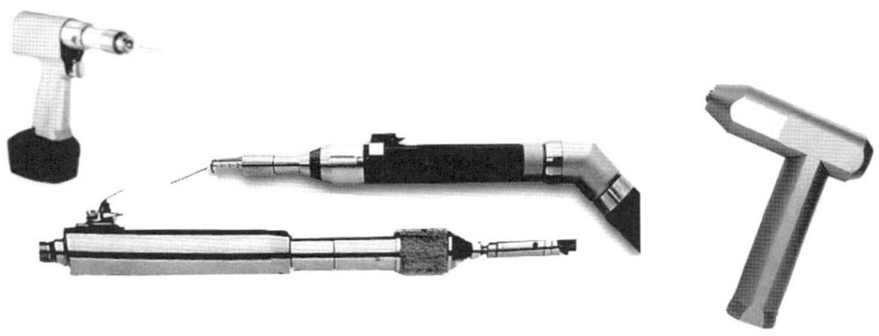

FIGURA 38 – Craniótomos.

Opções/Variações

- Alumínio anodizado, aço inoxidável.
- Consumo de oxigênio em torno de 12 scfm (340 L/min).
- Diâmetro (cm): 2,5; 3,0; 3,45.
- Dupla função (craniótomo/*drill*): para modelagem óssea facial, cervical e lombar, com conjunto de fresas diamantadas e de aço.
- Pressão: 90-110 psi (620-758 kPa).
- Rotações por minuto: torque: 153, 162, 175.
- Unidade de controle pneumático: com manômetro regulador da entrada de gás para até 300 kgf/cm². Com cabo condutor de retorno de 3 metros para alimentação da turbina.
- Unidade de força elétrica: com *leds* luminosos para indicação de funcionamento e falhas, com fonte estabilizadora protegida, comutação 110/220 V e saída de 13,8 Vcc de até 10 ampéres, com cabo coaxial de 4 metros, engate em rosca.
- Velocidade: 0–8.000; 0–20.000; 0-23.000.

Dermatoscópio

Dermatoscópio para exames de lesões dermatológicas através de contato, para visualizações com aumento de cerca de 10 x ou mais, de forma a poder identificar com clareza as mudanças de pigmentação e outras características, facilitando detecção e diagnósticos diferenciais. Confeccionado em metal sólido, resistente, durável, com tratamento antiferruginoso, com lente para contato graduada localizada em bulbo escamoteável, com funcionamento por bateria e cabo recarregável. Deve acompanhar lente opcional para ventilação de lesões com maior dificuldade de acesso, com cerca de 8 mm de diâmetro. Também deve acompanhar uma placa de contato graduada para facilitar a mensuração das lesões, e uma não graduada. Também deve acompanhar no mínimo dois frascos de 10 mL de óleo apropriado para contato. O conjunto completo citado deve vir armazenado em uma maleta porta-instrumento, confeccionada em material sintético, totalmente forrado com material antitérmico e antichoque, para proteger o equipamento e acessórios (Figura 39).

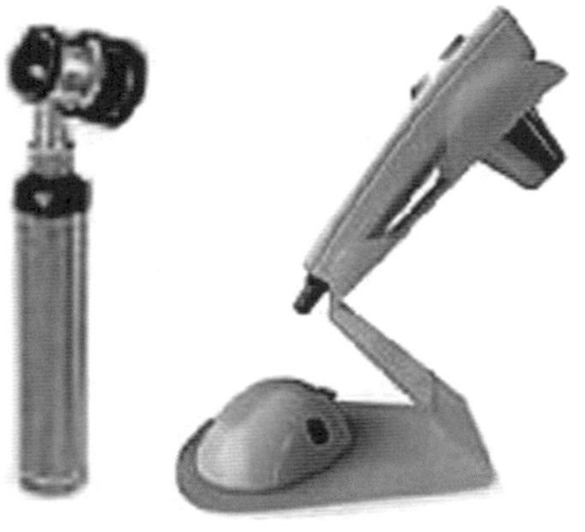

FIGURA 39 – Dermatoscópio e videodermatoscópio.

Opções/Variações

- Videodermatoscópio.

Dermoabrasor

Dermoabrasor com sistema de velocidade progressivo, com capacidade de giro (rotação) à esquerda e à direita, com velocidade de giro em torno de 35.000 rpm, com pedal para acionamento com a velocidade selecionada pelo regulador, corrente de 3 A, autoclavável, 110/220 V, com todos os cabos e acessórios completos para imediato funcionamento (Figura 40). Caneta automática, fina para pontas com hastes de 2,35 mm, cromada, autoclavável, com chicote flexível, com lixa base de aço superfície diamantada, cônica e cilíndrica, reprocessáveis. Deve acompanhar lixas cilíndricas diamantadas de 16 x 9 e 16 x 17, lixas cilíndricas de metal de 16 x 9 e lixas cônicas diamantadas P 9 x 17.

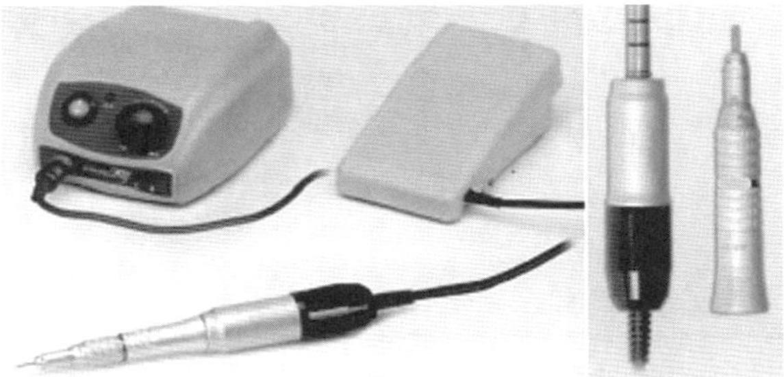

FIGURA 40 – Dermoabrasor.

Opções/Variações

- Microdermoabrasor.
- Variações: maior ou menor velocidade de giro/dimensões diversas das lixas.

Dispositivo para higiene brônquica

Dispositivo terapêutico para eliminação de muco e melhoria da higienização brônquica, através da produção de pressão positiva oscilatória controlada e interrupções do débito respiratório de frequência regulável, para procedimentos fisioterápicos, composto de pelo menos 3 partes, confeccionado em polietileno ou similar em resistência, durabilidade e qualidade, que permita processo usual de esterilização em autoclave ou similar, a saber: um cachimbo com cerca de 10 cm (em ângulo de cerca de 45°), um cone que se encaixe internamente na porção medial do cachimbo com cerca de 3 cm de diâmetro e uma tampa perfurada em sistema de rosca na porção distal do cachimbo, do tipo por fora. Deve conter uma esfera em aço inox que se coloque dentro do cone, internamente no dispositivo, de forma a que o mesmo promova uma vibração ao se proceder ao assopro pelo bocal do cachimbo, percorrendo esta até a musculatura peitoral, de forma a repercuti-la no sistema e facilitar sua retirada espontaneamente, para que o trabalho e a resistência respiratória diminuam e a capacidade vital aumente (Figura 41).

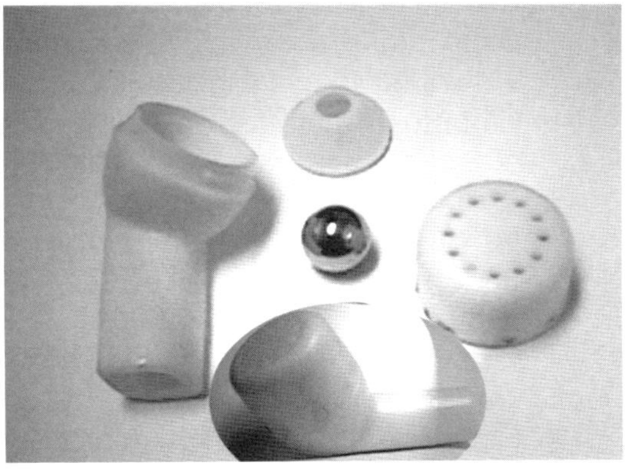

FIGURA 41 — Dispositivo para higiene brônquica.

Divã clínico adulto

Divã adulto construído em tubos redondos de 1,1/2" de diâmetro, submetido a tratamento prévio antiferruginoso e pintado com esmalte sintético. Leito provido de estofado de espuma revestido com courvim de primeira qualidade, com cabeceira móvel regulável através de cremalheira. Pés providos de ponteira de borracha (Figura 42). Dimensões aproximadas: 0,65 m de largura x 1,90 m de comprimento x 0,30 m de altura.

Opções/Variações

- Gavetas.
- Tripartido.

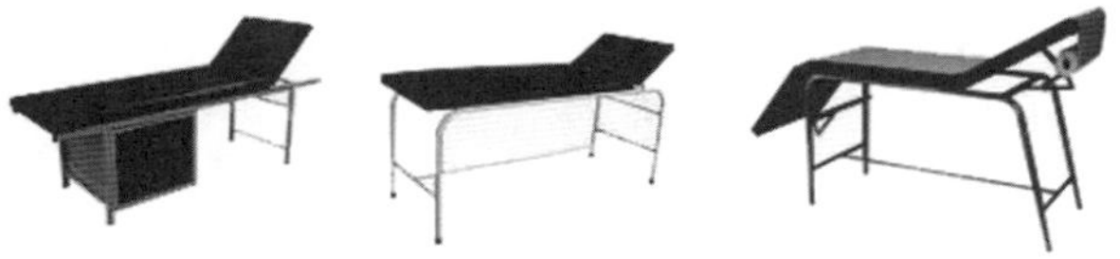

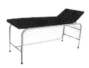

FIGURA 42 – Divãs clínicos.

Ecógrafo doppler

Sistema de ecografia portátil, totalmente digital, para aplicações de alto desempenho em ultrassonografia geral, ginecologia, obstetrícia, sistema músculo-esquelético e vascular. Assistência, suporte técnico e garantia total de no mínimo 5 (cinco) anos para equipamento e transdutores. Manual do operador em língua portuguesa (Figura 43).

Opções/Variações

- Alimentado por rede elétrica 100-240 volts bivolt automático.
- Aquisição dinâmica de imagens (clipes).
- Aquisição, armazenamento, revisão e transferência digital de imagens.
- Armazenamento digital em memória removível (em arquivos orientados por paciente), com revisão no monitor do equipamento.
- Bateria (horas): 3 4,6...
- Bidimensional em frequência fundamental e harmônica.
- Cabo de vídeo para conexão em videocassete e *videoprinter*.
- Cálculos e páginas de resultados completos para exames obstétricos, cardiológicos e vasculares.
- Capacidade de armazenamento de imagens em programa específico de compactação: 5.000-30.000.
- Carro suporte, com rodízios e trava em dois deles.
- *Cine loop*: 150 a 500 quadros.

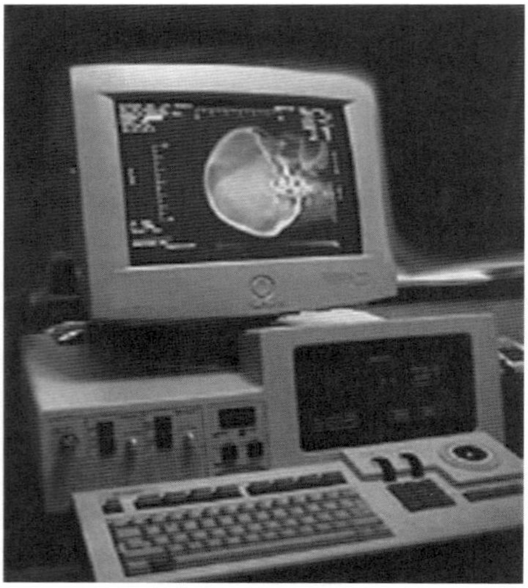

FIGURA 43 — Eco-Doppler.

- *Color flow mapping*, *power*-Doppler e velocimetria colorida.
- Com habilitação para e acompanhado dos transdutores: endocavitário, linear, convexo, linear intraoperatório e transesofágico.
- Doppler: espectral/pulsado/contínuo.
- Entrada para cabo de eletrocardiógrafo.
- Equipamento e transdutor resistentes a queda de até 1(um) metro.
- Interface de usuário (teclado) e *software* totalmente em língua portuguesa.
- *Kit* guia de biópsia para transdutor endocavitário.
- Monitor de LCD de alta resistência (polegadas): 8, 10, 16...
- Portátil/de mesa.
- Possibilidade de *upgrade* para cálculo de espessura automática da parede da íntima média (IMT).
- Saídas: áudio para gravação/DVI para conexão de monitor de LCD ou plasma/*ethernet* para conexão em rede/supervídeo para uso em gravador de DVD.
- Transferência digital para PC via USB ou rede *ethernet*.

Eletrocardiógrafo

Eletrocardiógrafo portátil ____, com sistema de impressão em papel comum (não termossensível) e caneta comum, tipo *roller ball*, em formulário contínuo ou folha individual, com 12 derivações automáticas com registro em uma única página, com possibilidade de efetuar cópia do registro. Deve possuir sistema de filtro para eliminação de interferências elétricas e tremor muscular. Deve possuir quatro modos de operação: automático, manual, ritmo e externo. Alimentação elétrica com opção de baterias e/ou pilhas. Deve possuir proteção contra descarga elétrica de desfibrilador. A operação automática deve ser acionada com uma única tecla. As derivações devem ser *Standard*, com velocidade de impressão de 5, 10, 25, 50, 10 mm/s, com possibilidade de ganho de ¼ N (2,5), ½ N (5), N (10) e 2N (20 mm/mv), com faixa de paciente, suporte de caneta, eletrodos para derivações precordiais e periféricas. Se necessitar de fonte própria para conexão em rede elétrica, também esta deve estar incluída no equipamento. Equipamento com indicadores visíveis, constando nº de série, embalagem dados de identificação, procedência, data de fabricação e validade, manual completo de funcionamento em português, uso, manutenção e relação de peças de reposição e garantia de, no mínimo, 1 ano, com registro em órgão competente. É necessário apresentação de prospecto (amostra) absolutamente nítido do produto, com detalhes de descrições técnicas, confecção e dimensões exatas. Apresentação: equipamento completo (Figura 44).

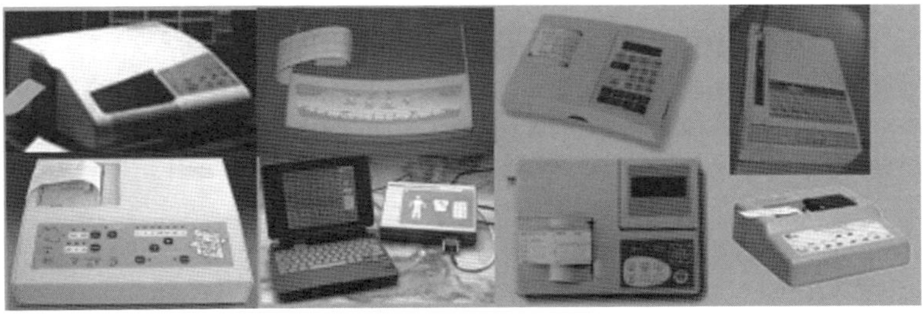

FIGURA 44 — Eletrocardiógrafos.

Opções/Variações

- 1 canal/3 canais.
- Botões de comandos/digital.
- Tipo: termossensíveis/termorreativo.

Eletrodo para derivação esofágica

Eletrodo para efetuação de derivação esofágica em procedimento eletrocardiográfico, contendo o eletrodo propriamente dito na parte proximal, confeccionado de forma adequada para captação de sinais elétricos de forma precisa, arredondado, sem rebarbas e de formato que garanta passagem sem traumas; de diâmetro aproximado de 8 Fr, com extensão confeccionada de forma adequada para condução dos sinais, revestido em material siliconizado ou similar biocompatível, atóxico, apirogênico, hipoalergênico, que permita desinfecção e esterilização pelos métodos usuais para reutilização; contendo em sua porção distal conector em forma de pinça ("jacaré") que se adapte ou conecte-se adequadamente em eletrodo de cabo de paciente de eletrocardiógrafo convencional.

Elevador de assento sanitário

Elevador de assento sanitário, regulável, confeccionado em polímero rígido, robusto, de alta densidade e resistência, passível de desinfecção pelos métodos usuais, com adaptação para fixação direta no assento através de ___ (Figura 45).

Opções/Variações

- Apoio para mãos.
- Apoio para pés.
- Fixação por: encaixe/parafusos.
- Tampas.
- Variação de altura.

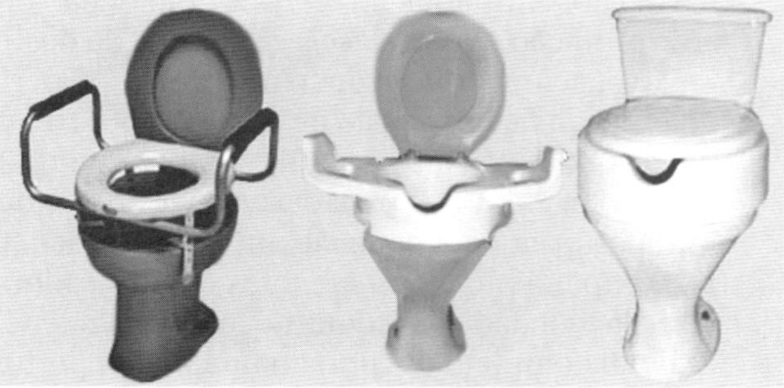

FIGURA 45 — Elevadores de assento sanitário.

Elevador hidráulico – guindaste para paciente acamado (guincho)

Elevador de paciente confeccionado em aço carbono tubular ou similar, com pintura eletrostática, com capacidade acima de _____kg, acionamento _____________, acessórios: rede suspensora resistente e impermeável, que permita mover o paciente do nível do chão para cadeira ou leito, com regulagem de altura que favoreça trocas de fralda, com apoio de cabeça e que permita correção dos pontos de apoio para segurança no manuseio (Figura 46).

Opções/Variações

- Acionamento: hidráulico ou elétrico.
- Alteração do caster: permite corrigir pontos de apoio para utilização segura.
- Base com regulagem de abertura: alteração na abertura dos pés para facilitar a aproximação.
- Capacidade (kg): 100, 150, 200, 250.
- Comando remoto.
- Desmontável com travamento sem uso de ferramentas.
- Elevação motorizada por atuador linear.
- Indicador de carga.
- Menor ou maior capacidade de levante de peso.
- Rede suspensora em malha de poliuretano/*nylon* ou macacão estofado.
- Regulagem de altura: variação do curso de levante.
- Suporte de içamento giratório em três posições para transferência.

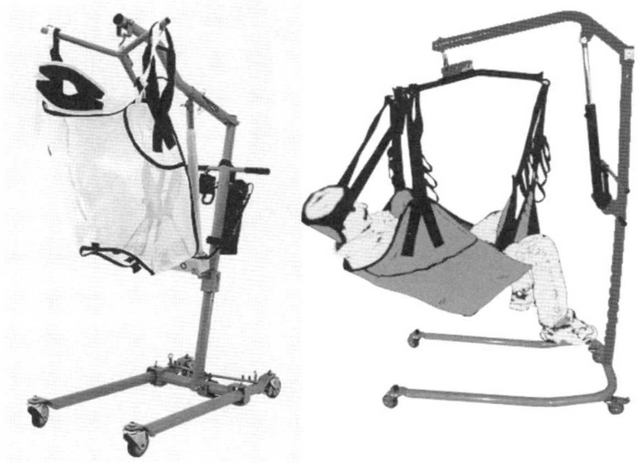

FIGURA 46 — Elevadores hidráulicos.

Equipamento para mensuração de função pulmonar

Equipamento para avaliação de função pulmonar, composto por analisador de função pulmonar, espirômetro de fluxo com pneumotacógrafo, com sensor de pressão tipo Fleisch[3], colmeia removível, com *software* específico para análise, com capacidade de geração de curva de fluxo, volume e volume-tempo, com valores para espirometria derivados da população brasileira. Com recursos de manobra de capacidade vital lenta, tela de broncoprovocação. Com armazenamento dos dados em *software* e *hardware* para testes pós-broncodilatador, com sistema de filtros para exames (Figura 47).

Obs.: *(Opcional):* deve acompanhar impressora e *no-break* externo com saída senoidal e capacidade de carga para no mínimo 20 minutos em ausência de rede. Deve acompanhar computador com interface aos programas e periféricos, com CPU de velocidade mínima de 2,5 Gigahertz, placa mãe *off-board*, com vídeo (monitor) com memória mínima de 64 Mb, memória RAM mínima de 512 MB, *drives* de disquetes 1,4'. Leitor e gravador de CD, teclado padrão ABNT, *mouse roll scrool* óptico, monitor vídeo 17" tela plana, HD de 80 GB, com sistema operacional Windows XP Professional, com licença, com placa de rede e de som, com caixas de som. Alimentação 110 V.

[3] Sensor de fluxo de ar que leva o nome de seu inventor, o médico alemão, na década de 1920. Seu princípio de mensuração baseia-se em uma conhecida relação matemática entre a pressão do ar e sua velocidade, cruzando através de uma resistência fixa.

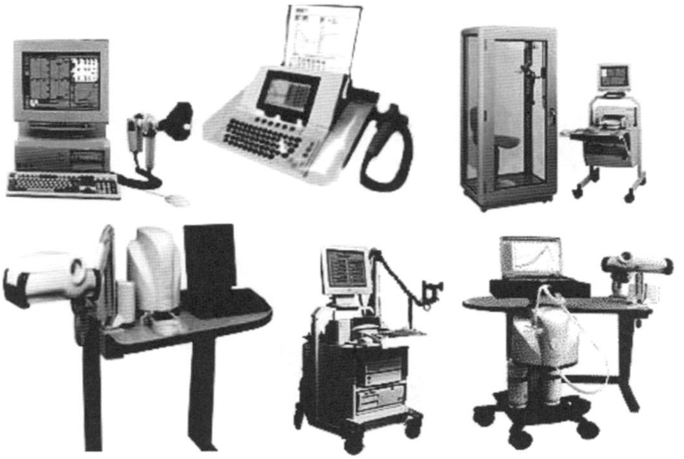

FIGURA 47 — Equipamentos para verificação da função pulmonar.

Opções/Variações

- Cabine para cadeira de rodas.
- Com sistema de amostragem de componentes não gasosos no ar expirado[4].
- Exame de rinomanometria[5].
- Mensuração de difusão.
- Mensuração de resistência e pressões inspiratória e expiratória máximas.
- Mensuração de ventilação máxima voluntária, débito/volume e débito/volume após broncodilatação ou provocação.
- Plestimógrafo para detecção de doenças restritivas e/ou obstrutivas da distribuição, e para teste de reversibilidade da obstrução durante a broncoespamólise aguda e terapia a longo prazo.

[4] EBC – *exhaled breath condensate*: método dos condensados respiratórios – permite a extração não invasiva de material de amostragem do interior das vias aéreas, através da coleta de condensados do ar expirado para determinação de componentes não gasosos (proteínas, aerossóis).

[5] A rinomanometria é um exame dinâmico que quantifica o fluxo aéreo transnasal e fornece o conhecido índice resistência nasal. A rinometria acústica é um exame estático que quantifica a área de secção transversal nasal e permite o cálculo do volume nasal. Estes dois testes fornecem, então, parâmetros distintos da permeabilidade nasal e complementam um ao outro (Roithman, 2007).

Escada de dois degraus

Escada de dois degraus, com pisos _____, ____revestida______, protegida por cantoneira de cinta inoxidável, em toda extensão. Armação em tubos redondos recurvados _______de aproximadamente 2" de diâmetro. Pés ________. Dimensões aproximadas: piso inferior = 22 cm x 30 cm x 20 cm de altura; piso superior = 22 cm x 30 (35) cm x 40 cm de altura (20 cm do primeiro piso) (Figura 48).

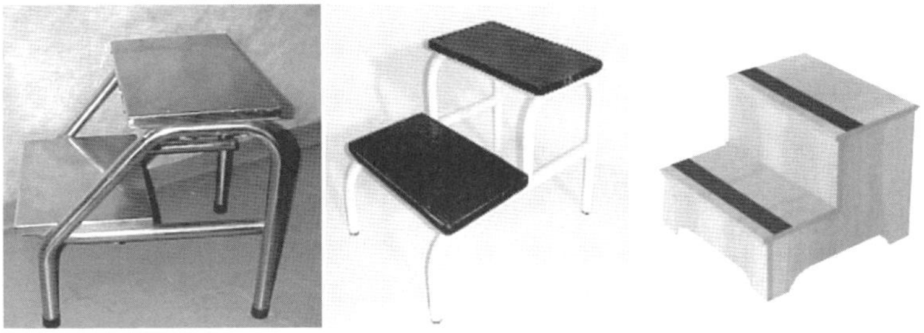

FIGURA 48 – Escadas de dois degraus.

Opções/Variações

- Armação: madeira, estrutura metálica, pintada, cromada, polida, alumínio, aço inox.
- Pés: antiderrapantes, providos de ponteiras de borracha.
- Pintura (após tratamento antiferruginoso): epóxi/esmalte sintético.
- Pisos: madeira (com faixa antiderrapante), estrutura metálica, alumínio, aço inox.
- Revestimento: não revestida/revestida de borracha antiderrapante.

Esfigmomanômetro

Esfigmomanômetro constituído por: manômetro __________ de alta precisão, escala de 0 a 300 mmHg, com pedestal de suporte, com dois rodízios traseiros, revestido de borracha, confeccionado em metal resistente, esmaltado, com puxador emborrachado, para fácil locomoção do pedestal. O esfigmomanômetro deve possuir blindagem protetora contra desregulagens e/ou choques; braçadeira confeccionada em tecido antialérgico, resistente e flexível, com fecho em metal ou velcro; pera (bulbo) e válvula de rosca, com precisão no enchimento, retenção e no perfeito controle de esvaziamento do ar comprimido na bolsa, para leitura correta da pressão arterial; bolsa de ar confeccionada em borracha sintética especial de alta resistência e durabilidade, garantindo vedação e retenção perfeitas do ar comprimido, com dois tubos. Deve acompanhar extensão em espiral (Figuras 49 e 50).

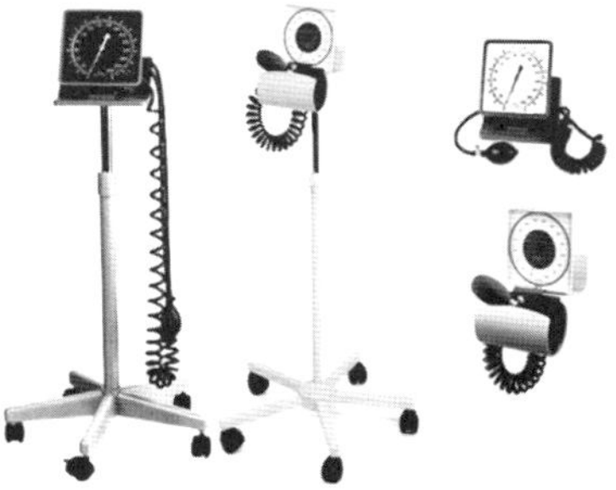

FIGURA 49 – Esfigmomanômetros de pedestal e de parede.

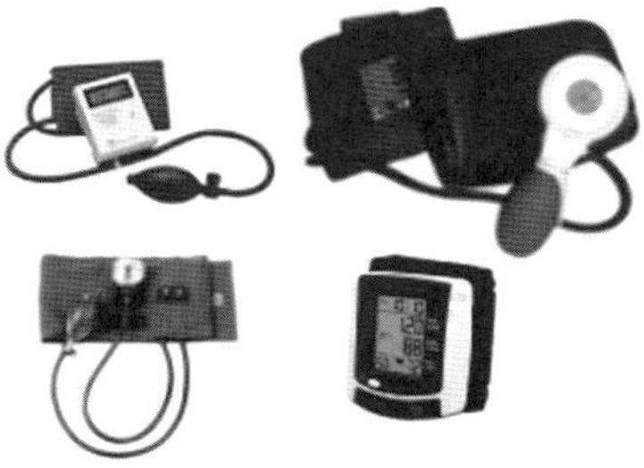

FIGURA 50 — Esfigmomanômetros manuais e de punho.

Opções/Variações

- Analógico/digital.
- Estojo.
- Fecho: metal/velcro.
- Manguito: algodão/*nylon*.
- Micro filtro para proteção da válvula.
- Mostrador: cores e numeração.
- Para monitor multiparâmetro: com um tubo.
- Pedestal, de parede, manual, de punho.
- Tamanho[6]: neonatal, infantil, adulto pequeno, adulto, adulto grande, obeso II (38 a 50 cm).

[6] **Dimensões aceitáveis da bolsa de borracha para braços de diferentes tamanhos (SBC)**

Denominação do manguito (cm)	Circunferência do braço (cm)	Largura do manguito (cm)	Comprimento da bolsa (cm)
Recém-nascido	< 6	3	6
Infantil	6-15	8	21
Adulto pequeno	22-26	10	24
Adulto	27-34	13	30
Adulto grande	35-44	16	38
Coxa	45-52	20	42

Fonte: Sociedade Brasileira de Cardiologia (SBC), 2002.

Espirômetro

Espirômetro __________ elétrico, com baterias internas recarregáveis e *display* colorido de alta resolução, com capacidade de memória de no mínimo 1.500 exames. Deve apresentar curvas de fluxo x volume e volume x tempo, em tempo real na tela, testes pré e pós-broncodilatador, com medidor digital automático de fluxo e volume (sem necessidade de calibração), com análise de no mínimo 30 parâmetros, com interpretação automática e controle automático de qualidade e reprodutibilidade. Deve possuir sensor de conversão automática da temperatura interna do corpo (BTPS). Deve ter uso autônomo ou *on-line*, com conexão a uma impressora externa. Devem acompanhar impressora térmica de alta resolução, teclado alfanumérico emborrachado, maleta de transporte, carregador, cabo adaptador, 100 bocais e clipe nasal (Figura 51).

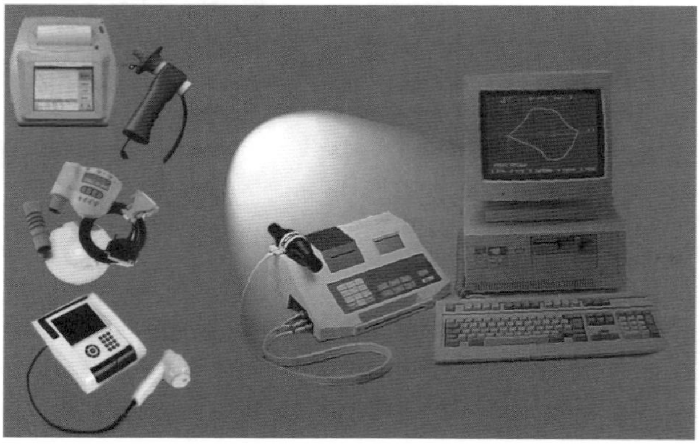

FIGURA 51 – Espirômetros.

Opções/Variações

- Comunicação por interface com computador.
- Descompensador explosivo.
- Estação meteorológica (termômetro, barômetro e higrômetro).
- De mesa/portátil.
- Seringa de calibração.
- *Software* com programa coordenador e banco de dados e impressora externa.
- Transdutor (pneumotacômetro) com possibilidade de conexão a *software* próprio.
- Valise para guarda do equipamento (antichoque).
- Visualizador: cristal líquido ou similar.

Fluxômetro de oxigênio

Fluxômetro de oxigênio de alta precisão, com corpo de ________, com inserto metálico ou similar, com escala expandida e graduada, de 0 a 15 litros por minuto (L/m), confeccionado em material apropriado e de qualidade, com bilha externa; interna e externamente em material inquebrável, com flutuador esférico de aço inoxidável, com sistema de compensação de pressão, com tubo graduado com capa protetora, com botão controlador de fluxo e sistema de vedação tipo válvula de agulha para regulagem e evitando vazamentos, rosca de saída em tamanho padrão conforme Norma DISS, conforme NB 254, com controlador em forma de borboleta de quatro abas, com comprimento de escala de 105 mm. Material sem rebarbas e isento de defeitos, sem sinais de oxidação (Figura 52).

- **Opções do corpo**: de *nylon*, com fibra de vidro/de metal cromado.

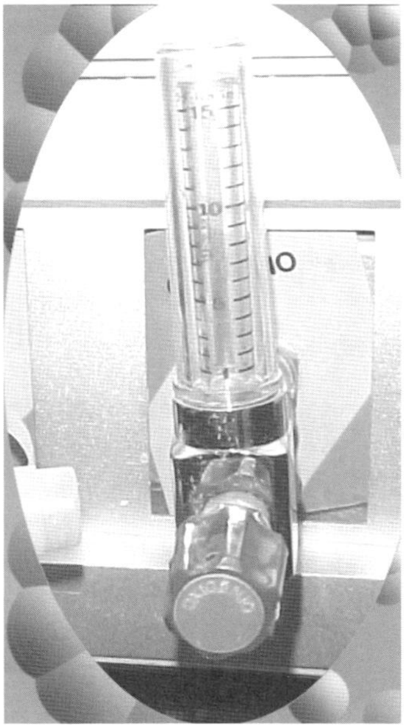

FIGURA 52 – Fluxômetro de oxigênio.

Foco cirúrgico

Foco cirúrgico ______, confeccionado em corpo de _______, com sistema de iluminação que provoque ausência de sombra e luz de profundidade, com regulagem de foco através de _____, com sistema de bulbos ou similar que permita, quando da queima de um deles, que os outros continuem funcionando. Com suspensão por meio de braço articulável (ou estativa), com movimentação horizontal e vertical, com inclinação diagonal, com hastes que permitam fácil posicionamento. Deve possuir bateria recarregável em energia elétrica, com duração de, no mínimo, 3 horas, com diâmetro de ______ com _______refletores, com intensidade de luz de _____Lux, com temperatura de cor de ________ a ________ Kelvin (correção de cor natural), com diâmetro do campo luminoso de _______ mm, potência de ________W, com uso de lâmpada halógena de ___V/_____W, com altura de _____cm, que possa ser abaixado até 90° dentro de uma área de cerca de 30° do piso, com alimentação 110/220 V. Com reostato de intensidade "liga-desliga". Com freio de projeto avançado que garanta procedimentos sem risco de deslizamentos (Figura 53).

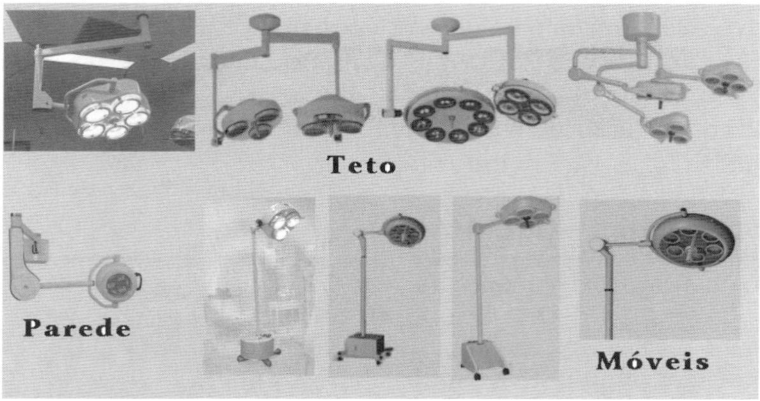

FIGURA 53 — Focos cirúrgicos.

Opções/Variações

- Alumínio com pintura em epóxi, aço inox cromado ou polido, aço e alumínio com pintura em esmalte sintético.
- Aterramento interno.
- Base com tripé, com rodízios, cobertos.
- Campo: 100, 120, 160, 200, 300.
- Com alça para movimentação em PVC, sem necessidade de manoplas.
- Com espaçadores de focos.
- Com níveis de intensidade.
- Cor: 3.600-4.400° K.
- Cúpulas em fibra de vidro/em poliuretano.
- Cúpulas (quantidade): 1, 2, 3, 4, 5, 6...
- Diâmetro: 160, 220, 350, 460.
- Filtro.
- Fixo (de teto/de parede)/móvel (foco auxiliar).
- Foco: único, duplo, triplo.
- Intensidade: 12.000, 36.000.
- Lâmpada: 24 V/70 W, 12 V/55 W, 33 V/235 W, 20 V/150 W.
- Manoplas removíveis e esterelizáveis.
- Potência (W): 20, 70, 100, 150, 200, 400...
- Refletores: 01... 03, 05, 06 (inclusive quando mais de uma cúpula, pode ser quantitativo de refletores diferentes em cada uma delas.
- Regulagem: manípulo central e painéis de comando confeccionados em

material que permita esterilização, arco de estativa.

- Rotação: 180°, 360°.
- Troca de lâmpada automática.

Foco de luz portátil — pedestal

Foco de luz portátil, tipo refletor auxiliar, em estrutura tubular cromada, com ______, haste flexível e altura regulável, confeccionada em material sem rebarbas, com sistema de alimentação em rede elétrica (110 V), com botão de controle de liga/desliga (Figura 54).

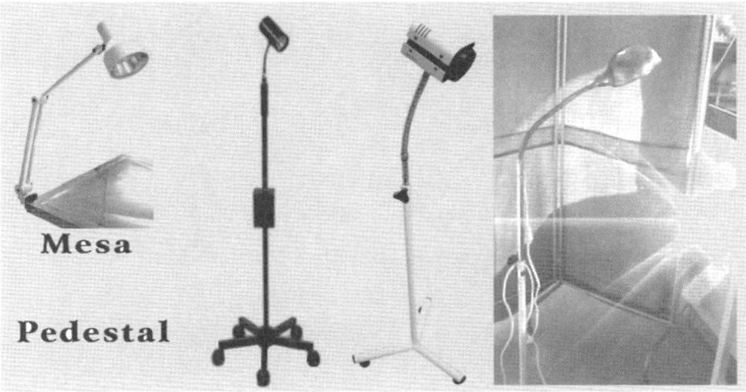

FIGURA 54 – Focos de luz portátil – pedestal.

Opções/Variações

- Aço inox, metal cromado, poliuretano, fibra de vidro.
- Com rodízios/pés fixos com ponteiras de borracha.
- De mesa.
- Estrutura cromada, polida, esmaltada, pintada.
- Potência de luminosidade.

Fonte de luz fria

Fonte de luz fria para conexão em equipamentos, com iluminação endoscópica que permita inclusive obtenção nítida de imagem para fotografias. Provida de lâmpada de elevada temperatura de cor e baixa radiação de calor de ____V/____W, com vida de aproximadamente ____ horas, com ajuste manual contínuo de intensidade de luz, com temperatura de cor com cerca de ____°K. Com sinalização visual quando ligada (LED) (Figura 55).

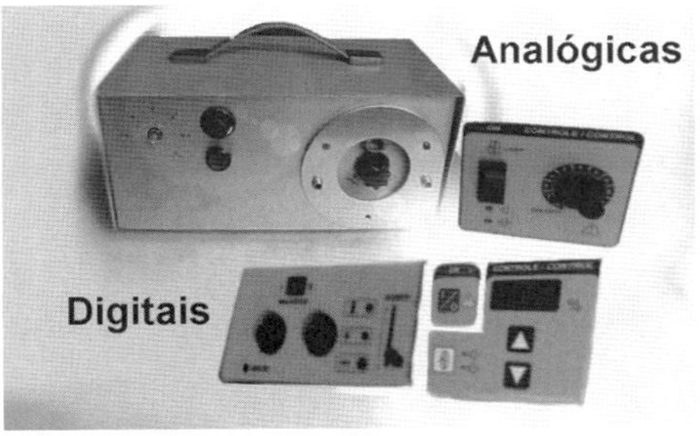

FIGURA 55 — Fontes de luz fria.

Opções/Variações

- Acesso ao interior sem ferramentas (*tools free*).

- Acionador de pedal.
- Alimentação (volts): 127/220/seleção automática.
- Condensador de luz com lentes revestidas com antirreflexo.
- Controlador externo de potência.
- Controle de troca de lâmpadas.
- Controle deslizante de luminosidade.
- Controle: manual/automático.
- Controles de intensidade de luz.
- Digital/analógica.
- Duas lâmpadas.
- Dupla saída luminosa: regulagem contínua da luminosidade.
- Entrada auxiliar de potência.
- Filtro de calor.
- Filtro de infravermelho.
- Fusível de proteção e/ou sobressalente.
- Indicador térmico.
- Lâmpada potência (watts): 100 a 250.
- Lâmpada sobressalente.
- Lâmpadas com gás xenon/halógena/fibra óptica.
- Mostrador de tempo de uso das lâmpadas.
- Óptica condensadora (para aumento na saída de luz).
- Refletor dicroico.
- Resolução (linhas): 400-1.000.
- Sistema de alimentação de ar por diafragma.
- Sistema de fixação em mesa ou bancada.
- Sistema de insuflação (bomba) incorporado: fluxo constante de ar ou água para qualquer procedimento, teste de vazamento ou limpeza.
- Sistema de vídeo: NTSC/PAL-M.
- Temperatura de cor (K): 3.200 a 5.700.
- Tratamento para luz branca.
- Vida média da lâmpada (horas): 50 a 500.

Fotóforo

Foco frontal com lentes de alta qualidade com revestimento antirreflexão, permitindo um campo de iluminação homogêneo e livre de aberrações cromáticas. Com projetor de luz com distância focal entre ___ e ___ milímetros, montado em um suporte cranial com ajuste de altura e perímetro cefálico. Modelo variável, com foco frontal variável, campo de iluminação de ___ a ____ mm, com ajuste de altura/perímetro, revestimento em couro, leve e ergonômico (Figura 5.56). Fonte de luz HL ___/___ W, cabo de fibra óptica com 2 metros de comprimento e maleta de proteção e transporte.

Opções/Variações

- Adaptador para microcâmeras.
- Bateria recarregável (2 a 4 horas), com indicador de carga (áudio/visual).
- Cabo com/sem interruptor.
- Campo iluminação 10 a 120 mm, a 150 mm, a 250 mm.
- Carregador elétrico.
- Dioptria: 3, 4, 5...
- Distância (mm): 200, 300, 400.
- Fonte luz 100/150/250 W.
- Iluminação coaxial.
- Lupa de pala.
- Luz brilhante e branca.
- Regulagem de luminosidade integrada.
- Reostato com indicador luminoso.
- Sinal sonoro de desligamento.

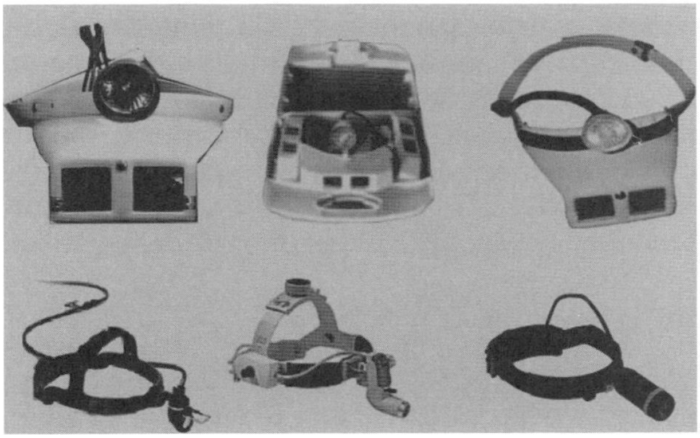

FIGURA 56 – Fotóforos.

Gerador de fluxo

Geradores de fluxo para manutenção de funções respiratórias em sistema não invasivo, com capacidade de alto fluxo contínuo de, no mínimo, 10 L/min de oxigênio, com conexões próprias para circuito de CPAP[7]. Confeccionado em material metálico blindado ou similar em resistência, durabilidade e qualidade, com sistema de ajuste de fluxo e de fração inspirada de oxigênio (FiO_2) de 28% a 100% em botões ou similar de absoluta precisão, e rosca em metal apropriado, dentro da norma DISS, própria para conexão à rede de oxigênio de parede, e entrada de ar para sistema de válvula tipo Venturi ou CPAP (Figura 57).

[7] CPAP: *Continuous Positive Airway Pressure* (Circuito de Pressão Positiva Contínua de Ar).

Opções/Variações

- Manovacuômetro analógico: monitoração em tempo real da pressão em cmH_2O.
- Monitoração de pressão e oxigênio.

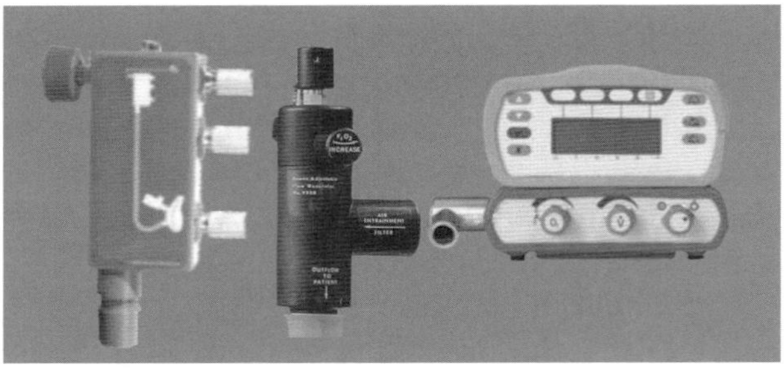

FIGURA 57 — Geradores de fluxo.

Gerador de marca-passo provisório

Gerador de marca-passo cardíaco externo, com modo fixo e demanda (gerador de pulso), microprocessado, com bateria para estimulação temporária, sincrônica e assincrônica, unipolar e bipolar, com controles de frequência, amplitude e sensibilidade calibrados e continuamente ajustáveis, com proteção de acesso aos botões de ajuste e chave "liga-desliga" para evitar movimentos acidentais, com indicador de funcionamento do marca-passo (tipo agulha ou *led sense*), e com indicador de fim de vida da bateria. Deve permitir alimentação elétrica através de bateria alcalina ou similar que possibilite ___ horas mínimas de duração, com faixa de estimulação até _____ PPM, com filtro ativo no circuito de sensibilidade. Deve possuir braçadeira para fixação. Confeccionado em material resistente a infiltrações e choques, com proteção contra desfibrilador. Com sinais audiovisuais de detecção e avisos (Figura 58).

Opções/Variações

- Câmara: única/dupla.
- Controle de frequência cardíaca: 30 a 220 ppm.
- Estimulação de alta frequência.
- Inspeção contínua de controle de carga de bateria e aviso de troca.
- *Led* indicativo de estímulo fornecido.
- Modos[8]: VVI/VOO/DDD, AAI, VDD; DOO, AOO, DVI, VAT, AAT, DDD+AT, DAT.

[8] Com o avanço tecnológico, houve a necessidade de se criar um código para definir o modo de estimulação do marca-passo cardíaco, proposto pela *North American Society of Pacing and Electrophysiology* (NASPE) e pelo *British Pacing and Electrophysiology Group* (BPEG), sendo constituído por cinco letras: A 1ª representa a câmara estimulada: A (átrio), V (ventrículo), D (átrio e ventrículo) e O (nenhuma). A 2ª identifica a câmara sentida: A, V, D ou O. A 3ª indica a resposta do marca-passo à detecção de um sinal natural: T (deflagração), I (inibição), D (deflagração e inibição) e O (sem resposta). A 4ª identifica as capacidades de programabilidade e se apresenta telemetria ou resposta de frequência: P (programável), M (multiprogramável), R (com resposta de frequência), C (telemetria) e O (nenhuma). E a 5ª identifica a presença ou não de funções antitaquicardia: P (*pacing*), S (*shock*), D (*pacing + shock*) e O (nenhuma). "Normalmente o marca-passo é identificado pelas três primeiras letras. Os mais frequentemente utilizados são: **AAI** marca-passo que estimula o átrio, sente o átrio e inibe-se em presença de uma onda P espontânea; **VVI** marca-passo que estimula o ventrículo, sente o ventrículo e inibe-se nessa eventualidade (em presença de uma onda R); e **DDD** marca-passo bicameral que estimula átrio e ventrículo, sente átrios e ventrículos, deflagra em ventrículo quando sente átrios e inibe o estímulo nas duas câmaras quando sente o ventrículo, sendo também chamado de marca-passo fisiológico (Mateos et al., 2004).

- Monitoração acústica de impedância do eletrodo.
- Monofásico/bifásico.
- Proteção contra interferências.
- PPM: 30 a 220.

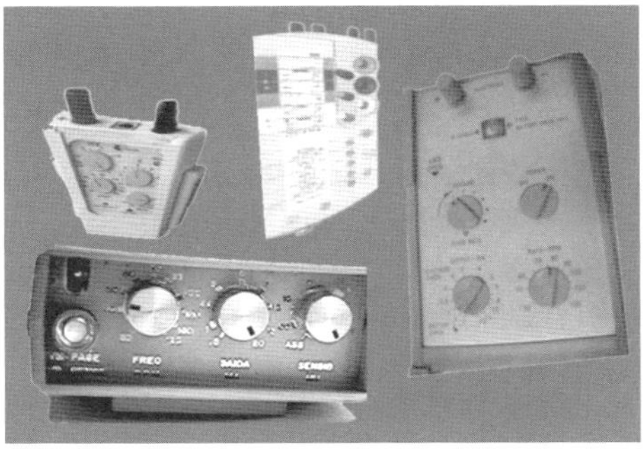

FIGURA 58 — Geradores de marca-passo provisório.

Holter

Holter[9]: Analisador de eletrocardiografia dinâmica, em sistema completo, preciso, com capacidade de análise de morfologia, que permita gravações em três canais, para período de _____com relatórios tipo *full disclosure*[10] ou similar, acompanhado de gravador __________, com opção de impressão de relatório em cores, com sistema de adaptação para ______________. Deve acompanhar maleta, estojo para fixação, alças e cinta, cabos e eletrodos do paciente e cabos de conexão para utilização e transferência de dados (Figura 59).

Opções/Variações

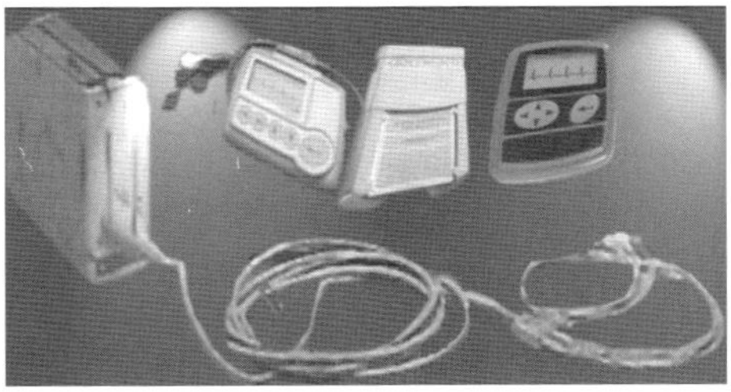

FIGURA 59 — Holters.

- Alarmes audiovisuais.
- Alimentação: pilha AAA recarregável.
- Botão de evento acionado pelo paciente.
- Cabo e eletrodos do paciente.
- Canais: 2/3.
- Curvas de tendência.
- Detecção de arritmias.
- Detecção de marca-passo.
- Emissor: receptor infravemelho.
- Gravação sem compressão.
- Gravação: cassete/digital (com *software* de interpretação de dados).
- Interface com PC.
- Mídia: cartão de memória.

[9] Norman Holter (1914 – 1983), considerado pai da eletrocardiografia moderna, biofísico americano, inventou o que se denomina como Holter, em finais da década de 1950, consistindo em um monitor portátil para acompanhamento contínuo da atividade elétrica cardíaca por 24 horas ou mais. Mestre em química e física, também estudou Medicina Nuclear e coordenou atividades do Instituto de Geofísica e Física Planetária. Em 1979 a *Association for the Advancement of Medical* concedeu-lhe o Prêmio AAMI da Fundação Laufman-Greatbatch por sua contribuição na tecnologia médica.

[10] Traçado compacto ou *full disclosure* é uma forma de registro compactado em que se documenta em uma única folha um longo período de gravação, permitindo assim uma avaliação panorâmica das alterações eletrocardiográficas.

- Período: 24-48 horas – 7 dias.
- Período: 24 horas – 7 dias.
- Relógio.
- Sinal (pps): 200-800.
- Visor com multifunção.

Incubadora neonatal/de transporte

Incubadora infantil microprocessada, de transporte, com controle em painel de força acionado através de membrana de toque, com sistema de memória de parâmetros básicos, com controle do ar interno através de sonda, e sistema de controle e indicação de sinais e alarmes. Confeccionada em material que garanta o próprio sistema, bem como apresente facilidade de limpeza pelos processos usuais e acesso, com ___ portinholas ovais dispostas de forma a acesso amplo, sendo uma delas com manga. Cúpula com parede dupla, transparência perfeita. Deve possuir indicador de aquecimento e possibilidade de ajustes, com todos os filtros e sensores que garantam a segurança da utilização. Com sistema de alarmes completos para alta e baixa temperatura, hiper e hipotermia, falta de: fluxo, energia elétrica, de sistema, circulação de ar, no sensor/nível de bateria e quando descarregada e sensor desconectado etc., de forma a garantir precisamente a assistência. Deve acompanhar suporte fixo adequado, com rodízios de fácil locomoção e travas em duas rodas no sentido diagonal. Deve acompanhar suporte de soro de quatro ganchos, com no mínimo um orifício em cada extremidade para sua colocação. Alimentação bivolt automática, com bateria para no mínimo ___ horas (Figura 60).

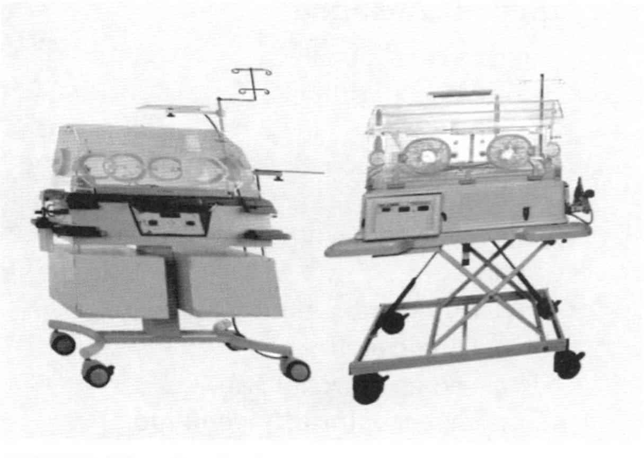

FIGURA 60 — Incubadoras.

Opções/Variações

- Alarme de baixo nível de ruído interno.
- Alarme para polaridade da alimentação externa invertida.
- Aparelho de fototerapia.
- Autoteste automático.
- Calibração do peso.
- Calibração da umidade.
- Controle de posicionamento do leito.
- Gabinete com gavetas e/ou prateleiras.

- Gaveta de gelo.
- Iluminação auxiliar.
- Leito radiotransparente.
- Painel de controle removível com trava de segurança.
- Portinholas: 3-6.
- Prateleiras para equipamentos.
- Suporte para cilindros de gases.
- Tenda de oxigenação.
- Umidificação incorporada.
- Válvula redutora de oxigênio com microfiltro.

Laringoscópio adulto

Laringoscópio para adulto, com jogo de 4 lâminas ___ nº 1 (10 cm de comprimento), 2 (12 cm de comprimento), 3 (14 cm de comprimento) e 4 (16 cm de comprimento), respectivamente, confeccionadas em aço inoxidável ___, resistente e de durabilidade, sem sinais de oxidação. Com alta luminosidade (lâmpada de no mínimo 3 V) e encaixes para lâminas em tamanho universal (Figura 61).

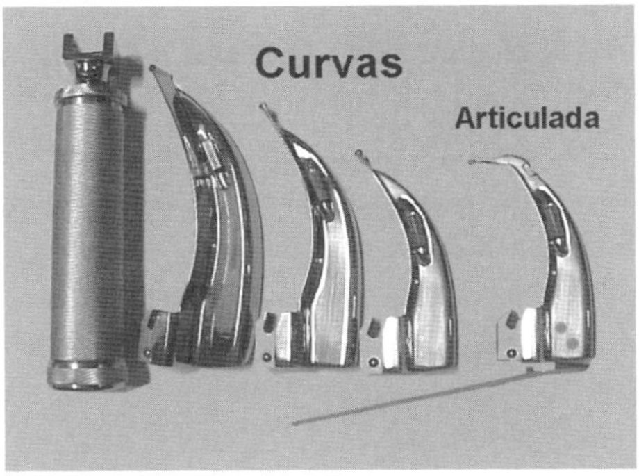

FIGURA 61 — Laringoscópio adulto (lâminas curvas e articulada).

Opções/Variações

- Aço inoxidável fosco ou brilhante.
- Alimentação: pilhas médias (C) ou recarregáveis (com carregador automático).
- Estojo para acondicionamento.
- Fibra óptica.
- Infantil.
- Lâmina com ponta articulada para intubações difíceis: facilitar elevação da epiglote e exposição laríngea.
- Lâminas: curva/reta.
- Lâmpadas sobressalentes.
- Metal cromado com tratamento antioxidante.

Lipoaspirador

Lipoaspirador – equipamento para lipoaspiração tipo ______, com potência de ____ mmHg, vazão em litros por minuto de _____ (LPM), capacidade do motor de _____ (1/3, 1/4... hp), sem (ou com óleo), com frasco coletor graduado e capacidade de ______ litros, alimentação ______ V. Com sistema de segurança no limite de aspiração, para evitar entrada acidental de gordura no motor (Figura 62).

FIGURA 62 — Lipoaspiradores.

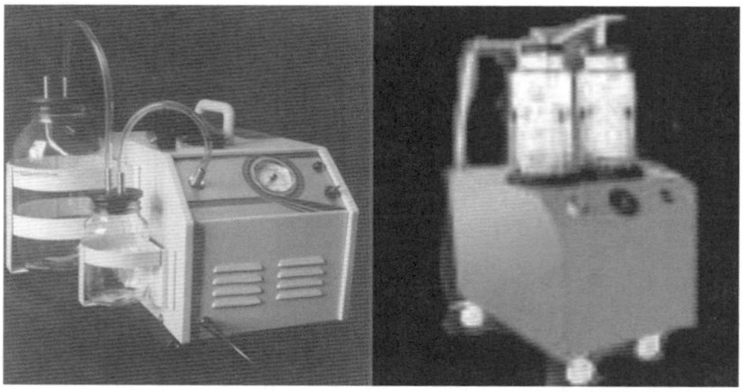

Opções/Variações

- Acionamento: manual ou pedal.
- Alimentação: 110/220 V.
- Empunhadura tipo alça para transporte.
- Filtro hidrófobo.
- Frasco (litros): 1, 3, 5...
- Frasco (confecção): vidro/polímero transparente rígido (inquebrável).
- Limite de segurança: válvula de limite/trava/frasco reserva.
- Suporte com rodízios.
- Tipo: mecânico/ultrassônico.
- Vacuômetro.

Maca de transposição

Maca de transposição, com sistema de elevação hidráulico, por pedal. Estrutura da base e sustentação do leito em tubos arredondados em aço inoxidável com acabamento polido. Leito removível, permeável ao Rx, facilitando a colocação e a retirada do paciente na mesa cirúrgica, sendo possível ser manuseada por uma só pessoa, com proteção em ____ resistente, com tiras laterais para sustentação e fixação confeccionadas em polipropileno ou similar, com resistência e passíveis de desinfecção pelos métodos usuais. Com no mínimo dois orifícios, um em cada extremidade da estrutura, para encaixe de suporte de soro. Com movimentos de elevação e rebaixamento acionados por bomba hidráulica através de pedais e com articulação lateral. Com rodízios reforçados de no mínimo 5 polegadas de diâmetro, com sistema de freio cruzado em dois deles (Figura 63).

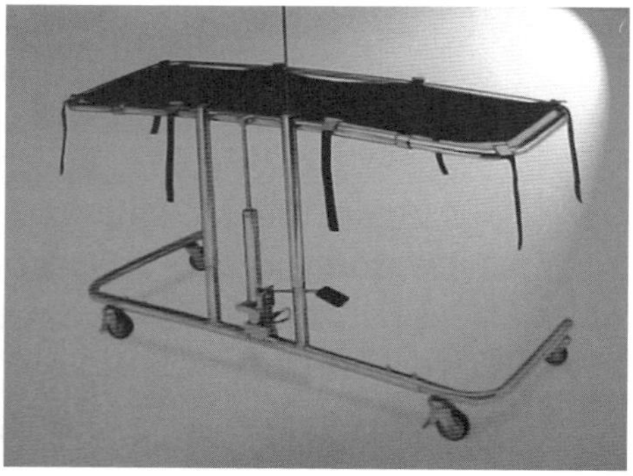

FIGURA 63 — Maca de transposição.

Opções/Variações

- Com suporte de soro.
- Estrutura: cromada, polida, poliuretano injetado etc.

- Leito e proteção: lona crua autoclavável, courvim, napa lavável, couro, *nylon* resinado.

Mandril (estilete-guia) para cânula endotraqueal[11]

Fio-guia (mandril/estilete guia semirrígido) para cânula endotraqueal, confeccionado em _________ ou similar resistente, sem arestas ou asperezas, formato cilíndrico, com pontas arredondadas, para evitar perfuração da cânula, com rigidez e flexibilidade compatíveis ao procedimento, com altura regulável, nas medidas compatíveis tanto de diâmetro, sem interferir na luz do tubo, como no comprimento, permitindo reajuste de fácil manuseio (Figura 64).

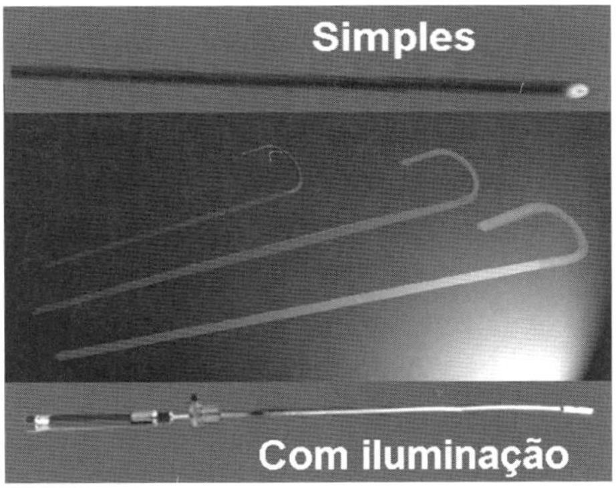

FIGURA 64 — Mandril.

Opções/Variações

- Com sistema de iluminação: duas peças – cabo com pilhas e guia flexível com lâmpada.
- Confecção: aço inox/politetrafluoroetileno (PTFE).

Manômetro de claude (raquimanômetro – manômetro de pressão liquórica)

Manômetro de Claude, reutilizável, para mensuração de pressão de líquor (raquimanômetro): manômetro analógico portátil de baixa pressão com escala de 0 a 100 cm H_2O, confeccionado em caixa com anel de sobrepor em aço inoxidável polido, com elemento capsular (diafragma) com mecanismo e recursos de ajuste, isento de polímeros, com mostrador plano, ponteiro balanceado de alumínio tolerância classe 3-2-3% grau «B», em conforme com ABNT, com rosca e conector com terminação em pino para adaptação em equipo de soro cujo lúmen possua cerca de 2,0 mm (Figura 65).

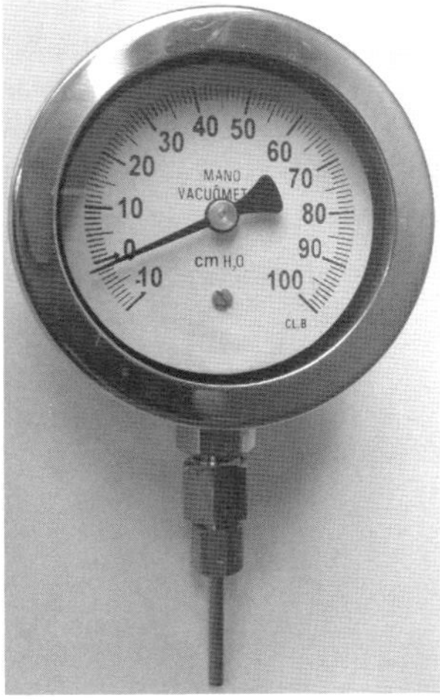

FIGURA 65 — Manômetro de Claude.

[11] Denominados como gum elastic bougies desde a década de 1940, hoje são mais comumente denominados como guias introdutores de Macintosh-Venn-Eschmann, em homenagem a seus idealizadores. Geralmente fabricados em plástico (preferencialmente PTFE – politetrafluoroetileno), com comprimento de 35 a 65 cm, com diâmetro externo variando de 2,8 a 5,0 mm e extremidade distal angulada em aproximadamente 30 a 40°, assumindo formato de "J" - taco de hóquei (Via Aérea Difícil, 2009).

Mediastinoscópio

Mediastinoscópio – conjunto. Constituído por fonte de luz fria, com cabo de luz fria de único lúmen, com no mínimo 2,10 m de comprimento e terminações adequadas, em aço inox, e jogo de pleuroscópios autoclaváveis, chanfrados e com fenestra lateral, com revestimento em poliamida, fibra óptica, cor preta, com seus respectivos guias confeccionados em aço inox, composto de 3 (três) unidades:

- Tamanho adulto grande, com 22 mm de diâmetro x 17 cm, de comprimento,
- Tamanho adulto médio, com 21 mm de diâmetro x 15 cm de comprimento, e,
- Tamanho adulto pequeno, com 20 mm de diâmetro x 13 cm de comprimento.
- Deve acompanhar jogo completo de pinças com cerca de 50 cm de comprimento, confeccionadas em aço inox, com pontas diversas: concha, aspirador, cauterizador, agulhas diversas, para punção etc., bem como devem acompanhar conectores para cabo de luz óptica e pinças, e maleta para acondicionamento do material (Figura 66).

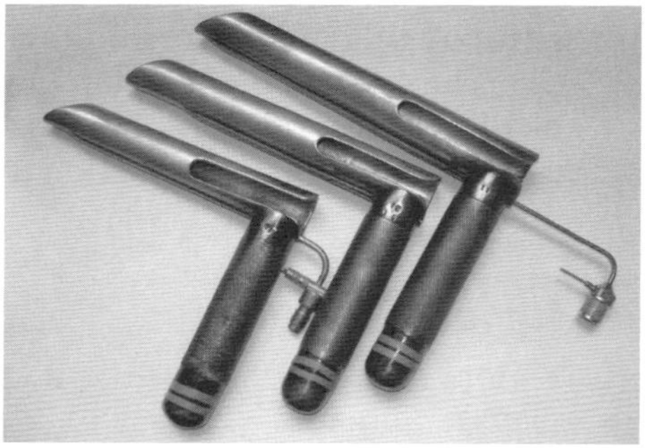

FIGURA 66 — Mediastinoscópio.

Mensurador de pressão de *cuff* (medidor de pressão de *cuff* – cufômetro)

Mensurador/aferidor de pressão de *cuff* (balão) de cânula endotraqueal ou cânula de traqueostomia, que permita insuflar ou desinsuflar ar conforme o necessário, constituído de manômetro aferidor com visor graduado de 0 a 120 cm H_2O, com escala de 10 em 10, com faixas de cores para identificar parâmetros de valores pressométricos, e controlador de insuflação e desinsuflação de ar, em sistema digital ou com sistema de pera de borracha, com regulador lateral ou em posição adequada para redução do ar, e com entrada lateral ou em posição adequada para conexão com a extensão do balão do *cuff* do correlato, confeccionado em material resistente, tipo aço inox ou similar, adequado ao uso, que permita limpeza por processos usuais (Figura 67).

Opções/Variações

- 20 a 30 cm H_2O.
- Analógico/digital.
- Descartável.

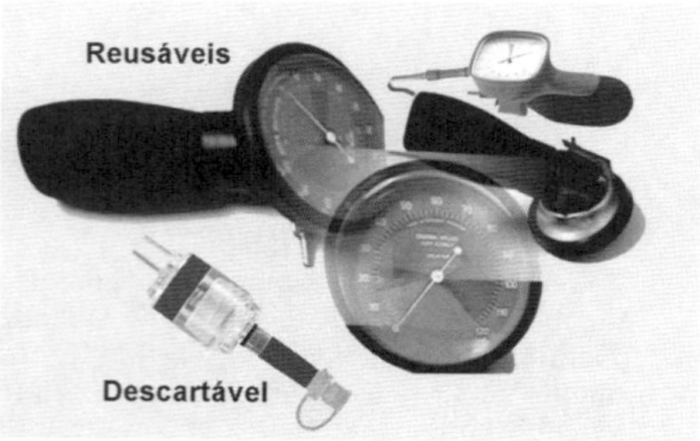

FIGURA 67 — Mensuradores de pressão de cuff.

Mesa auxiliar hospitalar

Mesa auxiliar de inox, armação constituída totalmente em aço inox, com tubo redondo de aproximadamente 1" de diâmetro. Tampo em chapa de aço inox (sem/com ________ prateleiras). Com bordas laterais viradas para baixo e para dentro, sem arestas cortantes, para maior resistência, com acabamento polido. Pés ___________. Fixação de armação por meio de parafusos antiferruginosos com arruelas de pressão e porcas. Dimensões aproximadas: _______cm de largura x ______cm de comprimento x _____cm de profundidade (Figura 68).

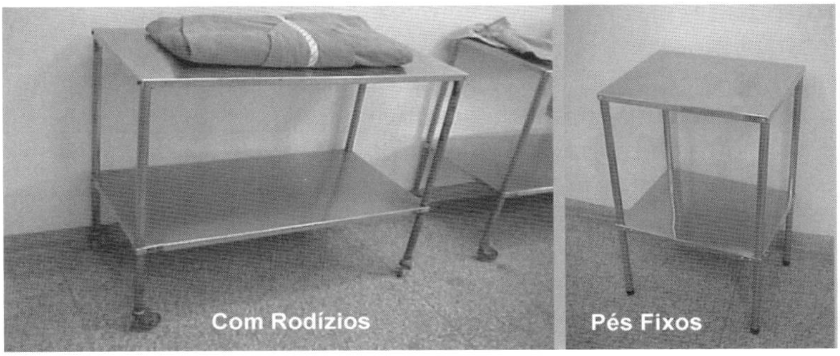

FIGURA 68 – Mesas auxiliares.

Opções/Variações

- Acabamento em pintura epóxi/cromada/esmaltada.
- Tampa e prateleira: cromadas/chapa em aço inox polido.
- Medidas (exemplos – cm): 80 × 50 × 40/80 × 40 × 40/90 × 120 × 80/80 × 80 × 80...
- Pés → com quatro rodízios de 3" de diâmetro, aproximadamente, com aros de polietileno, revestidos de borracha, com trava em dois deles.
- → fixos, providos com ponteiras de borracha.

Mesa auxiliar para anestesia

Mesa auxiliar dotada de quatro rodízios de borracha, para anestesia, com tampo superior e inferior de aço inoxidável e removível, com pintura eletrostática, com duas gavetas, sendo uma com divisórias e com chave, com abertura total (Figura 69).

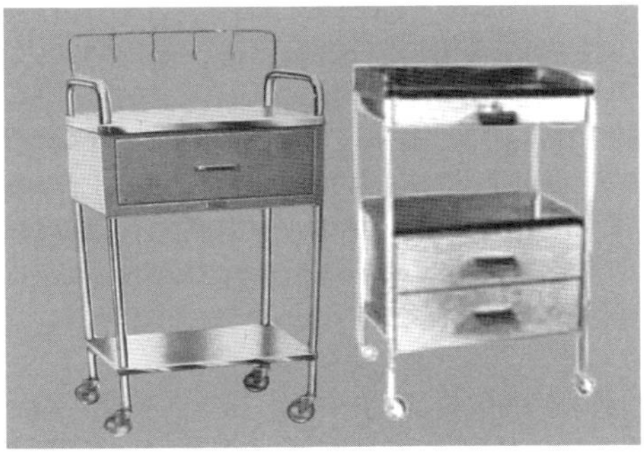

FIGURA 69 — Mesas auxiliares para anestesia.

Opções/Variações

- Dimensões – exemplos (cm): 40 x 60 x 80/45 x 40 x 80...
- Gaveta e prateleira.

- Gavetas: 1 a 4.
- Pintura: epóxi ou cromada.
- Prateleira para monitores.
- Provida de parte elétrica com entrada para cabo força e quatro tomadas de saída.
- Suportes opcionais para tomada tripla, cilindro reserva de oxigênio e reanimador manual (Ambu).

Mesa auxiliar semicircular com prateleira

Mesa auxiliara semicircular com prateleira, de inox, estrutura construída em aço inoxidável, com aproximadamente 1" de diâmetro x 1,25 mm, acabamento polido, com bordas laterais viradas para baixo e para dentro, sem arestas e que garanta maior resistência, com acabamento polido. Pés com rodízios de aproximadamente 3 polegadas de diâmetro, com aro de polietileno. Fixação e armação por meio de parafusos antiferruginosos, com arruelas de pressão e porca. Dimensões aproximadas: 35 cm de largura x 1,20 cm de comprimento x 80 cm de altura (Figura 70).

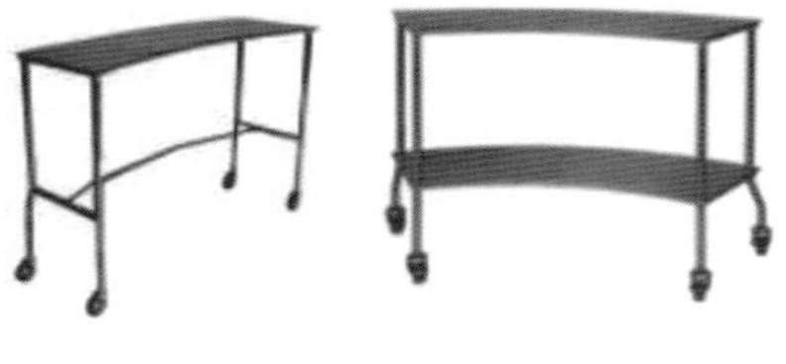

FIGURA 70 — Mesas auxiliares semicirculares.

Opção/Variações:

- Chapeada/aço inox tampo.
- Pintura sintética epóxi ou cromada.
- Prateleiras: 1-2.

Mesa auxiliar tipo Mayo

Mesa auxiliar tipo Mayo, utilizada para procedimentos cirúrgicos. Coluna em tubo redondo de aproximadamente 1" de diâmetro e 1,25 mm de espessura, de parede em aço inoxidável, armação de apoio para bandeja, com haste em tubo redondo de ¾" aproximadamente, de diâmetro, em aço inoxidável, altura regulável com anel de fixação no tubo externo da coluna, equipada com bandeja de aço inox com aproximadamente 35 x 50 cm, sobre rodízios com aproximadamente 3" de diâmetro revestidos de borracha (Figura 71).

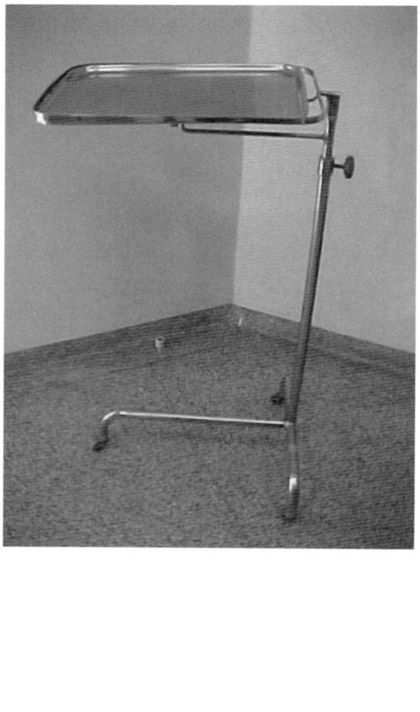

FIGURA 71 — Mesa auxiliar tipo Mayo.

Mesa cirúrgica básica para cirurgia geral

Mesa para atender às cirurgias em geral, construída em aço inoxidável, com acabamento de primeira qualidade, revestida de proteção antiferruginosa, e com sapatas de apoio cromadas. A mesa deve conter sistema de elevação hidráulica acionado por pedal, com rodas retráteis escamoteáveis acionadas por pedal. Com lateral revestida em toda a sua extensão em aço inoxidável com acabamento polido e apoio para os pés. O chassi deve ser construído com acabamento de proteção antiferruginosa, com comandos dos movimentos na cabeceira, integrados através de alavancas de câmbio, seletor de posições e volantes rotativos com cabo escamoteável, que permita os seguintes movimentos: Trendelenburg, reverso, dorso, perneira, lateral esquerdo e direito, flexão, cadeira e renal. O tampo dividido em cinco secções (dorso, cabeça, assento, renal e pernas), com réguas laterais com corrediças para colocação de acessórios. Deve vir acompanhada dos seguintes acessórios: arco de narcose, um par de ombreiras, um par de suporte lateral, um par de porta-coxas, dois pares de munhequeiras, correia e um jogo de colchetes em espuma com capa plástica com zíper. Capacidade de peso do paciente: até _____ kg (Figura 72).

- **Variação**: motorizada universal, que permita adaptação de posição a qualquer tipo de intervenção cirúrgica: supino, prono, prono com perneiras, perineal urológica e ginecológica, prono invertida, decúbito lateral, com ajuste de altura de cabeça. Deve acompanhar todos os suportes para pernas e cabeça, extensões para assento e costas, pedais de controle e unidade de controle manual, com identificação de caráter permanente, com *leds* indicativos. Deve permitir adequação de altura pelo comando eletrônico de eixo.
- Normas EN IEC 60601-2-46, EN IEC 60601-1 e EN IEC 60601-1-2.

Opções

- Acessório alongador para deslocamento de MMII e ou MMSS.
- Acessório para fixação de paciente.
- Acessórios especiais para: obesidade mórbida, ortopedia, urologia, ginecologia.
- Acionamento: controle remoto/painel.
- Balança.
- Baterias seladas.
- Botas pneumáticas para vídeo.
- Cabeceira com regulagem manual.
- Capacidade de peso do paciente: 150-350 kg.
- Carro de apoio para acessórios.
- Com encaixe para acoplamento de raios X portátil.

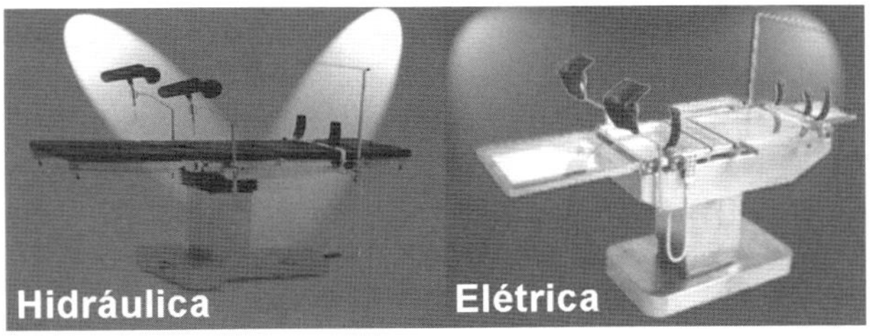

FIGURA 72 — Mesas cirúrgicas.

- Deslocamento longitudinal.
- Dimensões: comprimento: 1,80-2,40 m/largura: 50-70 cm/altura (mínima--máxima): 75-80 a 100-150 cm.
- Giro de 180°.
- Leito universal radiotransparente para exames radiológicos.
- Movimentos totalmente automáticos.
- Movimentos: Trendelenburg, proclive ou reverso de Trendelenburg, dorso, perneira, lateral esquerdo e direito, flexão, horizontal, extrema lordose, semiflexão de perna e coxa, flexão abdominal, cadeira, sentado, semissentado, para operação de tireoide, litotômica (ginecológica) e renal.
- Perneiras bipartidas articuláveis horizontalmente e retiráveis.
- Sistema de emergência em caso de falta de energia elétrica com autonomia de no mínimo meia hora.
- Posições: supina (decúbito dorsal horizontal), prona (decúbito ventral horizontal), decúbito lateral esquerdo ou direito, Sims ou semiprona, Trendelenburg, proclive ou Trendelenburg reversa, Depage (derivada da ventral – MMII, tórax e MMSS são abaixados, de maneira que o corpo permaneça fletido sobre a mesa), decúbito renal ou Pillet, Fowler (semissentada), Jackknife ou canivete, proctológica, litotômica (ginecológica), genupeitoral, inversão/rotação (de perneiras).
- Sistema de segurança de trava de movimentos de rodas.
- Suporte lateral cassete raios X.
- Suporte para crânio tipo MayField.

Mesa de cabeceira (criado mudo)

Mesa de cabeceira (criado mudo) confeccionada em ___________________, gabinete _______, composto por tampo, ____, porta(s), ___ gaveta(s) e ____ prateleira(s) internas (Figura 73).

Opções/Variações

- Estrutura: chapa de aço.
- Exemplos de dimensões (largura x comprimento x altura): 40 (a 60) x 40 (a 50) x 70 (a 90) cm.
- Gabinete: aberto/fechado.
- Gavetas: 1 a 3.
- Pés: fixos com ponteiras em borracha/PVC – móveis com rodízios e trava em dois teles.
- Pintura: eletrostática a pó epóxi.
- Portas: 1/2.
- Prateleiras: 1 a 3 (interna/externa).

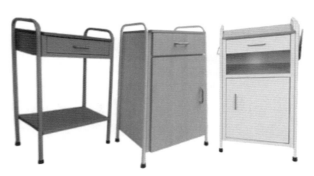

FIGURA 73 — Mesas de cabeceira.

Mesa de refeição

Mesa de refeição com estrutura construída em tubo de aço, Base provida de rodízios giratórios de 2 polegadas de diâmetro e duas ponteiras de borracha com terminais de polietileno nas pontas dos tubos. Pintura em ______, com tratamento prévio antiferruginoso. Tampo em _______ com altura regulável por meio de _______________ (Figura 74).

Opções/Variações

- Altura mesa refeição (mínima a máxima): 0,80 a 1,20 m.
- Bordas arredondadas.
- Capa de poliestireno.
- Coluna de elevação telescópica – controle de altura: roseta (parafuso de rosca)/fuso longo tipo trava (manivela)/alavanca.
- Confecção: madeira/chapa de aço esmaltado/aço carbono/termolaminado.
- Exemplos de dimensões criado mudo (largura x comprimento x altura): 40 (a 60) x 40 (a 50) x 70 (a 90) cm.
- Exemplos de dimensões mesa refeição: 40 (a 60) x 35 (a 40) x 60 cm.
- Formato em "U".
- Gavetas metálicas com cubas para toalete e espelho articulado disposto em porta-espelho retrátil.
- Pés: dois fixos e dois móveis com rodízios e trava em dois deles.
- Pintura: epóxi/esmalte sintético.
- Suporte para leitura.
- Tampo duplo.
- Tampo reclinável.

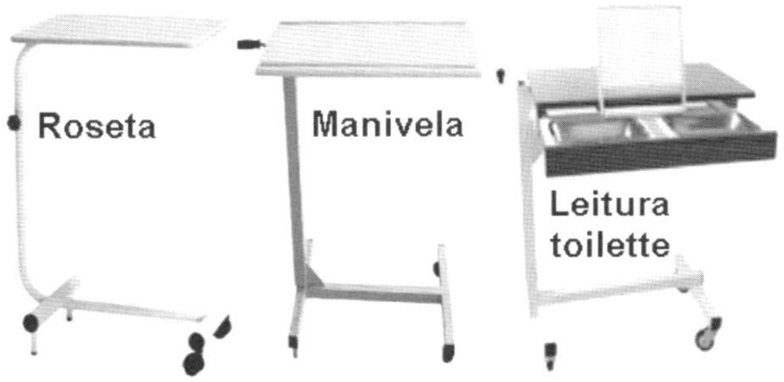

FIGURA 74 — Mesas de refeição.

Mesa de refeição (mesa de cabeceira) conjugada com criado-mudo

Mesa de cabeceira (criado-mudo) e refeição conjugadas, com estrutura em ______, tampo da mesa e tampo da mesa de refeição revestido em fórmica, com altura regulável através de um fuso longo, tipo trava ou similar. Tampo refeição desmontável e acoplado na lateral da mesa de cabeceira (ou criado mudo) (Figura 75).

Opções/Variações

- Altura mesa refeição (mínima a máxima): 0,80 a 1,30 m.
- Bordas arredondadas.
- Capa de poliestireno.
- Confecção: madeira/chapa de aço esmaltado/aço carbono.
- Controle de altura: roseta (parafuso de rosca)/fuso longo tipo trava (manivela)/alavanca.
- Exemplos de dimensões criado mudo (largura x comprimento x altura): 40 (a 60) x 40 (a 50) x 70 (a 90) cm.
- Exemplos de dimensões de mesa de refeição: 40 (a 60) x 35 (a 40) x 60 cm.
- Formato em "U".
- Pés: dois fixos e dois móveis com rodízios e trava em dois deles.
- Pintura: epóxi/esmalte sintético.
- Tampo duplo.

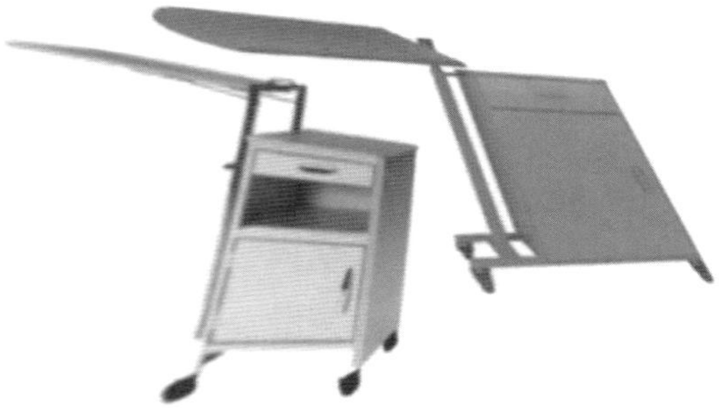

FIGURA 75 — Mesas de refeição conjugadas com criado-mudo.

Microscópio cirúrgico

Microscópio cirúrgico com estativa _____, com braço pantográfico balanceável, com alcance horizontal de cerca de _____mm (1º braço ____ mm, 2º braço ____ mm e 3º braço _____ mm), com ângulo de rotação de cerca de ____° e excursão de altura ajustável de cerca de _____ mm, com movimentos horizontais e verticais precisos e seguros, que permitam o posicionamento estável do mesmo, com sistema com ajuste de altura, trava de segurança e de compensação da tensão do peso relativo aos acessórios utilizados. Com sistema de iluminação efetuado por duas lâmpadas halógenas de _____ V ___ W, montadas em alojamento tipo gaveta ou similar, de fácil acesso externo e condutor de fibra óptica. Com binóculo ______, e objetiva de ______mm, com aumentos de ____ a ____ x, com microfocalização _____ de ____ mm acionada por pedal, com oculares de _______ x grande angular, com trava, com ajuste de dioptrias, com campo visual de _____-____mm de diâmetro, com distância interpupilar de 55-75 mm, com campo iluminado de cerca de_____ mm de diâmetro, com alimentação de corrente alternada 110/220 V-200 W, com intensidade de luz máxima de ________ Lux (Figura 76).

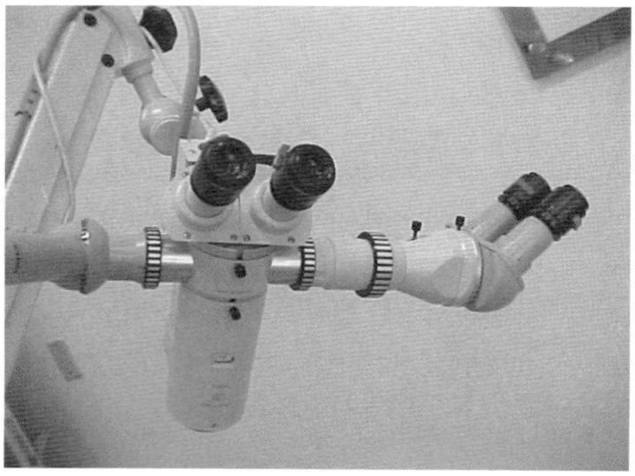

FIGURA 76 — Microscópio cirúrgico.

Opções/Variações

- Adaptadores ópticos para câmera e vídeo.
- Alcance horizontal (mm): 900 a 1.500.
- Altura (mm): 400 a 700.
- Aumento: 4 a 25 x.
- Barra que permita manuseio com uma só mão.
- Base: de piso (coluna de força/coluna de altura fixa)/de teto.
- Binóculo: reto – f: 160 mm ou inclinado 45° – f: 125 mm.
- Braço (mm): 200 a 600.
- Câmera.
- Campo de iluminação (mm): 30 a 60.
- Campo visual: 54-9 mm de diâmetro ou 66-11 mm de diâmetro.
- Carona binocular.
- Coluna objetiva ao chão: cerca de mínimo 1.080 mm/máximo 1.700 mm.
- Dispositivo para co-observador lateral.
- Distância focal: 150 a 400 mm.
- Divisor de raios saída bilateral.
- Eixos travados magneticamente.
- Estativa: móvel (base de cerca de 740 mm) ou fixa em parede (com suporte para fixação).
- Fonte de luz xenônio.
- Intensidade de luz: 70.000-85.000 Lux.
- Interface de navegação: cirurgia guiada por imagem: (*Image Guided Surgery* – IGS).
- Lâmpadas (V-W): 15-150/300.
- Microfocalização: manual/motorizada.
- Oculares grande angular: 10-20 x.
- Pedal multifunção: movimentos, *zoom* e luz.
- Pedaleira de controle.
- Rotação: ____ a 360°.
- Sistema de TV, monitor de alta resolução.
- Troca automática de lâmpadas.
- Varioscópio (mudança de foco sem troca de lentes).
- *Zoom* com alta definição e amplo campo de visão.

Exemplos de variações de objetiva e tubo por especialidades

- Neurologia: 300/400 mm – ângulo de 0 a 60°.
- Oftalmologia e microcirurgia: 200 mm – 45°.
- Otorrino: 250 mm (oto/nasal) 400 mm (laríngea) – reto.
- Ginecologia: 250/300 mm – reto e 45°.

Monitor de multiparâmetros

Equipamento para monitorar sinais vitais simultaneamente: ECG, FC, FR, temperatura, oximetria, pressão arterial não invasiva e pressão invasiva (Figura 77):

- **Características gerais:** monitor cardíaco com tela tipo *display* de cristal líquido matricial ou similar, com visualização do sinal possível de ser contínua ou congelada, com indicação de frequência cardíaca, indicação audiovisual de QRS, velocidade de varredura de 25 e 50 mm/s, com filtro, ganho de N/2, N e 2N, com memória de pelo menos 8 s. Deve possuir entrada isolada, protegida contra descarga de desfibrilador e bisturi elétrico. A alimentação deve ser de 110/220 V 60 Hz e possuir também módulo ou sistema de **bateria recarregável**, com autonomia para pelo menos 2 horas e com possibilidade de recarga na própria fonte elétrica.
- **Recursos:** com capacidade para registro de ECG completo (cabo de 5 terminais) e possuir registrador que efetue todos os registros do mesmo em papel próprio, no próprio equipamento. Deve possuir controle de monitoração de sinais vitais por sistema modular ou não, abrangendo escopia e registro de: ecg, frequência cardíaca, frequência respiratória, pressão arterial não invasiva e temperatura corpórea, com espaço para módulo de cabo de pressão arterial invasiva, com visualização numérica de todos os parâmetros e gráfica em forma de curvas de no mínimo três.

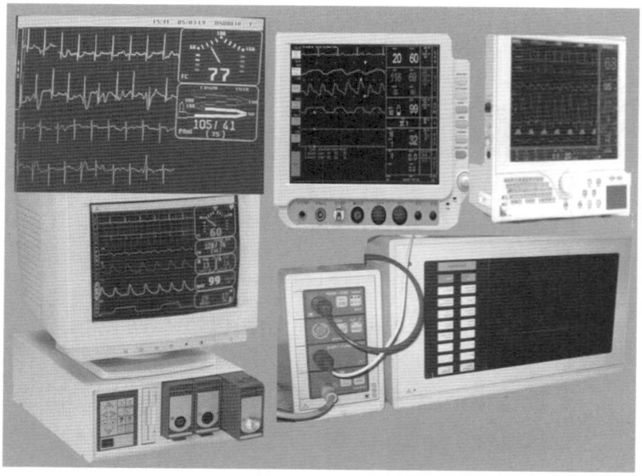

FIGURA 77 — Monitores de multiparâmetros.

Acessórios que acompanham

- Cabo força ou conversor AC/CD, conforme configuração do equipamento.
- Cabos completos para:
  - oximetria e respiração (digital/auricular);
  - paciente com 5 (cinco) terminais, para registro de ECG (opção: 3);
  - PAI (pressão arterial invasiva);
  - PANI (pressão arterial não invasiva); e,
  - temperatura corpórea e respiração.
- Papel de ECG para o registrador (_____) rolos.
- Suporte completo para instalação total do conjunto de equipamento com fixação na parede (teto).

Opções/Variações

- Com registrador dos dados acoplado no próprio equipamento, com local adequado para colocação de papel próprio, no próprio equipamento.
- Com capnografia.
- Colorido/monocromático.
- Monitor (polegadas): 5-17.

Monitor de nível de consciência (índice biespectral)

Monitor de índice biespectral[12] para mensurar efeitos de anestésicos e sedativos no cérebro, através de informações de um sensor disposto na testa do paciente, que processa os dados de eletroencefalografia e calcula um número entre 0 e 100, fornecendo medição direta do nível de consciência do paciente. Monitor confeccionado com proteção elétrica, detecção e filtragem de outras fontes de eletroneumiografia, com dimensões e tela adequada para perfeita visualização, com saída digital (*serial*), apresentando parâmetros de tendência de índice biespectral, de qualidade de sinal, EMG e coeficiente de supressão. Bivolt, com bateria com recarga automática em eletricidade, com conversor de sinal digital. Com sistema de impressora e sistema de segurança elétrica em conformidade com UL 2601, CSA 22.2 nº 601-1 e IEC 601-1. Deve acompanhar um carrinho de transporte com rodízios e proteções laterais, 5 sistemas de cabos completos para interface e para paciente, 10 caixas com 25 sensores cada, modelo adulto, e 1 caixa com 25 sensores modelo pediátrico (Figura 78).

- **Variações**: monitor cerebral através de eletroencefalografia para acompanhamento cirúrgico, ciclos de fases de sono, diagnóstico de epilepsia, acompanhamento de prematuros, hipotermia, sepse, distúrbios metabólicos, asfixia etc. Equipamentos com maior amplitude de dados de mensuração denominam-se monitores multiparâmetros.

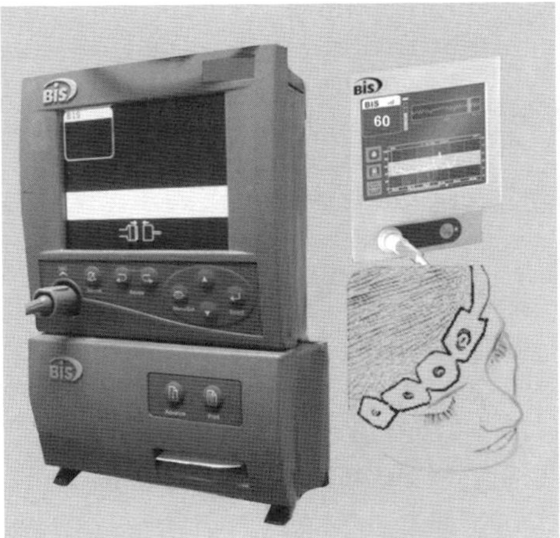

FIGURA 78 — Monitores biespectrais.

[12] "O índice biespectral (EEG-BIS – *Bispectral Index*) é uma variável fisiológica criada a partir de parâmetros, como a Transformação Rápida de Fourier, a análise biespectral e a detecção de surto-supressão, para expressar numericamente a atividade cerebral. Os dados obtidos são processados por um monitor conhecido como BIS, que gera valor numérico de 0 a 100, em que 0 corresponde à ausência de função cerebral registrável e 100 representa a atividade cerebral em estado de vigília" (Costa et al., 2007). Sua proposta é monitorar a profundidade do plano anestésico ou a intensidade do grau de hipnose durante procedimentos anestésicos. O equipamento BIS é marca registrada da empresa *Aspect Medical Systems* – não encontramos referências de outros fabricantes.

Monitor multiparâmetro neurológico/ monitor de pressão intracraniana (PIC)

Monitor de múltiplos parâmetros neurológicos, para mensuração de pressão intracraniana, composto de visor de cristal líquido colorido, com mostradores de pressão intracraniana (PIC), pressão de perfusão cerebral (CPP) e temperatura, em forma de ondas e gráfico de tendência, com memória de no mínimo 24 horas. Deve ter alarme regulável de máximo e mínimo de valor de todas as variáveis captadas. Deve possuir sistema de conexão com cateteres implantáveis epidural, intraparenquimatoso e intraventricular, com ajuste à pressão atmosférica ambiente e calibrações automáticas, com visualização contínua, com leitura intermitente de amplitude de pulso da PIUC. Luminosidade adequada à luminosidade ambiente. Deve ter alimentação por rede elétrica 110/220 volts, com opção de bateria interna de no mínimo 2 horas de duração.

Nasolaringofibroscópio

Nasolaringofibroscópio, com canal de biópsia, com campo de ___°, limite de observação de 1 a 50 mm, com curvatura de _____°, comprimento total em torno de 540 mm e de trabalho em torno de 300 mm, com sistema de fibra óptica, com diâmetro apropriado para canal de biópsia, com iluminação que permita alta resolução de imagens. Deve acompanhar todos os cabos e acessórios para o imediato funcionamento do equipamento, especialmente cabo de luz, teste (Figura 79).

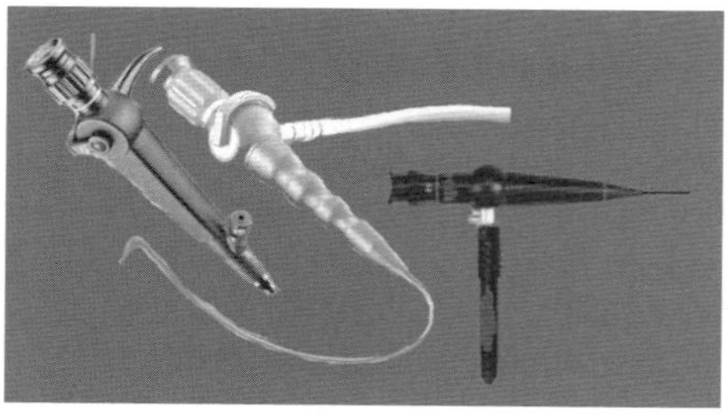

FIGURA 79 — Nasolaringofibroscópios.

Opções/Variações

- Campo de visão: 70 a 90°.
- Curvatura: 130 a 150° (*up/down*).
- Diâmetro: 3,2 a 4,0 mm.
- Resolução: 12 a 18.000 *pixels*.

Negatoscópio

Negatoscópio confeccionado em _______, com pintura _______, ou similar em durabilidade, resistência e qualidade, com lâmpada fluorescente interna e painel frontal confeccionado em acrílico branco ou similar, com transparência e opacidade compatíveis com a perfeita visualização de radiografias, tomografias e correlatos, com sistema de alimentação por fonte elétrica 110/220 V, com suporte ou sistema de fixação na parte posterior, medindo cerca de 470 mm de altura x 100 mm de profundidade, contendo ____corpo(s). Com botão "liga-desliga" em forma de pino ou similar de fácil acesso e manuseio (Figura 80).

Opções

- Corpo (largura): 1 (390 mm), 2 (800 mm), 3 (1.200 mm) etc.
- Em aço/pintura epóxi.

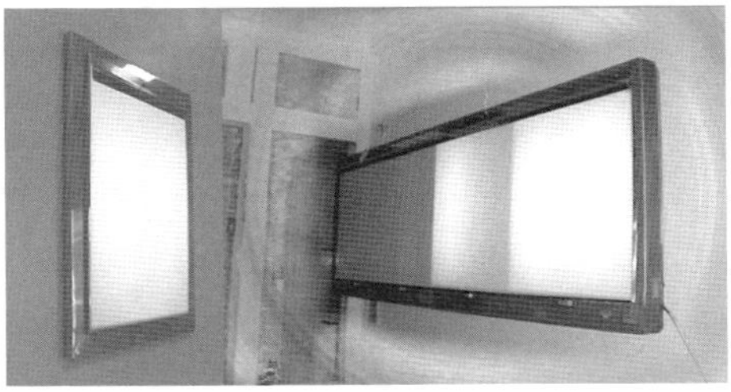

FIGURA 80 — Negatoscópios.

Neuroendoscópio

Neuroendoscópio com sistema de vídeo NTSC, com _____ linhas de resolução, ____ Lux mínima, realce de imagem, controle de videocassete embutido, bivolt, com comprimento total entre ___ a ___ cm, com comprimento de trabalho entre ___ a ___ cm, diâmetro externo de 6,0 mm com ___canais, sendo __________, com campo de visão de óptica autoclavável, angulado, visão de zero grau, diâmetro de haste de _____ mm, com conexão com a fonte de luz com comprimento entre ___ e ___ cm, esterilizável em processo físico ou químico: deve acompanhar os seguintes acessórios: microtesoura, micropinça, cabo eletrodo, *rack, container,* braço flexível, fonte de luz, monitor de _____polegadas, equipamentos de imagem e todos os conectores, cabos e acessórios para perfeito e imediato uso (Figura 81).

Opções/Variações

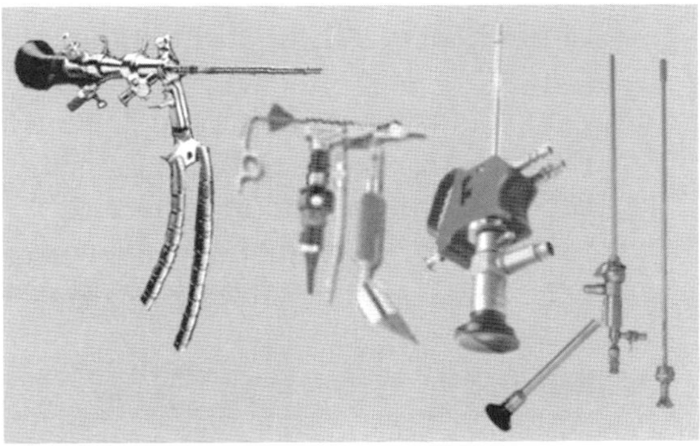

FIGURA 81 — Neuroendoscópios.

- Ângulos de visão: 0/30/6/70/90/120°.
- Articulação: 100-160°.
- Câmera: 1 a 4 *chips.*
- Campo (profundidade): 5-50 mm.
- Canais: 3/4 = Exemplo: óptica (2,8 mm), trabalho (2,2 mm), irrigação (1,0/1,4 mm) e alívio de pressão-sucção (1,0/1,4 mm).
- Canal (mm): 1,0/2,2/2,8.
- Comprimento total (cm) 15-44.
- Comprimento trabalho (cm): 10-38.
- Conexão fonte de luz (cm): 200-400.
- Diâmetro de haste (mm) 2,5-4,0.
- Fonte halógena/xenon.
- Insuflador (l): 20 a 60.
- Insuflador aquecido.
- Lux: 1,5/1,8/2,0.
- Monitor (polegadas): 14-20.
- Resolução (linhas): 500-1200. (*pixels*): 10.000-30.000.
- Rígido/flexível.

Oftalmoscópio

Oftalmoscópio confeccionado em material apropriado ao procedimento, revestido com ___________, com aro do cabo em aço inox ou similar em qualidade, resistência e durabilidade, com cabo marcado com estrias verticais para firmeza de manuseio, com interruptor em forma de botão "liga-desliga" ou similar, sistema de alimentação por pilhas alcalinas, com escala de imagem de cerca de 1:1,3, com quatro diafragmas (círculo completo, pequeno círculo, semicírculo e filtro). Acondicionado em estojo próprio, rígido, com espuma ou similar em parte interna esculpida no formato do equipamento e suas peças, de modo a acomodar adequadamente o equipamento e protegê-lo de choques (Figura 82).

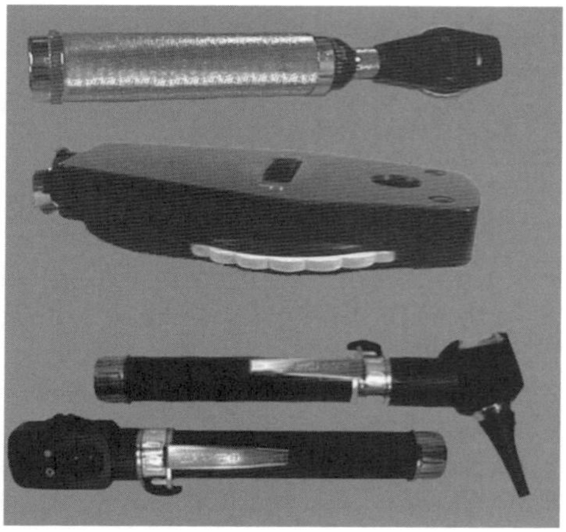

FIGURA 82 – Oftalmoscópio e oto-oftalmoscópio.

Opções/Variações

- Confecção: aço inox, poliuretano injetado, poliestireno, polímeros de alto impacto.
- Em sistema bifuncional: oto-oftalmoscópio.
- Filtros: *red free*/de polarização para eliminar reflexão corneal/filtro azul cobalto para exames de córnea.
- Iluminação: lâmpada halógena convencional, fibra óptica (luz fria).
- Lentes: faixa mínima entre –25 a +40 dioptrias.

Otoscópio

Otoscópio confeccionado em material apropriado ao procedimento, revestido com _________, com aro do cabo em aço inox ou similar em qualidade, resistência e durabilidade, com cabo marcado com estrias verticais para firmeza de manuseio, com interruptor em forma de botão "liga-desliga" ou similar, sistema de alimentação por pilhas alcalinas, com lupa, confeccionado em policarbonato, à prova de rachaduras, com capacidade de aumento de 2,5. Deve acompanhar quatro espéculos que se acoplem de forma absolutamente segura ao equipamento, com bordas arredondadas, sem rebarbas e uniforme em toda extensão, com diâmetros de 2,4 mm, 3 mm, 4 mm e 5 mm. Acondicionado em estojo próprio, rígido, com espuma ou similar em parte interna esculpida no formato do equipamento para protegê-lo de choques (Figura 83).

Opções/Variações

- Com dois espéculos.
- Confecção: aço inox, poliuretano injetado, poliestireno, polímeros de alto impacto.
- Em sistema bifuncional: oto-oftalmoscópio.
- Iluminação: lâmpada halógena convencional, fibra óptica (luz fria).

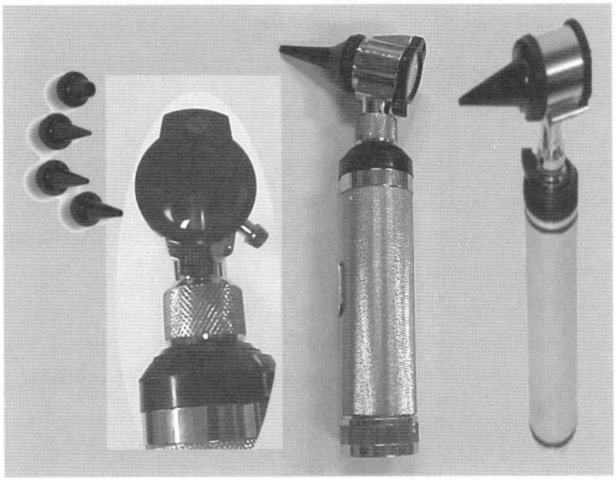

FIGURA 83 — Otoscópios.

Oxicapnógrafo

Oxicapnógrafo: equipamento para monitoração do $ETCO_2$[13] que propicie rapidez e praticidade na calibração e instalação do mesmo ao paciente, com utilização em pacientes entubados ou não, com, no mínimo, duas formas de onda, capnograma e pletismograma em tempo real, simultâneas no visor, com faixa em torno de ______ mmHg, com precisão de cerca de ________, resolução do visor de 1 mmHg, com tempo de resposta menor que 75 ms aproximadamente, numa faixa respiratória de 0-150 resp./min e precisão de aproximadamente 1 resp./min. Alarme audiovisual de sensor solto e SpO_2[14] baixa. Alimentação 110/220 V-60 Hz (Figura 84).

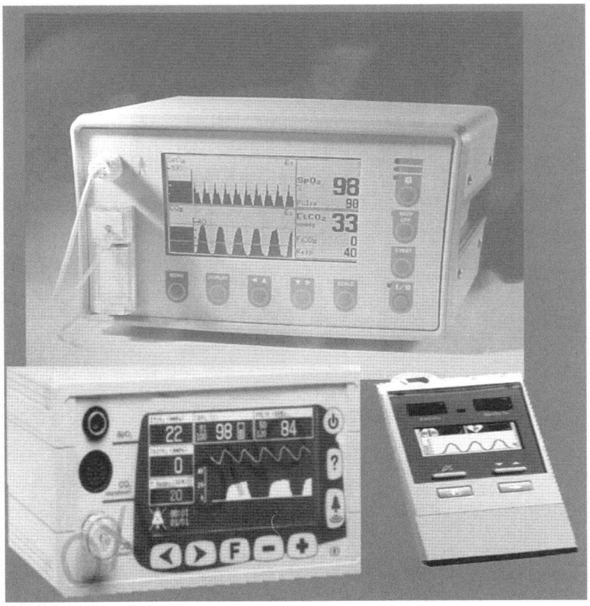

FIGURA 84 — Oxicapnógrafos.

[13] $ETCO_2$: *End Tidal Carbon Dioxide*, dióxido de carbono no fim da expiração.
[14] *Pulse Oximeter Oxygen Saturation*.

Opções/Variações

- Acessórios: sensor (neonatal/infantil/adulto) tipo clipe (dedo) "Y" ou de orelha.
- Ajuste de limites de parâmetros monitorados.
- Compensação automática para pressão atmosférica.
- Faixa de medição: 0- 99 mmHg.
- Incluso SpO_2, frequência cardíaca e respiração (com/sem representação gráfica).
- Tipo: portátil/de mesa.
- Verificação de bateria interna.
- Visualização de taxas de CO_2 expirado e inspirado.

Oxímetro de pulso

Monitor não invasivo de % SaO_2[15] arterial, oxímetro de pulso, com *display* em cristal líquido ou similar, com apresentação contínua de % SaO_2, frequência cardíaca, limites de alarme e amplitude de pulso arterial. Com faixa de precisão elevada, com sistema de alarme de SaO_2, FC, pulso de baixa amplitude e sensor solto. Com sistema de alarme para sensor fora do paciente, desconectado do monitor, bateria fraca e todos os demais dados para segurança de seu uso. Com alimentação por rede elétrica, 110/220 V-60 Hz, com bateria recarregável para, no mínimo, 8 horas contínuas, preferencialmente com saída serial, leve, confeccionado em bateria adequada, com proteção contra carga elétrica de desfibrilador (Figura 85).

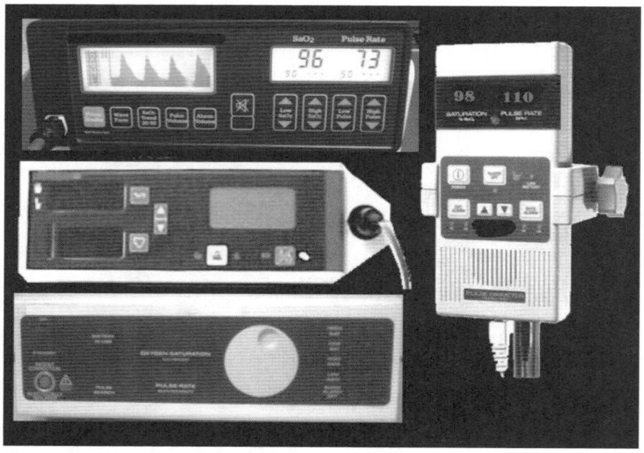

FIGURA 85 — Oxímetros de pulso.

Opções/Variações

- Acessórios: sensor (neonatal/infantil/adulto) tipo clipe (dedo) "Y" ou de orelha.
- Curva pletismográfica.
- Gráfico de tendências.
- Tipo: portátil/de mesa.
- Alimentação a pilha.

[15] SaO_2: saturação arterial da oxiemoglobina.

Oxímetro de pulso portátil

Oxímetro de pulso portátil, para mensuração em pacientes adultos ou crianças, passível de ser utilizado em dedos, com espessura de 0,76 a 2,54 cm, constituído em uma única unidade que integre sensor e eletrônica de oxímetro, com amplitude de saturação de oxigênio de___% a 100%, e de frequência cardíaca de ___ a _____ batimentos por minuto, com *led* de perfusão para visualização, com indicador de qualidade de pulso, com comprimento de ondas em ____ para vermelha e ______ para infravermelha, com precisão elevada, que utilize como fonte de energia somente duas pilhas AAA, com pequenas dimensões e leve, acompanhado de um cordão resistente, que possa permitir ao usuário utilizá-lo no pescoço ou no punho. Deve fornecer a saturação de oxigênio no sangue arterial e a frequência cardíaca em visor digital, com mostrador de perfusão com alteração de cores, conforme o sinal detectado, para verificação rápida e imediata do usuário frente a situações críticas apresentadas pelos pacientes (Figura 86).

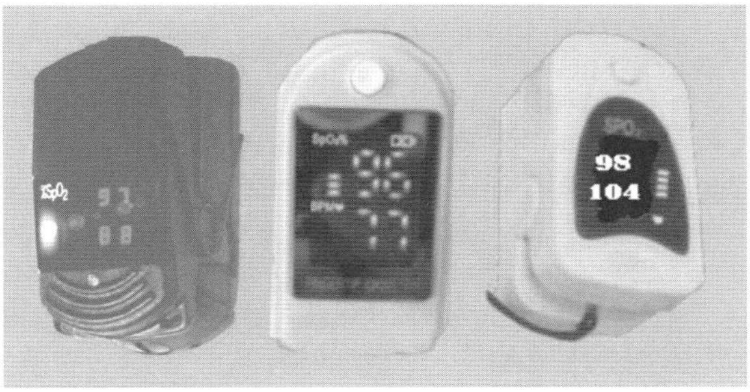

FIGURA 86 — Oxímetros de pulso portáteis.

Opções/Variações

- Amplitude/saturação: 0-100%.
- Carregador.
- Comprimento de ondas: 660 (vermelha)-950 (infravermelha).
- Desligamento automático.
- Frequência cardíaca: 18-300 batimentos por minuto.
- Gráfico de barras.
- Indicador de nível de bateria.
- Pilhas recarregáveis.
- Visor: *led* monocromático/colorido.

Panendoscópio

Panendoscópio: endoscópio flexível para observação, biópsia, terapêutica diatérmica e documentação, totalmente à prova d'água, com possibilidade de esterilização química ou em óxido de etileno ou similar, confeccionado com material apropriado ao procedimento, protegido com resina de qualidade, garantindo a resistência e a durabilidade, com sistema de ____________. Deve acompanhar os seguintes acessórios: duas pinças de biópsia fenestradas, uma escova de limpeza do canal, um adaptador para limpeza do canal, um irrigador de todos os canais com seringa de 30 cc, uma tampa ETO (tampa de ventilação), um limpador de lentes, 10 válvulas de biópsia semidescartáveis sobressalentes, dois bocais, um lubrificante (óleo de silicone), três pontas distais, uma fonte de luz fria, um recipiente para água (Figura 87).

Opções/Variações

- Lâmpada halógena, fibra óptica.

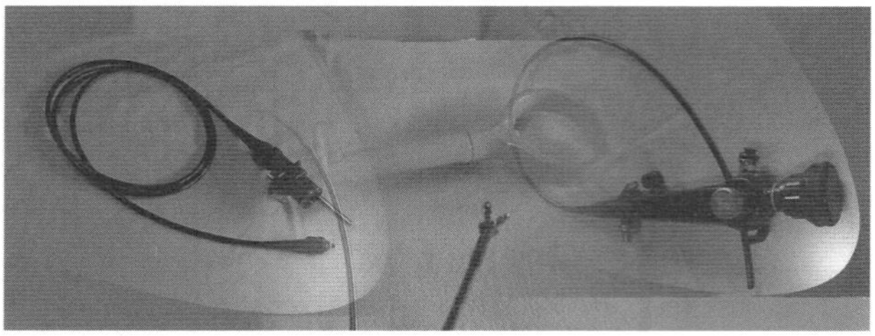

FIGURA 87 — Panendoscópio.

Processadora de filmes radiográficos

Processadora _______ para filmes radiológicos ou raios X médicos, em estrutura tipo ________, com fechamentos laterais e superior em _______ com tanque em aço inox, com controle eletrônico automático e função *stand-by*, independentes para cada função. Deve ter capacidade dos tanques de revelador, fixador e água de no mínimo _____ litros, com capacidade de produção de _____ segundos seco a seco, ______ filmes de ___x___ cm por hora e _____ filmes diversos por hora, numa velocidade de transporte de no mínimo _____ cm por segundo. Deve comportar filmes em folhas de ___x___cm até ____x____ cm. Deve possuir alimentação 220 V monofásica (ou corrente alternada 110/220), 60 Hz, juntamente com fio terra. Deve possuir sistema de agitação de revelador e fixador através de acionamento magnético com filtro no revelador ou sistema similar automatizado. Deve possuir sistema de proteção contra superaquecimento do revelador (Figura 88).

Opções/Variações (exemplo)

- Automática/manual.
- Bandeja para respingos.
- Capacidade litros revelador/fixador: 5, 6, 9, 12, 20...
- Circulação cascata.
- Controle audiovisual de entrada do filme, bloqueio de água e reacionamento por introdução do filme no alimentador.
- Controle eletrônico e função *stand-by.*
- Estrutura: aço inoxidável, duralumínio.
- Fechamento em fibra de vidro.
- Filmes de 10 x 10 a 35 x 43.
- Identificador eletrônico de radiografias.
- Monobloco.
- Regenerações automáticas ajustáveis.
- Relógio.
- Secador.
- Sistema de rodízios.

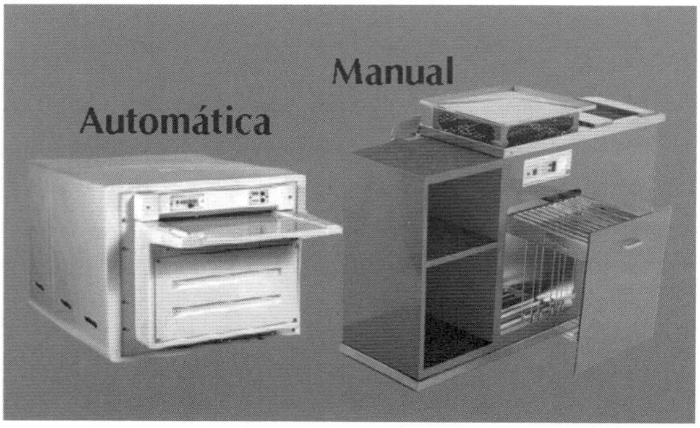

FIGURA 88 — Processadoras de filmes radiológicos.

- Sistema hidráulico completo.
- Velocidade transporte 1,4 cm/s.
- Velocidade: 120 segundos, 160 filmes de 24 x 30 cm/hora e 200 diversos/ hora.

Quadro balcânico

Quadro balcânico, do tipo universal, adaptável em qualquer tipo de cama, adulto ou infantil, construído em tubos redondos de 1 1/4" x 1", _______. Suportes com roldanas para tração, trapézio para acomodação do paciente (Figura 89).

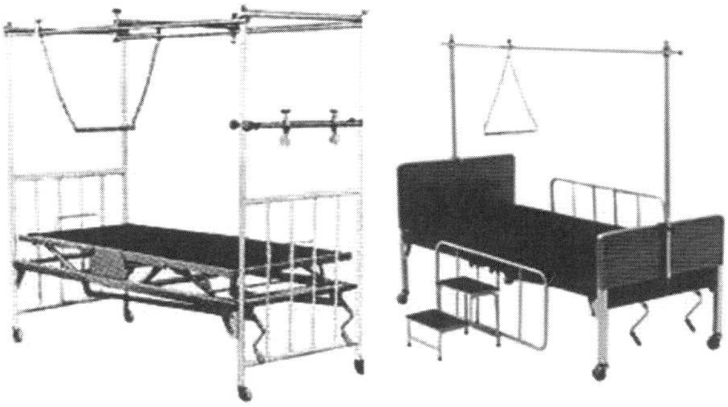

FIGURA 89 — Camas Fowler com quadros balcânicos.

Opções/Variações

- Acabamento: pintura eletrostática.
- Barra horizontal e, aço inox (exemplo medida: 25 x 25 x 1,2 mm).
- Confecção: aço inoxidável/cromado.
- Duas barras transversais.
- Suportes: aço inox/cromado.
- Trapézio.
- Tubos: 30 x 30 x 1,2 mm.

Respirador eletrônico

Dada a grande variedade de recursos de respiradores mecânicos eletrônicos (Figura 5.90), dispomos no descritivo as **opções** encontradas:

- Alimentação elétrica: 110 ou 220 V, 50/60 Hz com tomada de três pinos (com comutação automática).
- Assistência: adulto, pediátrico, neonato, obesidade mórbida.
- Bateria: 60 a 120 minutos, recarregável.
- Fonte: oxigênio e ou ar comprimido.
- Modalidades ventilatórias (controlada, assistida, pressão suporte, intermitente): VCV, PCV, PLV, PSV, A/C, SIMV, BIPAP (PSV), CPAP/PSV, DuoPAP, PCVA, PCV/SIMV, PSV/SIMV, assisto/controlado, ventilação volume; pressão em SIMV/CPAP/PEEP, bifásico com pressão suporte em dois níveis, ciclada a tempo e limitada a pressão, controlada a volume e regulada a pressão (PRVC) espontânea.
- *Auto-flow* (O_2 por 3 min).
- Controle de pressão.
- Fluxo inspiratório: 0-120 (180).

- Frequência respiratória (conforme neonato, pediátrico ou adulto): 1, 2, 5, 8 a 60, 80, 100, 120.
- Mecânica pulmonar com medição de:
  - capacidade vital lenta;
  - complacência pulmonar com representação gráfica;
  - medição de auto-PEEP.
- Oxigênio de 21 a 100%.
- Pausa expiratória.
- PEEP: 0 a 30, 35, 40, 45, 50 cmH_2O.
- Pressão de suporte: de 0 a 50, 70, 100 cmH_2O.
- Pressão inspiratória: de 0 a 70, 80, 100 cmH_2O.
- PSV: de 0-60 cmH_2O.
- Relação I:E de 1:9 a 4:1.
- SIMV FR 0,5 (1) a 60 (80) mov/min.
- *Stand-by* em desconexão: com ou sem retorno automático ao reconectar.
- Volume corrente 5, 10, 20 a 2.000, 2.500.
- Alarmes: alta pressão pico, alto e baixo FiO_2, apneia, baixa pressão pico, baixo volume-minuto, complacência volume residual, desconexão, FR, auto PEEP, queda de gases, queda de rede elétrica, relação I/E invertida, resistência, variação concentração inspiratória O_2 baixa/alta, ventilador inoperante, volume corrente alto/baixo, volume expirado e total.
- Monitoração: análise de FiO_2, frequência controlada, frequência respiratória total, média e base, pico de fluxo inspiratório, pressão de pico, tempo inspiratório, volume corrente expirado, volume-minuto.
- Acessórios: braço articulado, circuitos paciente adulto completos, estrutura do carro com rodas e travas em duas, cruzadas, mangueira para oxigênio e ar, nebulizador, pedestal, umidificador.
- Manual em língua portuguesa.
- Garantia, treinamento e assistência técnica de 2 anos.
- Normas Técnicas: IEC 60601-1, IEC 60601-1-2, IEC 60601-1-4, IEC 60601-2-12, ISO 7767, EN 794-1.

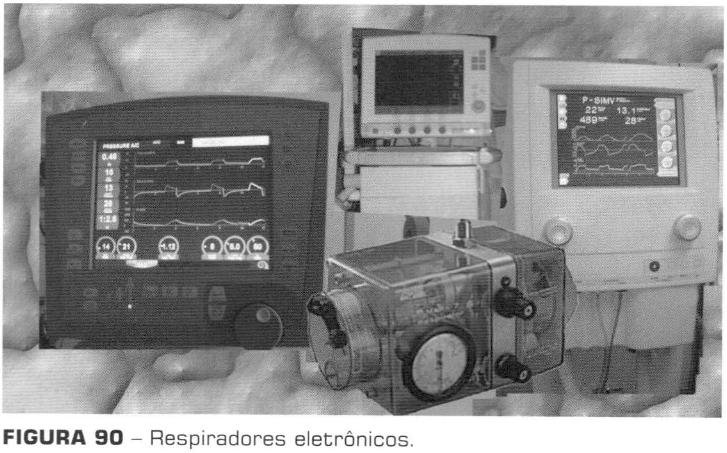

FIGURA 90 – Respiradores eletrônicos.

- **NBR IEC 60601-1-1**. Equipamento Eletromédico. Parte 1: Prescrições gerais para segurança. 1. Norma colateral: Prescrições de segurança para sistemas eletromédicos. Publicada 07/2004.
- **NBR IEC 60601-1-2**. Equipamento Eletromédico. Parte 1: Prescrições gerais para segurança. 1. Norma colateral: Compatibilidade eletromagnética – Prescrições e Ensaios. Publicada 10/1997.
- **NBR IEC 60601-1-4**. Equipamento Eletromédico. Parte 1: Prescrições gerais para segurança. 1. Norma colateral: Sistemas eletromédicos programáveis. Publicada 03/2004.
- **NBR IEC 60601-2-12**. Equipamento Eletromédico. Parte 2: Prescrições particulares para segurança de equipamento para ventilação em utilização médica. Ventiladores para cuidados críticos. Publicada 05/2004.
- **ISO 7767** de 1998 (ANSI/ASTM F 2173): *Oxygen Monitors for Monitoring Patient Breathing Mixtures - Safety Requirements.*
- **EN 794-1** de 1997 com emenda 1 A1/2000: Ensaios em Equipamentos de Ventilação Pulmonar (CE) Eletromédicos.

Serra elétrica para gesso

Serra elétrica para gesso, utilizada para procedimentos ortopédicos, com desempenho, resistência, durabilidade e conforto para o paciente. Dotada de motor elétrico, com capacidade de cerca de 350 watts, confeccionada em duralumínio ou similar, dotada de dispositivo para controle de vibração, permitindo uma rotação adequada para cada espessura de gesso. Lâmina construída em aço inox de primeira qualidade e com orifício central para encaixe em quatro posicionamentos, proporcionando a utilização da lâmina em sua totalidade. Deve apresentar as seguintes características aproximadas: motor elétrico; 110/220 volts; potência: 350 watts; dimensões aproximadas: 0,70 x 310 mm de comprimento (Figura 91).

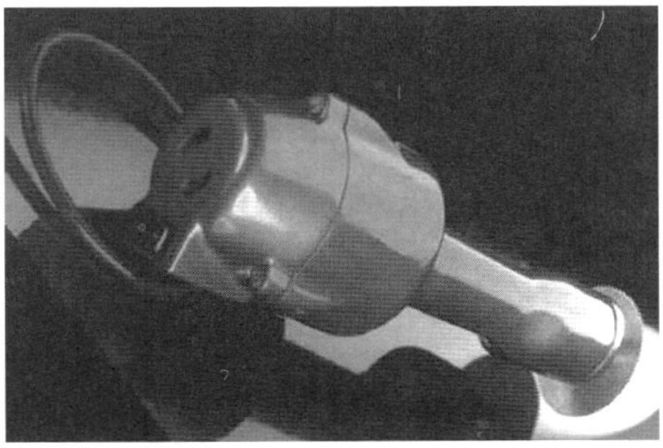

FIGURA 91 — Serra elétrica para gesso.

Suporte de Hamper

Suporte de Hamper, em estrutura construída em tubo redondo de ______, de aproximadamente _____ polegada de diâmetro. Tripé provido de rodas giratórias de aproximadamente 3 polegadas de diâmetro, com aro em polietileno. Acompanhado de um saco de lona resistente de primeira qualidade e com cadarço. Os tubos do tripé deverão ser unidos entre si, formando um "Y". Dimensões aproximadas de 50 cm de diâmetro e 80 cm de altura (Figura 92).

Opções/Variações

- Confecção: aço inoxidável ou cromado.
- Com tampa acionada por pedal.

- Pintura: eletrostática texturizada/epóxi/esmalte.
- Tubo (diâmetro): 7/8 a 1 polegada.

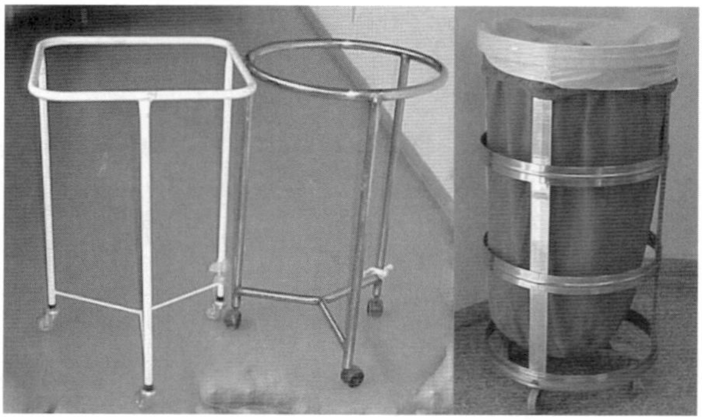

FIGURA 92 — Suportes de Hamper.

Suporte de soro

Suporte de soro construído em tubo redondo de aço inox, que permita acoplar, ao mesmo, material e/ou medicamento médico-hospitalar, com segurança e equilíbrio. Base construída em _____ em forma _____________. Coluna receptora de haste em tubo de aço inoxidável, redondo, aproximadamente 2 polegadas de diâmetro, com anel para evitar amassamento e desgaste da haste e com anel de regulagem de altura, acabamento polido. Haste em tubo de aço inoxidável redondo, acabamento polido e quatro ganchos ________. Pintura da base em ____________, com tratamento prévio antiferruginoso. Dimensões aproximadas: altura de ___ m a ___ m (Figura 93).

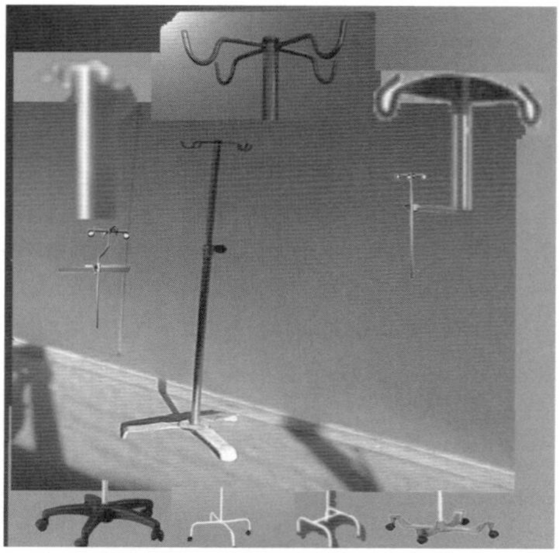

FIGURA 93 — Suportes de soro.

Opções/Variações

- Altura (mínima-máxima): 1,50 a 2,40 m.
- Base: em (X), com quatro rodas tipo bola, com freio em duas delas; em tripé em arco; com rodízios, cobertos.
- Ganchos: laterais equidistantes em (X) ou distribuídos em alturas diferentes na haste.
- Pintura: eletrostática texturizada/epóxi/esmalte.
- Suporte de soro de parede, com suporte para fixação, com quatro ganchos, haste em tubo de ¾ polegadas, com cerca de 1,00 m comprimento e giro de 180 graus.

Suporte para coletor de material pérfuro-cortante

Suporte com medidas universais para coletores para material pérfuro-cortante com capacidade total de 13 litros, e capacidade útil de aproximadamente 9 litros. O suporte deve comportar coletores com medidas de até 27 cm de largura x 23 cm de profundidade, aproximadamente, em material próprio, resistente, rígido, confeccionado de forma a possibilitar fixação funcional (Figura 94).

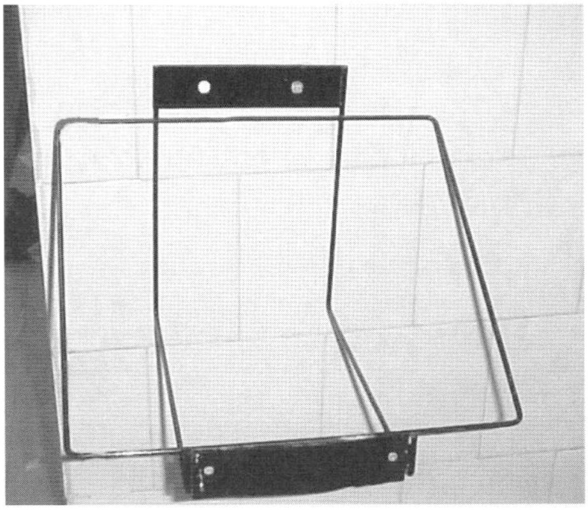

FIGURA 94 — Suporte para coletor de material pérfuro-cortante.

Opções/Variações

- Capacidade total de litros de 1,5 a 20 litros.

Teste ergométrico – equipamento

Sistema de teste ergométrico cardíaco, permitindo aquisição simultânea com 12 derivações, apresentando resolução digital, com saídas para comunicações interna e externas através de periféricos. Sistema de análise automática dos segmentos e todas as arritmias, apresentando dados em repouso, exercício e recuperação. Com saída de sinal analógico de eletrocardiograma e sincronismo de ondas QRS. Sistema de velocidade de 0 a 18 km/h. Sistema de inclinação ajustável de 0 a 26% com motor de 3 hp. Sistema de emergência com parada imediata. Com interface *serial* para ser comandada através de sistema de ergometria computadorizada, esteira com cerca de 0,50 x 1,80 m, capacidade de no mínimo ____ kg. Alimentação 110/220 V automática, amostragem 1.000 Hz (Figura 95).

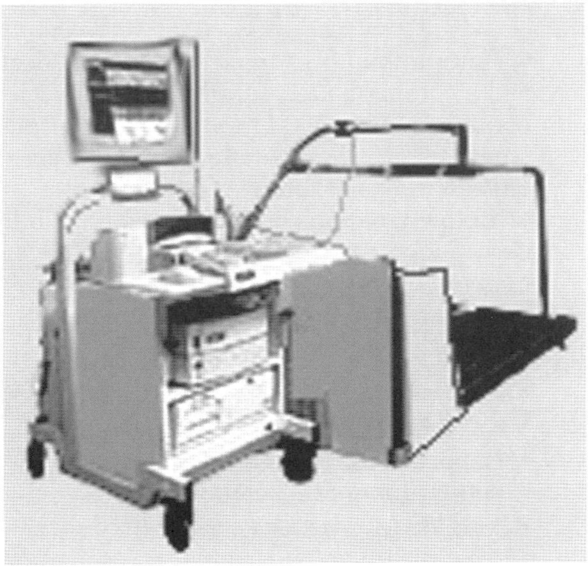

FIGURA 95 — Equipamento para teste ergométrico.

Opções/Variações

- Capacidade: 100-250 kg.
- Impressora: pb/*color*.
- Interface *serial*.
- Microcomputador.
- Monitor (polegadas) 14-20.
- *Rack* para operação do sistema.
- *Software*.

Tricotomizador cirúrgico elétrico

Tricotomizador cirúrgico confeccionado em material plástico resistente, metal ou similar, que permita limpeza fácil e manuseio simples, potente para remoção de pelos espessos e que permita a remoção também de pelos mais finos, que não prejudique a pele e preserve a integridade da mesma, com acionamento por rede elétrica (110 V) e/ou bateria, e possibilite lâminas descartáveis próprias. Deve vir com cabo de força próprio (Figura 96).

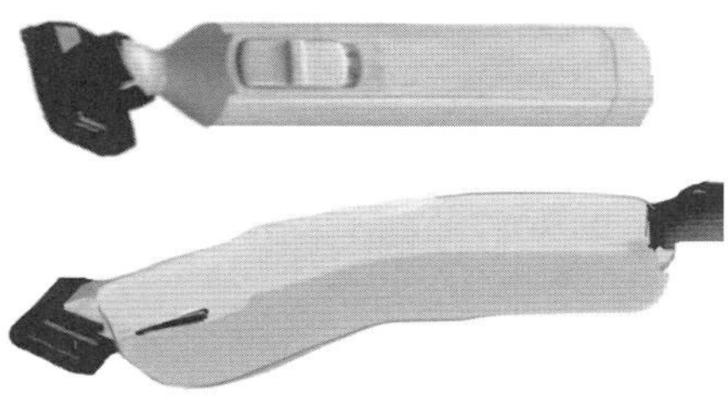

FIGURA 96 — Tricotomizadores cirúrgicos elétricos.

Vazador/puncionador de biópsia cutânea

Instrumento cirúrgico tipo *punch* dermatológico — com função de vazador, puncionador, furador ou tipo saca-bocado — para biópsia cutânea e pequenas cirurgias dermatológicas, forma cônica, com cabo confeccionado em ___________ ou material similar em resistência e qualidade, com ponta em aço inox em lâmina circular, com orifício em região central, na medida de ____mm, que permita retirada de material em região superficial ou mais profunda da pele, para exames e/ou biópsias (Figura 97).

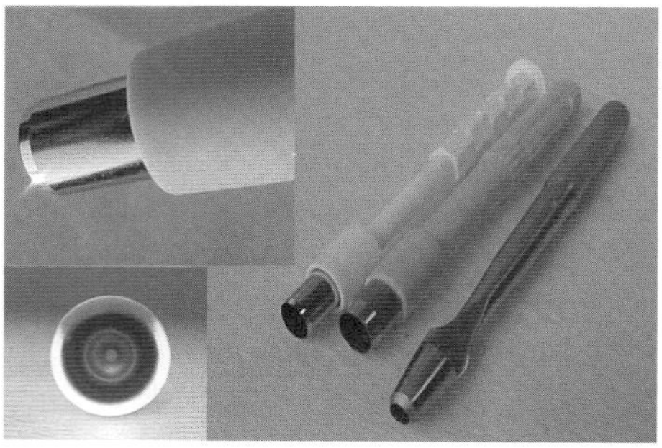

FIGURA 97 — Vazadores/puncionadores de biópsia cutânea.

Opções/Variações

- Cabo: aço inox (reusável, esterilização)/polímero (descartável).
- Medida (mm): 2, 3, 4, 5, 6 e 8.

Venoscópio

Instrumento localizador de veia (venoscópio), composto de uma unidade geradora para fonte luminosa, e outra, o localizador propriamente dito, com fonte luminosa controlada por botão com 3 posições, com 2 sensores luminosos dispostos em saliências com proteção e isolamento térmico, passíveis de deslizamento por sobre a pele, com a finalidade de localização de rede venosa através de visualização. Deve conter luz auxiliar no centro, entre os dois sensores. Deve acompanhar fonte para recarga em rede elétrica, 110 V (Figura 98).

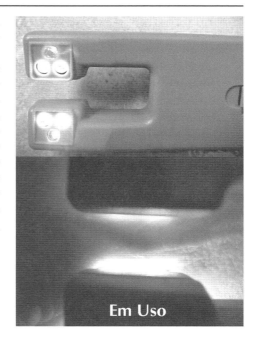

FIGURA 98 — Venoscópio.

Ventilômetro

Ventilômetro confeccionado em ______, ou similar em resistência, durabilidade e qualidade, constituído de ______ graduado, com escala nítida e de caráter permanente, com conexões adequadas para comunicação com respiradores mecânicos e mensuração precisa de, no mínimo, o volume-minuto e o volume corrente de ar expirado, confeccionados nas medidas padrões para terminações de circuitos respiratórios, em material resistente, que permita limpeza pelos métodos usuais de desinfecção e esterilização. Deve apresentar seletores e escalas para leituras distintas para o ponteiro indicador principal e para o(s) complementar(es) (Figura 99).

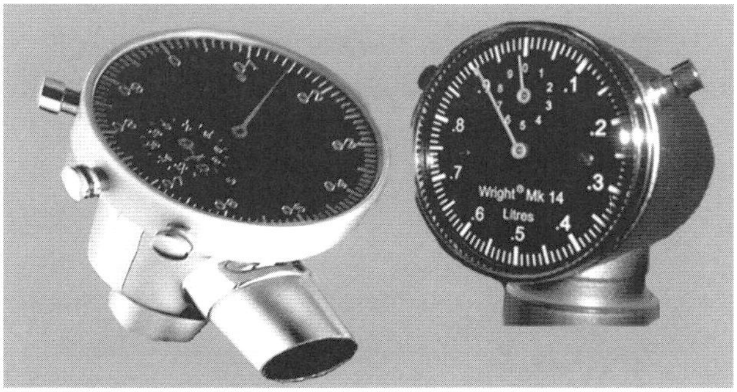

FIGURA 99 — Ventilômetros.

Opções/Variações

- Confecção: aço inoxidável/alumínio.
- Faixa mínima indicador principal: 0-100 litros.
- Faixa mínima indicador complementar: 0-1 litro.
- Tipo: analógico (aneroide)/eletrônico.

Vibrolipoaspirador

Vibrolipoaspirador, aparelho de lipoaspiração por vibrolipossucção, pneumático, com movimentos longitudinais e laterais da cânula para remoção uniforme e menos agressiva de gordura localizada. Com trava de segurança para tecidos mais resistentes que a gordura, reduzindo o risco de perfuração. Com movimentos de 2 mm em velocidade de cerca de 4.000 ciclos por minuto. Deve possuir sistema de aspiração, carrinho de suporte, com rodízios, e empunhadura para transporte, com frascos coletores graduados em material inquebrável. Deve ser acompanhado por: manopla pneumática (peça de mão), unidade de controle de velocidade, acoplamentos para motor e cânula, cânulas em aço inoxidável, 1 (uma) chave combinada de 8,0 mm, pedal de acionamento e silenciador (Figura 100).

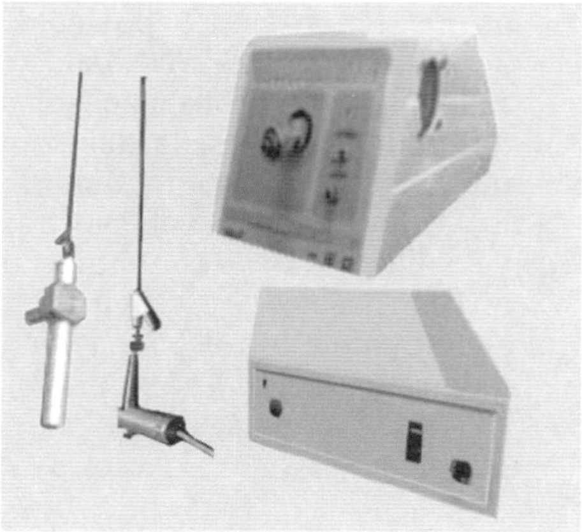

FIGURA 100 — Vibrolipoaspiradores.

Opções/Variações

- Chave em "T" para limpeza.
- Conjuntos de tubos de PVC esterilizados para propulsão automática.
- Empunhadura: reta/ortogonal.
- Escova para limpeza de cânulas.
- Escova para limpeza do aparelho.
- Maleta de transporte.
- Óleo lubrificante.
- Regulador de posto com conexão apropriada ao equipamento.
- Tubo de *nylon* para ar pneumático.
- Tubo de silicone para aspiração de gordura 115/58 mm.

Capítulo 4

Materiais de Consumo Técnico Hospitalar

Os materiais considerados de consumo são os que se constituem em uso efetivo no cotidiano da Unidade Hospitalar, variando seu tempo de consumo conforme o tipo de material: se reusável, se descartável, se específico a um setor, se básico a todas as Unidades etc. Portanto, consideramos duas variáveis para classificá-los de forma mais simples para sua localização: segundo sua espécie (tipo e/ou finalidade – que denominamos de "famílias" e segundo sua terminologia técnica). Além disso, consideramos uma terceira variável, que, quando cabível, abrange sinônimos ou denominações do vulgo no cotidiano, por caracterização de marca (como, p. ex., o uso de "gilete" para denominar a lâmina de barbear, ou "modess" para denominar absorvente higiênico) ou pelo tipo de uso, decorrente da semântica utilizada em nosso ambiente hospitalar.

Estipulamos também uma correlação com o período previsto de consumo, considerando eventuais (EV) os que são repostos com menos frequência e os mensais (M), considerados estritamente básicos para o funcionamento de toda e qualquer Unidade Hospitalar, dadas as devidas proporções em conformidade com o tipo de atendimento e demais aspectos que delineiam o perfil da Instituição a se considerar.

Buscamos pesquisar as características básicas dos materiais, visando garantir a qualidade do produto e a segurança no procedimento, dentro do que o mercado oferece no momento atual. Oobservando a vertiginosa expansão da tecnologia que desponta a cada dia, será sempre importante que se atualizem os critérios de avaliação dos materiais. Quanto às opções de numeração, calibre, comprimento e outras pertinentes às dimensões e outras peculiaridades, estão citadas as mais usuais, com uma margem de suas variações, sendo que em algumas especificações colocamos medidas-exemplo dentro do que normalmente utilizamos.

Alguns itens são peculiares para as Unidades que efetuam procedimentos bem específicos, que aqui foram dispostos para servir de referência quando se inicia um serviço, pois observamos a nossa dificuldade em obter informações.

Recomenda-se solicitar amostras sempre que possível, para verificar alterações nos produtos, pois muitos são modificados e não necessariamente adequados às qualidades. Além disso, exceto quando o proposto pelo fornecedor apresenta valor inexequível ao que foi solicitado em edital, que pode ser mero equívoco de digitação, a apresentação de amostragem confirma o proposto, não somente para avaliação da qualidade e verificação de conformidade ao pedido, como especialmente elimina erros graves de interpretação do descritivo pelo fornecedor. Quando surgem dúvidas de muitos, compreendemos que há necessidade de readequar o descritivo. Quando a discrepância for evidente, é fácil a identificação da ocorrência – mas quando mais próxima do custo real, só será possível verificar na vigência da entrega, que poderá comprometer o andamento de todo o processo. Já tivemos oferta de esponja de lavar louça em edital de esponja hemostática!

Assim, independentemente do produto, do fabricante, e até mesmo da marca, para se efetuar um bom controle de qualidade consideramos importante a avaliação prévia. Ressalto que alguns produtos sofrem mudanças apenas na embalagem, o que pode levar a um equívoco, pois muitas vezes memorizamos a associação de produto à sua embalagem, ou até mesmo às cores ou ao tipo de confecção – alterações que podem soar como diferença importante ou mesmo "apagar" ocorrências deletérias, quando, de fato, trata-se tão-somente de uma "maquilagem". Outros, porém, cônscios de sua responsabilidade de atuação, realmente investem no aprimoramento de seus produtos, não utilizando subterfúgios – ainda bem que são a maioria!

E dessa forma é na vida: observar os detalhes nos auxilia a aprimorar nosso discernimento e afinar nossa sensibilidade e percepção.

1. MATÉRIAS-PRIMAS E MEDIDAS

Muitos materiais de consumo técnico-hospitalar são confeccionados com matérias-primas básicas que, em densidades e configurações alteradas, são utilizadas em variados procedimentos, ou por sua própria constituição, ou pela reação que causam ou sofrem quando expostas a determinadas circunstâncias.

Souza & Elias (2006) referem que durante a evolução tecnológica, as matérias-primas foram sendo experimentadas para verificação da melhor seleção ao uso. Inicialmente, o vidro e a borracha, dentre os materiais disponíveis, foram considerados como atóxicos e pouco traumáticos ao sangue. Pesquisas indicaram a borracha de látex quando se necessitava de elasticidade (p. ex., para tubos flexíveis) e o alumínio como um metal leve e útil para a construção de partes sólidas fixas. Porém, o alumínio, como elemento para entrar em contato direto com o sangue, na formulação inicialmente usada, foi abandonado, pela sua toxicidade.

Formulações do aço inoxidável foram e ainda são utilizadas na confecção de muitos componentes reprocessáveis de circuitos externos e instrumentais. Com o progresso da química fina desenvolveram-se plásticos e polímeros orgânicos, especialmente o polietileno, o poliuretano, os metacrilatos, os policarbonatos, as resinas de epóxi e os silicones, que servem de base para a fabricação dos materiais usados nos equipamentos atuais[1].

Os autores ainda mencionam que diversos componentes para contato com o sangue devem ser construídos com bordas arredondadas ou boleadas, sem arestas vivas e sem recessos onde bolhas gasosas, grumos celulares ou fibrina

[1] Souza & Elias, 2006.

do sangue possam se acumular. Alguns materiais foram, empiricamente, considerados menos traumáticos e possuíam algumas propriedades em comum, como, por exemplo, elevada inércia química, ou seja, eram incapazes de reagir quimicamente com os componentes do sangue, apresentavam grande resistência à corrosão e elevado grau de impermeabilidade.

Para verificar a compatibilidade das matérias-primas na construção dos materiais a que se destinam, são necessários diversos métodos para testarem suas propriedades.

> *Os testes mecânicos e físicos avaliam a resistência dos materiais, a dureza, resistência à corrosão, durabilidade, estabilidade térmica, a natureza da superfície e suas cargas elétricas, flexibilidade e elasticidade, a porosidade e impermeabilidade, bem como a suscetibilidade à ação dos adesivos ou colas para a união de diferentes partes ou diferentes materiais. Com frequência diversas formulações de um mesmo material são estudadas, para verificar as características mais adequadas de cada formulação. A biocompatibilidade dos materiais é estudada pelo emprego de baterias de testes de natureza hematológica, biológica e física. Os métodos hematológicos visam estabelecer a existência e a extensão de alterações do sangue causadas pelo contato com o material. O retardo da coagulação do sangue não heparinizado, a liberação de hemoglobina das hemácias, a contagem das plaquetas e dos leucócitos, bem como o estudo das proteínas plasmáticas e dos fatores da coagulação, constituem os principais indicadores das alterações hematológicas. Os métodos biológicos visam estabelecer a existência e o grau de toxicidade dos materiais para os tecidos. Consistem no implante de fragmentos do material em animais de experimentação, e avaliação das reações locais e sistêmicas, eventualmente produzidas (Souza & Elias, 2006).*

Citamos a seguir algumas matérias-primas básicas no uso médico hospitalar, sendo Argentiére (2005) nossa principal fonte quanto às bases de confecções industriais:

1.1. **Abrasivos**

Produtos destinados a desgastar, a polir ou a ajustar as peças mediante o atrito. De acordo com sua origem, podem exibir diferentes graus de consolidação, com propriedades físicas e químicas diversas[2].

- *Abrasivos Naturais:* pedra esmeril (alumina e óxido de ferro), pedra pomes (regiões vulcânicas), trípole (substância silicosa derivada de fósseis), quartzo, grés, areia, sílex, cré, óxido de ferro e colcotar (calcinação do sulfato de ferro). O diamante é o abrasivo natural de maior dureza que se conhece.

[2] Argentiére, 2005.

- *Abrasivos Artificiais (sintéticos):* vidro moído (em forma de lixa), aço pulverizado, carborundo ou carbeto de silício (aquecimento de carvão e silício – resultante da combinação de carbono com silício, obtida pela fusão, em forno elétrico, de uma mistura de coque, silício e serragem). A alumina artificial (alundo, coríndon – óxido de alumínio) é produzida com a fusão da bauxita em fornos elétricos. Também há o carbeto e o nitreto de boro, abrasivos de dureza semelhante à do diamante, sendo que este último também é produzido artificialmente por processos que utilizam altas pressões e temperaturas. O carbeto de silício e a alumina sintética geralmente são empregados em vidro e metais e a alumina natural pulverizada é mais utilizada no polimento de lentes de instrumentos científicos, máquinas fotográficas e óculos[2,3].

1.2. ABS (*Acrylonitrile Butadiene Styrene*) – Terpolímero de Acrilonitrila Butadieno Estireno

Elevada processabilidade pela presença de estireno, boa resistência química pela presença da acrilonitrila e boa resistência mecânica (flexibilidade e impacto) do elastômero butadieno. Possuem elevado brilho superficial (existem formulações foscas) e opacidade (existem formulações transparentes). É passível de cromação e de formulações antichama e anti-UV, com facilidade de pigmentação. Suas propriedades básicas englobam bons níveis de resistência ao impacto, à tração e resistência química, com baixa absorção de umidade e de contração pós-moldagem[4].

Os termoplásticos apresentam elevada resistência a impactos, melhor processamento e maior capacidade de adaptação a projetos de natureza complexa do que os termofixos. O ABS possui estabilidade dimensional, pois, embora muito aderente e com alta coesão, é duro e rígido, possuindo resistência química aceitável, baixo índice de absorção de água, alta resistência à abrasão e capacidade para galvanização[5]. A produção de 1 kg de ABS equivale a 2 kg de óleo em matérias-primas e energia; porém, possui a vantagem de ser reciclável. Assim, oferece um bom equilíbrio entre resistência à tração, ao impacto e à abrasão, dureza superficial, rigidez, resistência ao calor, propriedades em baixa temperatura, resistência química e características elétricas. Normalmente a peça pode ser curvada além de seu limite de elasticidade sem se romper, apesar de poder enfraquecer por fadiga. As características de impacto das resinas ABS são excepcionais à temperatura ambiente e em determinados tipos de resinas, mesmo à temperatura de – 40ºC[6].

---

[3] Wikipedia, 2008.
[4] Le Roi, 2008.
[5] A galvanoplastia é um tratamento de superfície que consiste em depositar um metal sobre um substrato (metálico ou não), através da redução química ou eletrolítica para proteção, melhor condutividade e melhor capacitação para se soldar sobre a superfície tratada. A *galvanização* ou *eletroformação* é todo processo eletrolítico que consiste em revestir superfícies de peças metálicas com outros metais, mais nobres. Este revestimento é feito, geralmente, para proteger a peça da corrosão e/ou como acabamento estético/decorativo (Wikipedia, 2008).
[6] Wikipedia, 2008.

1.3. Acetato de Celulose

Acetilcelulose, massa amorfa, córnea, solúvel em clorofórmio, anilina, ácido acético puro e benzeno fervente. É obtido desengordurando-se o algodão em rama com ácido acético glacial, em presença de cloreto de zinco e de anidrido acético[7]. É um éster produzido pela reação da celulose, extraída e purificada da polpa de madeira, com anidrido acético e ácido acético, na presença de ácido sulfúrico (catalisador). O produto da reação é hidrolisado para remover o ácido sulfúrico e grupos de sulfato e acetato, até adquirir as propriedades desejadas (geralmente com dois radicais acetato para cada unidade fundamental de celulose). É utilizado na indústria têxtil como celanese e já foi muito utilizado em filmes fotográficos, mas está sendo substituído pelo *nylon*, pois o tempo o oxida e libera o ácido acético, prejudicando o filme. Também utilizado para produção de filtros de grande absorção, como os de cigarro, além de incluir lingeries, vestuários, forros, tapetes, guarda-chuvas etc. Sua vantagem é sua solubilidade em acetona e termoplasticidade, assim como é hipoalergênico, resistente a mofo e pode ser lavado a seco[8].

1.4. Aço Comum

Liga de ferro-carbono que contém menos que 2,11% de carbono (de 0,6 a 1,5%), além de elementos residuais inerentes aos processos de fabricação. Obtém-se o aço fundido do minério de ferro encontrado na natureza (óxido de ferro) na presença de carvão (carbono), através de energia térmica. O produto deste processo tende a retornar ao seu estado original, de menor energia, através da oxidação (corrosão), sendo necessária a utilização de processos alternativos de proteção, como pinturas, esmaltes.

1.5. Aço Inoxidável

Família de aços que contém no mínimo 11% de cromo, que garante elevada resistência à oxidação. O cromo, disperso em todo o material de forma homogênea, em contato com o oxigênio do ar, forma uma fina camada de óxido na superfície do aço, contínua e resistente, fazendo assim uma proteção química natural. Essa resistência aumenta na proporção de cromo adicionada. Também são adicionados outros elementos que elevam a resistência, como o níquel, o molibdênio, o vanádio, o tungstênio etc. Isto favorece a múltiplas aplicações do aço inox, e a seleção correta do tipo de aço inox e de seu acabamento de superfície é que irá garantir uma vida útil longa. O aço inox é muito bem aceito em ambientes onde são exigidas condições higiênicas rigorosas, por seu baixo índice de retenção de partículas, por não se tornar quebradiço em temperaturas criogênicas, nem oxidar ou escamar em temperaturas elevadas. Além da alta resistência a impactos e abrasão, possui baixa condutividade térmica e elétrica, e é isento de magnetismo – graus austeníticos (Quadro 1).

[7] Argentiére, 2005.
[8] Wikipedia, 2008.

Quadro 1 – Aços Inoxidáveis com Aplicações Hospitalares9				
ABNT	**DIN**	**Composição**	**Características**	**Aplicações**
304 Austenítico	1.4301	18Cr – 8Ni	Excelente resistência à corrosão, conformabilidade e soldabilidade	Equipamentos
304L Austenítico	1.4306	18Cr – 9Ni Baixo carbono (0,030% máx.)	Resistência à corrosão intergranular, adequado para aplicações que não permitam tratamento térmico após a soldagem	Instrumentos e equipamentos
316 Austenítico	1.4401	18Cr – 12Ni (2,5Mo)	Melhor resistência à corrosão que o 304, em meios que contêm cloretos	Instrumentos e equipamentos
316L Austenítico	1.4404	18Cr – 12Ni (2,5 Mo) Baixo carbono (0,030% máx.)	Resistência à corrosão intergranular, adequado para aplicações que não permitam tratamento térmico após a soldagem	Instrumentos e equipamentos
420 Martensítico	1.4028	12 Cr	Aço inoxidável temperável por tratamento térmico, para aplicações onde é exigida uma elevada dureza	Instrumentos com lâminas de corte

1.6. Aldeído

CH3CHO – Aldeído comum, também denominado aldeído acético, etilaldeído ou aldeído etílico, é obtido oxidando o álcool etílico pelo ácido sulfúrico e o dicromato de potássio, destilando em seguida o produto formado. Líquido incolor, volátil, inflamável, de cheiro etéreo sufocante. Ferve a 21°C e possui densidade de 0,801. Possui reação neutra, mistura-se com água, com álcool e éter sulfúrico. Oxida ao contato com o ar na presença de água, transformando-se em ácido acético. Atua como antisséptico e, nas artes em geral, é empregado como desoxidante. O formol é o aldeído metílico. O aldeído fórmico polimerizado ou paraformol, ou formol sólido, ou até mesmo denominado de trioxano simétrico, é obtido pelo aquecimento da solução aquosa de formaldeído ou formalina, resultando em uma substância cristalina, insolúvel em água e que possui as propriedades do formol. E o aldeído benzoico, denominado também de essência artificial de amêndoas amargas, obtido pela destilação de amêndoas amargas, com purificação posterior do ácido clorídrico contido por destilação em presença da cal, é utilizado em perfumaria e como matéria básica para fabricação de cores verdes brilhantes[10].

[9] Fonte: Acesita, 2006.
[10] Argentiére, 2005.

1.7. Alginato

Sal do ácido algínico, extraído de algas marinhas, que se julga ser um polímero do ácido d-manurônico. Alguns desses sais formam sóis viscosos na água e podem, depois, reagir com compostos de cálcio, originando um gel elástico e insolúvel. O alginato de sódio é o sal sódico do ácido algínico, constituindo-se em uma substância gelatinosa, que se dissolve em água fria e forma uma mucilagem.

> *O alginato de cálcio é um polissacarídeo composto de cálcio, derivado de algumas algas. Realiza a hemostasia, a absorção de líquidos, a imobilização e retenção das bactérias na trama das fibras. Este tipo de tratamento pode ser encontrado com sódio em sua composição. Este tipo de curativo tem propriedade desbridante. Antes do uso, é seco e, quando as fibras de alginato entram em contato com o meio líquido, realizam uma troca iônica entre os íons cálcio do curativo e os íons de sódio da úlcera, transformando as fibras de alginato em um gel suave, fibrinoso, não aderente, que mantém o meio úmido ideal para o desenvolvimento da cicatrização (Brasil, 2002).*

1.8. Alumínio

Metal leve, branco prateado, relativamente estável, formando ligas facilmente. É encontrado em abundância na natureza, às vezes combinado com sílica e outros óxidos metálicos. É fosco, devido à fina camada de oxidação que se forma rapidamente quando exposto ao ar, que funciona como camada protetora e confere-lhe excelente resistência à corrosão e durabilidade. Solúvel em ácidos e álcalis, quando exposto ao ar, reveste-se de óxido, uma camada compacta e aderente, que preserva o metal da ação do ar, ainda que úmido. (Al = peso atômico 26.9815). É muito leve, tenaz, dúctil e maleável, podendo estender-se em lâminas tão delgadas quando as da prata e do ouro, e é bom condutor de eletricidade. Não é tóxico como metal, não magnético e não cria faíscas quando exposto ao atrito[11]. O alumínio participa de várias ligas, como no bronze de alumínio (liga de cobre e alumínio) e no *magnálio* (liga de magnésio e alumínio), muito sólido e leve, empregado na construção de equipamentos científicos[12]. Em relação ao uso de recipientes de alumínio, não se têm encontrado problemas de saúde, exceto algumas pessoas que manifestam alergia, sofrendo dermatites ao seu contato e desordens digestivas ao ingerir alimentos cozidos em recipientes de alumínio. Porém, está inclusive relacionado com o consumo de antiácidos e antitranspirantes que contêm este elemento[13].

A descoberta do *alumínio transparente* tornou-se realidade, na previsão do filme de ficção Star Trek 4 (Jornada nas Estrelas 4) e é conhecido na indústria como *alontm*, que se trata de um oxinitrato policristalino de alumínio, ou seja,

[11] Wikipedia, 2008.
[12] Argentiére, 2005.
[13] Wikipedia, 2008.

uma cerâmica transparente cristalizada sobre átomos de alumínio. Apesar de ser de fato uma cerâmica, é mais resistente, leve e fino que o vidro blindado, com desenvolvimento pelo exército americano para a construção de janelas em veículos blindados. Já utilizado em leitores de código de barras por seu alto índice de transparência para luz visível e ultravioleta. Outras aplicações previstas incluem latas de cerveja e refrigerante em 20 ou 30 anos. Ainda com um método de produção caro, 5 vezes mais caro que o vidro blindado, pode beneficiar sobremaneira a indústria, lembrando que o alumínio já foi considerado metal nobre devido ao alto custo de fabricação e hoje é um material muito barato[14].

1.9. Diamante

Carbono puro, cristalizado em sistema regular, dureza 10, densidade 3,5, com índice de reflexão de 2,42. É muito refringente, característica que, unida a sua dureza e escassez, determina valor máximo como pedra preciosa. O diamante artificial era obtido dissolvendo-se carbono puríssimo de açúcar em ferro fundido e procedendo ao resfriamento instantâneo do último elemento, o que gerava pressões gigantescas no interior da massa para obter a cristalização do diamante. Com a dissolução do ferro em ácido clorídrico, obtiveram-se alguns diamantes. Esse método, atualmente com algumas modificações, é efetuado para obtenção de diamantes industriais[15].

É considerado o mineral mais duro atualmente conhecido, significando que não pode ser riscado por nenhum outro mineral ou substância que possua uma dureza inferior a 10. Sendo carbono puro, arde quando exposto à chama e transforma-se em dióxido de carbono. É solúvel em diversos ácidos e infusíveis, exceto em altas pressões. Ao contrário do "ditado", diamantes não são eternos, pois o carbono definha com o tempo – porém, duram mais que qualquer pessoa. Seu interesse foca-se no valor como gemas, mas os cristais possuem ainda maior importância como ferramentas industriais.

Suas variações negras e microcristalinas, com pouco valor comercial, são utilizadas como abrasivos de elevada qualidade ou como instrumentos de talha ou de perfuração para materiais de dureza elevada. Seu pó é utilizado para polimento de aço e outras ligas. Atualmente há possibilidade de proceder à síntese de diamantes, submetendo o grafite a pressões elevadas, contudo as dimensões são demasiadamente reduzidas para serem comercializados como gemas[16].

1.10. Elgiloy

Liga metálica composta de ferro, cobalto, molibdênio, nióbio, níquel, cobre, titânio e tungstênio, não alergênica, não causa artefatos de imagem em tomografia computadorizada, nem em ressonância magnética. Com aparência e propriedades mecânicas semelhantes às do aço inoxidável, a diferença está no seu rápido "endurecimento por trabalho mecânico (encru-

[14] Wikipedia, 2008.
[15] Argentiére, 2005.
[16] Wikipedia, 2008.

amento) e no comportamento sob tratamento térmico. Isto produz maiores alterações no comportamento elástico, resultando em maior resistência à fadiga e distorção, um maior limite de elasticidade e resiliência mais alta nas ligas de cobalto-cromo do que nas de aço inoxidável. Como vantagem em relação ao aço inoxidável, esta liga apresenta propriedades físicas superiores, maior resistência à fadiga e distorção e aplicação mais adequada como mola resiliente. Podem ser polidas eletroliticamente, facilmente soldadas e facilmente tratadas termicamente para remover tensões internas e aumentar o desempenho da mola"[17].

1.11. **Gesso**

Obtido pela calcinação em cerca de 120° de gipsita (pedra de gesso), de forma que a desidratação fique incompleta e forme-se assim o hemi-hidrato ($2CaSO4H2O$), que, amassado com água, endurece rapidamente (de 8 a 10 minutos) porque se combina com esta, recompondo a gipsita. O gesso calcinado, também denominado sulfato de cálcio ($CaSO4$), é obtido pela calcinação do sulfato natural ou gesso e, quando cristalizado, é um mineral brando, pouco solúvel em água, com densidade entre 2,32 e 2,33. Quando semi-hidratado, possui densidade de aproximadamente 2,7 e é mais solúvel na água que o gesso comum[18]. Frequentemente utilizado em Ortopedia, é criticado por alguns, que o consideram possível potenciador no desenvolvimento de microrganismos. No Brasil, tem como um grande centro de exploração o município de Grajaú, no Estado do Maranhão, considerado um dos maiores produtores de gesso e derivados do mundo. O pólo gesseiro do Araripe Pernambucano tem uma reserva estimada de 1,22 bilhão de toneladas de gipsita. Essa está entre as mais expressivas do mundo e é a maior já medida no Brasil[19].

1.12. **Látex**

Secreção láctea geralmente esbranquiçada, de certas plantas e árvores, como a papoula e a seringueira, quando seus caules são feridos e que funciona, uma vez consolidada com a oxidação, como cicatrizante do tecido lesado. Muito utilizado industrialmente para confecção de luvas e drenos cirúrgicos, pode causar processos alérgicos de intensidade variável. A borracha e a guta-percha são produtos comerciais do látex. Em sua composição, possui em média 35% de hidrocarbonetos[20], destacando-se o 2-metil-1,3-butadieno 1,3 (C_5H_8), comercialmente conhecido como isopreno, o monômero[21] da borracha. O látex é uma dispersão coloidal estável de uma substância polimérica em um meio aquoso. O látex é praticamente neutro, com pH 7,0 a 7,2, mas quan-

---

[17] Ferreira, 2005.
[18] Argentiére, 2005.
[19] Wikipedia, 2008.
[20] Hidrocarbonetos naturais são compostos químicos constituídos por átomos de carbono (C) e de hidrogénio (H), aos quais se podem juntar átomos de oxigênio (O), azoto ou nitrogênio (N) e enxofre (S), dando origem a diferentes compostos de outros grupos funcionais.

do exposto ao ar por um período de 12 a 24 horas, o pH cai para 5,0 e sofre coagulação espontânea, formando o polímero que é a borracha, representada por $(C_5H_8)_n$, onde *n* é da ordem de 10.000 e apresenta massa molecular média de 600.000 a 950.000 g/mol[22].

1.13. **Nitinol**

Liga metálica de níquel e titânio introduzida em princípios da década de 1960, pelo engenheiro metalúrgico William F. Buehler. Tal nome foi dado para compor um acrônimo do laboratório onde foram desenvolvidas suas pesquisas e aos dois principais elementos da liga: ***Ni****ckel* ***Ti****tanium* ***N****aval* ***O****rdnance* ***L****aboratory*. Nitinol designa um conjunto de ligas de Ni (níquel) e Ti (titânio) que apresentam a propriedade de "efeito de memória de forma". Um objeto de nitinol na temperatura ambiente é fácil de entortar, porém, após uma aparente deformação, torna-se rígido e recupera a sua forma original quando aquecido acima de uma determinada temperatura. Trata-se de uma mudança de fase no estado sólido (austenita/martensita). As ligas de nitinol têm 48-60%Ni e o restante de Ti. O nitinol é um material que tem excelente biocompatibilidade, ou seja, compatibilidade com tecidos orgânicos. Por isso vem sendo largamente empregado em material biomédico, como *stents*, cateteres, implantes ortopédicos, aparelhos ortodônticos etc. A propriedade do efeito de memória de forma é irrelevante para este tipo de aplicação[23]. "Esta liga equiatômica de Ni e Ti em particular possui ótimas propriedades elétricas e mecânicas, alta resistência à corrosão e à fadiga, sendo estas iguais ou superiores às do aço inoxidável ABNT 316L e da liga de titânio ASTM F 136". Por apresentar excelente biocompatibilidade, cada vez mais é utilizado como biomaterial em diferentes aplicações da área da saúde, como fios ortodônticos, materiais ortopédicos, fios-guias, *stents*, filtros e componentes para a realização de cirurgias menos invasivas. As duas propriedades mais importantes do nitinol são: o efeito de memória de forma e a superelasticidade. Como é deformado em baixas temperaturas, permanece com o novo formato até que seja aquecido e, com isso, retornará espontaneamente a sua forma original[24].

[21] Monômero, do grego "mono" (um) e "meros" (parte), em química, é uma pequena molécula que pode se ligar a outros monômeros, formando moléculas maiores denominadas polímeros. Alguns exemplos de monômeros são os hidrocarbonetos, derivados do petróleo, tipo alcanos e alcenos. Os hidrocarbonetos, como o estireno e o etileno, ao reagirem em cadeia formam plásticos como o poliestireno e polietileno, respectivamente. Assim é denominada de polimerização esta reação em cadeira entre os monômeros, resultando no polímero. Outros exemplos são os monômeros naturais denominados aminoácidos, que se polimerizam formando as proteínas, bem como a glicose, que forma os polímeros amido, celulose e glicogênio. Neste último caso, trata-se de uma polimeração denominada de reação de desidratação ou condensação, devido à formação de água como um de seus subprodutos, onde um átomo de hidrogênio de um monômetro se combina com o grupo hidroxila (-OH) de outro, formando a água. As ligações que ficam livres de ambos se combinam, formando o polímero. Quando não há formação de água no processo de polimerização entre monômeros do mesmo tipo, como no caso do polietileno, a reação é denominada de polimerização de adição. Quando procede entre monômeros diferentes, como, por exemplo, entre o estireno e o eritreno (por adição ou condensação), é chamada de copolimerização. Dependendo do número de monômeros, os polímeros podem ser denominados de dímeros, trímeros, tetrâmeros. Porém, quando muito extenso, utiliza-se o prefixo "poli", como no caso do polietileno (Wikipedia, 2008).

[22] Wikipedia, 2008.

[23] Wikipedia, 2008.

1.14. *Nylon*

Estrutura filamentar ou em forma de fio. Constitui-se em fibras de proteínas sintéticas provenientes de derivados de carvão e alcatrão, obtidas a partir de monômetros de poliamida pura (monômetros 6 e 6,6). O náilon (ou *nylon*) foi a primeira fibra têxtil sintética produzida. É utilizado na confecção de fios de sutura, por ser um material inerte ao organismo e não apresentar reação inflamatória. É muito resistente e isto se deve por certa semelhança química entre o *nylon* e as proteínas. Os polímeros genericamente denominados de *nylon* são resultantes da polimerização de ácidos dicarboxílicos alternadamente com diaminas, enquanto as proteínas são polímeros de aminoácidos[25].

Várias são as histórias que explicam a etimologia da palavra. A mais famosa (ainda que não seja provada) conta que ele é assim chamado, pois a fábrica que inicialmente o produziu tinha sede tanto nos Estados Unidos (em New York) quanto na Inglaterra (em London). Os criadores dessa fibra, diante da necessidade de dar-lhe um nome, decidiram juntar as iniciais de New York, com as três primeiras letras de London, dando origem à palavra nylon. Outra possível explicação para o termo seria a de que durante a II Guerra Mundial os EUA usaram o tecido nos para-quedas. O nylon seria então uma abreviação de "Now you've lost, Old Nippon" (Wikipedia, 2008: US Patent 2,130,523 'Linear polyamides suitable for spinning into strong pliable fibers', U.S. Patent 2,130,947 'Diamine dicarboxylic acid salt' and U.S. Patent 2,130,948 'Synthetic fibers', all issued 20 September 1938).

1.15. Papel grau cirúrgico

Polpa de madeira quimicamente branqueada, isenta de furos, rasgos, rugas, manchas, substâncias tóxicas, corantes, odores desagradáveis quando úmido ou seco, não solta fibras ou felpas durante o uso normal, com porosidade controlada e alta barreira microbiana. Gramatura de 70 g/m^2, poros de 0,22 μm de diâmetro e porosidade de 15 segundos/100 cm^3 de ar. Indicado para uso como uma das faces da embalagem para esterilização em calor úmido e óxido de etileno (Especificação técnica por meio da NBR 12946/93).

As embalagens para esterilização, compostas por papel grau cirúrgico e filme plástico, cuja matéria-prima é papel de celulose alvejado e filme transparente de polietileno e polipropileno, são adequadas para artigos a serem processados por calor úmido, segundo norma regulamentada por NBR 12.946/93. Atendem aos requisitos desejáveis das embalagens, incluindo ausência de resíduos tóxicos sobre os materiais. Esta norma estabelece os índices de porosidade de 65 s (mínimo) e 105 s (máximo) para o papel grau cirúrgico, sendo de extrema importância, pois se refere aos aspectos de manutenção da esterilidade. Esta norma brasileira não contempla os parâmetros de gramatura, portan-

[24] Schaeffer & Michelon, 2006.
[25] Wikipedia, 2008.

to, utilizamo-nos das normas internacionais BS 6256 e DIN 58953/87, que definem o índice de 65 g/m² para gramatura do papel e 54 g/m² como gramatura mínima para o filme plástico (Graziano, 2001).

1.16. Platina

Metal branco prateado (Pt: 195.09), que ocorre em estado nativo ou ligado a outros metais, com densidade de aproximadamente 21.4. Funde-se apenas em temperaturas extremamente elevadas e é insolúvel em todos os ácidos, exceto no nitroclorídrico. A platina forma dois tipos de compostos: platinosos, nos quais é divalente, e platínicos, nos quais é tetravalente. Resistente à ação de reagentes, porém é suscetível a hidróxidos e peróxidos fundidos dos metais alcalinos e dissolvida pela água régia[26]. Usada na técnica dentária (fixação dos dentes) e em joalheria, bem como na fabricação de eletrodos (material anóxido: eletrodos não reativos em processos eletrolíticos), implantes ortopédicos, fabricação de instrumentos cirúrgicos, odontológicos e eletrotécnicos (contatos elétricos). Por sua resistência química e alto ponto de fusão (1.770°C), é utilizada em utensílios e aparelhos de laboratório (como cadinhos, fios para ensaios de chamas). Em forma porosa (esponja de platina) é catalisadora de hidrogenação e oxigenação, empregada em processos industriais[27].

1.17. Poliamida

O filme de poliamida é um laminado transparente composto por poliéster especial e polipropileno copolímero, com gramatura de 54 g/m². A poliamida em si é um tipo de polímero que contém conexos do tipo amido. Foi sintetizada primeiramente na DuPont[28], em 1928. De início começaram a ser utilizadas como sintéticas e posteriormente passaram para a manufatura de todo material plástico. Atualmente, a poliamida tem relação com a família de polímeros denominados poliamídicos, com produção a partir de quatro

[26] Argentiére, 2005.

[27] Wikipedia, 2008.

[28] A DuPont é uma companhia com mais de 200 anos de vida, uma das mais antigas do mundo. Sua origem data da concretização do sonho do químico francês, discípulo de Lavoisier, Eleuthère Irénée du Pont de Nemours, que imigrou para os Estados Unidos e lá fundou uma fábrica de pólvora negra, a Eleutherian Mills (Fábrica Eleutheriana), no estado de Delaware. Mais do que uma fábrica, E. I. du Pont inaugurou ali um jeito de encarar a ciência como um instrumento a serviço da sociedade. Junto com a fábrica, E. I. du Pont instituiu os princípios de atuação da companhia: as instalações contemplavam alojamentos para os empregados e suas famílias, além de um projeto arquitetônico inovador para isolar e conter explosões acidentais. A fábrica de pólvora transformou-se numa companhia de ciência, que, hoje, atua nos seguintes segmentos: Agricultura e Nutrição, Segurança e Proteção, Materiais de Alta *Performance*, Tecnologias de Cor e Revestimento e Tecnologias de Eletrônicos e Comunicação. Os produtos DuPont estão no cotidiano das pessoas e visam torná-lo mais simples, mais seguro e saudável. A DuPont está presente nas tintas que colorem os automóveis, nos produtos que auxiliam na proteção do cultivo, garantindo a produtividade e a abundância dos alimentos, na tecnologia de TVs e celulares cada vez mais modernos. A DuPont está presente no Brasil desde 1937, quando iniciou suas atividades com um escritório de importação e distribuição de produtos. Atualmente, atua nos segmentos agrícola, químico, petroquímico, automobilístico, gráfico e nas áreas de embalagens, polímeros industriais, eletrônica, construção, decoração, segurança, papel, celulose, produtos domésticos e biotecnologia, contribuindo com o potencial de crescimento do Brasil (DuPont, 2008).

elementos básicos, extraídos do petróleo (ou gás natural), do benzeno, do ar e da água (carbono de nitrogênio, oxigênio e hidrogênio). Estes elementos são combinados por processos químicos especiais, resultando em compostos conhecidos como ácido adípico, hexametileno diamina, caprolactona e outros, que, por sua vez, sofrem reações químicas e passam a constituir as macromoléculas que formam a poliamida. A diferença entre a poliamida e o *nylon* é que a primeira é o tipo de polímero usado na produção do fio e *nylon* é uma marca, hoje de domínio público, usada para os primeiros fios de poliamida. A diferença entre a poliamida 6 e a 6.6 é que são obtidas por processos químicos distintos. A poliamida 6.6 tem estrutura mais cristalina, permitindo melhores características de elasticidade e volume nos fios texturizados em relação à poliamida 6[29].

2. PLÁSTICOS

Material de elevado peso molecular, obtido através de processos químicos, com aspecto sólido em seu resultado final, que durante sua manufatura ou processamento apresenta condições de ser modelado, como, por exemplo, os acrílicos e o poliestireno. Diz-se matéria plástica aos materiais que se podem modelar por meio de pressão. São formados quando em estado brando, como também por composição de substâncias polimerizadas naturalmente ou artificialmente. Algumas matérias plásticas endurecem quando submetidas ao calor e à pressão, formando corpos insolúveis, que não mais se derretem. Outras se formam por meio de aquecimento e esfriamento sucessivos, mas não ficam infusíveis, pois podem ser modeladas novamente. As matérias plásticas normalmente são compostas de uma substância que lhe dá o corpo e outra que serve de liga[30] (Quadro 2).

Os plásticos que sofrem fusão sem decomposição são chamados de *termoplásticos*, ou seja, podem ser remoldados sucessivamente, sem perder suas propriedades e possuem cadeias poliméricas predominantemente lineares[31].

Os plásticos que sofrem decomposição por aquecimento, antes que se proceda à fusão, são chamados de *termoestáveis* ou *termofixos*, ou seja, não podem ser remoldados, pois durante sua moldagem ocorre uma reação química irreversível; desse modo apresentam melhor resistência à temperatura, estabilidade dimensional, resistência química e propriedades elétricas superiores à dos termoplásticos.

Os *elastômeros* apresentam grande elasticidade, constituindo as denominadas borrachas sintéticas[32]. Encontram-se em uma classe intermediária entre os termoplásticos e os termofixos, pois não são fusíveis, mas apresentam alta elasticidade. Possuem reciclagem complicada, pela incapacidade de fusão, e uma estrutura similar à do termofixo, com menor

[29] Wikipedia, 2008.
[30] Argentiére, 2005.
[31] Cúneo, 2006.
[32] Pelizan, 2007.

número de ligações, ou seja, como uma rede, mas com malhas mais largas que os termofixos[33].

Segundo Pelizan (2007), são considerados os mais comuns:

- acrílicos: polimetacrilato de metila (PMMA); poliacrilonitrilo (PAN); copolímeros do acrilonitrilo;
- álcool polivinílico (PVAL);
- alílicos;
- aminoplásticos: ureia-formaldeído (UF); melamina-formaldeído (MF); anilina-formaldeído (AF);
- celulósicos: nitrato de celulose (CN); acetato de celulose (CA); aceto-butirato de celulose (CAB); etil-celulose (EC);
- epoxídicos;
- éteres poliarílicos;
- fenólicos;
- fluorplásticos: politetrafluoretileno (PTFE); policlorotrifluoretileno (PCTFE);
- poliacetato de vinila (PVAC): resina ou látex;
- polialômeros;
- poliamidas (PA);
- polibuteno-1 (PBT);
- policarbonatos (PC);
- policloreto de vinila (PVC) e copolímeros;
- poliésteres: saturados; de ácidos não saturados; de álcoois não saturados;
- poliestirenos (PS);
- polietileno (PE);
- polifenilênicos: polióxido de fenileno (PPO) e polissulfeto de fenileno (PPS);
- poli-imidas;
- polimetilpenteno: poli-4-metilpenteno-1 (PMP);
- poliolefinas (resinas vinílicas);
- polioximetilênicos (acetais) (POM);
- polipropileno (PP);
- polissulfonas;
- poliuretanos: lineares (termoplásticos); termoestáveis;
- resinas de base poliolefínica: cloreto de polivinilideno (PVDC), poli-isobutileno (PIB), plivinil-butiral, ionômeros;
- silicones.

[33] Gorni, 2008.

Quadro 2 – Divisão das Macromoléculas ou Polímeros			
Elastômeros	Naturais Sintéticos Regenerados Semielaborados Termoplásticos		
Plastômeros	Termofixos	Fenólicos	Fenol-formol Cresol-formol Resorciono-formol
		Amínico	Ureia-formol Melamina-formol
		Epóxi	
		Poliéster insaturado	Ortoftálica Isoftálica Bisfenólica Éster-vinílica
	Termoplásticos	Olefínicos	PEBD PEMD PEAD PP
		Estirênicos	PS SAN ABS
		Poliamidas	P.A. 6 P.A. 6. 10 Outros
		Vinílicos	PVC PVA PVDC EVA
		Ionômeros	
		Acrílicos	
		Policarbonatos	
		Celulósicos	Nitrato de celulose Aceto-butirato de celulose Etil-celulose Acetato de celulose Carboximetil-celulose Propionato de celulose
		Acetais	
		Fluorplásticos	
		Poliéster	PET PBT
Biopolímeros	Proteínas Polissacarídeos		
Outros	Orgânicos	Asfalto, guta-percha etc.	
	Inorgânicos	Amianto, vidro etc.	

[34] Fonte: Pelizan, 2007.

3. POLÍMEROS

Produto formado pela reunião de muitas moléculas pequenas (monômeros). Um polímero pode ser constituído por unidades do mesmo monômero (polímero por adição) ou de monômeros diferentes (polímero de condensação). Esse processo é determinado de polimerização, que é a forma de isomerismo na qual duas ou mais moléculas de um composto simples reagem entre si, formando moléculas maiores, que possuem unidades estruturais repetidas do composto simples. O processo de polimerização é a reação que forma uma molécula complexa de peso molecular relativamente elevado, por meio da união de moléculas mais simples, semelhantes ou não[35]. Essa reação pode ou não envolver a eliminação de um subproduto, como, por exemplo, água ou amônia. Os polímeros utilizados no âmbito hospitalar geralmente pertencem a famílias de vinis e uretanos, com características de manufatura: rígidos, frágeis ou macios, flexíveis, elásticos. Esses polímeros podem ter suas propriedades unidas, permitindo que os polímeros se sobreponham. Estas junções podem ser alcançadas via aditivos como antioxidantes, estabilizadores ultravioleta, radiopacificadores, corantes, e reforçadas por finas partículas de enchimento ou fibras orientadas radialmente ou axialmente, e/ou por extrusão especial, infecção ou outro processo de moldagem e infinitas outras combinações (Quadro 3).

Alguns deles são descritos a seguir.

3.1. Acrílico

Grupo de substâncias termoplásticas sintéticas, preparadas pela reação e polimerização de cianeto de potássio, acetona, álcool metílico e um ácido: metacrilato de metila. Assemelha-se ao vidro límpido, porém mais leve e permite a passagem de raios ultravioletas[36]. O acrílico (ou polimetil-metacrilato – PMMA), também chamado de vidro acrílico, é um termopolímero rígido e transparente, podendo ser considerado um dos polímeros com a qualidade de alta resistência e facilidade de adquirir formas. Trata-se de um polímero sintético, poli (metil-2-metilpropenoato), que surgiu em 1933 pela empresa alemã Rohm and Haas e foi popularizado por ter reciclagem econômica. Possui maior ponto de impacto que o vidro e não se desfragmenta[37].

3.2. Hitrel

Trata-se de um elastômero e um poliéster termoplástico em um mesmo produto, de marca registrada da DuPont, que o produz e o vende para a Toray-Dupont, no Japão. Assim, apresenta propriedades físico-químicas que se caracterizam pela flexibilidade das borrachas, a resistência mecânica dos plásticos de engenharia e a processabilidade dos termoplásticos. Pode ser processado por técnicas convencionais, como moldagem por injeção, extrusão, sopro, calandragem, moldagem rotacional e *casting*, o que é ideal para peças que requerem excelente resistência à fadiga por flexão e que trabalhem em uma

[35] Argentiére, 2005.
[36] Argentiére, 2005.
[37] Wikipedia, 2008.

larga faixa de temperatura. Extremamente resistente a rasgos, propagação de fissuras por flexão, *creep* e abrasão. Altamente resistente a hidrocarbonetos e muitos outros fluidos, retendo estas propriedades em temperaturas de –40°C a +110°C. Disponíveis em uma larga faixa de durezas – e 30 a 82 Shore D. Dentre as especialidades encontramos grades termoestabilizadas, autoextinguíveis e para moldagem por sopro. Estão disponíveis também concentrados de negro de fumo, de aditivos para proteção contra UV, de aditivos para aumentar a resistência à hidrólise, de estabilizantes térmicos e de retardantes de chama. Como tal produto possui uma fase cristal de PBT (*polybutylene terephthalate* – resina de politereftalato de butileno), tem maior ponto de fusão que qualquer outro PBT e excelente força mecânica e resistência térmica, química e à lubrificação, e maior moldabilidade. E o composto de poliéster provê sua flexibilidade em ampla variação de temperaturas, com elevada resistência à fadiga e alto poder de recuperação[38].

3.3. **Permalume**

Polímero de silicone biocompatível de marca registrada associada à *Boston Scientific*[39], trata-se de um composto não alergênico que forma uma membrana flexível e permeável, que serve de revestimento a endopróteses, não permitindo a invasão das mesmas por massas tumorais.

3.4. **Poliestireno (PS)**

Termoplástico límpido e leve, homopolímero, preparado pela polimerização do estireno e utilizado na fabricação de diversos artigos e chapas. É de fácil coloração e moldagem por calor, com elevada resistência aos álcalis e ácidos, baixo custo, baixa resistência a solventes orgânicos, calor e intempéries e baixa densidade e absorção de umidade[40]. Pode se apresentar de diversas formas[41]:

- resina cristal ou Standard: uso geral, amorfo, duro, com brilho, transparente e fácil coloração, elevado índice de refração. Usado para embalagens (copos e potes de alimentos), copos descartáveis e caixas de CD's e fitas cassetes;
- PS resistente ao calor: variante para peças de máquinas ou automóveis, gabinetes de rádios e TV, grades de ar condicionado, peças internas e externas de eletrodomésticos e aparelhos eletrônicos, circuladores de ar, ventiladores e exaustores[42];
- poliestireno expandido ou EPS (marca comercial Isopor®): espuma rígida obtida pela expansão da resina do poliestireno durante sua polimerização, com uso em isolação térmica e embalagens protetoras;

[38] Yasuharu, 2005.
[39] Ao final dos anos 1960, o cofundador John Abele adquiriu um interesse na Medi-tech, Inc., uma companhia voltada à pesquisa enfocada em alternativas de desenvolvimento para a cirurgia tradicional, que teve entre seus primeiros produtos uma família de cateteres dirigíveis, que foi introduzida em 1969 e utilizada em alguns procedimentos menos invasivos. As versões destes cateteres dirigíveis são utilizadas ainda hoje. Em 1979, Abele e Pete Nicholas formaram parceria na aquisição da Medi-tech e juntos formaram a *Boston Scientific Corporation* (Boston Scientific CO, 2008).
[40] Wikipedia, 2008.
[41] Montenegro et al., 1997.
[42] Wikipedia, 2008.

- poliestireno de alto impacto (HIPS): poliestireno modificado com 5 a 10% elastômeros (borracha) de polibutadieno, que possui aplicabilidade semelhante ao ABS no segmento de videocassete e componentes de refrigeradores, brinquedos e televisores.

3.5. Polivinilpirrolidona (PVP)

Polímero sintético de elevado peso molecular, também denominado povidona, formado pelas reações mútuas entre formaldeído, amônia, hidrogênio e acetileno – expansor do plasma e retarda a absorção de determinadas drogas aplicadas por via parenteral. É solúvel em água, com formação em cadeias múltiplas de vinilpirrolidonas. É capaz de interações intermoleculares mesmo em soluções diluídas, por serem mais fortes que as interações PVP-água através de ligações de hidrogênio (viscosidade newtoniana)[43]. Em pó absorve até 18% de seu peso em umidade do ar. Em solução apresenta excelentes propriedades de umidificação, formando películas (filmes), fazendo com que tenha uso como revestimento ou aditivo a revestimentos. Em sua forma de monômero é considerado carcinogênico e tóxico para a vida aquática; porém, como polímero (PVP) em estado puro é inócuo e, inclusive, empregado como expansor do plasma sanguíneo em traumatologia desde a metade do século XX[44].

3.6. Polietileno (PE)

Polímero plástico de cadeia longa, que contém centenas de unidades de etileno (gás incolor, CH_2:CH_2, utilizado como anestésico por inalação – como óxido etilínico – CO $(CH_2)_2O$ – gás incolor usado como fumigação, inseticida e esterilizante) por molécula. Uma configuração pura do plástico tem utilidade em processos cirúrgicos sob a forma de tubos flexíveis e de películas. Com propriedades termoplástica e encerada, com elevada resistência a solventes, pode apresentar-se em variadas densidade, as quais determinarão a resistência e a rigidez, e resistência a fraturas[45]. O polietileno de alta densidade (PEAD) é um termoplástico de alta resistência ao impacto, inclusive em baixas temperaturas e boa resistência a agentes químicos. É obtido pela polimerização do eteno pela suspensão em solvente, por solução, e por fase gasosa[46].

3.7. Poliuretano (PU)

Poliuretano é qualquer polímero que compreende uma cadeia de unidades orgânicas unidas por ligações uretânicas. É amplamente usado em espumas[47] rígidas e flexíveis, em elastômeros[48] duráveis e em adesivos de alto desem-

[43] Palermo et al., 2000.
[44] Wikipedia, 2008.
[45] Argentiére, 2005.
[46] Wikipedia, 2008.
[47] **Espuma** é o conjunto de bolhas que se formam na superfície de um líquido quando ele é agitado, movimentado, fermentado ou fervido. As bolhas são formadas por matéria gasosa que fica presa dentro de uma cápsula cuja parede é uma camada formada pelas moléculas do líquido (Wikipedia, 2008).
[48] **Elastômeros** são polímeros que, na temperatura ambiente, podem ser alongados até duas ou mais vezes seu comprimento e retornam rapidamente ao seu comprimento original ao se retirar a pressão. Possuem, portanto, a propriedade da elasticidade. Comumente são conhecidos como *borrachas* (Wikipedia, 2008).

penho, em selantes, em fibras, vedações, preservativos, carpetes e peças de plástico rígido. Mais de três quartos do consumo global de poliuretano são na forma de espumas, com os tipos flexível e rígido grosseiramente iguais quanto ao tamanho de mercado. Em ambos os casos, a espuma está por trás de outros materiais: as rígidas, no interior das paredes metálicas ou plásticas de refrigeradores e *freezers*, ou atrás de paredes de alvenaria, usadas como isolação térmica na construção civil; as flexíveis, por exemplo, dentro do estofamento dos móveis domésticos. O poliuretano pode ter uma variedade de densidades e durezas, que mudam de acordo com o tipo de monômero usado e de acordo com a adição ou não de substâncias modificadoras de propriedades. Os aditivos também podem melhorar a resistência à combustão, a estabilidade química, entre outras propriedades.

Surgem poliuretanos mais macios, elásticos e flexíveis quando segmentos de polietilenoglicol disfuncionais lineares, normalmente chamados de polióis poliéster, são usados nas ligações uretânicas. Esta estratégia é usada para se fazer fibras elastoméricas similares à *lycra* (elastano) e peças de borracha macia, assim como espuma de borracha. Produtos mais rígidos surgem com o uso de polióis polifuncionais, já que estes criam uma estrutura tridimensional emaranhada. Pode-se obter uma espuma ainda mais rígida com o uso de catalisadores de trimerização, que criam estruturas cíclicas no interior da matriz da espuma, designadas de poli-isocianurato, usadas na construção civil. A espuma de poliuretano (inclusive a de borracha) é feita geralmente com a adição de um pouco de material volátil e simples, como a acetona ou o cloreto de metileno, ou mais sofisticados, como os fluorocarbonetos, que lhe dão características de desempenho, especialmente a isolação térmica. O controle das propriedades viscoelásticas pode levar à formação da *memory foam*, uma espuma muito mais macia na temperatura da pele humana do que em temperatura ambiente[49]. Com propriedades termoplástica e termossensível, com elevada resistência a solventes, assemelha-se ao *nylon*, por suas características: forte, bem flexível, boa abrasão e elevada resistência a rupturas. Com elevada resistência a solventes, pode apresentar-se em variadas densidades, as quais determinarão a resistência e a rigidez, e resistência a fraturas, elasticidade e firmeza. Uma de suas principais características abrange sua capacidade de memória superior. Muito utilizado em cateteres invasivos de média a longa permanência[50].

3.8. Polivinilcloreto – policloreto de vinila (PVC)

Com propriedade termoplástica e termossensível, pode se apresentar de duas formas: sem plasticidade – resistente e áspero, com boa força de impacto; com plasticidade: macio, flexível, borrachudo, boa estabilidade dimensional. O PVC possui boa resistência a ácidos, alcalinos e à maioria dos químicos solventes, especialmente quando sem plasticidade. O PVC com plasticidade pode ficar rígido com o tempo. Menos resistente à deformação em condições mornas a moderadamente quentes, se comparado aos polietilenos e poliuretanos.

[49] Wikipedia, 2008.
[50] Cook, 1990.

O monômero é considerado cancerígeno, com controle do teor residual, especialmente quando entrar em contato com os alimentos. Os plastificantes – aditivo usado para tornar o polímero mais flexível, à base de ftalatos – também são considerados cancerígenos. Podem ser classificados em[51]:

- PVC rígido, isento de plastificantes. Duro e tenaz, com excelentes propriedades térmicas e elétricas. Resistente a corrosão, oxidação e intempéries. Usado na fabricação de tubos, carcaças de utensílios domésticos e baterias.
- PVC flexível ou plastificado, que contém de 20 a 100 partes de plastificante por 100 de polímero. Usado no revestimento de fios e cabos elétricos, composições de tintas (látex vinílico), cortinas de banheiros, encerados de caminhão (sanduíche filme de PVC + malha de poliéster + filme de PVC) etc.
- PVC transparente, isento de cargas.
- PVC celular ou expandido.

3.9. Teflon (politetrafluoretileno, PTFE)

Marca registrada da DuPont, é um polímero similar ao polietileno, onde os átomos de hidrogênio estão substituídos por flúor. Apresenta-se resistente e flexível, em tubos com a parede razoavelmente espessa. O teflon exibe uma superfície encerrada similar à do polietileno, porém mais autolubrificante, o que lhe confere o pouco atrito como relevante característica, não fixante. Não é penetrável pela água e é essencialmente inerte a qualquer químico. Por sua característica peculiar, duro e infusível, não é facilmente moldável por calor e sua estabilidade na união é difícil de se obter com segurança, o que faz a sua fabricação particularmente difícil. A resistência de sua parede às dobras é extremamente pobre. A estabilidade ao calor não é usualmente alta. A marca Teflon® engloba ainda outras resinas derivadas do PTFE, tais como a resina PFA (perfluoroalcóixido), a resina FEP (etileno propileno fluorado) e a resina ETFE (etil-tri-flúor-etileno).

> *A principal virtude deste material é ser uma substância praticamente inerte, que não reage com outras substâncias químicas, exceto em situações muito especiais. Isto se deve basicamente à proteção dos átomos de flúor sobre a cadeia carbônica. Esta carência de reatividade permite que sua toxicidade seja praticamente nula, sendo, também, o material com o mais baixo coeficiente de atrito conhecido. Outra qualidade característica é sua impermeabilidade, mantendo, portanto, suas qualidades em ambientes úmidos. Por estas características especiais, além da baixa aderência e aceitabilidade ótima pelo corpo humano, ele é usado em diversos tipos de prótese (Wikipedia, 2008).*

3.10. Silicone

De uma classe de polímeros sintéticos com a composição de uma poliorganossiloxana, qualquer polímero sintético, consistindo numa cadeia formada

[51] Gorni, 2008.

por elos alternados de átomos de silício e de oxigênio, estando as duas outras ligadas ao átomo tetravalente de silício, conjugadas, geralmente, a um grupo orgânico. Estas substâncias, comumente designadas de silicones, podem ser líquidos viscosos ou semissólidos ou mesmos sólidos. Os líquidos criam, nas superfícies de vidro, uma película hidrorrepelente. Tecnicamente chamados de siloxanos polimerizados ou polissiloxanos, eles são polímeros mistos de material orgânico e inorgânico. Variando o comprimento da cadeia principal, o tipo dos grupamentos laterais e as ligações entre cadeias, os silicones podem ser sintetizados com uma grande variedade de propriedades e composições.

Podem variar de consistência líquida à de gel, borracha ou plástico duro[52]. Quando utilizado em cateteres e correlatos, pode variar em flexibilidade, mas é considerado incapaz de ser moldável por calor, uma vez polimerizado. Diferentemente do poliuretano, o silicone tem muito pouca memória, devido à sua maciez natural. O silicone é excelente isolador elétrico e exibe uma estabilidade muito alta ao calor. É muito resistente a ácidos minerais e soluções salinas corrosivas, com exceção de alguns solventes. Por sua característica geralmente macia, por vezes necessita de extrusões preferencialmente com paredes grossas para estabilidade dimensional e para evitar que se dobre com facilidade. A expulsão violenta de uma parede grossa pode resultar numa redução do lúmen, quando se trata de irrigações e drenagens.

Tabela 1 – Comparativo das Características de Polímeros53

Características	Materiais				
	Teflon	Polietileno	Poliuretano	Polivinilclorido	Silicone
Coeficiente de atrito (*)	0,04	0,21	1,35	2,0	3,0
Rigidez (em escala)	100	90	83	70	65
Absorção de umidade (% 24 horas)	0	0,015	0,9	0,75	0,1
Autoclave	Sim	Não	Não	Não	Sim
Temperatura de destruição °C	399°	93°	143°	93°	480°

4. RESINAS

Resinas naturais são excreções vegetais, insolúveis em água, sólidas e quebradiças, de brilho vítreo. São formadas especialmente em canais de algumas plantas, como, por exemplo, as coníferas. Em uma lesão na casca da árvore, a resina escoa de modo lento, endurecendo pela exposição ao ar. Algumas resinas são obtidas em uma condição fossilizada, sendo denominadas de "âmbar". Por separação de seus componentes, obtêm-se os bálsamos (óleos essenciais: tolu, peru, pinheiro e terebintina) e as resinas propriamente ditas (benjoim, dâmar, elemi, copal)[54].

[52] Wikipedia, 2008.
[53] Ref.: Cook Critical Care, 1990 – Cook Incorporated.
(*) Base de cálculo do coeficiente de atrito: f = F/W f = coeficiente de atrito.
F = força necessária para mover um peso de 5 *pounds* sobre uma superfície metálica polida e não lubrificada.
W = 5 *pounds*, que é uma constante durante o teste.
[54] Argentiére, 2005; Wikipedia, 2008.

Como característica geral de uma resina, tem-se um corpo não cristalino, insolúvel em água, na maior parte solúvel em álcool, óleos essenciais, éter e óleos quentes, amaciando e derretendo sob a influência do calor, não capaz de sublimação e queimando-se com uma chama brilhante e fumegante. Uma resina típica é uma massa transparente ou translúcida, com uma fratura vidrosa e uma cor fraca amarela ou marrom, não perfumada ou tendo somente um odor ligeiro de terebintina. Muitas resinas compostas, entretanto, de sua mescla com óleos essenciais, têm odores distintos e característicos. As resinas transparentes duras, tais como os copals, dammars, mastic e sandarach, são usadas principalmente para vernizes e cimento, enquanto as mais macias (óleo-resinas perfumadas) (frankincense, terebintina, copaíba) e as resinas de goma que contêm óleos essenciais (ammoniacum, assafétida, gamboge, mirra, e escamônio) são na maioria usadas para finalidades terapêuticas e incenso. Âmbar é uma resina fóssil (Wikipedia, 2008).

As *resinas sintéticas* são polímeros preparados por processos de polimerização por adição ou por condensação, e dotadas de propriedades das resinas naturais. Muito utilizadas na fabricação de isoladores elétricos, aparelhos resistentes a ataques químicos, impregnação de papel, de madeira etc. Conforme a matéria-prima empregada em sua obtenção, distribui-se em diferentes classes, com propriedades variadas. Por exemplo, quando a origem é na resina que fica de resíduo quando se destila a terebintina para extrair essência ou aguarrás, é denominada colofônia, principalmente quando recolhida da goma resinosa de incisões no pinho, e empregada na confecção de emplastros resinosos, em farmacologia. Quando a origem é no breu vegetal, que se obtém pela destilação da madeira de pinho e como produto secundário do ácido pirolenhoso, é utilizada como antisséptico balsâmico, na preparação de pomadas, sabões medicinais, linimentos, tinturas e águas. Podem ser classificadas segundo o tipo de comportamento após a aplicação: termofixas (sob a ação do calor sofrem um processo de reticulação interna – *crosslinking* – tecnicamente denominado de processo de cura, cujo filme final é insolúvel em solventes) e termoplásticas (processo de formação de filme ocorre por secagem física, através da evaporação dos solventes, e com possibilidade de solubilização quando expostas aos solventes adequados)[55].

5. SABÃO

Mistura de sais alcalinos dos ácidos graxos, principalmente dos ácidos palmítico, esteárico e oleico. Forma-se por ação das dissoluções aquosas ou alcoólicas dos álcalis cáusticos sobre os ácidos graxos. Quando sob ação de solução aquosa, obtém-se glicerina como produto secundário. Um sabão de qualidade, puro e que não irrite a pele deve ser pouco alcalino, quase neutro[56].

[55] Argentiére, 2005; Wikipedia, 2008.
[56] Argentiére, 2005.

6. VIDRO

Matéria amorfa sólida, que é um líquido de altíssima viscosidade super--resfriado, encontrando-se em estado cristalizado estável (desvitrificação). Misturas fundidas de silicatos de sódio ou de potássio, solúveis em água, com um ou mais outros silicatos insolúveis, como os do cálcio, magnésio, alumínio etc. Existem na natureza e são fabricados pela fusão da areia quartzítica com soda ou sulfato de sódio, potassa ou sulfato de potássio e carbonatos de cálcio[57].

Tipos de Vidros (Wikipedia, 2008):

- *vidro para embalagens* - garrafas, potes, frascos e outros vasilhames fabricados em vidro comum nas cores branca, âmbar e verde;
- *vidros para a construção civil* – vidro plano – vidros planos lisos, vidros cristais, vidros impressos, vidros refletivos, vidros antirreflexo, vidros temperados, vidros laminados, vidros aramados, vidros coloridos, vidros serigrafados, vidros curvos e espelhos fabricados a partir do vidro comum;
- *vidros domésticos* – tigelas, travessas, copos, pratos, panelas e produtos domésticos fabricados em diversos tipos de vidro;
- *fibras de vidro* – mantas, tecidos, fios e outros produtos para aplicações de reforço ou de isolamento;
- *vidros técnicos* – lâmpadas incandescentes ou fluorescentes, tubos de TV, vidros para laboratório, para ampolas, para garrafas térmicas, vidros oftálmicos e isoladores elétricos;
- *vidro temperado* – fusão calórica entre 700° e 750° através de um forno e resfriamento com choque térmico, causando aumento da resistência por compactação das camadas superficiais. O aumento de resistência chega a 87%. O vidro, após o processo de têmpera, não poderá ser submetido a recortes e furos.
- *vidros automotivos* – utilizados em para-brisas e laterais das portas dos veículos. Nestes casos são utilizados os vidros laminados, temperados e/ou blindados.
- *vidros comuns* – decorados ou beneficiados – são os vidros lapidados, bizotados, jateados, tonalizados, acidados, laqueados e pintados, utilizados na fabricação de tampos de mesas, prateleiras, aparadores, bases e porta--retratos. Nas espessuras de 2 mm a 19 mm.

Dispomos, a seguir, quadros de equivalência das medidas mais frequentemente utilizadas.

[57] Argentiére, 2005.

Quadro 3 – Correspondência de Pressões com Referência em Centímetros de Coluna d'Água

cmH_2O	mmHg	mbar	psi
1	0,74	0,98	0,01
2	1,47	1,96	0,03
3	2,21	2,94	0,04
4	2,94	3,92	0,06
5	3,68	4,90	0,07
6	4,41	5,88	0,09
7	5,15	6,86	0,10
8	5,88	7,85	0,11
9	6,62	8,83	0,13
10	7,36	9,81	0,14
20	14,71	19,61	0,28
50	36,78	49,03	0,71
200	147,11	196,13	2,84
500	367,77	490,32	7.11
1.000	735,54	980,64	14,22
2.000	1.471,08	1.961,28	28,45
5.000	3.677,70	4.903,19	71,11
10.000	7.355,39	9.806,38	142,23

Quadro 4 – Correspondência de Pressões com Referência em Milímetros de Coluna de Mercúrio

mmHg	cmH_2O	mbar	psi
1	1,36	1,33	0,02
2	2,72	2,97	0,04
3	4,08	4,00	0,06
4	5,44	5,33	0,08
5	6,80	6,67	0,10
6	8,16	8,00	0,12
7	9,52	9,33	0,41
8	10,88	10,67	0,15
9	12,24	12,00	0,17
10	13,60	13,33	0,19
20	27,19	26,66	0,39

Continua >>>

>>> Continuação

Quadro 4 – Correspondência de Pressões com Referência em Milímetros de Coluna de Mercúrio			
mmHg	cmH_2O	mbar	psi
100	135,95	133,32	1,93
200	271,91	266,64	3,87
500	679,77	666,61	9,67
1.000	1.359,55	1.333,22	19,34
2.000	2.719,10	2.666,45	38,67
5.000	6.797,74	6.666,12	96,68
10.000	13.595,48	13.332,24	193,37

Observações: *Psi (pound-force per square inch)*, libra força por polegada quadrada, é a unidade de pressão no sistema inglês/americano: 1 psi = 0,07 bar ;1 bar = 14,5 psi[58]. 1 pol. = 2,54 cm

Tradicionalmente, refere-se ao calibre da agulha utilizando a medida determinada *gauge* (G), que é uma técnica vitoriana de mensuração do arame industrial. Ductilidade é a propriedade referente aos metais que permite que sejam prolongados em arames longos.

Na fabricação do arame, um cilindro sólido de metal é puxado através de uma chapa de metal espessa com um orifício largo o suficiente apenas para acomodar o cilindro. No entanto, os lados do orifício não são paralelos, mas ligeiramente reduzidos interiormente, o que força um pouco a redução do diâmetro (aumentando o comprimento). Isto ocorre um número de vezes, com cada sucessiva forma sendo ligeiramente mais estreita que a anterior. Desse modo, um arame de 20 G, ou seja, que passou por 20 formas, é menor que um arame de 16 G, pois este último passou quatro formas acima, sendo mais largo.

Não há nenhuma correlação muito conveniente entre o SWG (*Standard Wire Gauge*) e o diâmetro em milímetros, desde que o tamanho da forma original era um tanto arbitrário. Diferentes fabricantes utilizam, porém, diversos tamanhos de formas. Isto foi padronizado pela introdução do *Imperial Standard Wire Gauge* – Padrão Imperial Gauge do Fio (abreviado por SWG ou apenas G), que se tornou o padrão utilizado até hoje[59]. Na fabricação de agulhas, o processo é semelhante, exceto pelo fato de o cilíndro original ser oco, e o fio produzido também, que pode ser cortado pelo comprimento e afiado em agulhas ocas. A fabricação de fios e agulhas não mais se ajusta com a técnica original, mas a nomenclatura de medida estabeleceu-se de tal forma que ainda parece difícil a mudança, embora em grande maioria das

[58] Para maiores informações sobre o Sistema Internacional de Unidades, consulte: BIPM (http://www.bipm.org) Bureau International des Poids et Mesures (http://www1.bipm.org/en/si/si_brochure/); Conversor de unidades (http://www.imperialtometric.com/); Convertworld.com (Conversor de unidades: http://www.convertworld.com/pt/); INMETRO Unidades legais de medida (<http://www.inmetro.gov.br/consumidor/unidLegaisMed.asp); Instituto Português da Qualidade - O Sistema Internacional de Unidades (http://www.ipq.pt/HomePag.htm); The NIST Reference for Constants, Units and Uncertainty (http://physics.nist.gov/cuu/Units/), Wikipedia (pt): http://pt.wikipedia.org/wiki/Sistema_Internacional_de_Unidades (accessado em: 05 Mar 2008).

[59] Ganfyd.org, 2008.

embalagens das agulhas, há fabricantes que forneçam os dados em unidades normais, como, por exemplo, em milímetros. Cateteres urinários, drenos torácicos e outros canulados possuem o calibre referendado de acordo com a Escala *French Gauge*, a qual não possui nenhuma relação com o *Gauge Wire*[60].

Quadro 5 – Correspondência de Calibres entre as Escalas Gauge, Métrica, Polegadas e French

Gauge (G)	Diâmetro Externo		Diâmetro Interno*		Espessura da Parede*		Volume µL/pol*	French (Fr)
	mm	pol	mm	pol	mm	pol		
33	0,21	0,008	0,11	0,0035-0,0050	0,05	0,0020	0,20	
32	0,24	0,009	0,11	0,0035-0,0050	0,05	0,0020	0,20	
31	0,26	0,010	0,13	0,0045-0,0060	0,06	0,0025	0,34	
30	0,31	0,012	0,16	0,0055-0,0070	0,08	0,0030	0,45	
29	0,33	0,013	0,17	0,0060-0,0075	0,08	0,0030	0,48	1
28	0,36	0,014	0,18	0,0065-0,0080	0,09	0,0035	0,63	
27	0,41	0,016	0,21	0,0075-0,0090	0,10	0,0040	0,80	
26s	0,47	0,018	0,13	0,0045-0,0055	0,18	0,0070	0,26	
26	0,46	0,018	0,26	0,0095-0,0110	0,10	0,0040	1,25	
25	0,51	0,020	0,26	0,0095-0,0110	0,13	0,0050	1,25	
24	0,57	0,022	0,31	0,0115-0,0130	0,13	0,0050	1,80	
23	0,64	0,024	0,34	0,0125-0,0140	0,15	0,0060	2,17	
	0,66	0,026						2
22s	0,72	0,028	0,15	0,0055-0,0065	0,28	0,0110	0,45	
22	0,72	0,028	0,41	0,0155-0,0170	0,15	0,0060	3,35	
21	0,82	0,031	0,51	0,0195-0,0210	0,15	0,0060	5,19	
20	0,91	0,035	0,60	0,0230-0,0245	0,15	0,0060	6,71	
	1,00	0,039						3
19	1,15	0,043	0,70					
18	1,27	0,047	0,84	0,0315-0,0345	0,22	0,0085	14,08	
	1,38	0,053						4
17	1,47	0,055	1,07	0,0405-0,0435	0,20	0,0080	22,84	
16	1,65	0,063	1,19	0,0455-0,0485	0,23	0,0090	28,25	
	1,68	0,066						5
15	1,80	0,071						
	2,00	0,079						6
14	2,11	0,083	1,60	0,0610-0,0600	0,25	0,0100	51,07	
	2,34	0,092						7

Continua >>>

[60] Ganfyd.org, 2008.

>>> Continuação

Quadro 5 – Correspondência de Calibres entre as Escalas Gauge, Métrica, Polegadas e French

Gauge (G)	Diâmetro Externo		Diâmetro Interno*		Espessura da Parede*		Volume μL/pol*	French (Fr)
	mm	pol	mm	pol	mm	pol		
13	2,41	0,094	1,80	0,0690-0,0730	0,31	0,0120	64,63	
	2,67	0,105						8
12	2,77	0,106	2,16	0,0830-0,0870	0,31	0,0120	93,07	
	3,00	0,118						9
11	3,05	0,119	2,39	0,920-0,0960	0,33	0,0130	113,00	
	3,33	0,131						10
10	3,40	0,130	2,69	0,1040-0,1080	0,36	0,0140	143,28	
	3,66	0,144						11
9	3,75	0,148						
	4,00	0,158						12
8	4,19	0,165						
	4,32	0,170						13
7	4,57	0,180						
	4,67	0,184						14
	5,00	0,197						15
6	5,16	0,203						
	5,33	0,210						16

*Hamilton Company[61].

[61] Quando é selecionado um Gauge de agulha é importante ter atenção no volume da seringa e o volume final da agulha. Por exemplo, será muito difícil para um prime a 10 μL na seringa se o volume final na agulha for maior que 10 μL. Recomenda-se classificar o índice de Gauge para escolher a agulha com mais apropriado μL/pol. Selecione o comprimento mínimo que lhe permita executar sua aplicação confortavelmente. **Nota:** o "s" no Gauge da agulha 22 s representa um menor diâmetro interno e uma maior espessura da parede da agulha para melhor durabilidade. Por exemplo, a Agulha 26 G possui diâmetro externo de 0,46 mm e interno de 0,26 mm enquanto a agulha 22s G possui um diâmetro externo de 0,47 mm e interno de 0,13 mm – assim, a agulha 26s G possui metade do diâmetro interno da agulha 26 G. Além disso, a diferença na parede da agulha é quase o dobro na agulha 26s G, que possui espessura de 0,18 mm, enquanto a 26 G possui somente 0,10 mm (Hamilton Company, 2008).

Quadro 6 – Correspondência de Calibres entre as Escalas French e Métrica

French (Fr)/Charriére (Ch)	Diâmetro (mm)
1	0,33
2	0,67
3	1,00
4	1,33
5	1,67
6	2,00
7	2,33
8	2,67
9	3,00
10	3,33
12	4,00
15	5,00
16	5,33
17	5,67
18	6,00
19	6,33
20	6,67
21	7,00
22	7,33
23	7,67
24	8,00
25	8,33
26	8,67
27	9,00
28	9,33
29	9,67
30	10,00
32	10,67
34	11,33
36	12,00
38	12,67
40	13,33
45	15,00

Quadro 7 – Equivalência de Agulhas na Correspondência da Escala de Gauge com a Escala Métrica				
Número	**Equivalência**	**Calibre x Comprimento**	**Diâmetro (mm)**	**Comprimento (cm)**
14 G 2	50 x 22	22 x 50	2,20	5,00
16 G 2	50 x 17	17 x 50	1,70	5,00
16 G 1 ½	40 x 16	16 x 40	1,60	4,00
16 G 1.88 in	45 x 17	17 x 45	1,70	4,80
17 G 3 ½	90 x 14	14 x 90	1,40	8,90
17 G 18 cm	180 x 15	15 x 180	1,50	18,00
17 G 3 ¼	90 x 15	15 x 90	1,47	8,90
18 G 1 ½	40 x 12	12 x 40	1,20	4,00
18 G 1 ¼	35 x 13	13 x 35	1,30	3,20
18 G 1 ¾	45 x 13	13 x 45	1,30	4,50
18 G 3 ¼	80 x 12	12 x 80	1,20	8,00
18 G 3 ¼	80 x 13	13 x 80	1,30	8,00
18 G 3 ½	90 x 12	12 x 90	1,30	8,90
18 G 3"	80 x 12	13 x 76	1,30	7,60
18 G 18 cm	180 x 12	12 x 180	1,20	18,00
19 G 3 ½	90 x 10	10 x 90	1,10	8,90
20 G ¼	45 x 09	9 x 45	0,90	4,50
20 G 2"	50 x 09	9 x 50	0,90	5,10
20 G 3 ½	90 x 09	9 x 90	1,00	8,90
20 G 6"	150 x 09	9 x 150	1,00	15,20
21 G 1 ¼	30 x 08	8 x 30	0,80	3,00
22 G	80 X 07	7 x 80	0,70	8,00
22 G 1"	25 x 09	9 x 25	0,90	2,50
22 G 3"	80 x 07	7 x 80	0,70	7,60
22 G 3 ½	90 x 07	7 x 90	0,70	8,90
22 G 1 ½	40 x 07	7 x 40	0,70	3,80
22 G 2 1/1	70 x 07	7 x 70	0,70	6,30
22 G 5"	130 x 07	7 x 130	0,70	12,70
22 G 2 ½	70 X 07	7 X 70	0,70	6,30
24 G ¾	20 x 5,5	5,5 x 40	0,55	1,90
25 G	80 x 05	5 x 80	0,50	8,00
25 G 3"	80 x 05	5 x 80	0,50	7,60
25 G 3 ½	90 x 05	5 x 90	0,50	8,90

Continua >>>

>>> Continuação

Quadro 7 – Equivalência de Agulhas na Correspondência da Escala de Gauge com a Escala Métrica				
Número	**Equivalência**	**Calibre x Comprimento**	**Diâmetro (mm)**	**Comprimento (cm)**
26 G 2"	50 x 47	4,7 x 50	0,47	5,00
26 G 3 ½	90 x 4,5	4,5 x 90	0,45	8,90
27 G 3 ½	90 x 04	4 x 90	0,40	8,90
27 G 4 11/16	120 x 04	4 x 120	0,40	11,90
29 G 3 ½	90 x 3,5	3,5 x 90	0,35	8,90
30 G ½	13 x 13	1,3 x 13	1,30	1,30
22 G 7"	180 x 07	7 x 180	0,70	17,80
25 G 1"	30 x 05	5 x 30	0,50	2,54
25 G 2"	50 x 05	5 x 50	0,50	5,10
22 G 1"	30 x 07	7 x 30	0,70	2,54
25 G 1"	30 x 05	5 x 30	0,50	2,54
22 G 1 ½"	40 x 07	7 x 40	0,70	3,80
22 G 2 1/8"	50 x 07	7 x 50	0,70	5,40
20 G 1 ¼"	30 x 09	9 x 30	1,00	3,20
22 G 1 ¼ "	30 x 07	7 x 30	0,70	3,20

Quadro 8 – Equivalência da Numeração de Cânulas/Tubos Endotraqueais com a Escala Métrica	
Número	**Calibre (mm)**
10	2,0
12	2,5
14	3,0
16	3,5
18	4,0
20	4,5
22	5,0
24	5,5
26	6,0
28	6,5
30	7,0
32	7,5
34	8,0
36	8,5
38	9,0
40	9,5

Observação: Notar que a numeração corresponde ao quádruplo do calibre em milímetros mais dois. Por exemplo, (9,5 x 4) + 2 = 40 ou (7,0 mm x 4) + 2 = 30.

7. QUADRO DE MATERIAIS DE CONSUMO

O Quadro 9 contém a listagem dos materiais aqui especificados, em ordem alfabética, inclusive constando os sinônimos e os termos mais comuns utilizados para determiná-los de modo mais familiar, associados ao número de sua especificação, de forma a facilitar a busca.

Quadro 9 – Listagem dos Materiais em Ordem Alfabética

Material	Item
Abaixador de língua	1
Absorvente higiênico feminino	2
Acetato de celulose, curativo	180
Acetona	3
Adaptador endotraqueal (conjunto)	4
Adaptador *luer-lock*	5
Água bidestilada, ampola	6
Água bidestilada, frasco	7
Água para diluições	7
Água para injeção	6
Agulha aortolateral para angiografia	8
Agulha Bierman para punção óssea	9
Agulha com cateter – curta permanência	10
Agulha Cope para biópsia pleural	11
Agulha Cournand	12
Agulha Curry para angiografia	13
Agulha de Chiba	109
Agulha de esclerose endoscópica	262
Agulha de Illinois	28
Agulha de Menghini Renalis para biópsia renal	46
Agulha de Verres para insuflação	47
Agulha dos Santos	14
Agulha especial para químio de longa permanência	18
Agulha Franklin Silverman para biópsia hepática	15
Agulha hipodérmica descartável	16
Agulha Huber para porte de acesso (quimioterapia)	17
Agulha Huber para porte de acesso com extensão	18
Agulha Lindermann para angiografia	19
Agulha mama, biópsia	20
Agulha marcadora para nódulo de mama	21
Agulha medula óssea para biópsia	22
Agulha Menghini para biópsia hepática	23

Continua >>>

>>> Continuação

Quadro 9 – Listagem dos Materiais em Ordem Alfabética	
Material	**Item**
Agulha Osteomyel para biópsia de medula óssea	24
Agulha para amigdalectomia	25
Agulha para anestesia epidural Tuohy	26
Agulha para hemorroidectomia	27
Agulha para injeção	16
Agulha para insuflação laparoscópica	47
Agulha para mielograma (aspirativa)	28
Agulha para oftalmologia	29
Agulha para punção subdural	30
Agulha para punção ventricular	31
Agulha para raquianestesia Pitkin, com mandril bisel curto	32
Agulha para raquianestesia Quincke Babcock	33
Agulha para raquianestesia reusável	34
Agulha para raquianestesia Spinal	35
Agulha para raquianestesia Whitacre	36
Agulha para sialografia	37
Agulha Parker Pearson para biópsia sinovial	38
Agulha próstata para biópsia	39
Agulha ráqui *spinal* Pitkin	32
Agulha Rosenthal para biópsia óssea	40
Agulha Sheldon para angiografia	41
Agulha Silverman para biópsia de tecidos moles	42
Agulha Silverman-Boeker para biópsia renal	43
Agulha Strauss para angiografia	44
Agulha Thrucut automática para biópsia hepática	45
Agulha Thrucut para biópsia renal	46
Agulha Weiss para anestesia peridural	48
Agulhamento de mama	21
Álcool etílico	49
Álcool gel	50
Álcool metílico, metanol PA	51
Alfinete de segurança	52
Alginato, curativo	182
Algodão hidrófilo em bola	53
Algodão hidrófilo em manta	54
Algodão ortopédico	60
Almofarix	96
Almotolia de plástico	55

Continua >>>

>>> Continuação

Quadro 9 – Listagem dos Materiais em Ordem Alfabética

Material	Item
Ambu	336
Amigdalectomia, agulha	25
Anestesia peridural, agulha Weiss	48
Anoscópio	56
Antiferruginoso e anticorrosão de instrumentais	365
Aparadeira	154
Aparelho para barbear descartável	57
Aparelho para irrigação	58
Aplicador de clipes	59
Atadura de algodão ortopédico	60
Atadura de bota de Unna	61
Atadura de crepe	62
Atadura de morim	63
Atadura de *rayon*	64
Atadura elástica porosa adesiva	65
Atadura gessada	66
Atadura tubular ortopédica	67
Avental cirúrgico descartável	68
Avental impermeável	69
Ayres, espátula	218
Balão autoinflável	336
Balão de Erlenmeyer	249
Balão de reinalação	72
Balão destacável	70
Balão não destacável	71
Balão para anestesia	72
Balde plástico	73
Banda gástrica	227
Bandagem tubular elástica para fixar curativos	74
Baraka	170
Barbante de algodão	75
Barreira protetora de resina sintética	76
Basket de captura	124
Benjoim	394
Benzina	77
Bierman	9
Biópsia aspirativa, agulha para mielograma	28
Biópsia hepática, Menghini agulha	23

Continua >>>

>>> Continuação

Quadro 9 – Listagem dos Materiais em Ordem Alfabética	
Material	**Item**
Biópsia hepática, Thrucut agulha	45
Biópsia mama	20
Biópsia óssea, agulha Rosenthal	40
Biópsia pleural, agulha	11
Biópsia próstata, agulha	39
Biópsia renal, Menghini Renalis agulha	46
Biópsia renal, Silverman-Boeker	43
Biópsia renal, Thrucut agulha	46
Biópsia sinovial, agulha Parker Pearson	38
Biópsia tecidos moles, agulha Silverman	42
Bisturi descartável	78
Blackemore, sonda	375
Bocal para espirômetro	79
Boeker, agulha biópsia renal	43
Bola de algodão	53
Bolsa de água quente	80
Bolsa de borracha para água quente	80
Bolsa de borracha para água quente ou gelo	81
Bolsa de gelo	81
Bolsa para estomas	82
Bolsa plástica para colostomia	83
Bolsa pressurizadora	330
Bomba aspiradora para sucção	84
Bomba de ordenha	85
Bomba extratora de leite	85
Bom-bril	308
Bota de Unna	61
Braçadeira para ECG	395
Bronquinho	153
Bulbo para eletrocardiógrafo	202
Bulbo para eletrodo de derivação precordial (eletrocardiógrafo - ECG)	86
Bulbo para esfigmomanômetro	319
Bureta, equipo	206
Cabo bipolar para bisturi elétrico	323
Cabo conexão para placa neutra de bisturi elétrico	87
Cabo de conexão para pedal de bisturi elétrico	88
Cabo de força trifásico	89
Cabo de ligação de pedal de bisturi elétrico	88

Continua >>>

>>> Continuação

Quadro 9 – Listagem dos Materiais em Ordem Alfabética	
Material	**Item**
Cabo de ligação placa neutra	87
Cabo de marca-passo externo	90
Cabo eletrodo de bisturi elétrico	107
Cabo paciente para eletrocardiógrafo com cinco terminais	91
Cabo paciente para monitor cardíaco	92
Cabo para aspiração de volume extradural	93
Cabo para destacador de molas	94
Cabo tronco paciente para ECG	91
Cabo tronco paciente para monitor cardíaco	92
Cachimbo de PAM	289
Cadarço	95
Cadinho	96
Caixa de ovos, colchão	145
Cal sodada	97
Calçado hospitalar	98
Cálice de vidro graduado	99
Camisola descartável	100
Campânula e fole	101
Campo adesivo cirúrgico	102
Campo cirúrgico	156
Campo cirúrgico	158
Campo cirúrgico duplo	103
Campo cirúrgico impermeável	104
Campo descartável em não tecido	105
Campo incisional aderente	102
Caneta para *plotter* de eletrocardiógrafo	106
Caneta porta-eletrodo para bisturi elétrico	107
Canister para aparelho de anestesia	108
Cânula chiba para aspiração citológica	109
Cânula de Guedel	110
Cânula de traqueostomia descartável, com *cuff*	111
Cânula de traqueostomia reusável	112
Cânula endotraqueal	372
Cânula endotraqueal aramada	373
Cânula endotraqueal duplo lúmen	368
Cânula endotraqueal seletiva	368
Cânula laríngea	295
Cânula para punção atraumática tipo Huber	17

Continua >>>

>>> Continuação

Quadro 9 – Listagem dos Materiais em Ordem Alfabética	
Material	**Item**
Cânula para punção atraumática tipo Huber com extensão	18
Cânula perilaríngea	113
Cânula traqueal com espiral aramada	373
Cânula traqueostomia vinil	111
Capa para colchão caixa de ovos	114
Capa para colchão hospitalar	115
Cardioclipe	200
Carga de grampos para grampeador cirúrgico	116
Carlens, sonda	368
Carvão ativado, curativo	183
Cateter-balão	119
Cateter central de inserção periférica	117
Cateter cerebral universal ou reto (simples)	118
Cateter com balão para embolização	119
Cateter de artéria pulmonar	122
Cateter de balão fluxo dirigido	122
Cateter de colangiografia laparoscópica	120
Cateter de Fogarty	121
Cateter de Malecot	370
Cateter de oxigênio	129
Cateter de Swan-Ganz de termodiluição	122
Cateter de Tenckhoff para diálise peritoneal contínua	123
Cateter duplo/triplo lúmen para hemodiálise	132
Cateter endovascular de laço	124
Cateter endovascular para retirada de corpo estranho	124
Cateter epidural para anestesia	125
Cateter intermitente vesical	379
Cateter intravenoso central	126
Cateter intravenoso periférico em "Y" de média permanência	127
Cateter intravenoso periférico de média permanência	128
Cateter nasal	129
Cateter para angiografia	130
Cateter para embolectomia	121
Cateter para tromboctomia	121
Cateter peridural	125
Cateter rígido para diálise peritoneal	131
Cateter Shilley para hemodiálise	132
Cateter venoso periférico	10

Continua >>>

>>> Continuação

Quadro 9 – Listagem dos Materiais em Ordem Alfabética	
Material	**Item**
Cera de abelhas	133
Cera para osso	134
Chiba, agulha	109
Cimento ortopédico	135
Cinto para fixação de bolsa de colostomia	136
Circuito respirador fase positiva	137
Clamp para bolsa de colostomia	138
Clamp para cordão umbilical	139
Clamp peniano de Cunningham	140
Clipador	59
Clorexidina	141
Clorhexidina	141
Cobertura com coxim hidrocelular	181
Cobertura impermeável de mesa cirúrgica	104
Cogumelo ciclador	142
Cogumelo expiratório	142
Coil para embolização	302
Colágeno hemostático	257
Colangiografia, cateter	120
Colar cervical	143
Colchão d'água	144
Colchão de espuma tipo caixa de ovos	145
Colchão de leito hospitalar	146
Colchão térmico	147
Colchonete para maca	177
Coletor aberto de diurese	149
Coletor de fezes	148
Coletor de urina e secreções em sistema aberto	149
Coletor de urina em sistema fechado	150
Coletor de urina unissex infantil	151
Coletor fechado de diurese	150
Coletor infantil de diurese	151
Coletor para material pérfuro-cortante	152
Coletor para secreções	153
Coletor tipo saquinho	149
Colostomia, bolsa	83
Colostomia, *clamp* para bolsa	138
Comadre	154

Continua >>>

>>> Continuação

Quadro 9 – Listagem dos Materiais em Ordem Alfabética	
Material	**Item**
Compadre	155
Compressa cirúrgica	158
Compressa cirúrgica estéril de não tecido	156
Compressa de gaze algodonada	157
Compressa de gaze detectável aos raios X	158
Compressa de gaze hidrófila	159
Compressa de gaze torcida em celulose regenerada oxidada	160
Compressa para tamponamento nasal	161
Compressor metálico para cateterismo femoral	162
Conector cônico em "T"	163
Conector cônico reto endotraqueal	4
Conector em T (2 mm)	165
Conector em Y	166
Conector *luer-lock*	5
Conector para transferência de soluções	167
Conexão múltiplas vias	224
Conexões para respirador	168
Conjunto cirúrgico calça e jaleco	169
Conjunto com válvula de escape	170
Contensor de membros	337
Cope, agulha	11
Copo com tampa de pressão	171
Copo de Becker	172
Copo descartável	173
Copo graduado	172
Copo para medicação	174
Cordão umbilical, *clamp*	139
Cortador de bico de ampola tipo serrinha	175
Cortador de soro	176
Cortador para bico de frasco plástico	176
Cotonete	255
Cournand, agulha	12
Coxim de espuma	177
CPAP, máscara	297
Crepom, faixa	62
Cuba	178
Cuba para coloração	179
Cuba rim	178

Continua >>>

>>> Continuação

Quadro 9 – Listagem dos Materiais em Ordem Alfabética	
Material	**Item**
Cunningham, *clamp* peniano	140
Cúpula	178
Curativo adesivo transparente	180
Curativo cirúrgico	157
Curativo com almofada central absorvente	181
Curativo de alginato	182
Curativo de carvão ativado	183
Curativo de hidrocoloide	184
Curativo de malha porosa	185
Curativo de película de poliuretano não adesiva	186
Curativo ginecológico	389
Curativos e coberturas	187
Curry, agulha	13
Dermicel	216
Desencrostante de instrumental	363
Desinfetante, solução	362
Destacador de micromolas de embolização	188
Detergente em pó	189
Detergente neutro	190
Diafragma para válvula expiratória	300
Diálise peritoneal, cateter Tenckhoff	123
Diálise peritoneal, equipo	208
Dispensador para sabonete líquido	191
Dispenser	191
Dispositivo intravenoso periférico de curta permanência	10
Dispositivo laparoscópico para retirada de vesícula	192
Dispositivo masculino para incontinência urinária	193
Dispositivo para retirada de espécime	192
Dispositivo para tração cutânea de membro inferior	194
Dispositivo periférico de média permanência	128
Diurese, garrafa coletora	149
Dobbhoff, sonda	374
Domo transdutor de pressão	195
Drenagem de tórax, *kit*	196
Drenagem torácica sob selo d'água, sistema de	268
Drenagem ventricular encefálica, sistema	359
Dreno/cateter para drenagem torácica/mediastinal	196
Dreno com válvula de Heimlich	265

Continua >>>

>>> Continuação

Quadro 9 – Listagem dos Materiais em Ordem Alfabética	
Material	**Item**
Dreno de Kehr	197
Dreno de Malecot	370
Dreno de Penrose	198
Dreno de Pezzer	371
Dreno de sucção a vácuo	84
Dreno de sucção contínua	84
Dreno em "T"	197
Durapore	216
DVEE, sistema	359
ECG, papel rolo	309
Ecocardiógrafo, papel	312
Eletrodo cardiológico de membros tipo chapa para derivação periférica	199
Eletrodo cardiológico de membros tipo clipe para derivação periférica	200
Eletrodo de dispersão	324
Eletrodo de marca-passo externo	90
Eletrodo de monitoração cardíaca, prata	201
Eletrodo de prata	201
Eletrodo de sucção para eletrocardiógrafo	202
Eletrodo descartável para monitoração cardíaca	203
Eletrodo para bisturi elétrico	326
Eletrodo periférico chapa	199
Eletroencefalógrafo, papel	314
Embalagem para esterilização	204
Embolização, micromola/*coil*	302
Endoprótese	382
Envelope para esterilização	204
Enxerto vascular	332
Equipo âmbar	205
Equipo microgotas com câmara graduada	206
Equipo PAM	208
Equipo para diálise peritoneal	207
Equipo para pressão arterial média	208
Equipo para pressão venosa central	209
Equipo para solução fotossensível	205
Equipo PVC	209
Equipo simples	210
Escalpe	10
Escova de citologia/limpeza canal	211

Continua >>>

>>> Continuação

Quadro 9 – Listagem dos Materiais em Ordem Alfabética	
Material	**Item**
Escova para escovação cirúrgica	212
Escova para limpeza de frascos e vidrarias	213
Escova para limpeza de unhas	214
Esfigmomanômetro, bulbo	319
Esfigmomanômetro, manguito para	288
Espaço morto	215
Esparadrapo cirúrgico hipoalérgico de *rayon*	216
Esparadrapo impermeável	217
Espátula	1
Espátula de Ayres	218
Espéculo anal/retal	56
Espelho frontal	219
Espelho laríngeo	220
Espelho para laringe	220
Esponja hemostática	257
Esponja para limpeza pesada	221
Estetoscópio	222
Estomas, bolsas	82
Éter	223
Exploração biliar, *kit*	269
Extensão de cateteres e equipos	412
Extensão de múltiplas vias para infusões endovenosas	224
Extensão em tubo para aspirações de fluidos	225
Extensão para gases	226
Faixa de algodão ortopédico	60
Faixa de crepe	62
Faixa gástrica	227
Filtro antiodor de carvão ativado	228
Filtro de veia cava	229
Filtro para preparo de soluções citostáticas	230
Filtro umidificador condensador	413
Fio de Kirschner	231
Fio de Steinmann	232
Fio-guia para cateteres angiográficos	233
Fita adesiva antialérgica microporosa	234
Fita adesiva crepe	235
Fita adesiva de algodão	217
Fita adesiva de *rayon*	216

Continua >>>

>>> Continuação

Quadro 9 – Listagem dos Materiais em Ordem Alfabética

Material	Item
Fita adesiva em não tecido	234
Fita adesiva para autoclave	236
Fita cardíaca	237
Fita crepe	235
Fita de silicone	238
Fita identificadora de instrumental	291
Fita métrica	239
Fita urorreagente	240
Flanela para limpeza	241
Fleboextrator	242
Flow sense	346
Fogarty, cateter	121
Foley, sonda	381
Formalina	244
Formol 40%	243
Formol em pastilhas	244
Fotossensível, equipo para solução	205
Fouchet, sonda	369
Fralda adulto	246
Fralda descartável para bebê	245
Fralda geriátrica	246
Fralda infantil	245
Franklin Silverman, agulha	15
Frasco a vácuo	247
Frasco com válvula para vacuômetro	248
Frasco de Eppendorf	409
Frasco de Erlenmeyer	249
Frasco de parede	248
Frasco para aspirador manual	250
Frasco para drenagem torácica/mediastinal descartável	251
Frasco para soluções	55
Garrafa coletora de diurese	149
Gaze	159
Gaze laminada ginecológica	389
Gel para eletrocardiograma	317
Gel USG	252
Gelatina hemostática	257
Geleia de ultrassom	252

Continua >>>

>>> Continuação

Quadro 9 – Listagem dos Materiais em Ordem Alfabética	
Material	**Item**
Gesso	66
Gigli, serra	357
Gilete	271
Glutaraldeído	361
Gorro cirúrgico	253
Graal	96
Grampeador mecânico cirúrgico	254
Grampos para grampeador cirúrgico	116
Guedel, cânula	110
Haste flexível	255
Haste para aspirador	256
Heimlich, dreno	265
Hemodiálise, cateter Shilley	132
Hemorroidectomia, agulha	27
Hemostático cirúrgico absorvível	257
Hemostático tópico	160
Hidrocoloide, curativo	184
Huber, agulhas	17,18
Identificador de instrumental	291
Illinois, agulha	28
Inalador medicinal completo	258
Incentivador respiratório	259
Indicador biológico em ampola	260
Indicador biológico em tubete	260
Indicador químico em tira	261
Injetor de esclerose para endoscopia alta	262
Integrador químico	261
Intermediário de equipo	224
Íntima	127
Intracath	126
Introdutor com membrana autocicatrizante	263
Introdutor de cateter com válvula antirrefluxo	263
Introdutor percutâneo	263
Irrigador	58
Jelco	128
Jogo intermediário reto com 3 peças	264
Kehr, dreno	197
Kit cirúrgico	307

Continua >>>

>>> Continuação

Quadro 9 – Listagem dos Materiais em Ordem Alfabética	
Material	**Item**
Kit de Heimlich para drenagem torácica	265
Kit drenagem de tórax	196
Kit ginecológico	266
Kit para anestesia peridural	267
Kit para drenagem de tórax	268
Kit para exploração biliar	269
Kit tração cutânea MMII	194
Kit videolaparoscópico via biliar	269
Kraft, papel	311
Lâmina cirúrgica para serra elétrica	270
Lâmina de barbear	271
Lâmina para microscópio lapidada	272
Lamínula para laboratório	273
Lâmpada halógena	274
Lâmpada para laringoscópio	275
Lanceta	276
Lanterna elétrica	277
Lap cirúrgico	307
Lápis dermatográfico preto	278
Laringoscópio, lâmpada	275
Lençol branco descartável	279
Lençol de papel branco hospitalar em bobina	280
Leveen, seringa	351
Levine, sonda	376
Lindermann, agulha	19
Lixeira hospitalar	281
Lubrificante para instrumentos cirúrgicos	364
Luva cirúrgica ambidestra para procedimentos	282
Luva cirúrgica estéril	283
Luva de procedimentos	282
Luva de segurança	286
Luva estéril	283
Luva para ginecologia	284
Luva para limpeza	285
Luva para proteção	286
Luva térmica	287
Malecot, sonda	370
Malha de fixação de curativos	74

Continua >>>

>>> Continuação

Quadro 9 – Listagem dos Materiais em Ordem Alfabética

Material	Item
Malha tubular	67
Mama, agulha de biópsia	20
Manguito completo para esfigmomanômetro	288
Manômetro de vidro tipo cachimbo para medir pressão arterial média	289
Manta térmica	290
Marcador para instrumentais cirúrgicos	291
Marca-passo, eletrodo	90
Máscara cirúrgica	292
Máscara de reanimação	293
Máscara facial para nebulização	294
Máscara laríngea	295
Máscara para traqueostomia	296
Máscara *respirator*	299
Máscara sistema CPAP	297
Máscara sistema Venturi	298
Máscara tipo respirador	299
Medula óssea, agulha biópsia	22
Medula óssea, agulha biópsia Osteomyel	24
Membrana para válvula expiratória	300
Menghini Renalis, agulha biópsia	46
Menghini, agulha	23
Mercúrio metálico	301
Microlanceta	276
Micromola para embolização	302
Micronebulizador	258
Micropore	234
Mielograma, agulha	28
Minikit epidural	267
Modess	2
Montgomery, prótese	331
Morim, atadura	63
Navalha para micrótomo	303
Nebulizador para oxigenoterapia contínua completo	304
Nelaton, sonda	380
Óculos de proteção	305
Oftalmologia, agulha	29
Oliva para estetoscópio	306
Óssea, biópsia agulha Rosenthal	40

Continua >>>

>>> Continuação

Quadro 9 – Listagem dos Materiais em Ordem Alfabética	
Material	**Item**
Osteomyel, agulha	24
Pacote cirúrgico estéril	307
Palha de aço	308
Papagaio	155
Papel ECG 3 canais A4	313
Papel em rolo para registro em eletrocardiógrafo (ECG)	309
Papel higiênico	310
Papel *kraft*	311
Papel lençol em rolo	280
Papel para ecocardiógrafo	312
Papel para eletrocardiógrafo retangular	313
Papel para eletroencefalógrafo	314
Parafina histológica	315
Parker Pearson, agulha de biópsia sinovial	38
Partículas de PVA para embolização	316
Pasta para eletrocardiograma	317
Pedal duplo para acionamento de corte e coagulação bisturi elétrico	318
Pedal, cabo de ligação bisturi elétrico	88
Película de poliuretano	180
Película de poliuretano não adesiva	186
Peniano, *clamp*	140
Penrose, dreno	198
Pera de borracha para esfigmomanômetro	319
Pera ECG	86
Pera para eletrocardiógrafo	202
Pericárdio bovino conservado	320
Peridural anestesia, agulha Weiss	48
Peridural, *kit* anestesia	267
Perilaríngea, sonda	113
PICC, cateter	117
Pijama cirúrgico	169
Pilão	96
Pilha elétrica	321
Pinça de apreensão	322
Pinça e fio bipolar para bisturi elétrico	323
Pino de Kirschner	231
Pino de Steinmann	232
Pitkin, agulha raquianestesia	32

Continua >>>

>>> Continuação

Quadro 9 – Listagem dos Materiais em Ordem Alfabética

Continua >>>

>>> Continuação

Quadro 9 – Listagem dos Materiais em Ordem Alfabética	
Material	**Item**
Rayon, atadura	64
Reanimador descartável máscara-boca	335
Reanimador manual ambu	336
Resina protetora	76
Respirador purificador semifacial	299
Ressuscitador	336
Restritor de membros	337
Retossigmoidoscópio descartável	338
Revitalizador de instrumentais cirúrgicos	365
Rolha de cortiça	339
Rolo ECG	309
Rolo para esterilização	204
Rosca estabilizadora	340
Rosenthal, agulha biópsia óssea	40
Sabonete	341
Saco para coleta de lixo hospitalar	342
Saco plástico	343
Sadowsky, agulha	21
Salto de borracha para aparelho ortopédico	344
Salto ortopédico	344
Santos, agulha	14
Sapatilha cirúrgica	345
Scalp	10
Sengstaken-Blackemore, sonda	375
Sensor de fluxo	346
Sensor de pulso para oxímetro	347
Sensor de temperatura	348
Sensor de temperatura para debitômetro	349
Sensor para oxicapnógrafo	350
Seringa de insuflação	351
Seringa de Leveen	351
Seringa de vidro hipodérmica	352
Seringa deflatora	351
Seringa hipodérmica descartável	353
Seringa infusora para angiografia	355
Seringa para anestesia epidural	354
Seringa para bomba injetora	355
Seringa para insulina	356

Continua >>>

>>> Continuação

Quadro 9 – Listagem dos Materiais em Ordem Alfabética	
Material	**Item**
Serra de Gigli para osso	357
Serrinha para ampola	175
Sheldon, agulha	41
Shilley, cateter hemodiálise	132
Shunt para carótida	358
Sialografia, agulha	37
Silverman, agulha biópsia tecidos moles	42
Silverman-Boeker, agulha biópsia renal	43
Sistema aberto de aspiração traqueal	366
Sistema CPAP	297
Sistema de anestesia escape	170
Sistema de drenagem torácica sob selo d'água	268
Sistema de drenagem ventricular encefálica	359
Sistema de suspensão uretral sintético	360
Sistema DVEE	359
Sistema fechado de aspiração traqueal	367
Sistema Venturi	298
Sling transobturatório	360
Solução aquosa glutaraldeído	361
Solução desinfetante	362
Solução detergente líquida enzimática para limpeza e desencrostação de instrumentais	363
Solução lubrificante para instrumentos cirúrgicos	364
Solução revitalizadora de instrumentais cirúrgicos	365
Sonda de alívio	378
Sonda de aspiração traqueal em sistema aberto	366
Sonda de aspiração traqueal em sistema fechado	367
Sonda de Carlens	368
Sonda de Casper	370
Sonda de Dobbhoff	374
Sonda de Fouchet	369
Sonda de Levine	376
Sonda de Malecot	370
Sonda de Nelaton	380
Sonda de nutrição enteral	374
Sonda de Pezzer	371
Sonda de Sengstaken-Blackemore	375
Sonda endotraqueal	372
Sonda endotraqueal aramada	373

Continua >>>

>>> Continuação

Quadro 9 – Listagem dos Materiais em Ordem Alfabética	
Material	**Item**
Sonda enteral	374
Sonda esofagiana adulto com dois balões e três vias	375
Sonda Foley	381
Sonda gástrica	376
Sonda nasogástrica	376
Sonda perilaríngea	113
Sonda retal	377
Sonda transnasal	374
Sonda traqueal com espiral aramada	373
Sonda uretral	378
Sonda uretral hidrofílica	379
Sonda uretral Nelaton	380
Sonda vesical	378
Sonda vesical de demora	381
Sonda vesical tipo Foley	381
Spinal, agulha ráqui	35
Stappler	254
Stent	382
Strauss, agulha	44
Substituto ósseo	383
Substituto sintético para dura-máter	383
Suporte adaptador para caneta de ECG de 3 canais	384
Surgicel	160
Suspensório escrotal	385
Swan-Ganz, cateter	122
T, conector	163
Tala aramada	387
Tala metálica para imobilização	386
Tala moldável	387
Talco para luvas	388
Tampão ginecológico	389
Tampão nasal	161
Tampão vaginal	389
Tela cirúrgica	390
Tela cirúrgica de polipropileno	390
Tenckhoff	123
Tenda de oxigênio	304
Tensoplast	65

Continua >>>

>>> Continuação

Quadro 9 – Listagem dos Materiais em Ordem Alfabética	
Material	**Item**
Termômetro clínico	391
Tesoura Metzembaum videolaparoscópica	392
Teste de contato	393
Teste epicutâneo	393
Thrucut, agulha biópsia hepática	45
Thrucut, agulha biópsia renal	46
Tintura de benjoim	394
Tira de borracha para derivação periférica ECG	395
Tira para uroanálise	240
Torneira 3 vias de metal	396
Torneira 3 vias descartável	397
Torneirinha de metal	396
Torneirinha descartável	397
Touca cirúrgica	253
Traqueia	215
Traqueia com conector	264
Traqueia ramo único duplo lúmen	398
Traqueia uno lúmen	398
Traqueostomia, máscara	296
Trava de dreno	52
Travesseiro	400
Trocarte	401
Trocarte com balão	402
Trocarte com lâmina	403
Trocarte de Hasson	404
Trocarte sem lâmina	404
Tubo	215
Tubo a vácuo para coleta de sangue	405
Tubo alimentação gastrojejunal	410
Tubo capilar sem heparina, ponta azul	406
Tubo cônico para centrifugador	407
Tubo corrugado	398
Tubo corrugado ramo único dupla luz	398
Tubo de ensaio	408
Tubo de Eppendorf	409
Tubo de gastrostomia	410
Tubo de Luckens para secreção-endoscopia	411
Tubo endoscópico percutâneo	410

Continua >>>

>>> Continuação

Quadro 9 – Listagem dos Materiais em Ordem Alfabética	
Material	**Item**
Tubo endotraqueal	372
Tubo endotraqueal duplo lúmen	368
Tubo endotraqueal seletivo	368
Tubo extensor de cateteres e equipos	412
Tubo extensor para infusões	412
Tubo gástrico para alimentação e descompressão	410
Tubo gastroentérico	410
Tubo PVC para aspiração	225
Tubo traqueal	372
Tubo traqueal em "T"	331
Tuohy, agulha para anestesia epidural	26
Turbante cirúrgico	253
Umidificador condensador com filtro antibacteriano viral	413
Umidificador para fluxômetro	414
Unidade estabilizadora	340
Urinômetro	415
Uripen	193
Urodensímetro	415
Válvula 3 vias de metal	396
Válvula 3 vias descartável	397
Válvula bidirecional	416
Válvula de entrada de ar	417
Válvula de escape tipo *pop off*	418
Válvula expiratória	419
Válvula flexa reguladora de vácuo de rede	420
Válvula Holter	422
Válvula para ambu	421
Válvula para derivação ventriculoperitoneal	422
Válvula redutora para ar comprimido de rede	423
Válvula redutora para oxigênio de rede	424
Válvula sem reinalação	425
Válvula servomático	426
Valvulótomo	427
Vaselina líquida	428
Vela	429
Venturi	298
Verres, agulha	47
Vessel loop	238

Continua >>>

>>> Continuação

Quadro 9 – Listagem dos Materiais em Ordem Alfabética	
Material	**Item**
Weiss, agulha anestesia peridural	48
Whitacre, agulha ráqui	36
Xilol	430
Y, conector	166
Zobec	157

8. Classificação de Materiais de Consumo por Tipo/Uso

No Quadro 11 encontram-se os materiais listados, classificados por tipo e/ou uso, a fim de fornecer uma visão global de todos os itens abordados, e os produtos básicos foram divididos em: A, B e C, conforme a prioridade de uso e as especificações básicas, de acordo com a especialidade que lhes é característica.

Quadro 10 – Classificação dos Materiais Segundo a Espécie	
Espécie	**Nome**
Agulha	Agulha hipodérmica descartável
Agulha	Agulha para injeção
Agulha com cateter	Agulha com cateter – curta permanência
Agulha com cateter	Scalp
Agulha com cateter	Escalpe
Agulha com cateter	Dispositivo intravenoso periférico de curta permanência
Agulha com cateter	Cateter venoso periférico
Agulha em cateter	Cateter intravenoso central
Agulha em cateter	Intracath
Agulha em cateter	Cateter intravenoso periférico em "Y" de média permanência
Agulha em cateter	Íntima
Agulha em cateter	Cateter intravenoso periférico de média permanência
Agulha em cateter	Jelco
Agulha em cateter	Dispositivo periférico de média permanência
Agulha especial	Agulha Cope para biópsia pleural
Agulha especial	Cope, agulha
Agulha especial	Biópsia pleural, agulha
Agulha especial	Agulha Huber para porte de acesso (quimioterapia)
Agulha especial	Cânula para punção atraumática tipo Huber
Agulha especial	Agulha Huber para porte de acesso com extensão
Agulha especial	Cânula para punção atraumática tipo Huber com extensão
Agulha especial	Agulha especial para químio de longa permanência
Agulha especial	Huber, agulhas

Continua >>>

>>> Continuação

Quadro 10 – Classificação dos Materiais Segundo a Espécie	
Espécie	**Nome**
Agulha especial	Agulha mama, biópsia
Agulha especial	Mama, agulha biópsia
Agulha especial	Biópsia mama
Agulha especial	Agulha medula óssea, biópsia
Agulha especial	Medula óssea, agulha biópsia
Agulha especial	Agulha Menghini para biópsia hepática
Agulha especial	Menghini, agulha
Agulha especial	Biópsia hepática, Menghini agulha
Agulha especial	Agulha Osteomyel para biópsia de medula óssea
Agulha especial	Osteomyel, agulha
Agulha especial	Medula óssea, agulha biópsia Osteomyel
Agulha especial	Agulha para anestesia epidural Tuohy
Agulha especial	Tuohy, agulha para anestesia epidural
Agulha especial	Agulha para raquianestesia Pitkin, com mandril bisel curto
Agulha especial	Agulha ráqui *spinal* Pitkin
Agulha especial	Pitkin, agulha raquianestesia
Agulha especial	Agulha para raquianestesia Quincke Babcock
Agulha especial	Quincke Babcock, agulha
Agulha especial	Raquianestesia, agulha Quincke Babcock
Agulha especial	Agulha para raquianestesia reusável
Agulha especial	Raquianestesia, agulha
Agulha especial	Agulha para raquianestesia *Spinal*
Agulha especial	Raquianestesia, agulha *Spinal*
Agulha especial	*Spinal,* agulha ráqui
Agulha especial	Agulha para raquianestesia Whitacre
Agulha especial	Whitacre, agulha ráqui
Agulha especial	Raquianestesia, agulha Whitacre
Agulha especial	Agulha para sialografia
Agulha especial	Sialografia, agulha
Agulha especial	Agulha Parker Pearson para biópsia sinovial
Agulha especial	Parker Pearson, agulha biópsia sinovial
Agulha especial	Biópsia sinovial, agulha Parker Pearson
Agulha especial	Agulha próstata, biópsia
Agulha especial	Próstata, agulha biópsia
Agulha especial	Biópsia próstata, agulha
Agulha especial	Agulha Rosenthal para biópsia óssea
Agulha especial	Rosenthal, agulha biópsia óssea
Agulha especial	Óssea, biópsia agulha Rosenthal

Continua >>>

>>> Continuação

Quadro 10 – Classificação dos Materiais Segundo a Espécie	
Espécie	**Nome**
Agulha especial	Biópsia óssea, agulha Rosenthal
Agulha especial	Agulha Silverman para biópsia tecidos moles
Agulha especial	Silverman, agulha biópsia tecidos moles
Agulha especial	Biópsia tecidos moles, agulha Silverman
Agulha especial	Agulha Silverman-Boeker para biópsia renal
Agulha especial	Silverman-Boeker, agulha biópsia renal
Agulha especial	Boeker, agulha biópsia renal
Agulha especial	Biópsia renal, Silverman-Boeker
Agulha especial	Agulha Thrucut automática para biópsia hepática
Agulha especial	Thrucut, agulha biópsia hepática
Agulha especial	Biópsia hepática, Thrucut agulha
Agulha especial	Agulha Thrucut para biópsia renal
Agulha especial	Thrucut, agulha biópsia renal
Agulha especial	Biópsia renal, Thrucut agulha
Agulha especial	Menghini Renalis, agulha biópsia
Agulha especial	Biópsia renal, Menghini Renalis agulha
Agulha especial	Agulha de Menghini Renalis para biópsia renal
Agulha especial	Agulha de Verres para insuflação
Agulha especial	Verres, agulha
Agulha especial	Agulha para insuflação laparoscópica
Agulha especial	Agulha Weiss para anestesia peridural
Agulha especial	Weiss, agulha anestesia peridural
Agulha especial	Peridural anestesia, agulha Weiss
Agulha especial	Anestesia peridural, agulha Weiss
Agulha especial	Cateter central de inserção periférica
Agulha especial	PICC
Angiografia	Adaptador *luer-lock*
Angiografia	Conector *luer-lock*
Angiografia	Balão destacável
Angiografia	Balão não destacável
Angiografia	Cateter com balão para embolização
Angiografia	Cateter-balão
Angiografia	Cateter para angiografia
Angiografia	Compressor metálico para cateterismo femoral
Angiografia	Destacador de micromolas de embolização
Angiografia	Fio-guia para cateteres angiográficos
Angiografia	Introdutor percutâneo
Angiografia	Introdutor com membrana autocicatrizante

Continua >>>

>>> Continuação

Quadro 10 – Classificação dos Materiais Segundo a Espécie	
Espécie	**Nome**
Angiografia	Introdutor de cateter com válvula antirrefluxo
Angiografia	Partículas de PVA para embolização
Angiografia	PVA, partículas
Angiografia	*Polyvinyl Alcohol Foam*, partículas para embolização
Angiografia	Pressurizador para perfusão
Angiografia	Pressurizador para infusão de líquidos
Angiografia	Bolsa pressurizadora
Angiografia	Seringa para bomba injetora
Angiografia	Seringa infusora para angiografia
Angiografia	Stent
Angiografia	Endoprótese
Angiografia	Valvulótomo
Angiologia	Cabo para destacador de molas
Básico A	Abaixador de língua
Básico A	Espátula
Básico A	Água bidestilada, ampola
Básico A	Água para injeção
Básico A	Água bidestilada, frasco
Básico A	Água para diluições
Básico A	Algodão hidrófilo em manta
Básico A	Aparelho para barbear descartável
Básico A	Atadura de algodão ortopédico
Básico A	Faixa de algodão ortopédico
Básico A	Algodão ortopédico
Básico A	Atadura de crepe
Básico A	Faixa de crepe
Básico A	Crepom, faixa
Básico A	Atadura de morim
Básico A	Morim, atadura
Básico A	Atadura de *rayon*
Básico A	*Rayon*, atadura
Básico A	Atadura elástica porosa adesiva
Básico A	Tensoplast
Básico A	Atadura gessada
Básico A	Gesso
Básico A	Atadura tubular ortopédica
Básico A	Malha tubular
Básico A	Bolsa de borracha para água quente

Continua >>>

>>> Continuação

Quadro 10 – Classificação dos Materiais Segundo a Espécie	
Espécie	**Nome**
Básico A	Bolsa de água quente
Básico A	Bolsa de gelo
Básico A	Bolsa de borracha para água quente ou gelo
Básico A	Cadarço
Básico A	Cateter nasal
Básico A	Cateter de oxigênio
Básico A	Coletor de urina e secreções em sistema aberto
Básico A	Coletor tipo saquinho
Básico A	Diurese, garrafa coletora
Básico A	Garrafa coletora de diurese
Básico A	Coletor aberto de diurese
Básico A	Coletor fechado de diurese
Básico A	Coletor de urina sistema fechado
Básico A	Coletor para material pérfuro-cortante
Básico A	Comadre
Básico A	Aparadeira
Básico A	Compadre
Básico A	Papagaio
Básico A	Esparadrapo cirúrgico hipoalérgico de *rayon*
Básico A	Dermicel
Básico A	Durapore
Básico A	Fita adesiva de *rayon*
Básico A	Esparadrapo impermeável
Básico A	Fita adesiva de algodão
Básico A	Espátula de Ayres
Básico A	Ayres, espátula
Básico A	Estetoscópio
Básico A	Extensão em tubo para aspirações de fluidos
Básico A	Tubo PVC para aspiração
Básico A	Fita adesiva antialérgica microporosa
Básico A	Micropore
Básico A	Fita adesiva em não tecido
Básico A	Fita adesiva crepe
Básico A	Fita crepe
Básico A	Fita adesiva para autoclave
Básico A	Frasco a vácuo
Básico A	Geleia de ultrassom
Básico A	Gel USG

Continua >>>

>>> Continuação

Quadro 10 – Classificação dos Materiais Segundo a Espécie	
Espécie	**Nome**
Básico A	Lâmina de barbear
Básico A	Gilete
Básico A	Lâmpada para laringoscópio
Básico A	Laringoscópio, lâmpada
Básico A	Manguito completo, para esfigmomanômetro
Básico A	Esfigmomanômetro, manguito para
Básico A	Mercúrio metálico
Básico A	Oliva para estetoscópio
Básico A	Pera de borracha para esfigmomanômetro
Básico A	Bulbo para esfigmomanômetro
Básico A	Esfigmomanômetro, bulbo
Básico A	Pilha elétrica
Básico A	Seringa de vidro hipodérmica
Básico A	Seringa hipodérmica descartável
Básico A	Seringa para insulina
Básico A	Sonda enteral
Básico A	Dobbhoff, sonda
Básico A	Sonda de Dobbhoff
Básico A	Sonda de nutrição enteral
Básico A	Sonda transnasal
Básico A	Sonda esofagiana adulto com dois balões e três vias
Básico A	Sonda de Sengstaken-Blackemore
Básico A	Sengstaken-Blackemore, sonda
Básico A	Blackemore, sonda
Básico A	Sonda gástrica
Básico A	Sonda de Levine
Básico A	Sonda nasogástrica
Básico A	Levine, sonda
Básico A	Sonda retal
Básico A	Sonda uretral
Básico A	Sonda vesical
Básico A	Sonda de alívio
Básico A	Sonda uretral hidrofílica
Básico A	Cateter intermitente vesical
Básico A	Sonda uretral nelaton
Básico A	Nelaton, sonda
Básico A	Sonda de Nelaton
Básico A	Sonda vesical tipo Foley

Continua >>>

>>> Continuação

Quadro 10 – Classificação dos Materiais Segundo a Espécie	
Espécie	**Nome**
Básico A	Sonda Foley
Básico A	Sonda vesical de demora
Básico A	Foley, sonda
Básico A	Termômetro clínico
Básico A	Torneirinha descartável
Básico A	Válvula 3 vias descartável
Básico A	Torneira 3 vias descartável
Básico B	Absorvente higiênico feminino
Básico B	Modess
Básico B	Algodão hidrófilo em bola
Básico B	Bola de algodão
Básico B	Atadura de bota de Unna
Básico B	Bota de Unna
Básico B	Bomba extratora de leite
Básico B	Bomba de ordenha
Básico B	Cadinho
Básico B	Graal
Básico B	Pilão
Básico B	Almofarix
Básico B	Capa para colchão hospitalar
Básico B	Colar cervical
Básico B	Coletor de fezes
Básico B	Coletor de urina unissex infantil
Básico B	Coletor infantil de diurese
Básico B	Coxim de espuma
Básico B	Colchonete para maca
Básico B	Cuba
Básico B	Cuba rim
Básico B	Cúpula
Básico B	Dispositivo masculino para incontinência urinária
Básico B	Uripen
Básico B	Filtro de veia cava
Básico B	Filtro para preparo de soluções citostáticas
Básico B	Fita urorreagente
Básico B	Tira para uroanálise
Básico B	Fralda descartável para bebê
Básico B	Fralda infantil
Básico B	Fralda geriátrica

Continua >>>

>>> Continuação

Quadro 10 – Classificação dos Materiais Segundo a Espécie	
Espécie	**Nome**
Básico B	Fralda adulto
Básico B	Lanceta
Básico B	Microlanceta
Básico B	Lanterna elétrica
Básico B	Salto de borracha para aparelho ortopédico
Básico B	Salto ortopédico
Básico B	Sonda de Malecot
Básico B	Malecot, sonda
Básico B	Cateter de Malecot
Básico B	Dreno de Malecot
Básico B	Sonda de Casper
Básico B	Suspensório escrotal
Básico B	Tampão ginecológico
Básico B	Curativo ginecológico
Básico B	Gaze laminada ginecológica
Básico B	Tampão vaginal
Básico B	Travesseiro
Básico B	Tubo extensor para infusões
Básico B	Extensão de cateteres e equipos
Básico B	Tubo extensor de cateteres e equipos
Básico B	Vela
Básico C	Barbante de algodão
Básico C	Capa para colchão caixa de ovos
Básico C	Colchão d'água
Básico C	Colchão de espuma tipo caixa de ovos
Básico C	Caixa de ovos, colchão
Básico C	Colchão de leito hospitalar
Básico C	Conector para transferências de soluções
Básico C	Copo com tampa de pressão
Básico C	Pote com tampa
Básico C	Copo descartável
Básico C	Cortador de bico de ampola tipo serrinha
Básico C	Serrinha para ampola
Básico C	Cortador para bico de frasco plástico
Básico C	Cortador de soro
Básico C	Dispositivo para tração cutânea de membro inferior
Básico C	*Kit* tração cutânea MMII
Básico C	Extensão de múltiplas vias para infusões endovenosas

Continua >>>

>>> Continuação

Quadro 10 – Classificação dos Materiais Segundo a Espécie	
Espécie	**Nome**
Básico C	Conexão múltiplas vias
Básico C	Intermediário de equipo
Básico C	Fita métrica
Básico C	Frasco de Erlenmeyer
Básico C	Balão de Erlenmeyer
Básico C	Haste flexível
Básico C	Cotonete
Básico C	Protetor de calcâneo/cotovelo
Básico C	Reanimador descartável máscara-boca
Básico C	Restritor de membros
Básico C	Contensor de membros
Básico C	Tala metálica para imobilização
Básico C	Tala moldável
Básico C	Tala aramada
Básico C	Talco para luvas
Básico C	Torneirinha de metal
Básico C	Válvula 3 vias de metal
Básico C	Torneira 3 vias de metal
Básico C	Tubo de Eppendorf
Básico C	Frasco de Eppendorf
Básico equipo	Equipo para solução fotossensível
Básico equipo	Equipo âmbar
Básico equipo	Fotossensível, equipo para solução
Básico equipo	Equipo microgotas com câmara graduada
Básico equipo	Bureta, equipo
Básico equipo	Equipo para diálise peritoneal
Básico equipo	Diálise peritoneal, equipo
Básico equipo	Equipo PAM
Básico equipo	Equipo para pressão arterial média
Básico equipo	Pressão arterial média
Básico equipo	Equipo para pressão venosa central
Básico equipo	Pressão venosa central, equipo
Básico equipo	Equipo PVC
Básico equipo	Equipo simples
Básico geral	Alfinete de segurança
Básico geral	Trava de dreno
Básico vestuário	Camisola descartável
Básico vestuário	Lençol branco descartável

Continua >>>

>>> Continuação

Quadro 10 – Classificação dos Materiais Segundo a Espécie	
Espécie	**Nome**
Básico vestuário	Lençol de papel branco hospitalar em bobina
Básico vestuário	Papel lençol em rolo
Básico vestuário	Sapatilha cirúrgica
Básico vestuário	Propé
Básico vestuário EPI	Óculos de proteção
Básico vidraria	Cálice de vidro graduado
Básico vidraria	Manômetro de vidro tipo cachimbo para medir pressão arterial média
Básico vidraria	Cachimbo de PAM
Básico vidraria	Porta fios de sutura
Básico vidraria/PVC	Copo de Becker
Básico vidraria/PVC	Copo graduado
Básico vidraria/PVC	Copo para medicação
Cardiologia	Bulbo para eletrodo de derivação precordial (eletrocardiógrafo – ECG)
Cardiologia	Pera ECG
Cardiologia	Cabo de força trifásico
Cardiologia	Cabo de marca-passo externo
Cardiologia	Eletrodo de marca-passo externo
Cardiologia	Marca-passo, eletrodo
Cardiologia	Cabo paciente para eletrocardiógrafo com cinco terminais
Cardiologia	Cabo tronco paciente para ECG
Cardiologia	Cabo paciente para monitor cardíaco
Cardiologia	Cabo tronco paciente para monitor cardíaco
Cardiologia	Caneta para *plotter* de eletrocardiógrafo
Cardiologia	Cateter de Swan-Ganz de termodiluição
Cardiologia	Swan-Ganz, cateter
Cardiologia	Cateter de artéria pulmonar
Cardiologia	Cateter de balão fluxo dirigido
Cardiologia	Eletrodo cardiológico de membros tipo chapa para derivação periférica
Cardiologia	Eletrodo periférico chapa
Cardiologia	Eletrodo cardiológico de membros tipo clipe para derivação periférica
Cardiologia	Cardioclipe
Cardiologia	Eletrodo de prata
Cardiologia	Eletrodo de monitoração cardíaca, prata
Cardiologia	Eletrodo de sucção para eletrocardiógrafo
Cardiologia	Pera para eletrocardiógrafo
Cardiologia	Bulbo para eletrocardiógrafo
Cardiologia	Eletrodo descartável para monitoração cardíaca
Cardiologia	Papel em rolo para registro em eletrocardiógrafo (ECG)

Continua >>>

>>> Continuação

Quadro 10 – Classificação dos Materiais Segundo a Espécie	
Espécie	**Nome**
Cardiologia	Rolo ECG
Cardiologia	ECG, papel rolo
Cardiologia	Papel para ecocardiógrafo
Cardiologia	Ecocardiógrafo, papel
Cardiologia	Papel para eletrocardiógrafo retangular
Cardiologia	Papel ECG 3 canais A4
Cardiologia	Pasta para eletrocardiograma
Cardiologia	Gel para eletrocardiograma
Cardiologia	Sensor de temperatura para debitômetro
Cardiologia	Suporte adaptador para caneta de ECG de 3 canais
Cardiologia	Plotter para caneta de ECG
Cardiologia	Tira de borracha para derivação periférica ECG
Cardiologia	Braçadeira para ECG
Cardiologia	Pulseira para ECG
Cirurgia	Ponta de eletrodo para bisturi elétrico
Cirurgia	Eletrodo para bisturi elétrico
Cirurgia	Agulha aortolateral para angiografia
Cirurgia	Agulha Bierman para punção óssea
Cirurgia	Bierman
Cirurgia	Agulha Cournand
Cirurgia	Cournand, agulha
Cirurgia	Agulha Curry para angiografia
Cirurgia	Curry, agulha
Cirurgia	Agulha dos Santos
Cirurgia	Santos, agulha
Cirurgia	Agulha Franklin Silverman para biópsia hepática
Cirurgia	Franklin Silverman, agulha
Cirurgia	Agulha Lindermann para angiografia
Cirurgia	Lindermann, agulha
Cirurgia	Agulha para amigdalectomia
Cirurgia	Amigdalectomia, agulha
Cirurgia	Agulha para hemorroidectomia
Cirurgia	Hemorroidectomia. agulha
Cirurgia	Agulha para oftalmologia
Cirurgia	Oftalmologia, agulha
Cirurgia	Agulha Sheldon para angiografia
Cirurgia	Sheldon, agulha
Cirurgia	Agulha Strauss para angiografia

Continua >>>

>>> Continuação

Quadro 10 – Classificação dos Materiais Segundo a Espécie	
Espécie	**Nome**
Cirurgia	Strauss, agulha
Cirurgia	Aplicador de clipes
Cirurgia	Clipador
Cirurgia	Balão para anestesia
Cirurgia	Balão de reinalação
Cirurgia	Bisturi descartável
Cirurgia	Bomba aspiradora para sucção
Cirurgia	Dreno de sucção contínua
Cirurgia	Dreno de sucção a vácuo
Cirurgia	Cabo conexão para placa neutra de bisturi elétrico
Cirurgia	Cabo de ligação placa neutra
Cirurgia	Placa neutra, cabo de ligação
Cirurgia	Cabo de conexão para pedal de bisturi elétrico
Cirurgia	Cabo de ligação de pedal de bisturi elétrico
Cirurgia	Pedal, cabo ligação bisturi elétrico
Cirurgia	Cal sodada
Cirurgia	Campo adesivo cirúrgico
Cirurgia	Campo incisional aderente
Cirurgia	Campo cirúrgico duplo
Cirurgia	Campo cirúrgico impermeável
Cirurgia	Cobertura impermeável de mesa cirúrgica
Cirurgia	Campo descartável em não tecido
Cirurgia	Caneta porta-eletrodo para bisturi elétrico
Cirurgia	Cabo eletrodo de bisturi elétrico
Cirurgia	Canister para aparelho de anestesia
Cirurgia	Cânula Chiba para aspiração citológica
Cirurgia	Agulha de Chiba
Cirurgia	Chiba, agulha
Cirurgia	Carga de grampos para grampeador cirúrgico
Cirurgia	Grampos para grampeador cirúrgico
Cirurgia	Cateter cerebral universal ou reto (simples)
Cirurgia	Cateter de colangiografia laparoscópica
Cirurgia	Colangiografia, cateter
Cirurgia	Cateter de Fogarty
Cirurgia	Fogarty, cateter
Cirurgia	Cateter para embolectomia
Cirurgia	Cateter para tromboctomia
Cirurgia	Cateter endovascular para retirada de corpo estranho

Continua >>>

>>> Continuação

Quadro 10 – Classificação dos Materiais Segundo a Espécie	
Espécie	**Nome**
Cirurgia	Basket de captura
Cirurgia	Cateter endovascular de laço
Cirurgia	Cateter epidural para anestesia
Cirurgia	Cateter peridural
Cirurgia	Cera de abelhas
Cirurgia	Cera para osso
Cirurgia	Cimento ortopédico
Cirurgia	Clamp para cordão umbilical
Cirurgia	Cordão umbilical, *clamp*
Cirurgia	*Clamp* peniano de Cunningham
Cirurgia	Cunningham, *clamp* peniano
Cirurgia	Peniano, *clamp*
Cirurgia	Colchão térmico
Cirurgia	Compressa cirúrgica estéril de não tecido
Cirurgia	Campo cirúrgico
Cirurgia	Compressa de gaze algodonada
Cirurgia	Curativo cirúrgico
Cirurgia	Zobec
Cirurgia	Compressa de gaze detectável aos raios X
Cirurgia	Campo cirúrgico
Cirurgia	Compressa cirúrgica
Cirurgia	Compressa de gaze hidrófila
Cirurgia	Gaze
Cirurgia	Compressa de gaze torcida em celulose regenerada oxidada
Cirurgia	Hemostático tópico
Cirurgia	Surgicel
Cirurgia	Compressa para tamponamento nasal
Cirurgia	Tampão nasal
Cirurgia	Conjunto cirúrgico calça e jaleco
Cirurgia	Pijama cirúrgico
Cirurgia	Conjunto com válvula de escape
Cirurgia	Sistema de anestesia escape
Cirurgia	Baraka
Cirurgia	Dispositivo laparoscópico para retirada de vesícula
Cirurgia	Dispositivo para retirada de espécime
Cirurgia	Domo transdutor de pressão
Cirurgia	Dreno/cateter para drenagem torácica/mediastinal
Cirurgia	*Kit* drenagem de tórax

Continua >>>

>>> Continuação

Quadro 10 – Classificação dos Materiais Segundo a Espécie	
Espécie	**Nome**
Cirurgia	Drenagem de tórax, *kit*
Cirurgia	Dreno de Kehr
Cirurgia	Kehr, dreno
Cirurgia	Dreno em "T"
Cirurgia	Dreno de Penrose
Cirurgia	Penrose, dreno
Cirurgia	Embalagem para esterilização
Cirurgia	Envelope para esterilização
Cirurgia	Rolo para esterilização
Cirurgia	Faixa gástrica
Cirurgia	Banda gástrica
Cirurgia	Fio de Kirschner
Cirurgia	Pino de Kirschner
Cirurgia	Pino de Steinmann
Cirurgia	Fio de Steinmann
Cirurgia	Fita cardíaca
Cirurgia	Fita de silicone
Cirurgia	Vessel loop
Cirurgia	Fleboextrator
Cirurgia	Grampeador mecânico cirúrgico
Cirurgia	Stappler
Cirurgia	Haste para aspirador
Cirurgia	Hemostático cirúrgico absorvível
Cirurgia	Esponja hemostática
Cirurgia	Colágeno hemostático
Cirurgia	Gelatina hemostática
Cirurgia	Indicador biológico em tubete
Cirurgia	Indicador biológico em ampola
Cirurgia	Indicador químico em tira
Cirurgia	Integrador químico
Cirurgia	*Kit* de Heimlich para drenagem torácica
Cirurgia	Dreno com válvula de Heimlich
Cirurgia	Heimlich, dreno
Cirurgia	*Kit* para anestesia peridural
Cirurgia	*Minikit* epidural
Cirurgia	Peridural, *kit* anestesia
Cirurgia	*Kit* para drenagem de tórax
Cirurgia	Sistema de drenagem torácica sob selo d'água

Continua >>>

>>> Continuação

Quadro 10 – Classificação dos Materiais Segundo a Espécie	
Espécie	**Nome**
Cirurgia	Drenagem torácica sob selo d'água, sistema de
Cirurgia	*Kit* para exploração biliar
Cirurgia	*Kit* videolaparoscópico via biliar
Cirurgia	Exploração biliar, *kit*
Cirurgia	Lâmina cirúrgica para serra elétrica
Cirurgia	Lâmpada halógena
Cirurgia	Lápis dermatográfico preto
Cirurgia	Manta térmica
Cirurgia	Marcador para instrumentais cirúrgicos
Cirurgia	Fita identificadora de instrumental
Cirurgia	Identificador de instrumental
Cirurgia	Micromola para embolização
Cirurgia	*Coil* para embolização
Cirurgia	Embolização, micromola/*coil*
Cirurgia	Pacote cirúrgico estéril
Cirurgia	*Lap* cirúrgico
Cirurgia	*Kit* cirúrgico
Cirurgia	Pedal duplo para acionamento de corte e coagulação, bisturi elétrico
Cirurgia	Pericárdio bovino conservado
Cirurgia	Pinça de apreensão
Cirurgia	Pinça e fio bipolar para bisturi elétrico
Cirurgia	Cabo bipolar para bisturi elétrico
Cirurgia	Placa de retorno para bisturi elétrico
Cirurgia	Placa eletrocirúrgica
Cirurgia	Placa neutra
Cirurgia	Eletrodo de dispersão
Cirurgia	Porte de acesso implantável para quimioterapia
Cirurgia	Port-a-cath
Cirurgia	Prótese de Montgomery
Cirurgia	Tubo traqueal em "T"
Cirurgia	Montgomery, prótese
Cirurgia	Prótese vascular
Cirurgia	Enxerto vascular
Cirurgia	Rolha de cortiça
Cirurgia	Rosca estabilizadora
Cirurgia	Unidade estabilizadora
Cirurgia	Seringa de Leveen
Cirurgia	Leveen, seringa

Continua >>>

>>> Continuação

Quadro 10 – Classificação dos Materiais Segundo a Espécie	
Espécie	**Nome**
Cirurgia	Seringa de insuflação
Cirurgia	Seringa deflatora
Cirurgia	Seringa para anestesia epidural
Cirurgia	Serra de Gigli para osso
Cirurgia	Gigli, serra
Cirurgia	*Shunt* para carótida
Cirurgia	Prótese para carótida
Cirurgia	*Sling* transobturatório
Cirurgia	Sistema de suspensão uretral sintético
Cirurgia	Sonda de Fouchet
Cirurgia	Fouchet, sonda
Cirurgia	Tela cirúrgica de polipropileno
Cirurgia	Tela cirúrgica
Cirurgia	Prótese de polipropileno
Cirurgia	Tesoura Metzembaum videolaparoscópica
Cirurgia	Trocarte
Cirurgia	Trocarte com balão
Cirurgia	Trocarte com lâmina
Cirurgia	Trocarte sem lâmina
Cirurgia	Trocarte de Hasson
Cirurgia	Tubo de gastrostomia
Cirurgia	Tubo gástrico para alimentação e descompressão
Cirurgia	Tubo gastroentérico
Cirurgia	Tubo de alimentação gastrojejunal
Cirurgia	Tubo endoscópico percutâneo
Cirurgia	Tubo de Luckens para secreção-endoscopia
Curativo	Almotolia de plástico
Curativo	Frasco para soluções
Curativo	Bandagem tubular elástica para fixar curativos
Curativo	Malha de fixação de curativos
Curativo	Curativo adesivo transparente
Curativo	Poliuretano, curativo
Curativo	Acetato de celulose, curativo
Curativo	Película de poliuretano
Curativo	Curativo com almofada central absorvente
Curativo	Cobertura com coxim hidrocelular
Curativo	Curativo de alginato
Curativo	Alginato, curativo

Continua >>>

>>> Continuação

Quadro 10 – Classificação dos Materiais Segundo a Espécie	
Espécie	**Nome**
Curativo	Curativo de carvão ativado
Curativo	Carvão ativado, curativo
Curativo	Curativo de hidrocoloide
Curativo	Hidrocoloide, curativo
Curativo	Curativo de malha porosa
Curativo	Curativo de película de poliuretano não adesiva
Curativo	Película de poliuretano não adesiva
Curativo	Poliuretano, película não adesiva
Curativo	Curativos e coberturas
EPI	Calçado hospitalar
EPI	Luva térmica
EPI	Protetor auditivo
EPI - Básico A	Luva cirúrgica ambidestra para procedimentos
EPI - Básico A	Luva de procedimentos
EPI - Básico A	Luva para ginecologia
EPI - Básico A	Luva para proteção
EPI - Básico A	Luva de segurança
EPI - Básico A	Máscara tipo respirador
EPI - Básico A	Respirador purificador semifacial
EPI - Básico A	Máscara *respirator*
EPI - Básico vestuário	Avental cirúrgico descartável
EPI - Básico vestuário	Avental impermeável
EPI - Básico vestuário	Máscara cirúrgica
EPI - Cirurgia	Gorro cirúrgico
EPI - Cirurgia	Touca cirúrgica
EPI - Cirurgia	Turbante cirúrgico
EPI - Cirurgia	Luva cirúrgica estéril
EPI - Cirurgia	Luva estéril
EPI - Limpeza	Luva para limpeza
Exame	Agulha marcadora para nódulo de mama
Exame	Agulhamento de mama
Exame	Sadowsky, agulha
Exame	Agulha para mielograma (aspirativa)
Exame	Mielograma, agulha
Exame	Biópsia aspirativa, agulha para mielograma
Exame	Illinois, agulha
Exame	Agulha de Illinois
Exame	Anoscópio

Continua >>>

>>> Continuação

Quadro 10 – Classificação dos Materiais Segundo a Espécie	
Espécie	**Nome**
Exame	Espéculo anal/retal
Exame	Bocal para espirômetro
Exame	Coletor para secreções
Exame	Bronquinho
Exame	Cuba para coloração
Exame	Escova de citologia/limpeza de canal
Exame	Espelho frontal
Exame	Espelho para laringe
Exame	Espelho laríngeo
Exame	Injetor de esclerose para endoscopia alta
Exame	Agulha de esclerose endoscópica
Exame	*Kit* ginecológico
Exame	Lâmina para microscópio lapidada
Exame	Lamínula para laboratório
Exame	Navalha para micrótomo
Exame	Papel para eletroencefalógrafo
Exame	Eletroencefalógrafo, papel
Exame	Parafina histológica
Exame	Retossigmoidoscópio descartável
Exame	Teste de contato
Exame	Teste epicutâneo
Exame	Tubo a vácuo para coleta de sangue
Exame	Tubo capilar sem heparina, ponta azul
Exame	Tubo cônico para centrifugador
Exame	Tubo de ensaio
Exame	Urodensímetro
Exame	Urinômetro
Kraft	Papel *kraft*
Kraft	*Kraft*, papel
Limpeza	Balde plástico
Limpeza	Detergente em pó
Limpeza	Detergente neutro
Limpeza	Dispensador para sabonete líquido
Limpeza	Dispenser
Limpeza	Escova para escovação cirúrgica
Limpeza	Escova para limpeza de frascos e vidrarias
Limpeza	Escova para limpeza de unhas
Limpeza	Esponja para limpeza pesada

Continua >>>

>>> Continuação

Quadro 10 – Classificação dos Materiais Segundo a Espécie

Espécie	Nome
Limpeza	Flanela para limpeza
Limpeza	Lixeira hospitalar
Limpeza	Palha de aço
Limpeza	Bom-bril
Limpeza	Papel higiênico
Limpeza	Sabonete
Limpeza	Saco para coleta de lixo hospitalar
Limpeza	Saco plástico
Nefrologia	Cateter de Tenckhoff para diálise peritoneal contínua
Nefrologia	Tenckhoff
Nefrologia	Diálise peritoneal, cateter Tenckhoff
Nefrologia	Cateter rígido para diálise peritoneal
Nefrologia	Cateter Shilley para hemodiálise
Nefrologia	Shilley, cateter hemodiálise
Nefrologia	Hemodiálise, cateter Shilley
Nefrologia	Cateter duplo/triplo lúmen para hemodiálise
Neurologia	Agulha para punção subdural
Neurologia	Punção subdural, agulha
Neurologia	Agulha para punção ventricular
Neurologia	Punção ventricular, agulha
Neurologia	Cabo para aspiração de volume extradural
Neurologia	Sistema de drenagem ventricular encefálica
Neurologia	Drenagem ventricular encefálica, sistema
Neurologia	DVEE
Neurologia	Sistema DVEE
Neurologia	Substituto sintético para dura-máter
Neurologia	Substituto ósseo
Neurologia	Válvula para derivação ventriculoperitoneal
Neurologia	Válvula Holter
Ostoma	Aparelho para irrigação
Ostoma	Irrigador
Ostoma	Barreira protetora de resina sintética
Ostoma	Resina protetora
Ostoma	Bolsa para estomas
Ostoma	Bolsa plástica para colostomia
Ostoma	Colostomia, bolsa
Ostoma	Estomas, bolsas
Ostoma	Filtro antiodor de carvão ativado

Continua >>>

>>> Continuação

Quadro 10 – Classificação dos Materiais Segundo a Espécie	
Espécie	**Nome**
Ostoma	Placa flexível para estoma intestinal
Ostomia	Cinto para fixação de bolsa de colostomia
Ostomia	*Clamp* para bolsa de colostomia
Ostomia	Colostomia, *clamp* para bolsa
Solução	Acetona
Solução	Álcool etílico
Solução	Álcool gel
Solução	Álcool metílico, metanol PA
Solução	Benzina
Solução	Clorhexidina
Solução	Clorexidina
Solução	Éter
Solução	Formol 40%
Solução	Formol em pastilhas
Solução	Formalina
Solução	Povidine
Solução	Polivinilpirrolidona
Solução	PVPI
Solução	Solução aquosa glutaraldeído
Solução	Glutaraldeído
Solução	Solução desinfetante
Solução	Desinfetante, solução
Solução	Solução detergente líquida enzimática para limpeza e desencrostação de instrumentais
Solução	Desencrostante de instrumental
Solução	Lubrificante para instrumentos cirúrgicos
Solução	Solução lubrificante para instrumentos cirúrgicos
Solução	Solução revitalizadora de instrumentais cirúrgicos
Solução	Revitalizador de instrumentais cirúrgicos
Solução	Antiferruginoso e anticorrosão de instrumentais
Solução	Tintura de benjoim
Solução	Benjoim
Solução	Vaselina líquida
Solução	Xilol
Ventilação	Adaptador endotraqueal (conjunto)
Ventilação	Conector cônico reto endotraqueal
Ventilação	Campânula e fole
Ventilação	Cânula de Guedel

Continua >>>

>>> Continuação

Quadro 10 – Classificação dos Materiais Segundo a Espécie	
Espécie	**Nome**
Ventilação	Guedel, cânula
Ventilação	Cânula de traqueostomia descartável, com *cuff*
Ventilação	Cânula traqueostomia vinil
Ventilação	Cânula de traqueostomia reusável
Ventilação	Cânula perilaríngea
Ventilação	Sonda perilaríngea
Ventilação	Perilaríngea, sonda
Ventilação	Circuito respirador fase positiva
Ventilação	Cogumelo ciclador
Ventilação	Cogumelo expiratório
Ventilação	Conector cônico em "T"
Ventilação	T, conector
Ventilação	Conector em T (2 mm)
Ventilação	Conector em Y
Ventilação	Y, conector
Ventilação	Conexões para respirador
Ventilação	Espaço morto
Ventilação	Tubo
Ventilação	Traqueia
Ventilação	Extensão para gases
Ventilação	Frasco com válvula para vacuômetro
Ventilação	Frasco de parede
Ventilação	Frasco para aspirador manual
Ventilação	Frasco para drenagem torácica/mediastinal descartável
Ventilação	Inalador medicinal completo
Ventilação	Micronebulizador
Ventilação	Incentivador respiratório
Ventilação	Jogo intermediário reto com 3 peças
Ventilação	Traqueia com conector
Ventilação	Máscara de reanimação
Ventilação	Máscara facial para nebulização
Ventilação	Máscara laríngea
Ventilação	Cânula laríngea
Ventilação	Máscara para traqueostomia
Ventilação	Traqueostomia, máscara
Ventilação	Máscara sistema CPAP
Ventilação	CPAP, máscara
Ventilação	Sistema CPAP

Continua >>>

>>> Continuação

Quadro 10 – Classificação dos Materiais Segundo a Espécie	
Espécie	**Nome**
Ventilação	Máscara sistema Venturi
Ventilação	Sistema Venturi
Ventilação	Venturi
Ventilação	Membrana para válvula expiratória
Ventilação	Diafragma para válvula expiratória
Ventilação	Nebulizador para oxigenoterapia contínua completo
Ventilação	Tenda de oxigênio
Ventilação	Reanimador manual ambu
Ventilação	Ambu
Ventilação	Ressuscitador
Ventilação	Balão autoinflável
Ventilação	Sensor de fluxo
Ventilação	*Flow sense*
Ventilação	Sensor de pulso para oxímetro
Ventilação	Sensor de temperatura
Ventilação	Sensor para oxicapnógrafo
Ventilação	Sonda de aspiração traqueal em sistema aberto
Ventilação	Sonda de aspiração traqueal em sistema fechado
Ventilação	Sistema aberto de aspiração traqueal
Ventilação	Sistema fechado de aspiração traqueal
Ventilação	Sonda de Carlens
Ventilação	Carlens, sonda
Ventilação	Tubo endotraqueal seletivo
Ventilação	Cânula endotraqueal duplo lúmen
Ventilação	Cânula endotraqueal seletiva
Ventilação	Tubo endotraqueal duplo lúmen
Ventilação	Sonda de Pezzer
Ventilação	Dreno de Pezzer
Ventilação	Sonda endotraqueal
Ventilação	Cânula endotraqueal
Ventilação	Tubo endotraqueal
Ventilação	Tubo traqueal
Ventilação	Sonda endotraqueal aramada
Ventilação	Cânula endotraqueal aramada
Ventilação	Sonda traqueal com espiral aramada
Ventilação	Cânula traqueal com espiral aramada
Ventilação	Traqueia ramo único duplo lúmen
Ventilação	Tubo corrugado ramo único dupla luz

Continua >>>

>>> Continuação

Quadro 10 – Classificação dos Materiais Segundo a Espécie

Espécie	Nome
Ventilação	Traqueia uno lúmen
Ventilação	Tubo corrugado
Ventilação	Umidificador condensador com filtro antibacteriano viral
Ventilação	Filtro umidificador condensador
Ventilação	Umidificador para fluxômetro
Ventilação	Válvula bidirecional
Ventilação	Válvula de entrada de ar
Ventilação	Válvula de escape tipo *pop off*
Ventilação	Válvula expiratória
Ventilação	Válvula flexa reguladora de vácuo de rede
Ventilação	Válvula para ambu
Ventilação	Válvula redutora para ar comprimido de rede
Ventilação	Válvula redutora para oxigênio de rede
Ventilação	Válvula sem reinalação
Ventilação	Válvula servomático

9. ESPECIFICAÇÕES DE MATERIAIS DE CONSUMO

Encontram-se, a seguir, as especificações dos materiais básicos de consumo técnico-hospitalar, numeradas conforme a listagem inicial, para facilitar a busca.

Estão indexadas por ordem alfabética, conforme o nome comum. Quando cabível, simultaneamente constam sinônimos ou denominações do vulgo no cotidiano, para facilitar as entradas de busca (já constam na primeira listagem).

Alguns materiais, para que se elucide de forma mais clara, pela sua especificidade, foram exemplificados conforme modelos, marcas de equipamentos, ou medidas usuais destacadas, para permitir uma visão mais detalhada do elemento em questão.

Ao término de cada descritivo técnico, é necessário constar a apresentação do produto, se reusável ou descartável, certificações e/ou laudos necessários para a comprovação de sua efetiva

Para não se tornar repetitivo em cada um deles, colocamos a seguir uma base para todos:

- Embalagem (individual ou forma de apresentação).
- Reusável/autoclavável.
- Descartável/estéril, um lado grau cirúrgico e outro em poliamida ou similar, transparente, abertura em pétala, estéril em processo que garanta comprovadamente barreira antimicrobiana e ausência de resíduos tóxicos, com selagem eficiente que garanta a esterilização e integridade do produto até o momento do uso, com técnica de abertura de e transferência asséptica.
- Confeccionado em conformidade com a legislação vigente.

- Constando dados de identificação em língua portuguesa, procedência, data, tipo de esterilização e prazo de validade, com registro e/ou certificação de isenção no Ministério da Saúde/ANVISA (ou em órgão competente).
- Para drogas e soluções: laudo de composição. Apresentar laudo técnico analítico emitido por laboratório oficial, Certidão de Registro do Produto e Autorização de Funcionamento do Fabricante e Distribuidor, emitidos pelo DETEM/SNVS do Ministério da Saúde.
- Para equipamentos de proteção individual (EPI) – máscaras, luvas, óculos, protetor auricular etc., apresentar registro de Certificado de Aprovação (CA) emitido pelo Ministério do Trabalho e Emprego (MTE).
- Produtos têxteis: isentos de resíduos ácidos ou alcalinos, de alvejante óptico ou de amido, conforme NBR 13350, e com comprovada hidrofilidade, em conformidade com as NBR de artigos têxteis hospitalares.
- Garantia de troca em caso de defeito de fabricação.
- É necessária a apresentação de amostra e/ou prospecto absolutamente nítido produto, com descrições de confecção, detalhes técnicos e dimensões exatas, com antecedência, para verificação da conformidade com o solicitado (quando pregão presencial).

Alguns produtos foram isentos de registro no Ministério da Saúde, na Vigilância Sanitária (DIPROD), inclusive alguns considerados não correlatos. Porém, essas determinações são efetivadas ou não, mediante Portarias, no decorrer do tempo. Assim sendo, em todos os produtos consta a expressão: “com registro em órgão competente”, e, casos isentos, deve-se constar a isenção do registro, ou acompanhado da referência de lei que assim determina. A legislação referente à licitação pública encontra-se nos anexos, sendo que as principais estão dispostas na íntegra.

Obs.: A embalagem com abertura descrita em forma de pétala (*peel-open*), indicada para os produtos estéreis, com um lado em papel grau cirúrgico e o outro em filme plástico tipo poliamida ou similar, possui uma ponta própria para colocação dos dedos, de modo que a embalagem abra quando se puxa para seu próprio lado cada parte, como em forma de uma pétala. Tal sistema, desde que com selagem adequada, em nossa experiência, favorece o manuseio com menor risco de contaminação. Alguns produtos são comercializados em embalagens confeccionadas totalmente em poliamida, com local pontilhado para abertura, que sempre devem ser verificados quanto à conformidade de manutenção da abertura asséptica (Figuras 1 e 2).

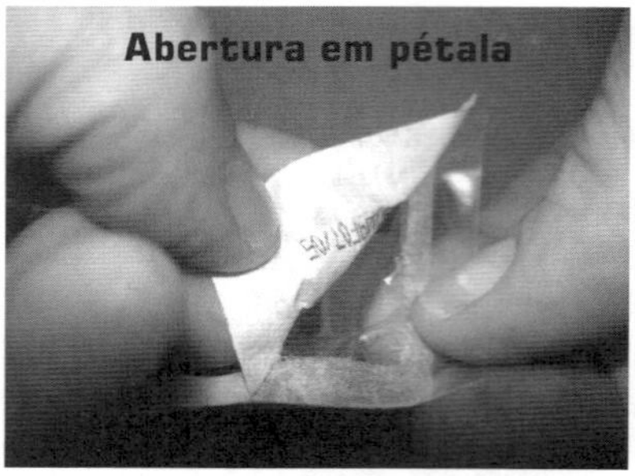

FIGURA 1 – Embalagem em grau cirúrgico e poliamida, abertura em pétala.

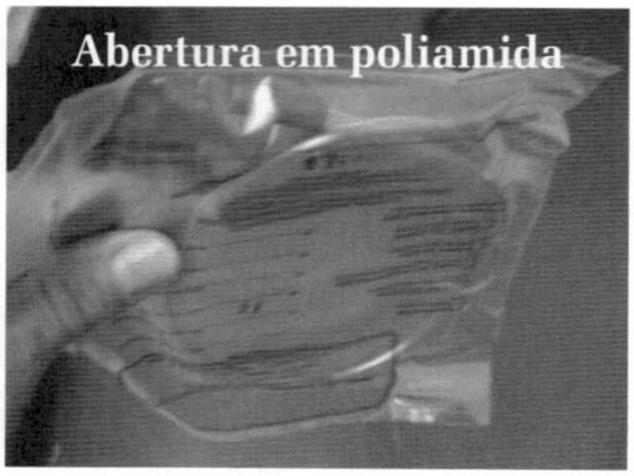

FIGURA 2 – Embalagem em poliamida, abertura do tipo pontilhado.

Nº 1

Abaixador de língua

- **Sinônimo**: Espátula
- **Tipo**: Básico A
- **Consumo**: Mensal
- **Especificação:** Abaixador de língua/espátula de madeira, cor natural, lisa, descartável, formato convencional com extremidades arredondadas, superfícies e bordas perfeitamente acabadas, espessura e largura uniformes em toda a sua extensão, medindo aproximadamente 14 cm de comprimento, 1,4 cm de largura e __ mm de espessura.

Opções/Variações

- Confeccionado em plástico.
- Embalado individualmente.
- Espessuras (mm): 15; 20, 50...
- Estéril.

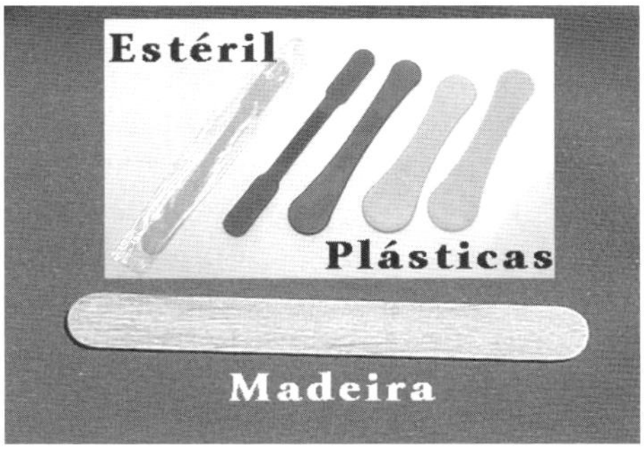

FIGURA 3 – Abaixador de língua.

Nº 2

Absorvente higiênico feminino

- **Sinônimo**: Modess
- **Tipo**: Básico B
- **Consumo**: Mensal
- **Especificação**: Absorvente higiênico feminino tamanho ___________, uso _______ confeccionado em fibras de celulose, adesivo termoplástico, polímero acrílico, polipropileno, atóxico, hipoalergênico, forrado com filme plástico ou similar garantindo a impermeabilidade, macio, com alta capacidade de absorção. Embalado em pacote com ___ unidades.

Opções/Variações

- Abas.
- Cobertura higroscópica.
- Embalagem individual.
- Espessura: fina; média; larga.
- Fluxo: leve; moderado (médio); intenso.
- Gel.
- Tamanho: mini, médio, longo, noturno, hospitalar.
- Uso: externo/interno.

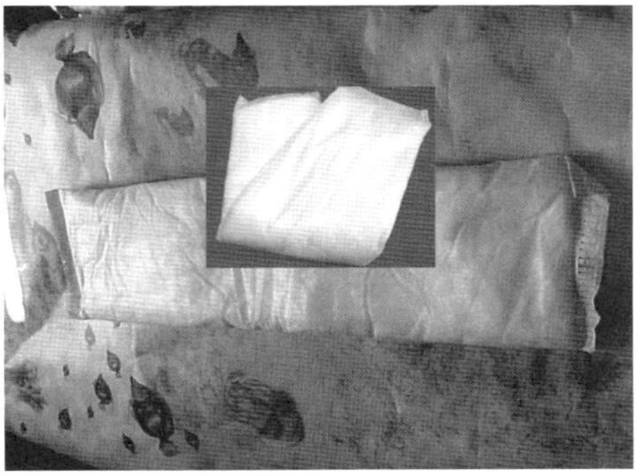

FIGURA 4 – Absorvente higiênico feminino.

Nº 3

Acetona

- **Tipo:** Solução
- **Consumo:** Mensal
- **Especificação:** Acetona (CH_3-CO.CH_3) composta de ácido piroacético, volátil e incolor, usada como solvente de óleo e resíduos de esparadrapo e esmalte. Embalagem fosca.

Obs.: Acetona é também denominada dimetilacetona, quetona etílica, propanona e espírito piroacético. Forma-se quimicamente pela destilação seca da madeira ou de substâncias orgânicas como o açúcar, os ácidos cítrico e tartárico, a goma etc., misturados com cal viva. Industrialmente obtida pela destilação da pirolenhite de cálcio e purificada quimicamente por retificação3.

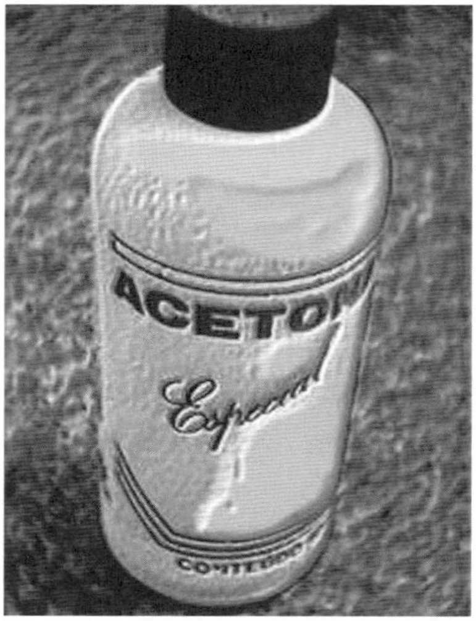

FIGURA 5 – Acetona.

Nº 4

Adaptador endotraqueal (conjunto)

- **Sinônimo:** Conector cônico reto endotraqueal
- **Tipo:** Ventilação
- **Consumo:** Eventual
- **Especificação:** Adaptadores para cânula endotraqueal e/ou de traqueostomia, conjunto com 11 unidades, medindo respectivamente de 2 mm a 12 mm, confeccionados em polímero ou similar rígido, reusável, atóxico, hipoalergênico, resistente aos processos usuais de desinfecção e esterilização. Apresentação: conjunto com 11 unidades.

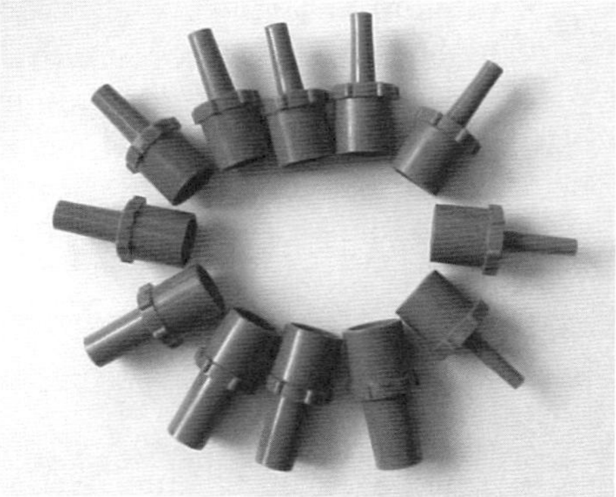

FIGURA 6 – Adaptadores endotraqueais.

Nº 5

Adaptador *luer-lock* para procedimentos angiográficos

- **Sinônimo:** Conector *luer-lock*
- **Tipo:** Angiografia
- **Consumo:** Mensal
- **Especificação:** Adaptador em forma de "Y", em polímero rígido ou similar biocompatível, atóxico, apirogênico, com um lado em sistema tipo *luer-lock*, diâmetro compatível com cateter para procedimentos angiovasculares cali-

bre:____. Para conectar sistemas de injetores angiográficos e correlatos, com transparência adequada para perfeita visualização do aspirado, com protetor de tampa, medidas de conexões dentro do normalizado pela ABNT.

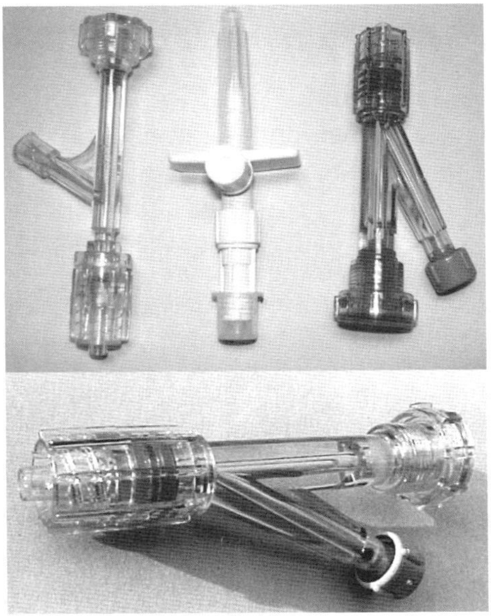

FIGURA 7— Adaptadores *luer-lock*.

Opções/Variações

- Cor: verde, transparente, branco, azul, lilás.
- Calibre (Fr): 4, 5, 6, 7.
- Terminação: macho/fêmea.

Nº 6

Água bidestilada, ampola

- **Sinônimo:** Água para injeção
- **Tipo:** Básico A
- **Consumo:** Mensal
- **Especificação:** Água bidestilada, diluente apirogênico, estéril, usada como solvente para medicações, em ampola própria de ___ mL.
- **Opções/Variações:**
  - Bico *twist-off*.
  - Volume (mL): 5, 10, 20.

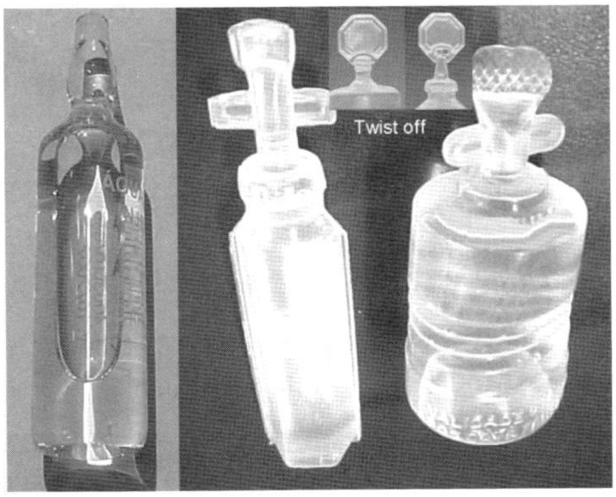

FIGURA 8 – Água bidestilada, ampolas.

Nº 7

Água bidestilada, frasco

- **Sinônimo:** Água para diluições
- **Tipo:** Básico A
- **Consumo:** Mensal
- **Especificação:** Água bidestilada, diluente apirogênico, estéril, usada como solvente para medicações, irrigações, nebulizações etc., em frasco próprio de 1.000 mL. Apresentação: frasco-ampola de 1.000 mL.

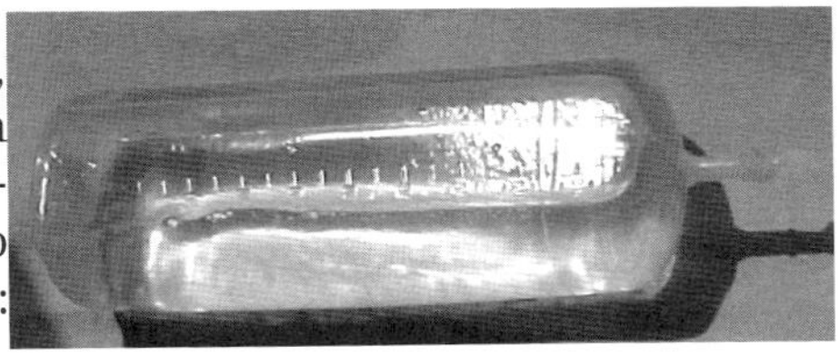

FIGURA 9 – Água bidestilada, frasco.

Nº 8

Agulha aortolateral para angiografia

- **Tipo:** Cirurgia
- **Consumo:** Eventual
- **Especificação:** Agulha para angiografia, tipo aortolateral – confeccionada em aço inox, sem rebarbas e sinais de oxidação, eletropolida. Composta de uma agulha calibre ______x______, com uma abertura lateral, com um mandril (trocarte) que vede a abertura na incisão.

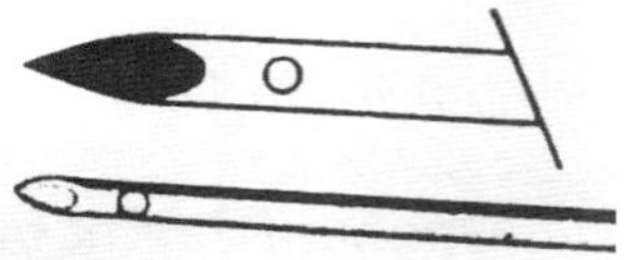

FIGURA 10 – Agulha tipo aortolateral para angiografia (agulha aortolateral).

Opções/Variações

– 180 x 12, 180 x 15, 200 x 15.

Nº 9

Agulha Bierman para punção óssea

- **Sinônimo:** Bierman
- **Tipo:** Cirurgia
- **Consumo:** Eventual
- **Especificação:** Agulha para punção óssea, tipo Bierman, com ponta tipo Tuohy 40 x 16, com mandril (trocarte) de base grande para melhor segurança e firmeza no manuseio, com canhão *luer-lock*, transcutânea, adaptação *luer*. Confeccionada em aço inox, eletropolida, sem rebarbas ou sinais de oxidação.

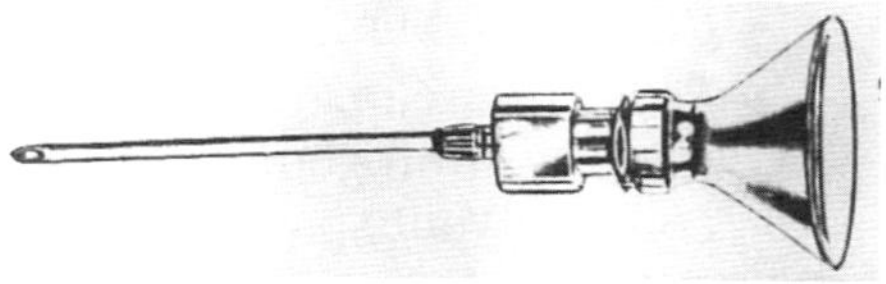

FIGURA 11 – Agulha tipo Bierman para punção óssea.

Nº 10

Agulha com cateter de curta permanência

- **Sinônimos:** *Scalp* ou escalpe/dispositivo intravenoso
- Periférico de curta permanência/cateter venoso periférico
- **Tipo:** Agulha com cateter
- **Consumo:** Mensal
- **Especificação:** Dispositivo para infusão endovenosa descartável, tipo *scalp* ou similar, estéril, atóxico, apirogênico, com agulha em aço inoxidável conforme NBR nº 5601-304, siliconizada com silicone cirúrgico, número ______G segundo padrões oficiais, com bisel curto, biangulado, trifacetado de afiação precisa e protetor rígido e transparente protegendo totalmente a agulha. Com aletas (asas de empunhadura e fixação) flexíveis e resistentes, em formato de borboleta, que facilite a punção e a estabilização do dispositivo durante o tempo de permanência, com identificação do calibre através da cor, com perfeita fixação entre o tubo e a agulha. Com tubo PVC

flexível, de extensão com boa qualidade, medindo aproximadamente 28 cm, livre de dobras e com transparência adequada; deve apresentar na extremidade distal conector *luer-lock* fêmea em obediência ao código de cores conforme calibre da agulha (NBR nº 9.259/86 – item 4.2.4), com boa adaptação à medida padrão de equipos e/ou seringas, com protetor de rosca. Em conformidade com a NBR 9.753, e ser totalmente livre de deformidades que prejudiquem seu uso.

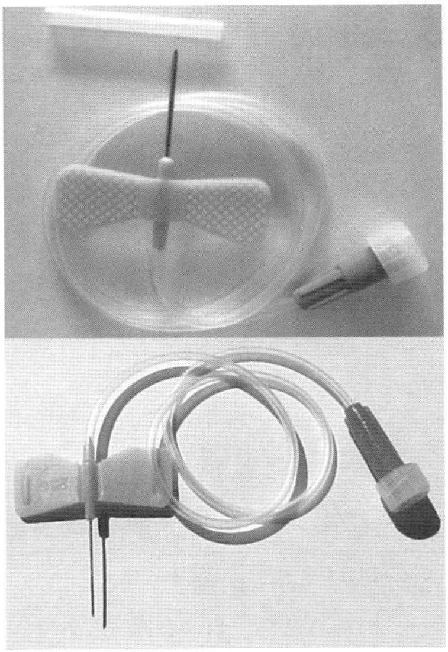

FIGURA 12 – Agulha com cateter tipo escalpe.

	Opções	
Calibre	**Diâmetro da agulha (mm)**	**Comprimento da Agulha (cm)**
19 G	1,1	2,2
21 G	0,9	1,9
23 G	0,8	1,9
25 G	0,5	1,9
27 G	0,4	0,9

Nº 11

Agulha Cope para biópsia pleural

- **Sinônimo:** Cope; biópsia pleural
- **Tipo:** Agulha especial
- **Consumo:** Eventual
- **Especificação:** Agulha para biópsia pleural tipo Cope confeccionada em aço inox, sem rebarbas e sinais de oxidação, eletropolida. Composta de cinco partes: agulha externa 80 x 30 biselada com limitador de punção (profundidade), com mandril (trocarte) ajustado para projeção de cerca 10 mm da parte externa, agulha interna com ganchos para retirada da biópsia, e botão de fixação.

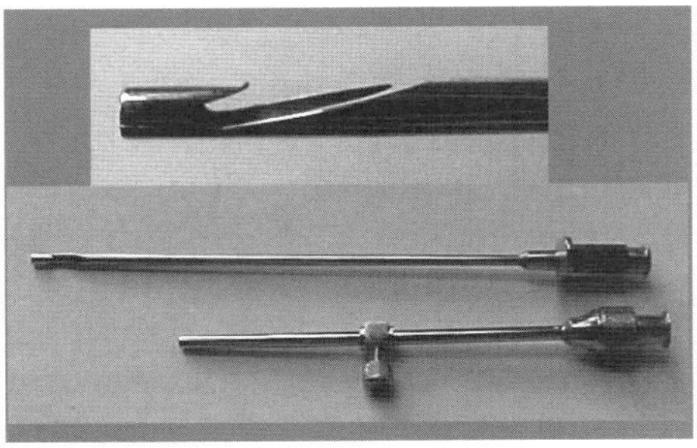

FIGURA 13 – Agulha Cope para biópsia pleural.

Nº 12

Agulha Cournand

- **Sinônimo:** Cournand
- **Tipo:** Cirurgia
- **Consumo:** Eventual

- **Especificação:** Agulha para angiografia, tipo Cournand, composta de cânula externa de ____x_____, biselada, e cânula interna com bisel médio para punção inicial. Provida de aletas (borboleta), para facilitar a empunhadura e o manuseio. Deve acompanhar um obturador para a cânula externa, utilizando na amostragem de sangue. Confeccionada em aço inox, eletropolida, sem rebarbas ou sinais de oxidação.

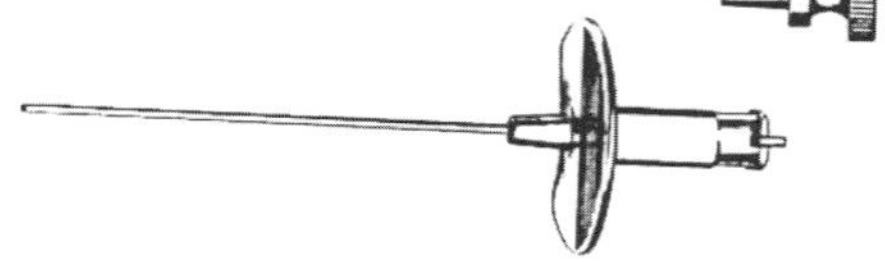

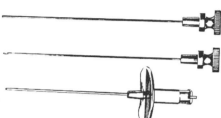

FIGURA 14 – Agulha tipo Cournand.

Nº 13

Agulha Curry para angiografia

- **Sinônimo:** Curry
- **Tipo:** Cirurgia
- **Consumo:** Eventual
- **Especificação:** Agulha para angiografia – tipo Curry – confeccionada em aço inox, sem rebarbas e sinais de oxidação, eletropolida. Composta de uma agulha 80 x 12 biselada e três mandris (trocartes), sendo um redondo, um de ponta curta e o terceiro de ponta cônica.

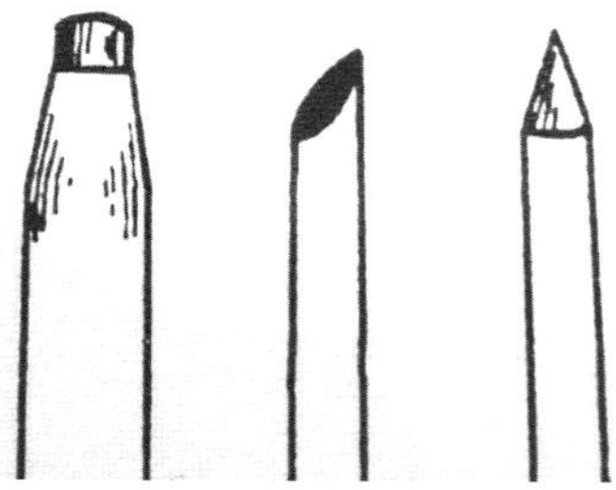

FIGURA 15 – Agulha tipo Curry para angiografia.

Nº 14

Agulha dos Santos

- **Tipo:** Cirurgia
- **Consumo:** Eventual
- **Especificação:** Agulha para angiografia/raquianestesia – tipo "dos Santos" – confeccionada em aço inox, sem rebarbas e sinais de oxidação, eletropolida. Composta de uma agulha calibre ____x______, com duas aberturas laterais, de ponta curta, fechada, com um mandril (trocarte) que vede as aberturas na incisão.

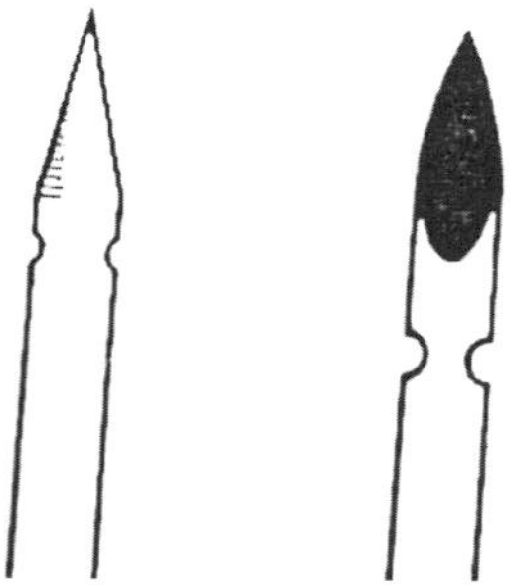

FIGURA 16 – Agulha tipo dos Santos para angiografia.

Opções/Variações

– 180 x 12 ou 180 x 15.

Nº 15

Agulha Franklin Silverman para biópsia hepática

- **Sinônimo:** Franklin Silverman
- **Tipo:** Cirurgia
- **Consumo:** Eventual
- **Especificação:** Agulha especial para biópsia de fígado, tipo Franklin Silverman, calibre _____x_____ com cânula interna bifurcada com ponta biselada e canhão tipo *luer-lock*, com ranhuras e pequenas garras na cânula interna para retenção da biópsia, em aço inox, eletropolida, sem rebarbas ou sinais de oxidação. Apresentação: quatro peças.

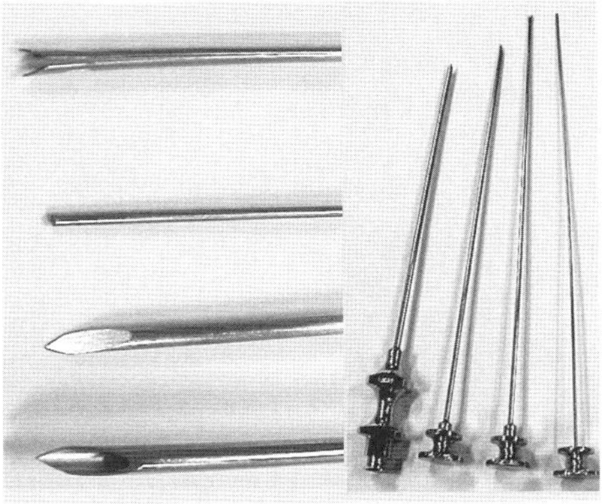

FIGURA 17 – Agulha tipo Franklin Silverman para biópsia hepática.

Opções/Variações

– 85 x 20 ou 115 x 20.

Nº 16

Agulha hipodérmica descartável

- **Sinônimo:** Agulha para injeção
- **Tipo:** Agulha
- **Consumo:** Mensal
- **Especificação:** Agulha hipodérmica estéril, calibre ___x____, uso único, constituída de tubo de aço inoxidável com canhão e protetor plástico, conforme descrição a seguir (ABNT).

Agulha constituída em aço inox tipo 304 (NBR 5601), de formato cilíndrico, reta, oca, com bisel trifacetado, afiado e com rigidez compatível ao uso, estando centralizada ao longo do eixo central longitudinal. Deve estar devidamente nivelada, polida, resistente, isenta de asperezas e/ou ondulação, sendo lubrificada com silicone de pureza farmacêutica grau médico-hospitalar. Ter lúmen limpo, sem materiais estranhos, rebarbas ou resíduos da manufatura do aço. Com fixação e vedação ao canhão perfeita e segura, estando de acordo com NBR 9259-1986, itens 5.3.3 e 5.3.5. Canhão constituído em plástico atóxico apropriado (polipropileno); e dimensões e formato universalmente aceitos – *luer* fêmea – para conexão com *luer-lock* ou *luer-slip*, proporcionando encaixe perfeito de condutores, em cores diferenciadas conforme NBR 9259-1986/1997, livre de defeitos e/ou rebarbas, tendo 6% de conicidade em sua parte interna para perfeito encaixe e fácil colocação e remoção dos condutores, sem causar vazamentos, com rigidez compatível ao uso. Protetor constituído em plástico, projetado internamente de modo a manter a agulha centrada com parte do canhão disponível exteriorizado a fim de permitir acoplamento à seringa (ou outros condutores), sem contato manual na agulha e perfeita adaptação ao canhão e total proteção à agulha. Deve estar isento de rachaduras, ser resistente e assegurar a integridade e esterilidade da agulha, mantendo-se firmemente acoplado à mesma.

Dimensões								
D.E. nom			Sistema (Calibre)	Canhão (cor)	D.E. Mín	D.E. Máx	D.I. Mín PN	D.I. Mín PF
	Gauge	Équivalência metro	Cal. x comp (mm)					
0,30	30 G ½	13 x 3	0,30 x 13	Amarelo	0,305	0,318	0,14	X
0,33	29 G			Vermelho	0,330	0,343	0,165	X
0,36	28 G			Azul-esverdeado	0,356	0,368	0,165	X
0,38	27,5 G ½	13 x 3,8	0,38 x 13	Cinza-claro	0,381	0,394	0,089	0,064
0,40	27 G ½	13 x 4	0,40 x 13	Cinza-médio	0,406	0,419	0,191	0,064
0,45	26 G ½	13 x 4,5	0,45 x 13	Marrom (caramelo)	0,457	0,470	0,241	0,089
0,50	25 G			Laranja	0,508	0,521	0,241	0,089
0,55	24 G ¾	20 x 5,5	0,55 x 20	Púrpura-média	0,559	0,572	0,292	0,114
0,60	23 G 1	25 x 6	0,60 x 25	Azul-escuro	0,635	0,648	0,318	0,114
0,70	22 G 1	25 x 7	0,70 x 25					
	22 G 1 ¼	30 x 7	0,70 x 30	Preto	0,711	0,724	0,394	0,114
0,80	21 G 1	25 x 8	0,80 x 25					
	21 G 1 ¼	30 x 8	0,80 x 30					
	21 G 1 ½	40 x 8	0,80 x 40	Verde-escuro	0,813	0,826	0,485	0,114
0,90	20 G 1	25 x 9	0,90 x 25					
	20 G 1 ¼	30 x 9	0,90 x 30	Amarelo	0,902	0,914	0,584	0,114
1,10	19 G 1	25 x 10	1,00 x 25					
	19 G 1 ¼	30 x 10	1,00 x 30	Creme	1,067	1,095	0,648	0,127
1,20	18 G 1	25 x 12	1,20 x 25					
	18 G 1 ½	40 x 12	1,20 x 40	Rosa	1,257	1,283	0,800	0,140
1,50	17 G			Vermelho/ Violeta	1,486	1,511	1,003	0,152
1,60	16 G 1 ½	40 x 16	1,60 x 40	Branco	1,638	1,664	1,156	0,152

Legenda:
DI: diâmetro interno (mm);
DE: diâmetro externo (mm);
PN: parede normal;
PF: parede fina;
Cal: calibre;
DE nom.: diâmetro externo nominal (mm).

Opções/Variações

- com sistema de proteção da agulha após punção.

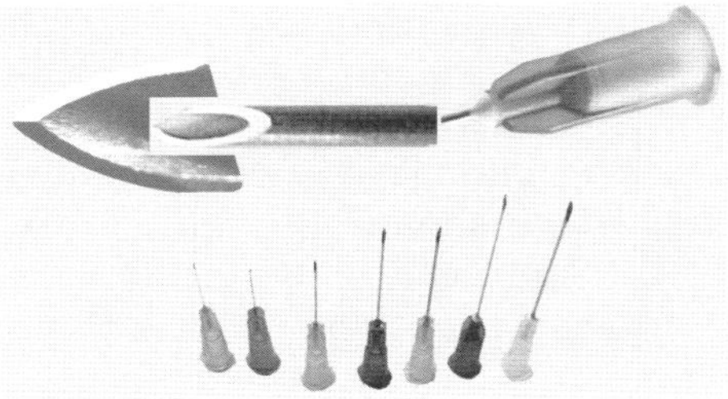

FIGURA 18 – Agulhas hipodérmicas descartáveis.

Nº 17

Agulha Huber para porte de acesso (quimioterapia)

- **Sinônimo**: Cânula para punção atraumática tipo Huber4 **Tipo:** Agulha especial
- **Consumo:** Mensal
- **Especificação:** Agulha com bisel especial para portes de acesso implantáveis de quimioterapia e/ou hemotransfusões, tipo ponta Huber ou similar, de calibre ____G com cerca de ___ mm de comprimento, tipo ____, estéril, atóxica, apirogênica, confeccionada em tubo de aço inoxidável, oca, com rigidez compatível ao uso, isenta de asperezas e/ou defeitos.

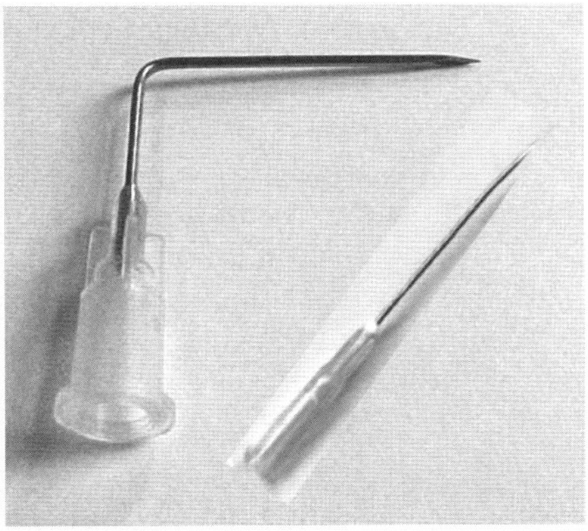

FIGURA 19 – Agulhas especiais para porte de acesso (agulha com ângulo para quimio).

Opções/Variações

- Calibre (G): 20, 22, 24.
- Comprimento (mm): 20, 25.
- Tipo: reta/curva/ângulo 90°.

Nº 18

Agulha Huber para porte de acesso com extensão

- **Sinônimo**: Cânula para punção atraumática tipo Huber com extensão
- Agulha especial para quimio de longa permanência
- **Tipo:** Agulha especial
- **Consumo:** Mensal
- **Especificação:** Agulha com bisel especial para portes de acesso implantáveis de quimioterapia e/ou hemotransfusões, de calibre 20 G com cerca de 20 mm de comprimento de agulha e com cateter extensor de cerca de 25 cm de comprimento, confeccionado em PVC ou similar

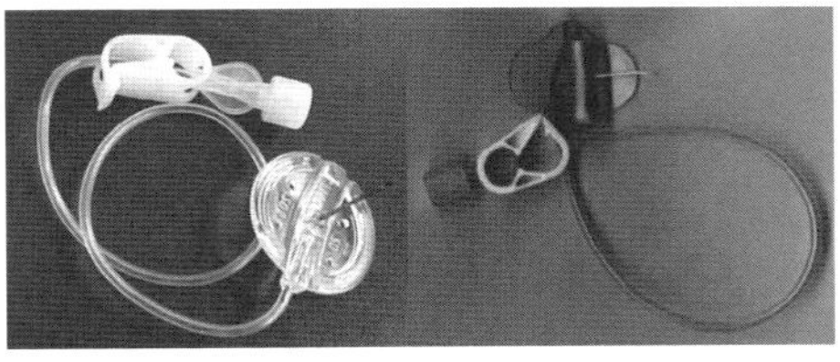

FIGURA 20 – Agulhas especiais para porte de acesso com extensão.

transparente, atóxico, apirogênico, próprio ao uso, com aletas em forma de disco, de fixação flexível, que facilite a empunhadura e a fixação do curativo posteriormente, que permita maior permanência. Com terminação do tubo extensor em *luer-lock* e pinça corta-fluxo de alta precisão e de fácil apreensão. Agulha reta, estéril, atóxica, apirogênica, confeccionada em tubo de aço inoxidável, oca, com rigidez compatível ao uso, isenta de asperezas e/ou defeitos.

Opções/Variações

- Calibre (G): 20, 22, 24.
- Comprimento (mm): 20, 25, 30.

Nº 19

Agulha Lindermann para angiografia

- **Sinônimo:** Lindermann
- **Tipo:** Cirurgia
- **Consumo:** Eventual
- **Especificação:** Agulha para angiografia, tipo Lindermann, composta de cânula externa de 50 x 15, biselada, e outra interna, com bisel curto para punção, com mandril ajustado para evitar coagulação na cânula externa. Confeccionada em aço inox, eletropolida, sem rebarbas ou sinais de oxidação.

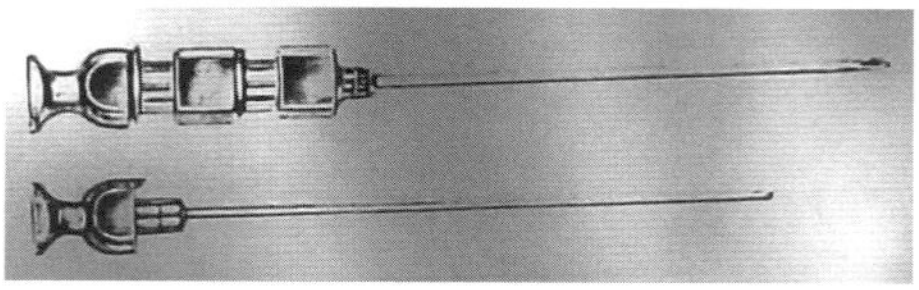

FIGURA 21 – Agulha tipo Lindermann para angiografia.

Nº 20

Agulha mama, biópsia

- **Tipo:** Agulha especial
- **Consumo:** Mensal
- **Especificação**: Agulha descartável, estéril, para biópsia de mama – tipo ultra-Cope – corte automático, confeccionada em aço inox, sem rebarbas e sinais de oxidação. Composta de 5 (cinco) partes, com agulha externa calibre ___ G x _____ cm de comprimento, biselada com limitador de punção com mandril, agulha interna para retirada da biópsia, compatível para pistola reusável modelo _______.

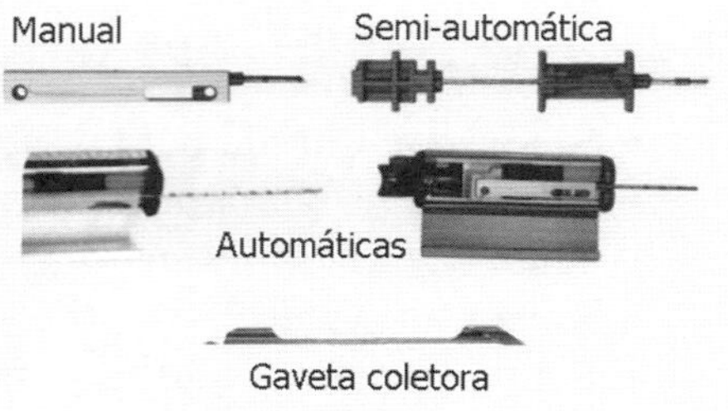

FIGURA 22 — Agulhas para biópsia de mama.

Opções/Variações

- Agulha introdutora: 13 a 19 G x 5 a 15 cm.
- Calibre: 14, 16, 18, 20 G (2,0 a 0,9 mm).

- Comprimento (cm): 10, 16, 20.
- Tipo: Manual, sistema pistola automática/semiautomática.

Nº 21

Agulha marcadora para nódulo de mama

- **Sinônimo:** Agulhamento de mama/ Sadowsky
- **Tipo:** Exame
- **Consumo:** Eventual
- **Especificação:** Agulha calibre 20 G com 10 cm, siliconizada, com trocarte marcado a cada cm (centimetrado), oca, com bisel trifacetado, visível ao ultrassom (ecogênica – tipo Sadowsky) para procedimento de localização e marcação (agulhamento) de nódulos mamários. Deve acompanhar 02 (dois) fios-guia para marcação de nódulo, confeccionados em material metálico, com flexibilidade adequada ao procedimento, atóxico, biocompatível, hipoalergênico, medindo cerca de 20 cm de comprimento, com marca de 1,0 cm em sua porção média, de forma destacada e bem visível, com terminação em "V" ou gancho para fixação.

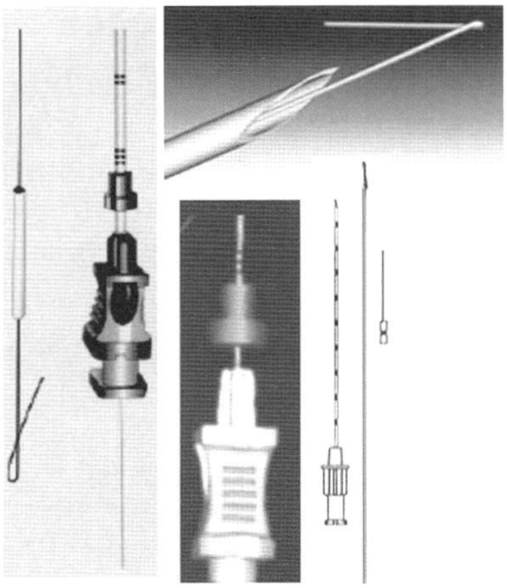

FIGURA 23 – Agulhas marcadoras de nódulo de mama.

Opções/Variações

- Calibre (G): 20, 21.
- Comprimento (cm): 3,0 a 15,0.
-

Nº 22

Agulha medula óssea, biópsia

- **Tipo:** Agulha especial
- **Consumo:** Mensal
- **Especificação:** Agulha para biópsia de medula óssea calibre ____ G, com comprimento de ___ cm, composta de cânula e mandril confeccionados em aço inoxidável de qualidade AISI 302 ou superior, com a pega em policarbonato ou similar e proteção da agulha em polietileno rígido ou similar que garanta a retirada com segurança, com o mínimo de fragmentação e o máximo de preservação da estrutura celular. Seu sistema deve permitir coleta de aspiros para avaliação citológica, com empunhadura anatomicamente adequada para o procedimento, com mandril em ponta tipo trocarte, com trava, fio extrator com empunhadura segura e modo de evitar perda sanguínea depois de retirada do mandril.

- Opções:
  - Sem empunhadura

Calibre	Comprimento (cm)
8	10,0
11	10,0
11	15,0
13	6,3
13	7,6
13	10,0

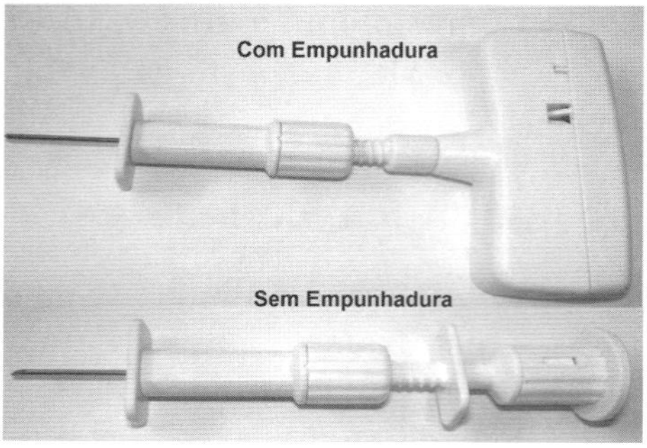

FIGURA 24 – Agulhas para biópsia de medula óssea.

Opções/Variações

- Agulha de medula óssea com cânula de corte que permita no mínimo oito incisões, empunhadura tipo *twist-lock*, com ponta duplo diamante, para diagnóstico de medula óssea, biópsia óssea ou vertebroplatias (preenchimento do espaço vertebral mediante injeção de cimento).
- Calibres (G): 8, 11, 13.
- Comprimento (cm): 10, 15.
- Comprimento cânula (cm): 13, 18.

Nº 23

Agulha Menghini para biópsia hepática

- **Sinônimo:** Menghini/biópsia hepática
- **Tipo:** Agulha especial
- **Consumo:** Eventual
- **Especificação:** Agulha para biópsia de fígado tipo Menghini, com agulha ______x________, eletropolida, mandril metálico ajustado para obstruir a cânula e canhão *luer-lock*, em aço inox, sem rebarbas e oxidação, com controlador da profundidade a ser puncionada e pino de retenção para impedir que a amostra colhida penetre na seringa, com constituição uniforme em toda a sua extensão, confeccionada conforme os padrões normalizados pela ABNT e de certificação ISO. Apresentação: cinco partes.

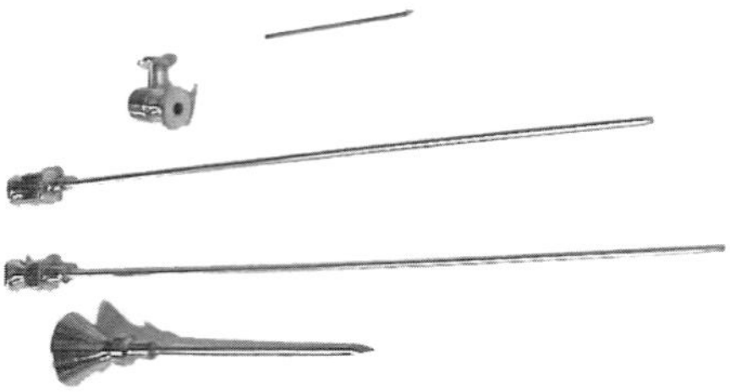

FIGURA 25 – Agulha Menghini para biópsia hepática.

Opções

- 70 x 15 ou 120 x 15.

Nº 24

Agulha Osteomyel para biópsia de medula óssea

- **Sinônimo:** Osteomyel/biópsia medula
- **Tipo:** Agulha especial
- **Consumo:** Eventual
- **Especificação:** Agulha para biópsia de medula óssea, tipo Osteomyel, com cânula externa de 15 x 20, com canhão grande para melhor segurança e firmeza no manuseio, com mandril (trocarte) ajustado. E uma cânula interna, de 50 x 12, biselada e bifurcada para facilitar a retenção da biópsia. Confeccionada em aço inox, eletropolida, sem rebarbas ou sinais de oxidação.

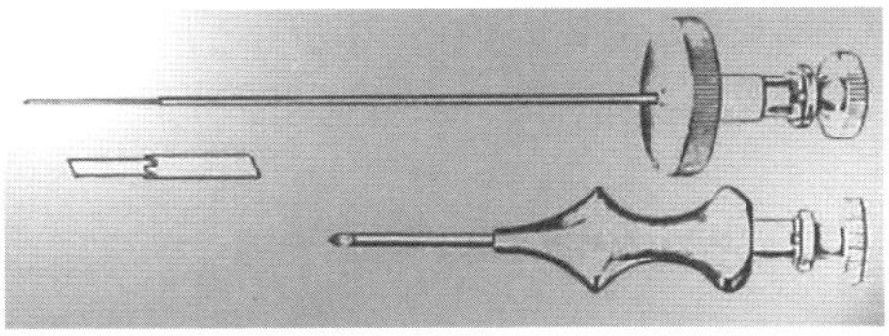

FIGURA 26 – Agulha tipo Osteomyel.

Nº 25

Agulha para amigdalectomia

- **Tipo:** Cirurgia
- **Consumo:** Eventual
- **Especificação:** Agulha especial para amigdalectomia, com cânula ____, calibre ______x________, de ponta curta, com extensão ________, calibre ____x______. Confeccionada em aço inox, eletropolida, sem rebarbas ou sinais de oxidação, conforme os padrões normalizados pela ABNT e certificação ISO.

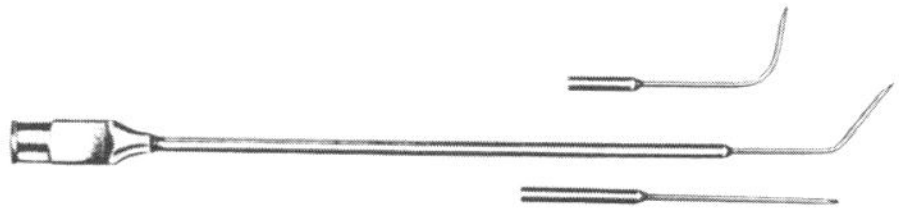

FIGURA 27 – Agulha para amigdalectomia.

Opções/Variações

- Calibre (G): 20, 22, 24.
- Comprimento (mm): 20, 25.
- Reta/curva.

Nº 26

Agulha para anestesia epidural Tuohy

- **Sinônimo:** Tuohy5
- **Tipo:** Agulha especial
- **Consumo:** Mensal
- **Especificação:** Agulha com bisel tipo Tuohy descartável, calibre _____x_____, confeccionada em aço inox, para anestesia peridural simples e contínua, estéril em processos que garanta comprovadamente ausência de resíduos tóxicos, do tipo bisel curvo (tipo Tuohy com ponta curva e calcanhar cego), que reduza o risco de punção acidental da dura e permita correto posicionamento, prevenindo a possibilidade de seccionar o cateter epidural, com constituição uniforme em toda a sua extensão, composta de: cone plástico,

agulha de aço carbono, mandril plástico e bisel tipo Tuohy. Com cânula demarcada a cada centímetro para controle da profundidade de introdução. Cateter epidural, com cânula de paredes finas, canhão transparente *luer-lock* internamente cônico, que garanta a conexão segura e facilite a inserção do cateter. Com aletas para empunhadura, que proporcionem praticidade de utilização qualquer que seja a técnica empregada.

- **Variação**: reusável.

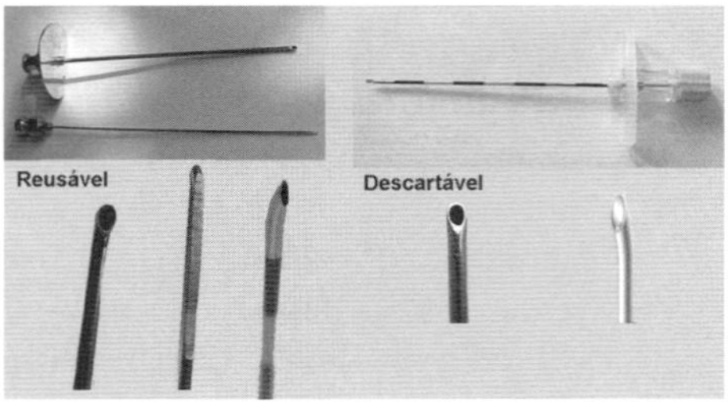

FIGURA 28 – Agulhas para anestesia epidural Tuohy em microscópio.

Opções/Variações

- Vide correspondência no Quadro 7 – equivalência de agulhas.

Nº 27

Agulha para hemorroidectomia

- **Tipo:** Cirurgia
- **Consumo:** Eventual
- **Especificação:** Agulha especial para hemorroidectomia, com cânula _____ na base de extensão, calibre 16 x 9, de ponta curta, com extensão reta 115 x 20. Confeccionada em aço inox, eletropolida, sem rebarbas ou sinais de oxidação.

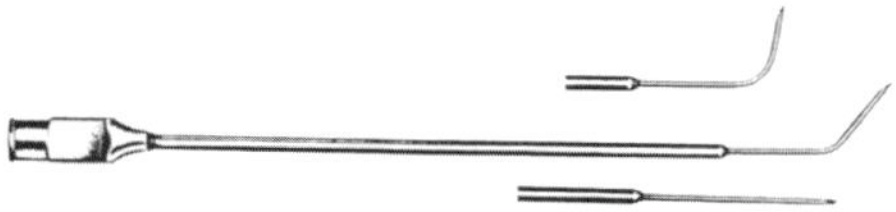

FIGURA 29 – Agulha para hemorroidectomia.

Opções/Variações

– Reta ou curva.

Nº 28

Agulha para mielograma (aspirativa)

- **Sinônimo**: Biópsia aspirativa/Illinois
- **Tipo:** Exame
- **Consumo:** Mensal
- **Especificação:** agulha para mielograma, biópsia aspirativa de esterno, crista ilíaca, com limitador de profundidade, siliconizada, bisel de 45° cortante, conexão tipo *luer-lock*, com trava de segurança, adaptador antirrefluxo, cabo com empunhadura anatômica.

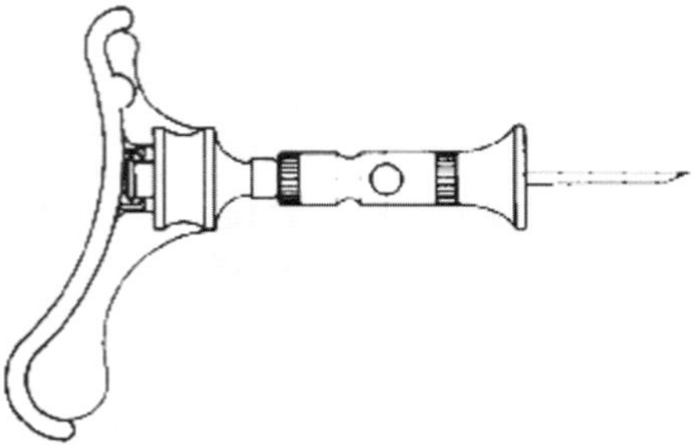

FIGURA 30 – Agulha para mielograma.

Opções Dimensões

- 15 G ou 16 G x 5 cm

Nº 29

Agulha para oftalmologia

- **Tipo:** Cirurgia
- **Consumo:** Eventual
- **Especificação:** Agulha especial para oftalmologia, com canhão *luer-lock*, calibre ___x ____, com ponta ____. Confeccionada em aço inox, eletropolida, sem rebarbas ou sinais de oxidação.

Opções/Variações

- 15 x 6 ponta biselada.
- 20 x 6 ponta biselada.
- 30 x 6 reta (para canal lacrimal).
- 30 x 6 curva (para canal lacrimal).
- 30 x 6 reta, com oliva em forma de ogiva na ponta (para canal lacrimal).
- 30 x 6 curva, com oliva em forma de ogiva na ponta (para canal lacrimal).

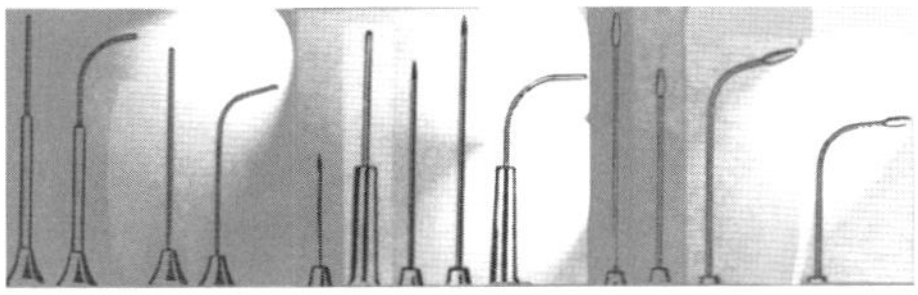

FIGURA 31 – Agulhas para oftalmologia.

Nº 30

Agulha para punção subdural

- **Tipo:** Neurologia
- **Consumo:** Eventual
- **Especificação:** Agulha especial para punção subdural, constituída de agulha com ponta arredondada com um orifício central e quatro orifícios laterais menores, cânula curva, com canhão _______. Confeccionada em aço inox, eletropolida, sem rebarbas ou sinais de oxidação.

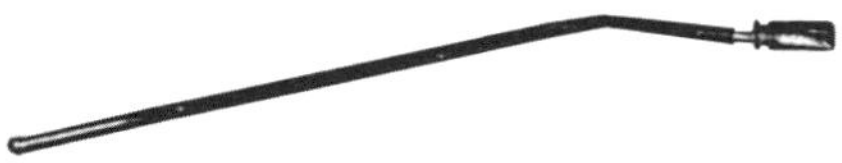

FIGURA 32 – Agulha para punção subdural.

Opções/Variações

- Canhão simples ou com disco lateral provido de orifício central.
- 120 x 18, 120 x 20, 120 x 25, 150 x 18, 150 x 20, 150 x 25.

Nº 31

Agulha para punção ventricular

- **Tipo:** Neurologia
- **Consumo:** Eventual

- **Especificação:** Agulha para punção ventricular (neurocirurgia), com ponta vedada, com abertura incisional lateral e um mandril que o vede totalmente. Confeccionada em aço inox, eletropolida, sem rebarbas ou sinais de oxidação.

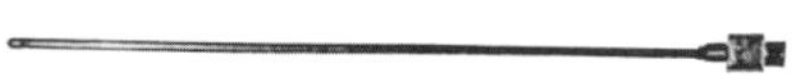

FIGURA 33 – Agulha para punção ventricular.

Nº 32

Agulha para raquianestesia Pitkin, com mandril bisel curto

- **Sinônimo:** Agulha ráqui *spinal* Pitkin
- **Tipo:** Agulha especial
- **Consumo:** Eventual
- **Especificação:** Agulha para raquianestesia, com mandril e bisel curto, tipo Pitkin, para evitar perfuração da "dura", calibre _____x_____, reusável, com constituição uniforme em toda a sua extensão, com mandril/trocarte metálico ajustado adequadamente e afunilado, com canhão *luer-lock*. Agulha confeccionada em aço inoxidável, eletropolida, isenta de rebarbas ou defeitos.

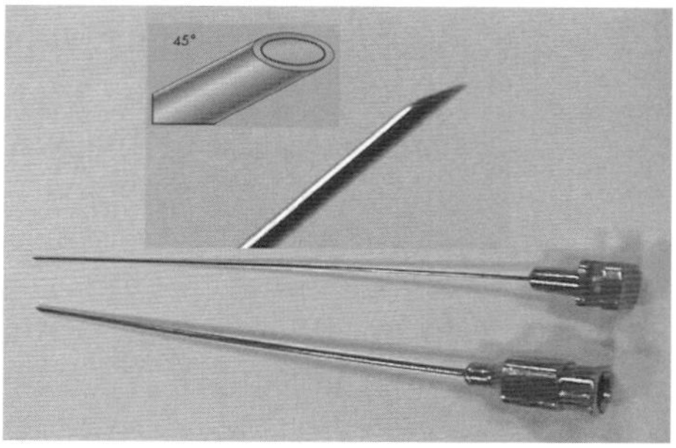

FIGURA 34 – Agulha para raquianestesia Pitkin.

Opções/Variações

– vide correspondência no Quadro 7 – equivalência de agulhas.

Nº 33

Agulha para raquianestesia Quincke Babcock

- **Sinônimo:** Quincke6
- **Tipo:** Agulha especial
- **Consumo:** Eventual
- **Especificação:** Agulha reusável para raquianestesia, calibre _____x_____, eletropolida, cilíndrica, reta, oca, fixada no canhão, dotada de ponta tipo Quincke Babcock. Canhão com formato universal, contendo uma fenda devidamente construída e localizada a fim de se encaixar entre os dois para evitar deslocamento indevido do conjunto durante o seu uso. Bisel sem imperfeições ou rebarbas, prevenindo a dilaceração dos tecidos na dura e reduzindo a incidência de cefaleia pós-ráqui. Cânulas de paredes finas, com canhão *luer-lock* internamente cônico para garantir a conexão segura e perfeita visualização do líquor e facilitar a reinserção do mandril. Agulha e mandril polidos e resistentes, canhão isento de defeitos que possam prejudicar o perfeito encaixe à agulha.

Opções/Variações

– vide correspondência no Quadro 7– equivalência de agulhas.

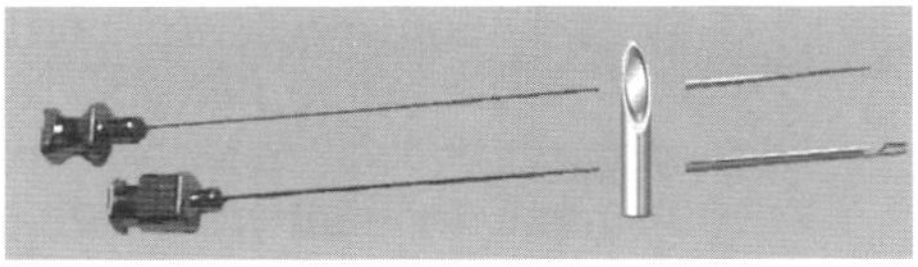

FIGURA 35 – Agulha para raquianestesia Quincke Babcock.

Nº 34

Agulha para raquianestesia reusável

- **Tipo:** Agulha especial
- **Consumo:** Eventual
- **Especificação:** Agulha para raquianestesia e extração de líquor, calibre ____x____, reusável, com constituição uniforme em toda a sua extensão, com mandril/trocarte metálico ajustado adequadamente e afunilado, com canhão *luer-lock*. Deverá possuir bisel com calcanhar arredondado para que diminua o risco de ultrapassar acidentalmente a dura-máter. Agulha confeccionada em aço inoxidável, isenta de rebarbas ou defeitos. Embalagem em invólucro adequado e acondicionado de forma segura ao manuseio.

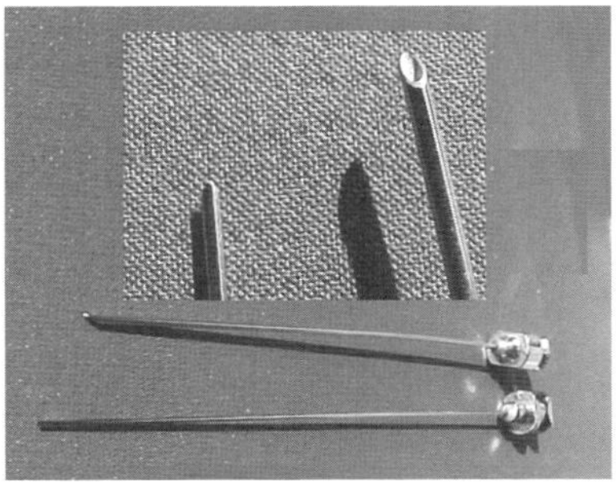

FIGURA 36 – Agulha para raquianestesia reusável.

Opções/Variações

– vide correspondência no Quadro 7 – equivalência de agulhas.

Nº 35

Agulha para raquianestesia *Spinal*

- **Sinônimo:** *Spinal*
- **Tipo:** Agulha especial
- **Consumo:** Mensal
- **Especificação:** Agulha descartável estéril para raquianestesia tipo *spinal*, calibre ____, cilíndrica, reta, oca, fixada no canhão, dotada de ponta tipo Quincke. Canhão com formato universal, contendo uma fenda devidamente construída e localizada a fim de encaixar perfeitamente o canhão ao mandril, proporcionando adequado acoplamento entre os dois para evitar deslocamento indevido do conjunto durante o seu uso. Bisel sem imperfeições ou rebarbas, prevenindo a dilaceração dos tecidos na dura e reduzindo a incidência de cefaleia pós-ráqui. Com introdutor de 20 G 1¼, com diâmetro de 1,0 mm x

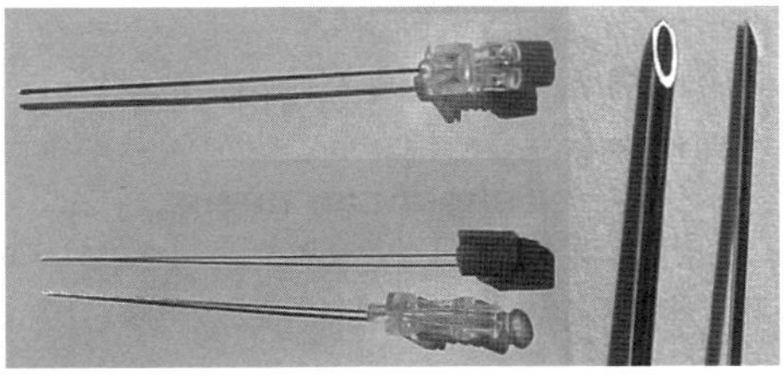

FIGURA 37 – Agulha para raquianestesia *spinal* descartável.

3,2 cm de comprimento, com equivalência de 30 x 9. Cânulas de paredes finas, com canhão *luer-lock* com visor translúcido e internamente cônico para garantir a conexão segura e perfeita visualização do líquor e facilitar a reinserção do mandril. Agulha e mandril polidos e resistentes, canhão isento de defeitos que possam prejudicar o perfeito encaixe à agulha. Conjunto de mandril e agulha protegidos devidamente com protetor plástico para evitar danificação da agulha.

Opções/Variações

– Vide correspondência no Quadro 7 – equivalência de agulhas.

Nº 36

Agulha para raquianestesia Whitacre

- **Sinônimo:** Whitacre
- **Tipo:** Agulha especial
- **Consumo:** Mensal
- **Especificação:** Agulha para punção raquidiana, tipo ponta de lápis – Whitacre calibre: ______, agulha de ____mm de diâmetro e ______ cm de comprimento, com introdutor (mandril) calibre 20 G ¼, com diâmetro de 1,0 mm e 3,2 cm de comprimento, constituída de ponta isenta de corte, que separe sem cortar as fibras longitudinais da dura-máter, reduzindo a incidência de cefaleia pós-ráqui. Com orifício lateral isento de corte, perfeitamente posicionado, garantindo apurada colocação do agente anestésico, sem perda ou comprometimento da anestesia. Com cânulas de paredes finas, canhão *luer-lock* com visor transparente e internamente cônico para garantir conexão segura e visualização perfeita do líquor, facilitando a reinserção do mandril.
- **Apresentação:** duas peças.

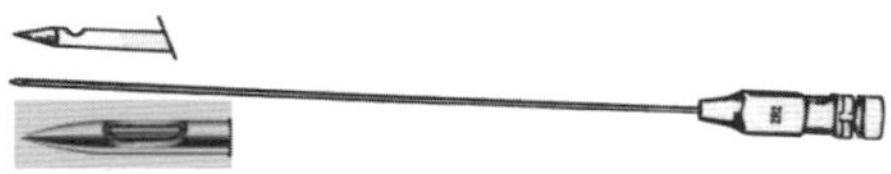

FIGURA 38 – Agulha para raquianestesia Whitacre descartável.

Opções/Variações

– Vide correspondência no Quadro 7 – equivalência de agulhas.

Nº 37

Agulha para sialografia

- **Tipo:** Cirurgia
- **Consumo:** Eventual
- **Especificação:** Agulha especial para punção de glândula salivar (sialografia), com cânula _____, calibre 90 x 4, com uma oliva em forma de ogiva na ponta. Confeccionada em aço inox, eletropolida, sem rebarbas ou sinais de oxidação.

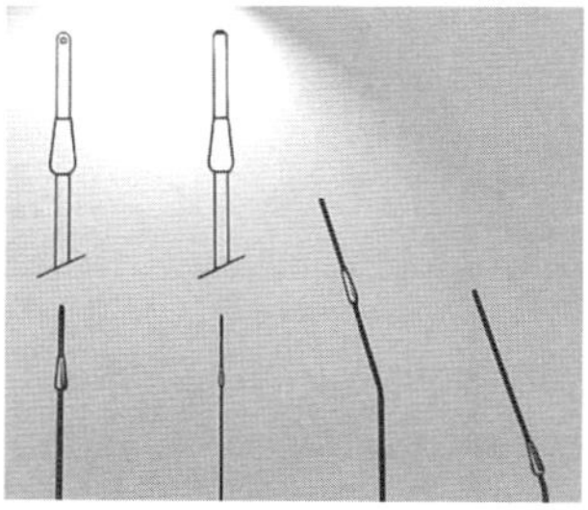

FIGURA 39 – Agulha para sialografia.

- **Opções/Variações:** Cânula reta ou cânula curva.

Nº 38

Agulha Parker Pearson para biópsia sinovial

- **Sinônimo:** Parker Pearson
- **Tipo:** Agulha especial
- **Consumo:** Eventual
- **Especificação:** Agulha Parker Pearson calibre 50 x 20, para biópsia sinovial, composta de três partes: mandril, uma agulha interna de 60 x 15, e uma com gancho para biópsia. Em aço inox, eletropolida, sem rebarbas e sinais de oxidação, com constituição uniforme em toda a sua extensão, confeccionada conforme os padrões de qualidade normalizados pela ABNT e certificação ISO.

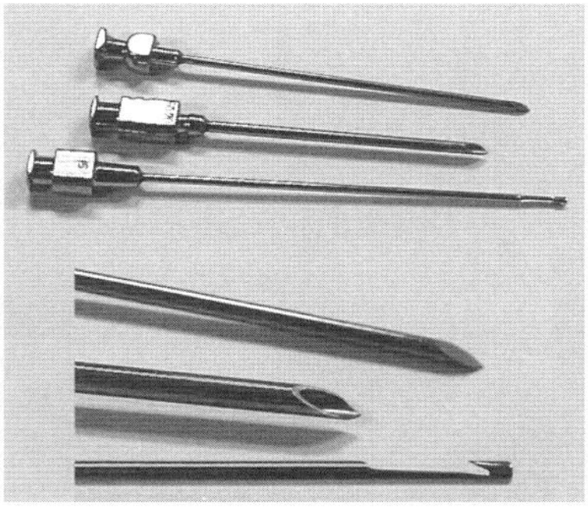

FIGURA 40 – Agulha para biópsia sinovial Parker Pearson.

Opções/Variações

– 60 x 20 (agulha interna de 70 x 15).

Nº 39

Agulha próstata, biópsia

- **Tipo:** Agulha especial
- **Consumo:** Mensal
- **Especificação:** Agulha para biópsia de próstata – tipo ultra-Cope – corte automático, ponta ecogênica, confeccionada em aço inox, sem rebarbas e sinais de oxidação. Composta de 5 (cinco) partes, com agulha externa calibre 18 G x 23 cm, biselada com limitador de punção com mandril, agulha interna para retirada da biópsia.

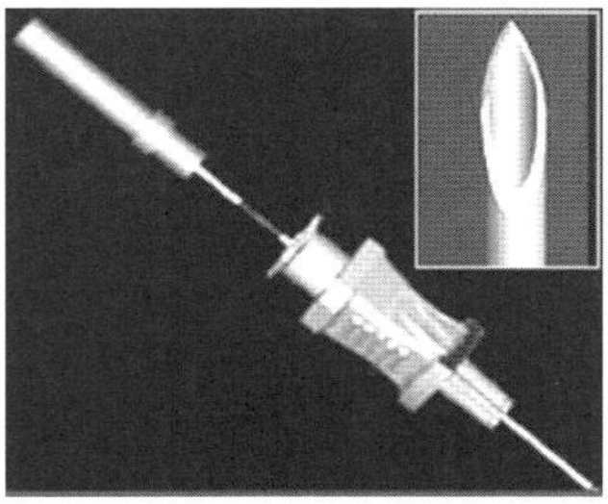

FIGURA 41 – Agulha para biópsia de próstata.

Opções/Variações

– Compatível com pistola reusável, modelo _____ ref. _____

– Sistema semiautomático/automático/adaptável à pistola.

Nº 40

Agulha Rosenthal para biópsia óssea

- **Sinônimo:** Rosenthal/biópsia óssea
- **Tipo:** Agulha especial
- **Consumo:** Eventual

- **Especificação:** Agulha para biópsia de óssea, tipo Rosenthal, transcutânea, calibre _____x____, com canhão grande especial, e ponta normal afiada, com mandril (trocarte) ajustado, adaptação *luer*. Confeccionada em aço inox, eletropolida, sem rebarbas ou sinais de oxidação.

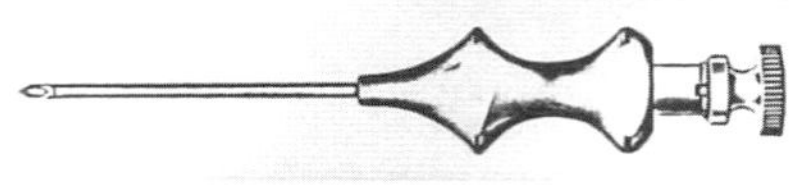

FIGURA 42 – Agulha tipo Rosenthal para biópsia óssea.

Opções/Variações

– 25 x 12 ou 40 x 15.

Nº 41

Agulha Sheldon para angiografia

- **Sinônimo:** Sheldon
- **Tipo:** Cirurgia
- **Consumo:** Eventual
- **Especificação:** Agulha para angiografia – tipo Sheldon – confeccionada em aço inox, sem rebarbas ou sinais de oxidação, eletropolida, dentro dos padrões de normalizados da ABNT e certificação ISO. Composta de uma agulha 70 x 12 biselada, com uma ponta em pirâmide e abertura lateral, provida de mandril (trocarte) que vede a abertura lateral, na incisão.

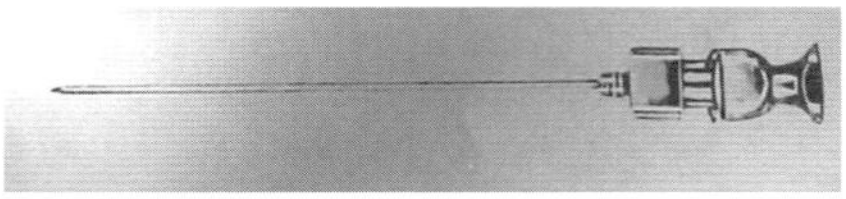

FIGURA 43 – Agulha tipo Sheldon para angiografia.

Nº 42

Agulha Silverman para biópsia

- **Sinônimo**: Silverman/biópsia tecidos moles
- **Tipo:** Agulha especial
- **Consumo:** Eventual
- **Especificação:** Agulha para biópsia de fígado, rins e tecidos moles, tipo Silverman, calibre ____x _____com cânula interna bifurcada com ponta biselada e canhão grande tipo *luer-lock*, que se projeta a 15 mm da externa, em aço inox, eletropolida, sem rebarbas ou sinais de oxidação. Apresentação: quatro peças.

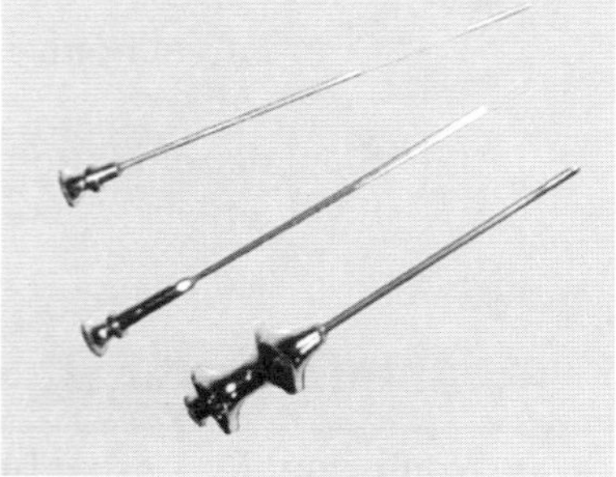

FIGURA 44 – Agulha Silverman para biópsia de tecidos moles.

Opções/Variações

– 85 x 20 ou 115 x 20.
– Semiautomática.
– Centimetrada.
– Ponta ecogênica.
– Radiopaca.
– Estereotáxica.
– Avanço de 20 mm para coleta.

Nº 43

Agulha Silverman-Boeker para biópsia renal

- **Sinônimo:** Boeker
- **Tipo:** Agulha especial
- **Consumo:** Eventual
- **Especificação:** Agulha especial para biópsia renal tipo Silverman-Boeker, calibre _____ x ______ com cânula interna bifurcada com ponta biselada e canhão tipo *luer-lock*, com pequenas garras na cânula interna para retenção da biópsia, com um regulador de profundidade na cânula externa. Confeccionada em aço inox, eletropolida, sem rebarbas ou sinais de oxidação.

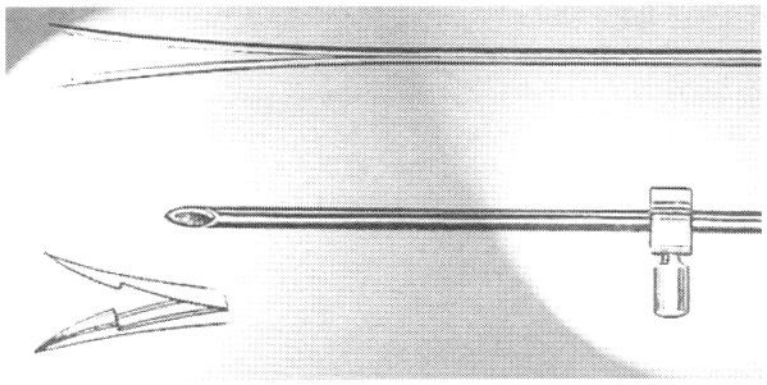

FIGURA 45 – Agulha Silverman-Boeker para biópsia renal.

Opções/Variações

– 85 x 20 ou 115 x 20.

Nº 44

Agulha Strauss para angiografia

- **Sinônimo:** Strauss
- **Tipo:** Cirurgia
- **Consumo:** Eventual
- **Especificação:** Agulha para angiografia, tipo Strauss, calibre ____x____, com canhão *luer--lock*, com aletas (borboletas) para facilitar manuseio. Confeccionada em aço inox, eletropolida, sem rebarbas ou sinais de oxidação.

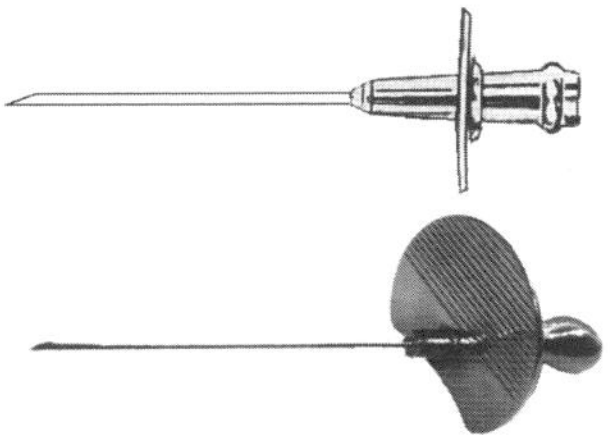

FIGURA 46 – Agulha tipo Strauss para angiografia.

Opções/Variações

– 40 x 10, 40 x 12, 40 x 15, 50 x 10, 50 x 12, 50 x 15.

Nº 45

Agulha Thrucut automática para biópsia hepática

- **Sinônimo:** Thrucut hepática
- **Tipo:** Agulha especial
- **Consumo:** Mensal
- Especificação: Agulha Thrucut automática para biópsia hepática, calibre _____ G x aproximadamente _____ cm de comprimento com sistema automático de disparo, passível de recarregar na posição inicial, descartável, confeccionada em aço inox, sem rebarbas e sinais de oxidação, com constituição uniforme em toda a sua extensão, com canhão em

tamanho universal, adaptável aos conectores padrões, confeccionado em polietileno ou similar atóxico, biocompatível, apirogênico.

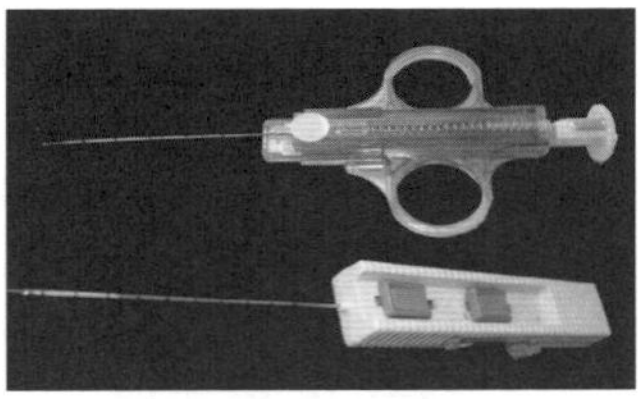

FIGURA 47 – Agulha Thrucut para biópsia hepática.

Opções/Variações

- Calibre: 14 a 22 G.
- Comprimento: 10 a 50 cm.

Nº 46

Agulha Thrucut para biópsia renal

- **Sinônimo:** Thrucut/Menghini Renalis
- **Tipo:** Agulha especial
- **Consumo:** Eventual
- **Especificação:** Agulha Thrucut para biópsia renal, calibre ____x____, confeccionada em aço inox, sem rebarbas e sinais de oxidação, eletropolida, com constituição uniforme em toda a sua extensão, confeccionada conforme os padrões ABNT e certificação ISO. Apresentação: sete peças.

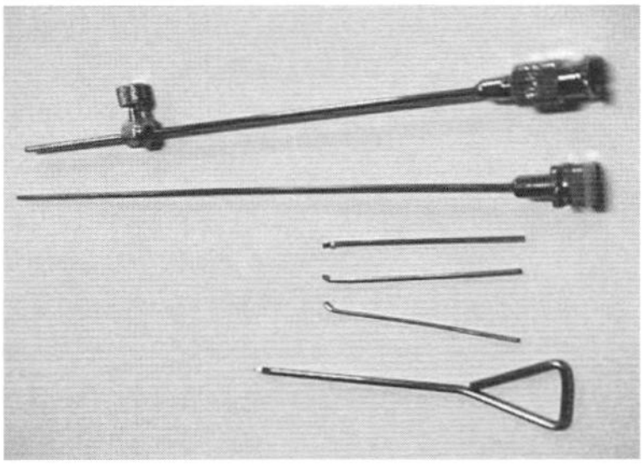

FIGURA 48 – Agulha Thrucut para biópsia renal.

Opções/Variações

- 70 x 15 ou 120 x 15.

Nº 47

Agulha Verres para insuflação

- **Sinônimo:** Verres/Agulha insuflação
- **Tipo:** Agulha especial
- **Consumo:** Mensal
- **Especificação**: Agulha tipo Verres, para insuflação de pneumoperitônio em cirurgia videolaparoscópica, calibre 14 G (2,1 mm) e 120 mm de comprimento, ______, confeccionada em aço inoxidável, eletropolida, reta, oca, com mandril controlado por conector distal resistente, em forma de aleta, com retorno automático, e com padronização adequada no sistema de gatilho e distância entre a ponta da agulha e o mandril, com orifício lateral. Uniforme em toda sua extensão, de fácil manuseio. Com mecanismo de segurança para teste de gás e proteção de lâmina, com torneira de três vias.

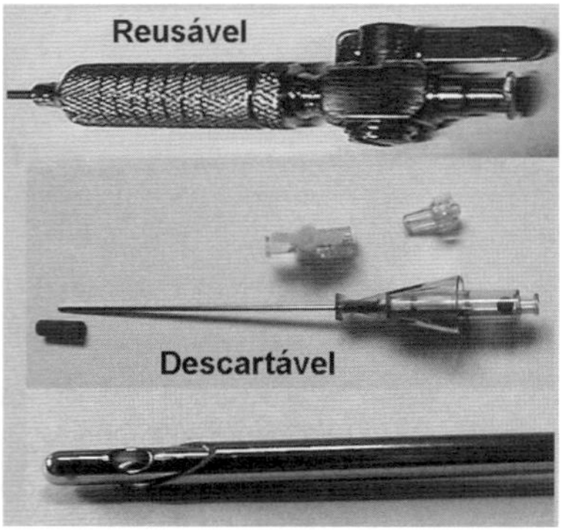

FIGURA 49 – Agulha tipo Verres.

Opções/Variações

– Calibres: Diâmetros [Gauge]: 1,4 mm [17 G (4")]; 1,6 mm [16 G (4")]; 1,8 mm [14 G (4")]; 2,1 mm [14 G (5"-6")].

Nº 48

Agulha Weiss para anestesia peridural

- **Sinônimo:** Weiss7
- **Tipo:** Agulha especial
- **Consumo:** Mensal
- **Especificação:** Agulha estéril, tipo Weiss, descartável, calibre ______ com diâmetro de _____ mm x ____ cm de comprimento, equivalência de ____ x _____, para procedimentos de anestesia peridural simples e contínua, composta por bisel tipo Tuohy, com ponta curva e calcanhar cego especialmente desenhado para proporcionar sensibilidade na introdução da agulha através das várias estruturas corpóreas, com redução do risco de punção acidental da dura-máter e de secção do cateter. Cânula em aço inoxidável, com paredes finas, proporcionando rigidez, alto fluxo e favorecendo passagem de cateteres. Com demarcação em centímetro da cânula, para permitir a exata noção da distância inserida. Com canhão *luer-lock*, translúcido, internamente cônico, em material de alta resistência, que permita fácil reintrodução do estilete, fácil conjunto agulha-canhão que proporcione perfeita fixação entre as partes e desenho interno sem degraus. Com aletas ("borboletas") removíveis que possibilitem utilizar a técnica Weiss ou Tuohy para introdução da agulha até o espaço epidural, permitindo total controle da profundidade e velocidade de introdução. Com protetor de agulha e bisel em material rígido, fornecendo total proteção e integridade ao bisel até o momento do uso.

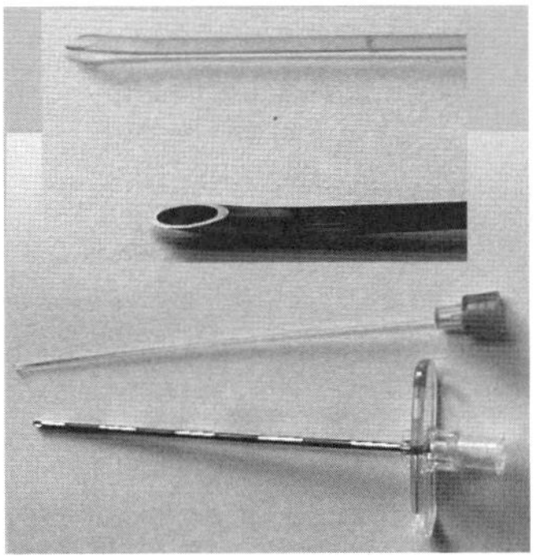

FIGURA 50 – Agulha para anestesia peridural Weiss descartável (Weiss).

Opções

– vide correspondência no Quadro 6.7 – Equivalência de Agulhas.

Nº 49

Álcool etílico

- **Tipo:** Solução
- **Consumo:** Mensal
- **Especificação:** Álcool etílico _____, (etanol), desinfetante e bactericida, utilizado para limpeza de superfície e equipamentos.

[7] Trata-se de um dispositivo manufaturado com a configuração da agulha epidural do tipo Tuohy/huber, contendo aletas na junção da agulha com o centro, permitindo um controle do avanço da agulha através da pressão do dedo. Seu design foi desenvolvido por Jess Bernard Weiss, em 1961 (Frölich & Caton, 2001).

Opções/Variações

- 70°, 96°, 99,5° GL.

- *Obs.*: o álcool etílico é um produto do vinho ou de substâncias fermentáveis (C_2H_5OH) – fermentação da glicose, que desprende gás carbônico, e transforma-se em álcool, que contém 50% a 25% de água. Para obtenção do álcool puro é necessária a utilização de produtos higroscópios, como por exemplo, a cal, para ocorrer esta absorção, e então o álcool atinge 100°. Depois se procede à retificação desejada[8].

Nº 50

Álcool gel

- **Tipo:** Solução
- **Consumo:** Mensal
- **Especificação**: Antisséptico instantâneo para mãos composto de álcool etílico como elemento ativo, com outros elementos que promovam a sanitização e concomitante proteção à pele, com testes aprovados de redução de 99,99% de microrganismos, para uso em áreas hospitalares críticas.
- **Obs.**: Ao se tratar de primeira compra do produto de marca ainda não utilizada na Instituição, para adequação do modelo de refil, para cada 4 (quatro) litros, a empresa deverá fornecer 1 (um) dispensador próprio ao produto, com possibilidade de colagem em superfície áspera ou fixação por bucha, com sistema dosador que libere o quantitativo suficiente quando acionado para efetivação do procedimento de sanitização, com garantia de troca em caso de defeito enquanto durar o estoque.

Opções

- Volume (mL): 500, 800, 1.000, 1.500, 2.000.

Nº 51

Álcool metílico, metanol PA

- **Tipo:** Solução
- **Consumo:** Mensal
- **Especificação:** Álcool metílico, metanol PA. Apresentação: vidro com 1.000 mL.
- **Obs.**: O álcool metílico, quimicamente determinado metanol, também denominado espírito de madeira, álcool de madeira. Ferve a 66°C, solidifica a menos de 94°C e sua densidade é de 0,799. Por oxidação, produz primeiro aldeído fórmico ou formol e depois ácido fórmico[9].

Nº 52

Alfinete de segurança

- **Tipo:** Trava de dreno

[8] Argentiére, 2005.
[9] Argentiére, 2005.

- **Tipo:** Básico geral
- **Consumo:** Eventual
- **Especificação:** Alfinete de segurança, confeccionado em aço inox, resistente ao manuseio, fecho seguro, isento de defeitos, sem sinais de oxidação.

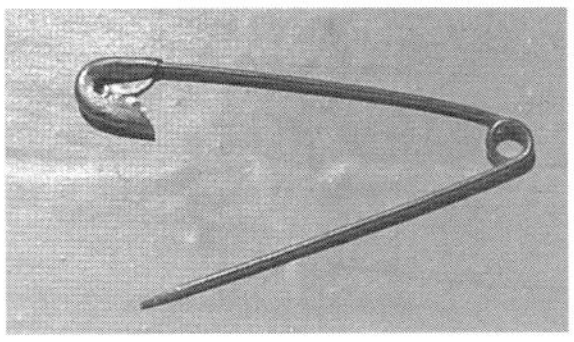

FIGURA 51 – Alfinete de segurança.

Nº 53

Algodão hidrófilo[10] em bola

- **Sinônimo:** Bola de algodão
- **Tipo:** Básico B
- **Consumo:** Mensal
- **Especificação:** Bola de algodão, confeccionada em algodão hidrófilo, cor branca, absorvente e neutro, peso mínimo por unidade: 0,07 g. Embalagem e invólucro apropriado, contendo 100 unidades (bolas).

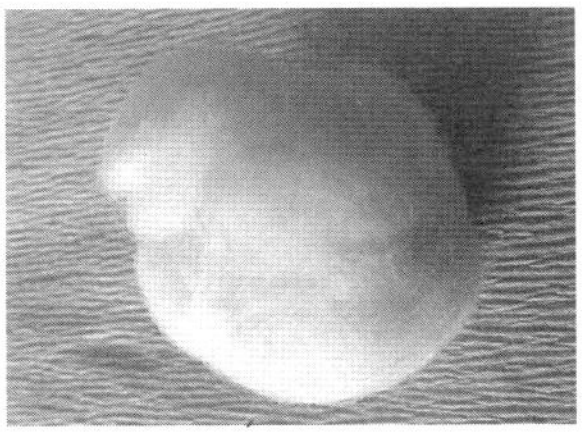

FIGURA 52 – Algodão em bola hidrófilo.

Nº 54

Algodão hidrófilo em manta

- **Tipo:** Básico A
- **Consumo:** Mensal
- **Especificação:** Algodão hidrófilo em manta fina, com camadas sobrepostas formando uma manta com espessura uniforme entre 1 a 1,5 cm e regularmente compacto, com ausência de grumos e impurezas, de aspecto homogêneo e macio, cor branca (80% branco), boa absorvência, inodoro, enrolado em papel apropriado em toda a sua extensão, medindo aproximadamente 22 cm de largura. Apresentação: pacote com 500 g.
- *Obs.:* Algodão é denominado hidrófilo quando, por ter perdido a gordura, é ávido por água. Embora constituído quase só de celulose, conserva um tanto da substância graxa contida nas sementes, disseminada entre as suas fibras. O algodão bem preparado possui fibras de primeira, longas, sem protuberâncias.

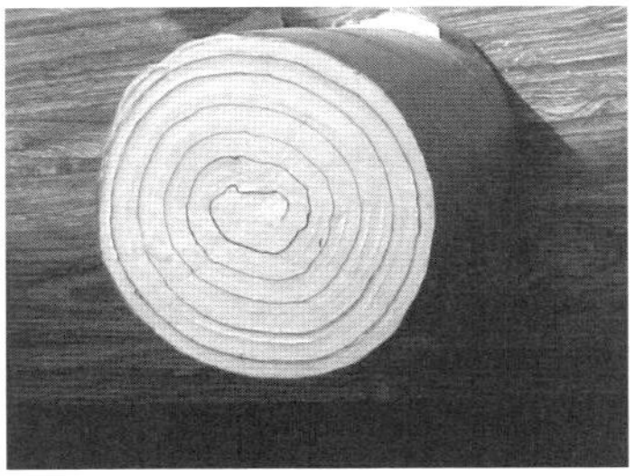

FIGURA 53 – Algodão hidrófilo em manta.

[10] O algodão se denomina *hidrófilo* quando perde a gordura e torna-se ávido por água. Embora possua constituição quase que apenas de celulose, contém a mesma substância gordurosa que se encontra nas sementes, que se dissemina entre as fibras. Mesmo após as operações de batedura e cardagem, permanece com um quantitativo de substância graxa, até o ponto que não se molha e sobrenada. Para eliminar utilizam-se vários métodos, sendo um deles tratar o algodão em rama com solventes orgânicos de gorduras, como, por exemplo, o benzeno. Após, é lavado, espremido e dessecado, com posterior destilação do benzeno e uso de outros desengorduramentos. Para que isso se proceda com qualidade, é necessário o uso do algodão cardado, pois que se utilizado o algodão tal como sai dos batedores (que é mais econômico), ou mesmo utilizar fibras de segunda e terceira qualidade, resulta em má qualidade de hidrofilidade, fibra curta e cheio de grumos (Argentiére, 2005).

Nº 55

Almotolia de plástico

- **Sinônimo**: Frasco para soluções
- **Tipo:** Curativo
- **Consumo:** Eventual
- **Especificação:** Almotolia plástica para solução, confeccionada em plástico ou similar, ______, capacidade de aproximadamente _____ mL, com tampa que permita prender ao bocal do recipiente, resistente a desinfecções.

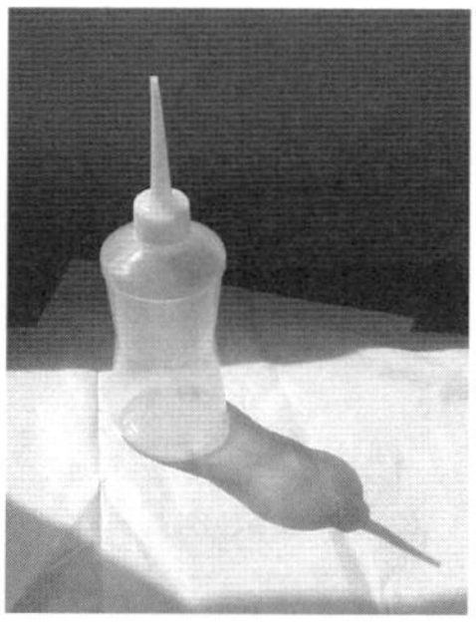

FIGURA 54 – Almotolia de plástico.

Opções/Variações

– Capacidade (mL): 30, 50, 100, 150, 200, 250, 500.
– Transparente/âmbar (soluções fotossensíveis).

Nº 56

Anoscópio

- **Sinônimo:** Espéculo anal/retal **Número: 56**
- **Tipo:** Exame
- **Consumo:** Mensal
- **Especificação:** Anoscópio descartável confeccionado em polietileno cristal atóxico ou similar em resistência e qualidade, uniforme em toda sua extensão, isento de rebarbas e/ou asperezas, composto de corpo e êmbolo, sendo as dimensões aproximadas do corpo = 8/9 cm de comprimento total; 1,80/1,85 cm de diâmetro distal ou menor; 3,8 cm de diâmetro proximal ou maior; 5,0/5,5 cm de comprimento total intrarretal. E as medidas do êmbolo = 13/14 cm de comprimento total; extremidade distal em forma de ogiva; extremidade proximal em argola. Embalagem individual não estéril.

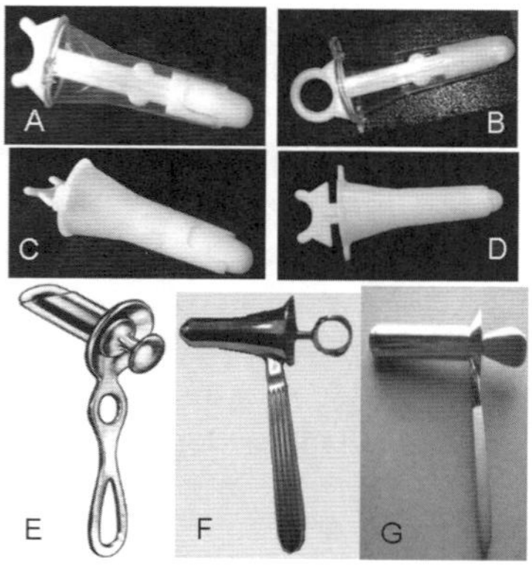

FIGURA 55 – Anoscópios.

Opções/Variações

– Com/sem fenestra.
– Em metal, reusável, reprocessável.
– Transparente/opaco branco.

Nº 57

Aparelho para barbear descartável

- **Tipo:** Básico A
- **Consumo:** Mensal

- **Especificação:** Aparelho de barbear descartável, com duas lâminas em aço inox, com bom corte que de fato efetue procedimento de tricotomia, sem rebarbas ou sinais de oxidação.

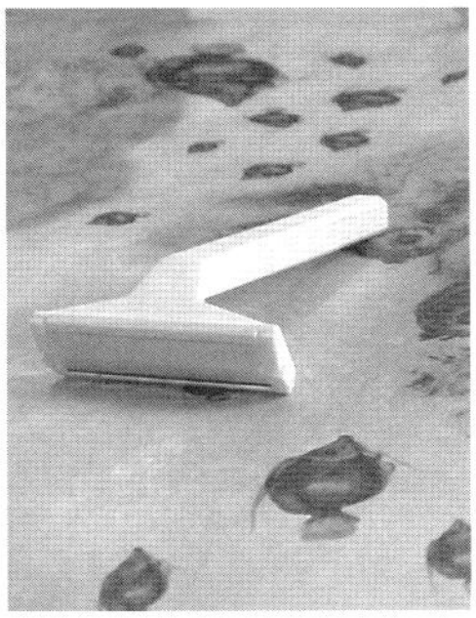

Opções/Variações

- Configuração do cabo (empunhadura).
- Quantitativo de lâminas: 1, 2, 3.

FIGURA 56 – Aparelho para barbear descartável.

Nº 58

Aparelho para irrigação

- **Sinônimo:** Irrigador
- **Tipo:** Ostoma
- **Consumo:** Mensal
- **Especificação:** Irrigador em plástico/polietileno transparente para sistema de irrigação de colostomia, com capacidade mínima de 1.500 mL, com dispositivo de controle de fluxo com, no mínimo, duas gravações entre a posição "totalmente aberta", dispositivo para inserção no estoma em forma cônica, confeccionado em material maleável atóxico, com tubo conector acoplado à extremidade cônica, com manga transparente drenável para fixação em anel avulso ou placa protetora, acompanhado de cinto elástico ajustável à manga para fixação. Confecção e apresentação conforme resolução SS-16, de 28/02/97, da Secretaria da Saúde do Estado de São Paulo.

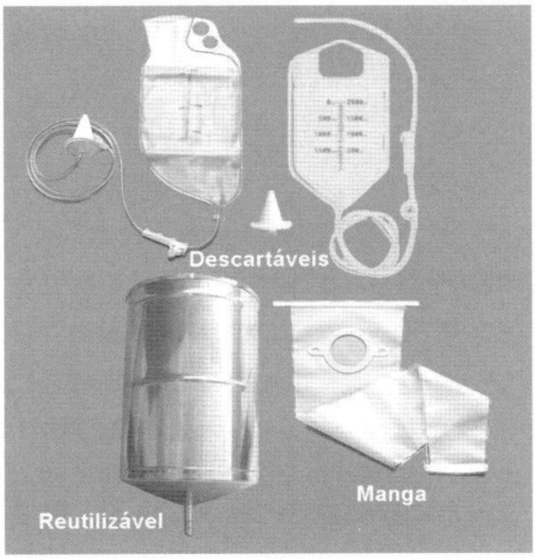

FIGURA 57 – Aparelhos irrigadores.

Opções/Variações

- Com dispositivo regulador de temperatura.
- Reutilizável, em aço inox/alumínio polietileno.

Nº 59

Aplicador de clipes

- **Sinônimo:** Clipador
- **Tipo:** Cirurgia
- **Consumo:** Mensal
- **Especificação:** Aplicador de clipe, múltiplo aplicador endoscópico rotativo, indicado para técnicas de ligadura. Instrumento composto de: empunhadura, gatilho, botão de rotação, haste e garras aplicadoras. Estéril, descartável, pré-carregado com 20 clipes de titânio, que avançam individualmente

após cada disparo, confeccionado em material apropriado, de baixo ofuscamento para minimizar a distorção refletiva durante o procedimento, e com haste que proporcione um giro de 360 graus, em qualquer direção, permitindo sua utilização com uma só mão. Com mecanismo interno de catraca na empunhadura que facilite o curso de disparo de uma só direção e proporcione segurança do clipe nas garras.

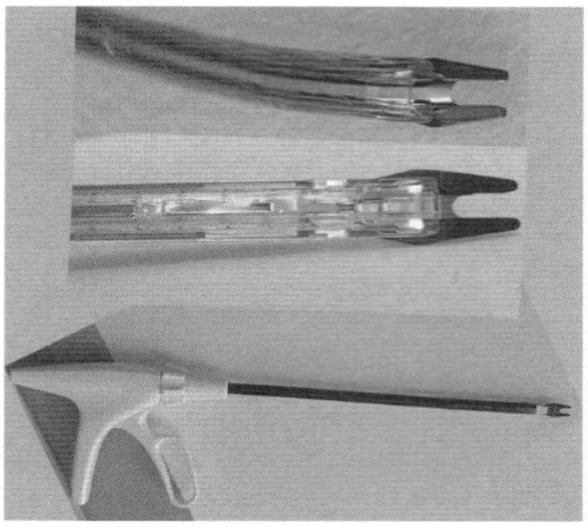

FIGURA 58 – Aplicador de clipes.

Opções/Variações

Tamanhos clipes	Dimensões (mm)	Comprimento da haste	Diâmetro da cânula
Médio	abertura: 3,7 laterais: 5,0/6,5	28,5 cm	10/11 mm
Médio-Grande	abertura: 4,2 laterais: 8,4/8,8	28,9 cm	10/11 mm
Grande	abertura: 5,2 laterais: 10,5/11,0	34,1 cm	12 mm

Nº 60

Atadura de algodão ortopédico

- **Sinônimo:** Faixa/Algodão ortopédico
- **Tipo:** Básico A
- **Consumo:** Mensal
- **Especificação:** Atadura de algodão ortopédico, medindo __cm de largura x 1,80 m de comprimento e espessura mínima de 3,0 mm, confeccionada em fibras cardadas11 de algodão hidrófobo**12**, cor natural, com relativa impermeabilidade (substância aderente em cima da superfície a fim de formar uma camada compacta), com finalidade de confecção de camada protetora e acolchoada de partes traumatizadas, oferecendo adequada proteção à pele contra a umidade do gesso. Distribuição em mantas uniformes e contínuas do algodão, enrolada. Apresentação: pacote com 12 rolos.

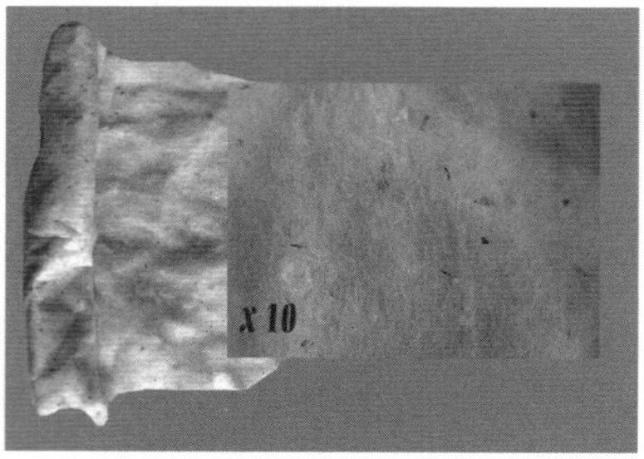

FIGURA 59 – Atadura de algodão ortopédico.

[11] Cardadas, que sofreram cardação: fibras têxteis desembaraçadas, destrinçadas e limpas.
[12] Algodão hidrófobo [Do grego *hydrophobikós* : *hidro* (água), *fobico* (aversão)], que repele a água. É composto com 100% de fibras de algodão cru, baixo teor de impurezas, não estéril, com uma capa de cola vegetal hipoalergênica aplicada em uma das faces. O algodão em rama não apresenta cola.

Opções/Variações

- 1,50 m comprimento.
- Larguras (cm): 4, 6, 8, 10, 12, 15, 20, 25.
- Pacote com 500 g.
- Rama com 500 g.

Nº 61

Atadura de bota de Unna

- **Sinônimo:** Bota de Unna
- **Tipo:** Básico B
- **Consumo:** Mensal
- **Especificação:** Atadura de bota de Unna de pronto uso, vascular e dermatológico, para tratamento de úlceras venosas de membros inferiores e edema linfático, na manutenção de umidade para aceleração do processo de cicatrização. Medindo aproximadamente ____cm x 10 m, consistindo em uma gaze elástica que contenha: óxido de zinco (que não endureça), goma acácia, glicerina, óleo de rícino e petrolato branco, ou composição similar que ofereça as mesmas condições de tratamento (deve constar qual a composição), que promova auxílio do retorno venoso, diminuição de edema, promoção da proteção e favorecimento da cicatrização de úlceras de estase (venosa).

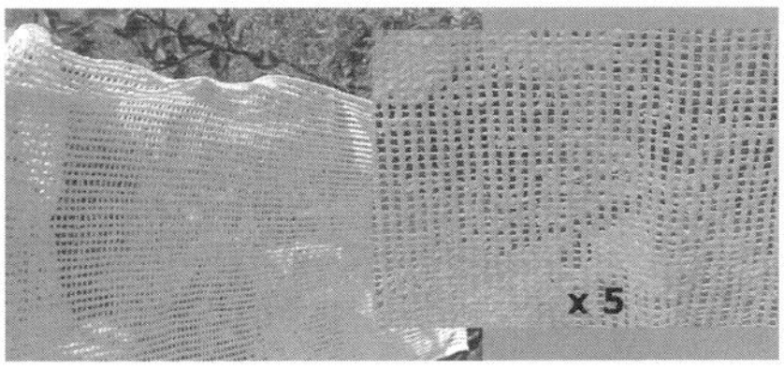

FIGURA 60 – Atadura de bota de Unna.

Opções

- Larguras (cm): 6, 8, 11, 15.

Nº 62

Atadura de crepe

- **Sinônimo:** Faixa de crepe/crepom
- **Tipo:** Básico A
- **Consumo:** Mensal
- **Especificação:** Atadura de crepe medindo ____cm de largura x 4,5 m de comprimento, confeccionada, no mínimo, com 13 fios/cm^2 de tecido 100% algodão cru ou componentes sintéticos, com as bordas delimitadas e devidamente acabadas, elasticidade de no mínimo 50%, enrolada uniformemente em forma cilíndrica, isento de defeitos ou desfiamentos. Classe tipo I, com laudo analítico do cumprimento da NBR 14056/2002 (Atadura de crepom – Requisitos e métodos de ensaio). Apresentação: pacote com 12 rolos.

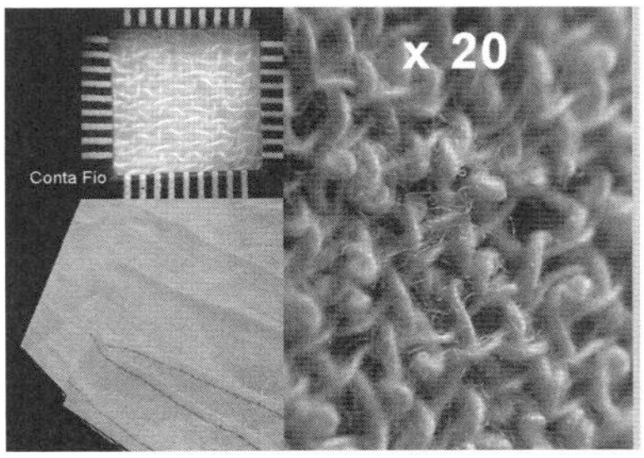

FIGURA 61 – Atadura de crepe.

Opções/Variações

– Fios[13]: 9, 13, 18.
– Larguras (cm): 4, 6, 8, 10, 12, 15, 20, 25.

Nº 63

Atadura de morim

- **Sinônimo:** Morim
- **Tipo:** Básico A
- **Consumo:** Mensal
- **Especificação:** Atadura de gaze/morim – hidrófila, medindo _____cm de largura x 4,5 m de comprimento, confeccionada em fios de algodão, absorventes e alvejados, bordas bem acabadas, uniformemente enrolada, isenta de defeitos, com aproximadamente 30 fios por cm². Apresentação: pacote com 10 rolos.

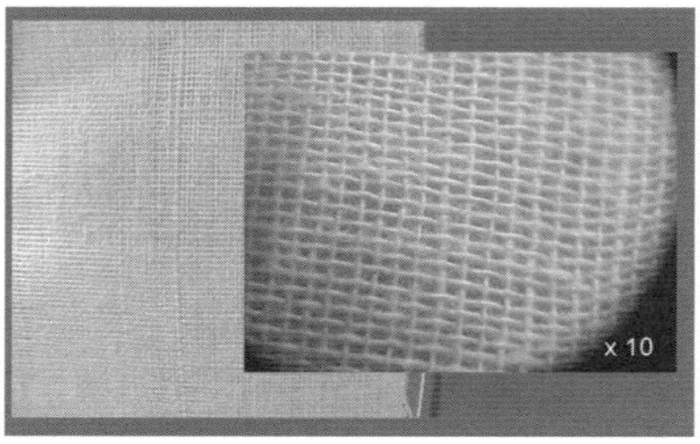

FIGURA 62 – Atadura de morim.

Opções

– Larguras (cm): 4, 6, 8, 10, 12, 15, 20, 25.

Nº 64

Atadura de *rayon*

- **Sinônimo:** *Rayon*
- **Tipo:** Básico A
- **Consumo:** Mensal
- **Especificação:** Atadura de *rayon* medindo cerca de ____cm de largura x 4,5 m de comprimento, cor branca, confeccionada com fios puros, absorvente, esterilizável em autoclave, sem perda de sua elasticidade, sem lanugem, macia.

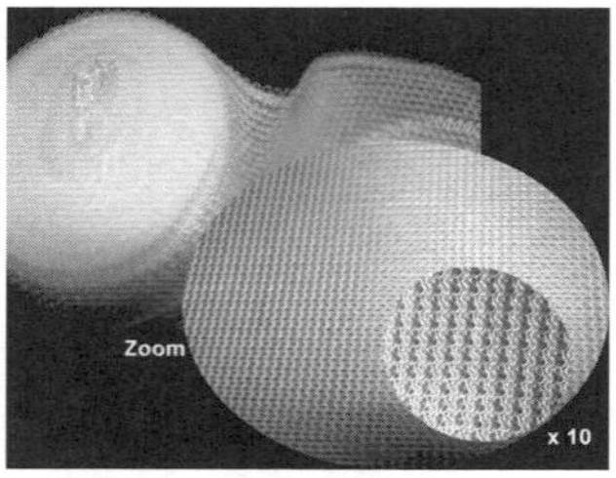

FIGURA 63 – Atadura de *rayon*.

[13] A contagem de fios de ataduras e gazes refere-se à densidade de fios do tecido, ou seja, o número de fios por centímetro no urdume e na trama. Para contá-los, estende-se uma amostra bem esticada sobre uma superfície bem plana. Coloca-se o contador (ou gabarito), de forma que sua janela, em relação à largura, fique perpendicular aos fios a serem contados, no sentido do urdume e da trama. Contam-se os fios perpendiculares à janela, ao longo de seu comprimento. Assim, o resultado será:

Nº. de fios/cm = Nº. De fios contados / Comprimento da janela em cm.

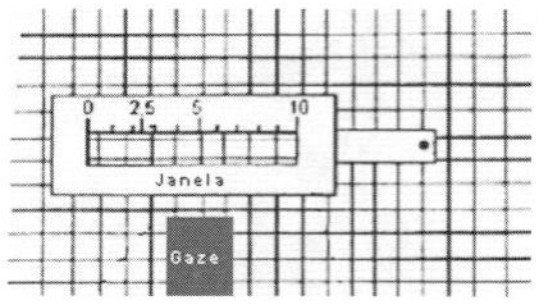

O comprimento padrão da contagem, ou seja, da janela, pode varia. Segundo a norma DIN, é 10,0 cm, enquanto que na norma brasileira (NBR), é de 7,5 cm. Assim, por exemplo, em um gabarito de 10 cm de comprimento, com 130 fios contados, possui uma densidade de 13,0 fios/cm.

Opções

– Larguras (cm): 4, 6, 8, 10, 12, 15, 20, 25.

Nº 65

Atadura elástica porosa adesiva

- **Sinônimo**: Tensoplast
- **Tipo:** Básico A
- **Consumo:** Mensal
- **Especificação:** Atadura adesiva elástica porosa para fixação aderente e compressiva, medindo 10 cm de largura x 4,5 m de comprimento, confeccionada com fios de algodão, elasticidade adequada, cor bege, enrolada em forma contínua, com uma face adesiva protegida.

Opções/Variações

- Não adesiva:
  - Com controle de compressão (baixa, média, alta).
  - Com presilhas para fixação.
  - Para enfaixamentos de membros, com finalidade contensiva, fazendo parte coadjuvante na terapia de origem linfática, venosa, traumática.

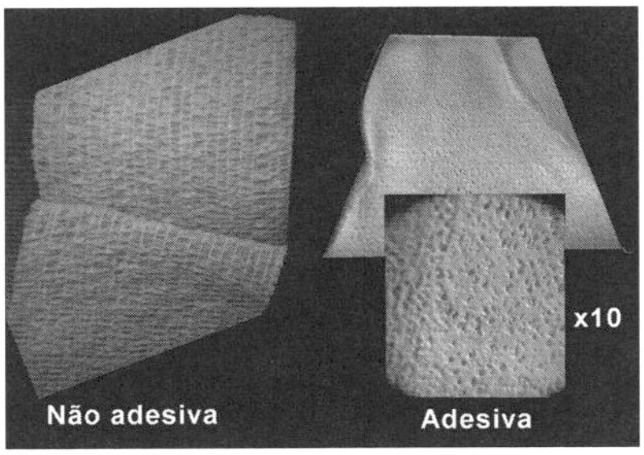

FIGURA 64 – Atadura elástica porosa adesiva.

Nº 66

Atadura gessada

- **Sinônimo**: Gesso
- **Tipo:** Básico A
- **Consumo:** Mensal
- **Especificação:** Atadura gessada – impregnada com sulfato de cálcio seco, ou similar, que confira apoio mecânico para ataduras e moldes – medindo ____cm de largura x 3,0 m de comprimento, confeccionada em tecido/gaze comum, gesso/componentes químicos na proporção adequada, com acabamento em ziguezague, 100% algodão, permitindo uso efetivo e boa secagem (tempo de 5 a 6 minutos aproximadamente), sem desprendimento de gesso antes e após molhar, enrolada em forma contínua, com laudo analítico que demonstre conformidade com a NBR 14.852/2002.

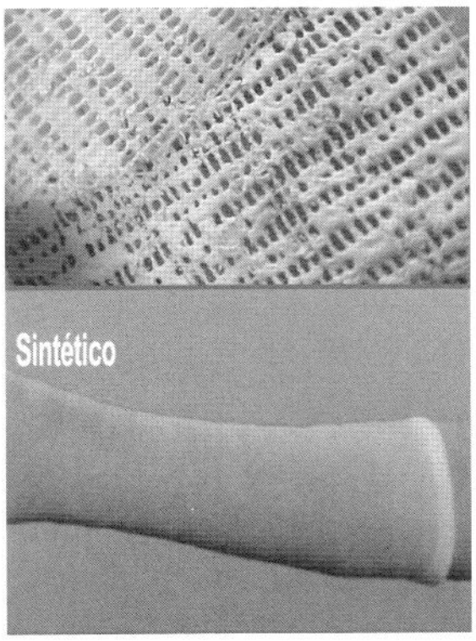

FIGURA 65 – Atadura gessada.

Opções/Variações

- Atadura de gesso sintético (resina que se polimeriza em contato com a umidade).
- Larguras (cm): 4, 6, 8, 10, 12, 15, 20, 25.

Nº 67

Atadura tubular ortopédica

- **Sinônimo:** Malha tubular
- **Tipo:** Básico A
- **Consumo:** Mensal
- **Especificação:** Malha tubular ortopédica, tamanho _____cm, constituída de fios de algodão binados, tipo punho simples de malha, com elasticidade adequada, isenta de defeitos, com 25 metros. Apresentação: rolo.

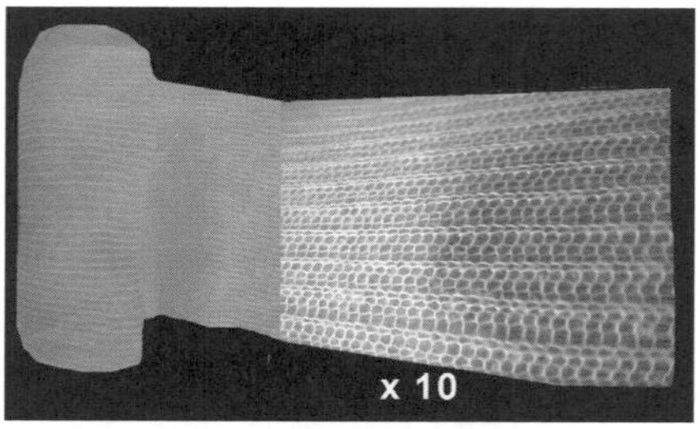

FIGURA 66 – Atadura tubular ortopédica.

Opções/Variações

– Larguras (cm): 4, 6, 8, 10, 12, 15, 20, 25.

Nº 68

Avental cirúrgico descartável

- **Tipo:** EPI - Básico vestuário
- **Consumo:** Mensal
- **Especificação:** Avental cirúrgico descartável, com largura de no mínimo 1,40 (1,65) m e comprimento de 1,20 m, confeccionado em falso tecido (100% polipropileno), ou similar que promova as mesmas condições de não tecido quanto ao conforto, resistência, maleabilidade, ventilação, com fechamento na parte posterior, com decote com viés no acabamento, um par de tiras para amarrar na cintura e outro par no pescoço, manga longa *com elástico no punho*, gramatura 30 g/m^2. Acabamento em *overlock*. Embalados individualmente. Dobrado de forma a facilitar a paramentação sem quebra asséptica.

Opções/Variações

– Acabamento em *overlock*.
– Cartão de transferência asséptica.
– Estéril.
– Fixação por fitilhos/velcros/botões de pressão.
– Gramatura: 20, 30, 40, 50, 60...
– Laminado plástico/trilaminado/fibras sintéticas/celulose.

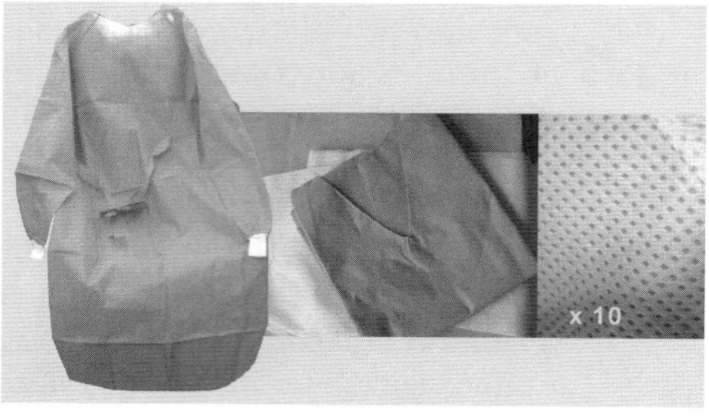

FIGURA 67 – Avental cirúrgico descartável.

– Punho em malha de algodão canelada __ cm, soldado eletronicamente à manga.
– Reforço duplo com filme de polipropileno ou similar em abdome, tórax e mangas.
– Repelência aos fluidos corpóreos e barreira antimicrobiana.
– Toalha absorvente.

Nº 69

Avental impermeável

- **Tipo:** EPI - Básico vestuário
- **Consumo:** Mensal
- **Especificação**: Avental impermeável confeccionado em laminado plástico com filme de polietileno e SMS, ou similar resistente à passagem de líquidos, não estéril, com fechamento nas costas com tiras, manga longa com alça para prender ao dedo, sem decote, com no mínimo _____ m de largura e ______ m de comprimento, especial para utilização em Centrais de Materiais, Quimioterapia e Unidades de Apoio (UTI, PS e CC).

Opções/Variações

– dimensões ao critério.

Nº 70

Balão destacável

- **Tipo:** Angiografia
- **Consumo:** Eventual
- **Especificação:** Balão complacente *destacável*, de _________ou similar, de qualidade superior, biocompatível, atóxico, apirogênico, sem presença de óleos ou géis, pré-testado para maior segurança, com possibilidade de reposição, com fixação ajustada ao cateter condutor, com inflação feita com contraste iso-osmolar não iônico (300-220 nOsmol) ou similar, que garanta absoluta segurança em procedimentos de seu uso, como: embolização de fístula, embolização periférica, de carótida, oclusão de vasos associada a aneurisma cerebral, malformação arteriovenosa pulmonar, tumores e varicocele, com disparo de destacamento _______, balão desinsuflado com diâmetro de ____mm, e dimensão de ____volume, com ____x ____e volume de ____ c, com cateter condutor ______ e introdutor ______.

Opções/Variações

– Balão em silicone polimerizado ou látex.
– Detalhe do sistema de entrega do microcateter.
– Teste de destaque.

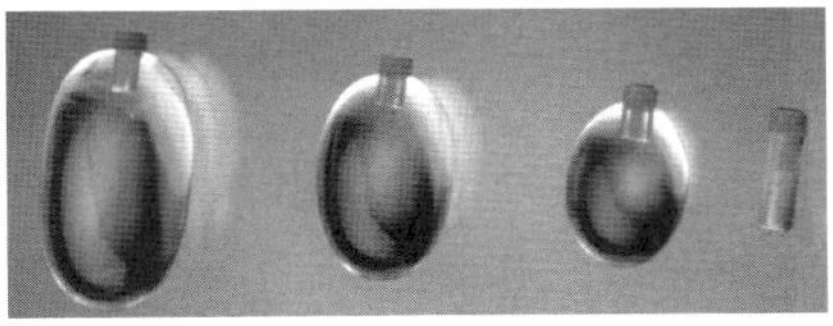

FIGURA 68 – Balões destacáveis.

– Exemplos:

Desinsuflado	Volume	Dimensões	Condutor	Introdutor
0,85	0,10	4,1 x 9,8	1,5/3,6 Fr	6,3/4,2 Fr (150/120 cm – 90/110 cm)
1,50	0,30	8,0 x 11,0	6,0 Fr	
1,50	0,50	7,8 x 14,0	2,0/4,2 Fr	7,3/5,0 Fr – 3,0/2,0 Fr (90/110 cm)
				3,0/2,2 Fr (150/120 cm)
1,50	0,80	7,5 x 22,0	6,0 Fr	
1,50	0,90	8,0 x 22,2	2,0/4,2 Fr	7,3/5,0 Fr - 3,0/2,0 Fr (90/110 cm)
				3,0/2,2 Fr (150/120 cm)
1,70	0,70	9,0 x 14,0	8,0 Fr	
1,80	1,00	9,5 x 17,0	80 Fr	
1,80	1,00	9,4 x 19,0	2,0/4,2 Fr	8,0/5,6 Fr– 3,0/2,0 Fr (90/110 cm)
				3,0/2,2 Fr (150/120 cm)
1,80	1,50	9,9 x 24,6	2,0/4,2 Fr	8,0/5,6 Fr– 3,0/2,0 Fr (90/110 cm)
				3,0/2,2 Fr (150/120 cm)
2,00	3,00	12,0 x 30,0	9,0 Fr	

Disparo	Cor	Força de disparo (g)	Método
Baixo	Azul	20-30	Tração
Médio	Vermelho	30-40	Tração ou Coaxial
Alto	Branco	40-50	Coaxial

Nº 71

Balão não destacável

- **Tipo:** Angiografia
- **Consumo:** Eventual
- **Especificação:** Balão complacente *não destacável*, de silicone, baixa pressão, _____ Fr, com controle rápido para inflação e deflação, com cateter de 150 cm de comprimento, com aplicação em controle temporário de hemorragias causadas por traumas, teste de oclusão com pré-embolização para tratamento de aneurismas, controle de direção de fluxo para apurar com precisão êmbolos ou

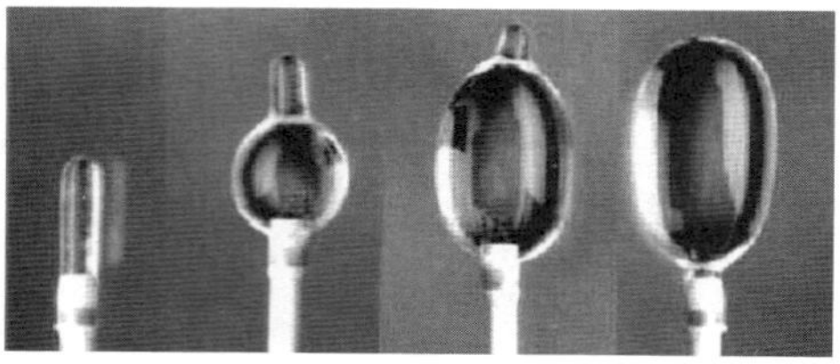

FIGURA 69 – Balões não destacáveis.

outro microcateter, bem como controle de fluxo intraoperatório, em áreas de tortuosidades ou estenosadas e acima da base do crânio, medindo, de diâmetro desinsuflado, cerca de ______mm; diâmetro e comprimento insuflado de cerca de _____mm, respectivamente, com capacidade de volume máximo de _____, e diâmetro interno do cateter de _______, confeccionado de forma adequada ao uso, atóxico e apirogênico.

Opções/Variações

– Exemplos:

Desinsuflado (mm)	Insuflado-dimensões dia x L (mm)	Volume máximo (cc)	Diâmetro interno cateter
0,85	4,1 x 10,0	0,1	0,060"
1,5	5,0 x 6,0	0,1	0,070"
1,5	7,5 x 13,5	0,5	0,070"
1,5	8,5 x 21,0	0,9	0,070"
1,8	9,0 x 18,0	1,0	0,082"
1,8	10,0 x 13,0	1,5	0,082"

Nº 72

Balão para anestesia

- **Sinônimo**: Balão de reinalação
- **Tipo:** Cirurgia
- **Consumo:** Mensal
- **Especificação:** Balão de reinalação para anestesia, confeccionado em látex, borracha natural, em gomos, anticorrosivo, com capacidade de _______ litro(s), com entrada na parte superior, com luva adaptável em qualquer válvula unidirecional, e possuindo na parte interior dreno em polímero rígido ou similar.

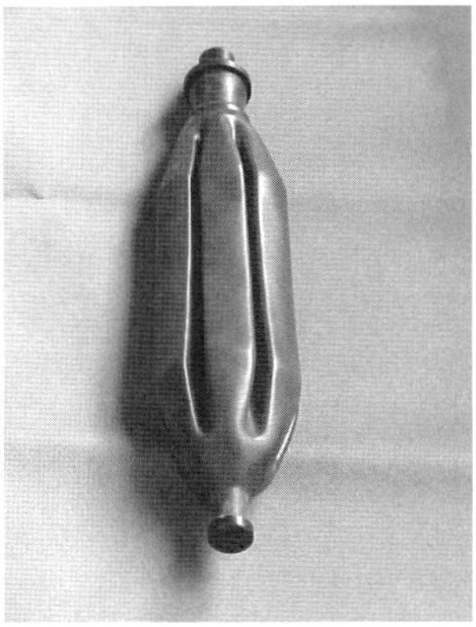

FIGURA 70 – Balão para anestesia.

Opções/Variações

– 0,5; 1,0; 3,0; 5,0 (litro).

Nº 73

Balde plástico

- **Tipo:** Limpeza
- **Consumo:** Eventual
- **Especificação:** Balde confeccionado em polímero rígido ou similar, robus-

to, espessura mínima de _______, com capacidade para _____ litros, em material resistente à desinfecção, com alça em metal ou similar resistente, fixada de forma segura e adequada, com tampa confeccionada no mesmo tipo de material, que o vede completamente.

Opções/Variações

- Capacidade (litros): 20, 40, 60, 100...
- Com/sem tampa.
- Sem/com identificação infectante.
- Variação de cores.

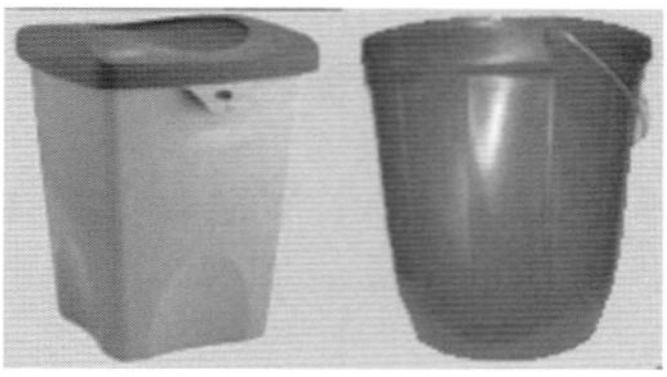

FIGURA 71 – Balde plástico.

Nº 74

Bandagem tubular elástica para fixar curativos

- **Sinônimo:** Malha de fixação de curativos
- **Tipo:** Curativo
- **Consumo:** Mensal
- **Especificação:** Bandagem tubular elástica para fixar curativos, confeccionada em fios de algodão, poliéster e látex, ou similar apropriado ao uso, atóxica, arejada, hipoalergênica, com elasticidade e resistência, própria para fixação de curativos em região de _______, com trama mais aberta para facilitar o arejamento, medindo aproximadamente 45 m quando esticada.

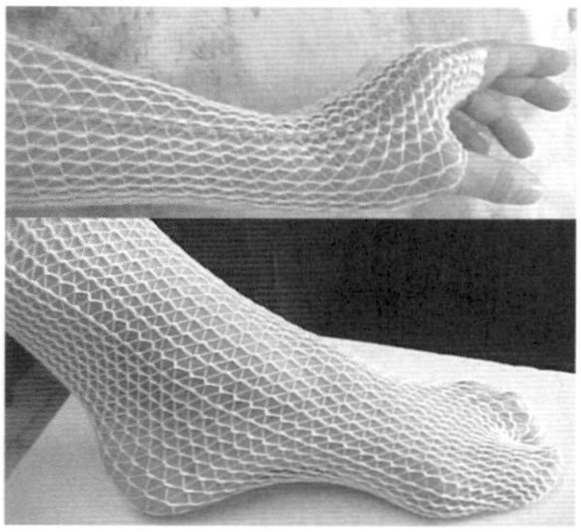

FIGURA 72 – Bandagem tubular elástica para fixar curativos.

Opções/Variações

- Ombro e/ou cabeça.
- Perna, joelho, pé e/ou calcâneo.

Nº 75

Barbante de algodão

- **Tipo:** Básico C
- **Consumo:** Mensal
- **Especificação:** Barbante 100% de algodão, composto de ______fios trançados, com ou sem goma. Apresentação: rolo com 400 m.

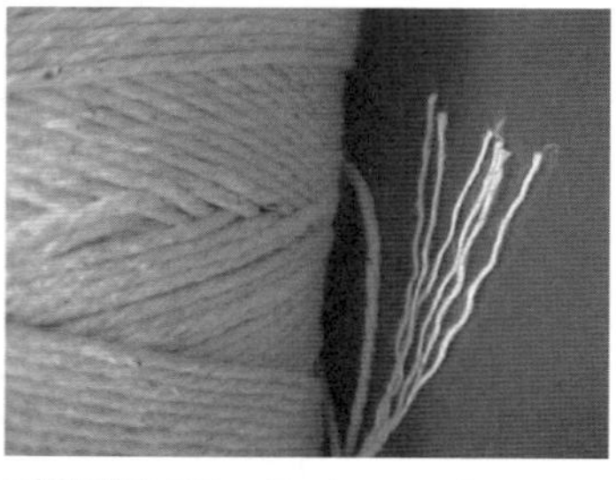

FIGURA 73 – Barbante de algodão.

Opções/Variações

- de Fios: 4, 6, 8, 10, 13, 15.

Nº 76

Barreira protetora de resina sintética

- **Sinônimo:** Resina protetora
- **Tipo:** Ostoma
- **Consumo:** Mensal
- **Especificação:** Barreira protetora de resina sintética em forma de _______, para ostomias, de carboximetilcelulose + gelatina + pectina + excipiente, conforme resolução SS – 16, de 28/02/97, da Secretaria da Saúde do Estado de São Paulo.

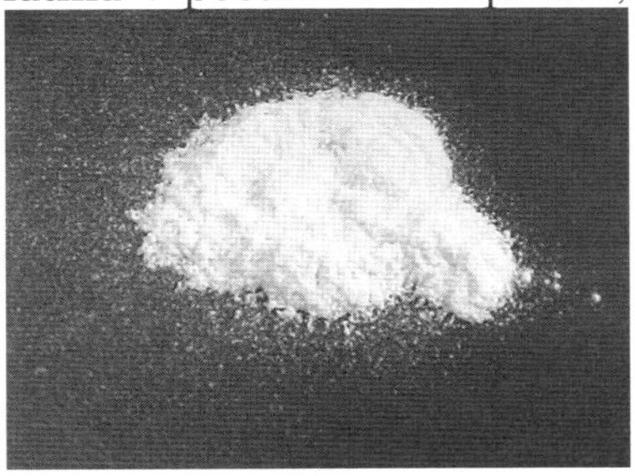

FIGURA 74 – Barreira protetora de resina sintética.

Opções/Variações

- Pasta (tubo).
- Placa (cm) 20 x 20.... 10 x 10...... 20 x 15...
- Pó.

Nº 77

Benzina

- **Tipo:** Solução
- **Consumo:** Mensal
- **Especificação:** Benzina (C_6H_6) retificada, derivada do petróleo, (éter de petróleo purificado) líquido volátil de odor característico, utilizado para limpeza de oleosidade da pele, como removedor de manchas em tecidos e desencrostante de sangue e fluidos. Ação revulsiva na pele. Apresentação: litro.
- **Obs.:** A benzina (é o mesmo que benzeno) é uma substância extraída pela destilação a seco da hulha e do alcatrão vegetal. Atualmente, denominam-se benzina as misturas de hidrocarbonetos de petróleo, que começam a destilar aos 40°C. Dissolve as resinas, graxas, enxofre, caucho, guta-percha e cânfora, e mescla-se com álcool, éter, acetona e outros solventes orgânicos. É quase insolúvel em água. Densidade entre 0,880 e 0,88414.

Nº 78

Bisturi descartável

- **Tipo:** Cirurgia
- **Consumo:** Mensal
- **Especificação:** Bisturi descartável nº ___, com lâmina de aço inox, isenta de rebarbas e sinais de oxidação, ponta afiada, perfeita adaptação ao cabo,

[14] Argentiére, 2005.

com protetor na lâmina confeccionado em polímero rígido. Cabo confeccionado em material resistente, polímero rígido ou similar, com dispositivo resistente de fixação da lâmina em sua extremidade proximal, com ranhuras antiderrapantes na parte central e bordas arredondadas.

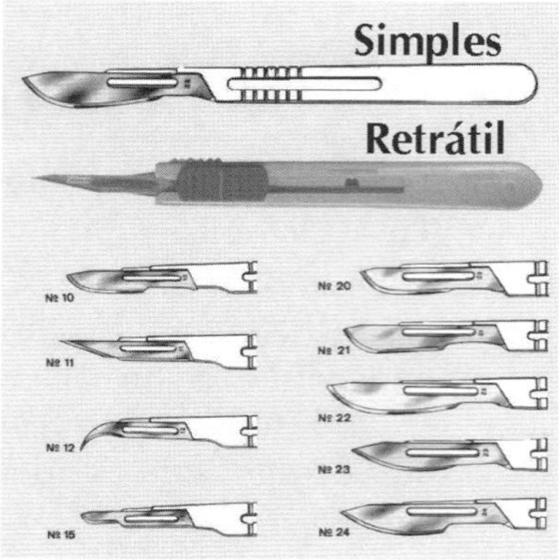

FIGURA 75 – Bisturi descartável.

Opções/Variações

– Lâmina: 11, 15, 21, 22, 23 e 24.
– Ponta retrátil.

Nº 79

Bocal para espirômetro

- **Tipo:** Exame
- **Consumo:** Mensal
- **Especificação:** Bocal confeccionado em polímero rígido, resistente, compatível com aparelho de espirometria de marca _____, modelo _____, com ____ mm de comprimento x ____ mm de diâmetro interno e ____ mm de diâmetro externo, que permita limpeza por métodos usuais de desinfecção e esterilização.

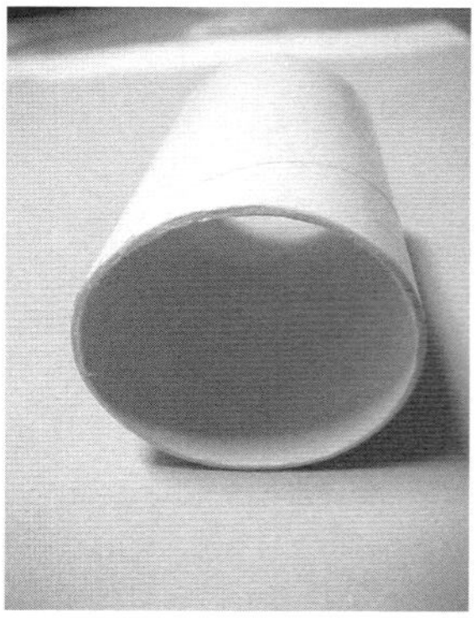

FIGURA 76 – Bocal para espirômetro.

Opções/Variações

– Estéril/descartável.

Nº 80

Bolsa de borracha para água quente

- **Sinônimo:** Bolsa de água quente
- **Tipo:** Básico A
- **Consumo:** Mensal/eventual
- **Especificação:** Bolsa para água quente, confeccionada em borracha natural, resistente à temperatura da água em até 100ºC, formato retangular com cantos arredondados, de 20 x 30 cm, com capacidade para aproximadamente 2 litros. A marca deverá vir estampada de forma permanente na face externa da bolsa, em local visível.

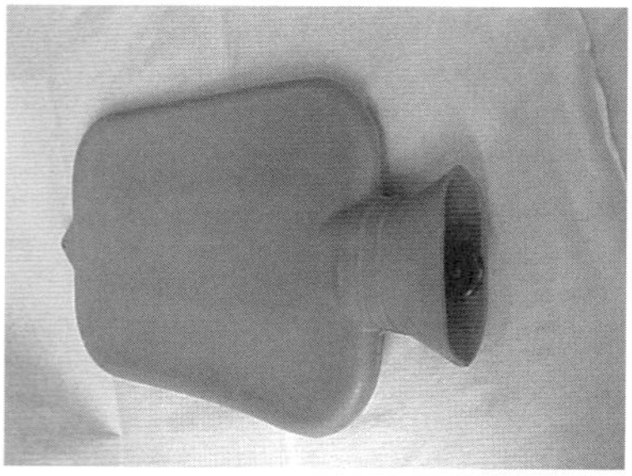

FIGURA 77 – Bolsa de borracha para água quente.

Opções/Variações

– gel/almofada térmica.

Nº 81

Bolsa de borracha para água quente ou gelo

- **Sinônimo:** Bolsa de gelo
- **Tipo:** Básico A
- **Consumo:** Mensal/eventual
- **Especificação:** Bolsa para água quente ou gelo, confeccionada em borracha natural, resistente, formato redondo, com cerca de 30 cm de diâmetro. A marca deverá vir estampada de forma permanente na face externa da bolsa, em local visível.

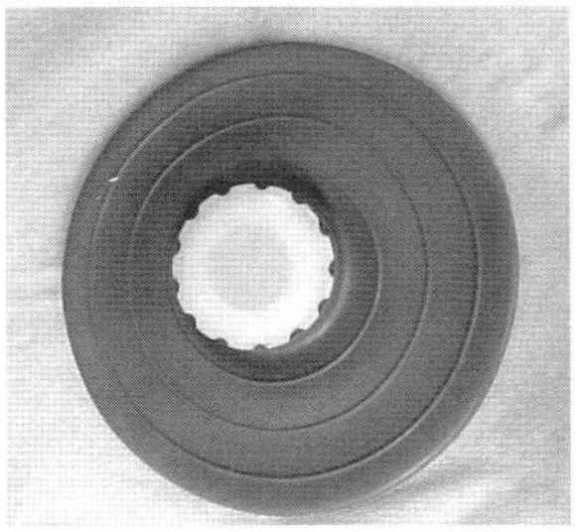

FIGURA 78 – Bolsa de gelo.

Opções/Variações

– gel/almofada térmica.

Nº 82

Bolsa para Estomas

- **Tipo:** Ostoma
- **Consumo:** Mensal
- **Especificação:** Bolsa ______ estoma _________com barreira de resina sintética, com flange plástico ou similar, de terceira geração, para placa de ___mm, com tela protetora, confeccionada conforme resolução SS-16 de 28/02/97 da Secretaria de Saúde do Estado de São Paulo.

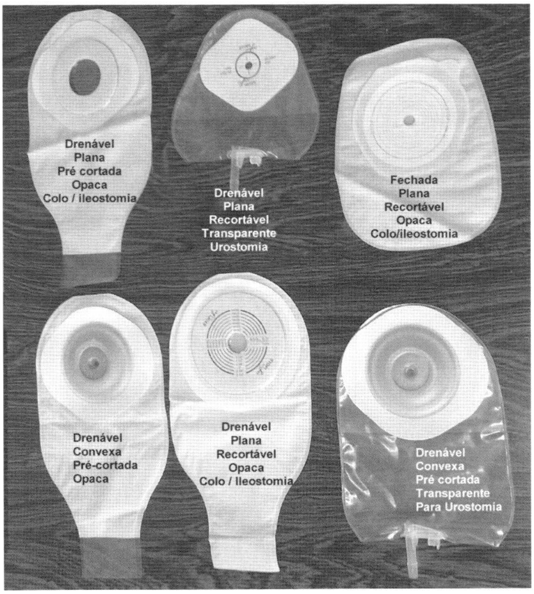

FIGURA 79 – Bolsas para estomas.

Opções/Variações

– Com/sem adesivo microporoso.
– Com/sem pressão abdominal.
– Com *clamp*.
– Jogo com bolsa e placa (duas peças)/peça única.
– Placa recortada: 25, 35, 40, 45, 50, 57, 60, 64, 70 ou 100 mm.
– Placa recortável de 10 a 70 mm, de 22 a 64 mm, de 19 a 45 mm.
– Rígida/flexível.
– Sistema fechado – sistema aberto – bolsa drenável/bolsa com duas aberturas.
– Transparente/opaca.
– Urológico (com válvula antirrefluxo)/intestinal.

Nº 83

Bolsa plástica para colostomia

- **Tipo:** Ostoma
- **Consumo:** Mensal
- **Especificação:** Bolsa de plástico para colostomia, simples, fechada, medindo aproximadamente ___cm x ___cm, com disco adesivo, confeccionada em material atóxico, hipoalergênico, para estomas de até 70 mm, anatômica.

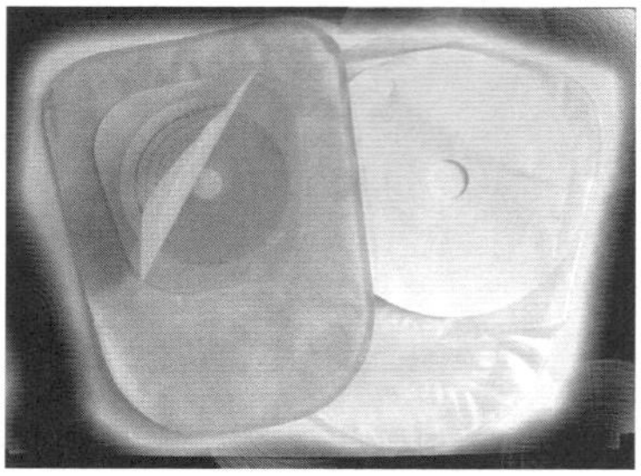

FIGURA 80 – Bolsa plástica para colostomia.

Opções/Variações

- 22 x 15.... 25 x 20...24 x 18.
- Com filtro de carvão antiodor.
- Disco adesivo recortável.

Nº 84

Bomba aspiradora para sucção

- **Sinônimo**: Dreno de sucção contínua/a vácuo
- **Tipo:** Cirurgia
- **Consumo:** Mensal
- **Especificação:** Dreno de sucção contínua em polímero, tipo bomba aspiradora, estéril, descartável, constituído de agulha de ____mm (pequeno), tubo de drenagem, válvula antirrefluxo, reservatório com capacidade aproximada de 400 mL (com tampa para esvaziamento), com mola estéril, com perfeito sistema de sucção por vácuo por resistência à mola, com alça para transporte.

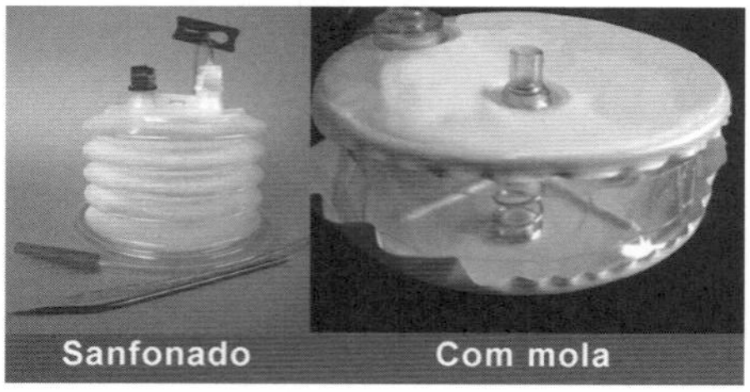

FIGURA 81 – Bombas aspiradoras para sucção.

Opções/Variações

- Agulha: 3,2 mm; 4,8 mm; 6,4 mm.
- Sanfonado (sem mola e sem válvula antirrefluxo).

Nº 85

Bomba extratora de leite

- **Sinônimo:** Bomba de ordenha
- **Tipo:** Básico B
- **Consumo:** Eventual
- **Especificação:** Bomba tira-leite, constituída de duas partes montadas, sendo: pera de sucção em borracha flexível e bomba de sucção (tubo provido

de aba e bulbo reservatório) em vidro apropriado, resistente, incolor e transparente, capacidade aproximada de ____ mL.

Opções/Variações

- Tipo: mecânica/elétrica.
- Volume (mL): 20, 40,... 150...

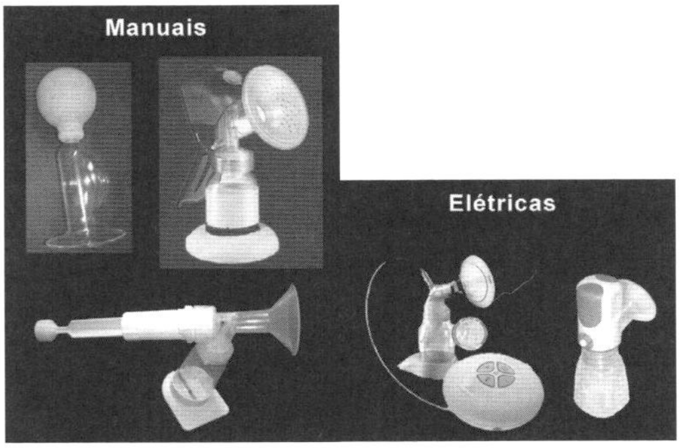

FIGURA 82 – Bombas de ordenha.

Nº 86

Bulbo para eletrodo de derivação precordial (eletrocardiógrafo - ECG)

- **Sinônimo:** Pera ECG
- **Tipo:** Cardiologia
- **Consumo:** Mensal/eventual
- **Especificação:** Bulbo em forma de pera para eletrodo de sucção (ventosa) de derivações precordiais, para eletrocardiógrafo, tamanho _____, isenta de defeitos, confeccionada em borracha natural ou similar em resistência, durabilidade, adequado ao procedimento.

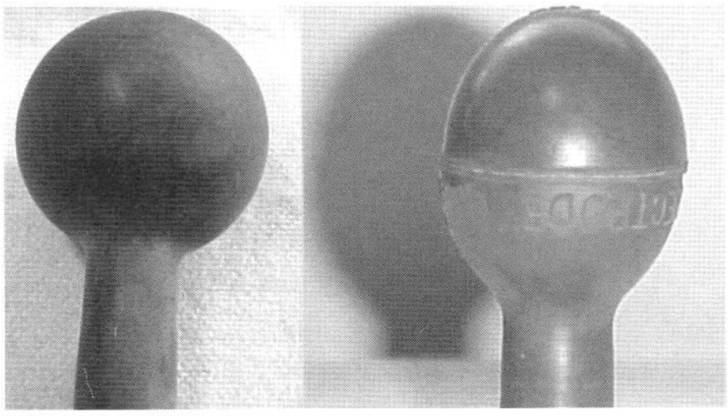

FIGURA 83 – Bulbos para eletrodo de sucção.

Opções

- Tamanho: adulto/infantil; P/M/G.

Nº 87

Cabo conexão para placa neutra de bisturi elétrico

- **Sinônimo:** Cabo de ligação
- **Tipo:** Cirurgia
- **Consumo:** Mensal/eventual
- **Especificação:** Cabo de conexão para conectar a placa neutra em bisturi elétrico marca ____, modelo ____, ____W, com ____ metros de comprimento, ou similar que se adapte ao referido aparelho, com fio elétrico resistente, envolvido por material isolante siliconizado ou similar, garantindo segurança ao usuário, com plugue _____ (macho/fêmea).

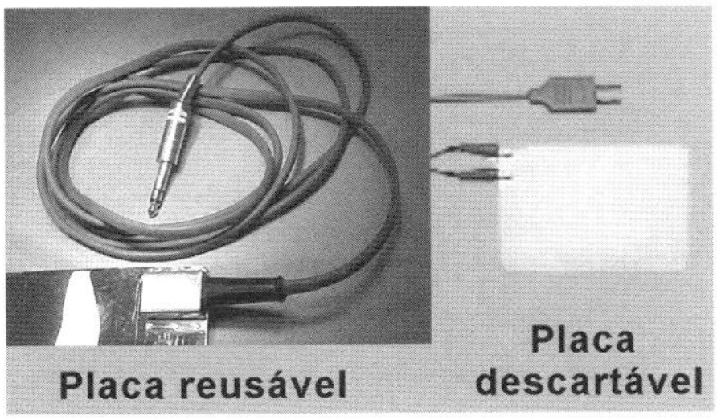

FIGURA 84 – Cabo conexão para placa neutra de bisturi elétrico.

Nº 88

Cabo de conexão para pedal de bisturi elétrico

- **Sinônimo:** Cabo de ligação de pedal
- **Tipo:** Cirurgia
- **Consumo:** Mensal/eventual
- **Especificação:** Cabo de conexão para pedal de controle de corte e coagulação em bisturi elétrico de marca ______, modelo______, com _____ metros de comprimento, ou similar que se adapte adequadamente ao referido aparelho.

Nº 89

Cabo de força trifásico

- **Tipo:** Cardiologia
- **Consumo:** Eventual
- **Especificação:** Cabo força, com conexão proximal fêmea e distal macho, para conexão trifásica, adaptável a eletrocardiógrafos, monitores cardíacos e correlatos, confeccionado conforme padrões de normalização, com extensão de no mínimo 2 m, envolvida em material apropriado, isolante e de qualidade que ofereça segurança ao usuário.

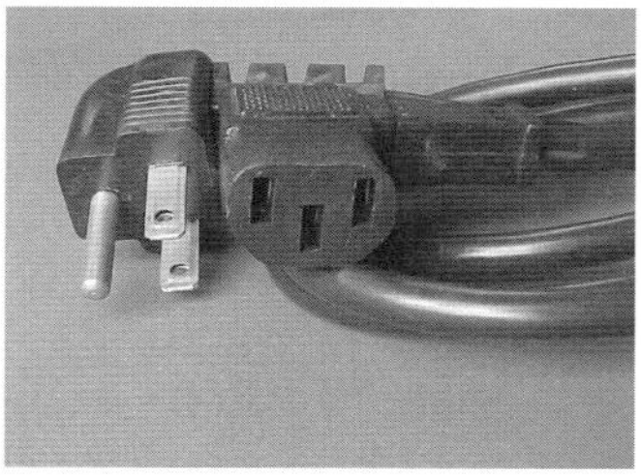

FIGURA 85 – Cabo de força trifásico.

Nº 90

Cabo de marca-passo externo

- **Sinônimo:** Eletrodo de marca-passo externo
- **Tipo:** Cardiologia
- **Consumo:** Mensal
- **Especificação:** Eletrodo ________ para marca-passo externo (provisório) Calibre nº ___F, com 100 a 110 cm de comprimento, confeccionado em material atóxico, apirogênico, hipoalergênico, radiopaco, apropriado para o procedimento, dentro dos padrões da ABNT.

Opções/Variações

- Bipolar/monopolar.
- Calibre (Fr):..4, 5, 6, 7...
- Com acessórios para punção: dilatador, fio-guia, obturador, agulha, seringa.

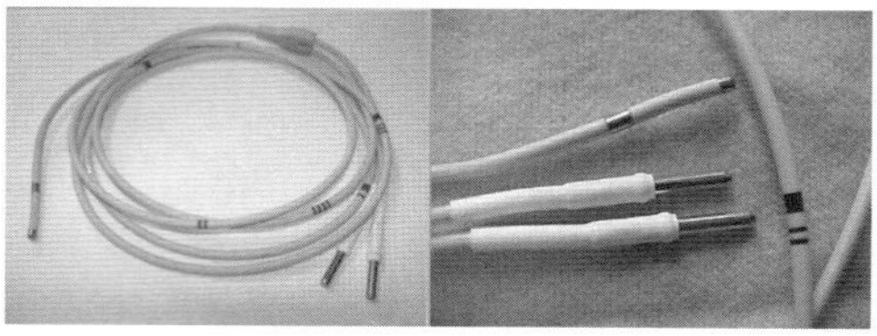

FIGURA 86 – Eletrodo de marca-passo externo.

Nº 91

Cabo paciente para eletrocardiógrafo com cinco terminais

- **Sinônimo:** Cabo tronco-paciente para ECG
- **Tipo:** Cardiologia
- **Consumo:** Eventual
- **Especificação:** Cabo tronco-paciente, com cinco eletrodos terminais, para registro em eletrocardiógrafo marca ______, modelo ______, ou similar que se adapte perfeitamente ao referido aparelho, confeccionado em material apropriado para o uso, resistente, de alta durabilidade, com parte elétrica compatível e fio revestido com material isolante de alta qualidade, com laudo de segurança de confecção, com conexões em forma de botão de pressão ou garras, que se adaptem ao equipamento.

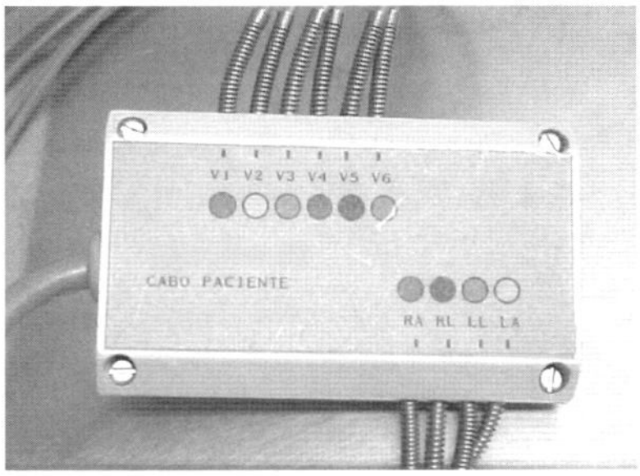

FIGURA 87 – Cabo paciente ECG com 5 eletrodos terminais.

Nº 92

Cabo paciente para monitor

- **Sinônimo:** Cabo tronco-paciente para monitor cardíaco
- **Tipo:** Cardiologia
- **Consumo:** Mensal/eventual
- **Especificação:** Cabo tronco paciente para __________ com eletrodos terminais (_______) conjugados ao cabo (conexão fêmea), e _____ pinos distais (conexão macho), modelo ______, marca________ ou similar que se adapte perfeitamente ao referido aparelho, confeccionado em material apropriado para o uso, resistente, de alta durabilidade, com laudo de segurança elétrica, com parte elétrica compatível e fio revestido com material isolante de alta qualidade, com conexões adequadas ao equipamento.

Opções/Variações

- Conexão (pinos distais): 5, 6 (machos/fêmeas).
- Conexão de eletrodos: conjugados ao cabo/não conjugados ao cabo.
- Eletrodos (quantidade): 3, 5, 10.
- Monitor cardíaco de cabeceira/cardioversor.

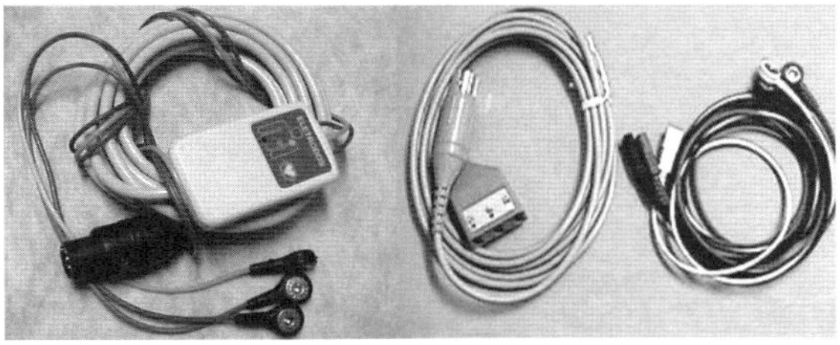

FIGURA 88 – Cabo paciente para monitor cardíaco com 3 eletrodos terminais.

Nº 93

Cabo para aspiração de volume extradural

- **Tipo:** Neurologia
- **Consumo:** Eventual
- **Especificação:** Cabo para aspiração de volume extradural, com ponta arredondada com um orifício central e quatro menores laterais, com cânula curva de 70 x 40, com extensão reta que se adapte à extensão do aspirador. Confeccionada em aço inox, eletropolida, sem rebarbas ou sinais de oxidação, conforme os padrões normalizados pela e certificação ISO.

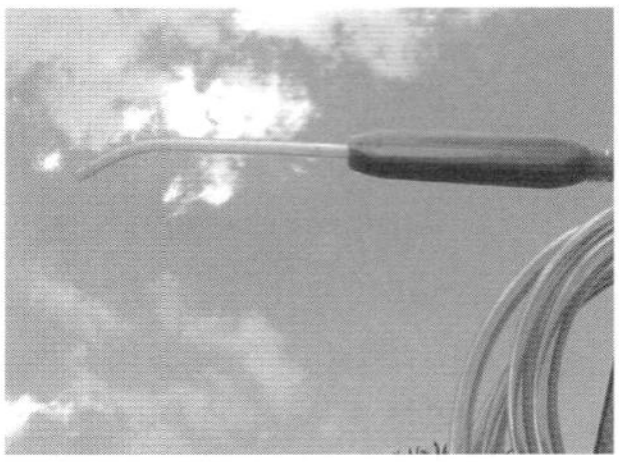

FIGURA 89 – Cabo para aspiração de volume extradural.

Nº 94

Cabo para destacador de molas

- **Tipo:** Angiografia
- **Consumo:** Eventual
- **Especificação:** Cabo elétrico para destacador de molas com duas conexões para corrente, de forma a fazer circuito com equipamento de marca _________ modelo _______ ref. __________, com revestimento de alta isolação.

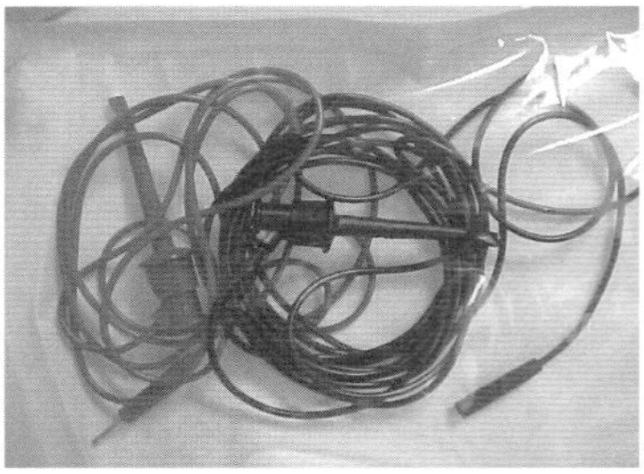

FIGURA 90 – Cabo para destacador de molas.

Nº 95

Cadarço

- **Tipo:** Básico A
- **Consumo:** Mensal
- **Especificação:** Cadarço de algodão confeccionado em fios de algodão resistente, com aproximadamente _____mm de largura x _______metros de comprimento, no mínimo, com trama bem fechada, sem elasticidade, garantindo a precisão da fixação. Apresentação: peça/rolo.

Opções/Variações

– Cor: branca.
– 12 mm x 50 m; 15 mm x 50 m; 12 mm x 100 m.

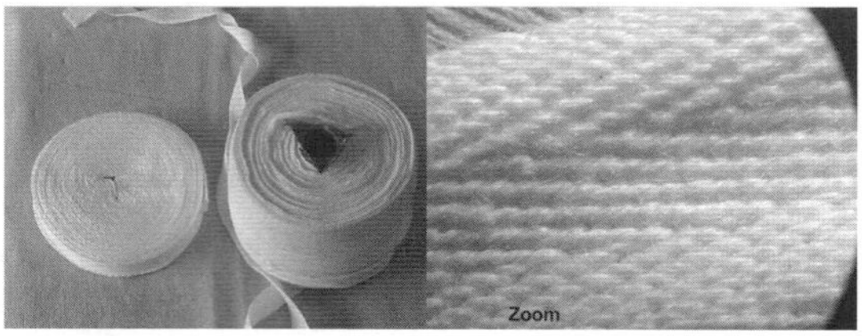

FIGURA 91 – Cadarço.

Nº 96

Cadinho

- **Sinônimo:** Graal/pilão/almofariz

- **Tipo:** Básico C
- **Consumo:** Eventual
- **Especificação:** Cadinho de ________ (graal), para maceração e/ou mistura de medicamentos, sistema de pilão, com capacidade de ___ mL, com pistilo, confeccionado em material tipo louça, porcelana ou similar, resistente e durável, que permita limpeza por processos usuais. Reembalados de forma a protegê-los contra choques.
Apresentação: duas peças.

Opções/Variações

- Capacidade (mL): 10, 15, 25, 40, 50, 100, 150, 170...
- Matéria-prima: louça, aço, ágata, metal cromado, bronze.

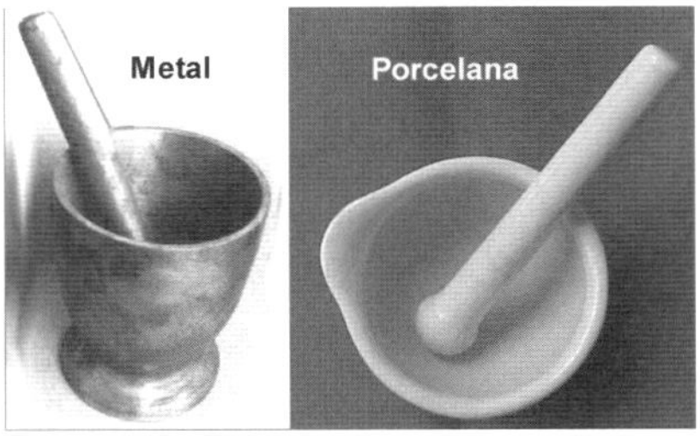

FIGURA 92 – Cadinhos.

Nº 97

Cal sodada

- **Tipo:** Cirurgia
- **Consumo:** Mensal
- **Especificação:** Cal sodada15 – mistura, em forma granulada, de hidróxido de cálcio com hidróxido de sódio ou hidróxido de potássio, ou ambos, utilizada para absorver/reter dióxido de carbono (CO_2), em provas de metabolismo basal, em canister de aparelhos de anestesia, por reaspiração e na oxigenoterapia.

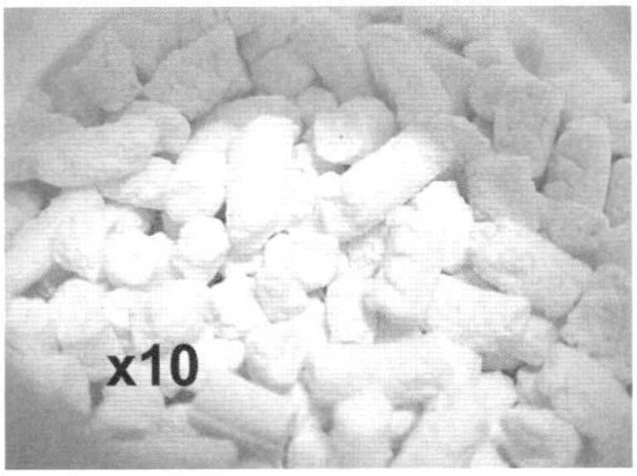

FIGURA 93 – Cal sodada.

Nº 98

Calçado hospitalar

- **Tipo:** EPI
- **Consumo:** Eventual e reposição
- **Especificação:** Calçado hospitalar, de segurança16, impermeável e fechado,

[15] Fluxo de gás fresco se refere à mistura de gases medicinais e anestésicos voláteis produzidos por máquinas de anestesia. O índice de fluxo e a composição do fluxo de gás fresco são determinados pelo anestesista. Tipicamente esse fluxo emerge da saída de gás comum, especificamente da máquina de anestesia onde o tubo endotraqueal está conectado. Alguns tipos de acessórios de acesso ventilatório, como o tubo de Magill, requer altos fluxos de gás fresco (por exemplo, 7 litros/minuto) para prevenir que o paciente reinale o próprio gás carbônico que expirou. Em sistemas de acesso mais modernos, como, por exemplo, o sistema circular respiratório utiliza a cal sodada para absorver o dióxido de carbono, de forma que o ar expirado pode vir a ser adequado para o reuso. Com um eficiente sistema circular, o fluxo pode ser reduzido a um mínimo de oxigênio requerido (por exemplo, 250 ml/minuto), um pouco mais volátil. Assim, a absorção do CO2 através da cal sodada se dá mediante uma reação química exotérmica, pela capacidade de absorção do grânulo, que se distribui dentro do absorvedor. A capacidade de absorção é observada através da mudança da cor branca em violeta, que se expande vagarosamente durante o uso, no sentido do fluxo (Wikipedia en, 2008).

[16] Calçado de segurança: proteção contra impactos de quedas de objetos sobre os artelhos / contra choques elétricos / contra agentes térmicos / contra agentes cortantes e escoriantes / contra umidade proveniente de operações com uso de água / contra respingos de produtos químicos. Norma Técnica Aplicável: NBR 12594/1992 - EN 344/1992 - Antiestático, condutivo, isolamento ao frio contra calor de contato, contra óleos e combustíveis (FIOCRUZ, 2009).

sem orifícios, adulto, tamanho ____ para uso em setor de central de limpeza, desinfecção, preparo e processamento de material hospitalar, com solado emborrachado e antiderrapante, totalmente impermeável à passagem de líquidos e substâncias tóxicas, passível de autoclavagem ou sistema similar de processamento. Embalagem em par individual, constando dados de identificação e procedência, data de fabricação e validade. Apresentar laudo de certificação de conformidade a EPI (NR 32) e Certificação CA. Apresentação: Peça.

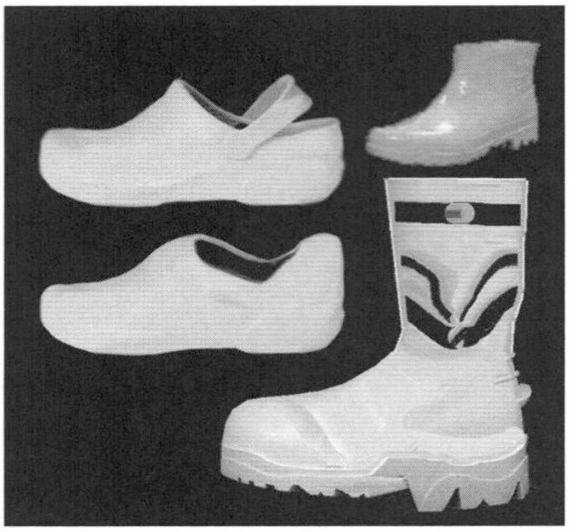

FIGURA 94 – Calçado hospitalar tipo bota.

Opções/Variações

- Modelo: comum/bota.
- Cano: curto (até o tornozelo), médio (até altura abaixo do joelho), longo.
- Tamanhos: por numeração ou P, M, G, GG.

Nº 99

Cálice de vidro graduado

- **Tipo:** Básico vidraria
- **Consumo:** Mensal/eventual
- **Especificação:** Cálice de vidro transparente, capacidade de ______ mL, resistente aos processos de desinfecção e esterilização, boca larga com bico, com escala de graduação precisa, nítida e indelével. Embalados de forma a protegê-los de choques.

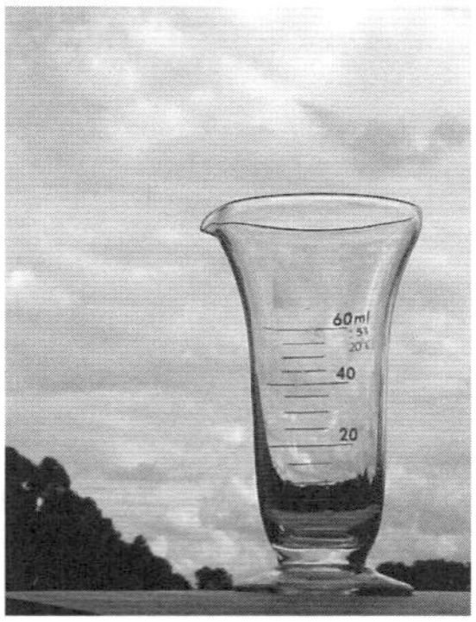

FIGURA 95 – Cálice de vidro graduado.

Opções/Variações

- Volume (mL): 15, 30, 60, 150, 250, 500, 1.000, 2.000.

Nº 100

Camisola descartável

- **Tipo:** Básico vestuário
- **Consumo:** Mensal
- **Especificação:** Camisola descartável, medindo cerca de ___ m de largura x ___ m de altura, confeccionada em falso tecido (100% polipropileno), na cor verde ou azul, ou similar que promova as mesmas condições de não tecido quanto a conforto, resistência, maleabilidade, ventilação etc., decote

com viés no acabamento, um par de tiras para amarrar na cintura e outro par no pescoço, manga curta, gramatura de _____. Embalada individualmente em pacotes de no máximo 20 unidades.

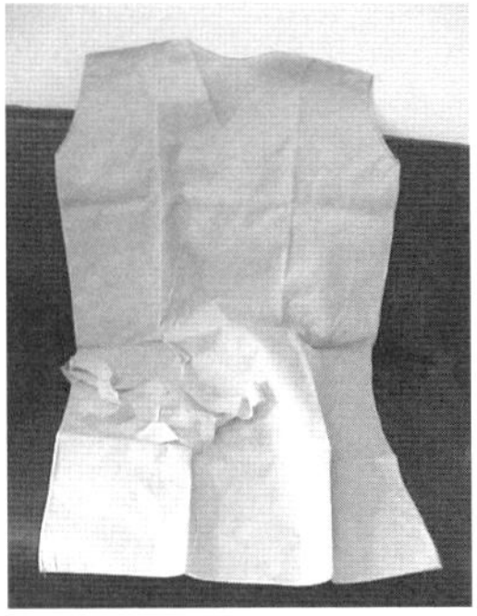

FIGURA 96 – Camisola descartável.

Opções/Variações

- Acabamento em *overlock*.
- Comprimento (m): 1,00; 1,20; 1,40.
- Gramatura (g/m^2): 30, 40, 50.
- Largura (m): 1,20; 1,40; 1,60.

Nº 101

Campânula e fole

- **Tipo:** Ventilação
- **Consumo:** Eventual
- **Especificação:** Campânula e fole, capacidade ____ mL que se adapte perfeitamente ao ventilador de aparelho de anestesia marca ____, modelo ________, ou similar que se adapte perfeitamente ao referido equipamento. Campânula confeccionada em borracha natural, polímero rígido ou similar, resistente, transparente, com escala graduada em régua dupla, para mensuração a pressão e volume. Fole constituído de forma corrugada, confeccionado em polímero rígido ou similar compatível, com flexibilidade adequada para expansão e retração do fole conforme ciclo respiratório. Ambos confeccionados de forma a permitir limpeza por métodos usuais de desinfecção e esterilização. Apresentação: peça dupla completa.

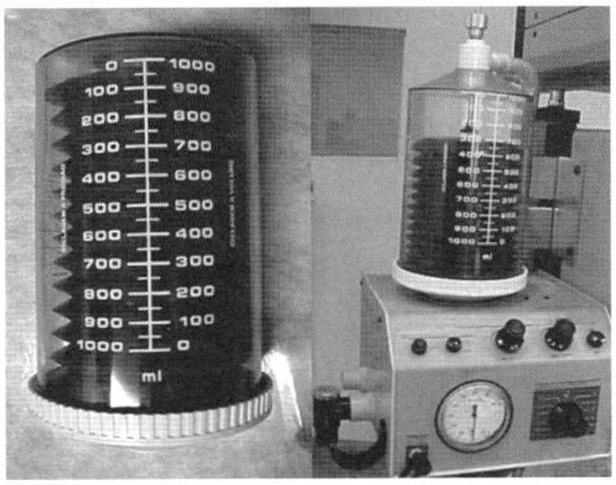

FIGURA 97 – Campânula e fole.

Opções/Variações

- Volume: 500, 1.000, 1.500...

Nº 102

Campo adesivo cirúrgico

- **Sinônimo:** Campo incisional aderente
- **Tipo:** Cirurgia
- **Consumo:** Mensal
- **Especificação:** Campo cirúrgico incisional, descartável, estéril, autoaderente, transparente e impermeável, medindo aproximadamente _____x_______ mm, confeccionado com material atóxico, composto por filme de polietileno ou similar, hipoalergênico, resistência e permeabilidade adequada ao uso, devendo ser isento de qualquer defeito, com boa absorção de líquidos. Área

incisional recoberta (ou fenestra contornada) com adesivo hipoalergênico, medindo cerca de ______ x _______mm (ou_____ mm de diâmetro), compatível aos antissépticos usuais, que permita fixação direta e segura sobre a pele do paciente.

Opções/Variações

- Área incisional (mm): 160 x 476 ("U"); 100 x 120; 100 x 130; 100 x 200; 230 x 350...
- Área total (mm): 1.500 x 2.600; 1.500 x 1.800; 1.500 x 1.500; 1.000 x 1.300; 1.000 x 1.000; 1.400 x 900; 900 x 900; 850 x 600; 700 x 700; 600 x 450; 600 x 350; 500 x 500; 400 x 400; 300 x 300; 150 x 200; 100 x 130...
- Diâmetro da fenestra (mm): 10, 20, 40, 60...
- Específicos para: angiografia femoral, artroscopia de joelho, artroscopia de ombro, cesárea, com bolsa coletora de fluidos, craniotomia, extremidades bilateral, extremidades MMII, extremidades MMSS, extremidades universal, ginecologia, grande porte, laparotomia, médio porte, mesa de Mayo, oftalmologia, membros inferiores, ortopédico, otorrino, tireoide, pediátrico, pequeno porte, proteção de períneo, urologia etc.
- Com reforço superabsorvente.
- Iodoforado.
- Não aderente.
- Opaco.
- Sem fenestra.

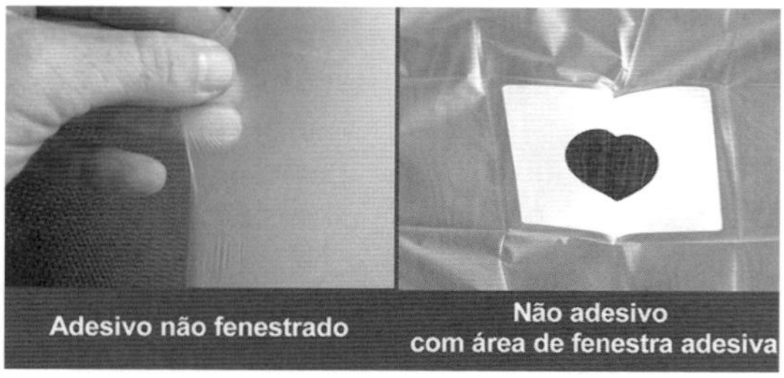

FIGURA 98 – Campos adesivos cirúrgicos (campo incisional fenestrado aderente).

Nº 103

Campo cirúrgico duplo

- **Tipo:** Cirurgia
- **Consumo:** Eventual
- **Especificação:** Campo cirúrgico duplo, medindo ____ cm x _____ cm, confeccionado em ____, com dupla camada, resistente e isento de defeitos, tendo em uma das extremidades, uma alça de cadarço, fixa com perfeita costura dupla interna ou similar que não interfira na uniformidade do campo.

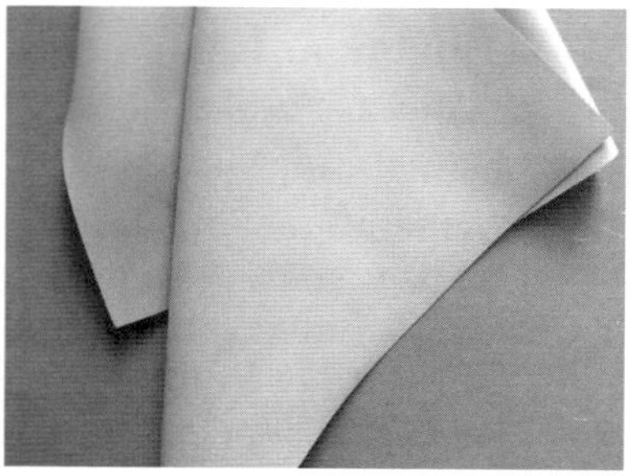

FIGURA 99 – Campo cirúrgico duplo.

Opções/Variações

- Com/sem fenestra.
- Confecção: algodão, brim, não tecido...
- Dimensões (cm): 40 x 40, 60 x 60, 80 x 80...

Nº 104

Campo cirúrgico impermeável

- **Sinônimo**: Cobertura impermeável de mesa cirúrgica
- **Tipo:** Cirurgia
- **Consumo:** Eventual
- **Especificação:** Cobertura impermeável, descartável, estéril, para mesa auxiliar medindo cerca de 120 cm x 230 cm, com reforço absorvente e resistente a calor na parte superior e dobrada de forma a facilitar cobertura sem quebra da técnica asséptica. Preferencialmente esterilizada por irradiação gama (Cobalto 60) ou em processo que garanta comprovadamente ausência de resíduos tóxicos, garantido por 5 anos, desde que a embalagem não seja violada.

Opções/Variações

- dimensões de largura x comprimento (cm): 130 x 160; 120 x 190; etc... em barra com adesivo em uma das laterais para delimitação na área superior.
- lençol laminado em borracha natural, dupla face 8 a 10 mm espessura, 1 metro de largura x 50 metros lineares.

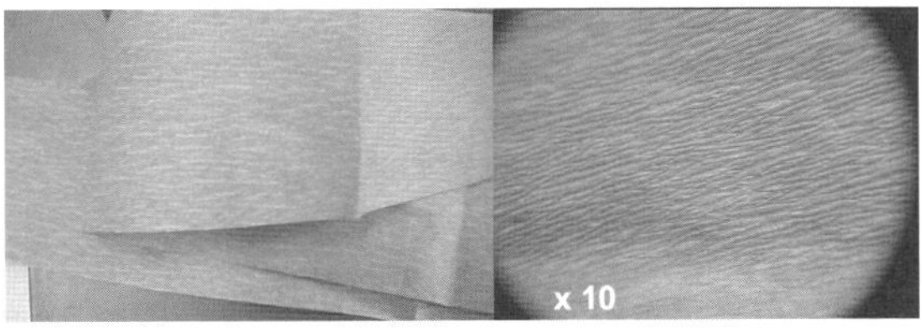

FIGURA 100 – Campo cirúrgico impermeável.

Nº 105

Campo descartável em não tecido

- **Tipo:** Cirurgia
- **Consumo:** Mensal
- **Especificação:** Campo descartável em falso tecido ou não tecido, no tamanho de _______cm x _________cm, na cor ______em gramatura de _______g/m², constituído de polipropileno, papel crepado ou similar que promova as mesmas condições, próprio para acondicionar materiais para esterilização, que garanta alto desempenho técnico, com processos de esterilização a vapor saturado e a óxido de etileno. É necessária a apresentação de descrição das características do papel abordando: pH, cloreto, sulfato, repelência à água, microporosidade, fluorescência, permeabilidade ao ar etc.

Opções/Variações

- Cores: verde, branca, azul, amarela...
- Gramatura (g/m²): 30, 60, 74...

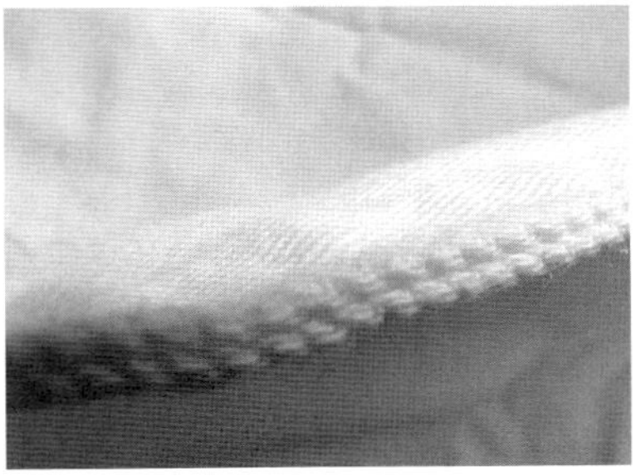
FIGURA 101 – Campo descartável em falso tecido.

– Tamanhos (cm): 130 x 150, 120 x 120, 90 x 90, 75 x 75.

Nº 106

Caneta para *plotter* de eletrocardiógrafo

- **Tipo:** Cardiologia
- **Consumo:** Mensal
- **Especificação:** Caneta *Extra Fine* para *plotter* de eletrocardiógrafo marca ______, modelo _______, próprio para registro em folha de eletrocardiograma, adaptável ao suporte que lhe é correspondente, ou similar absolutamente compatível ao fim a que se destina. Apresentação: caixa com 10 unidades.

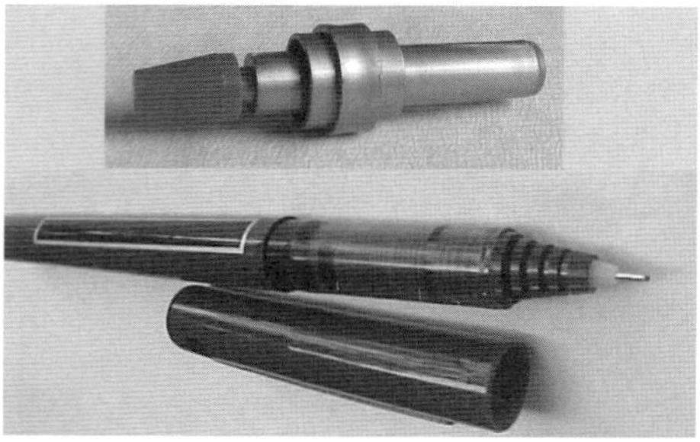

FIGURA 102 – Canetas para plotter de eletrocardiógrafo.

Nº 107

Caneta porta-eletrodo para bisturi elétrico

- **Sinônimo:** Cabo eletrodo de bisturi
- **Tipo:** Cirurgia
- **Consumo:** Mensal/eventual
- **Especificação:** Caneta porta-eletrodo para unidade eletrocirúrgica, autoclavável, confeccionada em polissulfona ou similar resistente à esterilização em autoclave de no mínimo 134°C, com formato anatômico, com teclas de comando _____ para corte e coagulação, com cabo com conector de encaixe compatível ao equipamento bisturi elétrico de marca _____, acompanhado de uma unidade eletrodo tipo faca, com cerca de 70 mm, em aço inox, compatível, com esterilização em autoclave. Confeccionado em material isolante, compatível ao uso, com fio conector protegido adequadamente em material siliconizado ou similar, que ofereça segurança ao usuário.

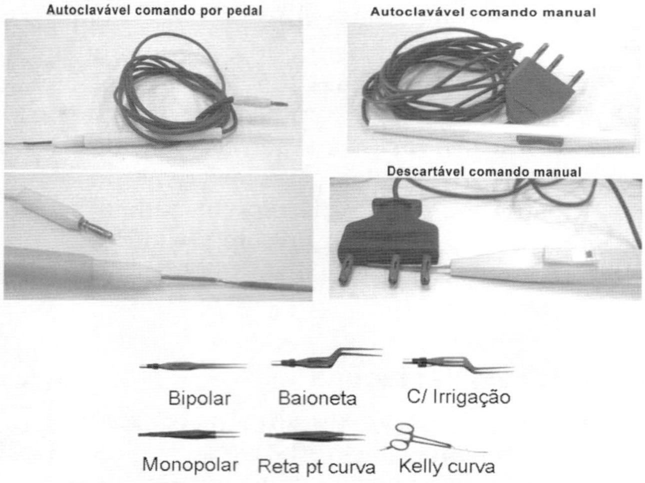

FIGURA 103 – Canetas porta-eletrodo para bisturi elétrico.

Opções/Variações

- Com canal de irrigação.
- Comando: manual/pedal.
- Descartável.
- Esterilização de no mínimo 121°C.
- Kelly curva/reta.
- Monopolar/bipolar.
- Reta/curva/baioneta.
- Reta com ponta curva.

Nº 108

Canister para aparelho de anestesia

- **Tipo:** Cirurgia
- **Consumo:** Eventual
- **Especificação:** *Canister* confeccionado em polipropileno ou similar em resistência, durabilidade e qualidade, em sistema ______, com capacidade total para ______g de cal sodada, para aparelho de anestesia marca ________, modelo _______, ou similar que se adapte de forma perfeita ao referido equipamento.

Capacidade

- 500, 800, 1.100, 1.800...g.
- Sistema duplo (dois canisteres sobrepostos): com sistema de fechamento com aperto rápido, com a guarnição de neoprene apropriada, ou similar, para mantê-los um por sobre o outro, que intera o filtro valvular duplo.
- Sistema único.

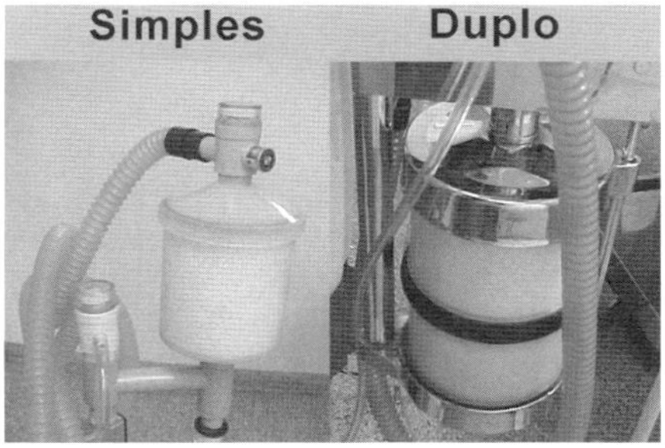

FIGURA 104 – Canister para aparelho de anestesia.

Nº 109

Cânula Chiba para aspiração citológica

- **Sinônimo**: Agulha de Chiba
- **Tipo:** Cirurgia
- **Consumo:** Mensal/eventual
- **Especificação:** Cânula/agulha com ponta tipo Chiba, para aspiração citológica, infusão de líquidos, toracocentese, aspirações em geral e colangiografia. Cânula confeccionada em aço inox, graduada em centímetros, com limitador de profundidade.

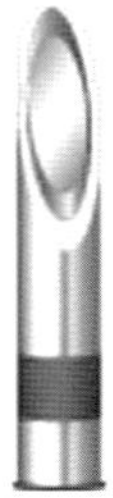

FIGURA 105 – Cateter/agulha de Chiba.

Opções/Variações

- Calibre: 18 a 25 G.
- Comprimento: 05 a 30 cm.

Nº 110

Cânula de Guedel

- **Sinônimo:** Guedel[17]
- **Tipo:** Ventilação
- **Consumo:** Mensal
- **Especificação:** Cânula de Guedel, tamanho ______, nº ____, confeccionada em polímero atóxico, semitransparente, flexibilidade e curvatura adequadas, orifício central que garanta ventilação, borda de segurança, resistente à desinfecção, isenta de rebarbas e/ou defeitos.

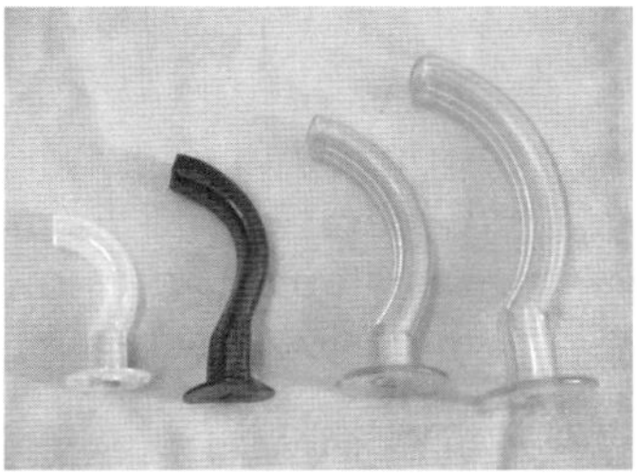

FIGURA 106 – Cânula de Guedel.

Opções/Variações

- Tamanho: nº 2 (pequena); nº 3 (média); nº 4 (grande).
- Tipos: borracha natural, macrolon, silicone.

Nº 111

Cânula de traqueostomia descartável, com *cuff*

- **Sinônimo:** Cânula traqueostomia vinil
- **Tipo:** Ventilação
- **Consumo:** Mensal
- **Especificação:** Cânula de traqueostomia descartável, calibre (Cal) nº ____, *cuff* TFG ____, com balão de parede fina, alto volume e baixa pressão, possuindo diâmetros aproximados: interno (DI) de _____mm e externo (DE) de __mm, confeccionada em material atóxico, flexível, transparente, composta por: cânula externa com balão (*cuff*), tampa de vedação, linha radiopaca, asas para fixação (flange[18]) com impressão do número em local visível, acabamento que não cause traumatismo traqueal; mandril com ponta arredondada e de fácil manuseio.

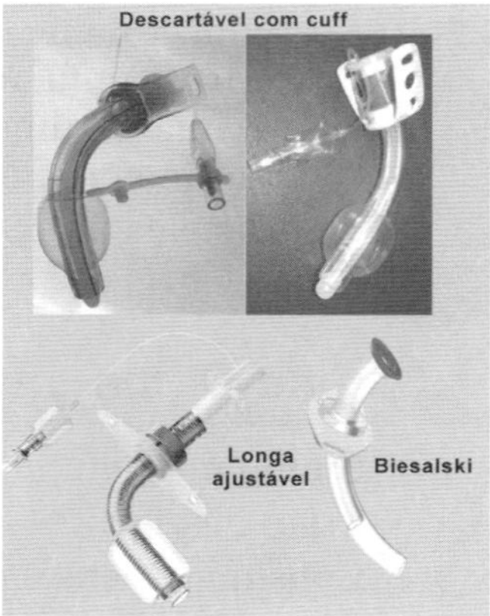

FIGURA 107 – Cânula de traqueostomia descartável.

[17] Epônimo do anestesista americano Arthur Ernest Guedel, seu propositor em 1883 (Stedman et al, 2004).

[18] Flange é a aba existente em cada extremidade duma seção de canalização, tubo ou eixo, por meio da qual se prendem umas às outras as diferentes seções que constituem uma rede de canalização ou um eixo longo (Aurélio).

Opções/Variações (exemplos)

Calibre	Diâmetro Interno	Diâmetro Externo	TFG (Cuff)
6,0	6,0	8,3	24
7,0	7,0	9,6	27
7,5	7,5	10,0	30
8,0	8,0	11,0	33
8,5	8,5	11,5	36
9,0	9,0	12,1	39
9,5	9,5	13,0	42

- Sem balão (*cuff*).
- Longa reajustável.
- Tipo Bielsalski.

Nº 112

Cânula de traqueostomia reusável

- **Sinônimo**: Cânula traqueostomia vinil
- **Tipo:** Ventilação
- **Consumo:** Mensal
- **Especificação:** Cânula de traqueostomia reusável nº _____-_____ mm (diâmetro), comprimento __________, confeccionada em aço inox, sem rebarbas ou sinais de oxidação, composta por: um mandril de aço inox com ponta arredondada; cânula externa com impressão do número em local visível, trava para fixação da cânula interna, asas para fixação com cadarço e acabamento sem pontas ou arestas, que não cause traumatismo traqueal; cânula interna com encaixe e fixação adequados.

Opções/Variações

- Calibres:
  - Nº 00 – 5 mm
  - Nº 01 – 7 mm
  - Nº 02 – 8 mm
  - Nº 03 – 9 mm
  - Nº 04 – 10 mm
  - Nº 05 – 11 mm
  - Nº 06 – 12 mm
- Comprimento: curta, média, longa.
- Em latão/metal cromado.

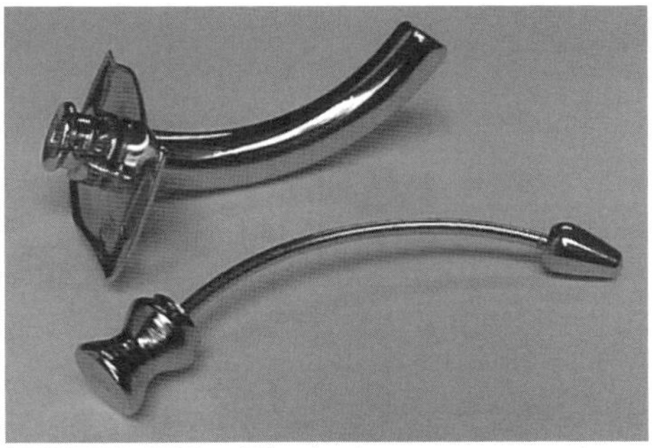

FIGURA 108 – Cânula de traqueostomia de metal.

Nº 113

Cânula perilaríngea

- **Sinônimo:** Sonda perilaríngea
- **Tipo:** Básico C
- **Consumo:** Mensal
- **Especificação**: Cânula perilaríngea para posicionamento em hipofaringe, tamanho ___________, para pacientes com peso em torno de _____ quilos, com volume do anel de _____ mL, diâmetro interno do tubo de ______ mm e tubo endotraqueal de _____ mm confeccionada em PVC, com curva anatômica e ponta interna com saída em 90 graus. Ponta externa macia em forma triangular e arredondada, com grade que permita livre respiração e passagem de cateteres, com anel circular inflável em seu terço externo proximal e *cuff* de baixa pressão para oclusão, para permitir ventilação com pressão positiva, e com conector universal 15 mm.

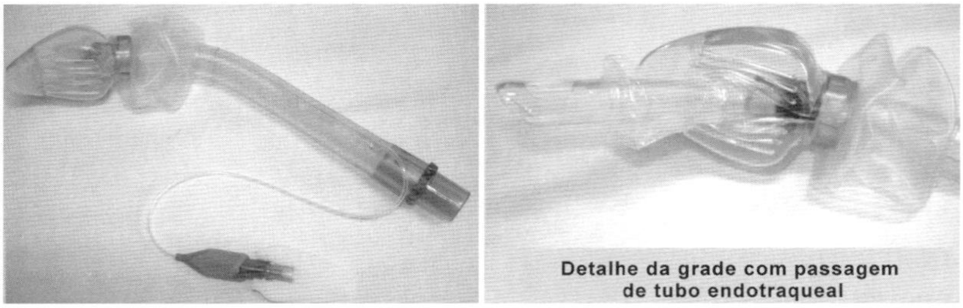

FIGURA 109 – Cânula perilaríngea.

Opções/Variações

Nº	Tamanho	Peso paciente em kg	Volume do anel (mL)	Diâmetro interno do tubo (mm)	Tubo endotraqueal (mm)
0,5	Neonatal	>2,5	< 8	5,0	< 3,0 (NC*)
1	Infantil	> 5	< 10	6,0	< 4,5 (NC*)
1,5	Pediátrico	> 10	< 25	6,0	< 4,5 (NC*)
2	Pediátrico	> 15	< 40	10,5	< 6,5
3	Adulto	> 35	< 65	10,5	< 6,5
4	Adulto	> 70	< 70	12,5	< 8,0
5	Adulto grande	> 100	< 85	12,5	< 8,0
6	Adulto grande	> 130	< 85	12,5	< 8,0

NC*: Tubo endotraqueal sem anel bloqueador (cuff")

Nº 114

Capa para colchão caixa de ovos

- **Tipo:** Básico C
- **Consumo:** Mensal
- **Especificação:** Capa para colchão tipo caixa de ovo, medindo _____ m x _____ m, confeccionada numa espessura apropriada para manter o efeito antiescara do referido colchão, em material preferencialmente siliconizado, durável, lavável, resistente aos processos usuais de desinfecção, com tempo de vida útil prolongado pela qualidade do material. Com zíper em uma das laterais, e nas demais, com sistema de prensagem eletrônica, com sistema de respiro por ilhoses em PVC ou similar não ferruginoso.

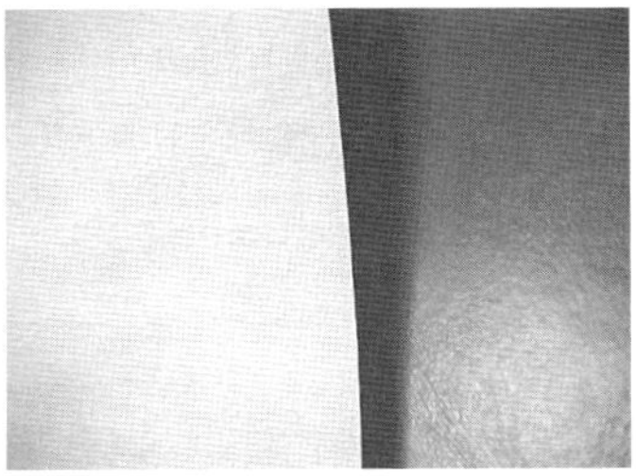

FIGURA 110 – Capa para colchão caixa de ovos.

Nº 115

Capa para colchão hospitalar

- **Sinônimo:** Capa para colchão
- **Tipo:** Básico B
- **Consumo:** Mensal
- **Especificação:** Capa para colchão hospitalar, na cor ______, com zíper removível, para revestimento de colchão de _____ m de comprimento x ______ m de largura x ______ m de espessura, confeccionada em plástico resistente, durável, com dobras com costura resistente, soldadas eletronicamente ou prensadas de forma perfeita e com qualidade, com ilhós em PVC ou similar não ferruginoso, que permita limpeza com os métodos usuais de desinfecção hospitalar, conservando sua integridade.

Opções/Variações

- Cor: azul, preto, bege.
- Matéria-prima: PVC, courvim.
- Medida: 1,90 x 0,89 x 0,11 m; 1,85 x 0,83 x 0,15 m; 1,65 x 0,70 x 0,12 m.

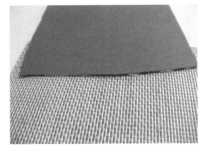

FIGURA 111 – Capa hospitalar para colchão.

Nº 116

Carga de grampos para grampeador cirúrgico

- **Sinônimo:** Grampos para grampeadores cirúrgicos
- **Tipo:** Cirurgia
- **Consumo:** Mensal

- **Especificação:** Carga de grampos para grampeador mecânico cirúrgico modelo _____ referência ______, confeccionados em titânio ou similar que permita uso de ressonância magnética, estéreis, prontos para o uso.

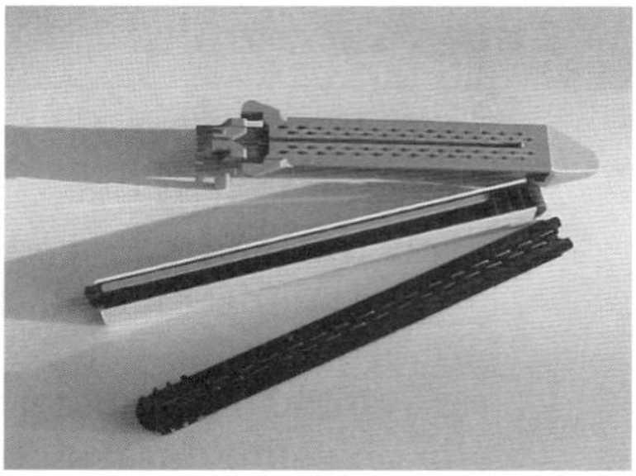

FIGURA 112 – Carga de grampos para grampeador.

Opções/Variações

- Linha de grampeamento (mm): 30, 55, 60, 75, 80, 90, 100.
- Quantidade de grampos: 11, 15, 21, 33...

Nº 117

Cateter central de inserção periférica

- **Sinônimo:** PICC[19]
- **Tipo:** Agulha especial
- **Consumo:** Mensal/eventual
- **Especificação:** Cateter central de inserção periférica (PICC), descartável, estéril, com diâmetro de ___ Fr e ____ cm de comprimento, confeccionado em ______, biocompatível, de longa resistência química e física, resistente a compressão e dobradura, macio e radiopaco. Apresentação em *kit* completo, contendo um cateter, um introdutor flexível do tipo *peel-away*[20] de calibre ___ G e um mandril.

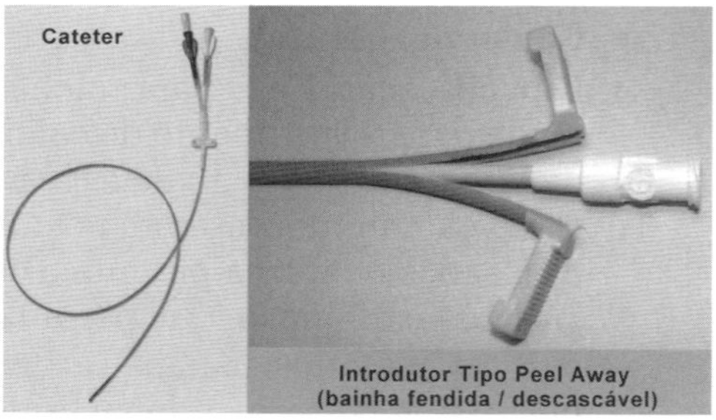

FIGURA 113 – PICC.

Opções/Variações

- Confecção: poliuretano/silicone.
- Lúmen: único/duplo.

Exemplos Dimensões

Diâmetro (Fr)	Comprimento (cm)	Gauge	Introdutor (G)
2	28	23	22
3	60	20	19
4	60	18	17
5	60	16	14

[19] *Peripherally Inserted Central Catheter.*

[20] Tipo "peel away" ou "bainha fendida" ou ainda "descascável": o introdutor, em forma de tubo, apresenta um fenda longitudinal que permite dividi-lo, separando-o em duas partes e puxando-o para fora, até soltá-lo totalmente, deixando somente o cateter e ou agulha de inserção.

Nº 118

Cateter cerebral universal ou reto (simples)

- **Tipo:** Cirurgia
- **Consumo:** Mensal
- **Especificação:** Cateter cerebral universal, constituindo-se em um tubo de silicone radiopaco, ou similar, atóxico, apirogênico, isento de rebarbas e/ou defeitos, que se conecte em sistema de válvula tipo Holter/bomba unidirecional para tratamento de hidrocefalia através de *shunt*21 ventriculoperitoneal ou com a finalidade de diagnóstico, para acesso aos ventrículos, modelo, medindo _______ cm de comprimento, dimensões aproximadas de 1,5 mm de diâmetro interno e 3,0 mm de diâmetro externo, com ponta perfurada. Deve acompanhar um estilete com aproximadamente 16 cm para posicionamento do cateter. Deve acompanhar descrição completa de confecção, manuseio e utilização, com todas as orientações necessárias para a eficiência. Apresentação: duas peças.

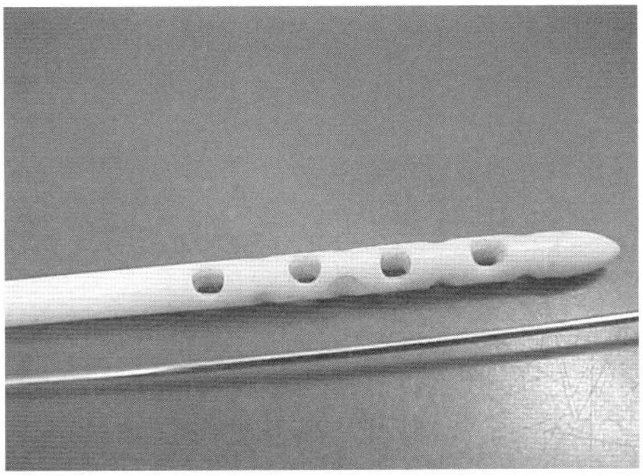

FIGURA 114 – Cateter cerebral universal ou reto.

Opções/Variações

Modelo	Comprimento (cm)
Reto	15
Ângulo reto	4, 5, 6, 7, 8, 9, 10

Obs.: *Reto*: normalmente utilizado como um reservatório de ventriculostomia. *Ângulo reto*: podem ser ligados diretamente à válvula.

Nº 119

Cateter com balão para embolização

- **Sinônimo:** Cateter-balão
- **Tipo:** Angiografia
- **Consumo:** Mensal/eventual
- **Especificação:** Cateter para embolização angiográfica com balão, confeccionado em material biocompatível, atóxico, apirogênico, com controle de resposta rápida para insuflação e deflação do balão, com o mínimo de atrito.

21 Shunt: derivação, desvio, ligação em paralelo com algum dispositivo ou com parte dele.

Diâmetro do balão expandido de _____mm, tamanho do balão de _____cm, com dimensões de ____F, com medida mínima de introdutor ______F, com comprimento útil do cateter de _____cm, com diâmetro máximo de fio-guia de ____pol, e pressão de trabalho de ______atm, área de trabalho _______cm, com diâmetro proximal de ___F/___F de diâmetro distal. Deve acompanhar cateter/fio-guia de material hidrofílico, colocado em aro rígido e torque para facilitar a introdução. Deve acompanhar introdutor/dilatador, com membrana retrátil, sistema antirrefluxo, confeccionado em material também biocompatível, atóxico, apirogênico, com injetor lateral.

Opções/Variações

- Área de trabalho (cm): 10, 15, 20, 25, 50...
- Calibres:...3,0 F; 1,8 F,..3,0 F; 1,5 F,...3,0 F; 1,2 F...2,0 F; 4,2 F.
- Comprimento cateter (cm): 50, 65, 90, 100, 110, 120, 145, 150...
- Diâmetro balão (mm): 2, 3,...6, 7, 8,...10...
- Dimensão balão (F): 2, 3, 5, 6, 7...
- Guia: 0,0015", 0,0165", 0,018", 0,035", 0,038", 0,045"
- Introdutor (F): 5, 6, 7...
- Polietileno, poliuretano, *nylon*.
- Pressão (atm): 6, 8, 10, 14, 15, 22...
- Oclusão/dilatação.
- Tamanho balão (cm): 1, 2,..4.

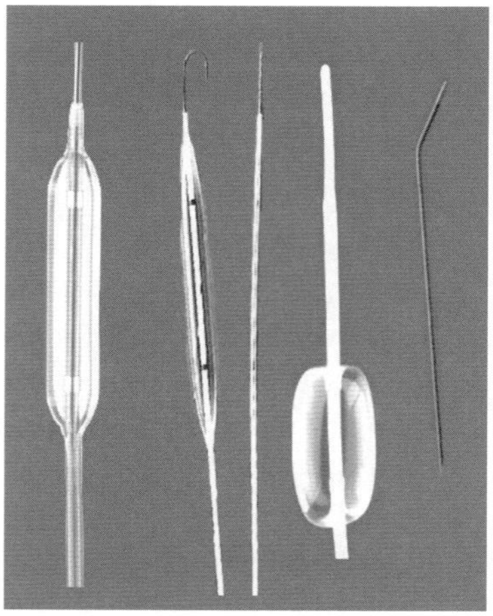

FIGURA 115 – Cateteres com balão para angiografia.

Nº 120

Cateter de colangiografia laparoscópica

- **Tipo:** Cirurgia
- **Consumo:** Mensal/eventual
- **Especificação**: Cateter para procedimento de colangiografia laparoscópica, para uso intraoperatório, confeccionado em polietileno ou similar biocompatível, atóxico, apirogênico, calibre ___Fr, com _____ cm de comprimento, para uso em acesso e diagnóstico de ducto cístico durante colecistectomia percutânea. Deve possui agulha trocar, interna, que sai pela ponta do cateter, facilitando a passagem pela parede abdominal conseqüente e fácil acesso ao ducto cístico, e torneirinha de 3 vias. O

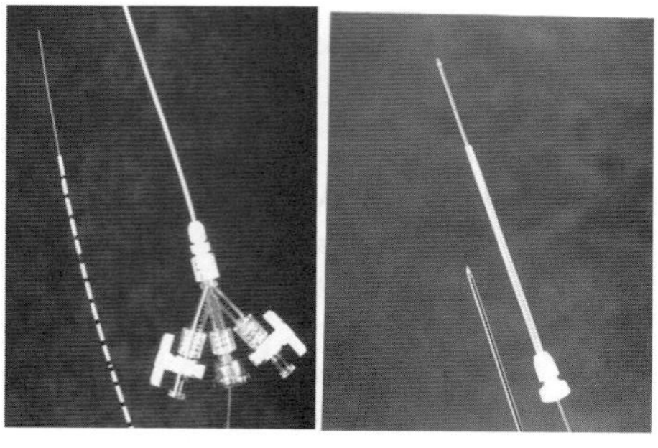

FIGURA 116 – Cateter de colangiografia.

estilete deve ser moldado de forma a facilitar a introdução no ducto. Com marcas em centímetros para auxiliar a determinação de posicionamento da ponta do cateter no canal do ducto cístico.

Opções/Variações

- Calibre (Fr): 3, 4, 6, 8.
- Cateter (cm): 40, 50, 80.
- Com fio-guia (cm): 90, 145.
- Trocar (cm): 12, 30, 50.

Nº 121

Cateter de Fogarty[22]

- **Sinônimo**: Cateter para embolectomia/tromboctomia **Número: 121**
- **Tipo:** Cirurgia
- **Consumo:** Mensal
- **Especificação:** Cateter com balão ____ para embolectomia/tromboctomia remoção de êmbolos/trombos do sistema cardiovascular, estéril, calibre ____Fr, comprimento ___ cm, estéril, atóxico, flexível. Confeccionado em polímero adequado ou material similar biocompatível, radiopaco, hipoalergênico, dentro dos padrões universais de qualidade, de constituição regular em toda a sua extensão e isento de defeitos. Deve acompanhar fio-guia e demais acessórios para punção e introdução. Apresentação: peça e acessórios.

Opções/Variações

- Isento de látex.
- Para coágulos aderentes: 4 a 6 Fr, 80 cm.
- Para embolectomia arterial: 2 a 7 Fr, 40 a 100 cm.
- Para remoção de cálculos em via biliar.
- Para multipropósito, com uso de guia, para infusão de fluidos, oclusão temporária e para alcançar trombos distais: 3 a 7 Fr, 40 a 80 cm, balão insuflado de 5 a 14 mm.
- Para oclusão temporária intraluminal: 3 a 8 Fr, 40 e 80 cm.
- Para remoção de trombos endurecidos em enxertos: 5 a 6 Fr, 50 cm.

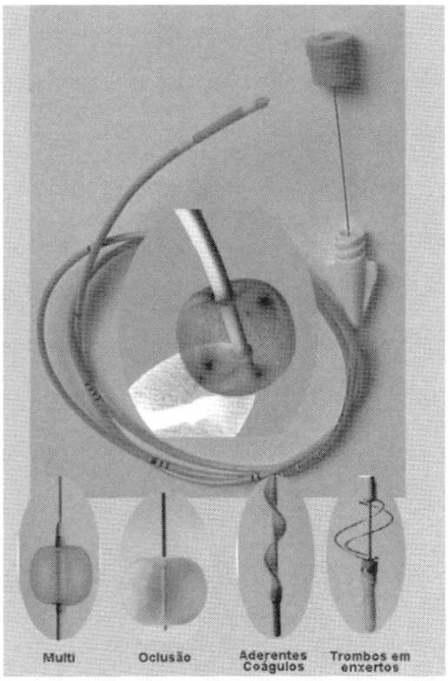

FIGURA 117 – Cateter para embolectomia.

[22] Seu *design* foi patenteado pelo médico Thomas Fogarty, sendo que seu primeiro protótipo utilizado realmente em pacientes iniciou-se por volta de 1960 (Ganfyd, 2008).

Nº 122

Cateter de Swan-Ganz de termodiluição

- **Sinônimo:** Cateter de artéria pulmonar/balão fluxo dirigido
- **Tipo:** Cardiologia
- **Consumo:** Mensal
- **Especificação:** Cateter tipo Swan-Ganz23, estéril, para termodiluição, para verificação de débito cardíaco, pressão arterial pulmonar e capilar pulmonar, confeccionado em polietileno heparinizado ou similar, com aproximadamente ____ cm de comprimento, calibre ____Fr, quatro vias, sendo: via distal com orifício na ponta, via proximal a ____ cm da ponta, via para o balonete para mensurar capilar pulmonar e via do termostato.

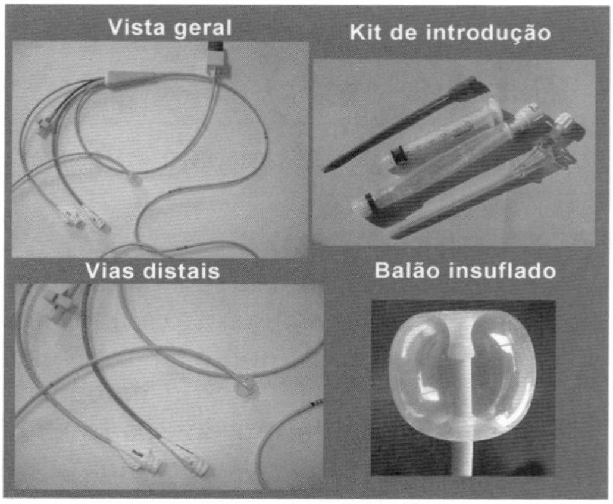

FIGURA 118 – Cateter de Swan-Ganz de termodiluição.

Opções/Variações

- Lúmen: simples, duplo, triplo.
- Matéria-prima: poliuretano.
- Dimensões:

Diâmetro	Cateter	Guia	Balão	Introdutor	Máx Pressão (PSI)
5 Fr	80 cm	0,025"	8,0 mm	5 Fr	600
5 Fr	110 cm	0,025"	8,0 mm	5 Fr	600
6 Fr	80 cm	0,025"	10,0 mm	6 Fr	650
6 Fr	110 cm	0,025"	10,0 mm	6 Fr	650
7 Fr	110 cm	0,038"	12,0 mm	7 Fr	750
8 Fr	110 cm	0,038"	13,0 mm	8 Fr	900

[23] A primeira demonstração que um cateter poderia avançar seguramente através do coração humano foi apresentada pelo cirurgião alemão Werner Forssmann (1904-1979), que efetuou o experimento em si mesmo. Um cateter similar ao de Swan-Ganz surgiu 1953, utilizado em um cão pelos fisiologistas americanos Michael Lategola e Hermann Rahn (1912-1990). William Ganz e Harold James C. Swan introduziram o cateter na prática clínica em 1970 (Who named it, 2008)

Nº 123

Cateter de Tenckhoff para diálise peritoneal contínua

- **Sinônimo:** Tenckhoff
- **Tipo:** Nefrologia
- **Consumo:** Mensal
- **Especificação:** Cateter tipo Tenckhoff, para diálise peritoneal contínua, calibre de aproximadamente ____ de diâmetro interno e _____ de diâmetro externo, com comprimento de _____ mm, constituído de tubo multiperfurado em silicone, com filete radiopaco e dois *cuffs* de Dacron fixos, um adaptador, pinça e uma tampa.

Exemplos de dimensões

- Comprimento: 30-31 cm (neonatal); 32-37 cm (infantil); 42-47 cm (adulto).
- Calibre (mm): 2,2; 2,6; 3,2; 4,5.

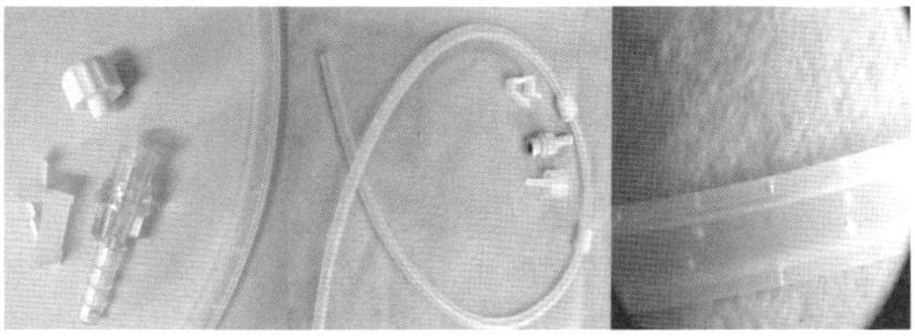

FIGURA 119 – Cateter de Tenckhoff.

Nº 124

Cateter endovascular para retirada de corpo estranho

- **Sinônimo**: Laço *basket* de captura
- **Tipo:** Cirurgia
- **Consumo:** Mensal/eventual
- **Especificação:** Cateter para retirada de ______com laço totalmente flexível na ponta, radiopaco, _____Fr/_____Fr, com _____ cm de comprimento de cateter e diâmetro do laço de ____mm, com baixa fricção e alta resposta de torque, confeccionado em material biocompatível, atóxico, apirogênico, com resposta precisa com controle em sistema tipo pistola ou cremalheira.

Opções/Variações

- Calibre (Fr): 2 a 12.
- Comprimento (cm): 90 a 150.
- Duplo *loop* (vertical e horizontal).
- Fio-guia: 0,021" a 0,038", 105 a 150 cm.
- Forma de *basket*.
- Laço (mm): 2 a 40.
- Micromolas, corpo estranho, cálculos.

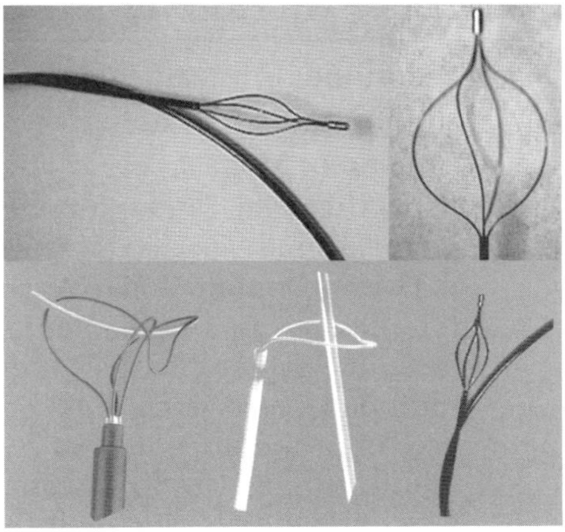

FIGURA 120 – Cateteres para retirada de corpo estranho.

Nº 125

Cateter epidural para anestesia

- **Sinônimo:** Cateter peridural
- **Tipo:** Cirurgia
- **Consumo:** Mensal
- **Especificação:** Cateter epidural para anestesia peridural contínua, calibre ________, com diâmetro de ______mm e comprimento de ____cm, descartável, constituído por cateter em náilon poliamida, ou similar, que promova a redução de ocorrência de dobras e/ou torções, biocompatível, atóxico, hipoalergênico, com linha radiopaca, com marcas indicativas graduadas em centímetros, situadas na lateral e extremidade distal do cateter para perfeito controle da profundidade de implantação e confirmação total quando da retirada do cateter. Deve possuir extremidade distal em forma de ogiva para prevenir a punção acidental de vasos sanguíneos, facilitando a passagem do cateter no espaço peridural e evitar oclusão do lúmen do cateter. Com três orifícios laterais próximos à extremidade distal do cateter para melhor distribuição do agente anestésico. Deve acompanhar adaptador tipo Tuohy-Borst, *luer-lock* com trava positiva, permitindo conexão perfeita e segura com a seringa e o cateter, com limitador de profundidade de acoplamento para seu correto posicionamento.

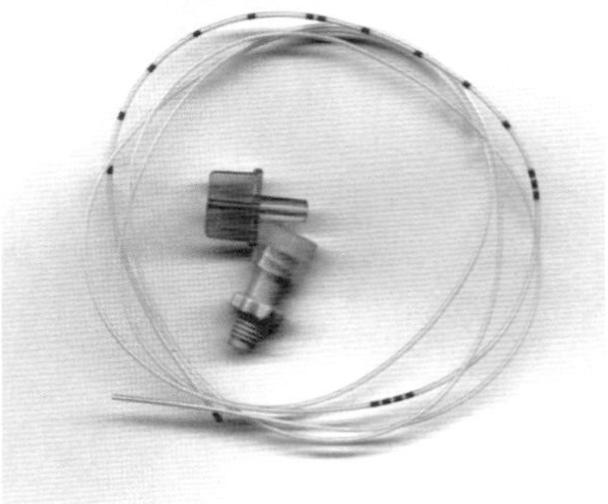

FIGURA 121 – Cateter epidural para anestesia.

Opções/Variações

– vide correspondência no Quadro 6.7 – Equivalência de Agulhas.

Nº 126

Cateter intravenoso central

- **Sinônimo:** Intracath
- **Tipo:** Agulha em cateter
- **Consumo:** Mensal
- **Especificação:** Cateter intravenoso estéril central descartável, em poliuretano ou similar, atóxico, apirogênico, que possa permanecer por um período maior em contato com o organismo sem provocar rejeições, utilizando em terapias venosas em pacientes críticos que necessitem de infusão múltipla de soluções parenterais e mensuração de pressão venosa central. Flexível, radiopaco, estéril, calibre ____G, ref. ____, com aproximadamente ____cm de comprimento, conector *luer* ou *luer-lock*, com identificação do comprimento e diâmetro do cateter, provido de estilete (mandril) flexível, preferencialmente provido de freio unidirecional, agulha com bisel biangulado e trifacetado, isenta de rebarbas, com canhão que proporcione conexão

segura com o cateter. Com capa de proteção do cateter para servir tanto como apoio para introdução, bem como para evitar o contato do mesmo com o ambiente. Agulha biselada, trifacetada, metálica, de preferência que possa ser retirada após colocação do cateter.

Opções/Variações

- Agulha de tunelização removível e descartável.
- Asas para fixação.
- Calibre (Fr): 4, 5, 7 (pediátricos), 7, 9 (adultos).
- Calibre (G): 14, 17, 19, 20.
- Comprimento do cateter (cm): 10, 12, 13, 15, 20, 30.
- Diferentes calibres de lúmen distal, medial e proximal.
- Dilatador.
- Duas cânulas para punção.
- Dupla fixação.
- Extensões em tamanhos diferentes.
- Guia de aço cromo-níquel.
- Guia em ponto em "J".
- Lúmen: único, duplo, triplo...
- Marcação em centímetros.
- Marcas visíveis para controle durante a introdução.
- Membrana de látex autocicatrizante.
- Reto/curvo.
- Tampas individuais para oclusão das vias.
- Tampas removíveis.
- Técnica de Seldinger.

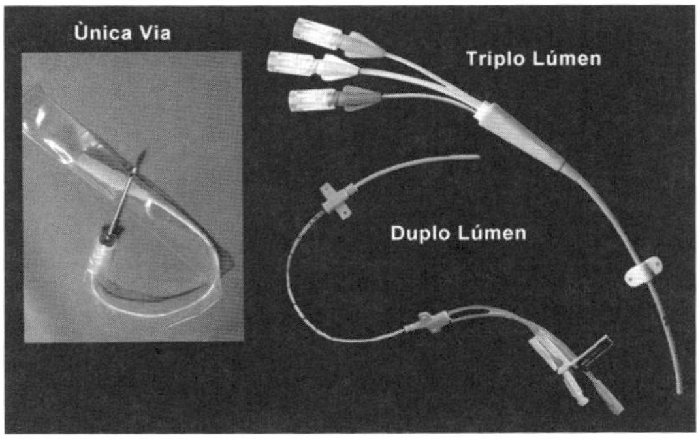

FIGURA 122 – Cateter intravenoso central.

Nº 127

Cateter intravenoso periférico em "Y" de média permanência

- **Sinônimo:** Íntima
- **Tipo:** Agulha em cateter
- **Consumo:** Mensal
- **Especificação:** Cateter intravenoso descartável de uso único, estéril, nº ____, com diâmetro do cateter de ______ mm, e comprimento de ________ cm, do tipo por fora da agulha, para venóclise periférica de duração de até 72 horas, confeccionado em biomaterial tipo poliuretano Vialon ou similar, comprovadamente com as mesmas propriedades, resistente, flexível, sem alteração frente a drogas potentes ou citostáticos. Com agulha siliconizada

com bisel trifacetado conectado ao mandril-guia metálico e puxador. Com tampa protetora do conjunto agulha/cateter. Deve possuir aletas para empunhadura e fixação, e extensão em tubo vinílico transparente, com conexão em "Y", possuindo duas entradas simultâneas, sendo possível que seja contínua e outra com opções/variações de ser contínua e/ou intermitente. Cateter e extensão com medida total com cerca de 7,0 cm de comprimento.

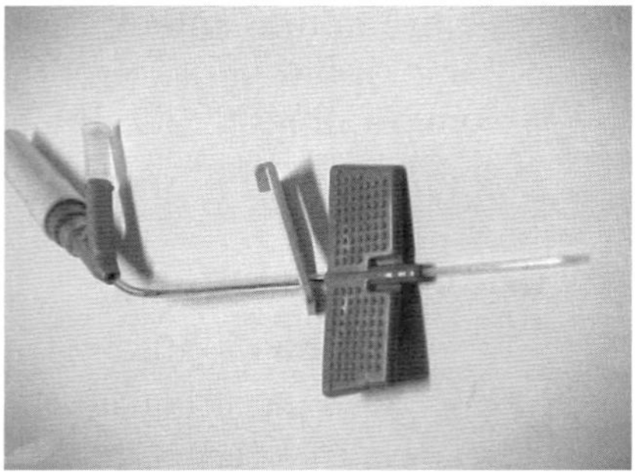

FIGURA 123 – Cateter intravenoso periférico em "Y".

Opções/Variações

Nº	Diâmetro	Comprimento do cateter
18 G 1"	1,3 mm	2,5 cm
20 G 1"	1,1 mm	2,5 cm
22 G ¾"	0,8 mm	1,9 cm
24 G ¾"	0,7 mm	1,9 cm

Nº 128

Cateter intravenoso periférico de média permanência

- **Sinônimo:** Jelco/dispositivo periférico
- **Tipo:** Agulha em cateter
- **Consumo:** Mensal
- **Especificação:** Dispositivo intravenoso periférico estéril nº _____ G, calibre externo de _____ mm, comprimento aproximado de _____ cm, do tipo por fora da agulha, com cateter externo confeccionado em ___________ radiopaco, flexível, confeccionado de forma a ser resistente à torção, atóxico. Com câmara de refluxo sanguíneo (mandril) em material apropriado que permita rápida visualização do sangue no momento exato da punção, com tampa filtro tipo biosseletivo que reduza a pressão interna. Agulha em aço inox, siliconizada, nivelada e polida, ponta fina e perfil baixo, cilíndrica, reta, oca, com bisel triangulado e trifacetado,

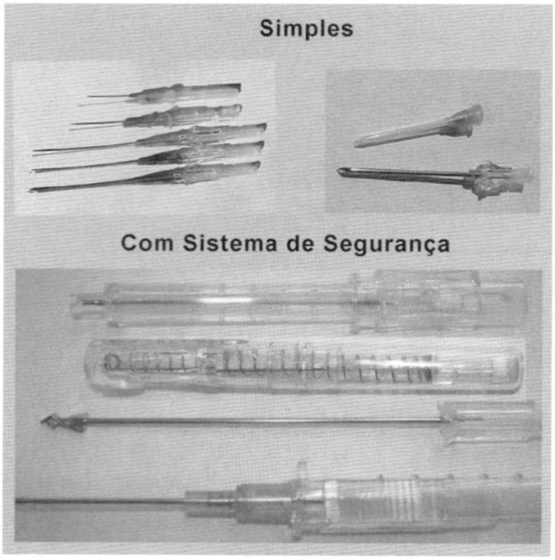

FIGURA 124 – Cateteres intravenosos periféricos de média permanência.

com adequada angulação e perfeita afiação, sem rebarbas ou resíduos de manufatura de aço. Com conector *luer-lock* translúcido, compatível com codificação de cores, com ranhuras para fixação.

Opções/Variações

Calibre do cateter	Calibre externo (mm)	Comprimento do cateter (cm)	Calibre da agulha
14 G 2"	2,1	5,1	16 G
16 G 2"	1,7	5,1	18 G
18 G 1 ¼"	1,3	3,2	20 G
18 G 2"	1,3	3,2	20 G
20 G 1"	1,1	2,5	22 G
20 G 1 ¼"	1,1	3,2	22 G
20 G 2"	1,1	5,1	22 G
22 G 1"	0,8	2,5	24 G
24 G ¾"	0,7	1,9	26 G

- Com sistema de proteção total/parcial da agulha após punção.
- PTFE (Teflon)/poliuretano.

Nº 129

Cateter nasal

- **Sinônimo:** Cateter de oxigênio
- **Tipo:** Básico A
- **Consumo:** Mensal
- **Especificação:** Cateter para oxigênio, descartável, nº ___, estéril, confeccionado em polímero ou similar, transparente, atóxico e flexível, com ponta confeccionada em material siliconizado ou similar, que preserve a integridade da mucosa.

Opções/Variações

- Calibre: 4 a 18.
- Com/sem extensão.
- Linear/forma de óculos.

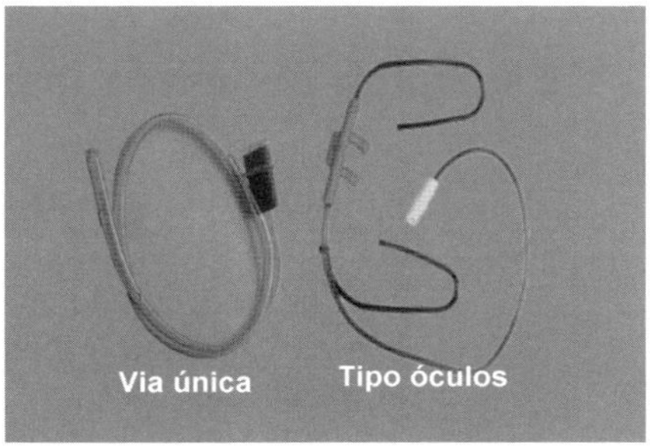

FIGURA 125 – Cateter nasal de polietileno adulto.

Nº 130

Cateter para angiografia

- **Tipo:** Angiografia
- **Consumo:** Mensal
- **Especificação:** Cateter diagnóstico/terapia para angiografia ____ com ponta tipo ______, calibre nº ______, fio-guia de ______" e comprimento de ______cm, _______orifícios laterais, confeccionado em material biocompatível, atóxico, apirogênico, radiopaco, com superfície que favoreça redução de atrito, com inserção atraumática, termoestável, sem emendas ou rebarbas, de constituição uniforme e com transição gradual da curva proximal até a ponta distal, que possibilite fluxo de cerca de ____ mL/s (_____PSI).

Opções/Variações

- Calibre (F): 2, 2, 6, 3, 4,...7, 8.
- Calibres (porção proximal/porção distal): 2,3 F; 1,7-2,3 F; 1,9 F-3,0 F; 1,2-3,0 F; 1,5 F-3,0 F; 1,8 F-3,0 F; 1,5 F-3,0 F; 1,2 F-3,0 F; 2,2 F...
- Com duas marcas radiopacas porção distal: com 3 (2) cm de distância entre si para colocação de: micromolas/*stent*/balão destacável/embolização de MAV (malformação arterovenosa).
- Comprimento (cm): 65, 90, 100, 120, 150, 155, 175.
- Fluxo: 14, 16, 20, 21, 26...
- Graduado: duas marcas distais em ouro, delimitando 25 cm, seis marcas a cada 1 cm e quatro marcas proximais a cada 5 cm.
- Guia: 0,015"; 0,0165"; 0,018"; 0,035"; 0,038"; 0,045"
- Orifícios laterais: 4, 6, 8, 10, 12.
- Pressão (psi):......600, 900, 1.200.
- Revestimento hidrofílico nos dois segmentos distais.
- Segmento distal: 10, 12, 15, 18, 20, 50 cm.
- Ponta: *standard*/*soft*.
- Totalmente hidrofílico/parcialmente hidrofílico.

Exemplos de ponta (memória)

- *Crossover:* vasos periféricos – acesso contralateral, cruzando a bifurcação das ilíacas.
- *Headhunter:* córtex cerebral = carótidas internas e externas – acesso femoral.
- Multipropósito: amplo propósito.
- Newton/Bentson Hanafee Wilson/vertebral: artérias cerebrais.
- *Pigtail*/*Straight:* arco da aorta e aorta

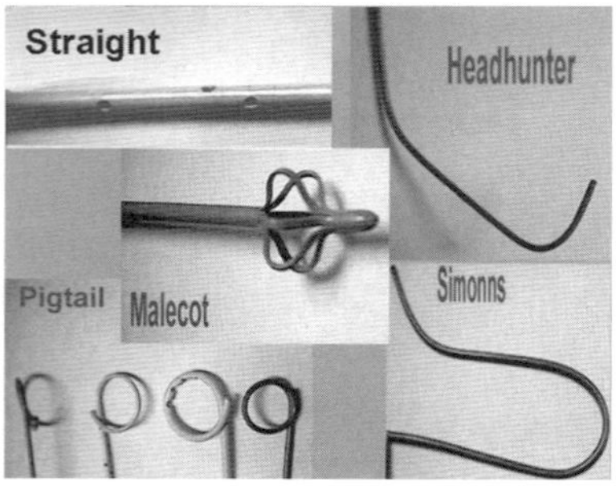

FIGURA 126 – Cateteres para angiografia.

abdominal – acesso percutâneo femoral ou braquial.
- Renal: artérias renais.
- Shepherd Hook/Hook/Cobra (Judkins): vasos viscerais.
- Sidewinder (Simmons): arco aórtico, artérias hepáticas, gastroduodenal, esplênicas e mesentéricas.

Obs.: calibre inferior a 3 Fr – denomina-se microcateter.

Nº 131

Cateter rígido para diálise peritoneal

- **Tipo:** Nefrologia
- **Consumo:** Mensal
- **Especificação:** Cateter rígido estéril para diálise peritoneal intermitente, confeccionado em material plástico ou similar, rígido, multiperfurado em sua extremidade proximal, com ponta arredondada, tubo de prolongamento em látex resistente, que se adapte perfeitamente ao cateter e ao equipo, pinça rolete de alta precisão. Deve vir acompanhado de mandril metálico, com flexibilidade adequada ao uso, com arco distal para facilitar manuseio e retirada.

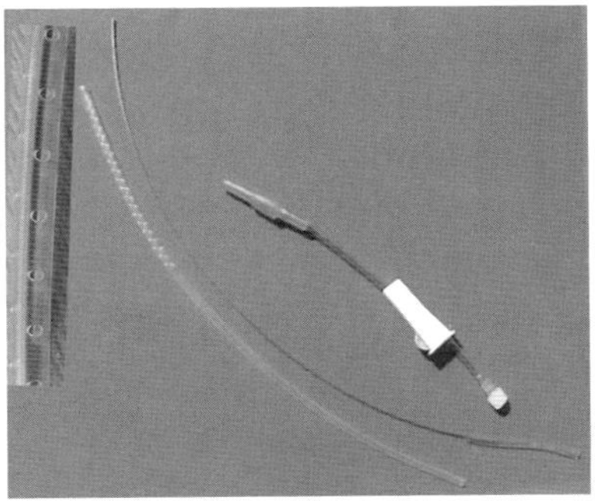

FIGURA 127 – Cateter para diálise peritoneal rígido.

Nº 132

Cateter Shilley para hemodiálise

- **Sinônimo:** Cateter duplo/triplo lúmen para hemodiálise
- **Tipo:** Nefrologia
- **Consumo:** Mensal
- **Especificação:** Cateter _____ lúmen tipo Shilley, para hemodiálise – *kit* composto por: cateter, introdutor, dilatador e guia. Cateter com ____ cm de comprimento e calibre ___ Fr, constituído de poliuretano ou similar superior em qualidade, radiopaco, com duplo lúmen, ambos com *clamp*, adaptadores tipo *luer-lock*, em cor vermelha para linha arterial azul para linha venosa, com capacidade média de fluxo entre 350 a 400 L/min.

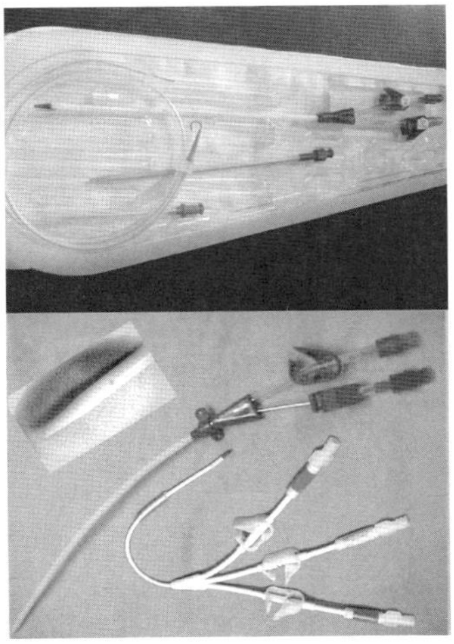

FIGURA 128 – Cateter de Shilley.

Opções/Variações

- Calibre (Fr): 11, 12, 14.
- Comprimento (cm): 13 a 40 cm.
- *Kit* completo ou somente o cateter.

– Lúmen: duplo/triplo.
– Tipo: pediátrico/adulto.

Nº 133

Cera de abelhas

- **Tipo:** Cirurgia
- **Consumo:** Mensal
- **Especificação:** Cera purificada das colmeias da abelha *Apis melifera*, consistindo principalmente de miricina (palmitato), ácido cerótico (cerina), ácido melíssico e cerca de 6% de hidrocarbonetos da série parafínica, que possua atuação mecânica para conferir rigidez ou repelir água. Em flocos, cor branca (obtida por descoramento da cera originalmente amarela), cera virgem, embaladas em pacote com 1.000 g. Apresentação: quilo.

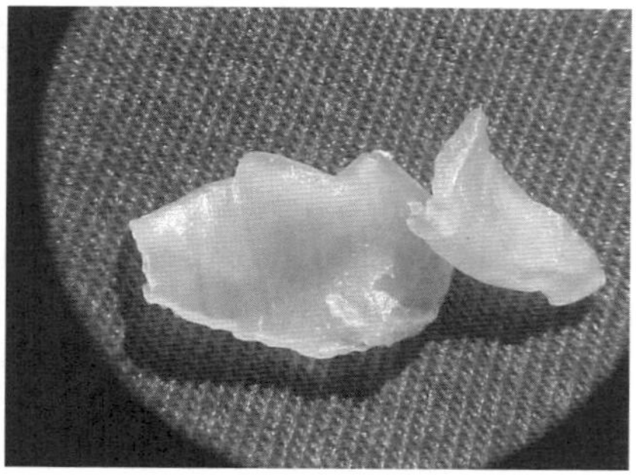

FIGURA 129 – Cera de abelhas.

Nº 134

Cera para osso

- **Tipo:** Cirurgia
- **Consumo:** Mensal
- **Especificação:** Cera para osso esterilizada, confeccionada em material céreo, contendo cera de abelha, parafina e diluentes, normalmente indicada para estancamento de hemorragias a partir da superfície óssea, atuando como barreira mecânica na hemostasia local, sem atuação bioquímica e minimamente absorvível, contendo 2,5 g em envelopes primários aluminizados, com dupla esterilização, em caixas com 12 envelopes. Apresentação: envelope.

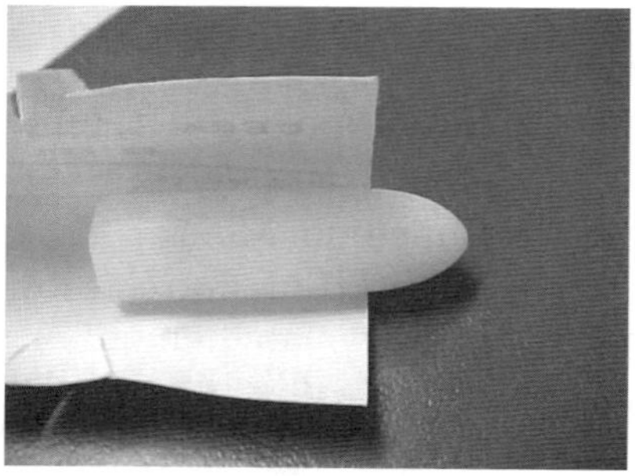

FIGURA 130 – Cera para osso.

Nº 135

Cimento ortopédico

- **Tipo:** Cirurgia
- **Consumo:** Mensal

[24] Cimento ósseo radiopaco da CMW Lab. Ltda., com polimetil-metacrilato e baixo percentual de sulfato de gentamicina como antibiótico, contendo sulfato de bário como agente radiopaco (National Library of Medicine, 2008). Classificação no FDA: Methil Methacrylate for Cranioplasty. Nome Genérico comum no FDA: Polymetrhyl Methacrylate, PMMA.

- **Especificação**: Cimento acrílico CMW24, tipo 1, ou similar, alta viscosidade, com composição adequada ao procedimento para cranioplastia, para recobrir falhas ósseas, acondicionado em caixa com 40 g.

Opções/Variações

- Baixa viscosidade.
- Hidroquinona para prevenir polimerização prematura.
- NN Dimetil-p-toluidina: para promover a cura a frio do cimento.
- Pigmento fluorescente biocompatível (colorido).

Nº 136

Cinto para fixação de bolsa de colostomia

- **Tipo:** Ostomia
- **Consumo:** Mensal
- **Especificação:** Cinto elástico ajustável para fixação de bolsas de colostomia, reutilizável, com "passante" (fivela) regulador, extremidades em gancho com proteção para traumas, compatível com os anéis de todas as bolsas existentes, tamanho ______, com comprimento mínimo de ___ cm e largura mínima de 2,5 cm, confeccionado de forma adequada e confortável, em algodão e poliamida, com elástico hipoalergênico, não deformável, conforme resolução SS-16, de 28/02/97, da Secretaria da Saúde do Estado de São Paulo.

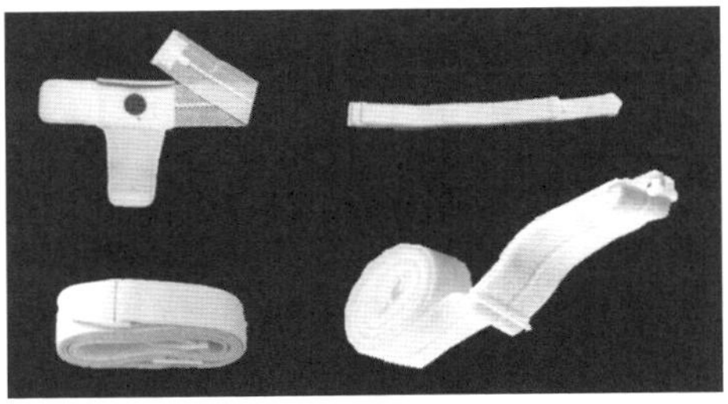

FIGURA 131 – Cinto elástico para fixação de bolsa.

Opções/Variações

- Tamanhos:
  - Infantil: mínimo 43 cm de comprimento.
  - Adulto médio: 65 a 109 cm.
  - Adulto grande: mínimo de 110 cm.

Nº 137

Circuito respirador fase positiva

- **Tipo:** Ventilação
- **Consumo:** Eventual
- **Especificação:** Circuito respirador de fase positiva/respirador marca ______, modelo ________, com conjunto de válvula Ref.: ________ ou similar, que se adapte perfeitamente ao referido equipamento, confeccionado em polímero compatível, siliconizado, resistente aos processos usuais de desinfecção

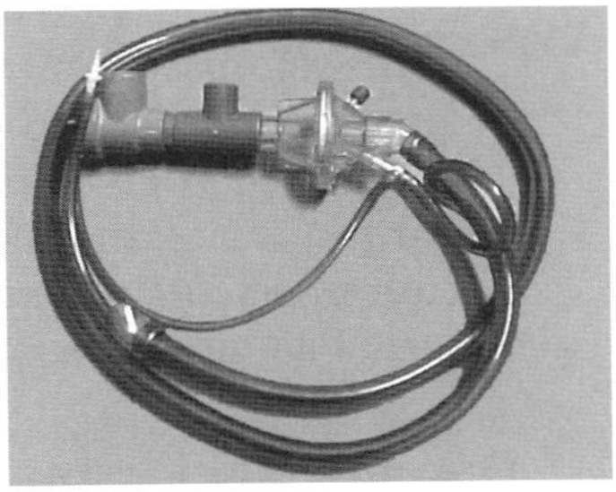

FIGURA 132 – Circuito respirador fase positiva.

e esterilização, com conexões em material metálico tipo aço inox ou similar, com medidas normalizadas (22/22/15...). Apresentação: circuito completo.

Nº 138

Clamp para bolsa de colostomia

- **Tipo:** Ostomia
- **Consumo:** Mensal
- **Especificação:** Presilha/*clamp* para fechamento de bolsas de colostomia, em plástico resistente, com sistema de encaixe para oclusão, compatível com todas as bolsas existentes, conforme resolução SS-16, de 28/02/97, da Secretaria da Saúde do Estado de São Paulo.

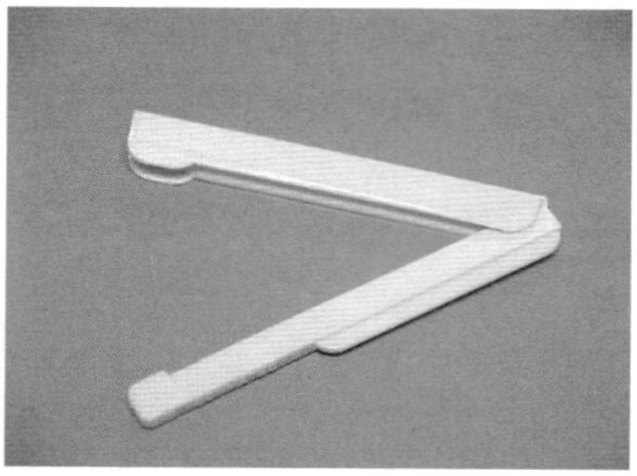

FIGURA 133 – Clamp para bolsa de colostomia.

Nº 139

Clamp para cordão umbilical

- **Tipo:** Cirurgia
- **Consumo:** Mensal/eventual
- **Especificação:** Presilha/*clamp* para fechamento de cordão umbilical, confeccionado em polímero resistente, biocompatível, atóxico, hipoalergênico, em forma de pinça denteada nas faces internas, com fecho de segurança inviolável, com aproximadamente 6,0 cm de comprimento, descartável, estéril.

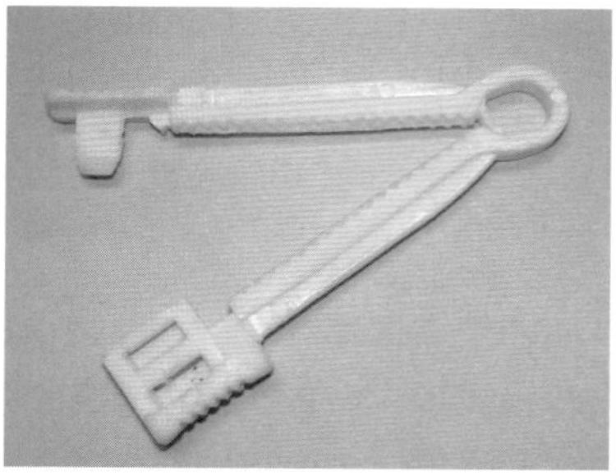

FIGURA 134 – Clamp para cordão umbilical.

Nº 140

Clamp peniano de Cunningham

- **Tipo:** Cirurgia
- **Consumo:** Mensal/eventual
- **Especificação**: Aparelho ortopédico reutilizável de uso externo para contenção urinária masculina, confeccionado em material hipoalergênico, com estrutura anatômica para fixação e restrição da uretra para evitar a incontinência leve, com pressão suficiente para tal de forma a evitar desconforto.

Opções/Variações

– Confecção: duralumínio/aço

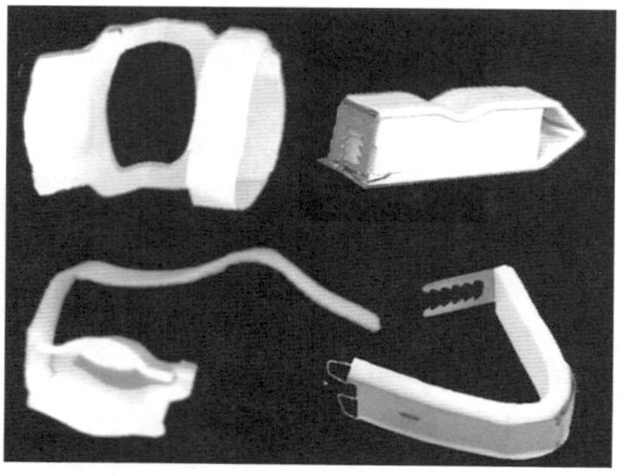

FIGURA 135 – *Clamp* peniano.

inox/polímero.
- Fecho: pinça metálica/velcro.
- Revestimento: espuma/elastômero.

Nº 141
Clorhexidina

- **Sinônimo:** Clorexidina
- **Tipo:** Solução
- **Consumo:** Mensal
- **Especificação**:
  - **Degermante**: Digluconato de clorhedixina a 4%, em veículo detergente, para degermação das mãos, frasco tipo dispensador com 1 litro.
  - **Antisséptico**: Solução de cloridrato de clorhexidina a 0,5%, uso antisséptico em forma farmacêutica, veículo alcoólico em frasco com 1 (um) litro.
  - **Tópico**: Gluconato de clorhexidina a 0,2%, em veículo aquoso, para uso tópico, frasco tipo dispensador com 1 litro.

Obs.: Gluconato de clorhexidina (clorexidina) é um antisséptico químico e bactericida capaz de eliminar tanto micróbios Gram-positivos quanto micróbios Gram-negativos, no entanto, mostra-se menos eficiente com os microrganismos Gram-negativos. Também é um bacteriostático, impedindo a proliferação de bactérias. Acredita-se que o mecanismo de ação ocorra através da ruptura da membrana celular, e não pela inativação por ATPase, como se pensava anteriormente. Seu nome científico é 1,1-bis hexametileno/(5-p-clorofenilbiguanida) di-D-gluconato, fórmula molecular $C_{22}H_{30}Cl_2N_{10}$, com massa 504,446 g/mol, com estado físico sólido, solúvel em água em solubilidade de 0,8 g/L e ponto de fusão em 134°C (Wikipedia, 2008).

Nº 142
Cogumelo ciclador

- **Sinônimo:** Cogumelo expiratório
- **Tipo:** Ventilação
- **Consumo:** Eventual
- **Especificação:** Cogumelo ciclador de válvula expiratória, Ref.: _____ para respirador ______ modelo ________, composto de membrana em borracha natural, com cogumelo em polímero rígido siliconizado ou similar adequado, transparente, com sistema de molas internas, que se encaixem perfeitamente, ciclando conforme ciclo respiratório.

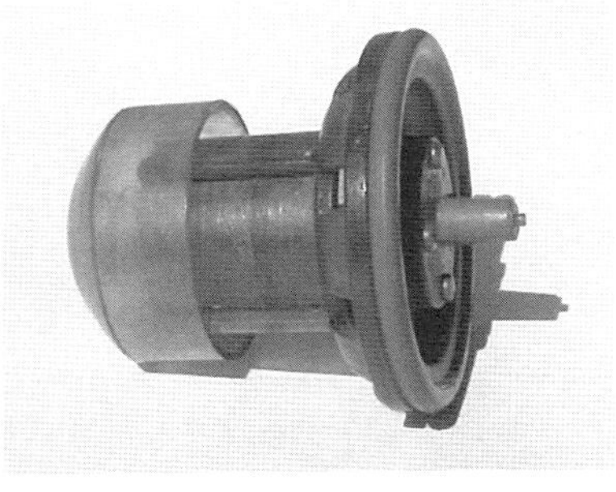

FIGURA 136 – Cogumelo ciclador.

Nº 143

Colar cervical

- **Tipo:** Básico B
- **Consumo:** Mensal/eventual
- **Especificação:** Colar cervical confeccionado em *softform*, tipo emborrachado, macio, flexível, porém com rigidez adequada, modelo Philadelphia, tamanho _______, com abertura traqueal de cerca de _____ cm^2, com estrutura interna de borracha extraleve de cerca de 6 mm, (espuma de borracha) – em EVA (acetato de vinil-etil), branca, articulável, resistente, formato anatômico, com suporte mentoniano até pré-auricular, sem arestas, com acabamento redondo para não causar lesões à pele, abertura frontal em "V" para traqueostomia e acesso aos pulsos carotídeos, com abertura posterior para escoamento de sangue, fluidos e ventilação, material totalmente radiotransparente e fechamento regulável com velcro, para traumatismo, acidentados e politraumas, ou quaisquer distúrbios na região cervical em que haja necessidade de imobilização parcial, provido de pino para medição do tamanho do colar.

Opções/Variações

- Com apoio mentoniano: polímero flexível, estofado nas bordas, ajuste na altura.
- Emergência/resgate: polietileno de alta densidade, revestido em EVA, velcro, suporte mentoniano, abertura frontal para análise do pulso carotídeo e na parte posterior (nuca).
  - com regulagem na altura frontal, posterior e largura.
- Emergência: polímero flexível e resistente, orifício frontal.
- Impermeável.
- Imobilização parcial simples:
  - em espuma macia, de alta densidade, fecho em velcro, lavável:
    - com reforço interno.
    - recoberta com malha tubular.
  - em papelão e EVA com fecho em velcro.
- Tamanho: PP, P, M, G, GG.
- Tipo Shantz ou Thomas: plástico flexível, resistente, estofado nas bordas, almofada de apoio sobre o esterno, ajuste de altura.
- Tipo Miami: copolímero e PVC forrado com látex especial e tecido em manta elástica, para lesões estáveis de coluna.

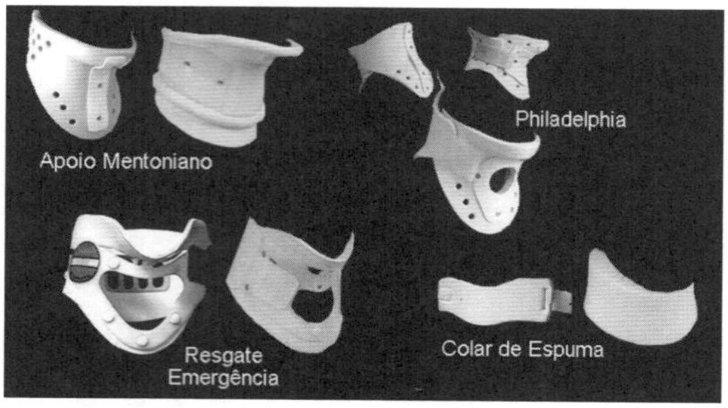

FIGURA 137 – Colares cervicais.

Nº 144

Colchão d'água

- **Tipo:** Básico C
- **Consumo:** Mensal
- **Especificação:** Colchão d'água tamanho adulto, confeccionado em PVC ou courvim, ou similar bem resistente, tanto ao uso, como aos procedimentos de limpeza e desinfecção, com costuras paralelas internas, selamento contínuo eletrônico resistente, tampa com encaixe plástico que permita vedação completa, com aproximadamente 1,90 x 0,90 m.

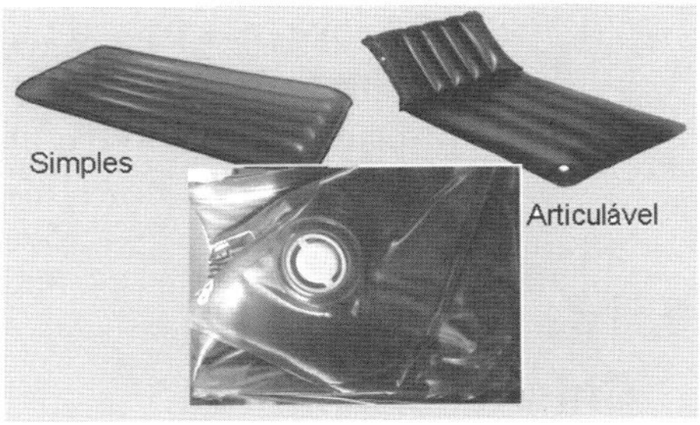

FIGURA 138 – Colchões d'água.

Opções/Variações

- Articulável.
- Dimensões.

Nº 145

Colchão de espuma tipo caixa de ovos

- **Tipo:** Básico C
- **Consumo:** Mensal
- **Especificação:** Colchão de espuma, tipo caixa de ovos, confeccionado de forma adequada para prevenção de escaras de decúbito, com células adequadas à boa distribuição do peso do corpo sobre o mesmo, de forma a reduzir o atrito, medindo aproximadamente 185 x 90 x 7 cm, densidade 30. Preferencialmente deve vir com capa impermeável própria, resistente, que ofereça conforto ao usuário.

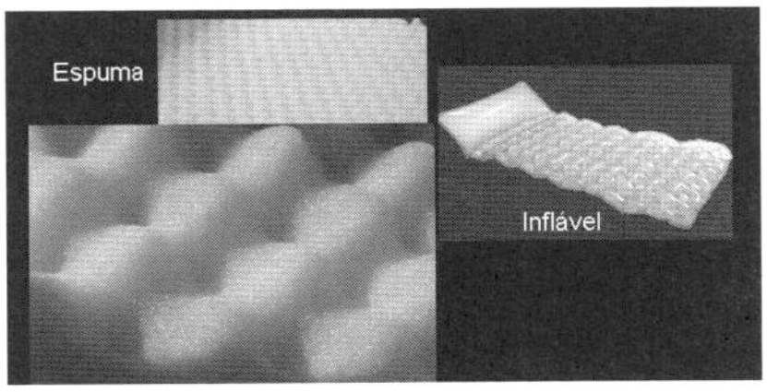

FIGURA 139 – Colchões caixa de ovos.

Opções/Variações

- Dimensões.
- Inflável.

Nº 146

Colchão de leito hospitalar

- **Tipo:** Básico C
- **Consumo:** Mensal
- **Especificação:** Colchão para cama Fowler de UTI medindo _____ m de comprimento x ___ cm de largura, com no mínimo ___ cm de altura, densidade ___, confeccionado com espuma de poliuretano injetada compacta, que não deforme, revestida em _____ ou similar, impermeável, resistente,

durável, que permita limpeza com os métodos usuais de desinfecção hospitalar, conservando sua integridade, com sistema de respiro para ventilação, tipo ilhós sem metais, confeccionado segundo normalização vigente e com Declaração de Conformidade do Fornecedor. A capa deve ter zíper em toda extensão de uma das laterais, e no restante com dobras prensada eletronicamente de forma perfeita e com qualidade.

Opções/Variações

- Capa lavável e esterilizável.
- Dimensões.
- Inteiriço/bipartido/tripartido.
- Revestimento: courino, courvim, PVC...

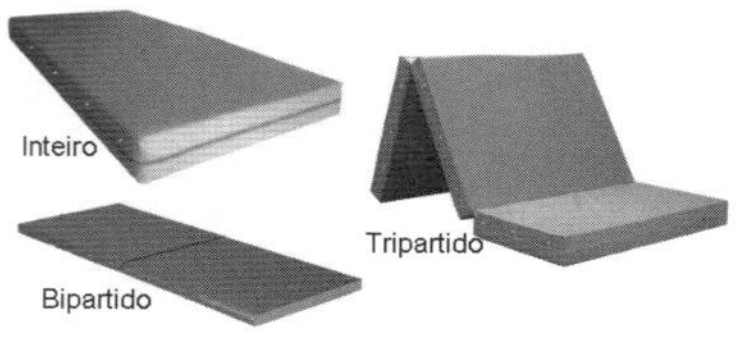

FIGURA 140 – Colchões hospitalares.

Nº 147

Colchão térmico

- **Tipo:** Cirurgia
- **Consumo:** Mensal
- **Especificação:** Colchão térmico confeccionado em material apropriado para o procedimento, preferencialmente com utilização de ar quente, ou de água, com controle em equipamento microprocessado, para condicionamento da temperatura corpórea, com sistema de segurança totalmente automático referente a problemas ou falhas de temperatura, com proteção ao paciente, e alarmes visuais e sonoros.

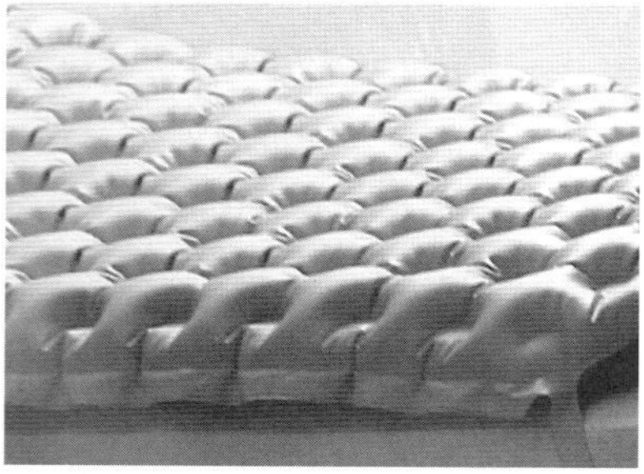

FIGURA 141 – Colchão térmico.

Nº 148

Coletor de fezes

- **Tipo:** Básico B
- **Consumo:** Mensal
- **Especificação:** Coletor plástico para fezes, com tampa, leitoso translúcido ou transparente, com pazinha coletora, com capacidade de aproximadamente 30 cc.

Opções/Variações

- estéril, graduado.

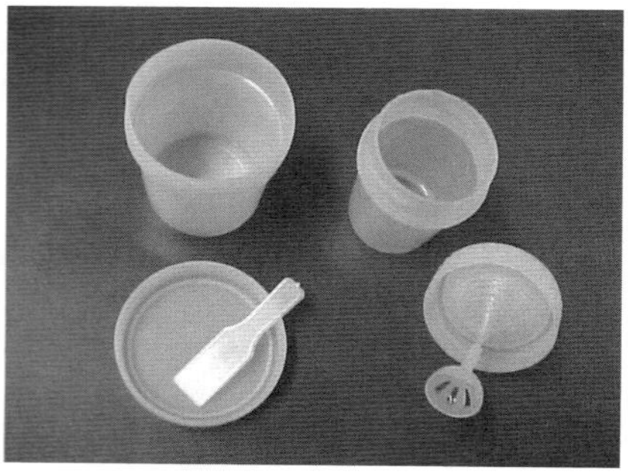

FIGURA 142 – Coletores para fezes.

Nº 149

Coletor de urina e secreções sistema aberto

- **Sinônimo:** Coletor tipo saquinho/garrafa coletora
- **Tipo:** Básico A
- **Consumo:** Mensal
- **Especificação:** Bolsa coletora de urina, medindo aproximadamente 20 cm de largura x 28 cm de comprimento, confeccionada em material plástico apropriado, transparente, estampado com escala de 0 a 2.000 cc, graduada de 100/100 cc, com bocal provido de cordel, embalada em saco plástico ou papel apropriado com ____ unidades e acondicionada de acordo com a praxe do fabricante.

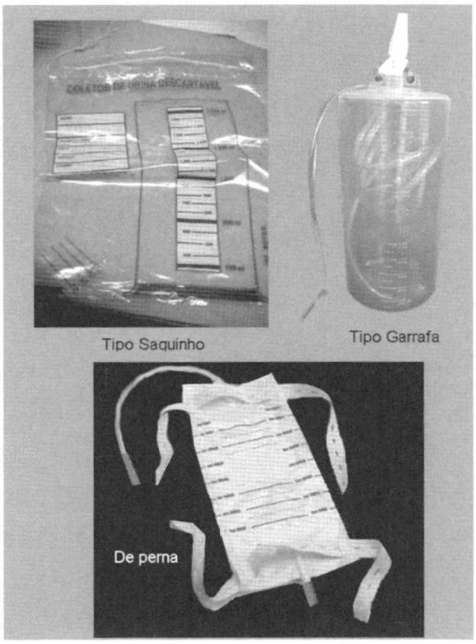

FIGURA 143 – Coletores sistema aberto.

Opções/Variações

- De urina, tipo de fixação em perna.
- Em frasco rígido, tipo garrafa (capacidade 1.200 mL).

Nº 150

Coletor de urina sistema fechado

- **Sinônimo:** Coletor diurese em sistema fechado
- **Tipo:** Básico A
- **Consumo:** Mensal
- **Especificação:** Coletor de urina sistema fechado, estéril, com capacidade para 2.000 mL, com escala para graduação a partir de 25 mL, confeccionado em material resistente, branco na face posterior e transparente na face anterior, flexível, selamento contínuo e resistente, sistema de fluxo contínuo de drenagem e completo esvaziamento. Com conector cônico rígido interligando extensor e bolsa, em forma cônica, tipo câmara, para perfeito escoamento da drenagem, sem risco de obstrução. Com válvula antirrefluxo, tubo externo de drenagem com sistema prático de fixação à bolsa, *clamp* de fechamento em material resistente ao manuseio, com denteamento suficientemente profundo para garantir vedação

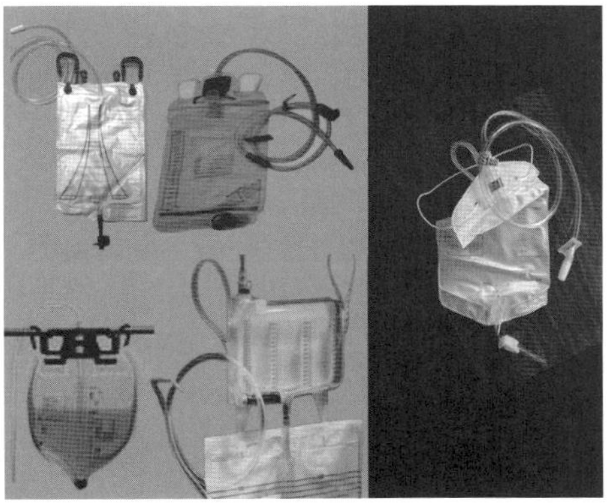

FIGURA 144 – Coletor de urina sistema fechado.

completa da drenagem. Com local apropriado para punção para coleta de material para exames com membrana autocicatrizante. Com pinça reguladora de fluxo tipo "jacaré", denteada, para controle do mesmo no tubo de drenagem, ou similar, de fácil manuseio e resistente. Bolsa em material resistente, de qualidade, com respiro provido de filtro de ar hidrofóbico. Com alça resistente e prática para transporte e sistema de fixação à cama.

Opções/Variações

- Câmara de Pasteur[25].
- Câmara intermediária rígida de drenagem para mensuração horária.

Nº 151

Coletor de urina unissex infantil

- **Sinônimo:** Coletor infantil diurese
- **Tipo:** Básico B
- **Consumo:** Eventual
- **Especificação:** Coletor de urina infantil, unissex, estéril, com bordas demarcadas e descartáveis para cada sexo, com adesivo hipoalérgico, saco plástico com graduação precisa, nítida e indelével, a cada 10 mL, capacidade para 100 mL aproximadamente.

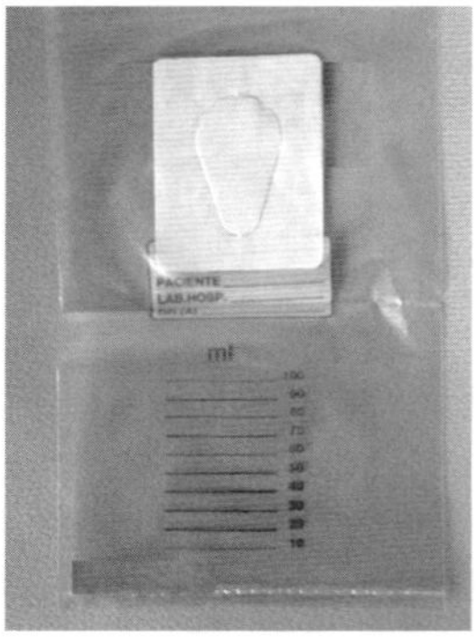

FIGURA 145 – Coletor de urina unissex infantil.

Nº 152

Coletor para material pérfuro-cortante

- **Sinônimo**: Descartador de pérfuro-cortante
- **Tipo:** Básico A
- **Consumo:** Eventual
- **Especificação:** Coletor para material pérfuro-cortante contaminado, com capacidade total para _______litros, e capacidade útil de aproximadamente _____ litros, confeccionado em material apropriado, rígido, impermeável e resistente a perfurações em condições de uso e descarte, sem que ocorra transfixação, e resistente à queda, mantendo a integridade com relação a montagem e fechamento, isento de ruptura, deformação ou perfuração, com sistema de abertura e fechamento prático e seguro ao manuseio, com orientações de uso do fabricante colocadas de forma que permitam fácil visualização e compreensão em cada coletor. Com alça para transporte, resistente e fixa ao coletor, posicionada de forma funcional, e tampa afixada ao coletor com dispositivo que assegura a inviolação do mesmo após o uso, conforme exigido pela NBR 13853/96.

[25] Previne o refluxo bacteriano criando uma descontinuidade no fluido de drenagem.

Opções/Variações

- Capacidade (L): externa (interna): 13 (9), 11 (7), 7 (4)...
- Confecção: papelão especial, polímero rígido.
- Para quimioterápicos/resíduos tóxicos: em polímero rígido, translúcido para visualização do conteúdo, fechamento com perfeito vedamento da tampa para evitar escape.
- Para agulha de coleta de sangue a vácuo do tipo de rosquear, descartável, confeccionado em polímero rígido, com característica pérfuro-resistente, com trava de segurança, com capacidade de 1,0 (um) litro, armazenagem de cerca de 400 unidades.

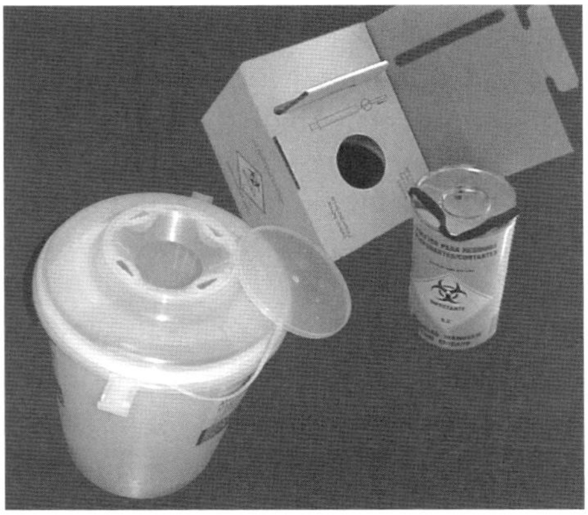

FIGURA 146 – Coletores para material pérfuro-cortante.

Nº 153

Coletor para secreções

- **Sinônimo:** Bronquinho
- **Tipo:** Exame
- **Consumo:** Mensal
- **Especificação:** Conjunto de sucção para coleta asséptica de secreções para exame, estéril, para procedimentos em broncoscopia e correlatos; composto de coletor em polímero rígido ou similar, biocompatível, atóxico, apirogênico, absolutamente transparente, para nítida visualização do aspirado; com capacidade de aproximadamente 60 a 100 mL, com escala graduada de 10 em 10 mL, com boca larga provida de tampa com sistema de rosqueamento total, com um orifício central provido de conector com válvula controladora de fluxo na parte interna, e externamente com um conector em látex que se adapte à sonda de aspiração. Lateralmente, na tampa, deve ter outro orifício com bico, para que se adapte ao sistema de aspiração de vácuo, ou via broncoscópio, para que ao término da coleta de secreções possa se unir o segmento de látex da conexão central e manter o sistema fechado para encaminhamento ao Laboratório. Deve acompanhar etiqueta adesiva para anotar os dados do paciente.

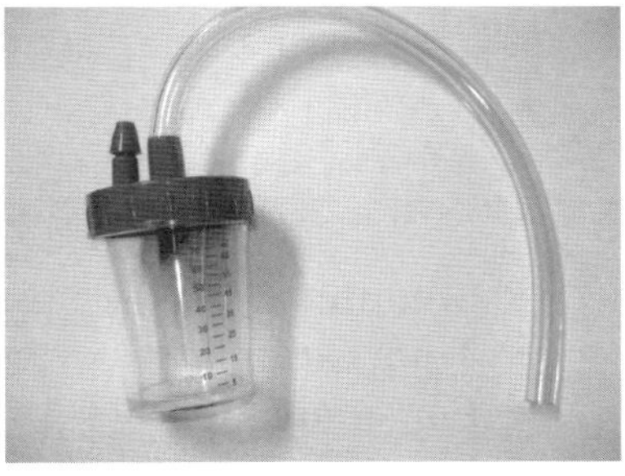

FIGURA 147 – Coletor estéril para secreções.

Nº 154

Comadre

- **Sinônimo**: Aparadeira
- **Tipo:** Básico A
- **Consumo:** Mensal
- **Especificação:** Comadre de plástico tipo pá, tamanho padrão mundial, com capacidade de 2.500 mL, para adulto, com final afilado para melhor conforto e acomodação, cabo anatômico que simplifique manuseio, sem rebarbas e/ou defeitos, bordas com perfeito acabamento.

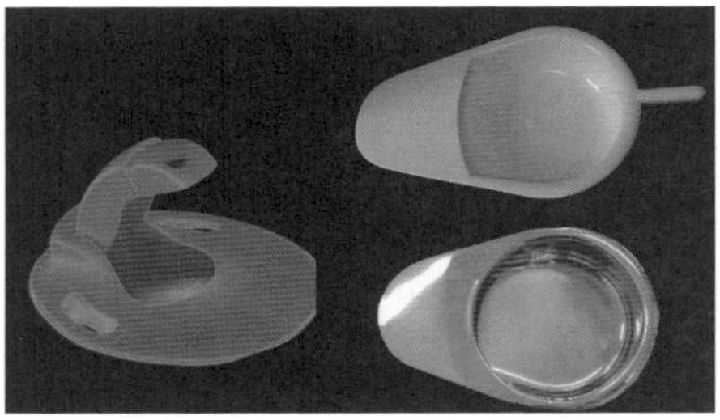

FIGURA 148 – Comadres.

Opções/Variações

– alumínio, aço inox, polímero/ masculino com receptáculo para urina.

Nº 155

Compadre

- **Sinônimo:** Papagaio
- **Tipo:** Básico A
- **Consumo:** Mensal
- **Especificação:** Compadre de plástico com alça, tamanho padrão mundial, adulto, em polímero rígido, uniforme, sem rebarbas, com acabamento adequado das bordas e alça.

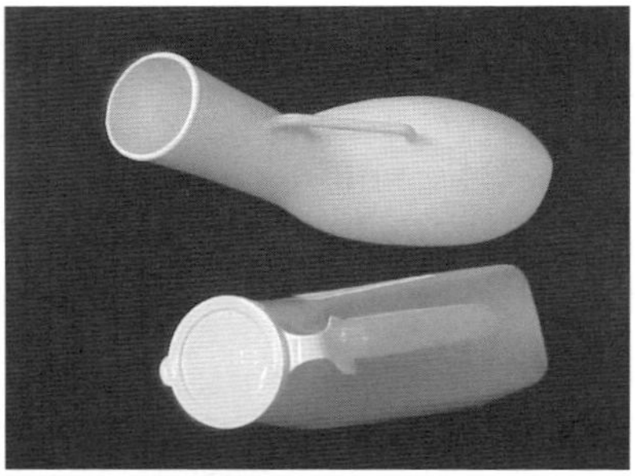

FIGURA 149 – Compadre de plástico (papagaio de plástico).

Opções/Variações

– Com tampa/sem tampa. Com escala graduada de caráter permanente.

– Vidro, alumínio, aço inox, polímero.

Nº 156

Compressa cirúrgica estéril de não tecido

- **Sinônimo:** Campo cirúrgico
- **Tipo:** Cirurgia
- **Consumo:** Mensal
- **Especificação:** Compressa cirúrgica estéril de não tecido (polipropileno), ou similar de qualidade, baixa adesividade, absorvente, descartável, estéril.

Opções/Variações

- 36 x 36 cm, com filamento radiopaco contínuo e cadarço de segurança com costura dupla em todos os lados da compressa, com 5 unidades por pacote.
- 7,5 x 7,5 cm dobras, com (5/10) unidades por pacote.

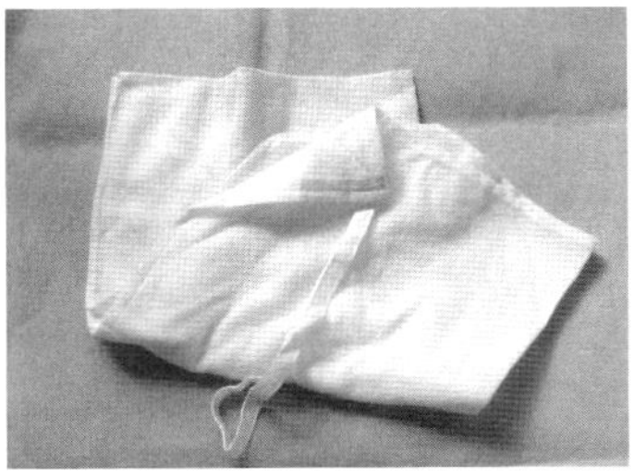

FIGURA 150 – Compressa cirúrgica estéril de não tecido.

Nº 157

Compressa de gaze algodonada

- **Sinônimo:** Curativo cirúrgico/Zobec
- **Tipo:** Cirurgia
- **Consumo:** Mensal
- **Especificação:** Compressa de gaze hidrófila – curativo cirúrgico – medindo 15 x 10 cm, confeccionada com 13 fios de algodão puro por cm^2, com seis dobras, com manta interna algodonada, que apresente perfeita uniformidade, sem falhas e/ou fiapos.

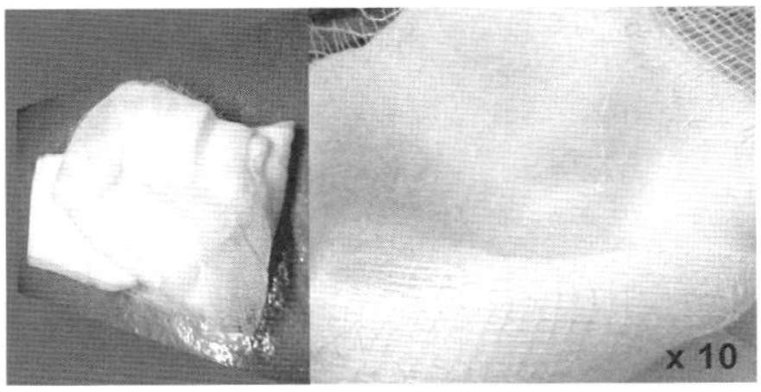

FIGURA 151 – Compressa de gaze algodonada.

Nº 158

Compressa de gaze detectável aos raios X

- **Sinônimo:** Campo cirúrgico
- **Tipo:** Cirurgia
- **Consumo:** Mensal
- **Especificação:** Compressa de gaze hidrófila, medindo ____ x _____ cm, constituída de quatro camadas de gazes sobrepostas, cor branca, bordas devidamente acabadas, provida de alça nos cantos arredondados, com linha radiopaca para detecção radiológica, sem defeitos, que permita lavagem e secagem com um mínimo de redução e garantia da qualidade.

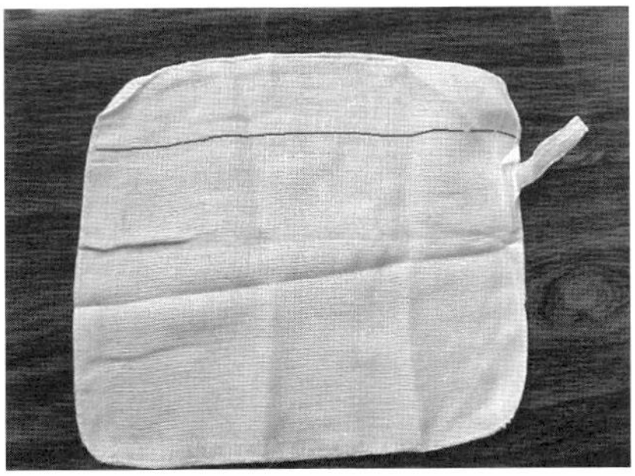

FIGURA 152 – Compressa de gaze detectável aos raios X.

Opções/Variações

- Com tira radiopaca.
- Dimensões (cm): 23 x 25, 45 x 50.
- Estéril/pré-lavada.

Nº 159

Compressa de gaze hidrófila

- **Sinônimo:** Gaze
- **Tipo:** Cirurgia
- **Consumo:** Mensal
- **Especificação:** Compressa de gaze hidrófila purificada medindo ______ x ______ cm, confeccionada com ___fios de algodão puro por cm^2, com _____ dobras, que apresentem perfeita uniformidade, sem falhas e/ou fiapos. Apresentação: pacote com ______ unidades.

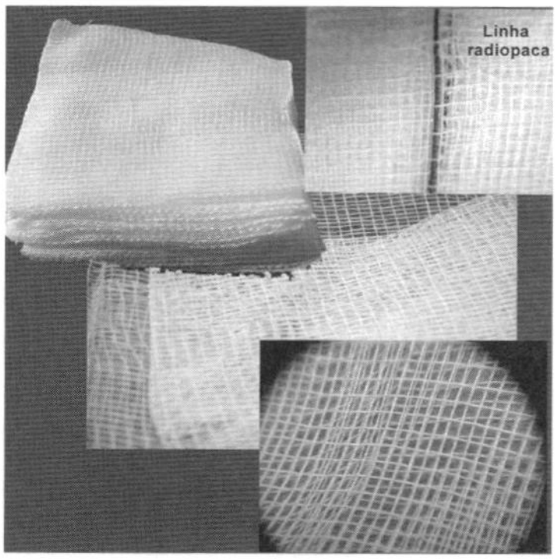

FIGURA 153 – Compressa de gaze hidrófila estéril (gaze estéril em pacotinho).

Opções/Variações

- Com linha radiopaca.
- Dobras: 6, 8...
- Estéril/não estéril.
- Fios: 10, 13, 18...
- Medidas: 7,5 x 7,5, 10 x 10,...
- Quantidades por envelope (unidades): 5, 10, 20...500.

Nº 160

Compressa de gaze torcida em celulose regenerada oxidada

- **Sinônimo:** Hemostático tópico/Surgicel
- **Tipo:** Cirurgia
- **Consumo:** Mensal
- **Especificação:** Compressa de gaze estéril, torcida, em celulose regenerada oxidada, medindo aproximadamente ____x_____cm, composta de uma película especial de celulose envolta em uma espessa camada de algodão purificado e coberta por uma camada de gaze, malha de 13 fios/cm^2, hemostático tópico absorvível que, em contato com veias, artérias ou capilares sangrantes, propicie estancamento rápido da hemorragia, auxiliando a formação de um coágulo artificial.

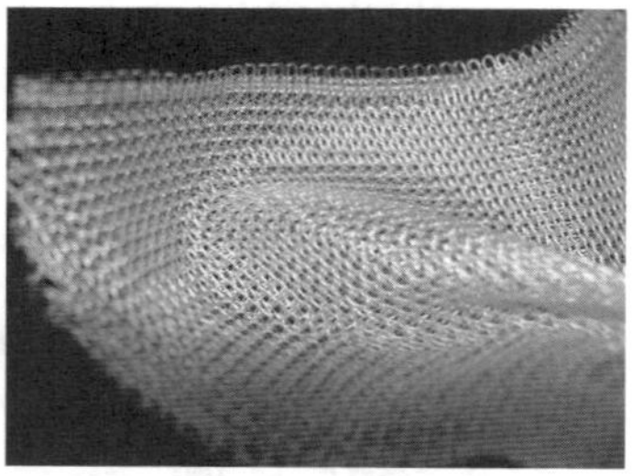

FIGURA 154 – Compressa de gaze torcida em celulose regenerada oxidada.

Opções/Variações

- 5 x 35, 10 x 35...

Nº 161

Compressa para tamponamento nasal

- **Sinônimo:** Tampão nasal

- **Tipo:** Cirurgia
- **Consumo:** Mensal
- **Especificação:** Gaze para tamponagem otorrinolaringológica, anterior, intermediária e posterior de fossas nasais, absorvente, de 1 cm de largura x 40 cm de comprimento, inodora, hipoalergênica, biocompatível, que promova compressão suave, em invólucro apropriado, acondicionada em caixa provida de um dispositivo interno de cartolina branca, que permita a perfeita utilização do material. Apresentação: rolo.

Opções/Variações

– Confeccionada em polivinil acetal26, em fibra aglomerada, comprimida, expansibilidade compatível com a cavidade nasal, absorvente, sem cânula, em formato de cartucho, com 8,0 cm de comprimento x 1,5 cm de espessura e 2,5 cm de altura.

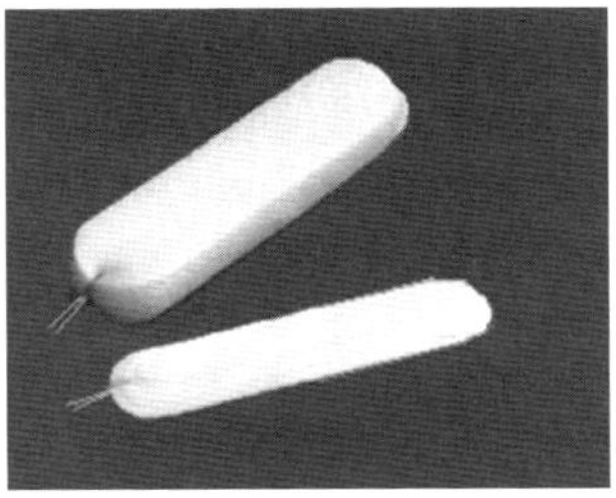

FIGURA 155 – Compressa para tamponamento nasal.

Nº 162

Compressor metálico para cateterismo femoral

- **Tipo:** Angiografia
- **Consumo:** Eventual
- **Especificação:** Compressor metálico que promova compressão necessária para região inguinal após angiografia/cateterismo de artéria femoral, com haste para suporte, e sistema de ajuste para se adequar à medida individual, de forma segura e com conforto, com todos os acessórios necessários para completa instalação.

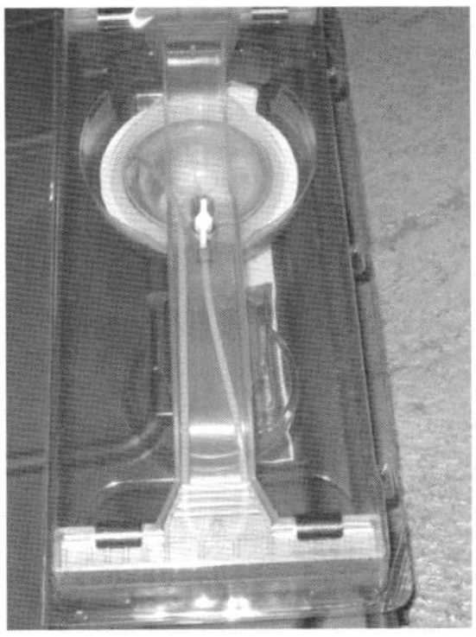

FIGURA 156 – Compressor metálico.

Nº 163

Conector cônico em "T"

- **Sinônimo:** "T"
- **Tipo:** Ventilação
- **Consumo:** Eventual
- **Especificação:** Conector cônico em "T" em polímero rígido reusável, ou

[26] Um plástico vinil é produzido pela condensação do álcool polivinil com um aldeído. Há 3 grupos principais: acetal polivinil, butiral polivinil e polivinil convencional, usados em lacas e adesivos. As resinas do acetal polivinil acetal são termoplásticos os quais podem ser processadas por lançamento, expulsão, modelagem e revestimento. Na década passada, novos materiais surgiram, como o polivinil acetal ou polivinil álcool foam (PVA), utilizados em tampões nasais expansíveis, com uso preferível nos procedimentos. Embalados de forma compressiva, em forma desidratada, fina como uma hóstia, esse tampão pode ser rapidamente inserido a fundo na cavidade nasal. Quando é reidratado, seja com o próprio sangue ou 5 a 10 ml de solução salina injetada na cavidade nasal, o dispositivo expande-se em uma suave esponja capaz de aplicar pressão suficiente para tamponar o sangramento (Bishow, 2003).

similar, durável, resistente aos processos usuais de esterilização, de aproximadamente 5,3 cm de parte superior, com orifícios laterais com luz interna de aproximadamente 22 mm, e orifício central com luz interna de 15 mm (22 mm x 22 mm x 15 mm), Ref.: _____, respirador ________, modelo ________, circuito de fisioterapia ou similar, para complementação de circuitos respiratórios artificiais e nebulizadores, em tamanho padrão normalizado.

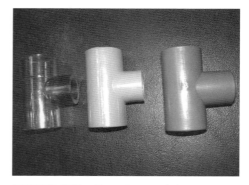

FIGURA 157 – Conectores cônicos em "T", de 22 mm x 22 mm/15 F.

Nº 164

Conector cônico reto

- **Sinônimo:** Conector reto
- **Tipo:** Ventilação
- **Consumo:** Eventual
- **Especificação:** Conector cônico reusável, reto simples, em polímero rígido injetado ou similar, resistente aos métodos de desinfecção, ___ mm de diâmetro externo de um lado, e ___ mm de diâmetro externo no outro lado, com comprimento de aproximadamente de 3,5 cm, para complementação em extensões de circuitos respiratórios artificiais e nebulizações, referência _______ do catálogo __________ou similar.

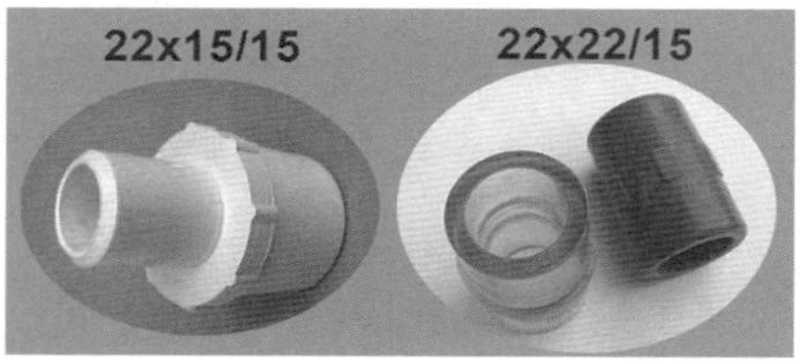

FIGURA 158 – Conectores cônicos retos.

Opções/Variações

- Dimensões: 22 x 15/15 – 22 x 22/15.
- Reusável/descartável.

Nº 165

Conector em T (2 mm)

- **Tipo:** Ventilação
- **Consumo:** Eventual
- **Especificação:** Conector cônico reusável, em forma de "T" em polímero rígido ou metal, resistente aos métodos de desinfecção, com cerca de 2 mm de luz interna e 2 cm de comprimento para conexões em respirador _____, modelo _______, ou similar, com diâmetros externos compatíveis com o referido equipamento.

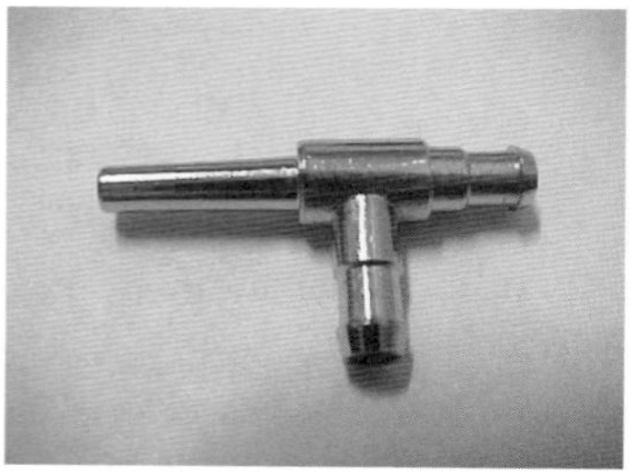

FIGURA 159 – Conexões em T, 2 mm.

Nº 166

Conector em Y

- **Sinônimo:** "Y"
- **Tipo:** Ventilação
- **Consumo:** Eventual
- **Especificação:** Conector "Y", confeccionado em polímero rígido, durável, atóxico, hipoalergênico, resistente aos processos usuais de desinfecção, para respirador eletrônico volumétrico marca _________, modelo _________, referência ________, ou similar que se adapte perfeitamente ao referido aparelho.

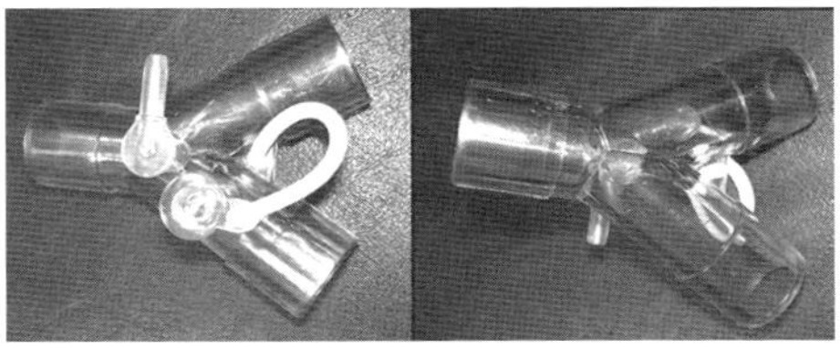

FIGURA 160 – Conectores em "Y".

Opções/Variações

– com entrada para sensor de temperatura/de gases.

Nº 167

Conector para transferências de soluções

- **Tipo:** Básico C
- **Consumo:** Eventual
- **Especificação:** Conector para transferências de soluções entre frascos de soro, plástico e/ou vidro, constituído de 2 pontas perfurantes para ampola plástica, com aproximadamente 3,5 cm de comprimento, confeccionadas em material atóxico, apirogênico, próprio ao uso, com protetor nas pontas, com base central para apoio das pontas, de formato anatômico que facilite o manuseio no momento da perfuração dos frascos, com aproximadamente 4,0 cm de comprimento x 2,0 cm de largura (podendo ter formato oval).

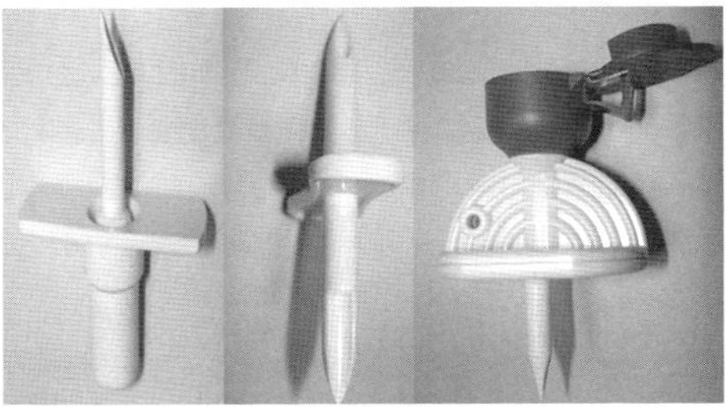

FIGURA 161 – Conector para transferência de soluções.

Nº 168

Conexões para respirador

- **Tipo:** Ventilação
- **Consumo:** Eventual
- **Especificação:** Conexões para aparelho respiratório, _______, em polímero rígido ou metal, resistente aos métodos de desinfecção, para respirador _______, modelo _______, ou similar, com diâmetros externos compatíveis com o referido equipamento.

Opções/Variações

- Conector cônico reto de pressão negativa.
- Conector em cotovelo.
- Conector reto com orifício para sensor de temperatura.
- Micronebulizador.

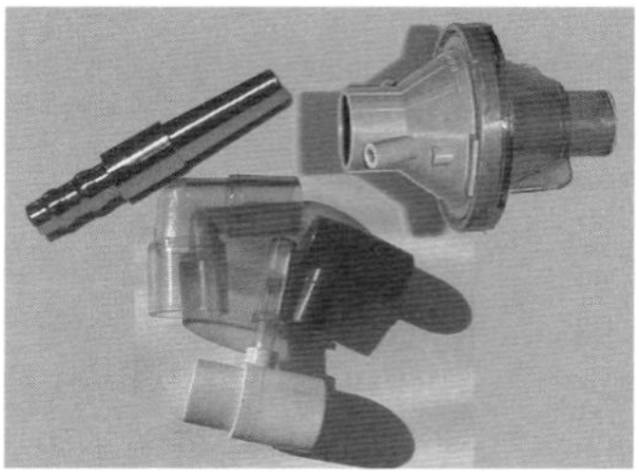

FIGURA 162 – Conexões para respirador.

Nº 169

Conjunto cirúrgico calça e jaleco

- **Sinônimo:** Pijama cirúrgico
- **Tipo:** Cirurgia
- **Consumo:** Eventual
- **Especificação:** Conjunto cirúrgico, em falso tecido ou similar, descartável, tipo pijama, composto de calça com elástico e jaleco com dois bolsos, laterais à frente, confeccionados de forma a serem confortáveis e anatômicos, em material adequado ao uso, com punhos. Apresentação: conjunto com 2 peças.

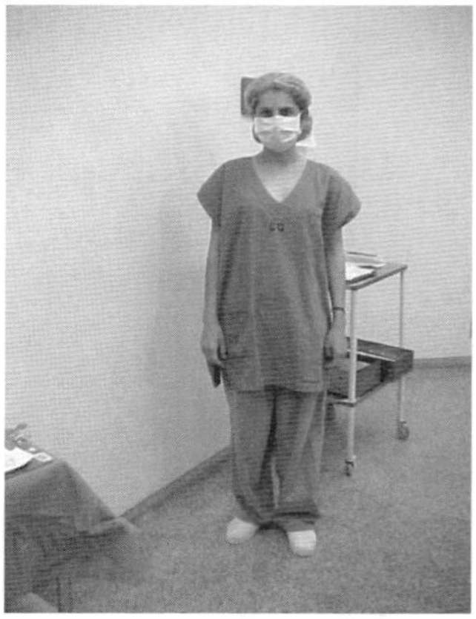

FIGURA 163 – Conjunto cirúrgico com calça e jaleco.

Variações de confecção

- mescla de poliéster/viscose e algodão.

Nº 170

Conjunto com válvula de escape

- **Sinônimo:** Sistema de anestesia/Baraka27
- **Tipo:** Cirurgia

[27] O que diferencia as características dos diversos circuitos de anestesia de não reinalação é que a eliminação do dióxido de carbono é consumada pela remoção total dos gases expirados do sistema e lançados para a atmosfera. Isto é normalmente concluído utilizando o fluxo de gás fresco através da máquina de anestesia para direcionar os gases expirados para fora do circuito através de uma válvula de escape ou outro arranjo. Em geral, os sistemas de não-reinalação suprem um bom controle das concentrações dos gases inspirados, desde a entrega de gás fresco que é inspirado da máquina em cada respiração. Tais circuitos possuem uma divisão que é denominada Classificação de Mapleson, que os separa em grupos dentro de uma similaridade de funcionamento, com base no fluxo de gás fresco requerido para prevenir a reinalação e a facilidade com a qual a ventilação intermitente de pressão positiva pode ser realizada. Assim, podem ser classificados em: Mapleson A (Circuito de Magill); B / C (mais utilizados em emergências para reanimação) D (circuito de Bain modificado), E (contendo peça em "T" de Ayre e Circuito de Bain" e F (não originalmente classificado por Mapleson, mas utilizado para referir o modelo Jackson-Rees – que é uma apresentação do "T" de Ayre do modelo E). O Circuito de Bain consiste em um modelo avançado da classificação Mapleson F, em que o aporte de gases frescos se envolve dentro da traquéia corrugada do ramo expiratório com finalidade de aquecer o fluxo de gases frescos, com os gases expirados que estão ao seu redor. O sistema da peça "T" de Ayre possuía variações e as atuais diferem do desenho original, em que se suprimiu o ramo interno que dirigia o fluxo até o paciente, funcionando como um circuito do tipo Mapleson E. Dentre suas variações há a dupla peça em "T", também denominada Modificação de Baraka, que consiste no uso de um "T" no extremo referente ao paciente e outro entre a traquéia corrugada e a bolsa reservatória, sendo que quando o fluxo entra pelo "T" proximal, assemelha-se em sua função ao tipo Jackson-Rees (Universidad Católica de Santiago de Quayaquil, 2000; Dosch, 2008).

- **Consumo:** Eventual
- **Especificação:** Conjunto tipo Baraka, para controle de respiração em sistema semiaberto, espontânea ou controlada, acompanhado do conjunto de válvula de escape completo. Confeccionado em material atóxico, hipoalergênico, próprio ao uso, constituído do balão em material resistente aos processos usuais de desinfecção, extensão/traqueia corrugada com cerca de 30 cm, máscara siliconizada, com conectores para sistema Baraka e intermediários para sistema de anestesia e balão de _____ litros, com perfeita conexão. Apresentação: conjunto completo.

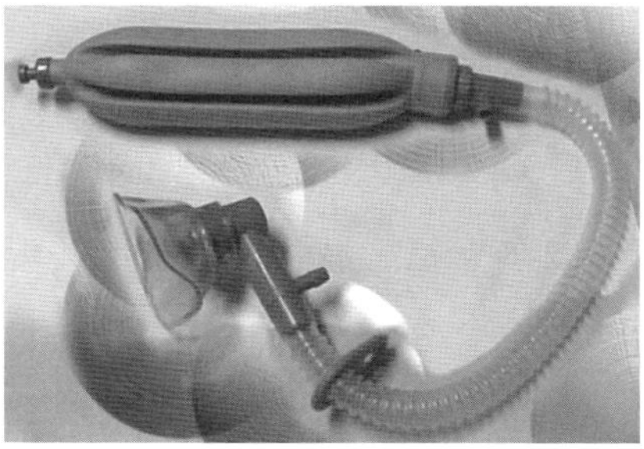

FIGURA 164 – Conjunto com válvula de escape.

Nº 171

Copo com tampa de pressão

- **Sinônimo:** Pote com tampa
- **Tipo:** Básico C
- **Consumo:** Mensal
- **Especificação:** Copo confeccionado em polímero transparente, rígido, resistente, com capacidade de 100 mL, com tampa de pressão, com escala graduada visível e permanente.

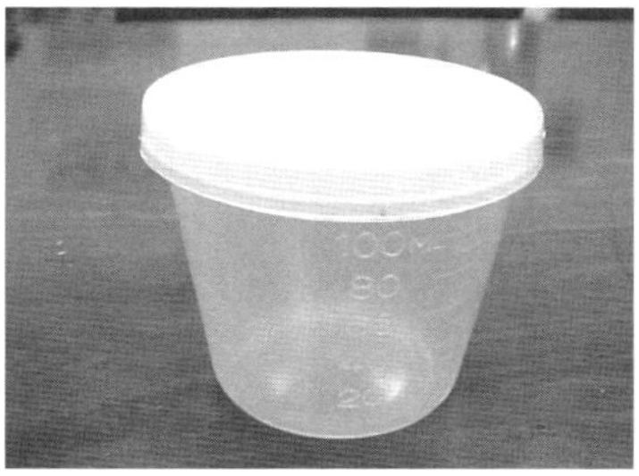

FIGURA 165 – Copo com tampa de pressão.

Opções/Variações

– Estéril/variações de volume.

Nº 172

Copo de Becker[28]

- **Sinônimo:** Copo graduado
- **Tipo:** Básico vidraria/PVC
- **Consumo:** Eventual
- **Especificação:** Copo graduado de vidro pirex, resistente, tipo Becker,_____ mL, boca larga, isento de irregularidade, com graduação precisa, nítida e

[28] Há dois tipos de Becker (também Béquer ou Gobelé em Portugal), o *Copo de Griffin* ou Becker *Forma Baixa* e *Copo de Berzelius* ou Becker *Forma Alta*. Com precisão variante em 5%, são denominados frascos T.C. (to contain) como o tubo de ensaio ou o tubo de Erlenmeyers, com a diferença que apresentam escala para mensuração aproximada, possuem base plana para uso autônomo, providos de bico para transferência do conteúdo e serem providos de boca larga (Wikipedia, 2008).

indelével, a cada 10 mL, que permita limpeza por métodos usuais de desinfecção e esterilização. Embalado de forma a protegê-lo de choques.

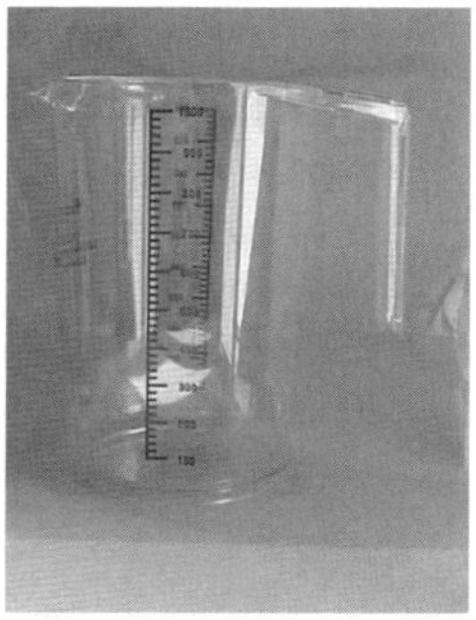

FIGURA 166 – Copo de Becker.

Opções/Variações

- Capacidade (mL): 100; 150; 500; 600; 1.000.
- Polipropileno, polietileno, sílica, vidro borossilicato, policarbonato.

Nº 173

Copo descartável

- **Tipo:** Básico C
- **Consumo:** Mensal
- **Especificação:** Copo descartável para ________, com capacidade para ________ mL, confeccionado em material apropriado para o uso, tipo plástico, resistente, embalado em pacotes com 100 unidades, constando dados de identificação e procedência, data de fabricação e validade. Apresentação: pacote com 100 unidades.

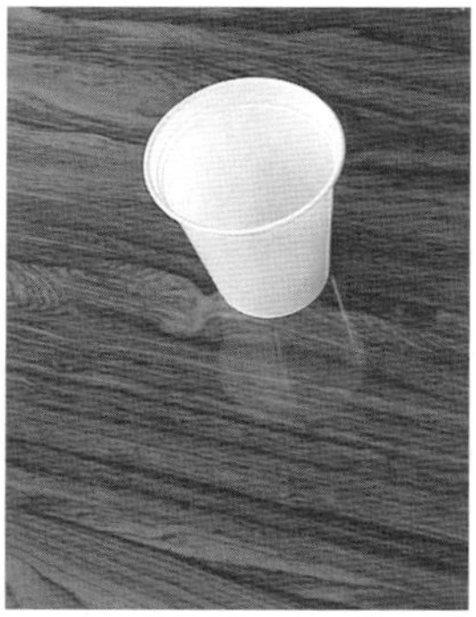

FIGURA 167 – Copo descartável.

Opções/Variações

- água: 300 mL/café: 50 mL.

Nº 174

Copo para medicação

- **Tipo:** Básico vidraria/PVC
- **Consumo:** Mensal
- **Especificação:** Copo para medicação, em forma baixa, com graduação precisa, nítida e indelével, com capacidade de ____ mL, para medicações, com escala padrão de graduação em mL ou cc, precisa, nítida e indelével.

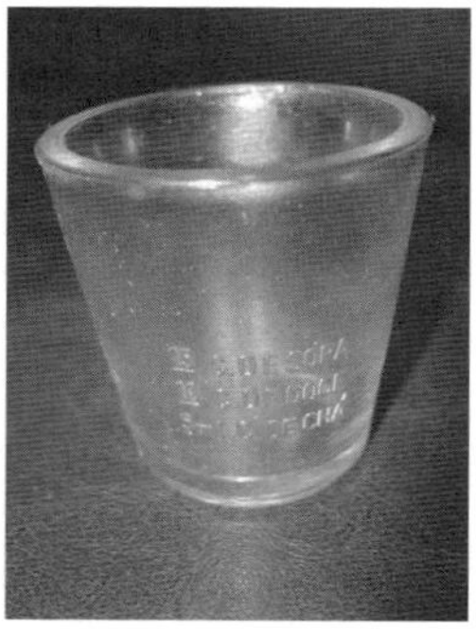

FIGURA 168 – Copo para medicação.

Opções/Variações

- Capacidade (mL): 5,0; 7,5; 10; 30; 60.
- Vidro/PVC.

Nº 175

Cortador de bico de ampola tipo serrinha

- **Sinônimo:** Serrinha para ampola29

[29] Atualmente, todas as ampolas de vidro possuem linha demarcatória para quebra do bico, de qualidade, raramente necessitando de serrinha.

- **Tipo:** Básico C
- **Consumo:** Eventual
- **Especificação:** Cortador de bico de ampola de vidro, confeccionado em papelão rígido, Paraná ou material similar apropriado para tal, com elemento cortante em uma das extremidades, em forma de "V", e a outra extremidade côncava para apoio.

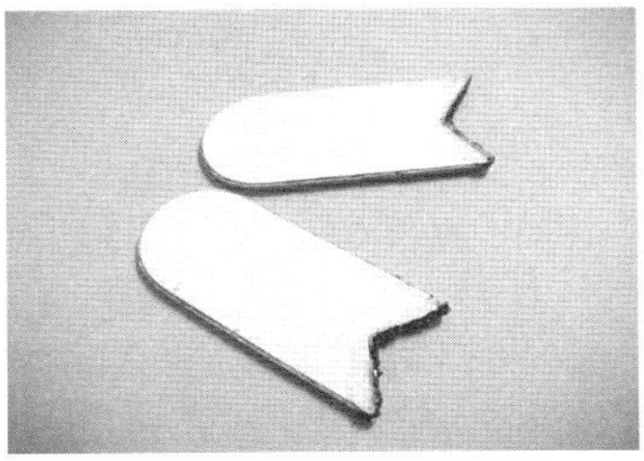

FIGURA 169 – Cortador de bico de ampola tipo serrinha.

Nº 176

Cortador para bico de frasco plástico

- **Sinônimo:** Cortador de soro[30]
- **Tipo:** Básico C
- **Consumo:** Eventual
- **Especificação:** Cortador descartável estéril para ampolas plásticas e/ou frascos de soro, confeccionado em polímero rígido ou similar resistente, com lâmina de aço inox, sem sinais de oxidação, e com um corte adequado para tal, resistente e flexível, confeccionado em material próprio para o uso.

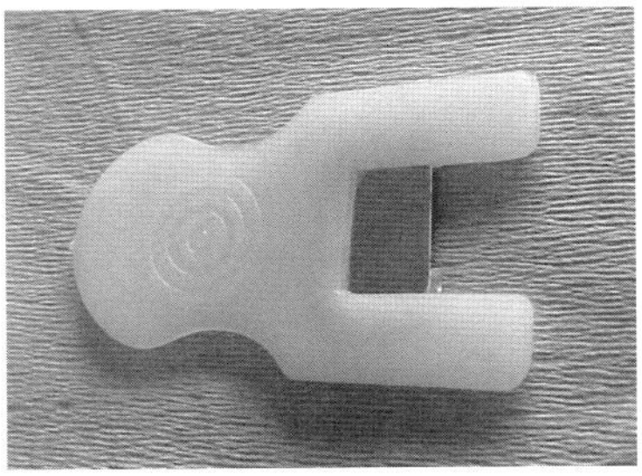

FIGURA 170 – Cortador estéril descartável para bico de frasco plástico.

Nº 177

Coxim de espuma

- **Sinônimo**: Colchonete para maca
- **Tipo:** Básico B
- **Consumo:** Mensal
- **Especificação:** Coxim de espuma de poliuretano, medindo aproximadamente 1,85 x 0,60 x 0,08 m, densidade 28, próprio para uso em macas, revestido em courvim ou similar, hipoalergênico, impermeável, resistente aos procedimentos usuais de desinfecção, na cor _____, com sistema de respiros laterais para ventilação, sem metal ou com tratamento antiferruginoso.

Opções/Variações

– dimensões, densidade e cor.

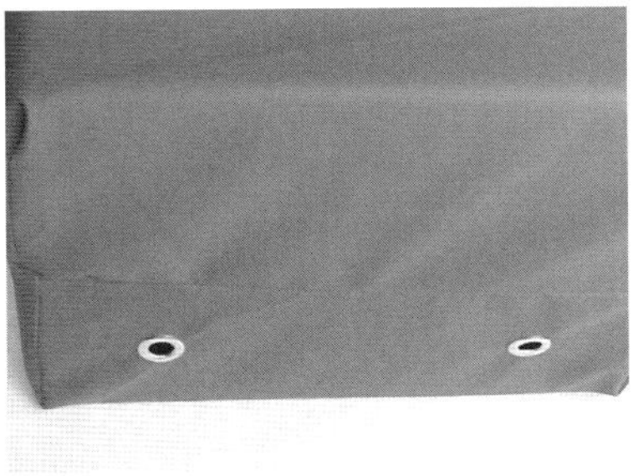

FIGURA 171 – Coxim de espuma.

[30] Atualmente, os frascos de soro já possuem bico tipo twist-off (abertura por sistema giratório "torcido", ou sistema similar nos sistemas de infusão fechada, com membrana auto-cicatrizante e vedante).

Nº 178

Cuba

- **Sinônimo:** Cuba rim/cúpula
- **Tipo:** Básico B
- **Consumo:** Mensal
- **Especificação:** Cuba tipo ______, confeccionada em _________, com bordas arredondadas, viradas para fora e para dentro, garantindo segurança no manuseio, isenta de defeitos e sem sinais de oxidação.

Opções/Variações

- Confecção: aço inox/plástico/polpa de celulose (descartável).
- Cuba em forma de rim (26 x 12 cm aprox. 700 mL).
- Cuba redonda/cúpula – dimensões aproximadas (diâmetro x altura – volume): 9,0 x 5,0 cm – 300 mL; 10,0 x 5,0 cm – 400 mL; 13,0 x 6,0 cm – 500 mL; 16,6 x 6,0 cm – 1.000 mL.

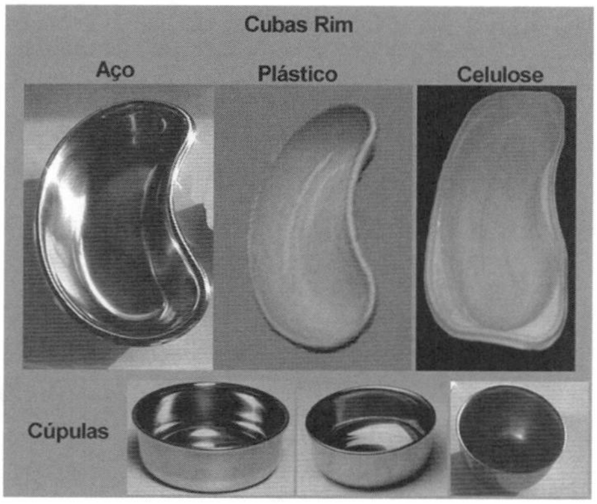

FIGURA 172 – Cubas e cúpulas.

Nº 179

Cuba para coloração

- **Tipo:** Exame
- **Consumo:** Mensal
- **Especificação**: Cuba de vidro para coloração de lâminas, forma __________, com tampa, nas dimensões ____________ mm (largura x altura x profundidade), com berço (*rack*) confeccionado em _______ com alça adaptável à cuba, com capacidade para ____ lâminas de microscopia de ____ x ____ mm. Embalada de forma a protegê-la de choques.

Opções/Variações

- Berço (*rack*): aço inox/polipropileno.
- Capacidade lâminas: 20, 30...
- Dimensões (mm) – largura x altura x profundidade: 108 x 70 x 90; 90 x 96 x 100; 90 x 40 x 70; 80 x 10 x 70; 70 x 16 x 86; 60 x 100 x 60.
- Forma alta (vertical)/forma baixa (horizontal).

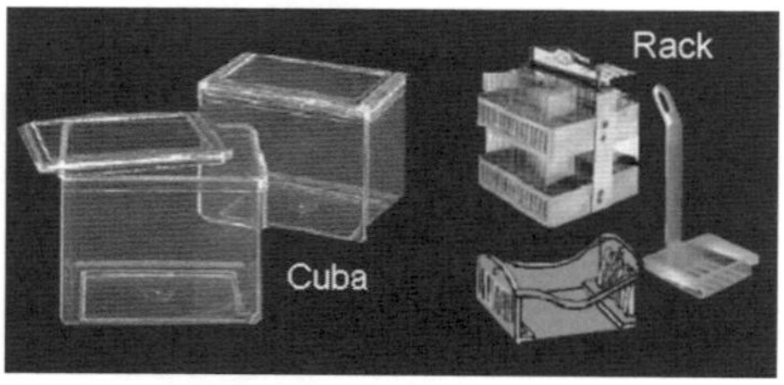

FIGURA 173 – Cuba para coloração.

Nº 180

Curativo adesivo transparente (poliuretano/acetato de celulose)

- **Sinônimo**: Película
- **Tipo:** Curativo
- **Consumo:** Mensal
- **Especificação:** Curativo transparente medindo aproximadamente _____x______ cm, composto de película de ______, para cobertura de ferimentos, fixação e proteção de cateteres e curativos, estéril, com adesivo de acrilato hipoalergênico ou similar. Deve ser semipermeável (permeável a vapor da pele, e impermeável a líquidos). Deve ser elástico e flexível, consistindo como barreira viral e bacteriana. Com sistema de colocação sobre a ferida com facilidade de manuseio e aplicação, de forma a não utilizar a superfície adesiva.

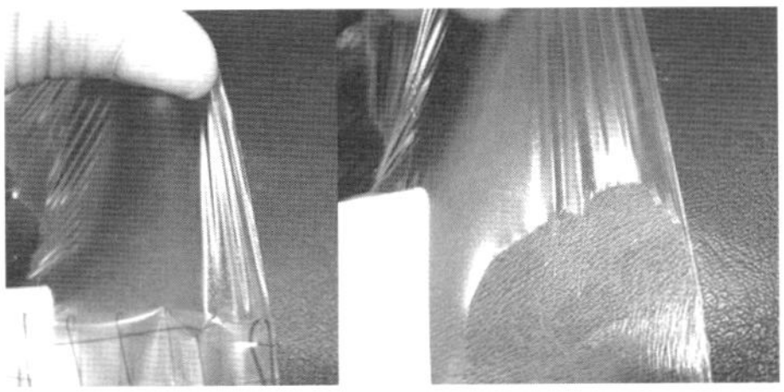

FIGURA 174 – Curativo adesivo transparente.

Opções/Variações

- Medidas (cm): 5 x 4, 5 x 7, 6 x 7, 10 x 12, 11 x 25, 10 x 12, 30 x 20...
- Com compressa absorvente em seu centro, composta de fibras de acrílico e algodão e recoberta com película antiaderente de poliéster, sustentadas por filme plástico.

Nº 181

Curativo com almofada central absorvente

- **Sinônimo:** Cobertura com coxim hidrocelular
- **Tipo:** Curativo
- **Consumo:** Mensal
- **Especificação**: Curativo composto de almofada central absorvente (coxim hidrocelular), com camada interna constituída minimamente de espuma, hidropolímero ou poliuretano, envolta por uma camada adesiva e perfurada de contato com a lesão e uma camada externa macia e flexível de filme ou material semipermeável, resistente a líquidos e contaminações, contendo bordas com face interna adesiva para fixação.

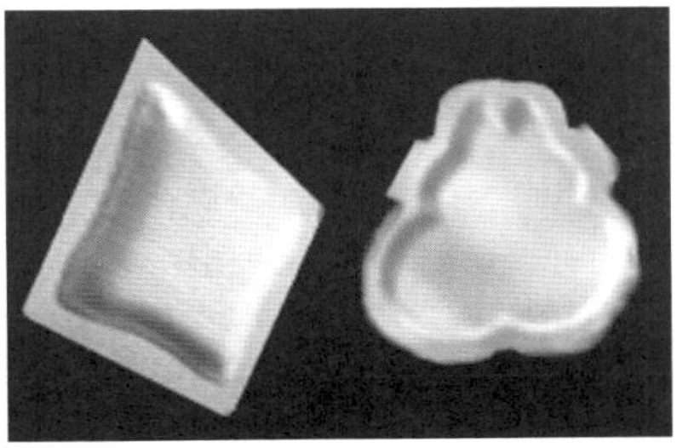

FIGURA 175 – Curativo com almofada central absorvente.

Opções/Variações

- Dimensões (cm): 8 x 8, 13 x 13, 18 x 18, 23 x 23...
- Não adesivo.

Nº 182

Curativo de alginato

- **Sinônimo:** Alginato
- **Tipo:** Curativo
- **Consumo:** Mensal
- **Especificação:** Curativo absorvente de não tecido, não adesivo, composto de fibras de alginato de cálcio e/ou sódio, derivado de algas marinhas, medindo cerca de ____ cm x ___ cm, com capacidade de absorção de _____g/m² de alginato, estéril.

Opções/Variações

- Associado a: carvão ativado; hidrocoloide; hidropolímero; poliuretano; zinco.
- Fitas: 2 g.
- Lâminas: 5 x 5, 8 x 12, 10 x 20, 10 x 10, 15 x 25...
- Placa: 4 x 6, 10 x 10, 15 x 15...

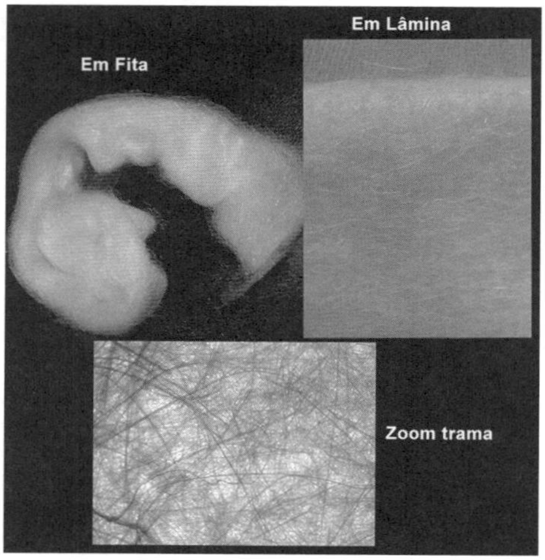

FIGURA 176 – Curativo de alginato.

Nº 183

Curativo de carvão ativado

- **Sinônimo:** Carvão ativado
- **Tipo:** Curativo
- **Consumo:** Mensal
- **Especificação:** Cobertura de ferimentos estéril, medindo aproximadamente ____ cm x ____ cm, composta por uma camada de carvão ativado, impregnado com prata, envolto por uma camada de não tecido à base de *nylon*, ou similar comprovadamente adequado, selada em toda a sua extensão e de baixa aderência.

Opções

- Medidas (cm): 11 x 11, 11 x 20, 10 x 15, 30 x 20...

Obs.: O carvão é um produto resultante da combustão da madeira ou de certas substâncias animais ou minerais. O carvão vegetal, também denominado carvão de madeira, é muito poroso, e resulta da combustão incompleta da madeira por falta de ar. É negro, leve, relativamente duro e conserva perfeitamente a estrutura da madeira que o originou. Seu poder calorífico é de aproximadamente 8.000 Hg/cal. Sua característica é seu poder absorvente, tanto de partículas como de gases. Os carvões que recebem uma preparação especial, para aumentar o seu poder absorvente, denominam-se carvões ativos, que podem absorver até 68 vezes seu volume de óxido de carbono, ou

170 vezes de amoníaco. A atividade absorvente de um carvão depende de sua porosidade, de sua pureza e de seu calor desenvolvido na absorção[31]. O curativo de carvão possui uma cobertura composta de uma almofada contendo um tecido de carvão ativado que adsorve os gases voláteis, responsáveis pelo odor desagradável. A superfície impregnada com prata exerce uma atividade bactericida, reduzindo o número de bactérias presentes na úlcera, principalmente as Gram-negativas. O envoltório de não tecido objetiva evitar que as partículas de carvão sejam liberadas no leito da ferida, além de absorver o exsudato. O curativo comum de carvão ativado não deve ser cortado, porque as partículas soltas de carvão podem ser liberadas sobre a úlcera e agir como um corpo estranho[32]. Porém, atualmente já existe em forma especial de compressa, em que o carvão ativado com prata se encontra prensado entre duas camadas de *rayon* e poliamida não aderentes e semipermeáveis, que permite corte para adequação ao tamanho necessário à lesão.

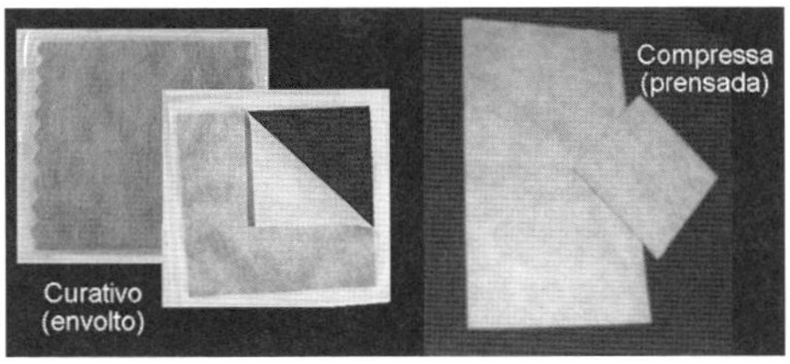

FIGURA 177 – Curativo de carvão ativado.

Nº 184

Curativo de hidrocoloide

- **Sinônimo:** Hidrocoloide
- **Tipo:** Curativo
- **Consumo:** Mensal
- **Especificação:** Curativo de hidrocoloide em placa delgada, flexível, confeccionada em forma translúcida ou similar que permita nítida visualização da lesão, hipoalergênica. Com matriz adesiva interna para boa aderência à pele e que contenha hidrocoloide(s), no mínimo carboximetilcelulose sódica, com capacidade de absorver e reter exsudato de ferimentos, reagindo e transformando-se em gel característico ou similar, que promova comprovadamente o mesmo. A camada externa deve ser flexível o suficiente para acomodação anatômica, servindo como barreira protetora contra contaminados externos, com superfície lisa e macia, semipermeável. Deve permitir fácil remoção da película protetora e adequada disposição do curativo. Necessária a apresentação de laudo de não irritabilidade dérmica e citotoxicidade.

Opções/Variações

- Borda biselada.
- Com composto inorgânico de prata e alginato de cálcio.
- Com ou sem borda adesiva.
- Contornos moldados para região sacral.
- Dimensões (cm): 4 x 6, 6 x 6, 7 x 9, 10 x 10, 10 x 12/13, 15 x 15, 20 x 20.

[31] Argentiére, 2005.
[32] Brasil, 2002.

– Formato: quadrado; retangular; triangular; oval.

Curativo de hidrocoloide em gel, estéril, incolor e viscoso com pelo menos dois hidrocoloides (pectina e carboximetilcelulose) ou similar, que exerça exatamente a mesma ação, quanto a promover meio úmido para cicatrização, auxiliar no desbridamento autolítico e nas propriedades cicatrizantes dos hidrocoloides em si, com indicação para feridas secas, profundas ou com necrose ou fibrina. Tubo de 15 g, com Certificado de Registro no Ministério da Saúde. Apresentação: tubo com 15, 30, 60 g.

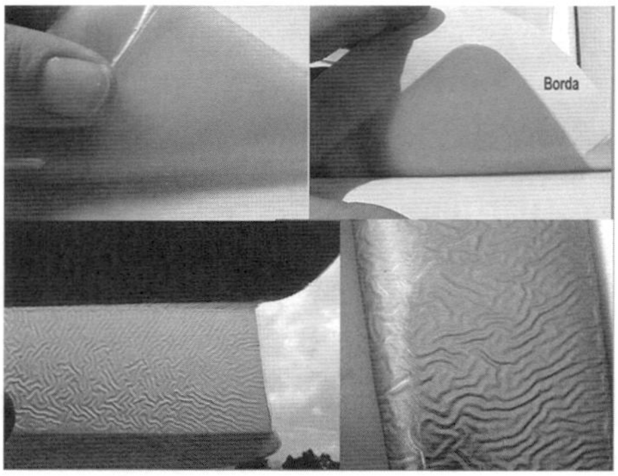

FIGURA 178 – Curativo de hidrocoloide.

Nº 185

Curativo de malha porosa

- **Tipo:** Curativo
- **Consumo:** Mensal
- **Especificação**: Cobertura primária estéril composta de malha aberta porosa de acetato de celulose (*rayon*) ou similar, que proteja a lesão e evite aderência, indicado para lesões secas e úmidas, que permita a livre passagem de exsudato, impregnada com substância sem princípio ativo e antiaderente ao leito da ferida, não absorvente, atóxica, hipoalergênica, medindo cerca de ____ x _____ cm.

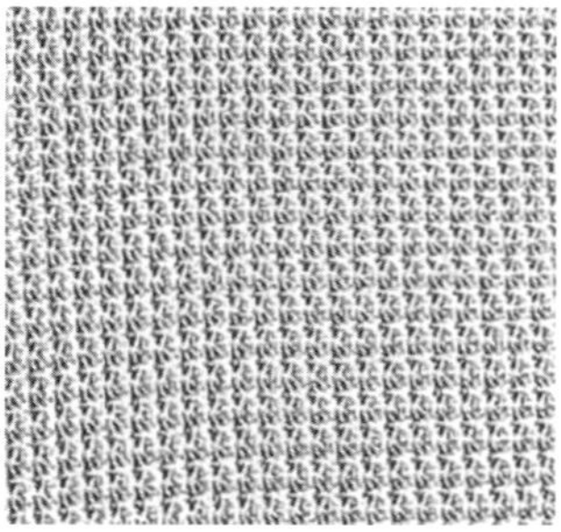

FIGURA 179 – Curativo de malha porosa.

Nº 186

Curativo de película de poliuretano não adesiva

- **Sinônimo:** Membrana em poliuretano
- **Tipo:** Curativo
- **Consumo:** Mensal
- **Especificação:** Curativo de película de poliuretano não adesiva tipo ______, reconstrutora epidérmica, transparente, flexível, medindo aproximadamente _______ cm x _______ cm, hipoalergênica.

Opções/Variações

– Tela porosa de acetato de celulose, impregnada com emulsão neutra de petrolato.

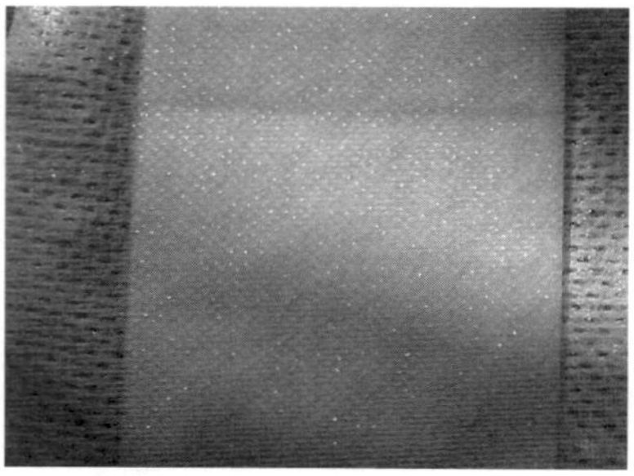

FIGURA 180 – Curativo de película de poliuretano não adesiva.

– Tipo: reticulada/lisa.
– Reticulada: livre fluxo de ar e passagem de exsudato (favorece a penetração de fluidos de baixo peso molecular e gases através da película e impede tal fluxo de fluidos de alto peso molecular, como vírus, bactérias).

Nº 187

Curativos e coberturas

Considerando-se a ampla variedade de curativos e coberturas existentes no mercado atualmente, com inovações constantes, apresentamos uma breve súmula dos mais comumente utilizados, para posteriormente efetuar alguns descritivos específicos básicos:

- Acetato de celulose, tela: transparente e semipermeável, para uso em feridas superficiais e pouco.
- Ácidos graxos essenciais: mantêm o meio úmido e aceleram o processo de cicatrização.
- Alginato de cálcio e carvão ativado, com camada externa de hidrofibra: feridas fétidas, infectadas, com grande exsudato.
- Alginato de cálcio e sódio com zinco: para feridas com exsudação abundante com ou sem infecção, cavitárias e sanguinolentas.
- Biomembrana de látex: derivada do poli-isopreno, com base em látex vegetal de seringueira, é impermeável e possui fator de crescimento VEGF, com propriedade angiogênica e aceledora de formação de tecido de granulação. Mantém o leito da ferida úmido e facilita o desbridamento autolítico. Com indicação em feridas crônicas de difícil cicatrização, como úlceras neuropáticas, de pressão e outras, bem como em feridas cutâneas agudas, como pós-fasciotomia descompressiva e pós-dissecção de enxerto dermo-epidérmico de área doadora.
- Carvão ativado e prata: com indicação para feridas fétidas, infectadas ou grande quantidade de exsudato.
- Curativo impregnado de prata e alginato de cálcio, com ação antimicrobiana pela prata e absorção de exsudato pelo alginato. Com indicação em queimadura de segundo grau superficial ou profunda, área doadora e receptora de enxertos, lesões traumáticas e ulcerações crônicas de origem vascular, de pressão ou neuropatias diabéticas.
- Curativo impregnado de prata: ação antimicrobiana no leito da ferida.
- Filme transparente autoadesivo: composto de poliuretano, estéril, transparente e aderente às superfícies secas, mantendo o leito da ferida úmido e com permeabilidade seletiva, com indicação em cobertura de incisões cirúrgicas, prevenção de úlceras de pressão e fixação de dispositivos vasculares.
- Gaze não aderente: confeccionada em acetato de celulose, impregnada com petrolato ou confeccionada em fibras de poliéster hidrófobo impregnada com ácidos (graxo essencial/*aloe vera*/hialurônico/hialurônico e sulfadiazina de prata); com indicações de queimaduras superficiais de segundo grau, áreas cruentas pós-trauma ou ressecção cirúrgica, feridas com apresentação de tecido de granulação, áreas doadoras e receptoras de enxertos dermocu-

tâneos, abrasões, lacerações, incisões cirúrgicas e úlceras.

- Gazes de polímeros absorventes: superabsorvente, em vários extratos, tendo polímeros como composto principal e camada externa de tecido hidrófobo para favorecer saída do exsudato, com indicação em feridas abundantemente exsudativas e também cavitárias.
- Hidrocoloide com alginato de cálcio e sódio, com camada interna composta de gelatina, pectina, alginato e carboximetilcelulose sódica e externa de espuma de poliuretano, para feridas limpas, com exsudato em média a pouca quantidade, para prevenção de úlceras de pressão e queimaduras de segundo grau.
- Hidrocoloide: composto por camada interna de gelatina, pectina e carboximetilcelulose sódica e camada externa em espuma de poliuretano, com indicação para feridas limpas com exsudato em pouca a média quantidade, prevenção de úlceras de pressão, queimaduras de segundo grau, coberturas ou fixação (espessura extrafina), feridas cavitárias (pasta ou grânulos).
- Hidrocoloide extrafino: camada interna é composta por partículas de carboximetilcelulose e a camada externa por poliuretano semipermeável, com formação de um gel úmido em contato com a ferida, estimulando a angiogênese e o desbridamento autolítico. Mantendo o meio úmido, indicado para pequenas lesões superficiais, prevenção de úlceras de pressão, excisões dermatológicas e áreas doadoras.
- Hidrofibra: curativo estéril, não aderente, macio, de cor levemente acinzentada, de material não tecido, em placa ou fita, composto por fibras de carboximetilcelulose sódica (com ou sem prata iônica); com indicação para feridas altamente exsudativas, feridas crônicas, úlcera de pressão, úlcera diabética, úlcera de perna, úlceras profundas com cavidade, feridas agudas, feridas pós-operatórias e traumáticas deixadas para cicatrizar por segunda intenção, e queimaduras de segundo grau. Pode ser usado em feridas infectadas e em feridas que necessitem de desbridamento autolítico, sob acompanhamento criterioso do profissional de saúde.
- Hidrogel/gel: com base hidrofílica e alguns enriquecidos com óleos de origem vegetal e compostos de polivinilpirrolidona (PVPA) e água, sendo que os produtos apresentam diferentes associações: alguns contêm propilenoglicol, outros, cloreto de sódio. Em placa é composto por água, glicose umectante e película externa de poliuretano. Com indicação para queimaduras, para remover crostas e tecidos desvitalizados, desbridamento autolítico e proteção mecânica.
- Hidropolímero: adesivo de poliuretano, cobertura com espuma de hidropolímero de alta densidade. Suas variações apresentam camada externa fina de silicone, outros com características de gel com formulação composta de glicerina e água destilada e outros também contêm alginato de cálcio. Com indicação para feridas limpas em fase de granulação, com exsudato em média a pequena quantidade.
- Poliuretano (membrana): transparente, não aderente e com permeabilidade seletiva, composta de poliuretano estéril, sendo que alguns possuem pequenos orifícios para facilitar a saída de secreção. Com indicação em queimadura de 2º grau, área doadora de enxerto dermoepidérmico, lesão

exudativa etc.

- Poliuretano, espuma: espuma de poliuretano hidrofílica para manutenção da umidade do leito da ferida e filme de poliuretano permeável a gases e impermeável a água e microrganismos, com indicação para absorção de exsudatos e proteção mecânica.
- Protetor cutâneo de periostomia: composto de gelatina (hemostasia e absorção – hidrólise parcial do colágeno); pectina (absorção da água, com transformação em coloide viscoso), carboximetilcelulose sódica (agente estabilizante da emulsão) e poli-isobutileno (resistente à ação de drenagens ácidas do organismo) Suas indicações variam conforme suas apresentações: em pó indicado para lesões úmidas por formar película protetora e com propriedade secativa; em pasta serve como selante de coaptação entre o ostoma, a pele adjacente e a bolsa coletora; em placa protege e regenera a cútis, permitindo a fixação de bolsas coletoras; e, em solução, bastão ou compressa, seca a pele, formando também uma película protetora.

Fonte principal: Cândido, Luiz Cláudio. Curativos e coberturas. Núcleo Interdisciplinar de Pesquisa e tratamento de Feridas. Disponível em: http://www.feridologo.com.br/ (acesso em 02 jun. 2008).

Nº 188

Destacador de micromolas de embolização

- **Tipo:** Angiografia
- **Consumo:** Mensal
- **Especificação:** Instrumento denominado destacador de micromolas destacáveis de platina, com alimentação de 9 VDC, através de duas baterias paralelas alcalinas de 9 V, com tempo de trabalho de bateria de 6 horas, com cabo vermelho (corrente positiva) e preto (negativa), com corrente máxima de 1 miliampére, voltagem máxima de 7,2 VDC, com temperatura de operação de cerca de 5º a 45ºC (41º a 113ºF), com umidade relativa de 10% a 90% (não condensada), ou similar, que efetue o destacamento da micromola, para embolização, através de eletrólise, e emita sinais indicativos após o efetivo destacamento. Deve possuir sinais visuais de voltagem, corrente, tempo, indicador de checagem, indicador de destaque, indicador de bateria, e demais controles para adequado funcionamento, com segurança de manuseio.

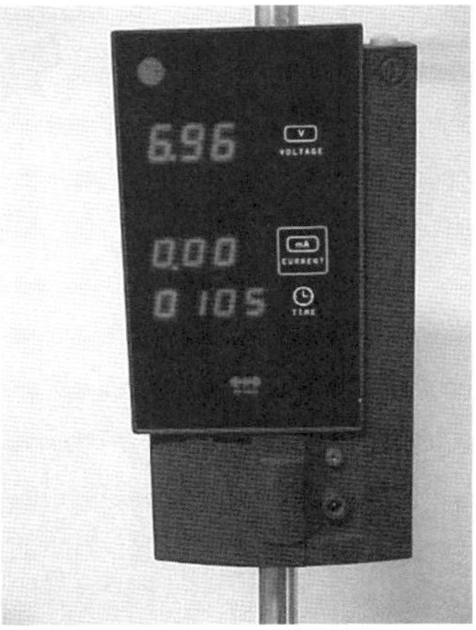

FIGURA 181 – Destacador de micromolas de embolização.

Nº 189

Detergente em pó

- **Tipo:** Limpeza
- **Consumo:** Eventual

- **Especificação:** Detergente em pó, (deve constar a composição completa na proposta), com alto poder de limpeza e desencrostação de instrumentais cirúrgicos, artigos de laboratório e endo/fibroscópios, que promova, simultaneamente, a dispersão, solubilização e emulsificação, removendo completamente dos instrumentais as matérias orgânicas, mesmo que já ressecadas ou muito aderidas, sem que ocorra corrosão do instrumental, nem oxidação ou qualquer lesão ao material. Também deve promover dissolução de sangue, restos mucosos e outros restos orgânicos, removendo com segurança qualquer agente contaminador ou impurezas proteicas, urina e manchas de transpiração de roupas, acessórios ambulatoriais, bem como eliminar odores biológicos. Deve constar a orientação na proposta, do fabricante quanto à concentração adequada conforme o material, qual o melhor veículo, e outras orientações para o correto uso.

Nº 190

Detergente neutro

- **Tipo:** Limpeza
- **Consumo:** Eventual
- **Especificação**: Detergente neutro líquido cristalino, biodegradável, tensoativo, aniônico, não iônico, concentrado para pronto uso, coadjuvante, preservante, sequestrante, espessante, fragrâncias e outras substâncias químicas permitidas, para lavagem de material médico-cirúrgico, laboratorial e equipamentos, de qualidade comprovada. Deve conter na proposta a composição e a quantidade de cada elemento, bem como devem constar as orientações do fabricante para o correto uso. Apresentação: Frasco com 1 (um) litro. Apresentar Laudo Técnico Analítico emitido por Laboratório Oficial, Certidão de Registro do produto e autorização de Funcionamento do Fabricante e Distribuidor, emitida pelo DETEM/SNVS do Ministério da Saúde.

Nº 191

Dispensador para sabonete líquido

- **Sinônimo:** *Dispenser*
- **Tipo:** Limpeza
- **Consumo:** Eventual
- **Especificação:** Dispensador (*Dispenser*) com reservatório para sabonete líquido do tipo universal construído em _______ de baixa densidade e alta resistência, com reservatório com capacidade de ________ mL, cor _______, com visor _____ (transparente), retangular, com travas laterais acionadas por pressão. Garantia mínima de 6 (seis) meses.

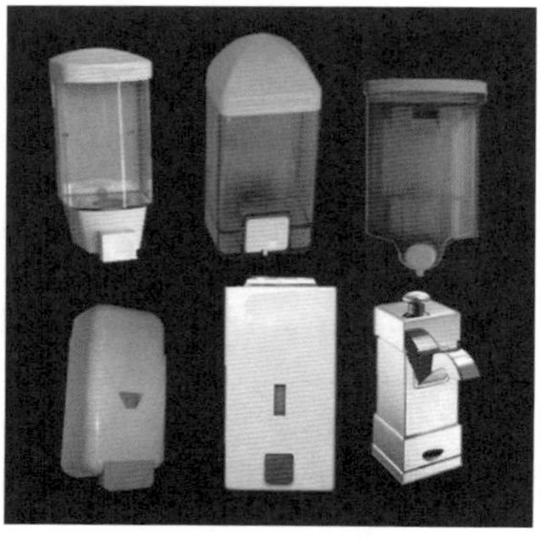

FIGURA 182 – Dispensadores.

Opções/Variações

- Ajuste/regulagem dispensada por acionamento.
- Automático com infravermelho.
- Capacidade (mL): 500, 800, 1.000, 1.500, 1.750, 2.000.
- Confecção: plástico rígido, ABS, alumínio.

Nº 192

Dispositivo laparoscópico para retirada de vesícula

- **Sinônimo**: Dispositivo para retirada de espécime
- **Tipo:** Cirurgia
- **Consumo:** Mensal
- **Especificação**: Dispositivo laparoscópico estéril descartável, para retirada de vesícula biliar constituído de haste em polímero ou similar, ____ mm de diâmetro, dotada de halo metálico (inox), que permita manter a luz do coletor aberta após o acionamento do instrumento, possibilitando acondicionar volume de até _____ mL de forma a envolver a vesícula completamente em sua retirada, evitando contaminação de órgãos adjacentes. Modelo apropriado ao procedimento, com tubo redutor, trocarte e saco de silicone com ____ mm, com fechamento do saco através de cordão tipo *push*, facilitando a remoção.

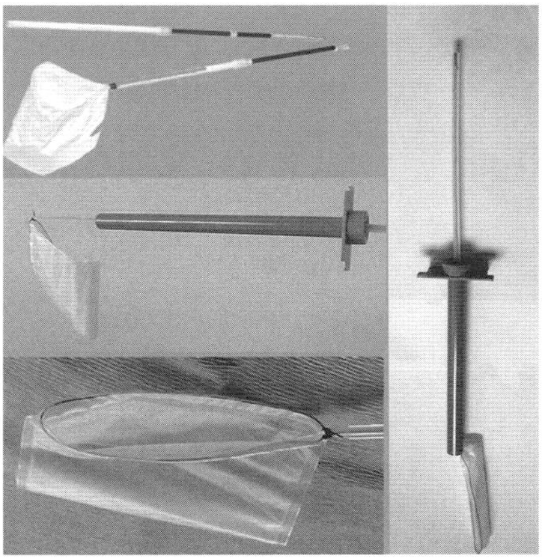

FIGURA 183 – Dispositivos laparoscópicos para retirada de vesícula.

Opções/Variações dimensões

- Saco coletor (diâmetro mm): 60, 75, 100, 125.
- Trocarte (mm) 10, 11, 12.
- Volume saco coletor (mL): 110, 200, 400.

Nº 193

Dispositivo masculino para incontinência urinária

- **Sinônimo:** Uripen
- **Tipo:** Básico B
- **Consumo:** Mensal
- **Especificação:** Dispositivo masculino para incontinência urinária, tamanho __________, descartável, formato anatômico, confeccionado em ______ de primeira qualidade, extremidade distal com reforço no funil para conexão adequada ao coletor de urina, com anel proximal confeccionado de tal forma que não provoque garroteamento.

Opções/Variações

- Com/sem colar.
- Com/sem extensão.
- Tamanho: pequeno/médio/grande.
- Autoadesivo:
  - em látex, opaco e com colar aplicador;
  - em silicone, hipoalergênico, transparente;
  - semitransparente, com sistema antirrefluxo e colar aplicador.
- Adesivo:
  - látex *soft*, com fita adesiva dupla face, semitransparente;
  - látex natural, com fita simples;
  - látex, com fita adesiva dupla face e proteção com barreira de filme impermeável;
  - látex natural, com sistema antirrefluxo, com adesivo de dupla face em hidrocoloide.
- Reusável:
  - látex natural, reusável, lavável, sistema antirrefluxo, com sistema de suspensório.

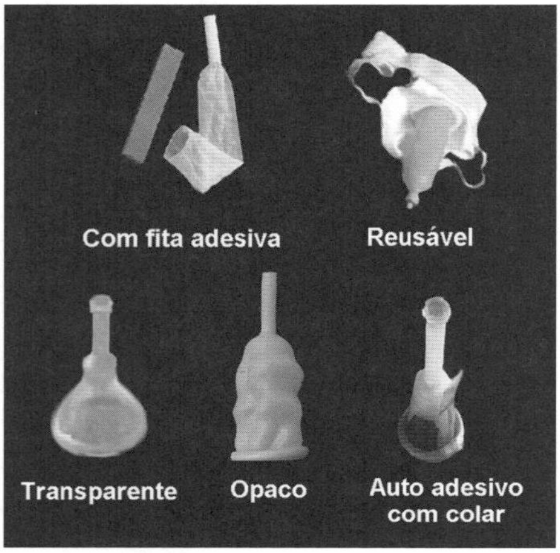

FIGURA 184 – Dispositivos para incontinência urinária.

Nº 194

Dispositivo para tração cutânea de membro inferior

- **Sinônimo**: *Kit* tração cutânea MMII
- **Tipo:** Básico C
- **Consumo:** Eventual
- **Especificação:** Dispositivo/*kit* para tração cutânea de membro inferior, confeccionado em duas espumas de poliuretano macia, ou similar, antialérgica, revestida de tecido sintético e resistente, costurada em suas bordas com *overlock* ou selagem reforçada, com fita para reforço em costura paralela, para maior resistência e encaixe para suporte, com apoio para o calcanhar, com cordão de *nylon* e suporte metálico tipo "pirâmide", com férula, para tração cutânea de membro inferior no caso de fraturas, luxações em nível de fêmur e quadril, tamanho ________.

Opções/Variações

- Adesivo acrílico.
- Atadura elástica para fixação.

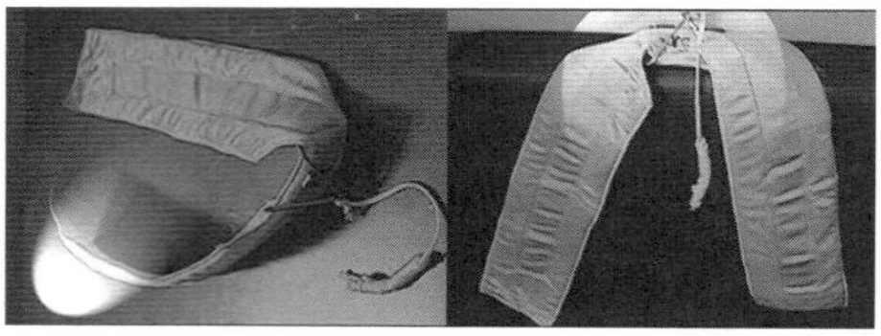

FIGURA 185 – Dispositivo para tração cutânea de membro inferior.

– Bandagem elástica de algodão e *rayon*.
– Confecção da placa: metal, madeira ou polímero rígido.
– Tamanho: adulto (grande e médio) e pequeno (infantil).

Nº 195

Domo transdutor de pressão

- **Tipo:** Cirurgia
- **Consumo:** Mensal
- **Especificação:** Domo (tipo cobertura) para transdutor de pressão, tipo cateter de Swan-Ganz, com membrana, adaptável a debitômetro cardíaco e mensurador de pressões invasivas marca ______, modelo ______, de material atóxico, apirogênico, com uma saída *luer*, outra *luer-lock*, tamanho padrão adaptável a seringa e/ou equipos. Confeccionado em material atóxico, apirogênico, sem rebarbas e/ou defeitos, com conexões *luer-lock* padrão universal em ambas as extremidades.

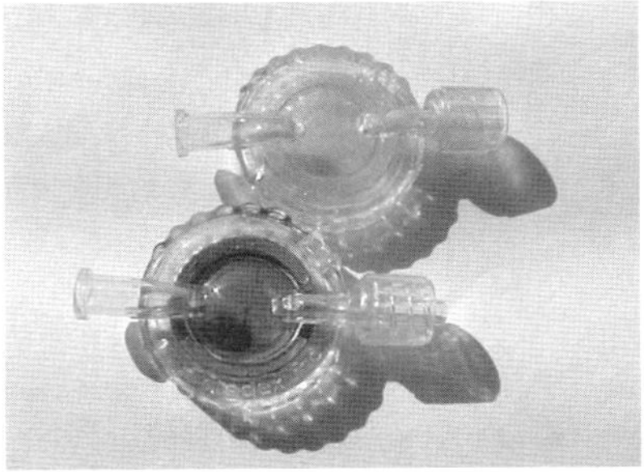

FIGURA 186 – Domos transdutores de pressão.

Nº 196

Dreno/cateter para drenagem torácica/mediastinal

- **Sinônimo:** *Kit* drenagem de tórax
- **Tipo:** Cirurgia
- **Consumo:** Mensal
- **Especificação:** Frasco em PVC rígido, que não ceda à pressão manual, com transparência cristalina, para drenagem de tórax com capacidade de 2.000 mL, com tampa de polipropileno, ou similar adequado ao procedimento, rígido, isento de defeitos, com escala de graduação precisa, nítida e indelével, provido de tubo externo transparente, com flexibilidade adequada, medindo aproximadamente 130 cm, conectado ao tubo interno compatível com o frasco e um tubo externo medindo aproximadamente 2 cm. Tampa com sistema de vedação com trava de segurança ou rosca ________de giro, que evite vazamentos e/ou abertura acidental. Com pinça corta-fluxo (tipo "jacaré") denteada para regular o fluxo, de alta precisão, que garanta completa vedação do sistema, quando necessário. Com conectores e terminações de tamanho padrão universal. Deve vir acompanhado de dreno/cateter calibre nº ____, para drenagem mediastinal/torácica, confeccionado

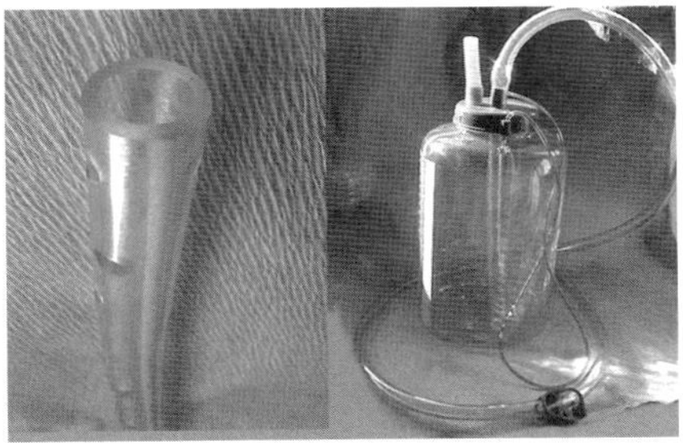

FIGURA 187 – Dreno/cateter para drenagem torácica/mediastinal.

em material atóxico, apirogênico, hipoalergênico, tipo PVC transparente, ou similar adequado, multiperfurado. Apresentação: *kit* completo, com dreno.

Opções/Variações

- Giros: ¼, ½, 1, 1 e ½...
- Cateter: Nº. 34, 36, 38...

Nº 197

Dreno de Kehr[33]

- **Sinônimo:** Dreno em "T"
- **Tipo:** Cirurgia
- **Consumo:** Eventual
- **Especificação:** Dreno em "T", tipo Kehr, nº ______, medindo 28 cm, e a parte que completa o "T", aproximadamente 30 cm, para drenagem externa ou descompressão na região das vias biliares extra-hepáticas, ou mesmo como prótese modeladora em anastomose biliar Confeccionado em látex natural flexível, formato tubular uniforme em toda sua extensão, com paredes finas maleáveis, sem rebarbas e/ou defeitos.
- Nº: 4, 6, 8, 10, 12, 14, 16, 18.

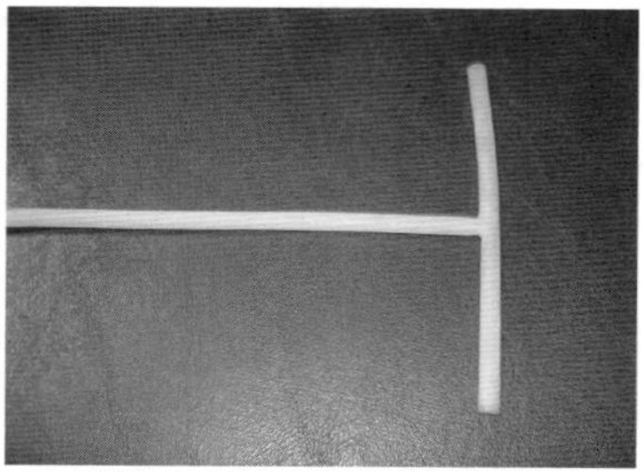

FIGURA 188 – Dreno de Kehr.

Nº 198

Dreno de Penrose[34]

- **Sinônimo:** Penrose
- **Tipo:** Cirurgia
- **Consumo:** Eventual
- **Especificação:** Dreno de Penrose, nº_____, confeccionado em *soft* látex natural, flexível, formato tubular uniforme em toda sua extensão, com paredes finas e maleáveis, com aproximadamente 30 cm de comprimento, e com gaze no lúmen do mesmo para não colabar.

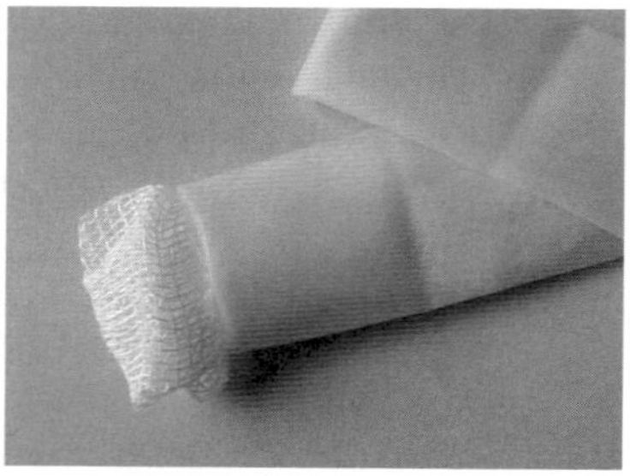

FIGURA 189 – Dreno de Penrose.

[33] Encontra-se também a grafia como: Kher / Kherr. Porém, a grafia correta é Kehr, posto que possui o nome conforme seu propositor, Hans Kehr di Berlino, que em 1897 introduziu o emprego do dreno em "T" com uma banda curta intra-coledociana que passava através da papila para dentro do duodeno e banda longa para o exterior, para efetuar a drenagem e descompressão do ducto biliar após exploração (Cuenca, 1996; Cervantes, 2000). O dreno é cirurgicamente introduzido na região das vias biliares extra-hepáticas, com a finalidade de drenagem externa, descompressão, ou ainda, após anastomose biliar, como prótese modeladora, suturados na parede duodenal lateral ao dreno, tanto quanto na pele, impedindo sua saída espontânea.

[34] Criado por Charles Bingham Penrose (1862-1925), cirurgião ginecologista norte-americano, Filadélfia.

Opções calibres

– Nº 1 (6,0 mm diâmetro), Nº 2 (12 mm diâmetro) e Nº 3 (20 mm diâmetro).

Nº 199

Eletrodo cardiológico de membros tipo chapa para derivação periférica

- **Sinônimo:** Eletrodo periférico chapa
- **Tipo:** Cardiologia
- **Consumo:** Mensal
- **Especificação:** Eletrodo metálico para derivações periféricas de eletrocardiógrafo, membro adulto, não descartável, fixado através de braçadeira, sem sinais de oxidação, para eletrocardiógrafo marca __________modelo__________ ou similar, que se adapte perfeitamente ao referido equipamento.

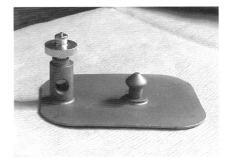

FIGURA 190 – Eletrodo metálico de membros para ECG em forma de chapa.

Opções/Variações

– confeccionado em alpaca.

Nº 200

Eletrodo cardiológico de membros tipo clipe para derivação periférica

- **Sinônimo:** Cardioclip
- **Tipo:** Cardiologia
- **Consumo:** Mensal
- **Especificação:** Eletrodo para derivações periféricas para eletrocardiógrafo modelo ________ ou similar, em forma de "garra" – tipo clipe —, com suporte tipo pinça, de polímero rígido, com mola resistente, formato anatômico, com acabamento adequado, arredondado, sem rebarbas, com conector metálico de encaixe ao eletrodo, em sistema de pino e rosca. Eletrodo sem sinais de oxidação.

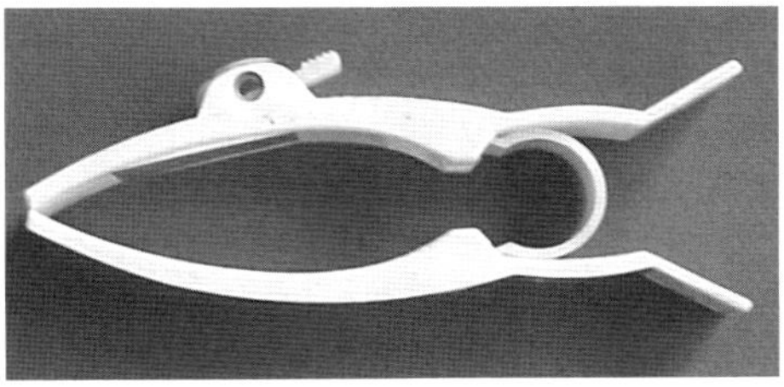

FIGURA 191 – Eletrodo para ECG tipo clipe para derivação periférica.

Opção apresentação

– Jogo com quatro unidades de cores correspondentes aos eletrodos periféricos/unidade (branca).

Nº 201

Eletrodo de prata

- **Sinônimo:** Eletrodo de monitoração cardíaca
- **Tipo:** Cardiologia
- **Consumo:** Eventual
- **Especificação:** Eletrodo de prata (Ag-Glab) para monitor cardíaco de cabeceira ou cardioversor, em tamanho padrão, adulto, confeccionado com eletrodo de prata em forma de botão de pressão, com bordas em polímero rígido ou similar, sem rebarbas, uniforme.

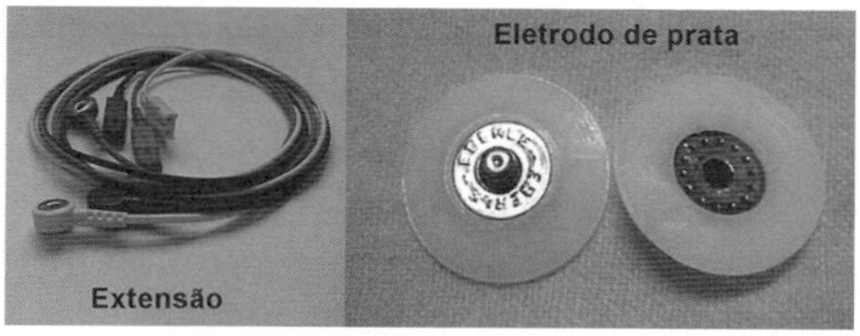

FIGURA 192 – A) Eletrodo de prata; B) Eletrodo de monitor.

Nº 202

Eletrodo de sucção para eletrocardiógrafo

- **Sinônimo:** Pera/bulbo
- **Tipo:** Cardiologia
- **Consumo:** Eventual
- **Especificação:** Eletrodos de sucção tipo ventosa (eletrodo e bulbo) para eletrocardiógrafo modelo ________, sem sinais de oxidação, sem rebarbas, para proceder a derivações precordiais, com bulbo de borracha tamanho _______, não descartável, tipo pera, com diâmetro de aproximadamente ____mm, que não resseque facilmente, de durabilidade adequada.

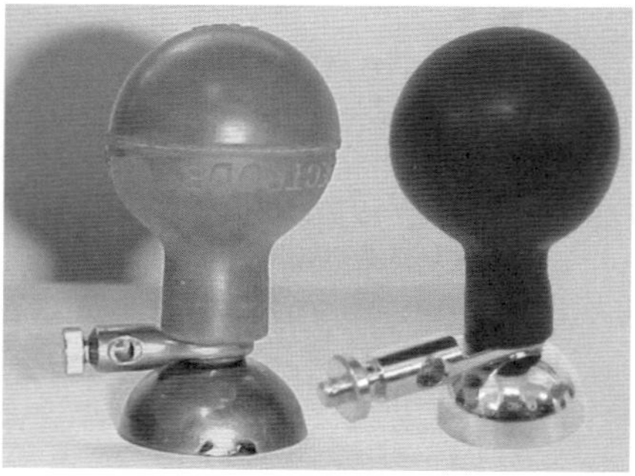

FIGURA 193 – Eletrodo de sucção para eletrocardiograma.

Opções/Variações

- Tamanho: Adulto (30 mm), infantil (10 mm).

Nº 203

Eletrodo descartável para monitoração cardíaca

- **Tipo:** Cardiologia
- **Consumo:** Eventual
- **Especificação:** Eletrodo para monitoração cardíaca contínua, descartável, tamanho _______, confeccionado em *rayon*, polipropileno ou similar impermeável e hipoalergênico, cobertura emborrachada. Deve conter em sua face inferior, placa de metal em aço inox revestida de prata ou cloreto de potássio, impregnada com substância perfeitamente condutora em gel

sólido à base de cloreto de potássio, que promova perfeita transmissão de sinais. Em sua face superior deve conter adesivo hipoalergênico de base acrílica, com superfície emborrachada, com capacidade de aderência à pele de, no mínimo, 48 horas, com resistência à manipulação, sudorese, higienização, sem lesão à pele. Deve conter também, em sua parte superior, conector em forma de pino de aço inox, adaptável a qualquer terminal de eletrodo do tipo pressão para registro de traçado cardíaco.

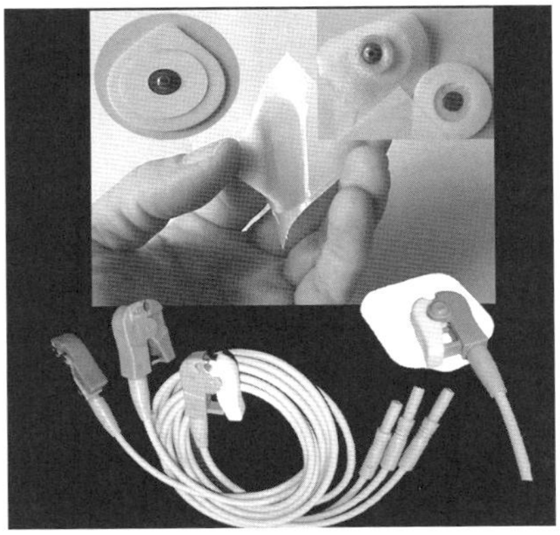

FIGURA 194 – Eletrodo descartável para monitoração cardíaca com pasta condutora.

Opções/Variações

– Diâmetro: adulto: 3,5 a 5,5 cm, infantil: 3,0 a 4,0 cm.

Nº 204

Embalagem para esterilização

- **Sinônimo:** Rolo para esterilização
- **Tipo:** Cirurgia
- **Consumo:** Mensal
- **Especificação:** Rolo descartável, para esterilização, com tamanho limitado nas dimensões de ___ cm de largura x 100 metros de comprimento, ____ prega, atóxico, confeccionado com 1 face em papel grau cirúrgico35 branco e outra em poliamida36, com controle de porosidade para oferecer barreira microbiana, para acondicionar material a ser esterilizado pelo processo de autoclave a vapor ou óxido de etileno. Resistente a alta temperatura, manuseio e perfuração. Isento de microfuros, com indicador termossensível e indicador químico impresso no papel, de qualidade comprovada, com significativa alteração de coloração para qualquer processo, conforme normas ABNT NBR 12946, 14990 e DIN 58953. Com indicadores químicos para esterilização a vapor (autoclave) e a óxido de etileno (ETO) impressos em local que não permita a migração de tinta para o interior do envelope durante a esterilização e sinalização que indique o sentido correto de abertura. Resistência ao calor em ambas as faces de 140 °C, bordas laterais triplamente seladas, a fim de evitar acúmulo de pó.

Opções/Variações

– Com fita adesiva, autosselante.

[35] Papel grau cirúrgico: polpa de madeira quimicamente branqueada, isentos de furos, rasgos, rugas, manchas, substâncias tóxicas, corantes, odores desagradáveis quando úmido ou seco, não soltam fibras ou felpas durante o uso normal. Gramatura de 70 a 90 gr/m2, poros de 0,22 micra de diâmetro e porosidade de 15 segundos/100cm3 de ar.

[36] Poliamida: filme laminado transparente composto por poliéster especial e polipropileno copolímero, gramatura de 54gr/m2

- Com/sem pregas.
- Com/sem bordas.
- Sistema de selagem asséptica efetuado através de seladora.
- Envelopes com dimensões fixas, em rolo de larguras variadas com 100 metros.
- Quando em rolo, indicadores presentes por toda a extensão lateral.

- **Variação composição:** em papel crepado com celulose, aglutinantes e fibras sintéticas, tensão reforçada com 75 a 78 g/m^2 para empacotamentos de artigos hospitalares, incluindo os instrumentais pesados e/ou pontiagudos, para esterilização em vapor, óxido de etileno, formaldeído ou irradiação gama. Porosidade controlada com comprovação por laudo de BFE[37], repelência a água, álcool e iodo, resistente à chama, respirável, maleável e macio, sem apresentar efeito de memória das dobraduras do envelopamento.

Obs.: A empresa deverá fornecer suportes de rolos para fixar na parede e no mínimo duas guilhotinas e duas seladoras de esteira ou similar, que atendam a todas as dimensões solicitadas, com cobertura total de assistência técnica, troca em caso de quebra, manutenção e reparo, garantia de uso, sem nenhum custo à Instituição, bem como o fornecimento de manuais de utilização e treinamento das equipes envolvidas, até o fim do estoque adquirido.

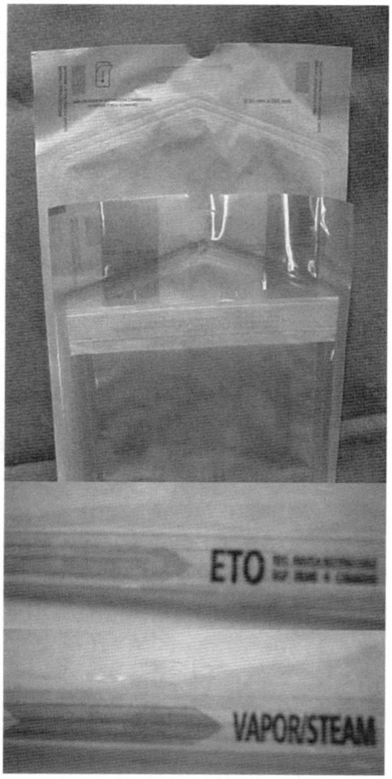

FIGURA 195 – Embalagem para esterilização.

Nº 205

Equipo para solução fotossensível

- **Sinônimo**: Equipo âmbar
- **Tipo:** Básico equipo
- **Consumo:** Mensal
- **Especificação:** Equipo estéril, em cor âmbar, que permita visualização do líquido, atóxico, com entrada de ar através de filtro hidrófobo bacteriológico de aproximadamente 0,22 μm, para administração de soluções parenterais fotossensíveis, microgotas, constituído de: ponta perfurante para ampola plástica com protetor, câmara gotejadora flexível, adaptador *luer* e regu-

[37] BFE: Bacterial Filtration Efficiency (Eficiência de Filtração de Barreira Bacteriana).

lador de fluxo em forma de pinça rolete, de alta precisão, com regulagem perfeita e de fácil manuseio. Com saco plástico protetor apropriado para frasco de soro.

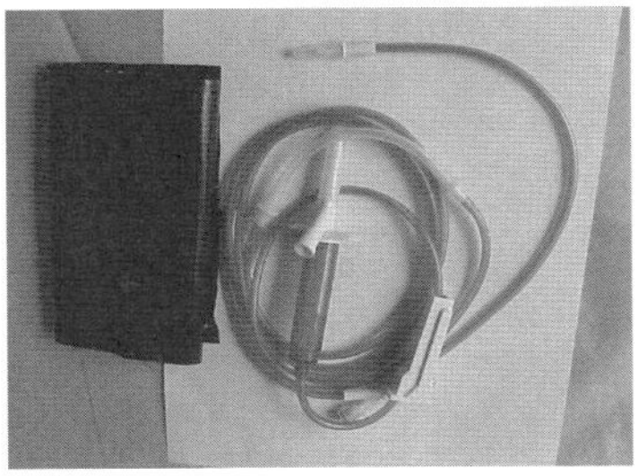

FIGURA 196 – Equipo fotossensível microgotas, âmbar, com protetor de ampola.

Opções/Variações

- Equipo para bomba de infusão.
- Macrogotas/microgotas.

Nº 206

Equipo microgotas com câmara graduada

- **Sinônimo:** Bureta
- **Tipo:** Básico equipo
- **Consumo:** Mensal
- **Especificação:** Equipo estéril com subcâmara para fracionamento de soros e similares, transparente, atóxico, com entrada de ar através de filtro hidrófobo bacteriológico de aproximadamente 0,22 μm, para administração de soluções parenterais microgotas, com injetor lateral, constituído de: ponta perfurante para ampola plástica com protetor, câmara gotejadora flexível, subcâmara graduada com números bem visíveis, transparente, flexível com capacidade de ___ mL, injetor superior resistente e respiro com filtro de ar hidrófobo e bacteriológico e pinça corta-fluxo superior de alta precisão. Adaptador *luer* e regulador de fluxo proximal em forma de pinça rolete, de alta precisão, com regulagem perfeita e de fácil manuseio.

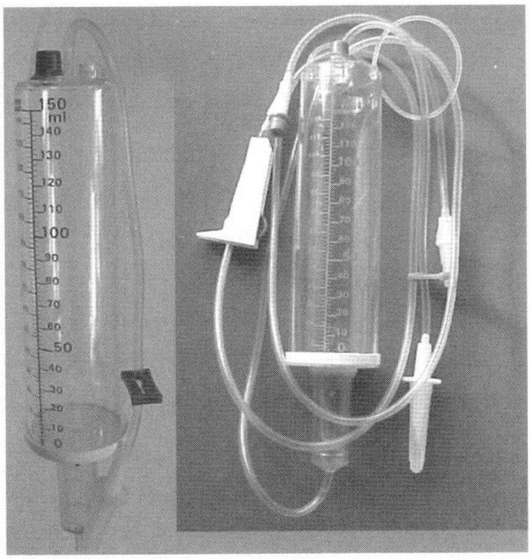

FIGURA 197 – Equipo microgotas com bureta e câmara graduada.

Opções/Variações

- de volume da câmara: 10 a 150 mL, 10 a 100 mL, 10 a 200 mL...

Nº 207

Equipo para diálise peritoneal

- **Tipo:** Básico equipo diálise
- **Consumo:** Mensal
- **Especificação:** Equipo para diálise peritoneal, transparente, confeccionado em material atóxico, apirôgenico, com dupla entrada interligada por intermediário em forma de "Y" no terço superior, entrada de ar através de filtro hidrófobo bacteriológico de aproximadamente 0,22 m, constituídas ambas as entradas de: ponta perfurante para ampola plástica com protetor, câmara

gotejadora flexível, adaptador *luer* e regulador de fluxo em forma de pinça rolete, de alta precisão, com regulagem perfeita e de fácil manuseio. Tubos em material flexível transparente.

Opções/Variações

– sistema fechado, 8 vias (aranha/polvo) à Equipo para diálise peritoneal múltiplo com segmento em Y de 7 (sete) vias, sendo 4 (quatro) vias para conexão às bolsas + 1 (uma) via para o aquecimento e mais 1 (uma) via para infusão na cavidade abdominal e 1 (uma) via para drenagem da solução, de uso descartável, com as conexões em *luer-lock* e fechamento do cateter no final do tratamento em sistema fechado, acondicionadas em embalagem individual.

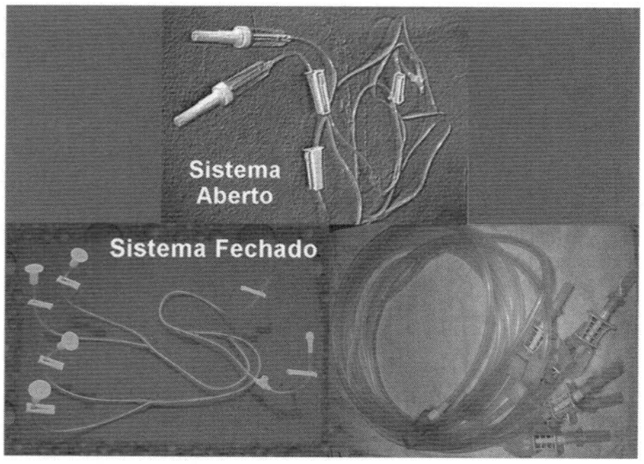

FIGURA 198 – Equipo para diálise peritoneal.

Nº 208

Equipo para pressão arterial média

- **Sinônimo:** Equipo PAM[38]
- **Tipo:** Básico equipo
- **Consumo:** Mensal
- **Especificação:** Equipo para pressão arterial média, material atóxico, flexível, com câmara flexível, pinça rolete e tubo em PVC com duas torneiras de três vias acopladas ao tubo de PVC de aproximadamente 1,5 x 2,4 mm de diâmetro e 120 cm de comprimento, com conector *luer-lock*.

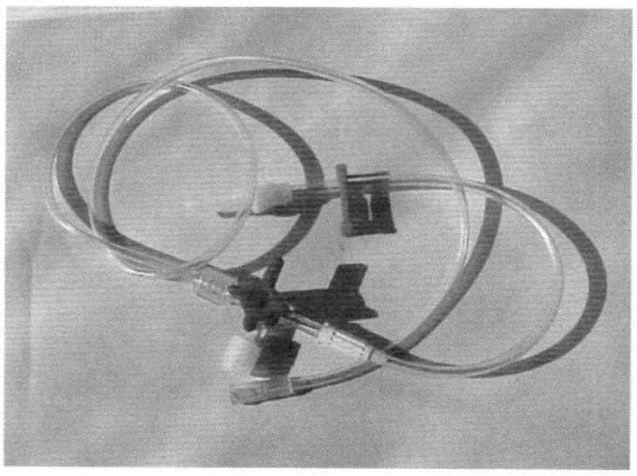

FIGURA 199 – Equipo para pressão arterial média.

Nº 209

Equipo para pressão venosa central

- **Sinônimo:** Equipo PVC
- **Tipo:** Básico equipo
- **Consumo:** Mensal
- **Especificação**: Equipo para mensurar pressão venosa central, transparente, confeccionado com geometria e material adequados, conforme padrões internacionais, que dificultem desconexão acidental, constituído de: ____ agulha, câmara gotejadora, tubos conectores interligados por intermediários em

[38] Com o advento dos monitores multiparâmetros, tal procedimento tornou-se obsoleto, inclusive com inicial proibição do uso do manômetro de vidro em sistema artesanal (ANVISA RE N. 16) e, posteriormente, os alertas quanto à contaminação ambiental pelo mercúrio.

forma de "Y", no terço superior, com comprimento de aproximadamente 2,30 m, ponta perfurante com protetor, adaptadores *luer*, regulador de fluxo em forma de pinça tipo rolete de alta precisão, com regulagem perfeita e de fácil manuseio, e com sentido de limitação de fluxo na direção do paciente. Fita com escala divisória, com graduação precisa e nítida de 0 a 40 de baixo para cima.

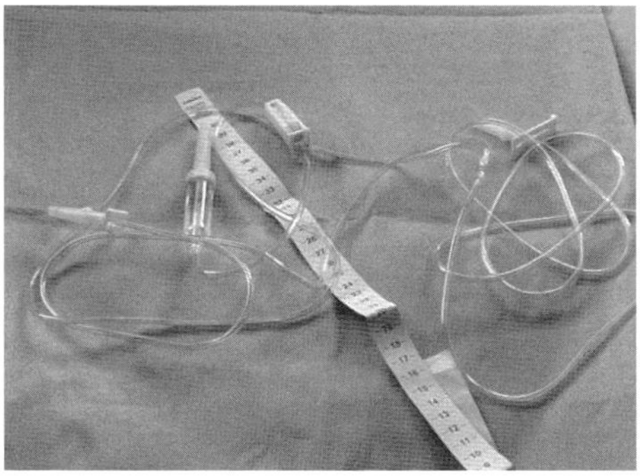

FIGURA 200 – Equipo para pressão venosa central.

Opções/Variações

- Com agulha/sem agulha.

Nº 210

Equipo simples

- **Tipo:** Básico equipo
- **Consumo:** Mensal
- **Especificação:** Equipo estéril, transparente, atóxico, com entrada de ar através de filtro hidrófobo bacteriológico de aproximadamente 0,22 μm, para administração de soluções _____, _____ gotas, ______injetor lateral, constituído de: ponta perfurante para ampola plástica com protetor, câmara gotejadora flexível, tubo conector com aproximadamente ____ m de comprimento, e adaptador *luer* e regulador de fluxo em forma de pinça rolete, de alta precisão, com regulagem perfeita e de fácil manuseio.

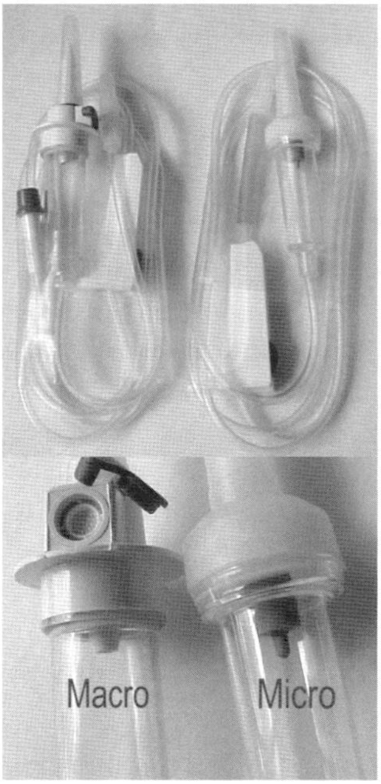

FIGURA 201 – Equipo simples.

Opções/Variações

- Com injetor lateral/sem injetor lateral.
- Macrogotas/microgotas.
- Para bomba de infusão.
- Soluções: parenterais, enterais (cor própria).
- Tubo (m): 1,30; 1,50; 3,00.

Nº 211

Escova de citologia/limpeza de canal

- **Tipo:** Exame
- **Consumo:** Eventual

- **Especificação**: Escova de ________ para _________, com escova de diâmetro de ____ mm e extensão de _____ mm, com cateter de ______ cm de comprimento, compatível com de canal de _____ mm.

Opções/Variações

- Canal (mm): 2,3/2,5/2,8.
- Comprimento (cm): 8/60 a 230.
- Diâmetro (mm): 2 a 12.
- Exames: broncoscopia/endoscopia/colonoscopia.
- Extensão (mm): 8-14.
- Modelo: autoclavável/estéril descartável.
- Tipos: limpeza (simples/dupla/para entrada de sucção e válvula do endoscópio), citologia (com esfera).

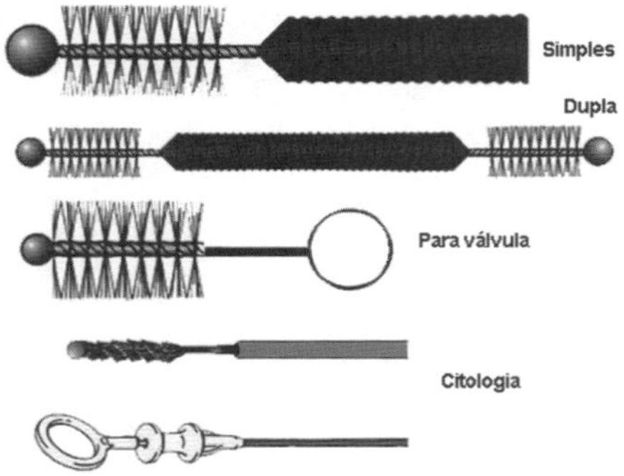

FIGURA 202 – Escovas de citologia.

Nº 212

Escova para escovação cirúrgica

- **Tipo**: Limpeza
- **Consumo**: Mensal
- **Especificação**: Escova para escovação cirúrgica, antissepsia de mãos e antebraços, descartável, dupla face, com esponja e espátula. Escova com formato anatômico, cerdas firmes, porém macias, evitando irritações ou abrasões da pele, confeccionada em polietileno injetado ou similar, sem orifícios na base das cerdas. Esponja de poliuretano com textura apropriada e espátula adequada à limpeza das unhas. Deve ser embebida em ____________. Deve ser acondicionada em *blister* ou similar, confeccionado em polímero rígido, com cobertura adequada à impermeabilidade, de forma a preservar sua inviolabilidade até o momento do uso. Devem ser acondicionadas em *display* funcional, que permita fácil retirada de cada unidade.

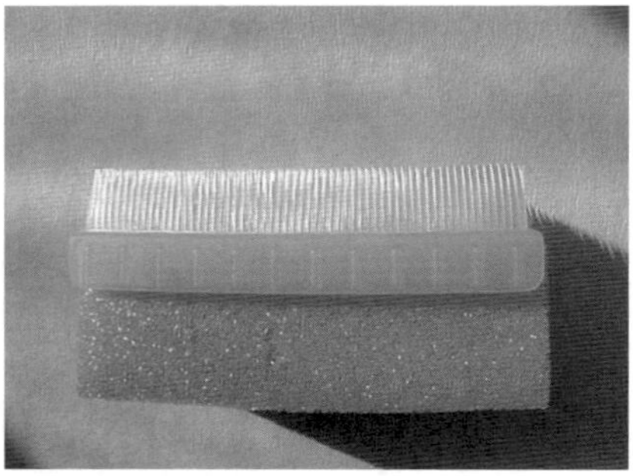

FIGURA 203 – Escova para escovação cirúrgica.

Opções/Variações

- Gluconato de clorhexidina de 2 a 4%, em torno de 20 mL.
- PVPI – polivinilpirrolidona a 10% – iodo ativo a 1%, em torno de 10 mL.

Nº 213

Escova para limpeza de frascos e vidrarias

- **Tipo:** Limpeza
- **Consumo:** Eventual
- **Especificação:** Escova para limpeza de frascos, vidrarias e correlatos, com ponta modelo _______, com ____ mm de diâmetro, com suporte em arame reforçado de aço inox, com cerdas de _______, resistente aos processos usuais de desinfecção.

Opções/Variações

- Cerdas: naturais, sintéticas/*nylon*.
- Diâmetro (mm): 2 a 80.
- Fileiras: 1, 2, 4.
- Finalidade de uso: frascos, taças, cilindros, buretas, tubo teste, garrafas.
- Ponta: cilíndrica, cônica, com pincel, dobrada.

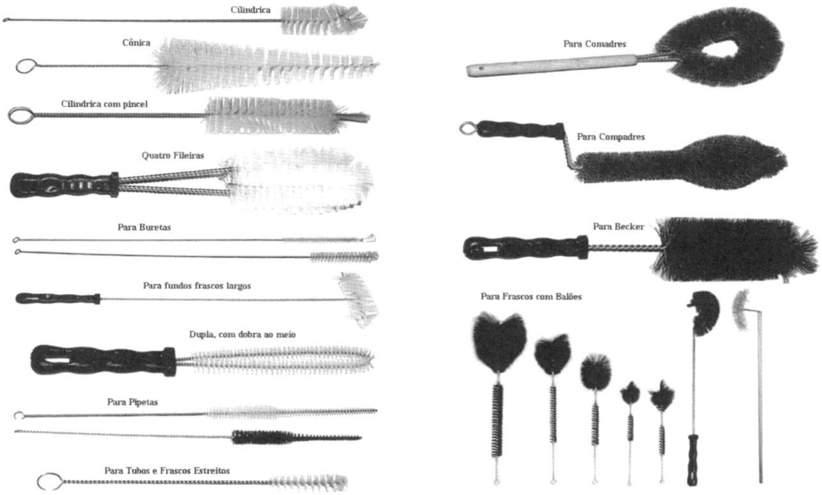

FIGURA 204 – Escovas.

Nº 214

Escova para limpeza de unhas

- **Tipo:** Limpeza
- **Consumo:** Mensal
- **Especificação:** Escova para limpeza de unhas, com cabo base em polímero rígido, com formato anatômico para posicionamento e cerdas

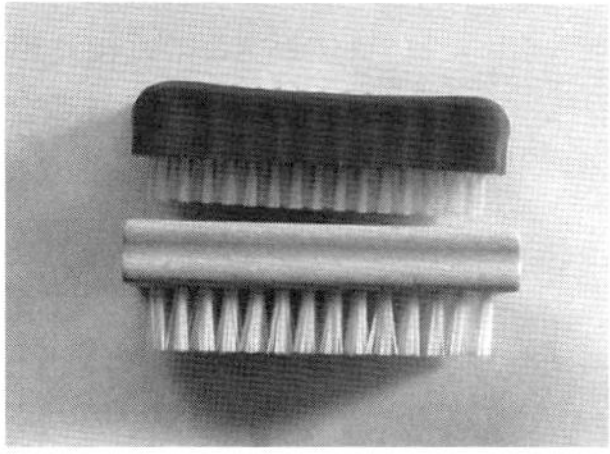

FIGURA 205 – Escova para limpeza de unha.

sintéticas confeccionadas em material adequado e resistente aos processos usuais de esterilização, arredondadas, anatômicas.

Nº 215

Espaço morto

- **Sinônimo**: Tubo/traqueia
- **Tipo**: Ventilação
- **Consumo**: Mensal
- **Especificação:** Adaptador flexível, tipo espaço morto, em forma de traqueia corrugada, confeccionado em material de alta resistência e de primeira qualidade, siliconizado ou similar, reutilizável e esterilizável a gás, produtos químicos ou autoclave, atóxico, com extremidades apropriadas para conexão em sondas endotraqueais e/ou traqueostomia em uma delas, e em outra, conexão apropriada, em padrão universal, para conectores de circuitos respiratórios e/ou nebulizações, com capacidade de 5 a 8 mL, conforme posição, resistente aos procedimentos usuais de desinfecção e que ao dobrar não vede a luz interna. Com intermediários cônicos tipo macho e fêmea 22 x 22 mm, perfeitamente adaptados à traqueia.

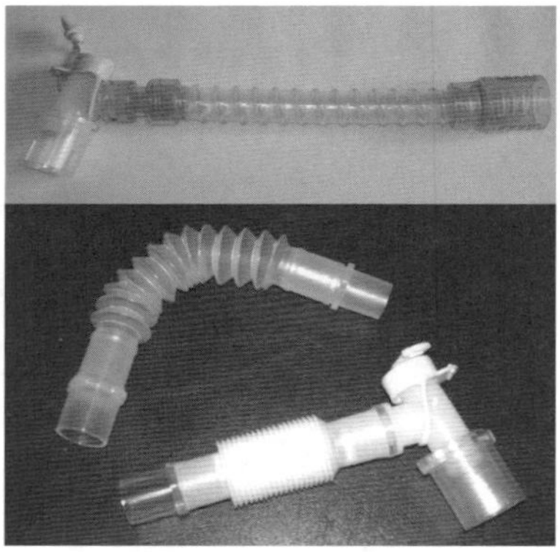

FIGURA 206 – Espaço morto.

Opções/Variações

- Confecção em PVC, silicone, hitrel.
- Descartável e estéril.

Nº 216

Esparadrapo cirúrgico hipoalérgico de *rayon*

- **Sinônimo:** Dermicel/Durapore/fita adesiva de *rayon*
- **Tipo:** Básico A
- **Consumo:** Mensal
- **Especificação:** Esparadrapo cirúrgico de acetato de *rayon* tipo seda de 5 cm de largura x 4,5 m de comprimento, cor branca, isento de substâncias alérgicas, à base de éter sintético, com massa adesiva hipoalergênica de alta aderência e qualidade, com base em água, isento de látex, que não deixe resíduos na pele, bordas devidamente acabadas, recoberto adequadamente, enrolado em carretel de plástico rígido, protegido por capa rígida em forma de cilindro.

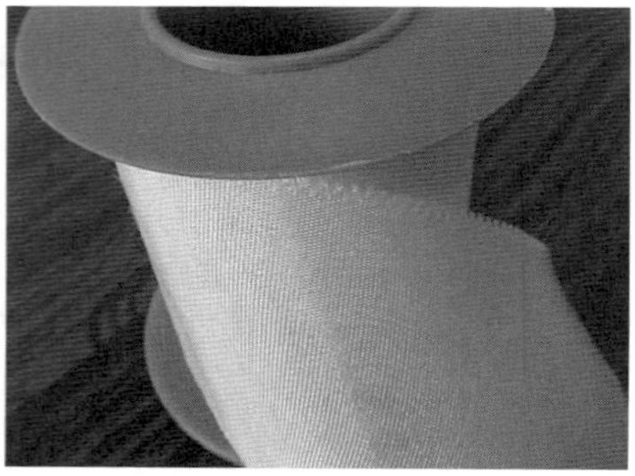

FIGURA 207 – Esparadrapo cirúrgico hipoalérgico de rayon.

Opções largura (cm)

– 2,5, 5,0, 10,0.

Nº 217

Esparadrapo impermeável

- **Sinônimo**: Fita adesiva de algodão
- **Tipo:** Básico A
- **Consumo:** Mensal
- **Especificação:** Esparadrapo impermeável, medindo ____ cm de largura x 4,5 m de comprimento, cor apropriada, de fios 100% algodão e resina acrílica, com adesivo à base de borracha natural e resina, com alta aderência e qualidade, que não deixe resíduos na pele, flexível, isento de substâncias alérgicas, de rasgo fácil, para fixação de curativos em geral, bordas devidamente acabadas, recoberto adequadamente, enrolado em carretel de plástico rígido, protegido por capa rígida em forma de cilindro.

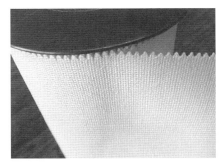

FIGURA 208 – Esparadrapo impermeável.

Opções largura (cm)

– 2,5; 5,0; 10,0.

Nº 218

Espátula de Ayres

- **Tipo:** Básico A
- **Consumo:** Mensal
- **Especificação:** Espátula de Ayres de madeira, para uso ginecológico, formato e cor convencional, superfície e bordas perfeitamente acabadas, com espessura e largura uniformes em toda a sua extensão.

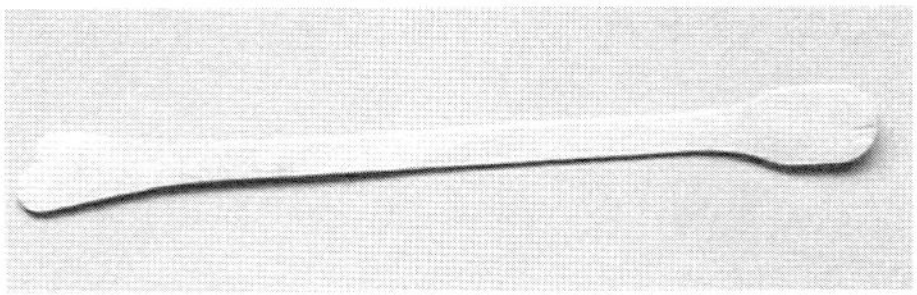

FIGURA 209 – Espátula de Ayres.

Opções/Variações

– Embalagem individual ou pacote com 100 unidades.

Nº 219

Espelho frontal

- **Tipo:** Exame
- **Consumo:** Eventual
- **Especificação**: Espelho frontal para exames ortodônticos, otorrino e similares, com espelho refletor, ligeiramente côncavo, com 9,0 cm de diâmetro,

orifício central de 1,0 cm de diâmetro, com suporte cefálico (aro/cinta) ajustável confeccionado em polímero flexível, resistente, com adaptação ergonômica, com cerca de 2,0 cm de largura. Embalado em estojo próprio.

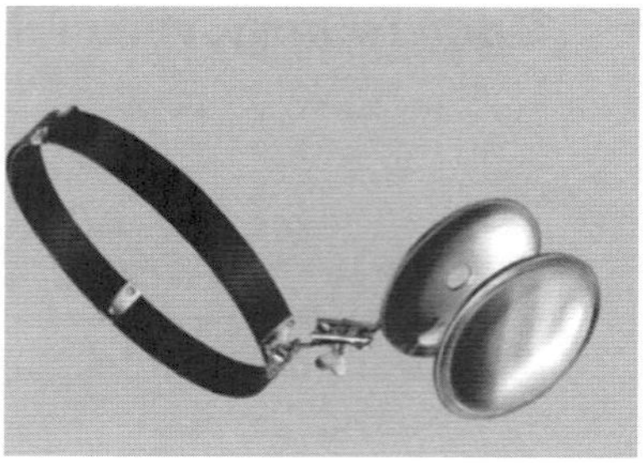

FIGURA 210 – Espelho frontal.

Opções/Variações

- Protetor de testa.
- Suporte cefálico rígido.

Nº 220

Espelho para laringe

- **Sinônimo:** Espelho laríngeo
- **Tipo:** Exame
- **Consumo:** Eventual
- **Especificação**: Espelho para exames bucais e laringe, plano, com cabo, imagem frontal de precisão, em aço inoxidável, passível de esterilização pelos métodos usuais.

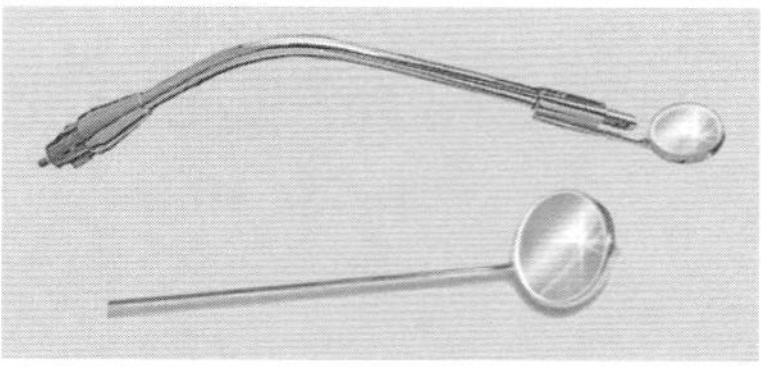

FIGURA 211 – Espelhos para laringe.

Opções/Variações

- Cabo fixo/ com regulagem.
- Reto/curvo.
- Com iluminação.

Nº 221

Esponja para limpeza pesada

- **Tipo:** Limpeza
- **Consumo:** Mensal
- **Especificação**: Esponja para limpeza, tipo dupla face, um lado com espuma de poliuretano com agente antibacteriano e o outro lado de fibra sintética com abrasivo, formato retangular, medindo cerca de 100 x 180 x 22 mm, para limpeza pesada.

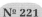

FIGURA 212 – Esponja para limpeza pesada.

Nº 222

Estetoscópio

- **Tipo:** Básico A
- **Consumo:** Eventual
- **Especificação:** Estetoscópio constituído por: auscultador de alta sensibilidade na captação precisa dos mínimos ruídos, podendo ser _____ *sonic*; olivas de formato anatômico em borracha antialérgica para ajuste confortável e

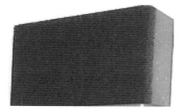

perfeita vedação contra sons ambientes; conjunto biauricular de armação leve, resistente, com ajuste automático através de mola de aço; tubo em "Y" em PVC livre de látex moldado sem soldas para proporcionar amplificação e nítida condução do som captado. Com garantia de, no mínimo, 6 meses.

Opções/Variações

- Anel e diafragma com tratamento "antifrio" parra melhor conforto ao paciente.
- Auscultação: simples ou dupla (*single* ou *duo sonic*[39]) ou sistema de ajuste que permite alternar entre sons de baixa e alta frequência sem troca de auscultador.
- Auscultador de aço inox.
- Eletrônico digital com redutor de ruídos.
- Modelo: adulto/pediátrico.
- Professor/aluno: com haste e auscultador duplos.

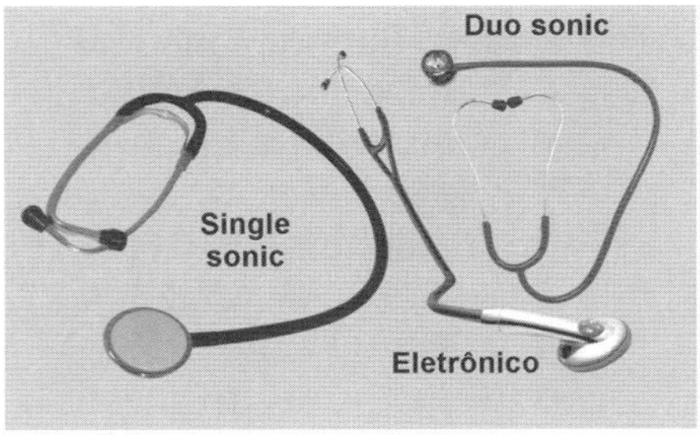

FIGURA 213 – Estetoscópios.

Nº 223

Éter

- **Tipo:** Solução
- **Consumo:** Eventual
- **Especificação:** Éter sulfúrico ou óxido de etila – $(C_2H_5)_2O$ – líquido incolor de odor penetrante, inflamável e volátil. Ação anestésica tópica, devido ao resfriamento da pele. Embalagens em vidro com 1.000 mL. Apresentação: litro.

Obs.: O éter é preparado fazendo reagir o ácido sulfúrico com o álcool etílico. Densidade de – 723 a 12,5°C, ferve a 34,5°C em pressão comum, solidifica a menos de 129°C e funde-se a menos de 113°C. Dissolve-se em água em 1/9 de seu peso e mistura-se com o álcool em todas as proporções. Solvente de resinas e graxas, agente extrativo de alcaloides e matérias orgânicas[40].

Nº 224

Extensão de múltiplas vias para infusões endovenosas

- **Sinônimo:** Conexão múltiplas vias/intermediário
- **Tipo:** Básico C
- **Consumo:** Mensal
- **Especificação:** Conexão de equipos em ____ vias para administração simultânea de soluções parenterais, com comprimento de tubo efetivo entre as

[39] O modelo Single Sonic possui um diafragma, que é a peça de contato com o corpo em forma de campânula e limitada por uma membrana, que permite maior sensibilidade de sons agudos em partes específicas do corpo. O Duo Sonic, possibilita dupla auscultação, possuindo uma campânula na face oposta, permitindo maior sensibilidade de sons graves em específicas áreas do corpo.

[40] Argentiére, 2005.

conexões de no mínimo 0,14 m, predominantemente transparente, com, no mínimo, dois conectores fêmeas, com protetores, e conector macho com protetor, tubo flexível com derivação para, no mínimo, duas vias, em forma de "Y", confeccionadas em material atóxico, apirogênico, adaptadores com tampas e pinças em forma de rolete, dificultando desconexões acidentais, com ____ cm de comprimento. Deve conter um par de tampas de proteção a mais, para maior segurança de proteção.

Opções/Variações

- Com tampas protetoras *luer-lock*: com lúmen/sem lúmen.
- Conector via única, um lado macho *luer-lock* e outro lado tipo fêmea para macho *luer-lock*.
- Tubo (cm): 5, 7, 11, 13, 15, 20, 45, 65, 75, 90, 100, 110...
- Vias: duas, três, quatro.
- Macho/*luer-lock*.
- Fêmea para macho *luer-lock*.

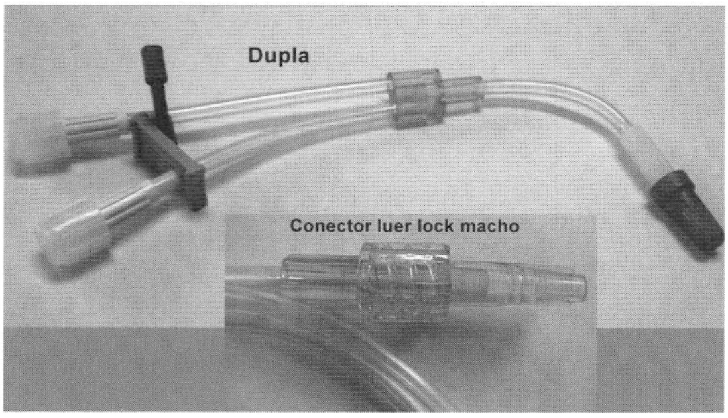

FIGURA 214 – Extensão de 2 vias para infusões endovenosas.

Nº 225

Extensão em tubo para aspirações de fluidos

- **Sinônimo:** Tubo PVC aspiração
- **Tipo:** Básico A
- **Consumo:** Mensal
- **Especificação:** Tubo (PVC), totalmente transparente, flexível, boa estabilidade dimensional, com plasticidade apropriada para aspiração de fluidos orgânicos, estéril em processo que garanta ausência de resíduos tóxicos, medindo aproximadamente, diâmetros: interno de ___ mm e externo de __ mm/Nº ____ RP.

Opções/Variações

- Com ponteira.
- Quantidade de metros por embalagem: 2, 3, 4...
- Dimensões:

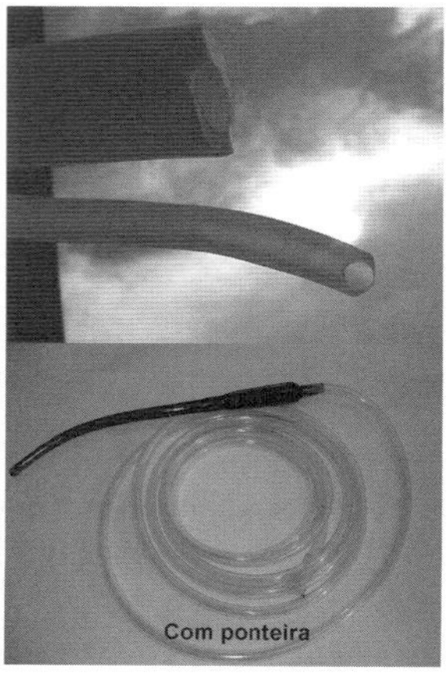

FIGURA 215 – Extensão em tubo.

RP Nº	Diâmetro interno (mm)	Diâmetro externo (mm)
200 (garrote)	3	5
202	5	10
204	6	12
206	7	13
208	8	15

Nº 226

Extensão para gases

- **Tipo:** Ventilação
- **Consumo:** Mensal
- **Especificação:** Extensão para adaptação em aparelho de anestesia, respirador mecânico, marca _____, modelo ______ref.: _______, ou similar compatível adaptável ao referido aparelho, confeccionado em tubo siliconizado especial ou similar adequado, para alta pressão, com conector para Yoke ______.

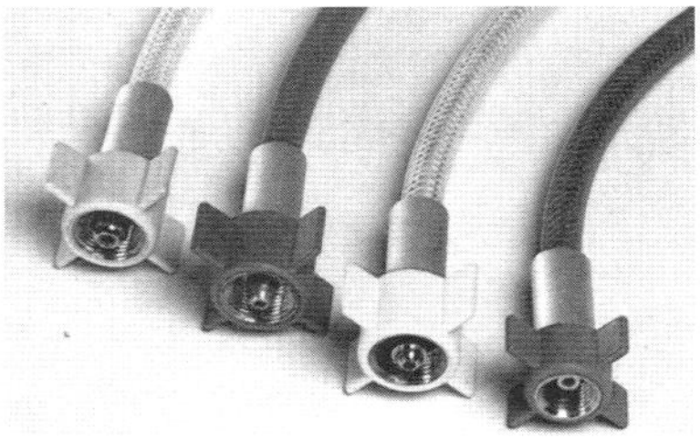

FIGURA 216 – Extensão para gases.

Opções Yoke

– oxigênio, ácido nitroso, ar comprimido.

Nº 227

Faixa gástrica

- **Sinônimo:** Banda gástrica
- **Tipo:** Cirurgia
- **Consumo:** Mensal
- **Especificação:** *Kit* faixa/banda gástrica para tratamento de obesidade mórbida através de videolaparoscopia, composto de tubo gástrico confeccionado em silicone, contendo em sua parte distal um balão de silicone reforçado com uma malha de dacron, ajustável através de insuflação. Acompanha também o porte de acesso implantável subcutâneo, confeccionado em titânio, com uma membrana para injeção confeccionada em

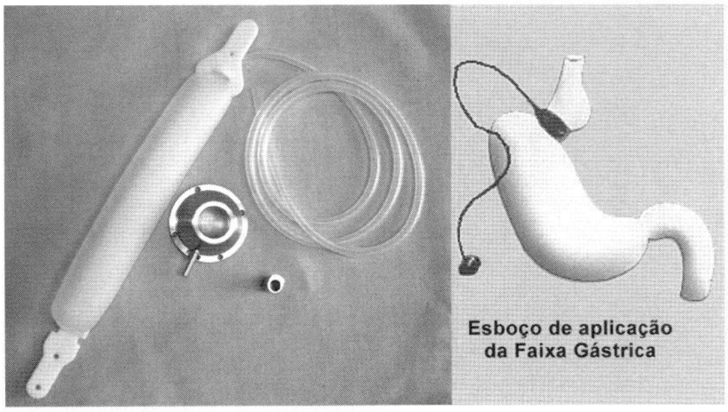

FIGURA 217 – Faixa gástrica.

silicone. Devem conter 2 (duas) agulhas com ponta Huber calibre 20-22 G e uma ampola de contraste para revisão do posicionamento.

Nº 228

Filtro antiodor de carvão ativado

- **Tipo:** Ostoma
- **Consumo:** Mensal
- **Especificação:** Filtro antiodor de carvão ativado, autoadesivo, à prova d'água, que promova eficaz eliminação dos gases sem odor, concorrendo para a redução de sua pressão no interior das bolsas de colostomia.

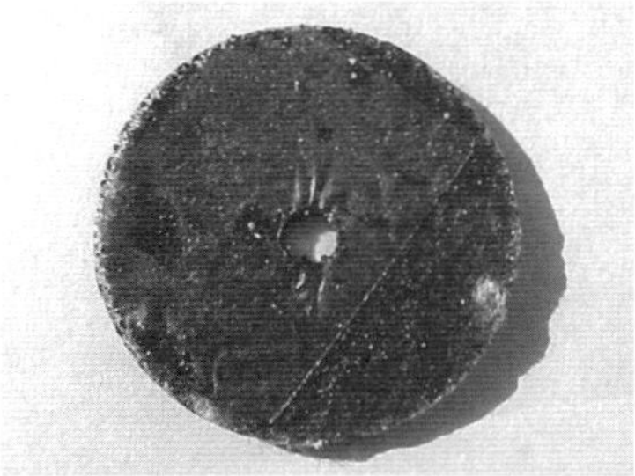

FIGURA 218 – Filtro antiodor de carvão ativado.

Nº 229

Filtro de veia cava

- **Tipo:** Básico B
- **Consumo:** Mensal
- **Especificação:** Filtro de veia cava para instalação via ______ estéril, confeccionado em aço inoxidável, nitinol ou liga metálica similar apropriada ao uso, compatível com ressonância magnética, biocompatível, atóxica, apirogênica. Deve estar disposto sobre um guia, com sistema de introdutor calibre ____ Fr. Deve acompanhar 1 (um) cateter introdutor estéril confeccionado em poliuretano ou similar biocompatível, apirogênico e atóxico, radiopaco, acompanhado do filtro de veia cava tipo Greenfield, pré-carregado. Deve acompanhar um introdutor e dispositivo aplicador também confeccionado em poliuretano ou similar, reforçado com válvula hemostática. Devem também acompanhar três dilatadores: um de calibre ___ Fr, um de calibre ___Fr e um de calibre ___F, bem como um fio-guia com _____" de diâmetro e ______ cm de comprimento. Deve acompanhar também um adaptador de alta pressão confeccionado em polímero rígido, tipo torneirinha, transparente, com encaixe *luer-lock* de três vias e um de uma via. Conjunto completo para o procedimento.

Opções/Variações

- Calibre do sistema de introdução (French): 6, 7, 8, 10, 12...
- Fio-guia: 0,028"; 0,035"...
- Sistema: fixo, removível, bainha de inserção coaxial.
- Vias: femoral, jugular e braquial.

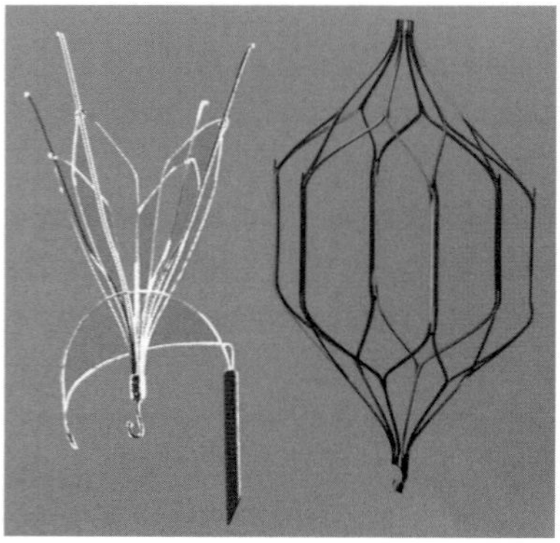

FIGURA 219 – Filtro de veia cava.

Nº 230

Filtro para preparo de soluções citostáticas

- **Tipo:** Básico B
- **Consumo:** Mensal
- **Especificação:** Filtro de aproximadamente 0,2 μm, próprios para soluções citostáticas, que impeça a saída de aerossóis tóxicos e a entrada de microrganismos que possam contaminar a solução a ser aspirada, bem como impeça extravasamento da solução do frasco e permita esvaziamento total do mesmo, sem resíduos. Deve ser confeccionado em material próprio para uso, atóxico, apirogênico, com ponta perfurante em sua porção proximal, e na porção distal uma terminação *luer* com medida padrão universal que conecte a seringas e/ou frascos de forma adequada e segura, e com filtro posicionado em sua porção medial, ou outra forma, adequada ao procedimento.

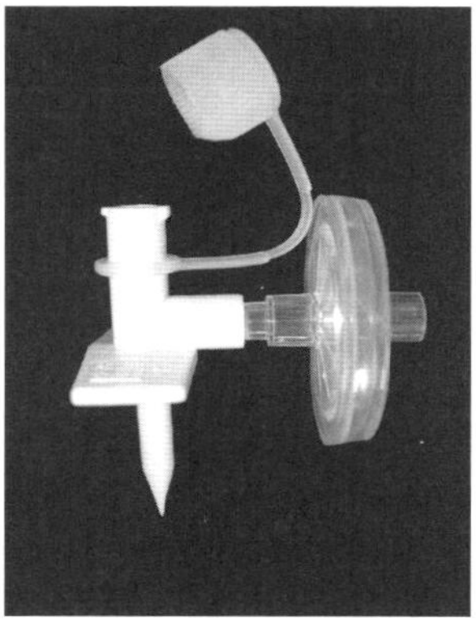

FIGURA 220 – Filtro para preparo de soluções citostáticas.

Nº 231

Fio de Kirschner[41]

- **Sinônimo**: Pino de Kirschner
- **Tipo:** Cirurgia
- **Consumo:** Mensal
- **Especificação:** Fio de Kirschner de ___mm x ___ cm, em aço inox, acabamento perfeito e contendo de um a três vértices em uma das extremidades, de forma a facilitar a penetração óssea.

Opções/Variações

- Calibre (mm): 1,0 a 3,0.
- Comprimento (cm): 15 a 30.

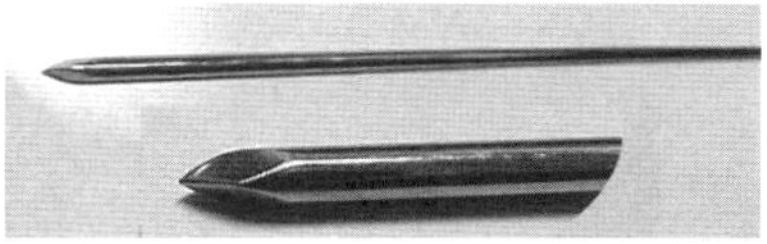

FIGURA 221 – Fio de Kirschner.

Nº 232

Fio de Steinmann

- **Sinônimo**: Pino de Steinmann
- **Tipo:** Cirurgia

[41] Encontramos com algumas alterações de grafia, como Kirshener, Kirschnner ou Kirshner. Trata-se de um epônimo de seu propositor, Martin Kirschner (1879-1942), cirurgião alemão, que introduziu a tração esquelética através do uso do fio, em 1909, para fixação dos fragmentos durante a redução e tração da fratura. O Fio de Kirschner ou "K wire" tornou-se um termo genérico para qualquer tipo de fio ou pino de fixação de uma fratura (Hunter & Taljanovic, 2003).

- **Consumo:** Mensal
- **Especificação:** Fio de Steinmann de ___mm x ___ cm, em aço inox, acabamento perfeito e contendo de um a três vértices em uma das extremidades, de forma a facilitar a penetração óssea.

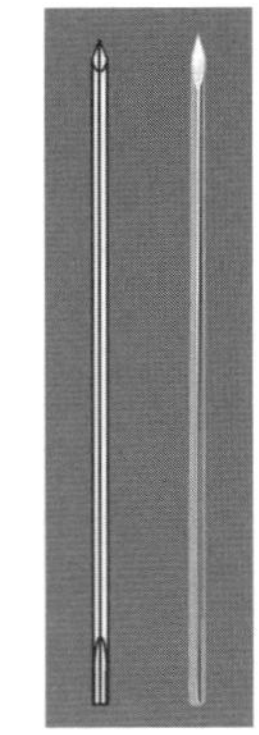

Opções/Variações

- Calibre (mm): 2,5 a 5,0.
- Comprimento (cm): 15 a 30.

FIGURA 222 – Fio de Steinmann.

Nº 233

Fio-guia para cateteres angiográficos

- **Tipo:** Angiografia
- **Consumo:** Mensal
- **Especificação:** Fio-guia para procedimentos angiográficos com _____cm de comprimento, ponta flexível atraumática ______, com diâmetro de _____ pol, com alma fixa confeccionada em ________ ou liga metálica similar biocompatível, resistente e flexível para o apirogênico, tipo ______ ou similar. Deve acompanhar sistema de torque com trava de segurança para perfeito manuseio, confeccionado em polímero rígido ou similar biocompatível.

Opções/Variações

- Calibre (pol): 0,010; 0,016; 0,025; 0,032; 0,035; 0,038...
- Comprimento: 65, 90, 110, 120, 145, 180, 200, 250... cm
- Diâmetro: 2 mm; 6 Fr e 1,32 mm; 0,052 pol.
- Hidrofílico.
- Malha de aço inox, nitinol, elgiloy.
- Ponta (mm): 2,3.
- Ponta curta angulosa e afilada/ponta longa.
- Ponta: em curva tipo "J"/reta.
- Segmento distal (cm): 3,5.
- *Standard/soft.*
- Teflon, polietileno, poliuretano...

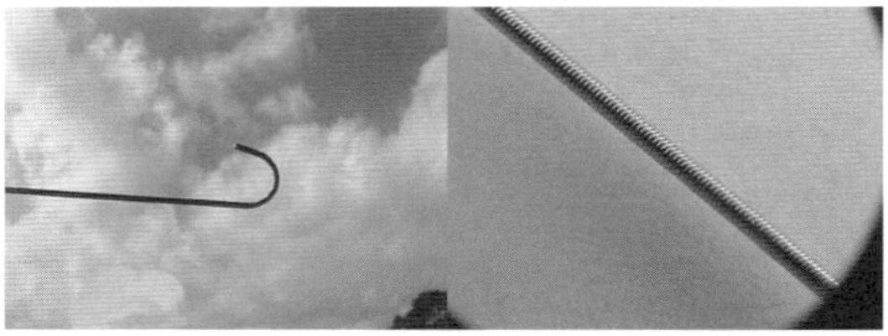

FIGURA 223 – Fio-guia para cateteres angiográficos.

Nº 234

Fita adesiva antialérgica microporosa

- **Sinônimo**: Micropore/fita adesiva em não tecido
- **Tipo:** Básico A
- **Consumo:** Mensal

- **Especificação:** Fita adesiva cirúrgica branca, confeccionada em não tecido microporoso, de ___mm de largura x 4,5 metros de comprimento, constituída de *rayon* de viscose não trançado, hipoalérgico, superfície adesiva impregnada de polímero acrílico distribuída de modo uniforme, bordas devidamente acabadas, recoberta adequadamente com massa adesiva de alta aderência e qualidade, que não deixe resíduos na pele, enrolada em carretel de plástico rígido protegido por capa rígida em forma de cilindro.

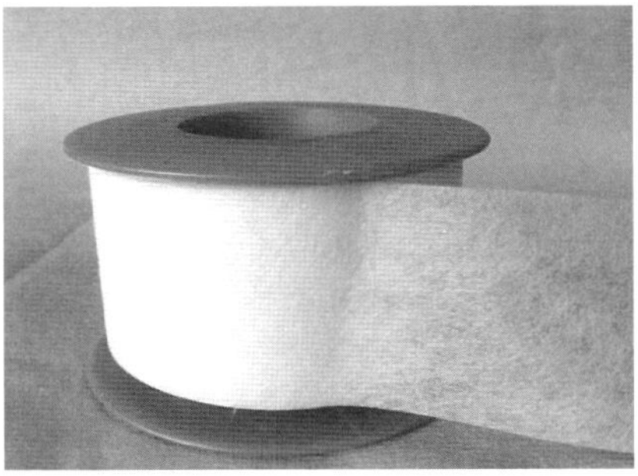

FIGURA 224 – Fita adesiva antialérgica microporosa.

Opções de largura (mm)

- 5, 12, 25, 50, 100.

Nº 235

Fita adesiva crepe

- **Sinônimo:** Fita crepe
- **Tipo:** Básico A
- **Consumo:** Mensal
- **Especificação:** Fita adesiva, em papel crepado, cor ___, medindo ____mm de largura x ____m de comprimento, resistente à tração, com superfície impregnada de substância adesiva à base de resina e borracha ou similar, de alta aderência e qualidade, enrolada uniformemente em dorso de papelão, apropriada para uso hospitalar, indicada para fechamento de pacotes cirúrgicos, vedação de portas, janelas e frascos, além de aplicações gerais em superfícies lisas de papel, borracha, vidro, metal, tecidos e paredes, aceitando escrita a tinta ou a lápis, de fácil remoção.

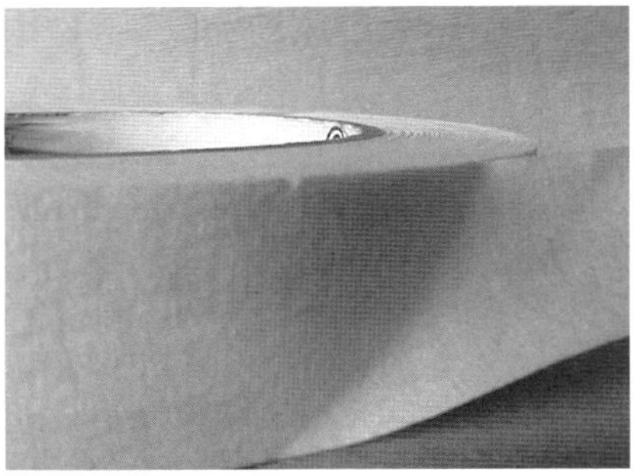

FIGURA 225 – Fita adesiva crepe.

Opções/Variações

- Cores: bege, branca.
- Medidas: 19 mm x 50 m, 25 mm x 50 mm.

Nº 236

Fita adesiva para autoclave

- **Tipo:** Básico A
- **Consumo:** Mensal
- **Especificação:** Fita adesiva, em papel crepado, própria para lacre de material esterilizado em autoclave, que altere a coloração após esteri-

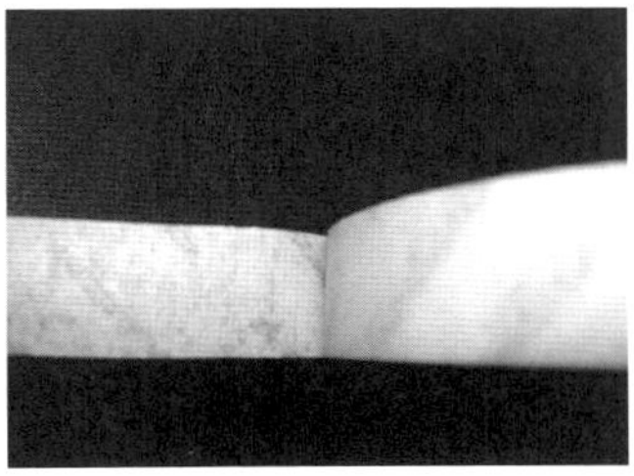

FIGURA 226 – Fita adesiva para autoclave.

lização, medindo 19 mm de largura x 30 m de comprimento, resistente à tração, com superfície impregnada de substância adesiva à base de resina e borracha ou similar, de alta aderência e qualidade, enrolada uniformemente em dorso de papelão, apropriada para uso hospitalar.

Nº 237

Fita cardíaca

- **Tipo:** Cirurgia
- **Consumo:** Mensal
- **Especificação:** Fita cardíaca estéril, de algodão, branca, trançada, estéril, para exame de cateterismo, com 3,0 mm de largura por 80 cm de comprimento. Apresentação: envelope.

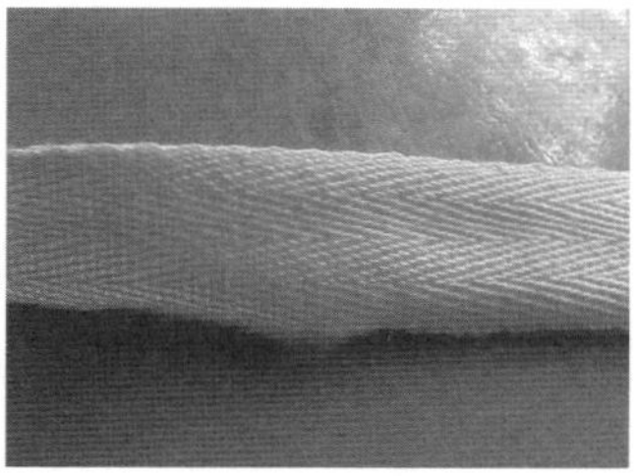

FIGURA 227 – Fita cardíaca.

Nº 238

Fita de silicone

- **Sinônimo:** *Vessel loop*
- **Tipo:** Cirurgia
- **Consumo:** Mensal
- **Especificação**: Fita de silicone grau médico para isolamento arterial, em par tipo *vessel loop* ou similar biocompatível, atóxica, apirogênica, superfície lisa e atraumática, não porosa, radiopaca, tamanho _____ com ___ x ____mm e com _____ cm de comprimento.

Opções/Variações

- Confeccionado em elastômero médico.
- Comprimento (cm): 40, 60, 80...
- Cores: branco, vermelho, azul, amarelo.
- Látex siliconizado/Isenta de látex.
- Ponta com agulha sem corte.
- Tamanhos: micro (0,5 x 0,26 mm - 3/16") mini (1,5 x 0,88 mm – 3/32") máxi (2,5 x 1,02 mm - 1/8") supermáxi (5,0 x 1,27 mm – 3/16").

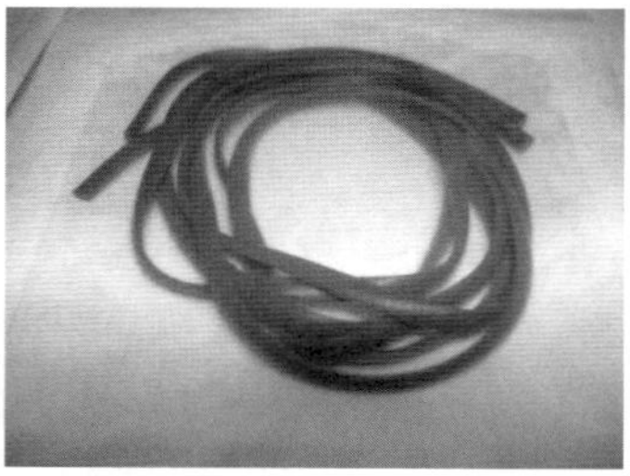

FIGURA 228 – Fita de silicone.

Nº 239

Fita métrica

- **Tipo:** Básico C
- **Consumo:** Mensal
- **Especificação:** Fita métrica confeccionada em material adequado, pano encerado ou similar, com

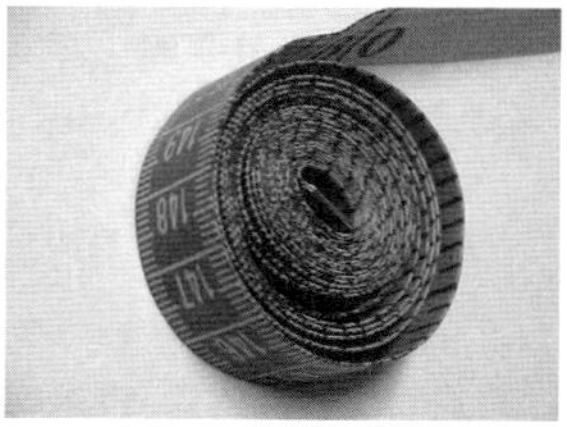

FIGURA 229 – Fita métrica.

escala em cm e mm, de 2 m de comprimento, marcada em ambos os lados da mesma, com dados de identificação.

Nº 240

Fita urorreagente

- **Sinônimo:** Tira para uroanálise
- **Tipo:** Básico B
- **Consumo:** Mensal
- **Especificação:** Fita reagente para uroanálise, com___ segmentos, para______, embaladas em frasco escuro, com alta precisão de mensuração.

Opções/Variações

- 2 segmentos: glicosúria e cetonúria.
- 4 segmentos: glicosúria, cetonúria, proteinúria e pH.
- 9 ou 10 segmentos: completo, com película protetora em cada tira (glicose, cetona, bilirrubina, densidade, sangue, pH, proteína, urobilinogênio, nitrito, leucócitos).

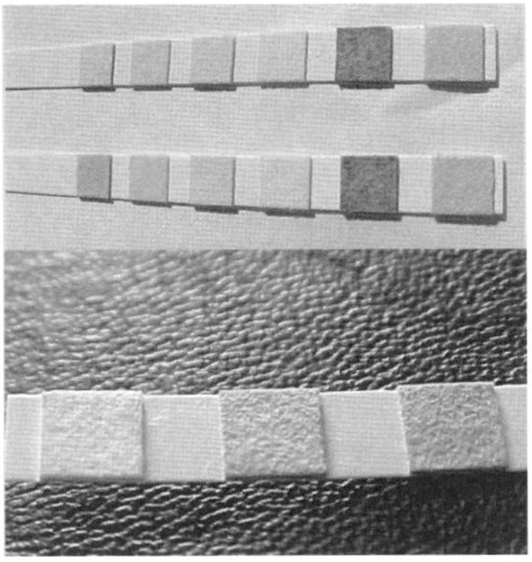

FIGURA 230 – Fita urorreagente.

Nº 241

Flanela para limpeza

- **Tipo:** Limpeza
- **Consumo:** Mensal
- **Especificação:** Flanela para limpeza, 100% algodão, confeccionada de forma adequada para uso, resistente, medindo aproximadamente ___cm x ___ cm.

Opções/Variações

- Cor: laranja/branca.
- Medidas (cm): 28 a 60.

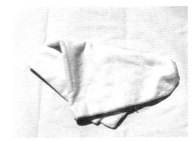

FIGURA 231 – Flanela para limpeza.

Nº 242

Fleboextrator

- **Tipo:** Cirurgia
- **Consumo:** Mensal
- **Especificação**: Fleboextrator para cirurgia vascular, indicado para extração de varizes de membros inferiores, descartável tamanho PA 6, confeccionado

em poliamida, com 120 cm de comprimento. Deve ser acompanhado de um fio-guia 100% em poliamida com 120 cm de comprimento, uma oliva de 7,0 mm de diâmetro, uma oliva de 9,0 mm de diâmetro e uma oliva de 11,0 mm de diâmetro.

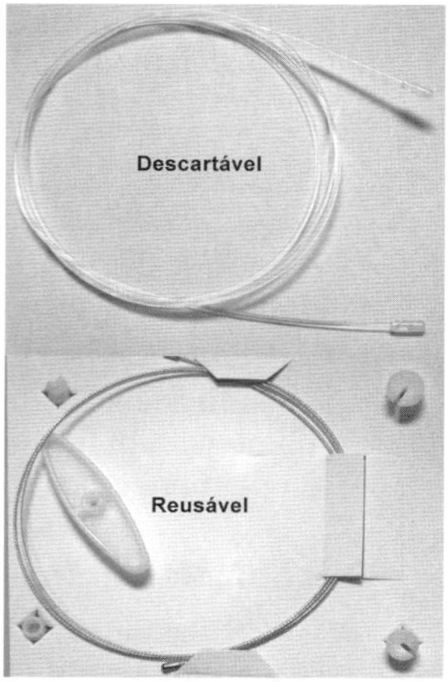

FIGURA 232 – Fleboextrator.

Opções/Variações

- Dois fios inoxidáveis (90 e 120 cm).
- Nove olivas (4 mm a 12 mm).
- Puxadores.
- Reprocessável (aço inoxidável).
- Suporte para as olivas.
- Varetas 1 mm, comprimento de 80 a 100 cm.

Nº 243

Formol a 40%

- **Tipo:** Solução
- **Consumo:** Mensal
- **Especificação:** Formol a 40%, solução aquosa de gás de formaldeído, metanol, na concentração de 40%. Apresentação: litro.

Obs.: O formol é também denominado aldeído metílico, hidrato de formílio e formaldeído.

Nº 244

Formol em pastilhas

- **Sinônimo:** Formalina
- **Tipo:** Solução
- **Consumo:** Mensal
- **Especificação:** Formalina 0,5%, pastilha, derivado de gás de formaldeído e metanol, na concentração de 0,5%, tóxico irritante das mucosas, olhos, nariz e garganta.

Obs.: A formalina, também denominada paraformol – $(CH_2O)_3$ – ou triformol, aldeído fórmico polimerizado, formol sólido, paraldeído, é obtida pelo aquecimento da solução aquosa de formaldeído. É uma substância branca, cristalina, insolúvel em água, que se funde a 62°C.

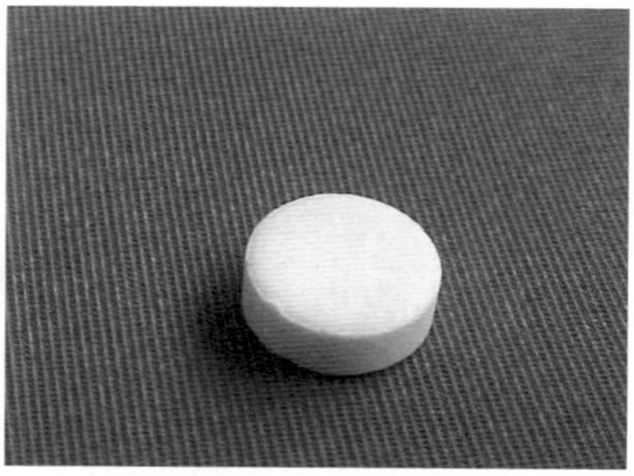

FIGURA 233 – Formol em pastilha.

Nº 245

Fralda descartável para bebê

- **Sinônimo:** Fralda infantil
- **Tipo:** Básico B
- **Consumo:** Eventual
- **Especificação:** Fralda para bebê tamanho ____________ (___ quilos), com formato anatômico, cavado, medindo no mínimo ___ cm de cintura, camada absorvente _____ cm de largura e comprimento total de ____ cm, confeccionada com polpa de celulose, não tecido de polipropileno, filme de polietileno, fios elásticos e adesivos termoplásticos, componentes atóxicos com laudos de não irritabilidade. Cintura elástica com adesivos laterais reutilizáveis. Deve possuir 3 camadas, sendo a camada externa impermeável, confeccionada em filme polietileno ou similar, hipoalergênico. A camada central deve possuir sistema de absorção extraconcentrado, para durabilidade de no mínimo ____ horas. A camada interna deve ser confeccionada em material com absorção adequada que a mantenha seca. Multilinhas elásticas ao nível da curvatura da perna para assegurar maior fixação, com proteção e barreira antivazamento.

Opções/Variações

- Durabilidade (horas): 4, 6, 8, 10, 12.
- Embalagem (unidades): 8, 9, 10.
- Tamanho: pequeno (5 kg), média (5-8 kg), grande (8-11 kg) extra-grande (>12 kg)

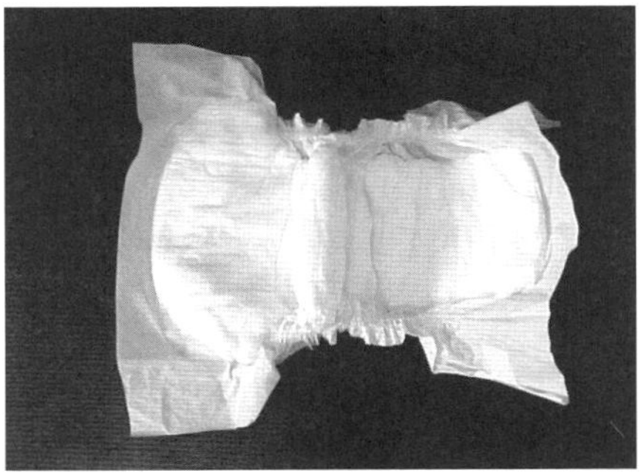

FIGURA 234 – Fralda descartável para bebê.

Nº 246

Fralda geriátrica

- **Sinônimo:** Fralda adulto
- **Tipo:** Básico B
- **Consumo:** Mensal
- **Especificação:** Fralda geriátrica descartável, tamanho _____, de medida de _______ a _______cm de cintura, hospitalar, composta por uma camada firme e superabsorvente de polímeros, que proporciona rápida absorção, diminuindo a sensação de umidade e controlando os odores. Deve possuir 3 camadas e 2 fitas adesivas, sendo que a camada externa deve ser inpermeável, confeccionada em filme de polietileno ou similar, dotada de espessura, maciez, flexibilidade e resistência adequadas à sua finalidade. Deve possuir na parte central uma camada especial extra-absorvente que aumente a proteção, e possuir internamente uma camada sempre seca, que garanta o conforto ao paciente e previna irritações na pele, composta de polpa de celulose e gel, ou similar. Cobertura tridimensional em formato

que favoreça escoamento do líquido para a parte central da fralda, mantendo sua integridade. Adesivos laterais reutilizáveis. Multilinhas elásticas ao nível da curvatura da perna para assegurar maior fixação, posicionadas de maneira a evitar vazamentos.

Opções/Variações

- Adesivos laterais com indicador noturno.
- Linhas indicadoras de saturação (que mudam de cor indicando o momento da troca).
- Tamanhos: pequeno (60-90 cm), médio (90-120), grande (120-150), extragrande (150-190).

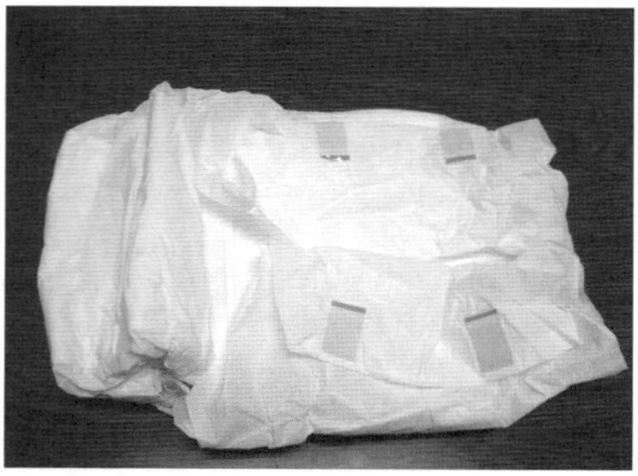

FIGURA 235 – Fralda geriátrica hospitalar.

Nº 247

Frasco a vácuo

- **Tipo:** Básico A
- **Consumo:** Eventual
- **Especificação:** Frasco de vidro termorresistente, a vácuo, graduado, estéril, transparente, com capacidade para 1.000 mL, para fracionamento de plasma. Paredes, superfícies e bordas uniformes em sua espessura e acabamento, isenta de ondulações ou deformações. Formato cilíndrico, com fundo chato e escala graduada permanente a cada 50 mL, com marcação a cada 100 mL. Deve conter tampa em borracha natural, com orifícios não vazados, revestida lateralmente com anel de proteção em alumínio ou similar que mantenha a vedação adequada, e com proteção recobrindo a parte superior por polímero rígido. Deve acompanhar alça em polímero flexível, adequada à fixação do frasco para colocação em gancho de suporte de soro.

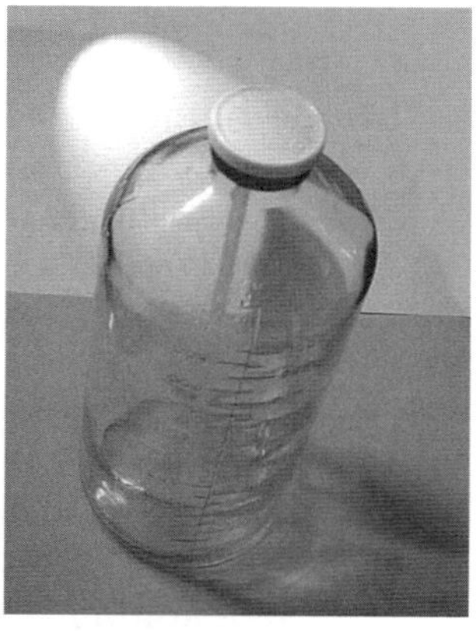

FIGURA 236 – Frasco a vácuo 1.000 mL.

Nº 248

Frasco com válvula para vacuômetro

- **Sinônimo:** Frasco de parede
- **Tipo:** Ventilação
- **Consumo:** Mensal
- **Especificação:** Frasco coletor de vidro, transparente, com capacidade de aproximadamente 500 mL, para aspiração de secreções, para ser conectado em rede de vácuo central, em corpo de latão cromado ou similar, com

vacuômetro com escala linear de 0 a 25 pol. Hg, registro, frasco e boia de segurança e rosca Diss. Paredes, superfícies e bordas uniformes em sua espessura e acabamento, isenta de ondulações ou deformações. Formato cilíndrico, com fundo chato e escala graduada permanente a cada 50 mL, com marcação a cada 100 mL

Opções/Variações

- sistema descartável, em polímero rígido, transparente, com escala graduada a cada 50 mL, acompanhado de duas extensões, com válvula de segurança e sistema de rosca para adaptação em vacuômetro modelo _____.

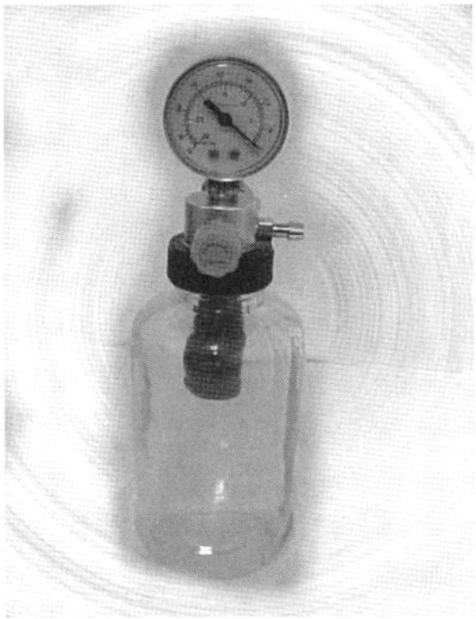

FIGURA 237 – Frasco com válvula completo para vacuômetro.

Nº 249

Frasco de Erlenmeyer

- **Sinônimo**: Balão de Erlenmeyer
- **Tipo:** Básico C
- **Consumo:** Mensal
- **Especificação**: Frasco em balão, autoclavável, translúcido, com graduação precisa, nítida e indelével, com parede em forma de cone invertido para evitar extravasamento de respingos, utilizado como recipiente em laboratório, para armazenamento e mistura de produtos e soluções, cultivo de organismos e tecidos e titulações.

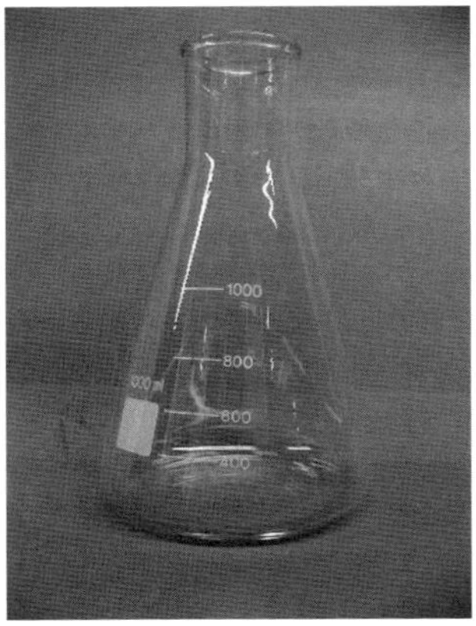

FIGURA 238 – Frasco de Erlenmeyer.

Opções/Variações

- Com estrias em suas paredes para favorecer melhor homogeneização de soluções.
- Com tampa de vidro esmerilhado/plástico.
- Confecção: vidro/plástico/policarbonato/polipropileno.
- Dimensões de bocas: larga/estreita.
- Volume (mL): 125, 250, 500, 1.000, 2.000, 3.000.

Nº 250

Frasco para aspirador manual

- **Tipo:** Ventilação
- **Consumo:** Eventual
- **Especificação:** Frasco coletor de vidro para aspirador manual cirúrgico de secreções, marca _____, modelo ______, ou similar que se adapte perfeita-

mente ao referido aparelho, com capacidade de _____ mL, com graduação precisa, nítida e indelével, com tampa de borracha natural que permita completa vedação, com duas saídas e conexões em aço inox, para extensões, as quais devem ser em PVC ou similar, flexível e transparente, com aproximadamente ______ m de comprimento. Embalagem confeccionada de forma a protegê-lo contra choque, constando o conjunto completo com frasco, tampa, conexões e extensões. Apresentação: conjunto completo.

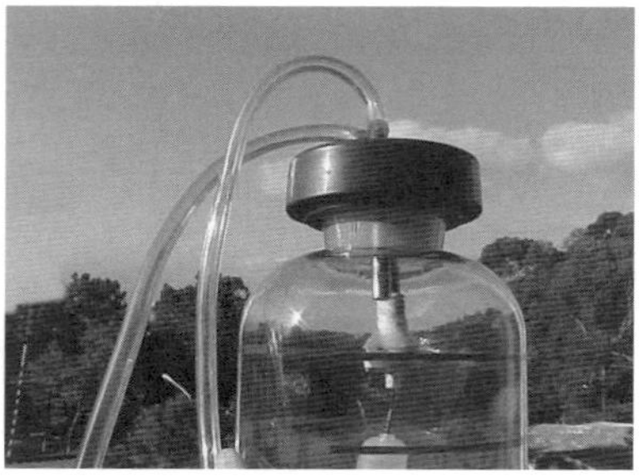

FIGURA 239 – Frasco coletor de vidro para aspirador manual.

Opções/Variações

- Frasco em polímero/inquebrável/reprocessável.
- Volume (mL): 500, 1.000, 1.500, 2.000, 2.500, 5.000...

Nº 251

Frasco para drenagem torácica/mediastinal descartável

- **Tipo:** Ventilação
- **Consumo:** Mensal
- **Especificação:** Frasco em PVC rígido para drenagem de tórax com capacidade de 2.000 mL, com tampa de polipropileno, ou similar adequado ao procedimento, estéril, confeccionado em PVC, atóxico, apirogênico, transparente rígido, isento de defeitos, com escala de graduação precisa, nítida e indelével. Com alça de sustentação medindo aproximadamente 2 m de comprimento, com extensão de drenagem em PVC flexível, medindo aproximadamente 1,20 m de comprimento, com *clamp* para interrupção de fluxo de alta precisão e conector para o dreno. Com pinça de corta fluxo tipo reguladora de fluxo denteada (tipo "jacaré") para regular o fluxo, de alta precisão, que garanta completa vedação do sistema, quando necessário. Frasco com suporte de sustentação de base, ou com base segura o suficiente, que garanta a estabilidade do mesmo. Tampa em polipropileno, com filtro no orifício de saída do ar, com sistema de vedação precisa, com trava de segurança ou rosca, que evite vazamento e/ou abertura acidental. Com conectores e terminações de tamanho padrão universal. Apresentação: frasco completo.

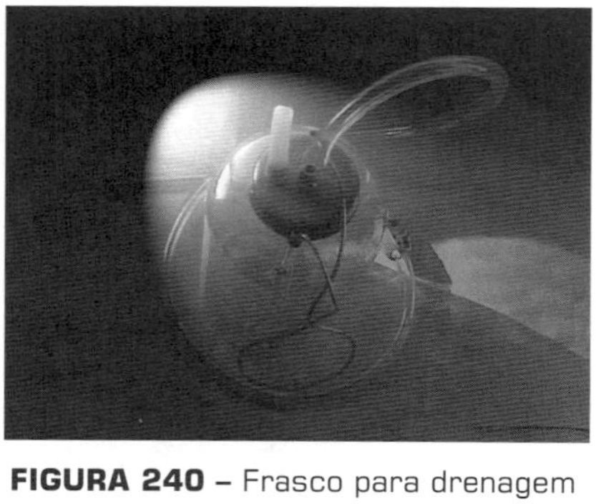

FIGURA 240 – Frasco para drenagem torácica/mediastinal descartável.

Nº 252

Geleia de ultrassom

- **Sinônimo:** Gel USG
- **Tipo:** Básico A

- **Consumo:** Mensal
- **Especificação:** Geleia de alta condutividade, específica para procedimentos ultrassonográficos, incolor, atóxica, hidrossolúvel, hipoalergênica, que não contenha sal em sua composição.

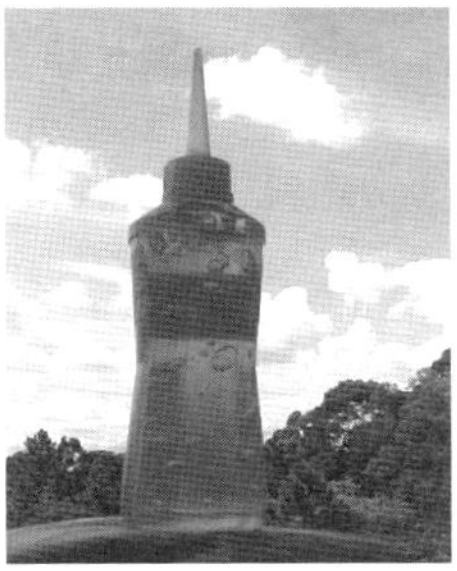

FIGURA 241 – Geleia de ultrassom.

Nº 253

Gorro cirúrgico

- **Sinônimo**: Touca/turbante
- **Tipo:** EPI - Cirurgia
- **Consumo:** Mensal
- **Especificação:** Gorro (ou turbante) cirúrgico descartável, cor e branca, confeccionado em material de fibras 100% de polipropileno, tipo falso tecido ou similar, hipoalérgico, microperfurado, permitindo ventilação adequada, com elástico duplo em toda a sua extensão, com gramatura de 30 g/m².

Opções/Variações

- Cor: verde, azul, branco...
- Gramatura: 10, 20, 30...
- Compactados em forma sanfonada, dispostos em blister com 100 unidades, com abertura serrilhada na parte superior ou similar, que facilite a guarda e o manuseio do produto.

Obs.: a semântica gorro/touca/turbante tem ampla variação, conforme o fabricante. Desse modo, o descritivo deve conter exatamente o tipo de confecção. Há quem chame turbante o que possui tiras para amarrar, em vez de elástico. Outros especificam que a touca é mais um estilo feminino, sempre com elástico.

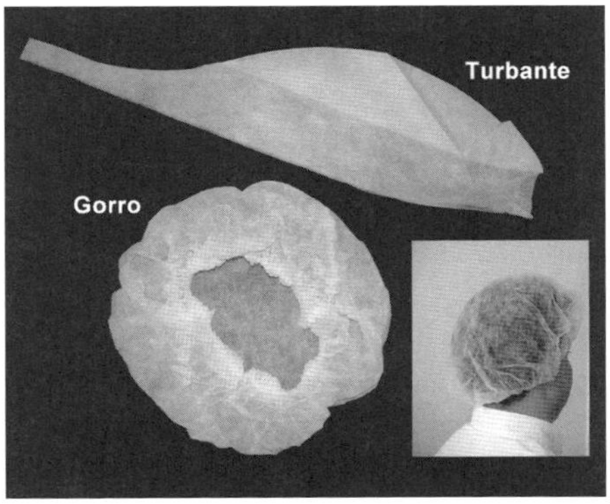

FIGURA 242 – Gorros cirúrgicos.

Nº 254

Grampeador mecânico cirúrgico

- **Sinônimo:** *Stappler*
- **Tipo:** Cirurgia
- **Consumo:** Eventual
- **Especificação:** Grampeador mecânico cirúrgico, estéril, __________, com ________ grampos, para _______, descartável (recarregável) com ______ mm de linha de corte (ou não cortante) e grampeamento, com carga. Grampos confeccionados em titânio, medindo ______ mm.

Opções/Variações

- Carga para tecidos: finos, médios, espessos.
- Linha de grampeamento: 20 a 100 mm.
- Modelos: linear cortante/não cortante, curvo cortante intraluminal, articulado, endoscópico.
- Número de grampos: 30 a 35.

Obs.: É aconselhável que se efetue um cálculo para complementação de cargas e proceda-se a uma aquisição do grampeador com a quantidade calculada de cargas, pois podem ocorrer problemas de compatibilidade de marcas, posto que o modelo de um fabricante não é compatível com outro.

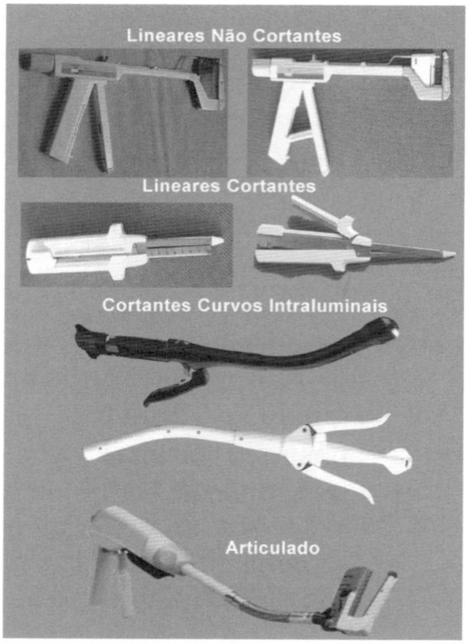

FIGURA 243 – Grampeadores mecânicos cirúrgicos.

Nº 255

Haste flexível

- **Sinônimo:** Cotonete
- **Tipo:** Básico C
- **Consumo:** Eventual
- **Especificação:** Haste flexível (cotonete), com pontas de algodão compacto nas extremidades, não estéril, medindo aproximadamente 8 cm, que não solte lanugem, e algodão disposto de forma que não se exponha facilmente a ponta da haste.

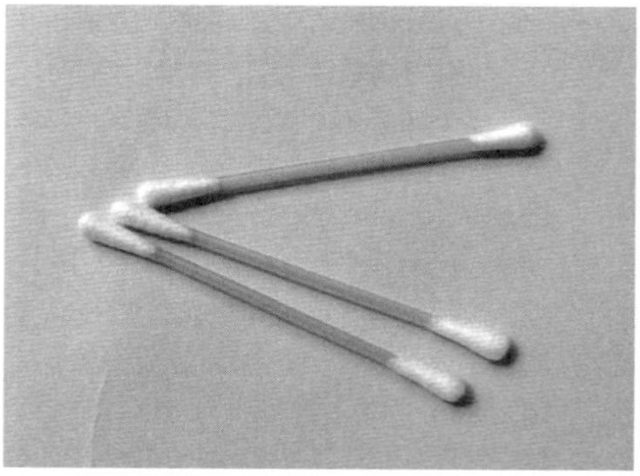

FIGURA 244 – Haste flexível.

Nº 256

Haste para aspirador

- **Tipo:** Cirurgia
- **Consumo:** Mensal
- **Especificação:** Haste estéril para aspirador/irrigador/eletrocautério, de _____ mm de diâmetro, contendo ponta retrátil em forma de gancho, para procedimentos endoscópicos.

Opções/Variações

- Calibre (mm): 5, 10.

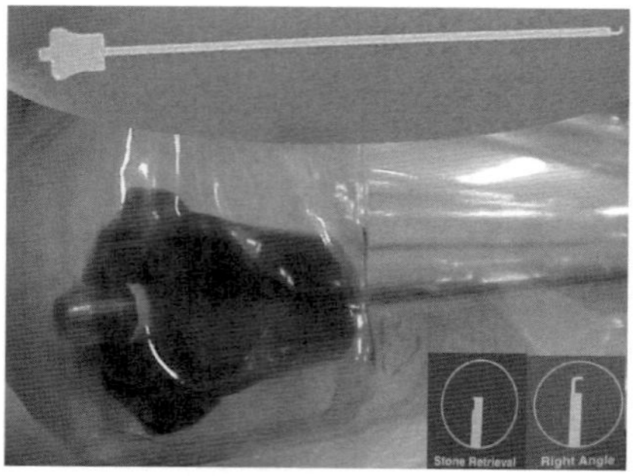

FIGURA 245 – Haste para aspirador.

- Com abertura para aspiração lateral.
- Comprimento: 29, 32 cm.
- Sem ponta.

Nº 257

Hemostático cirúrgico absorvível

- **Sinônimo:** Esponja/gelatina
- **Tipo:** Cirurgia
- **Consumo:** Eventual
- **Especificação:** Hemostático cirúrgico local absorvível composto de ____________, medindo ____ x ____ cm, com total absorção mediante fagocitose e degradação enzimática, maleável e adaptável a contornos irregulares, e com total histocompatibilidade para órgãos sensíveis. Aplicação em sangramentos cirúrgicos, "en Nape", de difícil controle por métodos tradicionais.

Variações de composição[42]

- **Esponja gelatinosa absorvível**à matéria-prima básica: gelatina de pele animal. Proteína não específica, não antigênica, rica em glicocola, prolina e arginina, tem muito poucos aminoácidos contendo radicais aromáticos. Caracteriza-se por ser essencialmente uma espuma solidificada, absorvível, não friável e porosa. Seus princípios abordam a formação de coágulo diretamente no interior da esponja, que atua como uma placa. Uma vez que a esponja esteja saturada pelo sangue, o coágulo se forma rapidamente. Esta ação hemostática resulta da desintegração das plaquetas sanguíneas e da consequente liberação da tromboplastina, que estimula a formação de trombina nos interstícios da esponja. Facilita a hemostase e atua como base de apoio para o desenvolvimento de fibroplastia, só atuando quando em contato direto com o ponto ou a superfície hemorrágica – caso contrário, irá flutuar sobre a poça de sangue acumulado e não será eficaz. É capaz de absorver grande volume de sangue e fluidos. Há informações de que estão associadas a maior incidência de infecção e pressão indesejável em estruturas adjacentes, sendo recomendado evitar-se o uso excessivo em cavidades e espaços fechados. Promove hemostasia em 2 a 10 minutos. É absorvida pelo corpo em 4 a 6 semanas.
- **Colágeno**: derivado da pele bovina caracterizando-se por ser um feltro de colágeno microcristalino que atua levemente pressionado na área, para que ocorra o efeito adesivo de fibrinogênese. Pela sua constituição fibrosa, atrai e prende as plaquetas, iniciando a formação de um tampão hemostático. Serve como matriz física para adesão das plaquetas e fornece estímulo químico para hiperatividade no processo de adesão das mesmas. O tempo para hemostasia é entre 2 a 5 minutos, e é absorvido pelo corpo em 8 a 10 semanas.

[42] Rhodia Farma (2002), Ethicon (2003) & B.Braun (2003).

– **Celulose**: regenerada oxidada obtida do *rayon*, (somente oxidada vem do algodão). Atuação: funciona como matriz física para a adesão de plaquetas exercendo pressão, utilizada para sangramentos moderados. Ao contato com o sangue forma um gel que atua como um coágulo adicional, pressionando a ferida. De fácil manuseio, apresenta reações tissulares leves e é rapidamente absorvida pelo corpo (em 2 a 7 dias). Também saturada pode comprimir estruturas vizinhas. A celulose oxidada possui fibras menores e desfaz-se mais facilmente. A celulose regenerada oxidada é bactericida.

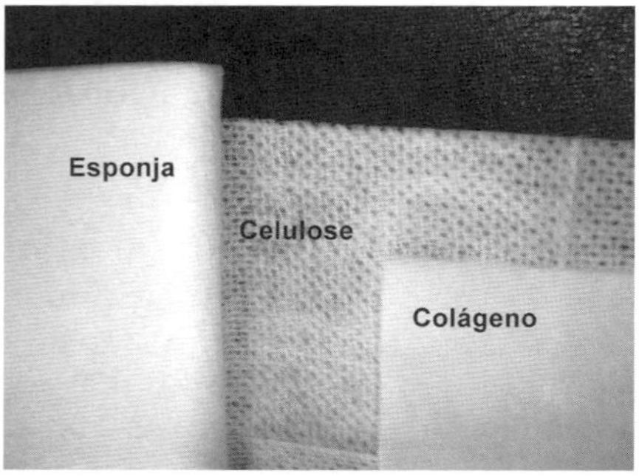

FIGURA 246 – Hemostáticos absorvíveis.

Opções/Variações

– Nº 200: 10 x 12 cm...
– Nº 205: 15 x 20 cm...

Nº 258

Inalador medicinal completo

- **Sinônimo:** Micronebulizador
- **Tipo:** Ventilação
- **Consumo:** Eventual
- **Especificação**: Inalador medicinal em macrolon ou similar em resistência, durabilidade, maleabilidade e qualidade, tamanho adulto (ou infantil), composto de: máscara maleável atóxica, hipoalergênica, anatômica, com adaptação e resistente à desinfecção e esterilização química; micronebulizador; bocal em macrolon ou similar sem rosca; extensão plástica maleável com conector de medidas dentro dos padrões universais. Apresentação: *kit* completo.

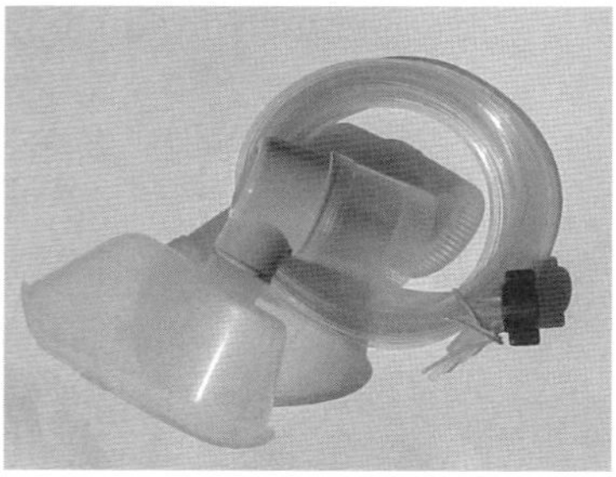

FIGURA 247 – Inalador medicinal completo com máscara.

Nº 259

Incentivador respiratório

- **Sinônimo:** Dispositivo para exercício respiratório/Inspirômetro
- **Tipo:** Ventilação
- **Consumo:** Mensal
- **Especificação**: Dispositivo denominado incentivador respiratório a ________ para técnica de sustentação máxima inspiratória (SMI) utilizado na prevenção e no tratamento de atelectasias, expansão alveolar, com diminuição de trabalho respiratório, montado por meio de encaixe sob pressão sem o uso de cola. Confeccionado em polímero rígido, transparente, acompanha-

do por traqueia flexível e encaixe externo para suporte de traqueia. Deve acompanhar filtro para evitar aspiração de impurezas. Devem acompanhar ____ bocais.

Opções/Variações

- Fluxo/volumétrico.
- Capacidade total (mL) 2.500, 5.000.
- Baixa resistência.
- Sistema de 2 câmaras, com graduação precisa, nítida e indelével de 0 a 5.000 mL na principal, com elevação do êmbolo, com marcador, para orientação terapêutica do volume de expansão. A câmara secundária paralela contém um êmbolo para controle de fluxo inspirado.
- Sistema de 3 câmaras paralelas, cada uma contendo uma esfera. Graduação fidedigna nas 3 câmaras de elevação (600 cc, 900 cc e 1.200 cc). Base de sustentação para as esferas lisas de cores e tamanhos diferentes.
- Sistema de resistor linear, com escala permanente, indicado para fortalecimento de musculatura inspiratória, com ajuste mecânico da resistência por mola, com válvula graduada em pressões em cerca de 7 a 40 cmH_2O. Com bocal e prendedor nasal.

Variante

- 4 a 20 cmH_2O, um lado para treinar musculatura inspiratória e o lado oposto para prover pressão positiva expiratória (PEP).

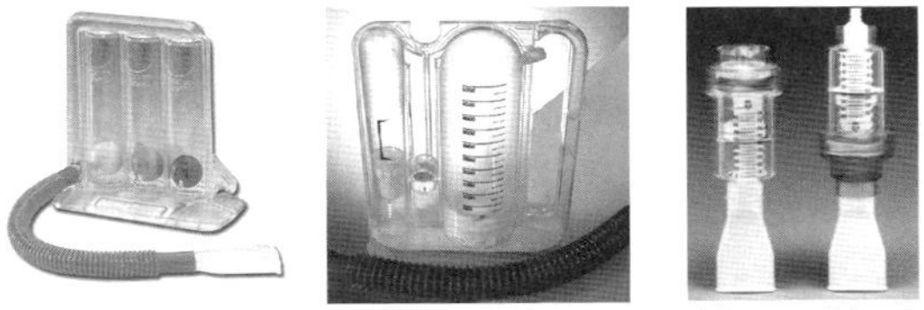

A Fluxo Volumétrico Linear (Var.)

FIGURA 248 – Incentivadores respiratórios.

Nº 260

Indicador biológico

- **Sinônimo:** Indicador biológico em tubete
- **Tipo:** Cirurgia
- **Consumo:** Mensal
- **Especificação:** Indicador biológico[43]/teste para verificação de esterilização, para teste em vapor, contendo esporos secos de *Bacillus stearothermophillus*,

[43] São classificados por gerações (Martinho, 2007) :
- Primeira geração: tira de papel impregnada com esporos e disposta em envelope de papel de seda ou ampola, com leitura definitiva após 7 dias;
- Segunda geração: é auto-contido em ampola. A tira impregnada de esporos é contida dentro de uma ampola e separada do meio de cultura. Após a esterilização, quebra-se a ampola e a tira entre em contato com o meio de cultura para incubação em 48 horas. A leitura é feita pó mudança de cor decorrente da mudança do pH do meio; e,
- Terceira geração: apresenta as mesmas características do referente à segunda geração, diferindo na metodologia de detecção do crescimento do esporos, que ocorre por leitura por fluorescência após 1 a 3 horas de incubação, pela interação da enzima alpha-D-glucosidadse, que se associa ao esporo testado. Pode também ser incubado por 48 horas para detecção de crescimento do esporo da mesma forma que o de segunda geração.

na quantidade mínima de 100.000 esporos, inseridos em ampola de vidro quebrável, contendo meio de cultura e indicador de pH adequados. Essa ampola deve vir inserida em frasco flexível de polipropileno contendo filtro hidrofóbico como barreira bacteriana, com tampa em polímero que garanta o fechamento sob pressão. Deve estar de acordo com norma do *The United States Pharmacopea* – USP XIX-1975".

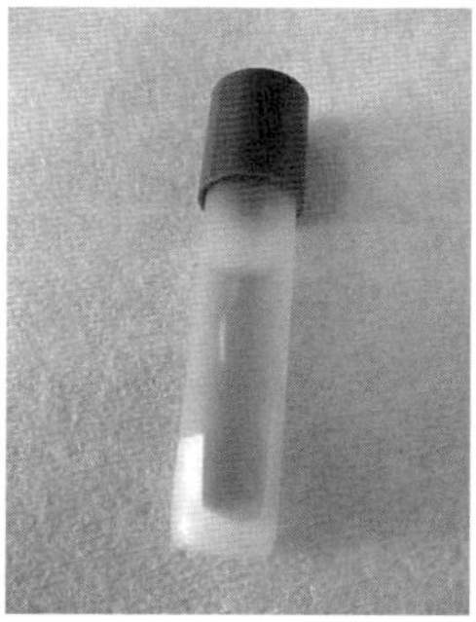

FIGURA 249 – Teste de esterilização.

Nº 261

Indicador químico em tira

- **Sinônimo**: Integrador químico
- **Tipo:** Cirurgia
- **Consumo:** Eventual
- **Especificação**: Indicador químico tipo ________, classe ______ para autoclave a vapor não tóxico, constituído de tira de papel impregnada de reativo químico sem presença de chumbo, em conformidade com a norma ISO 111401, que ao ser submetido ao processo de esterilização tenha sua cor modificada para uma tonalidade escura uniforme, possibilitando a leitura do(s) seguinte(s) parâmetro(s): ______________________. Suas propriedades deverão estar fundamentadas na garantia de esterilização do material submetido a elevada temperatura em autoclave a vapor.

Obs.: Indicadores e/ou integradores são tiras de papel (ou outro meio de suporte) impregnadas com tinta termocrômica ou dispositivo contendo pastilha de substância termorreagente, que mudam de cor ou forma quando expostas aos aspectos de esterilização, como temperatura, pressão e tempo. São divididas em classes conforme a ANSI/AAMI/ISO 11140-1 (FDA, 2005; Martinho, 2007):

- Classe 1 – Indicadores de processo: indicam se a unidade foi exposta ao agente esterilizante.
- Classe 2 – Indicadores para uso em autoclaves com sistema de pré-vácuo: teste de Bowie & Dick.
- Classe 3 – Indicadores de parâmetro único: reagem a um parâmetro específico.
- Classe 4 – Indicadores multiparamétricos: reagem a dois ou mais parâmetros específicos.
- Classe 5 – Indicadores integradores: respondem a todos os parâmetros críticos do ciclo de esterilização (vapor, tempo e temperatura), com resposta similar à inativação dos microrganismos contidos no indicador biológico.
- Classe 6 – Indicadores de simulação: reagem a todos os parâmetros críticos de um ciclo específico de esterilização.

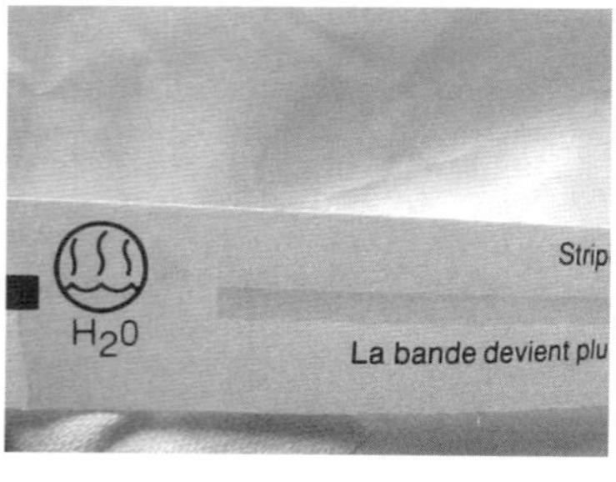

FIGURA 250 – Indicador químico em tiras.

Nº 262

Injetor de esclerose para endoscopia alta

- **Sinônimo:** Agulha de esclerose
- **Tipo:** Exame
- **Consumo:** Mensal
- **Especificação:** Injetor retrátil (agulha injetora) de esclerose para endoscopia alta em procedimento de confluência precisa no local desejado, para equipamento ______ ou similar, com canal de trabalho de ____ mm ou similar que se adapte perfeitamente, com diâmetro de agulha de _____ mm e comprimento ____ mm, confeccionada em aço inox, com extensão em polímero liso, tipo teflon, poliuretano ou similar, biocompatível, atóxico, hipoalergênico, resistente e transparente o suficiente para visualização do aspirado, com diâmetro de _____ mm, e no mínimo _____ cm de comprimento total, com área de trabalho de cerca de ____ mm. Cabo em material resistente, de fácil manuseio.

Opções/Variações

- Autoclavável/estéril (descartável).
- Área de trabalho – comprimento agulha (mm): 4,0; 6,0; 8,0...
- Cateter duplo.
- Com clipe de segurança removível.
- Comprimento total (cm):... 180, 200, 230....
- Uso: adulto/infantil.

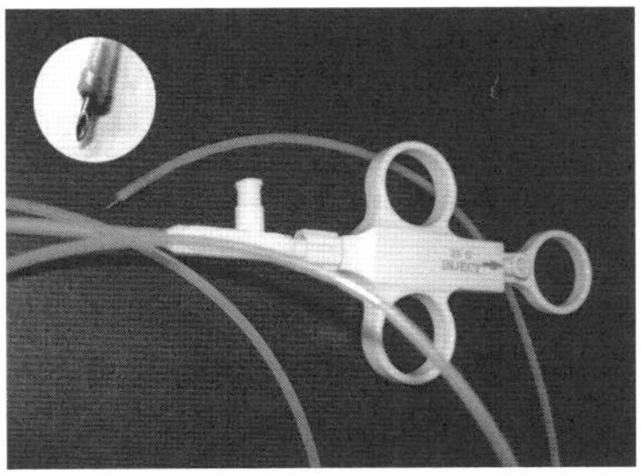

FIGURA 251 – Injetor de esclerose para endoscopia alta.

Nº 263

Introdutor percutâneo

- **Sinônimo**: Introdutor com membrana autocicatrizante/ Introdutor de cateter com válvula antirrefluxo
- **Tipo:** Angiografia
- **Consumo:** Mensal
- **Especificação**: Introdutor periférico calibre____ Fr com ___ cm de comprimento, com guia de _____, para microcateteres de procedimentos angiográficos, confeccionado em material biocompatível, atóxico, apirogênico, de forma tal que proporcione inserção suave, com redução de traumas, com ponta radiopaca de, no mínimo, 3,0 mm para visualização precisa, com válvula antirrefluxo e membrana que se vede automaticamente ao se retirar o cateter.

Opções/Variações

- Acesso: femoral, radial, braquial, subclávia, jugular.
- Calibre (F): 4, 5, 6, 7, 8, 9.

- Comprimento (cm): 11, 13, 23, 35, 45, 55...
- Detalhe: membrana hemostática (antirrefluxo).
- Guia: 0,035", 0,038"
- Sem válvula.
- Tipo *peel away* ou "bainha fendida" ou ainda "descascável": o introdutor, em forma de tubo, apresenta uma fenda longitudinal que permite dividi-lo, separando-o em duas partes e puxando-o para fora, até soltá-lo totalmente, deixando somente o cateter e/ou a agulha de inserção.

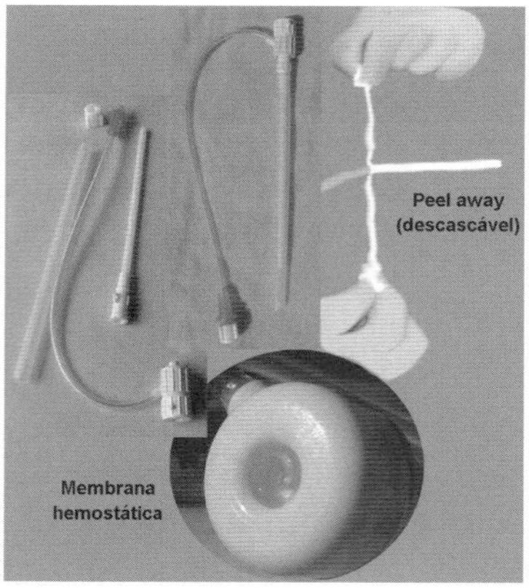

FIGURA 252 – Introdutores percutâneos.

Nº 264

Jogo intermediário reto com 3 peças

- **Sinônimo:** Traqueia com conector
- **Tipo:** Ventilação
- **Consumo:** Mensal
- **Especificação:** Jogo de três intermediários retos, nos tamanhos de ____, _____e _____ mm, confeccionados em PVC rígido ou similar adequado e resistente. Cada um deles deve possuir um alongamento corrugado, tipo traqueia, com aproximadamente 15 cm de comprimento, confeccionada em material de alta resistência e de primeira qualidade, siliconizada, reutilizável e estéril a gás, produtos químicos ou autoclave, atóxico. As *três* traqueias devem possuir em uma de suas extremidades, conector cônico reto com diâmetro interno de 15 mm e externo de 22 mm, e na outra ponta, conector cônico reto com diâmetro interno de 10 mm e externo de 15 mm, ambos com conexões internas ajustadas perfeitamente às traqueias. Apresentação: jogo com seis peças: três traqueias completas e três intermediários.

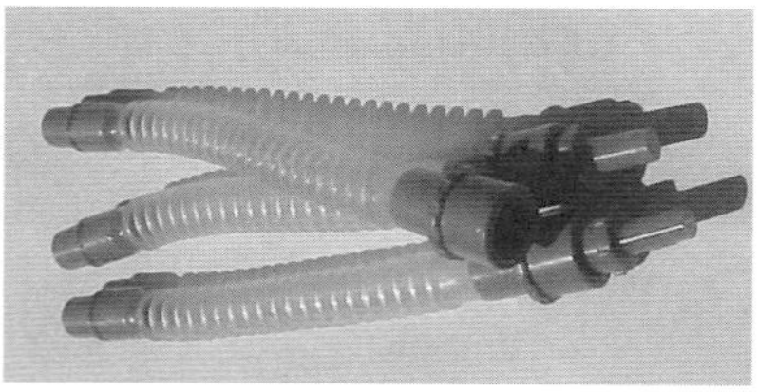

FIGURA 253 – Jogo intermediário reto com três peças.

Opções (mm)

- 5, 6 e 7; 8, 9 e 10.

Nº 265

Kit de Heimlich para drenagem torácica

- **Sinônimo:** Dreno com Válvula de Heimlich44

[44] Heimlich é uma válvula unidirecional constituída por um tubo confeccionado em polímero, com duas lâminas internas, onde se efetua uma pressão exercida pelo conteúdo drenado (gasoso ou fluido), ocorrendo a drenagem, com encerramento logo após, impedindo, assim, o refluxo. Epônimo de seu propositor em 1920, Harry J. Heimlich, cirurgião torácico (Stedman et al, 2004).

- **Tipo:** Cirurgia
- **Consumo:** Mensal
- **Especificação:** *Kit* para drenagem de tórax, para tratamento cirúrgico e/ ou emergencial de tensão pneumotorácica, composto de cateter radiopaco de poliuretano de ____ Fr, com ponta tipo *pigtail*, com cerca de 30 cm de comprimento e 20 furos (portas) laterais, para drenagem de pneumotórax, sem frasco e sem sistema de selo d'água. Com sistema de vedação total através de válvula de segurança com tubo conector e torneirinha de 3 vias, válvula unidirecional tipo Heimlich. Acompanhado de trocarte introdutor com obturador calibre 19 G, comprimento de aproximadamente 17 cm e comprimento de cerca de 30 cm.

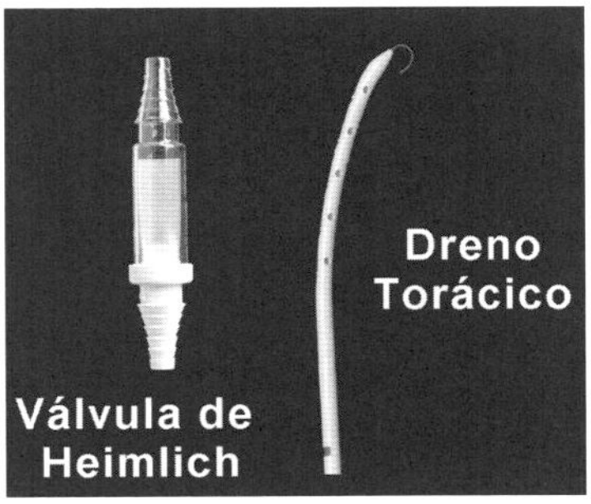

FIGURA 254 – Kit drenagem com válvula de Heimlich.

Opções/Variações

- Tamanho: 6,3 Fr (infantil pequeno, com 19 cm e 6 furos laterais, obturador 21 G, cateter 20 cm); 9,0 Fr e 10,2 Fr (infantil); 14 Fr (adulto).

Nº 266

Kit ginecológico

- **Tipo:** Exame
- **Consumo:** Mensal
- **Especificação:** *Kit* ginecológico estéril contendo: uma bandeja porta-instrumento, um espéculo vaginal descartável, uma pinça Cherron descartável, um par de luvas plásticas descartáveis e compressa ginecológica.

Opções/Variações

- *Kit* para Papanicolaou45 – além dos materiais descritos no *kit* anterior: uma escova cervical, uma espátula de Ayres, compressa de gaze, bola de algodão, um estojo porta-lâmina e uma lâmina de vidro.
- Especulo (tamanho): pequeno, médio, grande.

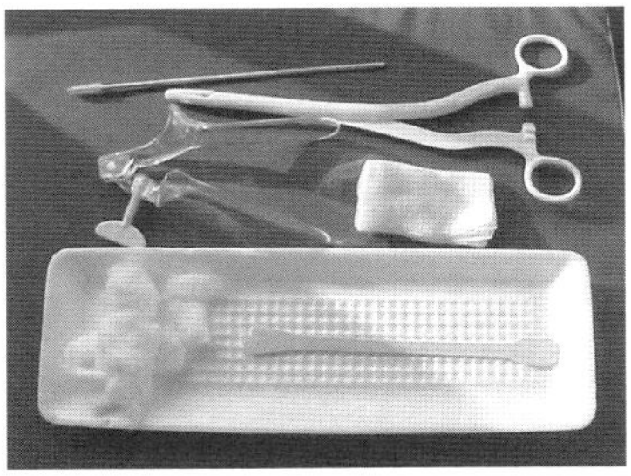

FIGURA 255 – *Kit* ginecológico.

Nº 267

Kit para anestesia peridural

- **Sinônimo:** *Minikit* epidural

Epônimo ao seu idealizador, Dr. George N. Papanicolau ou Papanicolau (1833 – 1962), médico patologista norte-americano, nascido na Grécia, que desenvolveu o teste citológico em 1939, utilizado mundialmente para detecção e diagnóstico precoce do câncer do aparelho genital feminino.

- **Tipo:** Cirurgia
- **Consumo:** Mensal
- **Especificação**: *Minikit* para anestesia peridural prolongada, estéril, descartável, com cateter _____ G e comprimento de 100 cm. Com agulha de aço tipo Weiss com bisel tipo Tuohy _____________. Com conector *luer-lock* em rosca. Cateter epidural em poliamida flexível de composição que permita longa permanência, com linhas de contraste radiopacas, com filtro antibacteriano-viral, ponta rômbica (ogiva), três orifícios laterais e dispositivo facilitador para inserção.

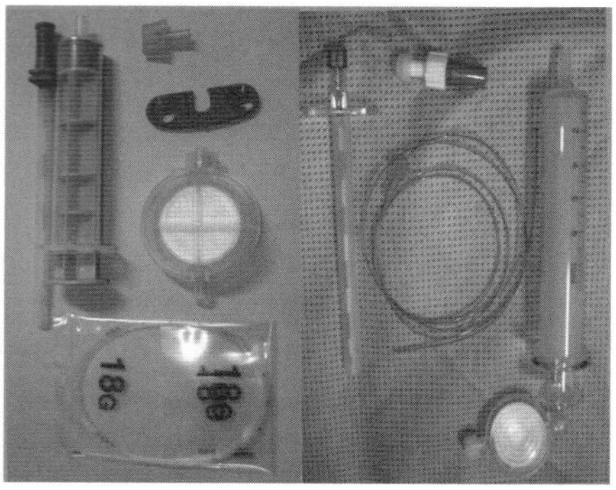

FIGURA 256 – *Kit* para anestesia peridural.

Opções/Variações

- Cateter 19 G com agulha 17 G/ cateter 20 G com agulha 18 G.
- Com seringa: vidro/descartável.

Nº 268

Kit para drenagem de tórax

- **Sinônimo**: Sistema de drenagem torácica sob selo d'água46
- **Tipo:** Cirurgia
- **Consumo:** Mensal
- **Especificação**: *Kit* para drenagem torácica e/ou mediastinal com frasco para troca, composto de três partes: um sistema completo (frasco + tampa e conexões (vedação) + um dreno) + dois sistemas completos sem dreno + oito frascos.

Componentes

- *Frasco:* em PVC rígido, transparência cristalina, capacidade de 2.000 mL, com escala graduada a cada 100 mL, de caráter permanente, com base reta para assegurar a estabilidade do mesmo no solo. Quantidade de frascos por *kit*: 11 frascos.
- *Vedação*: tampa em polipropileno, tipo por fora do frasco, em sistema de rosca com, no mínimo, ½ giro, provida de dois orifícios:
  - um contendo uma conexão que se projete externa e internamente ao frasco:
  - na porção externa, provida de tubo extensor em PVC ou similar transparente, flexível, com, no mínimo, 130 cm de comprimento e luz interna de cerca de 10 mm, com espessura de cerca de 2 mm, provida de pinça reguladora de fluxo (tipo "jacaré");
  - na porção interna provida de tubo extensor em PVC mais rígido, com

[46] Utiliza o princípio da sifonagem subaquática, que funciona como uma válvula unidirecional, também denominada drenagem pleural fechada ou drenagem em selo d'água.

cerca de 20 cm de comprimento (ou que se distancie, no mínimo, 1,5 cm do fundo do frasco);
- um contendo sistema de respiro com filtro protetor contra entrada e partículas externas.

- Quantidade de tampas e conectores por *kit*: três conjuntos.
- *Dreno:* cateter calibre nº ______, para drenagem mediastinal/torácica, confeccionado em material atóxico, apirogênico, hipoalergênico, tipo PVC transparente, ou similar adequado, multiperfurado, ponta arredondada, sem rebarbas, uniforme em toda extensão, com conector confeccionado em polímero rígido ou similar atóxico, para conectar-se no tubo extensor, embalado separadamente em individual dupla e estéril.

Opções/Variações

- Dreno: 10 a 40 (calibre).

Obs.: É aconselhável que se efetue um cálculo para complementação de frascos simples, e proceda-se a uma aquisição do mesmo com a quantidade calculada, pois podem ocorrer problemas de compatibilidade de marcas, já que o modelo de um fabricante não é compatível com outro, quanto ao número de giros, modelo do bocal do frasco, o que pode gerar desperdício ou vencimento. A referência acima foi calculada para um atendimento que considere uma clínica de cirurgia torácica, atendimentos de pronto-socorro e terapia intensiva.

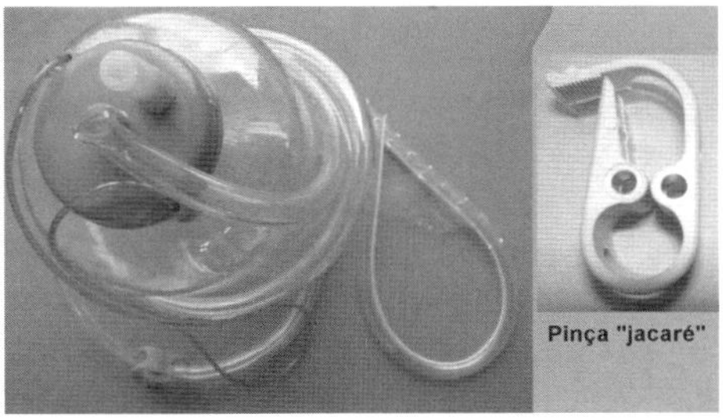

FIGURA 257 – *Kit* para drenagem de tórax completo.

Nº 269

Kit para exploração biliar

- **Sinônimo**: *Kit* videolaparoscópico via biliar
- **Tipo:** Cirurgia
- **Consumo:** Mensal
- **Especificação**: *Kit* videolaparoscópico para exploração de via biliar contendo conjunto completo de introdutor para acesso em cavidade abdominal, com ponta radiopaca de 12 Fr, bainha radiopaca de calibre 4 mm, com 15 de comprimento, terminação com ponta *luer*, com tampa acoplada. Deve acompanhar cateter com balão de angioplastia calibre 5 Fr com ponta radiopaca com duas marcas, com 40 cm de comprimento com balão de diâmetro de 8 mm e 4 cm de comprimento, com ponta distal em "Y", com uma via de conexão *luer* e outra com conexão *luer-lock*, com torneirinha de três vias acoplada. Deve acompanhar um guia de 0,035 pol de diâmetro com comprimento de 145 cm, confeccionado com núcleo em nitinol e revestimento em poliuretano, ou similar, contendo dispositivo torque para manuseio. Deve acompanhar também um cateter extrator de cálculos calibre 2,4 Fr e comprimento de 115 cm, revestido com teflon ou similar, com

ponta em forma de cesta (*basket*) composta de quatro arames, acionada por dispositivo na extremidade distal do mesmo. Deve acompanhar uma seringa hipodérmica descartável de 10 cc, com ponta *luer* central e um adaptador de três vias, com ponta proximal macho *luer-lock*, e distais uma *luer-lock* fêmea e duas *luer-lock* macho, com torneirinha em ambas. *Kit* completo.

Obs.: Tal descritivo trata-se de um exemplo de *kit* básico tamanho mediano para procedimento diagnóstico/terapêutico – suas variações abordam cateteres de 100 a 200 cm de comprimento, com calibre de 3.5 a 5.5 French, fio-guia de no mínimo 100 cm, com calibre de 0,021 a 0,35 pol, cateter extrator de 80 a 200 cm de comprimento com cesta de calibre de 1,5 a 3,0 cm de diâmetro e de 3,0 a 6,0 cm de comprimento, cateter-balão com até 200 cm de comprimento e calibre 6,9-5,0 French.

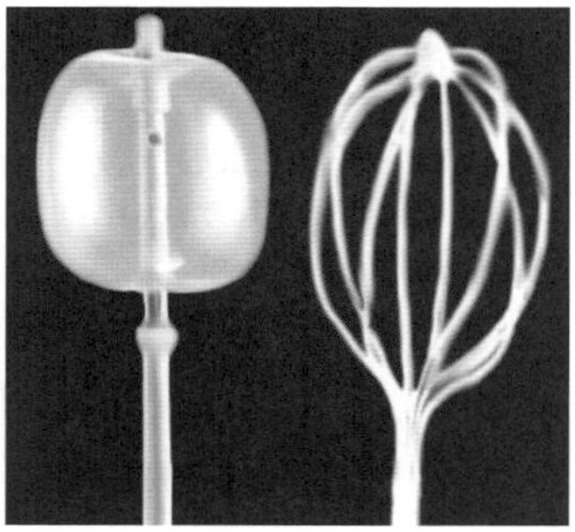

FIGURA 258 – *Kit* para exploração biliar.

Opções/Variações

– Lúmen: duplo/triplo.

Nº 270

Lâmina cirúrgica para serra elétrica

- **Tipo:** Cirurgia
- **Consumo:** Mensal
- **Especificação**: Lâmina cirúrgica para serra elétrica de ____, confeccionada em aço inox de forma adequada ao uso, compatível com serra elétrica de marca _____ modelo _____.

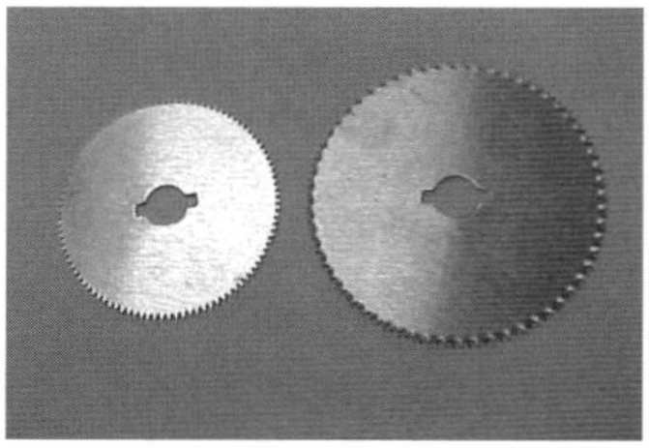

FIGURA 259 – Lâmina cirúrgica para serra elétrica.

Opções/Variações

– 2" (gesso), 2"1/2.

Nº 271

Lâmina de barbear

- **Sinônimo:** Gilete
- **Tipo:** Básico A
- **Consumo:** Mensal
- **Especificação:** Lâmina para barbear em aço inox, corte nas duas laterais, isenta de rebarbas e sinais de oxidação. Apresentação: caixa com 06 unidades.

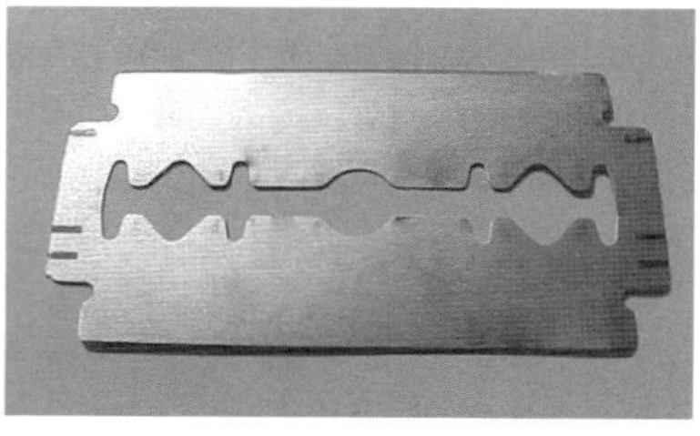

FIGURA 260 – Lâmina de barbear.

Nº 272

Lâmina para microscópio lapidada

- **Tipo:** Exame
- **Consumo:** Eventual
- **Especificação:** Lâmina para microscopia ___x____ mm, espessura de _____, confeccionada em vidro, lapidada, com extremidade ______, superfície lisa e transparente. Embaladas de forma a protegê-las contra choque.

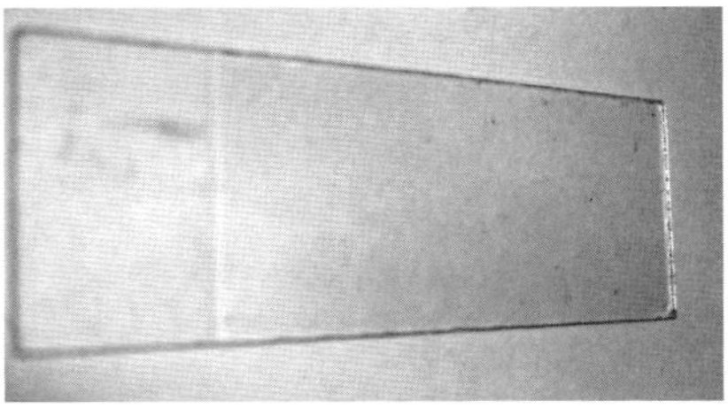

FIGURA 261 – Lâmina para microscópio lapidada.

Opções/Variações

- Dimensões (mm): 24 x 32, 24 x 24, 26 x 76.
- Espessura (mm): 1,2 a 1,4; 0,13 a 0,18.
- Extremidade: fosca/não fosca.

Nº 273

Lamínula para laboratório

- **Tipo:** Exame
- **Consumo:** Eventual
- **Especificação:** Lamínula para laboratório, de vidro, _____x_____ mm, espessura de 0,13 a 0,18 mm, lapidada, isenta de defeitos. Embaladas de forma a protegê-las de choque.

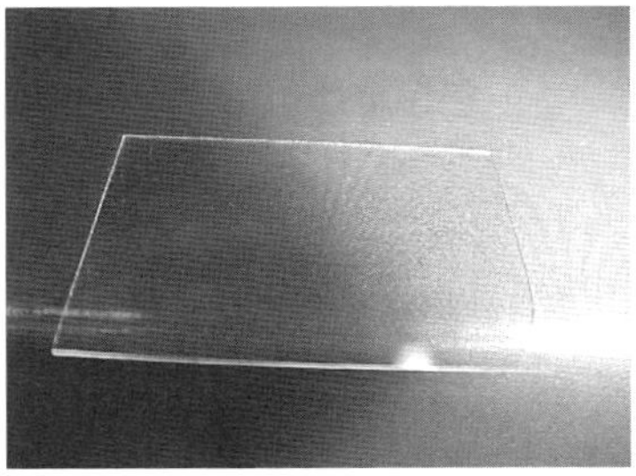

FIGURA 262 – Lamínula para laboratório.

Opções (mm)

- 18 x 18, 24 x 50.

Nº 274

Lâmpada halógena

- **Tipo:** Cirurgia
- **Consumo:** Eventual
- **Especificação:** Lâmpada halógena ____ V/ ____ W para _____ marca _____ modelo _______ ref.: _____.

Opções/Variações

- 15 V/150 W, 12 V/55 W, 120 V/150 W, 12 V/20 W, 6 V/15 W.

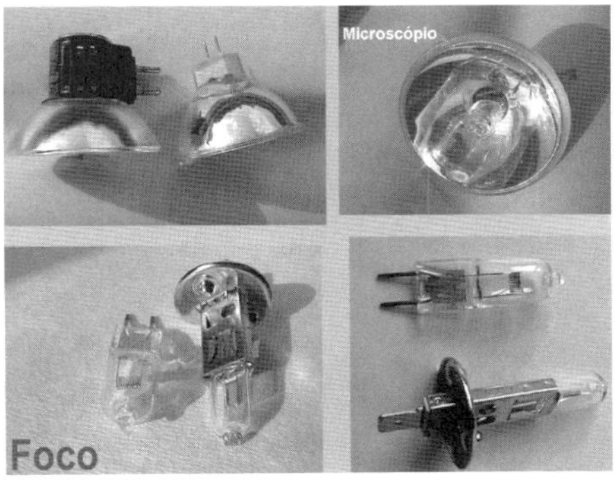

FIGURA 263 – Lâmpadas halógenas.

– Com bulbo (ciatilíca), sem bulbo.
– Panendoscópio, foco cirúrgico, microscópico.
– Tipo: bola, tubular, cônica, *spot light.*

Nº 275

Lâmpada para laringoscópio

- **Tipo:** Básico A
- **Consumo:** Mensal
- **Especificação**: Lâmpada para laringoscópio ___ V. ___ W, sem sinais de oxidação, com rosca adaptável aos tamanhos padrões.

Opções/Variações

– Tensão: 3/6 V.
– Potência: 6/12 W.
– Observar que há algumas lâmpadas com rosca mais larga e curta e outras com rosca mais estreita e longa, conforme o modelo da lâmina.

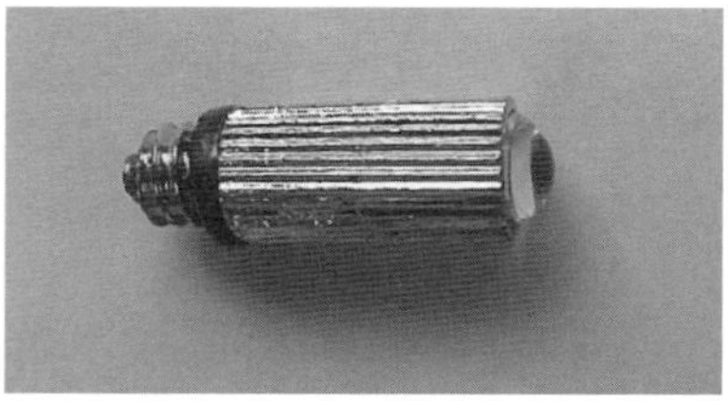

FIGURA 264 – Lâmpada para laringoscópio.

Nº 276

Lanceta

- **Sinônimo:** Microlanceta
- **Tipo:** Básico B
- **Consumo:** Mensal
- **Especificação:** Lanceta descartável para obtenção de amostra sanguínea, confeccionada em aço inoxidável, fixada em apoio plástico ou similar, com diâmetro universal apropriado para o encaixe em dispositivos lancetadores, estéril. Deve vir acompanhada de tampa de proteção da agulha para que a mesma se mantenha estéril e íntegra antes do uso. Agulha com calibre 29 G e bisel trifacetado, tornando a penetração fácil e suave.

Opções/Variações

– Microlanceta acoplada ao lancetador/dispositivo pérfuro-cortante para punção venosa periférica, para coleta de amostragem de sangue para fita hemorreagente, com agulha protegida e estéril, acoplada a lancetador descartável, estéril, de uso único, com sistema de trava com botão de destravamento controlado pelo usuário, e sistema de proteção pós-disparo, não permitindo a remontagem ou reutilização. Agulha em aço inoxidável, com retração automática após o uso, que apresente rapidez e incisão precisas.

Lancetador

– dispositivo lancetador confeccionado em material plástico, ou similar, rígido, resistente aos processos usuais de desinfecção, apropriado para o procedimento de uso de lanceta para obtenção de amostra sanguínea, em formato tipo caneta, ou similar, de fácil manuseio, que ofereça rapidez no procedimento, bem como segurança tanto ao paciente, na efetividade, como ao profissional de saúde. O material deve comportar o uso de lancetas descartáveis.

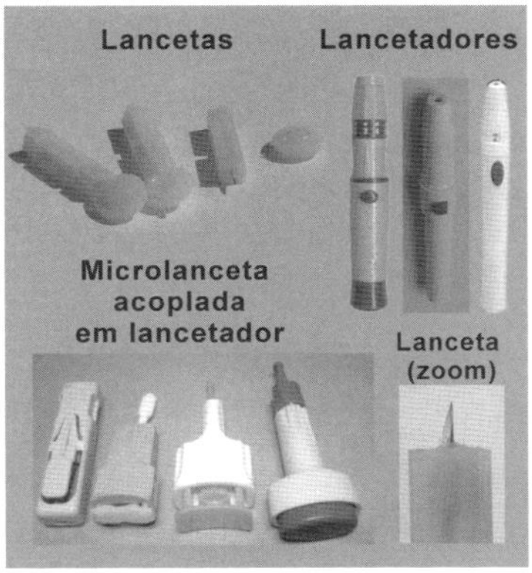

FIGURA 265 – Lancetas e lancetadores.

Nº 277

Lanterna elétrica

- **Tipo:** Básico B
- **Consumo:** Mensal
- **Especificação:** Lanterna elétrica tamanho grande, confeccionada em plástico ou similar resistente, acionada com duas pilhas grandes.

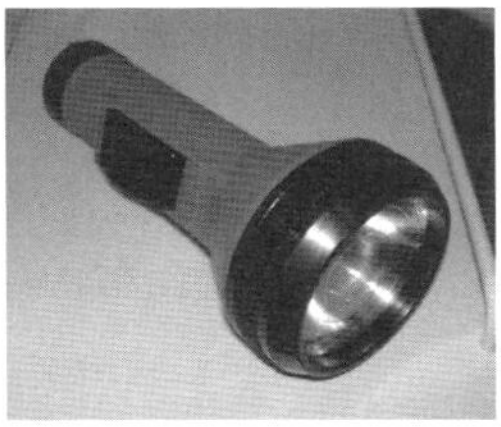

FIGURA 266 – Lanterna elétrica.

Nº 278

Lápis dermatográfico preto

- **Tipo:** Cirurgia
- **Consumo:** Mensal
- **Especificação:** Lápis dermatográfico preto, para metal, vidro, tecido, plástico ou porcelana, com apontamento instantâneo, de confecção apropriada para o uso.

Opções/Variações

- Cores diversas.
- Para marcação de pele.

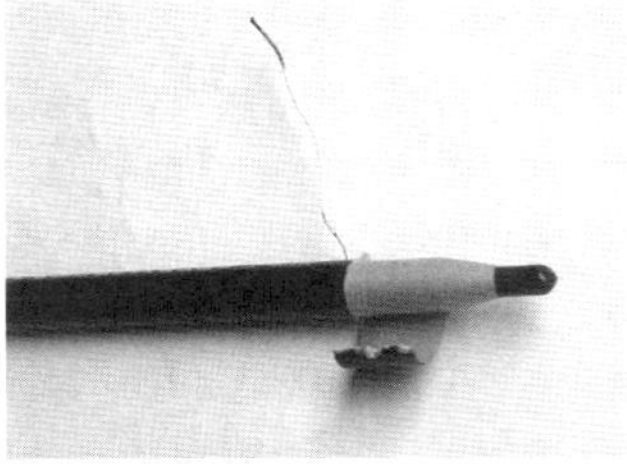

FIGURA 267 – Lápis dermatográfico preto.

Nº 279

Lençol branco descartável

- **Tipo:** Básico vestuário
- **Consumo:** Mensal
- **Especificação:** Lençol branco descartável, medindo ____ x ______ m, em falso tecido (100% polipropileno), gramatura _____ g/m², sem emendas. Dobrado individualmente em pacotes com ____ unidades, reembalados em caixa de papelão com ___ pacotes.

Opções/Variações

- Acabamento em *overlock*.
- Dimensões (m):... 0,90 x 2,00; 1,00 x 2,30; 1,40 x 2,50...
- Gramatura (g/m²): 20, 30, 40, 50...

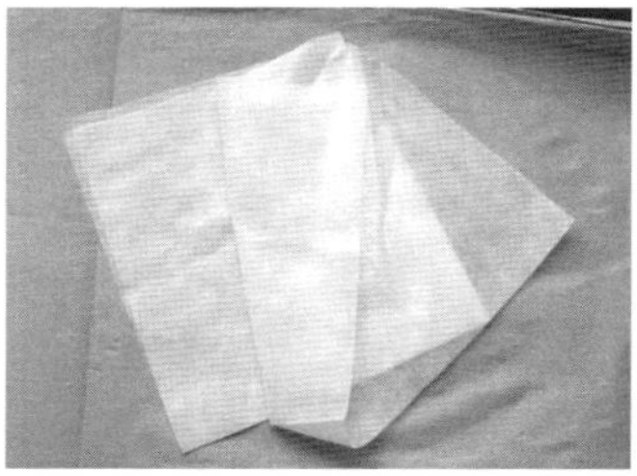

FIGURA 268 – Lençol branco descartável.

Nº 280

Lençol de papel branco hospitalar em bobina

- **Sinônimo:** Papel lençol em rolo
- **Tipo:** Básico vestuário
- **Consumo:** Mensal
- **Especificação**: Lençol de papel hospitalar descartável, 100% celulose virgem, em bobinas, medindo ___ cm de largura x ____ metros de comprimento, cor branca, textura firme, resistente.

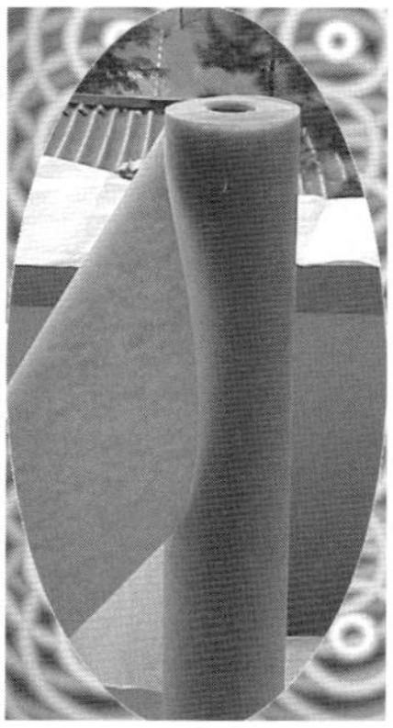

FIGURA 269 – Lençol de papel branco hospitalar em bobina.

Opções/Variações

- Comprimento (m): 50/100.
- Gramatura: 29 a 35 g/m².
- Largura (cm): 50, 70.
- Pré-picotado.

Nº 281

Lixeira hospitalar

- **Tipo:** Limpeza
- **Consumo:** Eventual
- **Especificação:** Lixeira hospitalar confeccionada em ________, com tampa lisa, atóxica, resistente a impactos e/ou choque mecânico, inquebrável, higiênica, quimicamente inerte, robusta, com pedal resistente e mecanismo em aço reforçado, espessura mínima de 5,0 mm, capacidade de ___ litros, na cor _____.

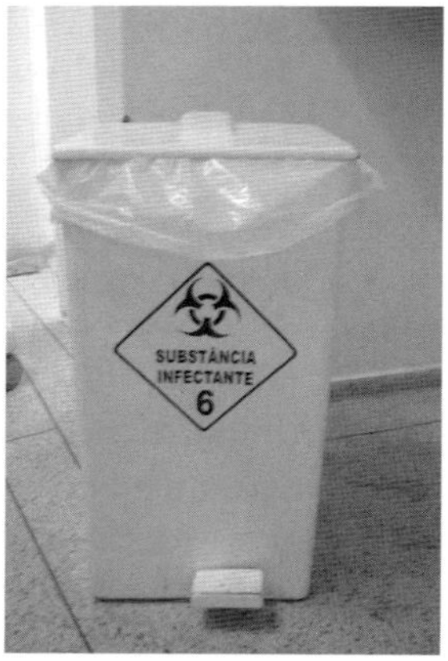

FIGURA 270 – Lixeira hospitalar.

Opções/Variações

- Com rodas.
- Confecção: polipropileno, alumínio, aço inoxidável.
- Cor: branca, cinza...
- Dimensões e espessura.
- Litros (L): 10 a 120.
- Pedal duplo.

Nº 282

Luva cirúrgica ambidestra para procedimentos

- **Sinônimo:** Luva de procedimentos
- **Tipo:** EPI Básico A
- **Consumo:** Mensal
- **Especificação:** Luva de _______ para procedimento, antialérgica, antiderrapante, tamanho _______, boa sensibilidade tátil, formato anatômico, textura uniforme, sem falhas, hermética, levemente pulverizada com pó bioabsorvível ou lubrificada, com punho médio e com dobra em sua porção final, confeccionada segundo NBR 13392.

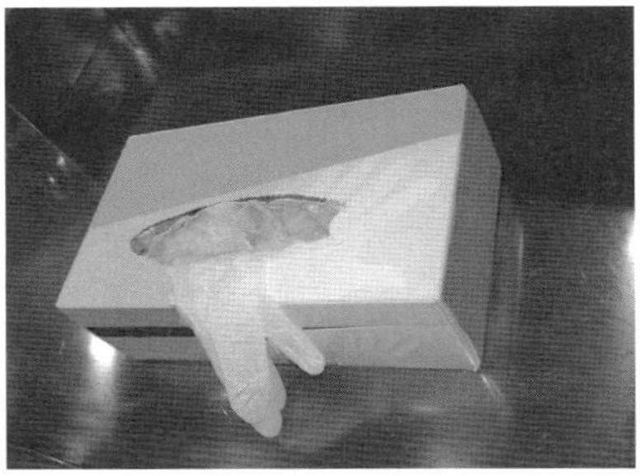

FIGURA 271 – Luva cirúrgica ambidestra para procedimentos médicos.

Opções/Variações

- Caixa com 100 unidades/individual.
- Cano: curto, médio, longo.
- Estéril/não estéril.
- Tamanho: pequeno, médio, grande.

Nº 283

Luva cirúrgica estéril

- **Sinônimo:** Luva estéril
- **Tipo:** EPI - Cirurgia
- **Consumo:** Mensal
- **Especificação:** Luva cirúrgica estéril nº _____ (padrão nacional brasileiro), confeccionada em ______, antialérgica, com alta sensibilidade tátil, impermeável, antiderrapante, boa elasticidade e resistência, formato anatômico, acabamento com punho, perfeita adaptação, textura uniforme, sem falhas, hermética, levemente pulverizada com pó bioabsorvível ou lubrificada, hipoalergênica, envelopada aos pares, confeccionada segundo NBR 13391.

Opções/Variações

- Cano: curto, médio, longo.
- Confecção: látex natural/baixo teor de proteínas do látex natural de resíduos químicos/isenta de látex/em silicone/em vinil.
- Tamanhos: 6,0; 6,5; 7,0; 7,5; 8,0; 8,5; 9,0.

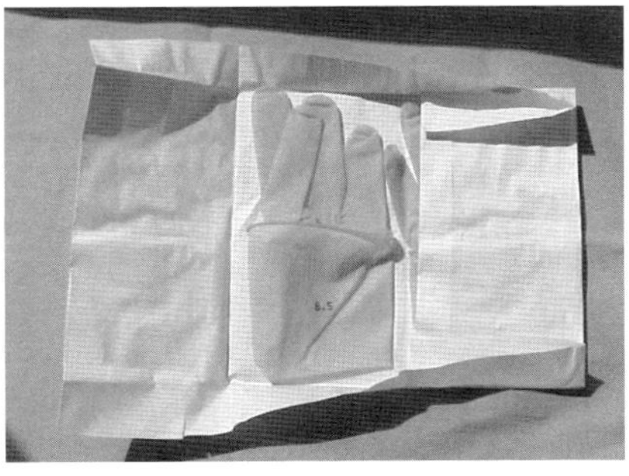

FIGURA 272 – Luva cirúrgica estéril de látex.

Nº 284

Luva para ginecologia

- **Tipo:** EPI - Básico A
- **Consumo:** Mensal
- **Especificação:** Luva plástica, estéril, tamanho único, mão única, confeccionada em fino filme transparente, atóxico, pré-entalcado, dobrada de forma a assegurar a esterilização asséptica do produto.

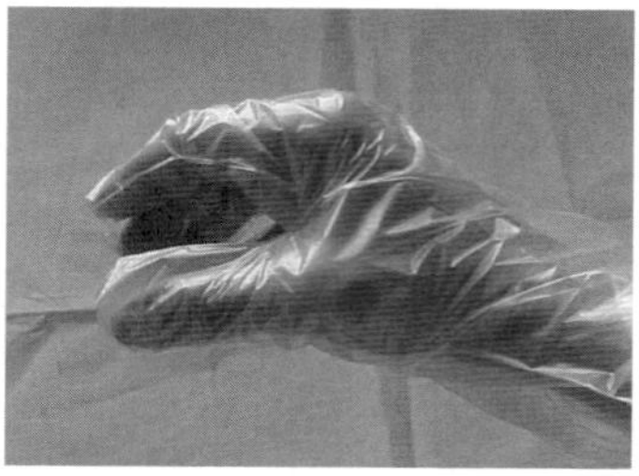

FIGURA 273 – Luva descartável/estéril para ginecologia.

Nº 285

Luva para limpeza

- **Tipo:** EPI - Limpeza
- **Consumo:** Eventual
- **Especificação:** Luva para limpeza tamanho _______, nº ______, confeccionada em borracha natural, resistente, própria ao procedimento, com punho de cano ______. Apresentação: par.

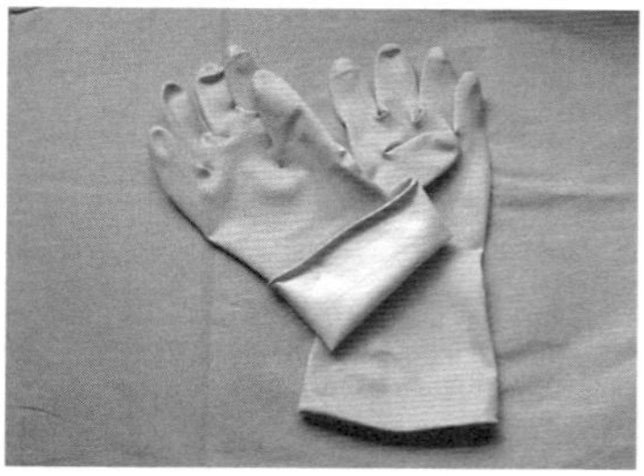

FIGURA 274 – Luva para limpeza.

Opções/Variações

- Nº 8 – pequena; Nº 9 – média; Nº 10 – grande.
- Punho (cano): longo, médio, curto.

Nº 286

Luva para proteção

- **Sinônimo:** Luva de segurança
- **Tipo: EPI** - Básico A
- **Consumo:** Mensal
- **Especificação:** Luva de segurança

Opções/Variações

- Cano: curto, médio, longo.
- Com ou sem revestimento interno.
- Confeccionada em (destacamos as mais comumente utilizadas, visto o amplo quantitativo disponível com mesclas):
  - *Neoprene*[47]: contra agentes agressivos químicos, ácidos e básicos

[47] Neoprene: borracha de cloropreno revestida com tecido 100% poliamida. É a combinação de uma fatia de borracha expandida sob alta pressão e temperatura que, quando vulcanizada, é revestida com tecido dos dois lados ou de apenas um lado. Suas principais características são: flexibilidade, elasticidade, resistência e proteção térmica. Neoprene ou policloropreno, é uma família de borrachas sintéticas, com origem na empresa DuPont, em 1930, que é produzida através da polimerização do cloropreno. Utilizadas em grande variedade de ambientes, como em roupas de mergulho, isolamento elétrico, cintos de ventoinhas automobilísticas etc. (Costa, 2007).

(classe A) e contra solventes orgânicos, tais como hidrocarbonetos alifáticos, álcoois, éteres e cetonas (classe C) – Obs.: Não indicada contra solventes clorados.

- *Borracha nitrílica*[48]: para proteção de solventes, objetos abrasivos e/ou perfurantes: contra riscos mecânicos como abrasão, perfuração e corte, e em riscos físicos como resistência ao calor de contato, calor de fluidos, calor radiante e projeções de metais fundidos, com resistência química aos derivados de petróleo em geral, óleos e graxas, ácidos, bases, álcoois, detergentes, gordura animal e vegetal – Obs.: não indicada para contato com solventes cetônicos e produtos orgânicos azotados.
- Nylon *e poliéster, revestida com borracha vulcanizada natural na palma, face palmar dos dedos e pontas dos dedos:* proteção contra riscos mecânicos.
- *Em látex natural, revestimento externo de neoprene na palma, nos dedos e dorso; revestida internamente com flocos de algodão:* contra riscos mecânicos e contra a ação de produtos químicos, tais como: classe A: tipo 2: agressivos básicos; classe B: detergentes, sabões, amoníaco e similares; classe C: tipos 3, 4, 5.
- *Suporte têxtil 100% algodão; palma e dedos com revestimento em látex nitrílico; punho de malha elastizado:* contra riscos mecânicos e contato com produtos químicos.
- Nylon, *revestida com poliuretano na palma, face palmar dos dedos e pontas dos dedos:* contra riscos mecânicos.
- *Suporte têxtil 100% algodão com revestimento total de cloreto de polivinila (PVC)*: contra riscos mecânicos e riscos de produtos químicos (classe A: tipos 1 e 2: agressivos ácidos e básicos; e, classe B: detergentes, sabões, amoníacos e similares).
- *Suporte têxtil 100% algodão com revestimento total de cloreto de polivinila (PVC); com aplicação de grânulos de PVC na palma e face palmar dos dedos*: contra riscos mecânicos.
- *Látex nitrílico, revestida internamente com flocos de algodão:* contra riscos mecânicos e contra a ação de produtos químicos, tais como: classe A: tipo 2: agressivos básicos; classe C: tipos 1, 2, 3, 4, 6 e 8: hidrocarbonetos alifáticos, hidrocarbonetos.
- *Látex natural; revestimento externo de neoprene na palma, dedos e dorso; revestida internamente com flocos de algodão:* contra riscos mecânicos e contra a ação de produtos químicos, tais como: classe A: tipo 2: agressivos básicos; classe B: detergentes, sabões, amoníaco e similares; classe C: tipos 3, 4, 5 e 6: álcoois, éteres, cetonas e orgânicos.

A seguir, dispõe-se a súmula de referência quanto à resistência química e mecânica, conforme a matéria-prima básica utilizada na confecção das luvas (Fiocruz, 2008). O desempenho da luva é dependente de diversos fatores, especialmente:

- a resistência da luva à penetração por uma substância em particular;
- a composição química da luva;

[48] Borracha nitrílica (NBR): copolímero butadieno-acrilonitrila.

– o grau de concentração da solução;
– efeitos abrasivos dos materiais manipulados;
– temperatura; e,
– tempo de uso.

Resistência química

– *Borracha natural* → ácidos, álcalis diluídos, álcoois, sais e cetonas.
– Neoprene* → solventes clorados, álcool, álcalis, derivados do petróleo.
– Nitrílicas → solventes clorados, álcool, álcalis diluídos, derivados do petróleo (geralmente tem maior resistência que a borracha natural e neoprene), óleos, graxas e aminoácidos.
– Borracha butílica → ácidos, álcalis diluídos, álcoois, cetonas, ésteres (tem a maior resistência avaliada contra a permeação de gases e vapores aquosos).
– Viton* → solventes, BPC, anilina (o melhor polímero para proteção contra solventes).
– Cloreto de polivinila → ácidos, álcalis, gorduras, álcoois.

* marca registrada da Companhia DuPont.

Fonte: Fiocruz, 2008.

Desempenho Físico	Material da Luva							
Critérios	Borracha natural	Neoprene	Buna-N	Borracha butílica	PVC	PVA	Polietileno	Borracha nitrílica
Resistência a abrasão	B	E	E	G	G	P	B	E
Resistência ao corte	-	E	E	B	R	E	R	E
Resistência a perfuração	E	E	B	B	R	E	E	E
Resistência ao calor	E	E	R	P	P	R	P	R
Flexibilidade	R	B	R	B	R	R	B	B
Atrito (seco)	E	B	B	R	E	E	B	B
Atrito (úmido)	B	R	B	R	E	E	B	R

E - Excelente resistência.
B - Boa resistência.
R - Razoável resistência.
P - Baixa resistência.
NR - Uso não recomendado.
Fonte: Fiocruz, 2008.

Nº 287

Luva térmica

- **Tipo:** EPI
- **Consumo:** Eventual
- **Especificação:** Luva térmica (PAR) para altas e baixas temperaturas, com tripla camada de __________ e forro interno de algodão, com indicação de manuseio de temperaturas entre –30°C e 150°C, impermeável, antiderrapante com micropartículas, comprimento de no mínimo _____ cm.

Opções/Variações

- Tamanho: P, M, G.
- Cano: curto, médio, longo (ou com especificação exata do comprimento em cm).
- Confecção:
- Kevlar49, resistente a altas temperaturas.
- Amianto (asbesto).
- Borracha nitrílica (evitar contato com solventes cetônicos).
- Neoprene (tripla camada e forro interno de algodão).

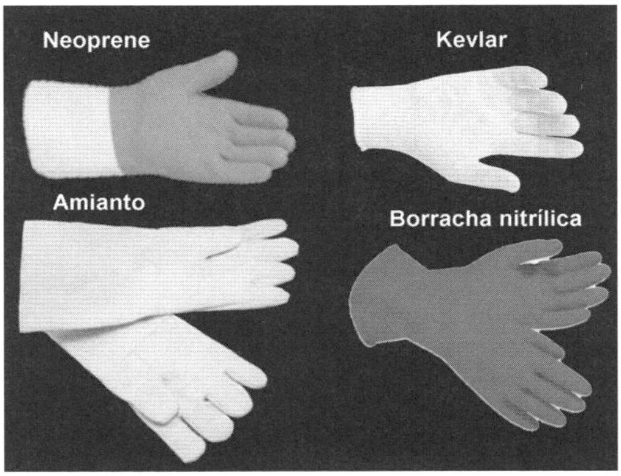

FIGURA 275 – Luva térmica.

Nº 288

Manguito completo, para esfigmomanômetro

- **Tipo:** Básico A
- **Consumo:** Eventual
- **Especificação:** Manguito tamanho ______, completo, para aparelho de pressão arterial (esfigmomanômetro), com braçadeira, intermediário, válvula, espiral e pera, confeccionado em material adequado, de qualidade,

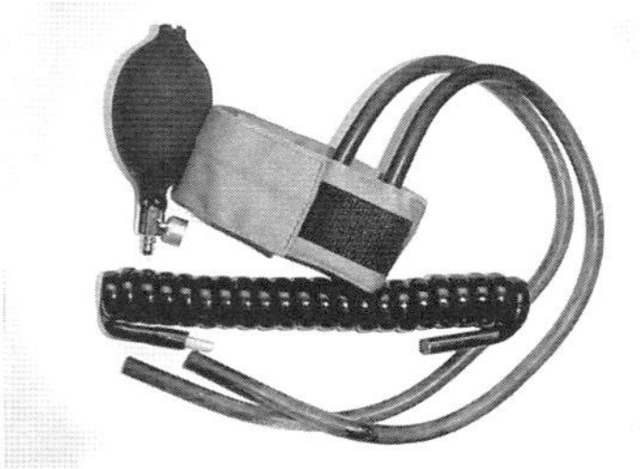

FIGURA 276 – Manguito completo, para esfigmomanômetro.

[49] Kevlar é o nome dado pela DuPont a um tipo polímero confeccionado em fibra sintética resistente e leve (100% aramida). Conhecida pelo seu uso em coletes à prova de balas e originalmente para uso na fabricação de pneus radiais, com elevada resistência (cinco vezes mais resistente que o aço por unidade de peso) e tenacidade, proporcionando um alto nível de proteção contra cortes e calor. O Kevlar é usado para cinto de segurança, cordas, construções aeronáuticas e colete a prova de bala e na fabricação de alguns modelos de raquetes de tênis. Fórmula básica é: (-CO-C6H4-CO-NH-C6H4-NH-)n "n" vezes, teremos a formação do polímero Kevlar. As luvas 100% KEVLAR® permitem o uso prolongado em temperaturas de até 250° e resistem a breves exposições em temperaturas da ordem de 700°. (Promat, 2008).

que garanta o correto procedimento, sem irregularidades, com válvula de boa vedação e precisão. Apresentação: conjunto completo.

Tamanhos

Dimensões aceitáveis da bolsa de borracha para braços de diferentes tamanhos (SBC)			
Denominação do manguito (cm)	**Circunferência do braço (cm)**	**Largura do manguito (cm)**	**Comprimento da bolsa (cm)**
Recém-nascido	< 6	3	6
Infantil	6-15	8	21
Adulto pequeno	22-26	10	24
Adulto	27-34	13	30
Adulto grande	35-44	16	38
Coxa	45-52	20	42

Fonte: Sociedade Brasileira de Cardiologialogia (SBC), 2002.

Nº 289

Manômetro de vidro tipo cachimbo para medir pressão arterial média

- **Sinônimo:** Cachimbo de PAM[50]
- **Tipo:** Básico vidraria
- **Consumo:** Mensal
- **Especificação:** Manômetro de vidro próprio para mensuração de pressão arterial média, tubo em vidro termorresistente, em formato de cachimbo (em "J", abertura nas duas extremidades, possuindo, de um lado, uma coluna de aproximadamente 35 cm, graduada em centímetros de 0 a 30; e do outro lado, uma coluna de aproximadamente 8 cm com dilatação de 4 cm iniciada aproximadamente a 3 cm da extremidade, para colocação de mercúrio metálico. Reembalados de forma a protegê-los de choques.

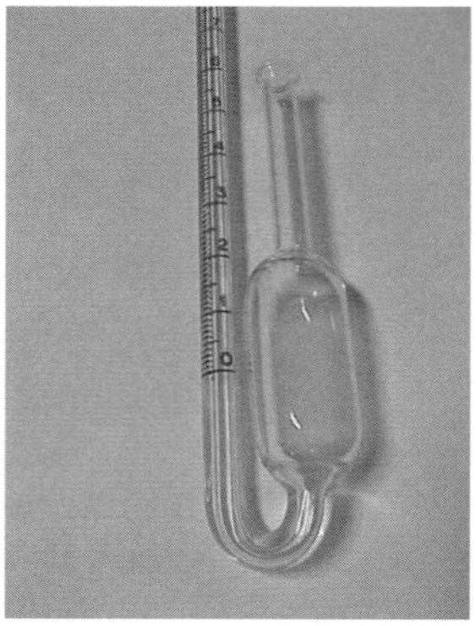

FIGURA 277 – Manômetro de vidro tipo cachimbo para medir pressão arterial média.

Nº 290

Manta térmica

- **Tipo:** Cirurgia
- **Consumo:** Eventual

[50] O uso de manômetro de vidro, em sistema artesanal, para mensuração de PAM foi proibido pela ANVISA através da Resolução RE N. 16 de 06 de julho de 2004.

- **Especificação:** Manta térmica, preferencialmente com preenchimento efetuado por ar, para controle de hipo/hipertermia, podendo ser colocada sobre[51] o paciente, confeccionada em material adequado ao que se destina, com sistema para efetuar tal controle, que permita a manutenção da temperatura constante.

Obs.: O equipamento que a controla deve ser fornecido, possuindo sistema de segurança com válvula termostática graduada e termômetro bimetálico, com trava de segurança e alarme visual e sonoro. Com sistema automático, manual e de monitoração contínua. Equipamento completo com indicadores bem visíveis, constando nº de série, dados de identificação, procedência, suporte técnico e garantia de, no mínimo, 2 anos, manual completo em português, com descrição de manuseio e relação de peças de reposição, É necessário apresentação de prospecto absolutamente nítido do produto, com descrição técnica, dos recursos e da confecção, dimensões exatas e posterior apresentação de amostra técnica do equipamento. As mantas devem ser confeccionadas em tamanho médio para adulto, podendo ser deslocadas por partes, expondo o mesmo só na região onde se necessite manuseá-lo, mantendo o restante coberto. Seu material deve garantir a segurança da integridade da pele. Apresentação: equipamento completo.

Opções/Variações

- Com sistema de aquecimento por água.
- Laminada: retentora.
- Tamanhos: corpo inteiro, membros superiores, membros inferiores.

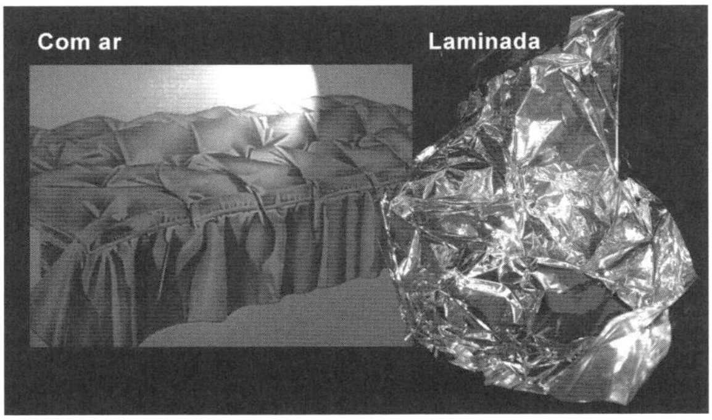

FIGURA 278 – Mantas térmicas.

Nº 291

Marcador para instrumentais cirúrgicos

- **Sinônimo**: Fita/identificador instrumental
- **Tipo:** Cirurgia
- **Consumo:** Eventual
- **Especificação:** Marcador (identificador) para instrumental cirúrgico, autoclavável, autoadesivo, com espessura adequada à finalidade, confeccionado em material atóxico, biocompatível, com resistência às elevadas temperaturas e autoclavagem, aderência adequada ao instrumental, não permitindo penetração de resíduos.

[51] Atualmente existem modelos de corpo inteiro para se colocar sob o paciente, para facilitar acesso a sítios cirúrgicos de maior porte.

Opções/Variações

- Dispostos em folhas apropriadas, com 134 tiras cada, sendo 116 tiras no tamanho aproximado de 0,5 x 2,8 cm e 18 tiras com tamanho aproximado de 0,5 x 6,0 cm.
- Cores lisas/listradas com branco/com figuras geométricas: amarela, azul, branca, laranja, marrom, preta, verde, vermelha, roxa etc.
- Rolos medindo aproximadamente 6,2 mm de largura x 6,4 m, cor ____.

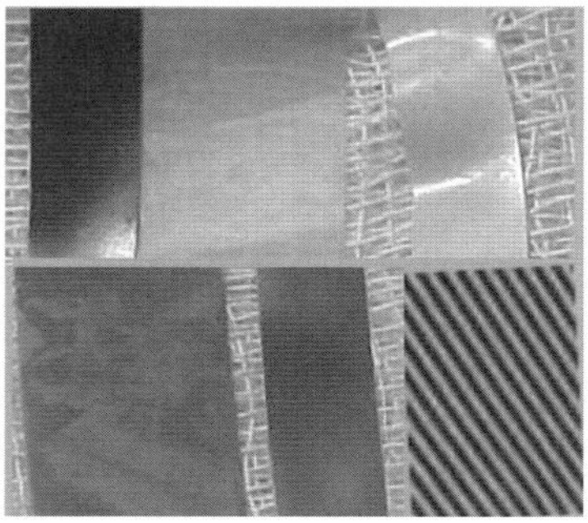

FIGURA 279 – Identificadores de instrumentais.

Nº 292

Máscara cirúrgica

- **Tipo:** EPI Básico vestuário
- **Consumo:** Mensal
- **Especificação:** Máscara cirúrgica descartável, de formato retangular ou similar, em cor __________, confortável anatomicamente, confeccionada à base de fibras de polipropileno (não tecido), com três pregas horizontais, constituída por três camadas de fibra sintética repelente a líquidos de densidade e porosidade capazes de atuar como barreira aos microrganismos, função reforçada de até aproximadamente 5 μm contra partículas, mantendo alto nível de respirabilidade. Dotada de clipe nasal de alumínio temperado antialérgico, inodoro, atóxico e ultraleve, com resistência adequada para sua finalidade, livre de micropartículas e fiapos de emendas, manchas, furos ou qualquer defeito prejudicial ao uso. As bordas das tiras devem ser fixadas com sistema de soldagem ultrassônica ou similar. Filtro composto de polipropileno, bem como as camadas interna e externa.

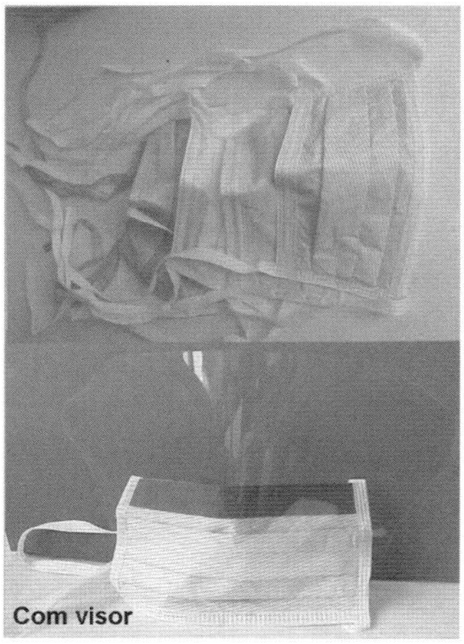

FIGURA 280 – Máscaras cirúrgicas.

Opções/Variações

- Cor: azul, verde, branca.
- Com proteção para os olhos (modelo reto ou óculos).

Nº 293

Máscara de reanimação

- **Tipo:** Ventilação
- **Consumo:** Mensal
- **Especificação:** Máscara facial transparente, confeccionada em mate-

rial rígido, ___________, com almofada de contato confeccionada em ____________, neutro, qualidade apropriada, para uso em anestesia e/ou nebulizadores/ambus, tamanho _______, mod. __________ ou similar, com conexões de medidas universais, durável, resistente aos processos usuais de esterilização.

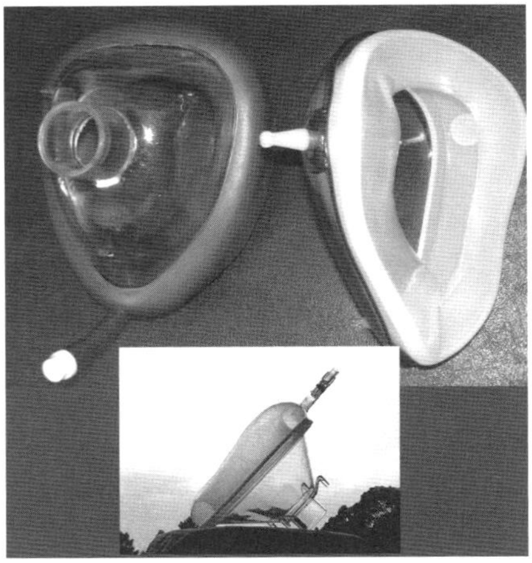

FIGURA 281 – A) Máscara de reanimação; B) Máscara de reanimação tipo máscara-boca.

Opções/Variações

- Adulto/infantil.
- Com aro de quatro garras para presilhas de borracha para anestesia.
- Com extensão para O_2.
- Descartável/reusável.
- Polímero rígido, macrolon, silicone.

Nº 294

Máscara facial para nebulização

- **Tipo:** Ventilação
- **Consumo:** Mensal
- **Especificação:** Máscara maleável confeccionada em PVC ou similar, atóxica, para nebulização contínua, tamanho, formato obedecendo aos padrões usuais de fabricação, com cadarço de sustentação confeccionado em elástico resistente e removível, com resistência aos processos usuais de esterilização. Confeccionada conforme os padrões, sem irregularidades e/ou defeitos.

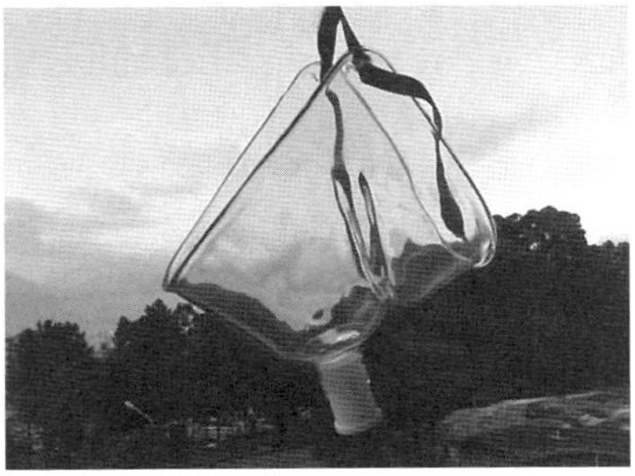

FIGURA 282 – Máscara facial para nebulização.

Opções/Variações

- Adulto/infantil.

Nº 295

Máscara laríngea

- **Sinônimo:** Cânula orofaríngea
- **Tipo:** Ventilação
- **Consumo:** Mensal
- **Especificação:** Máscara laríngea (ou cânula orofaríngea), para administração de gases anestésicos, confeccionada em material livre de látex, tubo tamanho _________ com conector universal, ponta flexível, abertura _____ cm para acesso gótico, com *cuff*, com manguito pneumático que se conforme à hipofaringe de forma a selar-se com as estruturas supraglóticas, com lúmen

voltado para a abertura glótica. Com válvula de retenção unidirecional para manutenção do manguito da máscara até seu esvaziamento deliberado.

Opções/Variações

- Descartável/reusável.
- Transparente para visualização de secreções ou regurgitamento.
- Indicador da pressão correspondente ao interior do manguito.
- Linha de referência para indicação do posicionamento da sonda (voltada no sentido nasal do paciente).
- Alguns fabricantes apresentam forma em tamanho único para as descartáveis (tubo 12 com acesso glótico de 3,5 cm). Outros apresentam a seguinte divisão:
  - N. 1,0 – recém-nascido a crianças de 5 kg;
  - N. 1,5 – bebês de 5 a 10 kg;
  - N. 2,0 – bebês de 11 kg a crianças de 20 kg;
  - N. 2,5 – crianças de 21 a 30 kg;
  - N. 3,0 – crianças de 31 a 50 kg;
  - N. 4,0 – adultos de 51 a 70 kg;
  - N. 5,0 – adultos de 71 a 100 kg (incluindo os com ausência de dentes);
  - N. 6,0 – adultos de grande porte, acima de 100 kg.

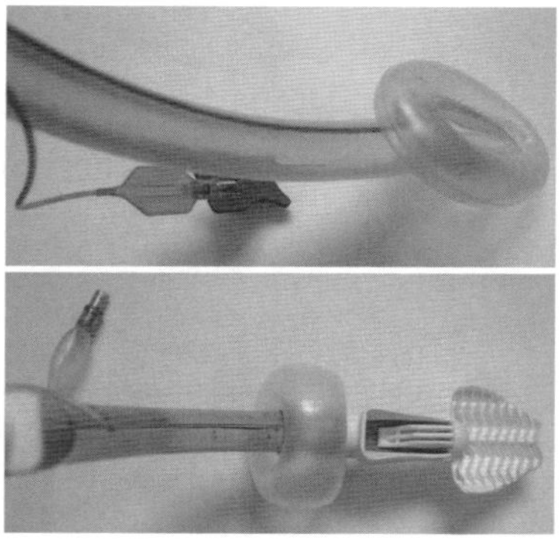

FIGURA 283 – Máscaras laríngeas.

Nº 296

Máscara para traqueostomia

- **Tipo:** Ventilação
- **Consumo:** Mensal
- **Especificação:** Máscara para traqueostomia, tamanho _______, confeccionada em vinil macio ou similar compatível, maleável, atóxico, transparente, com conector em forma de tubo com giro de 360 graus para tubos corrugados com terminação de 22 mm, com elástico resistente para fixação ao pescoço, acondicionada em embalagem apropriada, conforme Art. 31 L. 8078/90.

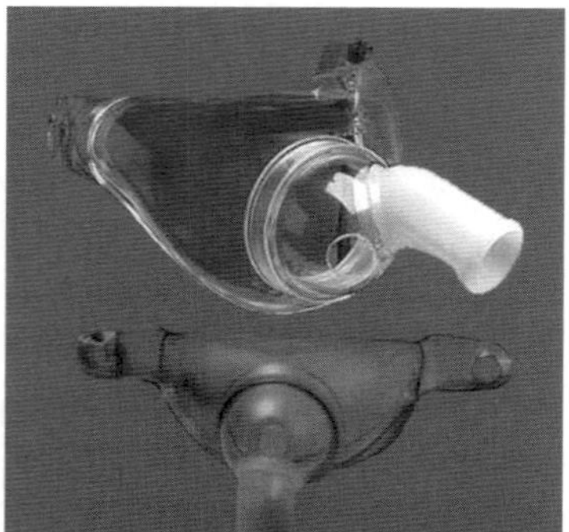

FIGURA 284 – Máscaras para traqueostomia.

Opções/Variações

- Tamanho: infantil, pediátrico, adulto médio, adulto grande.

Nº 297

Máscara sistema CPAP

- **Sinônimo:** Sistema CPAP
- **Tipo:** Ventilação
- **Consumo:** Mensal
- **Especificação**: Sistema de circuito CPAP[52], composto por: máscara transparente confeccionada em silicone, com coxim inflável, tamanho ______, com duas aberturas anteriores, sendo uma superior e a outra inferior com cerca de 3 cm de diâmetro interno, com válvulas unidirecionais em ambas as aberturas para entrada e saída de fluxo de gás. Na face anterior deve possuir uma válvula com tampa para coleta de amostra de gás para análise e/ou para suprimento de oxigênio, e três grampos de cada lado para fixação de presilha de látex ou similar, e válvula para acesso ao coxim em sua porção inferior. Deve acompanhar uma traqueia transparente confeccionada em polímero flexível ou similar, com cerca 1 m de comprimento, corrugada, com conectores de polímero rígido nas extremidades de 22 x 22 mm. Deve acompanhar válvula de PEEP ajustável, com variação de 5 a 20 cmH_2O, confeccionada em polímero rígido com mola em inox ou similar resistente. Deve acompanhar o fixador cefálico, confeccionado em silicone ou similar em qualidade e conforto, com látex nas extremidades para proteção, ambos com perfurações para ajustes adequados. Também deve acompanhar um conector compatível que interligue a traqueia e a máscara, nas dimensões adequadas para encaixe perfeito, confeccionado em polímero rígido, com cerca de 5 cm de comprimento. Apresentação: sistema completo.

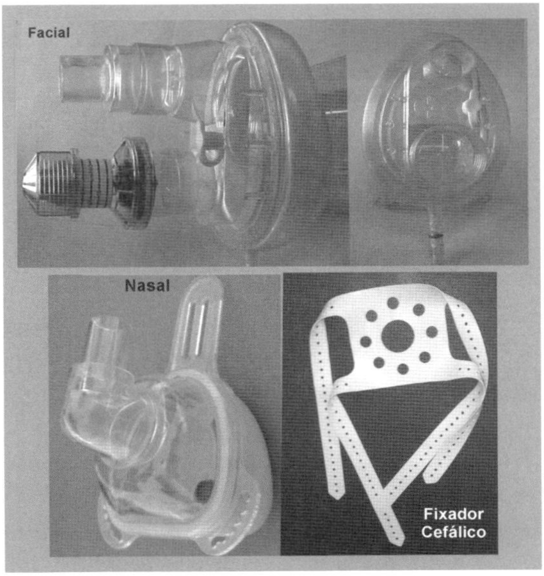

FIGURA 285 – Máscaras sistema CPAP.

Opções/Variações

- Modelo: facial/nasal
- Tamanho: adulto G/ adulto M/pediátrico.

Nº 298

Máscara sistema Venturi

- **Sinônimo:** Sistema Venturi
- **Tipo:** Ventilação

[52] CPAP: *Continuous Positive Airway Pressure* (circuito de pressão positiva contínua de ar).

- **Consumo:** Mensal
- **Especificação:** Máscara em sistema Venturi[53], confeccionada em material flexível, com rigidez adequada, resistente, transparente, que permita limpeza por métodos usuais de desinfecção e esterilização, com elástico resistente para se adequar ao diâmetro da cabeça, com conexões que se adaptem à máscara e ao sistema de nebulização. Máscara maleável, formato anatômico, uniforme, sem rebarbas e com acabamento perfeito para evitar lesões. Com extensão para umidificador de oxigênio, transparente, com conexões de padrão universal.

Opções/Variações

- Com seis conectores com sistema pressórico em escala e cor diferente.
- Com um único intermediário com rosca de controle.

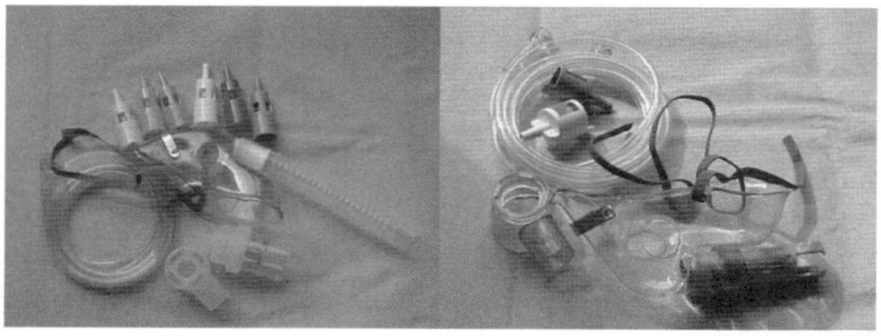

FIGURA 286 – Máscaras sistema Venturi.

Nº 299

Máscara tipo respirador

- **Sinônimo**: Respirador purificador semifacial – máscara respirator
- **Tipo:** EPI - Básico A
- **Consumo:** Mensal
- **Especificação**: Máscara facial tipo respirador para purificação do ar, com filtro[54] mecânico (*e/ou químico*), com alta eficiência contra partículas aerolisadas e microparticulados de até _____ μm, PFF[55]_____, confeccionada em material próprio para proteção pessoal do profissional, principalmente ao

[53] A máscara ou sistema de Venturi trata-se de um processo de alto fluxo, onde o ar enriquecido com oxigênio flui por um orifício sob pressão, provocando aspiração do ar ambiente para o interior da máscara, proporcionando ao paciente a mistura de ar ambiente somado ao oxigênio. Pela máscara de Venturi são fornecidas concentrações controladas de oxigênio (FIO_2) a 24%, 28%, 31%, 35% e 40% (Machado, 2008). Trata-se de um método para liberar a concentração necessária de oxigênio, sem considerar a profundidade ou frequência respiratória (Somasus, 2004).

[54] Os filtros podem ser (a) químicos: compostos por carvão ativado para contaminantes como vapores orgânicos, amônia, formaldeído, gases ácidos e mercúrio; e, (b) mecânicos: compostos por não tecido de microfibras com tratamento eletrostático. Podem ser combinados com químicos. Podem ser utilizados para poeiras, névoas, fumos, fluoreto de hidrogênio, vapores orgânicos, gases ácidos, radionuclídeos e ozônio.

[55] Conforme Cartilha de Proteção Respiratória da ANVISA (2008), a porcentagem do aerossol de teste (NaCl) que atravessa a camada filtrante da PFF (penetração) é: PFF 1 (penetração de 20%); PFF 2 (penetração de 6%); e PFF 3 (penetração de 3%). Informa que o uso de NaCL em estudos atuais sobre a filtração de partículas inertes com poeiras e com microrganismos de diversos tamanhos e formatos (esféricos, cilíndricos ou filamentosos) demonstram que a penetração das partículas no filtro depende dos parâmetros físicos da partícula, não importando se se trata de organismo vivo ou não. Sua fonte para esse percentual é a ABNT, NBR 13698/1996 – Equipamento de Proteção Respiratória – Peça semifacial filtrante para partículas.

exposto ________________, com formato anatômico, resistente, confortável, Com sustentação em não tecido, moldada em fibras sintéticas sem resina, com meio filtrante. Com duas bandas de elástico, uma tira de espuma e um grampo de ajuste nasal. Apresentar registro de CA do Ministério do Trabalho.

Opções/Variações

- Com carvão ativado: Contra gases ácidos até 50 ppm (FB1), poeiras, névoas odores estranhos e/ou fétidos, glutaraldeído, bezina, ácido acético etc.
- Com óculos protetor.
- Com válvula de exalação e/ou válvula de inalação.
- Com visor.
- Em elastômero sintético.
- Filtragem dupla: mecânica e química.
- Formato: de concha/bico de pato.
- N95: eficiência de filtragem em nível de 95%.
- Para riscos biológicos.
- Para vapores orgânicos, para substâncias irritantes (glutaraldeído/benzina).
- Semifacial/facial inteira.

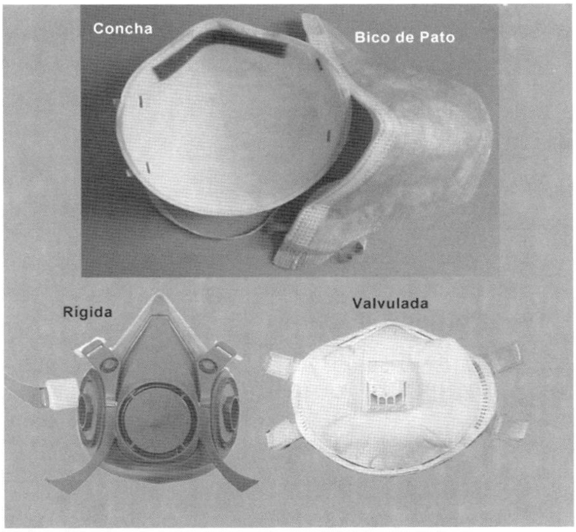

FIGURA 287 – Máscaras tipo respirador.

Nº 300

Membrana para válvula expiratória

- **Sinônimo**: Diafragma para válvula expiratória
- **Tipo:** Ventilação
- **Consumo:** Eventual
- **Especificação:** Membrana maleável, confeccionada silicone autoclavável ou similar siliconizado, que permita os métodos de desinfecção e esterilização, inclusive por óxido de etileno, para válvula expiratória do respirador volumétrico eletrônico

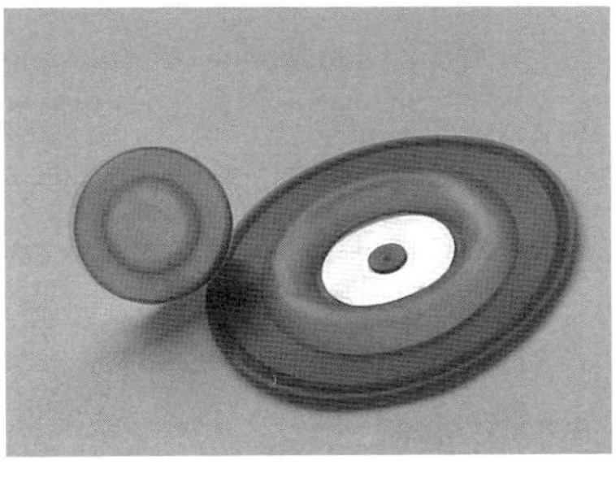

FIGURA 288 – Membranas para válvula expiratória.

_________, com identificação de caráter permanente indicando a disposição de posicionamento dentro da válvula.

Nº 301

Mercúrio metálico

- **Tipo:** Básico A
- **Consumo:** Mensal
- **Especificação:** Mercúrio metálico para uso odontológico. Apresentação: vidro com 110 mg.

Obs.: o mercúrio (Hg) é o único metal liquido em temperatura ambiente, o que, unido à sua inalterabilidade e boa condutibilidade elétrica, torna-o insubstituível em equipamentos de física e eletricidade. Ponto de ebulição a 357ºC. Dissolve a maioria dos metais, formando amálgama, que são sólidos. Um dos metais que não se ligam com o mercúrio é o ferro, e também a platina, pelo que se constroem contatos elétricos com ambos os metais.

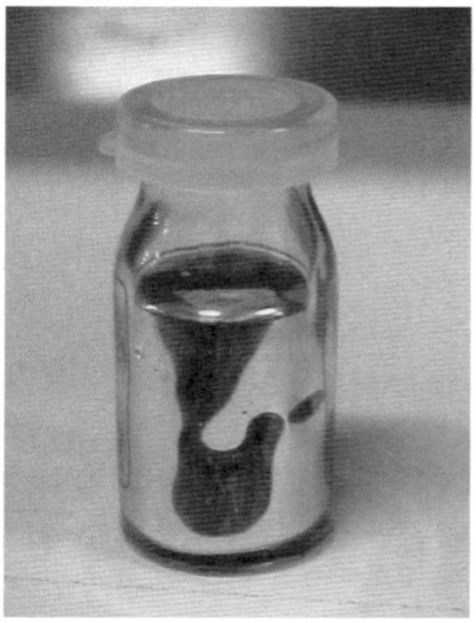

FIGURA 289 – Mercúrio metálico.

Nº 302

Micromola para embolização

- **Sinônimo**: *Coil*[56]
- **Tipo:** Cirurgia
- **Consumo:** Mensal
- **Especificação:** Micromola de platina em sistema de anel em forma ________ destacável, com liberação controlada por _____ para embolização, medindo _____mm x _____cm, com ______ de comprimento, ref.: _____, biocompatível, atóxica, apirogênica.

Opções/Variações

– Calibre (pol): 0,0035/0,03857

[56] Cesare Gianturco (1905-1995), radiologista italiano, graduado médico em 1927, pós-graduado em radiologia e psicologia, foi professor de radiologia da Universidade *Texas System Cancer Center, M. D. Anderson Hospital* e *Tumor Institute*, onde permaneceu como consultor em radiologia diagnóstica. Ele pesquisou a tecnologia do balão para angioplastia em 1967, utilizando um balão retraído em uma cânula. Juntamente com J.H. Anderson e S. Wallace publicaram o primeiro artigo referente ao uso de molas para oclusão arterial, em 1975, considerado pioneiro engenhoso na construção de simples solução para um complexo problema médico. Seu desenvolvimento inclui o primeiro filtro de veia cava e *stent* vascular, utilizando técnicas percutâneas. Recebeu a medalha de ouro de Sociedade Radiológica Norte-Americana em 1970 (Cook Medical, 2008). Kurt Amplatz, renomado por muitas contribuições em radiologia e cardiologia intervencionista, desenvolveu o Amplatzer em 1997, formado por uma malha de fios de nitinol, com a forma de disco, com placas de dacron suturadas em seu interior, que, devido à alta resistência, maleabilidade e memória da liga de metal, permite estiramento da prótese em sistema de entrega de muito baixo perfil.

[57] As medidas das *coils* são expressas no catálogo na seguinte ordem: espessura da guia metálica em polegadas, comprimento em centímetros e tamanho da alça em milímetros (ex: 0,038"–5–5). Habitualmente, as *coils* mais utilizadas são as de 0,038" de espessura que, por apresentarem maior retração elástica e resistência ao fluxo, diminuem a possibilidade de embolização. As *coils* de 0,052" de espessura podem ser utilizadas em canais de alto fluxo, devido a sua maior resistência. Na seleção da *coil*, considera-se que o diâmetro da alça deve ser, pelo menos, duas vezes o diâmetro mínimo do canal (Haddad et al., 2005).

- Diâmetro secundário – A – (mm): 2, 3, 4, 5....
- Forma: helicoidal complexa (canal arterial).
- Largura livre – C – (mm): 3, 4, 5, 6.
- Liberação: via retrógrada, cateter-balão, guia.
- Medidas: 2 x 2, 2 x 4, 3 x 4, 2 x 6, 3 x 8, 4 x 6, 4 x 10, 5 x 10, 6 x 10, 5 x 15, 6 x 20, 8 x 20, 7 x 30, 8 x 30
- Ref: 10/18.
- *Standard/Soft.*

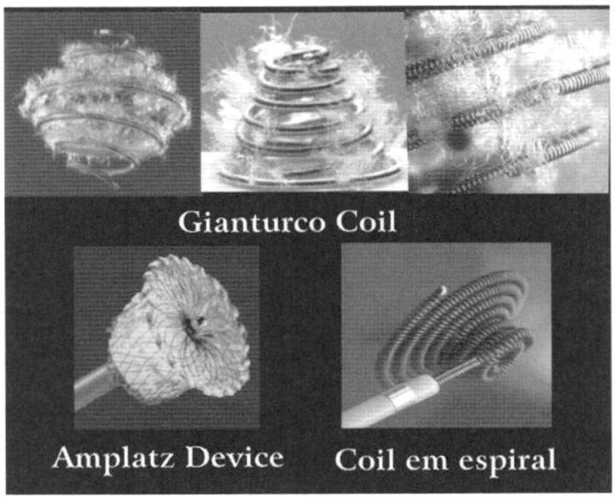

FIGURA 290 – Micromolas para embolização.

Nº 303

Navalha para micrótomo

- **Tipo:** Exame
- **Consumo:** Eventual
- **Especificação**: Navalha ____utilizada em micrótomo de parafina e congelação, confeccionada em aço inox, com lâmina de afiação adequada, em embalagem própria para destacá-la com segurança, uma a uma.

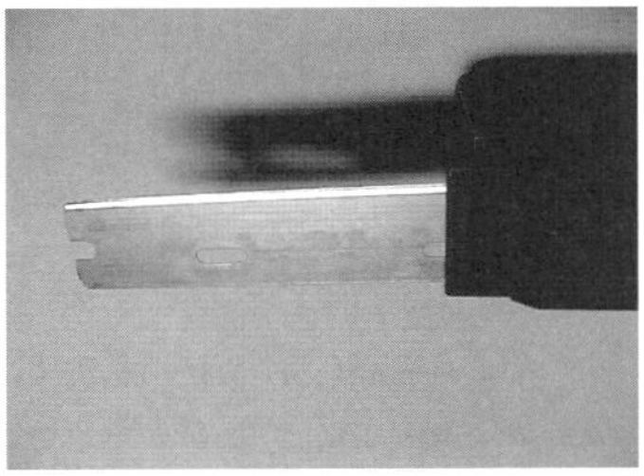

FIGURA 291 – Navalha descartável.

Opções/Variações

- descartável/reusável.

Nº 304

Nebulizador para oxigenoterapia contínua completo

- **Sinônimo**: Tenda O_2
- **Tipo:** Ventilação
- **Consumo:** Mensal
- **Especificação:** Nebulizador para oxigenoterapia, completo, composto de: corpo de nebulizador de 0,5 litro, com bocal de rosca, de material transparente para melhor visualização do preenchimento, com identificação de nível máximo de água e nível mínimo, com tampa composta de válvula para nebulizar e extensão com orifício de penetração da água, e ponta proximal em rosca com diâmetro padrão para conexão em rede de oxigênio de pa-

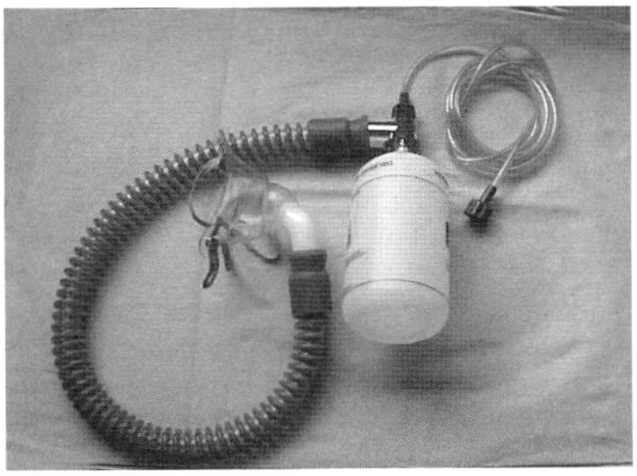

FIGURA 292 – Nebulizador para oxigenoterapia.

rede, extensão corrugada de aproximadamente 1,30 m de comprimento, com conexões próprias, acompanhado de máscara maleável em PVC ou similar atóxico, com elástico resistente, de constituição regular uniforme por toda sua extensão, sem rebarbas, isenta de defeitos. Material resistente à desinfecção.

Nº 305

Óculos de proteção

- **Tipo:** Básico vestuário EPI
- **Consumo:** Eventual
- **Especificação:** Óculos de proteção, com armação confeccionada em material acrílico, *nylon* ou similar, antifaísca e antiestática, adaptação confortável anatomicamente ao rosto, com protetor superior, inferior e lateral injetado nas hastes, as quais devem ser confeccionadas no mesmo material, em forma de espátulas. Lentes confeccionadas em policarbonato ou similar, revestido de *durafon* ou similar que previna contra riscos e embaçamento. Com excelente qualidade óptica, oferecendo proteção para raios simples e raios ultravioletas e permitindo uso sobre óculos de grau. Deve permitir limpeza e desinfecção por métodos usuais.

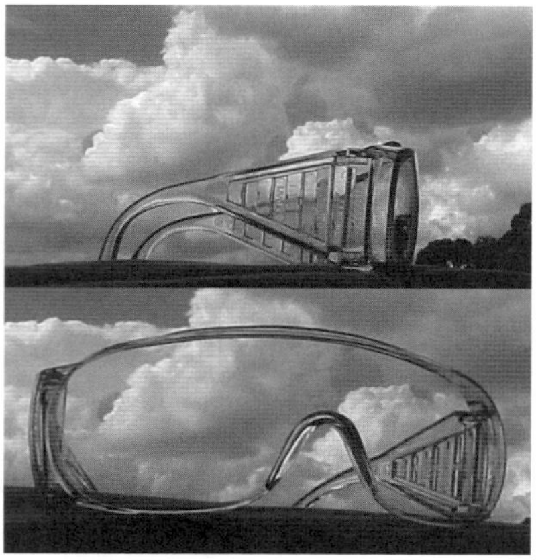

FIGURA 293 – Óculos de proteção.

Nº 306

Oliva para estetoscópio

- **Tipo:** Básico A
- **Consumo:** Mensal
- **Especificação:** Oliva de ebonite**58** para estetoscópio, tamanho adulto, formato anatômico, sem rebarbas, de constituição uniforme, em formato cônico, com porção côncava lisa ou com proteção circular em forma de aro, perfeitamente adaptável às hastes do estetoscópio, com encaixe ajustado e confortável.

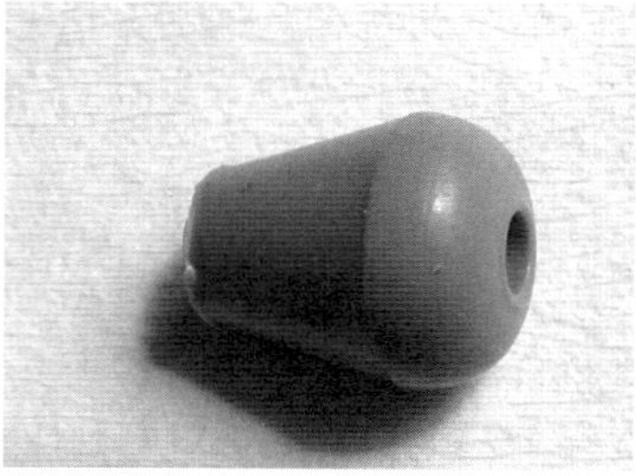

FIGURA 294 – Olivas para estetoscópio.

[58] A ebonite é um produto da vulcanização do caucho com um excesso de enxofre e a cuja mistura se acrescenta carbonato de chumbo, sulfeto de zinco, carbonato de cálcio, óxido de magnésio e vários corantes minerais, embora normalmente seja fabricada na cor negra. É má condutora de eletricidade e de calor, inalterável à ação das bases e dos ácidos diluídos. Sua consistência permite que se trabalhe em torno na forma desejada, adquire polimento e é embrandecida pelo calor, tornando-se plástica e deixando-se modelar.

Nº 307

Pacote cirúrgico estéril

- **Sinônimo:** *Lap* cirúrgico/*kit* cirúrgico
- **Tipo:** Cirurgia
- **Consumo:** Mensal
- **Especificação:** Pacote cirúrgico estéril, em processo que garanta comprovadamente ausência de resíduos tóxicos, próprio para cirurgias de âmbito geral. Material confeccionado em não tecido, à base de poliéster e celulose ou similar, com tratamento repelente a fluidos, com gramatura de 60 g/m^2, embalados individualmente em filme plástico resistente e reembalados em plástico resistente. Os pacotes internos deverão ser embalados com o mesmo tipo de embalagem.

Composição do pacote[59]

- Primeiro pacote: quatro aventais cirúrgicos medindo aproximadamente 1,70 m de largura x 1,20 m de comprimento, com mangas compridas, modelo *raglan*, com punho de malha canelada ou em poliéster macio e confortável, com aproximadamente 10 cm de largura; sistema de ajuste com transpasse nas costas, que permita fechamento total "opa", constituído de cartão de transferência, e fixação através de fitilhos ou botões, para transferência asséptica, com costura tipo quatro dobras ou similar, que garanta o procedimento asséptico. Acompanhado de quatro toalhas em falso tecido absorvente, em medida aproximada de 50 x 50 cm, para secagem das mãos. Deverão estar dobrados de forma a permitir a paramentação asséptica.
- Segundo pacote: dois campos cirúrgicos, sendo um em formato de "U", com sistema de fixação autocolante, facilitando seu perfeito ajuste para área de cirurgia, dispensando o uso de pinças para fixação, com medida aproximada de 2,50 m x 1,40 m, com reforço à base de *rayon*, celulose e poliéster. O segundo campo com as mesmas características, em tamanho aproximado de 2 m x 2,90 m.
- Terceiro pacote: dois campos impermeáveis em 100%, para forrar a mesa auxiliar, medindo aproximadamente 0,50 m x 1,20 m e um campo impermeável em 100% para a mesa de Mayo. Todas as peças do pacote devem estar dobradas de forma a permitir técnica asséptica.

Opções

- Absorvente e impermeável próximo à área de incisão.
- Com fita adesiva para fixação do campo.
- Com passantes em velcro para tubos e equipamentos.

[59] O descritivo do *kit* considerado para uso geral apresenta variedade conforme a peculiaridade da Instituição e os diferentes perfis de suas equipes cirúrgicas. Atualmente, há grande variedade no mercado, inclusive com especificidades que os diferenciam, como, por exemplo, *kit* para cirurgia ginecológica, para neurocirurgia etc.

– Específico para especialidades cirúrgicas.

Obs.: A quantidade de elementos por pacotes pode ser a critério da unidade hospitalar, podendo-se variar tanto os quantitativos como as medidas. A referência adapta-se a cirurgias gerais e de traumas, dentro de nossa experiência. Também optamos, algumas vezes, em reduzir o quantitativo dos elementos dentro dos pacotes, e solicitamos elementos extras, para suprir alguma necessidade eventual, conforme o porte da cirurgia. Por exemplo: um pacote com três aventais e três toalhas e, à parte, um avental com uma toalha.

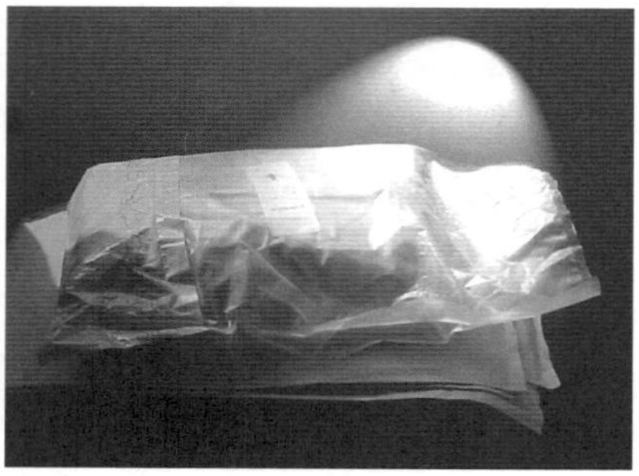

FIGURA 295 – Pacote cirúrgico estéril.

Nº 308

Palha de aço

- **Sinônimo:** Bombril
- **Tipo:** Limpeza
- **Consumo:** Mensal
- **Especificação:** Palha de aço para limpeza e procedimentos correlatos, polimento de superfícies de utensílios, resistente. Apresentação: pacote com seis unidades.

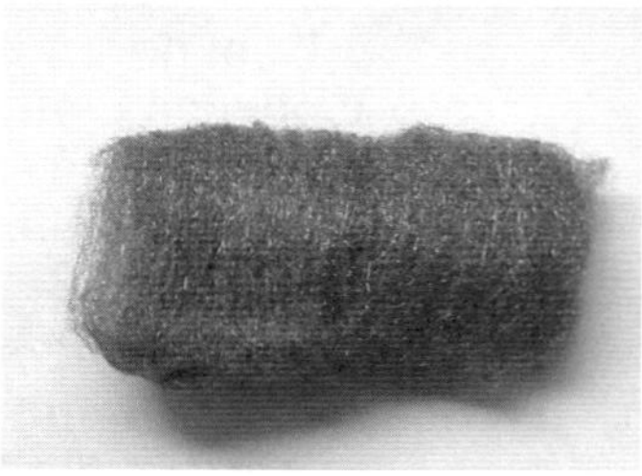

FIGURA 296 – Palha de aço.

Nº 309

Papel em rolo para registro em eletrocardiógrafo (ECG)

- **Sinônimo:** Rolo ECG
- **Tipo:** Cardiologia
- **Consumo:** Mensal
- **Especificação:** Papel para registro de eletrocardiograma, milimetrado conforme os padrões normalizados, medindo ___ mm de largura x ___ metros de comprimento, termo _____, com escala própria para o registro e adaptação no aparelho ____, marca ____, modelo ______, com eixo de 16 mm de diâmetro. Apresentação: rolo.

Opções/Variações

– Equipamento: cardioversor, eletrocardiógrafo, monitor cardíaco.
– Medidas: 50 x 20, 63 x 30.
– Tipo: termossensível/termorreativo.

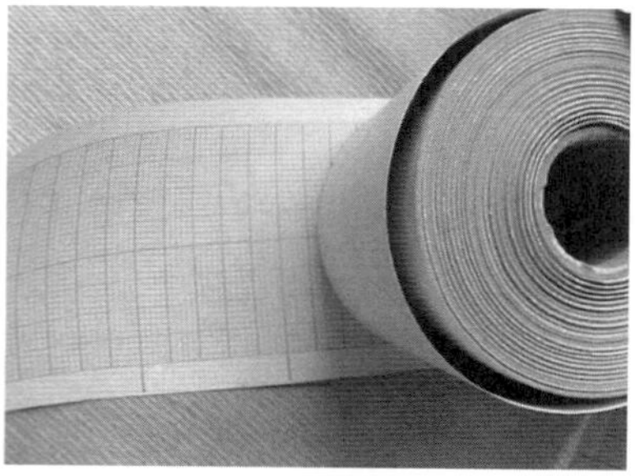

FIGURA 297 – Papel para registro em eletrocardiógrafo (ECG).

Nº 310

Papel higiênico

- **Tipo:** Limpeza
- **Consumo:** Mensal
- **Especificação:** Papel higiênico de alta qualidade, folha simples, gofrado, picotado, somente na cor branca, medindo 10 cm x 30 m, neutro, com relevo, composto de 100% de celulose, tubete medindo 4,0 cm. Embalagem com boa visibilidade do produto, com apresentação de laudo microbiológico (dentro da validade) conforme Portaria 1480 de 31/12/1990.

Opções/Variações

- Rolão (metros): 300, 500, 600, 800.
- Intercalado: folhas simples/duplas.

Obs.: a aquisição pode ser vinculada ao fornecimento, garantia e manutenção do *dispenser*, facilitando sua conservação e adequação.

Nº 311

Papel *kraft*

- **Sinônimo:** *Kraft*60
- **Tipo:** Básico B
- **Consumo:** Mensal
- **Especificação:** Papel *kraft* para embrulho, em folha de 40 kg, com 0,70 m de largura x 1,10 m, gramatura de 8 g/m², resistente ao manuseio, cor fixa, atóxico. Apresentação: folha.

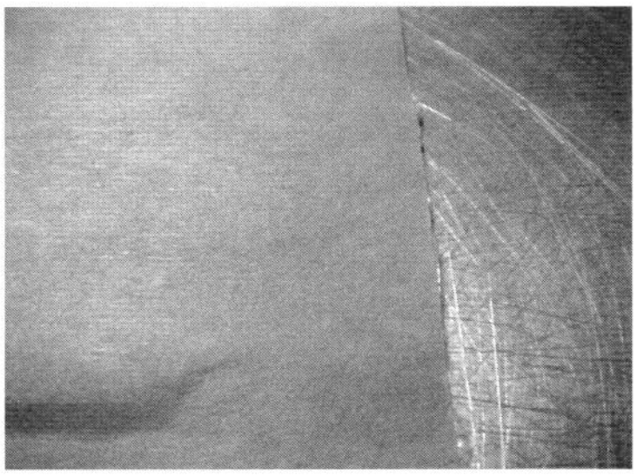

FIGURA 298 – Papel *kraft*.

Nº 312

Papel para ecocardiógrafo

- **Sinônimo:** Papel eco
- **Tipo:** Cardiologia
- **Consumo:** Eventual
- **Especificação:** Papel para ecocardiógrafo[61] ref. ____, marca ___ ou similar, para uso no equipamento ______modelo ______, de ____mm de largura x ____m de comprimento, com registro ____.

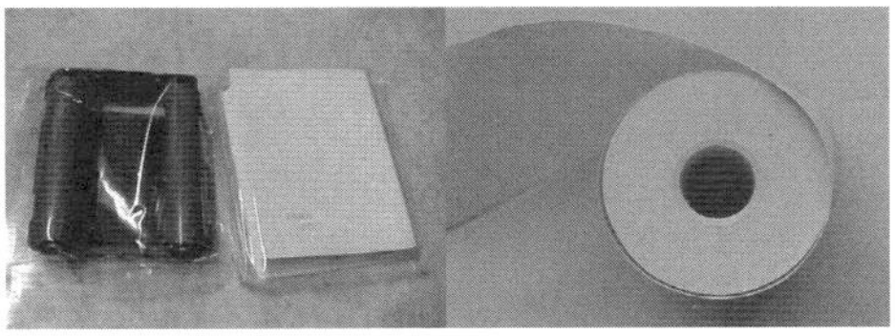

FIGURA 299 – Papel para ecocardiógrafo.

[60] O papel crepado pode ser utilizado para procedimentos de esterilização, porém o papel *Kraft*, não (ANVISA, 2008).

[61] Sistema de ultrassom de alta resolução para cardiologia.

Opções/Variações

– Registro: branco e preto/colorido.
– Medidas: 110 mm x 20 m (rolo); 110 mm caixa com 100 folhas.

Nº 313

Papel para eletrocardiógrafo retangular

- **Sinônimo:** Papel ECG 3 canais A4
- **Tipo:** Cardiologia
- **Consumo:** Eventual
- **Especificação:** Papel milimetrado para eletrocardiograma tipo cardiopágina, tamanho 217 x 280, retangular, avulso ou em formulário contínuo (simples ou brilhante – tipo *glossy*).

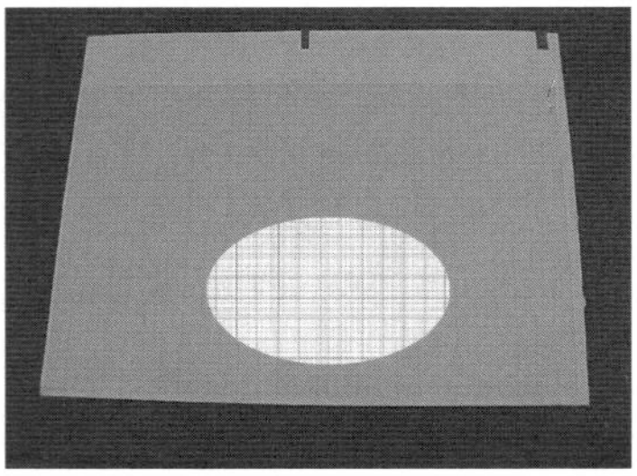

FIGURA 300 – Papel para eletrocardiógrafo retangular.

Nº 314

Papel para eletroencefalógrafo

- **Sinônimo:** Papel EEG
- **Tipo:** Exame
- **Consumo:** Mensal
- **Especificação:** Papel para eletroencefalograma de oito canais, sem pauta, medindo de 20 x 30 cm. Apresentação: caixa com 1.000 unidades.

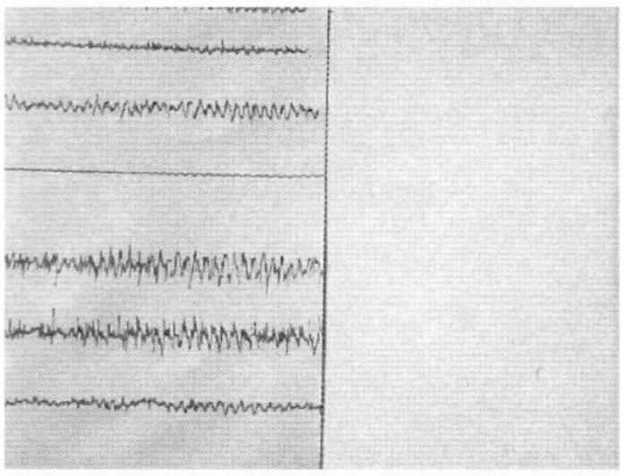

FIGURA 301 – Papel para eletroencefalograma.

Nº 315

Parafina histológica

- **Tipo:** Exame
- **Consumo:** Mensal
- **Especificação:** Parafina – hidrocarboneto saturado (CnH_2N_{+2}), mistura purificada de hidrocarbonetos sólidos, obtidos do petróleo, que conferem dureza e rigidez histológica, especial, pacote com 500 g, envolvida em filme plástico ou similar que garanta sua conservação até o momento do uso. Apresentação: quilo.

Obs.: A parafina, também denominada de cera de petróleo, é sólida, incolor, inodora e insípida, extraída da destilação de petróleos e xistos betuminosos, com variação de pontos de fusão entre 38º e 57º, com peso variando entre 0,790 e 0,940, com ponto de inflamação superior a 177º. É má condutora

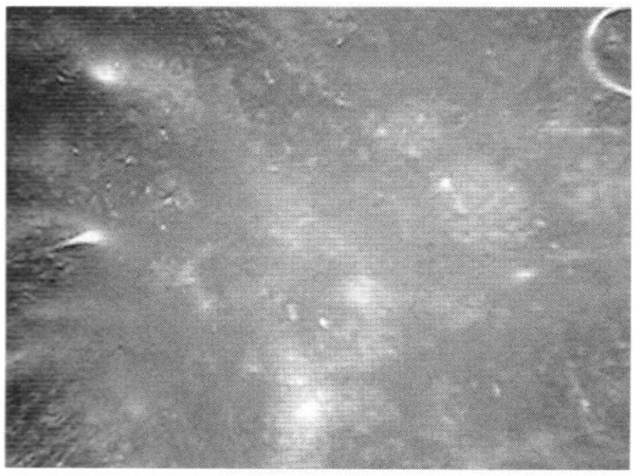

FIGURA 302 – Parafina histológica.

de calor e eletricidade, insolúvel em água e solúvel em éter, benzeno e sulfeto de carbono.

Nº 316

Partículas de PVA para embolização

- **Sinônimo:** PVA, partículas
- **Tipo:** Angiografia
- **Consumo:** Eventual
- **Especificação:** Partículas de PVA (*Polyvinyl Alcohol Foam*)[62] para embolização, utilizada para oclusão vascular efetiva, através de cateter apropriado, em tumores e malformação arterovenosa, redução de volume de tumores, e outras aplicações terapêuticas e embolizações pré-cirúrgicas, com tamanho de ___ a ___ μm. Apresentação: caixa com dois ou cinco frascos.

Opções/Variações

– 45 a 150, 150 a 250, 250 a 355, 355 a 500, 500 a 710, 710 a 1.000 e 1.000 a 1.180.

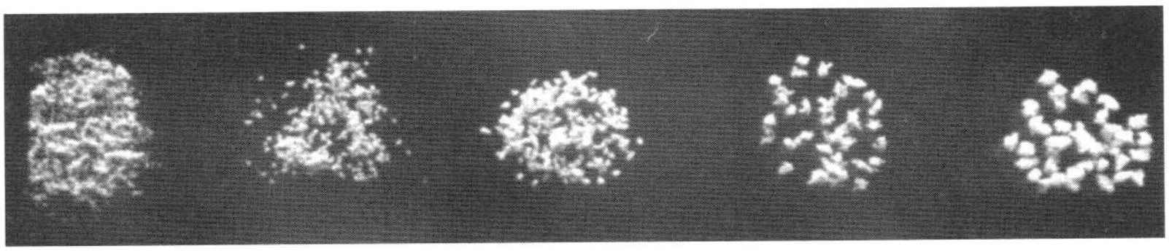

FIGURA 303 – Partículas de PVA para embolização.

Nº 317

Pasta para eletrocardiograma

- **Sinônimo:** Gel ECG
- **Tipo:** Cardiologia
- **Consumo:** Eventual
- **Especificação:** Pasta gel de alta condutividade, atóxica, hidrossolúvel, hipoalergênica, para procedimento de eletrocardiograma, acondicionada em almotolia ou similar, com bico dosador, preferencialmente transparente. Apresentação: frasco/tubo com peso líquido de 120 g.

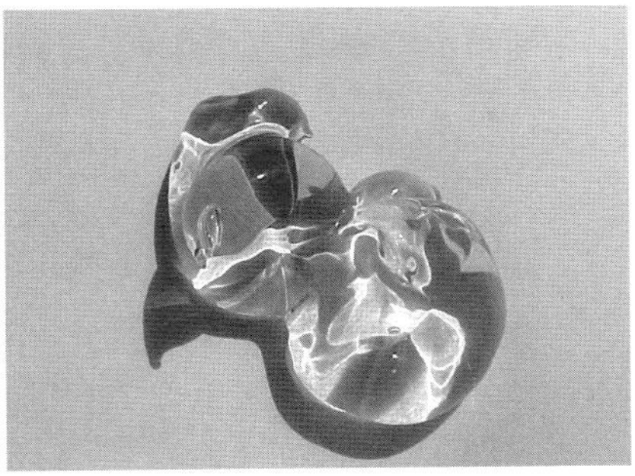

FIGURA 304 – Pasta para ECG.

[62] PVA: "Material inerte, que produz oclusão vascular permanente. Disponível em lâminas e em microesferas de 149 a 2000 μm de diâmetro. Tem a propriedade, quando em contato com o líquido, de aumentar de diâmetro. E material muito útil para embolização de malformações arterovenosas, pois as microesferas são injetadas, diluídas em soro com facilidade, através de microcateteres" (SBAVC, 1996).

Nº 318

Pedal duplo para acionamento de corte e coagulação bisturi elétrico

- **Tipo:** Cirurgia
- **Consumo:** Mensal
- **Especificação:** Pedal controlador duplo para acionamento de corte e coagulação de bisturi marca ___, modelo ___, que se adapte perfeitamente ao referido aparelho, confeccionado em material adequado ao procedimento, com isolação segura ao usuário, possuindo registro em forma de *led* ou outro sensor que ative visual e sonoramente o acionamento.

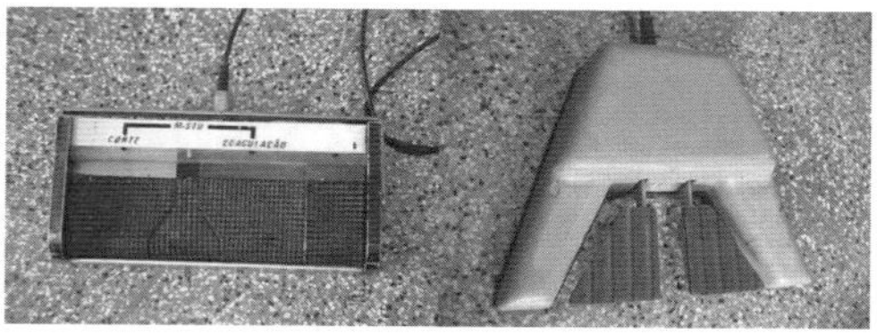

FIGURA 305 – Pedais duplos para acionamento de corte e coagulação do bisturi elétrico.

Nº 319

Pera de borracha para esfigmomanômetro

- **Sinônimo:** Bulbo para esfigmo
- **Tipo:** Básico A
- **Consumo:** Eventual
- **Especificação:** Pera confeccionada em borracha natural, isenta de defeitos, resistente, para esfigmomanômetro (insufladora de manômetro), com válvula reguladora em forma de rosca, de alta precisão, sem sinais de oxidação e isenta de defeitos que prejudiquem a vedação ou abertura adequada ao procedimento.

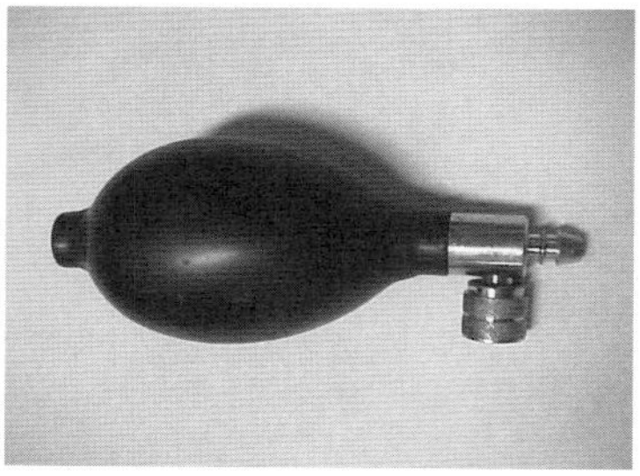

FIGURA 306 – Pera de borracha para esfigmomanômetro.

Nº 320

Pericárdio bovino conservado

- **Tipo:** Cirurgia
- **Consumo:** Eventual
- **Especificação:** Pericárdio bovino63 com aproximadamente 0,35 mm, tratado com solução salina tamponada em pH 7,5, preservado em glutaraldeído e embalado em solução salina tamponada com aldeído em papel aluminizado ou similar, e reembalado em envelope, de um lado grau cirúrgico e do outro poliamida, com abertura em forma de pétala, que o conserve em temperatura adequada 10° e 25°C, indicado para correção de anomalias congênitas, comunicação intra-atrial ou intraventricular, disfunções val-

[63] O pericárdio bovino é conhecido por seu uso e bons resultados na confecção de próteses valvulares, sendo também empregado na forma de retalho vascular (Pires et al., 1997).

vulares, arteroplastias, como substituto do pericárdio humano e em correções de coarctação da aorta.

Opções/Variações

- Almofadas: 10 x 5 mm (cartela) com cinco unidades.
- Placas: 20 x 10 cm; 18 x 9 cm; 16 x 6 cm.

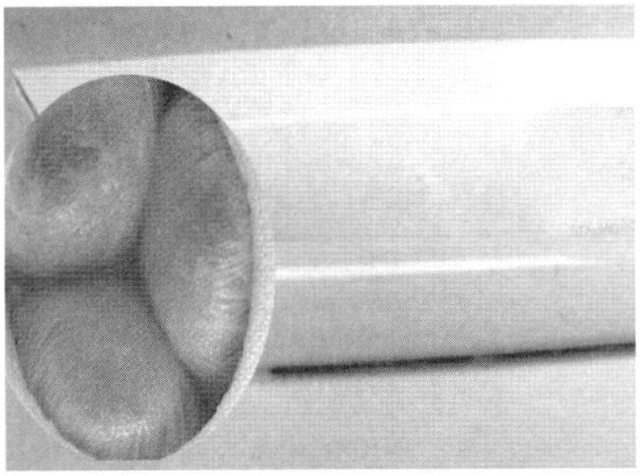

FIGURA 307 – Pericárdio bovino conservado.

Nº 321

Pilha elétrica

- **Tipo:** Básico A
- **Consumo:** Eventual
- **Especificação:** Pilha elétrica ________, tamanho ___, ___ V, com alta durabilidade e teste de verificação de carga.

Opções/Variações

- Comum/alcalina/bateria/recarregáveis (MAH/Níquel-Metal Hidreto).
- Isentas de mercúrio e cádmio (podem ser dispostas em lixo doméstico).
- MAH: 600/900/2500/2800.
- Tamanho: grande (D); média (C/1,5 V), pequena (AA/6 V), palito (AAA).
- Voltagem: 1,5; 3,0; 6,0; 9,0; 15.

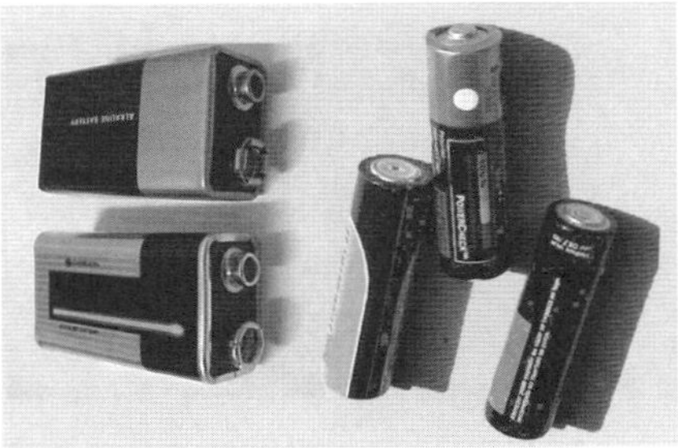

FIGURA 308 – Pilha elétrica.

Nº 322

Pinça de apreensão

- **Tipo:** Cirurgia
- **Consumo:** Mensal
- **Especificação:** Pinça de apreensão descartável para videolaparoscopia tipo ______, com haste giratória, (com/sem) cremalheira, (com/sem) conexão para eletrocautério, com ___ mm de diâmetro, haste com ___ cm de comprimento e rotação de 360

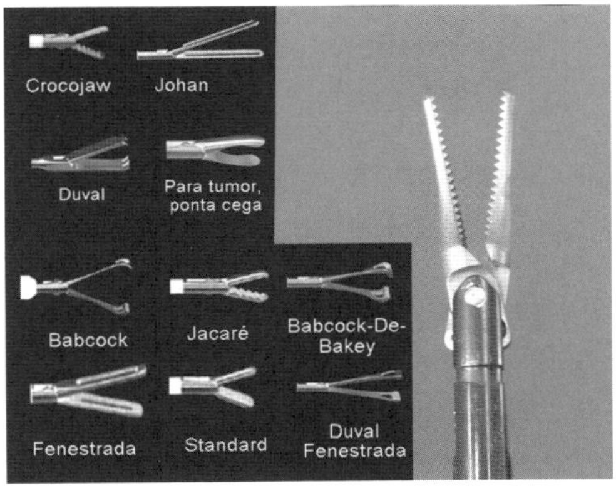

FIGURA 309 – Pinças de apreensão.

graus, confeccionada em material apropriado ao uso, atóxico, apirogênico, biocompatível.

Opções/Variações

- Com manopla – empunhadura tipo pistola.
- Conexão eletrocautério: com/sem.
- Diâmetro (mm): 5, 10, 11,12.
- Haste (cm): 29; 34.
- Sistema: cremalheira/pistola.

Nº 323

Pinça e fio bipolar para bisturi elétrico

- **Sinônimo:** Cabo bipolar p/bisturi
- **Tipo:** Cirurgia
- **Consumo:** Mensal
- **Especificação:** Pinça e fio bipolar para bisturi elétrico, com pinça baioneta, compatível com o bisturi de marca ____modelo ____ ou similar que se adapte perfeitamente ao referido equipamento.

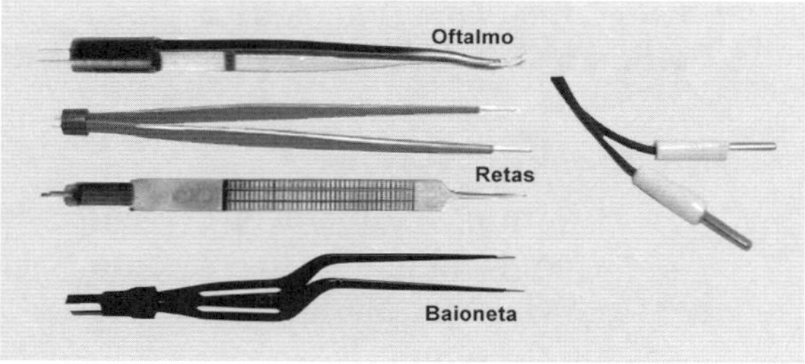

FIGURA 310 – Pinça e fio bipolar para bisturi elétrico.

Nº 324

Placa de retorno para bisturi elétrico

- **Sinônimo**: Placa eletrocirúrgica/placa neutra/eletrodo de dispersão
- **Tipo:** Cirurgia
- **Consumo:** Mensal
- **Especificação:** Placa neutra autoclavável, para retorno entre paciente e bisturi elétrico, em cirurgias com utilização de energia de radiofrequência com fio de ___ metros, marca ___ modelo ___, ou similar que se adapte perfeitamente ao referido aparelho, confeccionada em material adequado ao procedimento, com dispersão e sistema de segurança contra queimaduras e oferecendo segurança ao usuário.

Variações

- **Tamanho**: Adulto (regular/grande); infantil.

Opções]

- Descartável, confeccionada em célula totalmente fechada e recoberta com barreira efetiva para determinados líquidos, autoadesiva, com gel adesivo condutivo e dispersivo e bordas com adesivo acrílico de classe médica reforçado hipoalergênico, com sistema de segurança para procedimentos eletrocirúrgicos.

- Alça para conexão ao cabo, aletas próximas à alça.
- Anel de segurança.
- Bipartido.
- Bisturis com alarme: comum/rem64.
- Cabo: com/sem.
- Espuma de polietileno; lâmina de alumínio/poliéster.

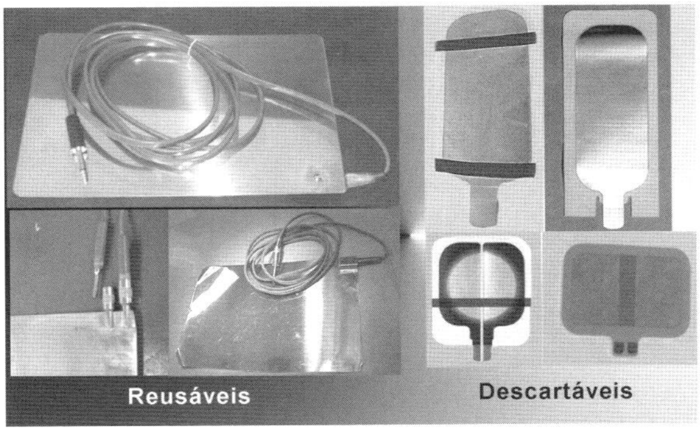

FIGURA 311 – Placas eletrocirúrgicas para bisturi elétrico.

Nº 325

Placa flexível para estoma intestinal

- **Tipo:** Ostoma
- **Consumo:** Mensal
- **Especificação:** Placa ____ para estoma intestinal ____mm, confeccionada conforme resolução SS-16 de 28/2/97 da Secretaria de Saúde do Estado de São Paulo.

Opções/Variações

- Conjunto de placa e bolsa.
- Flexível, rígida, resina sintética, terceira geração.
- Tamanho (mm): 45, 57, 60, 70, 100.

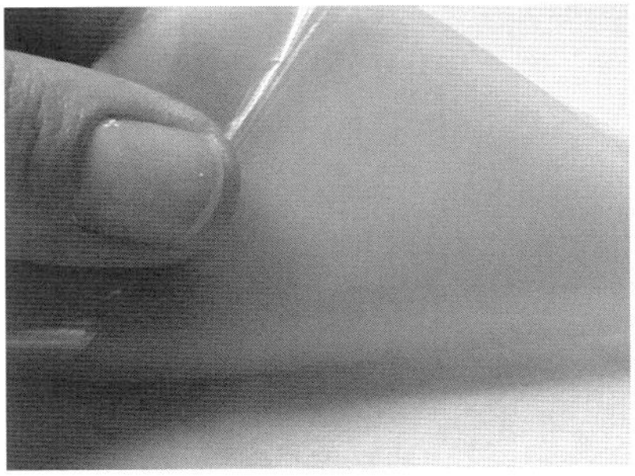
FIGURA 312 – Placa flexível para estoma intestinal.

[64] Os bisturis elétricos possuem um circuito de proteção que atua sobre a placa eletrocirúrgica, que mede a corrente incidente pelo eletrodo ativo e a corrente de saída na placa. Caso as mensurações sejam diferentes, significa vazamento de corrente, isto é, ela está retornando por outro local, o que pode causar queimaduras ao paciente. Assim, o equipamento é automaticamente desligado e um alarme sonoro é acionado. Outro dispositivo de segurança é conhecido como REM (*Return Electrode Monitoring*) ou monitoração por eletrodo de retorno, que mede a impedância entre a pele e a placa e, caso esteja abaixo de um valor predeterminado, o equipamento é desligado e um alarme sonoro é ligado. Portanto, o equipamento gera uma corrente de impedância, mensurada pelo sistema REM, que percorre o cabo elétrico a partir do *plug* e atinge um dos lados da placa eletrocirúrgica, só chegando ao outro lado se a mesma estiver perfeitamente aderida à pele do paciente – sendo assim, o sistema advertirá quando a placa se desprender do local de aplicação. A placa eletrocirúrgica ou eletrodo de dispersão geralmente é metálica, autoclavável, ou em dispositivos descartáveis, configurando eletrodos flexíveis e adesivos que se adaptam às curvas do paciente, de forma a reduzir o risco de queimaduras (Lima, 2006).

Nº 326

Ponta de eletrodo para bisturi elétrico

- **Sinônimo:** Eletrodo BE
- **Tipo:** Acessório bisturi elétrico
- **Consumo:** Mensal
- **Especificação:** Ponta de eletrodo, em forma de ___, tamanho ____, para bisturi elétrico marca ____, modelo ____, que se adapte perfeitamente ao referido aparelho, confeccionada em aço inox ou similar em resistência, durabilidade e qualidade.

Opções

– Formas (pequena, média, grande): alça (oval, retangular, quadrada, triangular), bola (simples, reta, curva), bola coagulação e vaporização, espátula, faca (reta, curva), microagulha, microesfera etc.

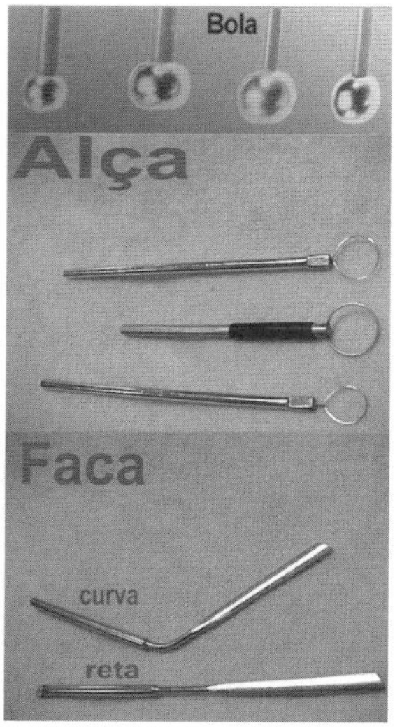

FIGURA 313 – Pontas de eletrodo para bisturi elétrico.

Nº 327

Porta-fios de sutura

- **Tipo:** Básico vidraria
- **Consumo:** Mensal
- **Especificação**: Porta-fios de sutura, de vidro, com tampa, medindo 10 x 17 cm e embalados de forma a protegê-las de choques. Apresentação: duas peças.

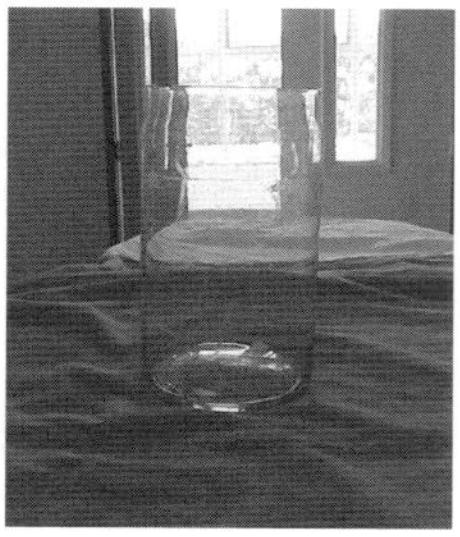

FIGURA 314 – Porta-fios de sutura, de vidro, com tampa.

Nº 328

Porte de acesso implantável para quimioterapia

- **Sinônimo**: *Port-a-cath*
- **Tipo:** Cirurgia
- **Consumo:** Mensal

Arterial

- **Especificação:** Porte de acesso arterial totalmente implantável, de baixo peso, com ____ lúmen, com _____ fluxo, com septo de silicone de alta densidade que permita pelo menos 2.000 punções, sem ocorrência de vazamentos, para quimioterapia seletiva e/ou regional, confeccionado com câmara de titânio e cobertura de epóxi ou similar, que possua biocompatibilidade adequada, minimizando riscos de reações alérgicas, compatível ao uso, preferencialmente em forma de cunha ou similar que permita uma inserção suave, tamanho ________, com volume interno de _____ mL. Deve acompanhar cateter em ________, de longa resistência química e física, e resistente à compressão e dobradura, radiopaco, com _____ mm de comprimento mínimo, calibre ____ French ______, cerca de _____ mm de diâmetro externo por _____ mm de diâmetro interno, com anéis de segurança em sua extremidade distal, que garantam o posicionamento dentro da artéria. A conexão entre o porte e o cateter deve ser simples, de fácil manuseio e garantir a segurança de conexão efetiva.

Opções/Variações

- Cateter com (mm): 370 a 800.
- Confecção: poliuretano/silicone.
- Diâmetro interno (mm): 1,0 a 1,6.
- Diâmetro externo (mm) 2,0 a 3,4.
- Fluxo: alto/baixo.
- Introdutor (Fr): 5 a 11.
- Lúmen: simples/duplo.
- Tamanho: adulto/infantil.
- Volume interno (mL): 0,25 a 0,50.

Venoso

- **Especificação:** Porte de acesso venoso totalmente implantável, de baixo peso, ____ lúmen, com ____ fluxo, septo de silicone de alta densidade que permita pelo menos 2.000 punções, sem ocorrência de vazamentos, para quimioterapia, antibioterapia, coleta de sangue e/ou hemotransfusões, confeccionado com câmara de titânio e cobertura em metilbutadieno-estireno (MBS) ou similar que possua biocompatibilidade adequada, minimizando riscos de reações alérgicas, compatível ao uso, preferencialmente em forma de cunha ou similar que permita uma inserção suave, tamanho _________, com aproximadamente 32 mm de comprimento x 26 mm de largura e 13 mm de altura, com volume interno de aproximadamente 0,5 mL. Deve acompanhar cateter em poliuretano ou similar, de longa resistência química e física, e resistente a compressão e dobradura, com linhas radiopacas, com aproximadamente 800 mm de comprimento mínimo, de French 8,5, com aproximadamente 2,8 mm de diâmetro externo por 1,6 mm de diâmetro interno, com espessura de parede de cerca de 0,3

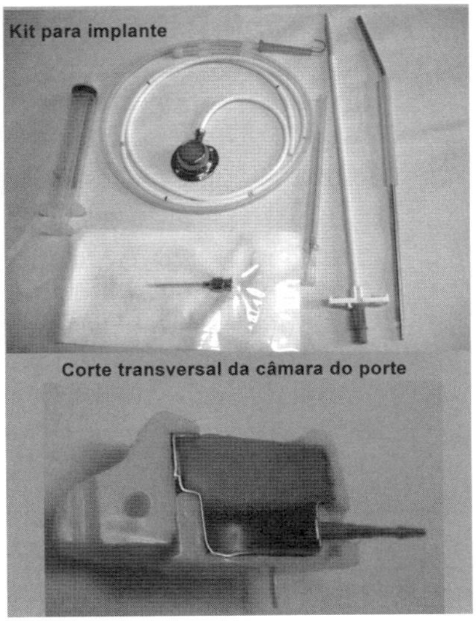

FIGURA 315 – Porte de acesso.

mm, para proporcionar alto fluxo e menor risco de obstrução. A conexão entre o porte e o cateter deve ser simples, de fácil manuseio e garantir a segurança de conexão efetiva.

Opções/Variações

- Cateter com (mm): 370 a 800.
- Confecção: poliuretano/silicone.
- Diâmetro interno (mm): 1,0 a 1,6.
- Diâmetro externo (mm) 2,0 a 3,4.
- Fluxo: alto/baixo.
- Introdutor (Fr): 6 a 11.
- Lúmen: simples/duplo.
- Tamanho: adulto/infantil.
- Volume interno (mL): 0,25 a 0,50.

Nº 329

Polivinilpirrolidona

- **Sinônimo:** PVPI/Povidine
- **Tipo:** Solução
- **Consumo:** Mensal
- **Apresentação (mL):** 30, 100, 500, 1000.

Alcoólica

- **Especificação**: Solução alcoólica de polivinilpirrolidona (PVPI) a 10%, com 1% de iodo ativo (iodopolividona), veículo álcool etílico, ação antisséptica, indicada como microbicida de uso geral.

Degermante

- **Especificação**: Solução degermante de polivinilpirrolidona (PVPI) a 10%, com 1% de iodo ativo (iodopolividona), com emoliente 1,1 g/100 mL, hidrossolúvel, ação antisséptica, indicada para degermação prévia da pele do paciente, de mãos e braços da equipe cirúrgica.

Tópica

- **Especificação**: Solução tópica de polivinilpirrolidona (PVPI) a 10%, com 1% de iodo ativo (iodopolividona), veículo aquoso, ação antisséptica, ativa contra formas bacterianas não esporuladas, fungos e vírus, indicada para assepsia complementar da pele do paciente no pré-operatório, queimaduras, mucosas e feridas.

Nº 330

Pressurizador para perfusão

- **Tipo:** Pressurizador para infusão de líquidos/bolsa pressurizadora
- **Tipo:** Angiografia

- **Consumo:** Eventual
- **Especificação:** Pressurizador[65] para perfusão sob pressão de forma contínua, confeccionado em material resistente, com suporte para fixação à haste de soro, com manômetro de 0 a 300 mmHg, com cinto de segurança para soro, braçadeira infusora de pressão com capacidade para frascos de soro de 1.000 mL, confeccionada em material resistente, e tubo de borracha resistente de cerca de 12 polegadas, com trava de segurança para a saída do ar, e também deve ter balão infusor de ar tipo pera, confeccionado em borracha natural, com espessura adequada, com válvula de ar em aço inox, com sistema de regulagem preciso.

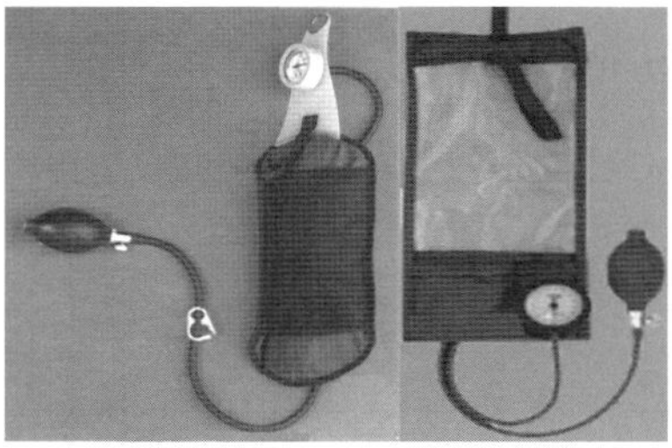

FIGURA 316 – Pressurizadores para perfusão arterial.

Nº 331

Prótese de Montgomery

- **Sinônimo:** Tubo traqueal em "T"
- **Tipo:** Cirurgia
- **Consumo:** Mensal
- **Especificação**: Prótese de Montgomery[66] (tubo traqueal em "T") N. ___ mm (adulto), confeccionado em silicone com flexibilidade adequada para implante temporário, de qualidade tal que não apenas permita a esterilização em autoclave ou óxido de etileno, como também mantenha o umedecimento adequado da traqueia, permitindo espontânea respiração, bem como permita limpeza adequada para manutenção do lúmen. Deve acompanhar anel para fixação e tampão de silicone.

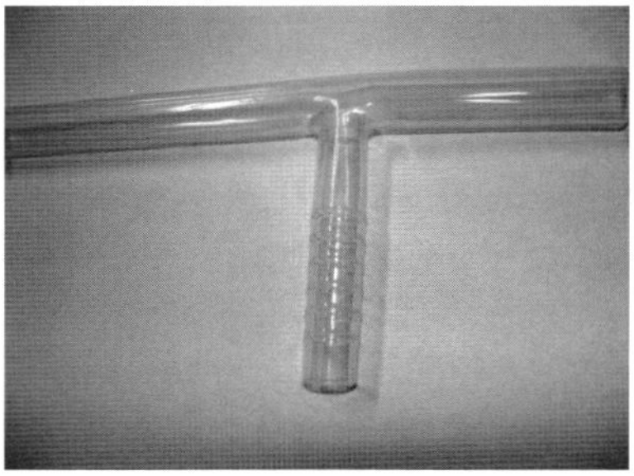

FIGURA 317 – Prótese de Montgomery.

Opções/Variações

- Calibres: 6, 8, 10, 12 e 14 mm.
- Reprocessável/descartável.

Nº 332

Prótese vascular

- **Sinônimo:** Enxerto vascular
- **Tipo:** Cirurgia

[65] Dispositivo que mantém uma pressão constante, aplicada sobre uma bolsa de soro, sangue ou outro tipo de líquido, para a infusão programada deste líquido no paciente. Pode ser para perfusão arterial (procedimentos de angiorradiodiagnóstico), para perfusão venosa (reposição em urgências) ou mesmo em artroscopia, laparoscopia e histeroscopia.

[66] Epônimo de W.W. Montgomery, que introduziu o tubo traqueal em T em 1965 para traqueoestenose (Liu et al., 2002).

- **Consumo:** Eventual
- **Especificação**: Prótese/enxerto vascular, _____, constituída de tecido de Dacron67 tipo trançado (*knitted*) pré-coagulada, com paredes interna e externa apresentando vilosidades tipo duplo veludo (*double velour*), impregnada com colágeno bovino purificado tipo I, ou substância que confira porosidade zero, com diâmetro interior de ____ x ____ mm.

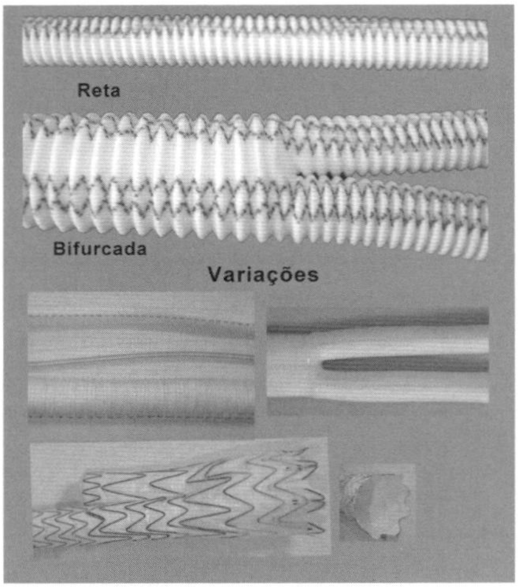

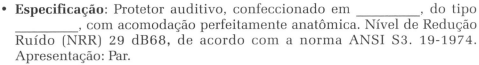

FIGURA 318 – Próteses vasculares.

Opções/Variações

– Aramada.
– Bifurcada (mm): 16 x 08, 20 x 10, 18 x 09.
– Reta (mm): 7, 8, 9.
– Monoveludo.

Nº 333

Protetor auditivo

- **Tipo:** EPI
- **Consumo:** Mensal
- **Especificação**: Protetor auditivo, confeccionado em ________, do tipo ________, com acomodação perfeitamente anatômica. Nível de Redução Ruído (NRR) 29 dB68, de acordo com a norma ANSI S3. 19-1974. Apresentação: Par.

Opções/Variações

– Capa de canal: haste única e um par de espumas flexíveis que se ajustam à entrada do canal auditivo para vedação (uso atrás da nuca ou sob o mento).
– Concha: não inseridos no canal auditivo, com um par de abafadores forrados, com ajuste de altura e pressão na haste.
– Inserção moldável de espuma de poliuretano (*earplug*): para inser-

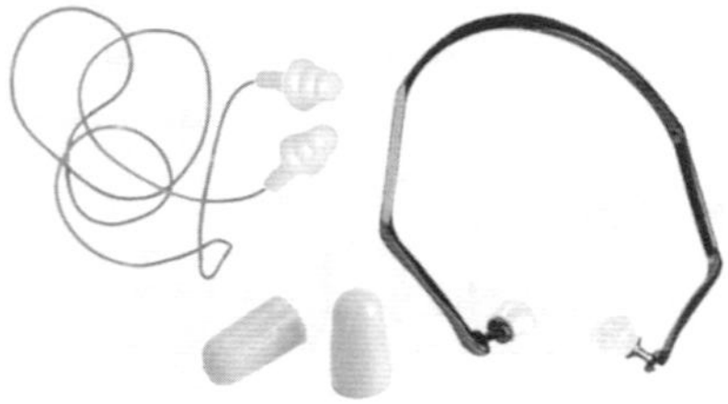

FIGURA 319 – Protetores auditivos.

[67] Dacron: polímero de condensação entre éster de ácido orgânico com poliálcool do tipo glicol (Cúneo, 2006).
[68] Pode ser definido um limite mínimo de proteção, como, por exemplo, com fator de redução maior que 17 decibéis – tal valor deverá ser definido em um contexto de segurança de prevenção de riscos ambientais (NR-9), conforme a peculiaridade de cada local, o tipo de trabalho, a função ou atividade, o tipo e o quantitativo de horas de exposição, para que seja associado ao EPI adequado.

ção no canal auditivo, descartável, formato de cone, com base plana e toda arredondada.
- Inserção pré-moldável: para inserção no canal auditivo, reutilizável, em silicone ou isento similar.
- Sem/com hastes.

Nº 334

Protetor de calcâneo/cotovelo

- **Tipo:** Básico C
- **Consumo:** Mensal
- **Especificação:** Protetor de calcâneo/cotovelo, confeccionado em poliéster e polietileno, espuma de poliuretano ou material similar, com perfil adequado para distribuição de peso e posicionamento, hipoalergênico, não tecido, que permita ventilação adequada do local, forrado com material macio adequado ao procedimento, resistente, durável, de formato anatômico, que promova suporte e apoio para a região, bem como prevenção de ulcerações e/ou escaras de decúbito, de fácil colocação e retirada. Apresentação: pacote com um par.

Opções/Variações

- Confeccionado em algodão com poliéster siliconado.
- Caixa de ovos.
- Lavável, reutilizável.

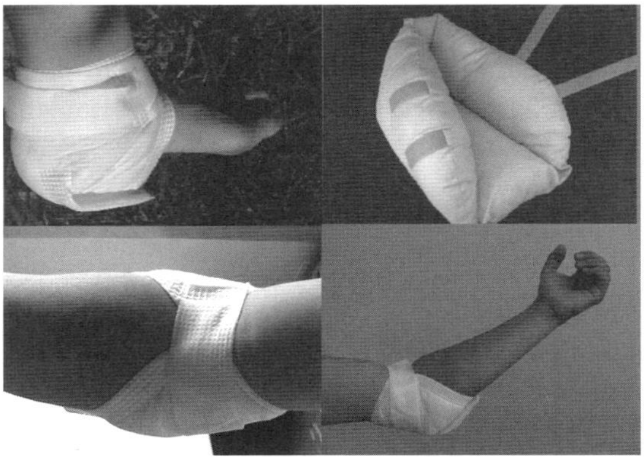

FIGURA 320 – Protetor de calcâneo/cotovelo.

Nº 335

Reanimador descartável máscara-boca

- **Tipo:** Básico C
- **Consumo:** Mensal
- **Especificação:** Reanimador (ressuscitador) descartável composto de máscara de reanimação transparente, com coxim maleável, que acomode confortável e anatomicamente a face do paciente, siliconizada ou em similar atóxico, apirogênico, hipoalergênico, com aro em plástico para fixação, com no mínimo quatro garras para fixador cefálico. Deve conter filtro hidrofóbico antibacteriano/viral com 99,9% BFE em válvula com três vias, unidirecional, com saída lateral de exalação, evitando retorno de exalação, de secreções e líquidos do paciente ao profissional, e com conexão perfeitamente adaptável por dentro do orifício de saída da máscara. Com (sem) traqueia corrugada com 15 cm de comprimento, confeccionada em polímero flexí-

vel ou similar atóxico, apirogênico, devidamente acoplada à válvula em uma extremidade, e na outra extremidade deve conter um bocal confeccionado em polímero rígido ou similar atóxico, apirogênico, devidamente acoplado para evitar vazamento de ar, para insuflação do ar.

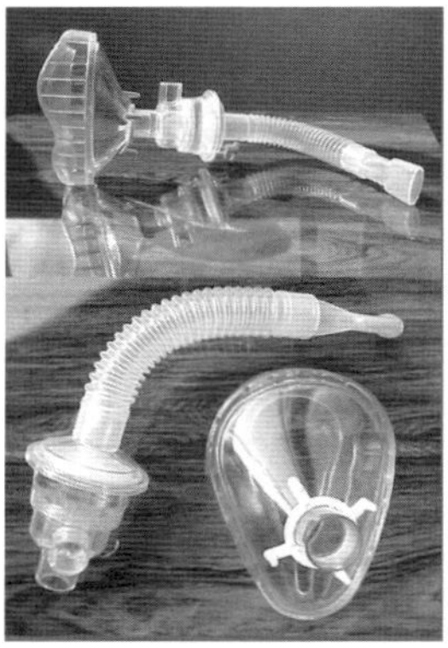

Opções/Variações

- Com entrada para oxigênio.

FIGURA 321 – Reanimador descartável máscara-boca.

Nº 336

Reanimador manual Ambu

- **Sinônimo:** Ressuscitador/balão autoinflável/Ambu[69]
- **Tipo:** Ventilação
- **Consumo:** Eventual
- **Especificação:** Reanimador pulmonar manual tamanho ________, ambu, balão autoinflável de ___ mL, confeccionado em ____________sem rebarbas e isento de defeitos, formato anatômico, com resistência aos procedimentos usuais de desinfecção. Deverá ter válvula de admissão de ar com conexão para entrada de oxigênio, tubo reservatório (cerca de 20 cm) em plástico siliconizado corrugado, e válvula unidirecional com indicação de entrada e saída do paciente, que elimine qualquer possibilidade de reinalação, e válvula de segurança calibrada em 40 cm de água.

Opções

- Bolsa reservatória (mL): 600 a 2.500.
- Confecção: polivinil, látex, silicone.
- Tamanhos: neonatal (250 a 300 mL), infantil (450 a 500 mL), adulto médio (1.200 a 1.300 mL), adulto grande (1.500 a 1.600 mL).

[69] Ambu A/S: empresa fundada em 1937, na Dinamarca, pelo engenheiro Holger Hesse, que teve a ambição de construir um negócio dedicado ao desenvolvimento de produtos que pudessem contribuir para salvar vidas humanas. Em 1953, em parceria com Henning Ruben, combinaram habilidades da formação em engenharia e o conhecimento de anestesia. Suas colaborações lideraram o desenvolvimento de um alcance único de produtos para uso em locais de acidentes. O primeiro deles – um reanimador autoinflável negociado sob o nome de "ambu" – foi lançado em 1953. O reanimador (ou ressuscitador) foi considerado um marco em técnica de emergência médica e rapidamente se estabeleceu em nível internacional. Assim, o nome "ambu" foi escolhido para se tornar o novo nome da empresa. Ambu também foi pioneira na concepção da reanimação precoce através dos resgates. Em qualquer situação de emergência, era necessário prover o paciente com um rápido e altamente treinado cuidado entre o local do acidente e o hospital. Com isso em mente, Ambu iniciou um novo conceito de treinamento que foi implementado utilizando manequins (1957 a 1959). Esse treino abrangia técnicas de estabelecimento de abertura de vias aéreas, ventilação boca-a-boca e compressão torácica/cardíaca. Os primeiros manequins possuíam incorporado um sistema higiênico descartável para proteger os profissionais de riscos de infecções cruzadas durante os treinos. Assim, a empresa Ambu se consolidou como uma das mais influentes em produtos para cuidados médicos imediatos e treinamentos (Ambu, 2008).

Variações

- Ressuscitador de fluxo contínuo/ reanimador automático de pressão positiva (fixa ou não), com (sem) ajuste de tempo, frequência e volume. Portátil, pneumático (ou a pilha), com válvula de segurança, autociclável, fluxo de 4 a 30 litros por minuto, 10 a 20 movimentos por minuto, volume de 100 a 600 mL.

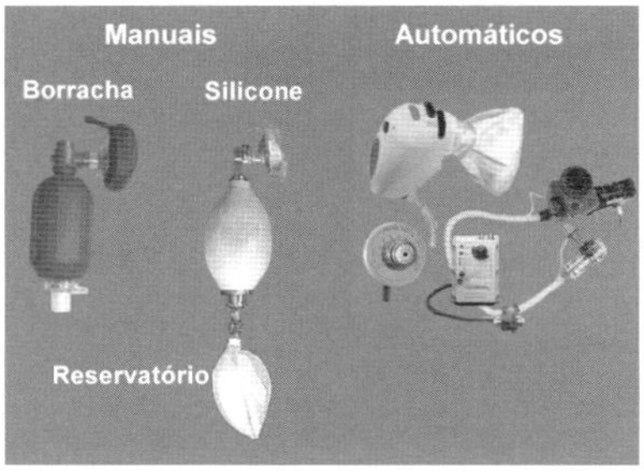

FIGURA 322 – Reanimador manual. Reanimador automático.

Nº 337

Restritor de membros

- **Sinônimo**: Contensor de membros
- **Tipo:** Básico C
- **Consumo:** Mensal
- **Especificação:** Restritor de membros confeccionado em poliéster e polietileno, ou similar, hipoalergênico, não tecido, que permita ventilação adequada do local, forrado com material macio adequado ao procedimento, resistente, durável, de fácil colocação e retirada. Apresentação: pacote com um par.

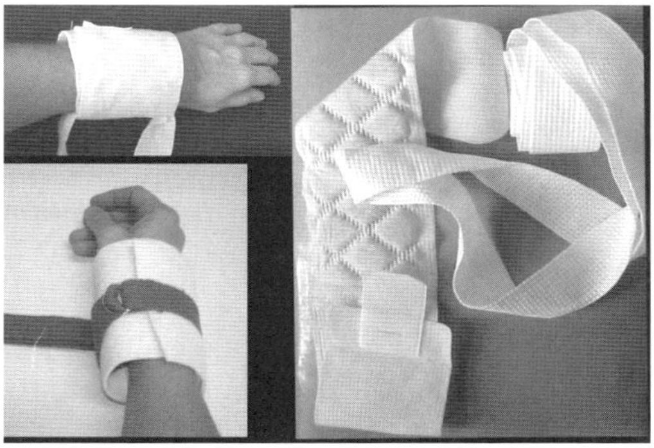

FIGURA 323 – Restritores de membros.

Opções/Variações

- Argolas de fixação.
- Falso tecido/courvim.
- Fechamento por velcro.

Nº 338

Retossigmoidoscópio descartável

- **Tipo:** Exame
- **Consumo:** Eventual
- **Especificação:** Retossigmoidoscópio descartável, com ____ cm de comprimento total, confeccionado em poliestireno, PVC ou similar atóxico, apirogênico, com rigidez adequada ao procedimento, composto de duas peças: uma externa rígida, com transparência cristalina, graduada a cada cm, em forma cônica, com aro rígido para adequada empunhadura, com cerca de 6,0 cm de comprimento, com lúmen distal com diâmetro de 15 mm. Em sua porção proximal deve ter um cone de borracha com cerca de 4,5 cm de comprimento e ____ mm de diâmetro, que proceda como trava e sistema de vedação entre as partes. E outra, em êmbolo, na parte interna, que deslize com o mínimo de atrito, com extremidade distal em forma

arredondada tipo ogiva, uniforme, sem rebarbas, e em forma de calha no comprimento, com terminação perpendicular para limite de movimento. Lacrado, *clean*, não estéril.

Opções/Variações

- Comprimento total (cm): 25/30.
- Extensão do segmento (cm): 20/25.
- Lúmen distal (mm): 16, 18, 20.

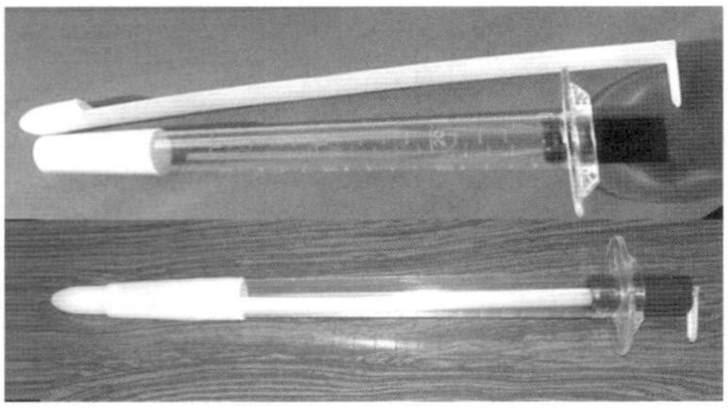

FIGURA 324 – Retossigmoidoscópio descartável.

Nº 339

Rolha de cortiça

- **Tipo:** Cirurgia
- **Consumo:** Mensal
- **Especificação:** Rolha de cortiça tamanho nº 5, confeccionada de forma padrão, medindo 25 mm de comprimento, sendo o diâmetro menor de 15 mm e o maior de 20 mm.

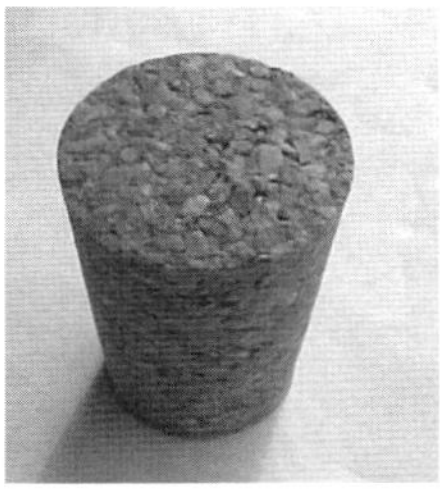

FIGURA 325 – Rolhas de cortiça Nº 5.

Nº 340

Rosca estabilizadora

- **Sinônimo**: Unidade estabilizadora
- **Tipo:** Cirurgia
- **Consumo:** Mensal
- **Especificação:** Rosca estabilizadora de __ mm, adaptável na cânula de trocarte descartável, para procedimentos endoscópicos, marca __, código __, confeccionada em PVC rígido ou similar biocompatível, atóxico, apirogênico, com sistema de mola que o ancore, ajustando a coluna do trocarte para movimentos fáceis e precisos, sem deslizamentos na parede abdominal.

Tamanhos

- 5, 10, 11, 12 mm...

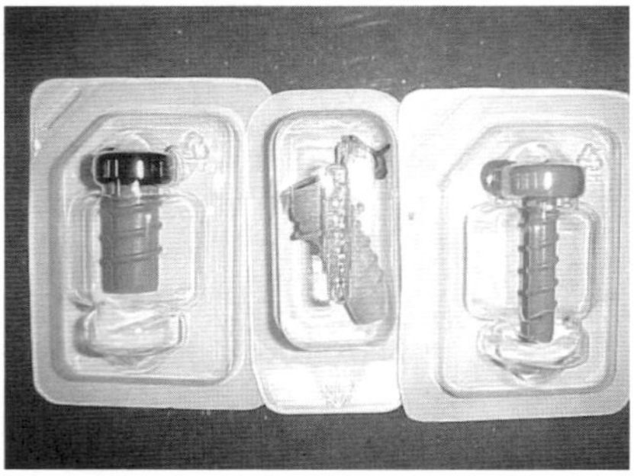

FIGURA 326 – Rosca estabilizadora.

Nº 341

Sabonete

- **Tipo:** Limpeza
- **Consumo:** Mensal
- **Especificação**: Sabonete líquido, neutro, glicerinado, suave, pH entre 5,5 e 8,5, comum, para higiene das mãos. Apresentar laudo técnico analítico e autorização para funcionamento fabricante ANVISA/MS.

Opções/Variações

- Sabonete neutro glicerinado em tablete de 110 g, para limpeza de mãos e banho.

Obs.: A glicerina é utilizada para conservar a umidade de certas substâncias, para a extração de essências e para formar líquidos incongeláveis e lubrificantes, com densidade de 1,265º a 15º, sendo solúvel em água e álcool, e insolúvel em éter e clorofórmio. A glicerina comercial provém de estearina, desdobrada em graxa para obtenção de ácido esteárico.

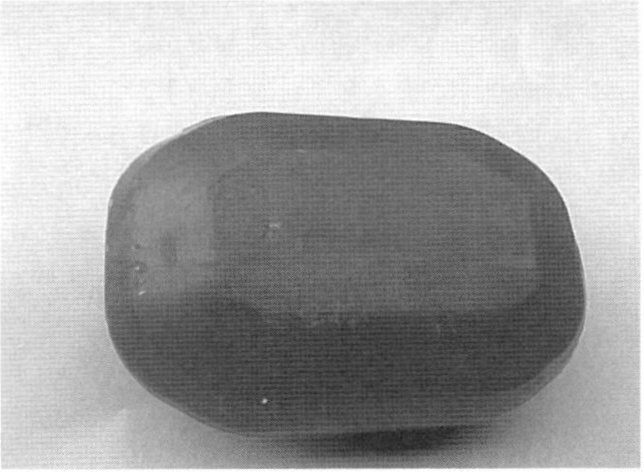

FIGURA 327 – Sabonete.

Nº 342

Saco para coleta de lixo hospitalar

- **Tipo:** Limpeza
- **Consumo:** Mensal
- **Especificação:** Saco plástico, com capacidade para ____ litros, para coleta de resíduos hospitalares, cor branca leitosa, conforme especificações contidas nas normas da ABNT NBR-9190/NBR 9191, impresso conforme normas NBR-7500 e testes sujeitos as normas, NBR-9195/NBR-13055/NBR-13056/ASTM-D-1709, medindo 92 x 90 x 0,12 de espessura, registrado no M.S. sob NR.10224009017, conforme determinam as portarias conjuntas NR 01 de 17/5/1993, Portaria NR. 2.043 de 12/12/1994, Lei NR 6.360 de 23/9/1976 e o decreto NR. 76.094 de 5/1/77: "Os produtos correlatos devem ser obrigatoriamente registrados no Ministério da Saúde." Deve acompanhar fecho para lacre.

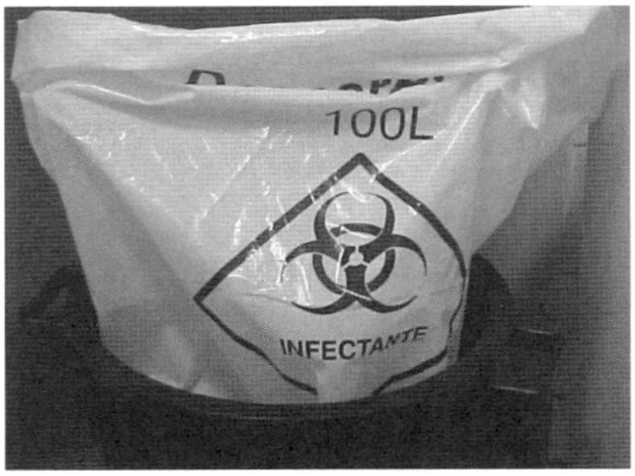

FIGURA 328 – Saco para coleta de lixo hospitalar.

Opções/Variações

- Litros: 39 x 58 x 0,06.
- Litros: 59 x 62 x 0,07.
- Litros: 63 x 08 x 0,08.
- Litros: 92 x 90 x 0,12.
- Litros: 1,15 x 1,15 x 0,15.

Nº 343

Saco plástico

- **Tipo:** Limpeza
- **Consumo:** Mensal
- **Especificação:** Saco plástico, com capacidade para ___ litros, para coleta de resíduos hospitalares, cor ____ leitosa, conforme especificações contidas

nas normas da ABNT NBR-9190/NBR 9191, impresso conforme normas NBR-7500 e testes sujeitos as normas, NBR-9195/NBR-13055/NBR-13056/ ASTM-D-1709, medindo aproximadamente 1,10 x 1,10 x 0,13 espessura, registrado no M.S. sob NR. 10224009017, conforme determinam as portarias conjuntas NR 01 de 17/5/1993, Portaria NR. 2.043 de 12/12/1994, Lei NR 6360 de 23/9/1976 e o decreto NR. 76.094 de 5/1/77: "Os produtos correlatos devem ser obrigatoriamente registrados no Ministério da Saúde." Deve acompanhar fecho para lacre.

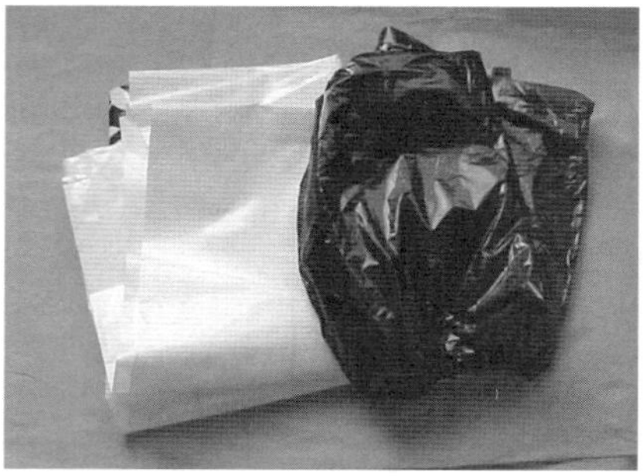

FIGURA 329 – Saco plástico.

Opções/Variações

– 20 litros: azul; 100 litros: branco; 200 litros: preto.

Nº 344

Salto de borracha para aparelho ortopédico

- **Sinônimo:** Salto ortopédico
- **Tipo:** Básico B
- **Consumo:** Eventual
- **Especificação:** Salto para gesso para absorção de impacto, tamanho ____, confeccionado em borracha natural, ou similar rígida e resistente, com abas para fixação.

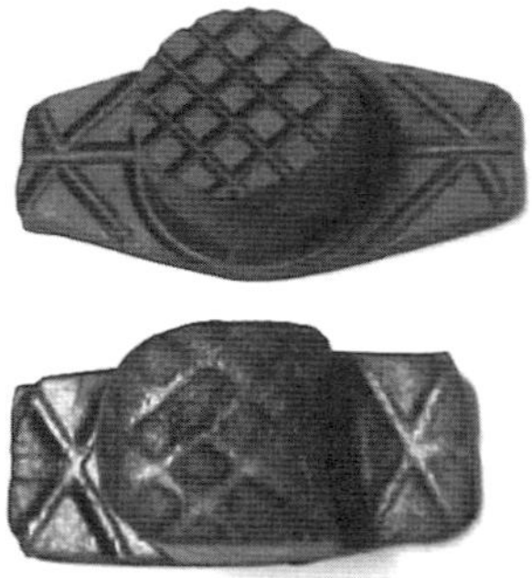

FIGURA 330 – Saltos de borracha para aparelho ortopédico.

Opções/Variações

– Pequeno/médio/grande.

Nº 345

Sapatilha cirúrgica

- **Sinônimo:** Propé
- **Tipo:** Básico vestuário
- **Consumo:** Mensal
- **Especificação:** Sapatilha cirúrgica (propé), confeccionada em __________, textura firme, tipo bota, que permite a cobertura completa do calçado até o tornozelo, com elástico de qualidade, resistente e soldado em toda sua volta, com acabamento adequado, sem sobras se sem liberar fiapos, baixa condutividade térmica e baixa flamabilidade, com elevada resistência mecânica, hipoalergênico e atóxico. Tamanho único (adulto), com aproximadamente 35 cm x 20 cm de largura, resistente, confortável. Apresentação: par.

Opções/Variações

- Cano longo.
- Com/sem solado antiderrapante.
- Confecção: não tecido, TNT (polipropileno), malha algodão, impermeável.
- Descartável/reusável.
- Gramatura (g/m^2): 20 a 50.

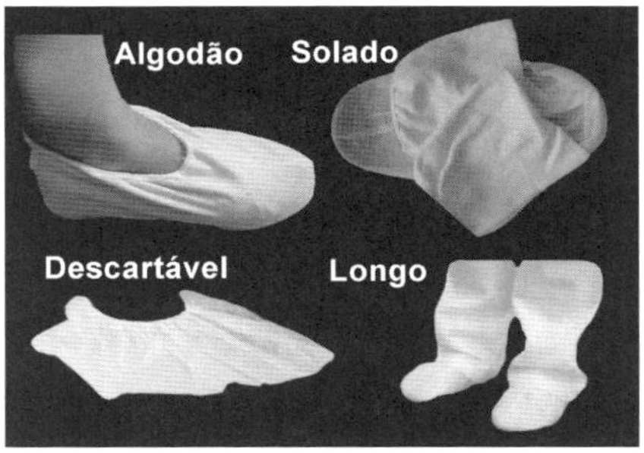

FIGURA 331 – Sapatilha cirúrgica.

Nº 346

Sensor de fluxo

- **Sinônimo:** *Flow sense*
- **Tipo:** Ventilação
- **Consumo:** Mensal
- **Especificação:** Sensor[70] de fluxo de ar, reusável, resistente aos processos usuais de esterilização, confeccionado em PVC siliconizado ou similar, com membrana interna suscetível aos movimentos de fluxo de ar inspirado e expirado, com conexões apropriadas, com no mínimo ___m de comprimento, sendo que uma se conecte com sensor de ar expirado e outra com sensor de ar inspirado, para respirador eletrônico de marca __, modelo.

Opções/Variações

- Neonatal/infantil/ adulto.
- Peça única/duas peças (sensor + extensões)/três peças (sensor + 1 + 1 extensão)/quatro peças (sensor + 1 + 1 extensão + conector).

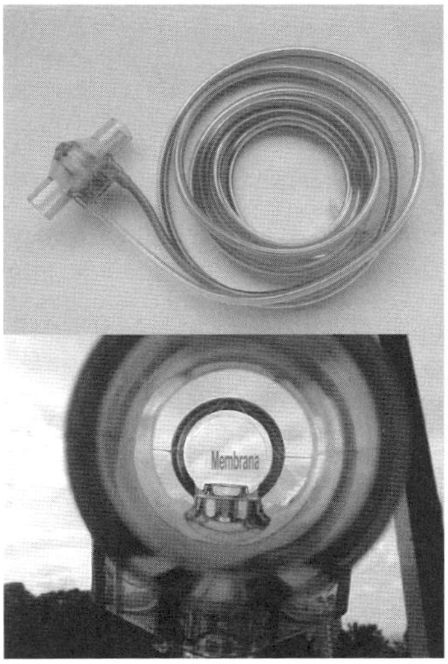

FIGURA 332 – Sensor de fluxo.

Nº 347

Sensor de pulso para oxímetro

- **Tipo:** Ventilação
- **Consumo:** Eventual

[70] Pode-se definir sensor como um dispositivo que recebe e responde a um estímulo ou um sinal, sendo que os sensores artificiais respondem por meio de um sinal elétrico a um estímulo ou sinal. Já um transdutor é um dispositivo que converte um tipo de energia em outra não necessariamente em um sinal elétrico. Um sensor pode conter em sua composição um transdutor e simultaneamente uma outra parte que converte a energia resultante em um sinal elétrico. Assim, um sensor pode ser de indicação direta (como um termômetro de mercúrio ou um medidor elétrico) ou em par com um indicador (ou até mesmo com um conversor que transforme o dado analógico em digital, um computador e um mostrador) de forma a tornar humanamente legível o valor detectado (Wikipedia, 2008).

- **Especificação:** Sensor de pulso71 para aparelho de oximetria, de ___ para marca ____, modelo ____ ou similar, compatível ao referido aparelho, confeccionado com fio de no mínimo 2 m, em material apropriado, revestido adequadamente, resistente, durável.

Opções/Variações

- Característica: em forma de pinça/ em forma circular.
- Modelos: sensor de dedo, sensor de orelha, sensor de maior amplitude (com sistema adesivo para melhor fixação).
- Tipo: reusável/descartável.

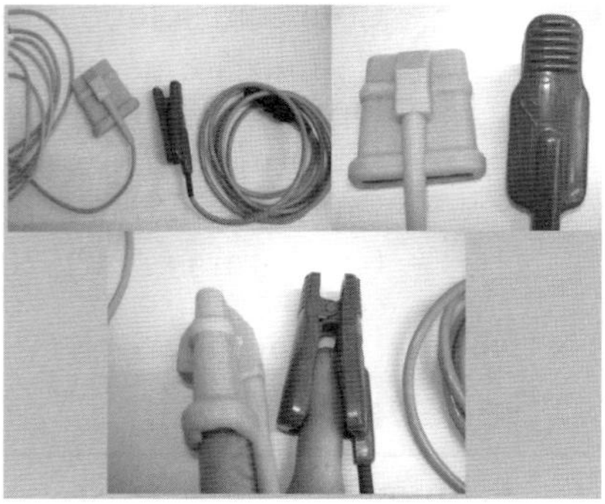

FIGURA 333 – Sensor de pulso para oxímetro.

[71] A oximetria é um método não invasivo de avaliação da saturação do oxigênio da hemoglobina arterial (SpO_2), fornecendo assim a mensuração da oxigenação do paciente. Duas tecnologias são utilizadas para tal: a plestimografia óptica (que produz formas de onda do sangue pulsátil através de diferentes quantidades de luz absorvida, sendo estas reproduzidas graficamente em forma de onda do pulso); e a espectrofotometria (representação quantitativa mediante o uso de diversos comprimentos de onda de luz, os quais são absorvidos e transmitidos diretamente mediante uma dada substância, ou seja, oxiemoglobina e dioxiemoglbina diferem na absorção da luz vermelha e infravermelha). O sensor é formado, de um lado, por um fotoemissor de luzes vermelhas (660 nm) e infravermelhas (940 nm), composto de dois diodos emissores (*leds*) e de um fotodetector, colocado no lado oposto do sensor. Este último recebe a luz proveniente dos sensores e detecta a diferença entre a luz transmitida e a luz que foi absorvida pelas moléculas de hemoglobina, mensurando as mudanças de absorção de luz durante o ciclo pulsátil (Miyake et al., 2003). Desse modo, na análise de verificação de conformidade dos sensores, transcrevemos algumas recomendações fornecidas por fabricantes, quanto à atenção em algumas situações técnicas e clínicas que podem interferir na mensuração:
• movimentação do sensor (paciente agitado, com tremores, situações de emergência): o fotodetector pode não diferenciar entre os campos de absorção de luz e a atividade pulsátil;
• baixa perfusão: proporciona baixa atividade pulsátil, provocando pequena ou mesmo ausente absorção de luz, não conseguindo identificá-la isoladamente. Nesses casos, dá-se preferência ao sensor de lóbulo de orelha;
• pulsação venosa: em presença de garroteamento venoso por obstruções ou torniquetes, pode levar a uma detecção desse pulso, com falsa mensuração;
• interferências ópticas: fontes de luz ambiente, como luz solar, de fototerapia, com brilho fluorescente ou contendo infravermelho, podem levar o fotodetector a adicioná-las aos sinais do paciente; edema: a luz do sensor pode se dispersar antes de atingir o fotodetector;
• anemias: a oximetria se baseia na coloração dominante da hemoglobina na corrente sanguínea e, nas patologias em que há valores alterados da mesma, os dados coletados serão prejudicados;
• metemoglobina: são moléculas de hemoglobinas oxidadas por ferricianetos, nitritos, sulfamidas, fenacetina etc. com perda da capacidade de transporte de oxigênio;
• drogas: metileno azul, indicianina verde e similares podem provocar súbita ou temporária redução da leitura da saturação do oxigênio imediatamente depois de injetadas;
• esmalte de unha: algumas cores podem apresentar interferência na leitura;
• disemogliobnas: hemoglobinas disfuncionais, como a carboxiemoglobina e metemoglobina não transportam oxigênio;
• portanto, os valores de SpO_2 podem parecer normais, mas a oxigenação pode estar comprometida;
• não se recomenda o uso de sensores em ambientes de ressonância magnética e tomografia, pois não apenas podem interferir na leitura de SpO_2, mas também nos resultados dos mapeamentos. Ainda podem ocorrer queimaduras no local da aplicação do sensor, pela indução de correntes de campo de RF geradas pelo equipamento de ressonância – nestes casos, recomenda-se a utilização de capnógrafo ou do método de gasometria."

Nº 348

Sensor de temperatura

- **Tipo:** Ventilação
- **Consumo:** Eventual
- **Especificação:** Fio sensor de temperatura de circuito respiratório adaptável a respirador eletrônico marca __, modelo ___ similar, confeccionado em material apropriado e resistente para sua finalidade, com fio de no mínimo 2 m, em material apropriado, revestido adequadamente, resistente e durável.

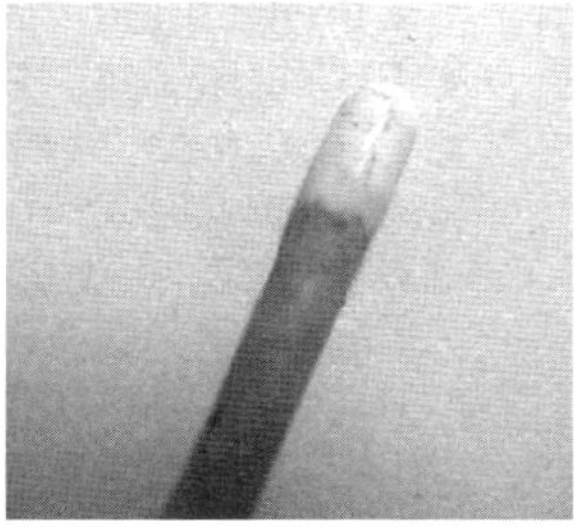

FIGURA 334 – Sensor de temperatura.

Opções/Variações

– autoclavável/reprocessável.

Nº 349

Sensor de temperatura para debitômetro

- **Tipo:** Cardiologia
- **Consumo:** Eventual
- **Especificação:** Fio sensor de temperatura para mensurar temperatura corpórea interna em cateter invasivo de Swan-Ganz, adaptável a aparelho de mensuração de débito cardíaco e transdutor de pressão, modelo ____, marca ____ ou similar, confeccionado material resistente para sua finalidade, com fio de, no mínimo, 2,5 m, em material apropriado, revestido adequadamente, resistente e durável.

Nº 350

Sensor para oxicapnógrafo

- **Tipo:** Ventilação
- **Consumo:** Mensal
- **Especificação:** Sensor para oxicapnógrafo marca ____, modelo _____, com captação sensível a CO_2/SPO_2 CO_2 SMO, ou similar compatível ao referido aparelho, confeccionado com material resistente para sua finalidade, com fio de, no mínimo, 2,5 m, em material apropriado, revestido adequadamente, resistente e durável.

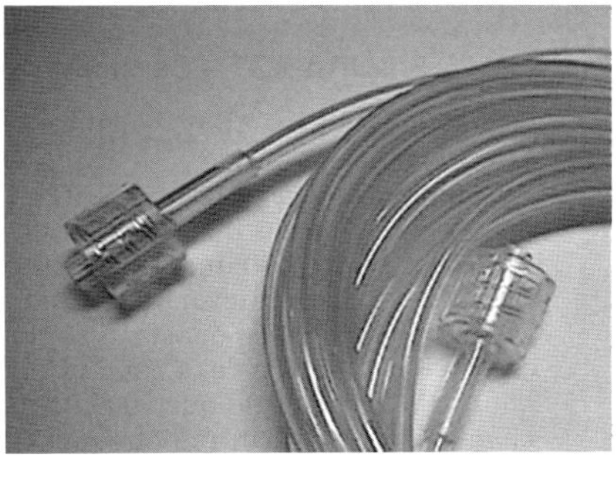

FIGURA 335 – Sensor para oxicapnógrafo.

Nº 351

Seringa de Leveen

- **Sinônimo**: Seringa de insuflação/deflatora
- **Tipo:** Cirurgia
- **Consumo:** Mensal
- **Especificação:** Seringa deflatora de Leveen**72**, de _____ mL, com sistema de rosca (*luer-lock*), acoplado a um manômetro de pressão com capacidade de ____ ATM, com escala nítida e de caráter permanente, para insuflação e desinsuflação de cateteres de dilatação por balão, confeccionada em PVC rígido ou similar atóxico.

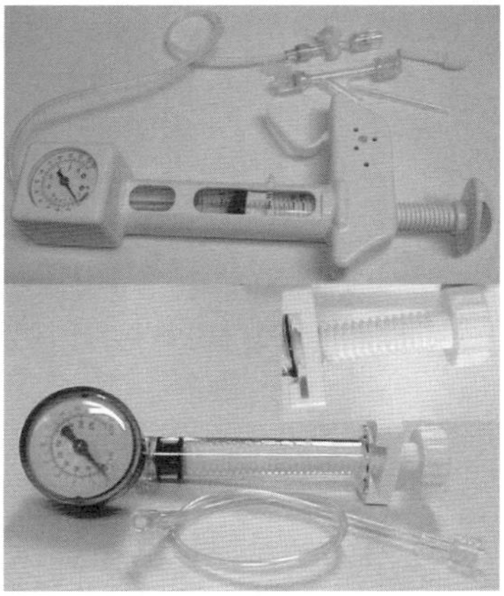

FIGURA 336 – Seringas Leveen 10 cc.

Opções/Variações

- Capacidade (ATM) 10 a 30.
- Descartável/autoclavável.
- Formato: tradicional/pistola. manual/ eletrônica (leitura por infravermelho).
- Volume (mL) 10 a 60.

Nº 352

Seringa de vidro hipodérmica

- **Tipo:** Básico A
- **Consumo:** Mensal
- **Especificação:** Seringa hipodérmica de vidro, intercambiável, reusável, capacidade de __ mL, bico __, posição ___, com graduação milimetrada bem visível e demarcada, enumerada a cada __ mL, precisa, nítida e indelével, composta de cilindro e êmbolo, retificados e despolidos, com encaixe firme e deslizamento adequado, com espessura adequada, sem defeitos, criando um colchão de ar entre as partes, assegurando máxima sensibilidade tátil. Composta de vidro neutro, com baixo coeficiente de expansão térmica, com maior durabilidade, permitindo várias esterilizações por

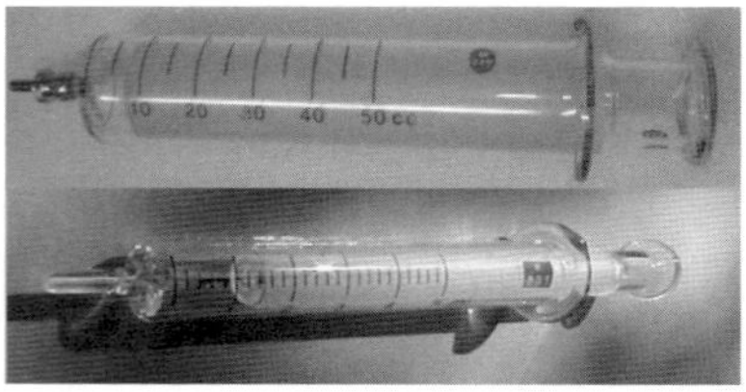

FIGURA 337 – Seringa de vidro hipodérmica.

[72] Epônimo de Harry LeVeen (1914-1996), cirurgião americano (Stedman et al., 2004). Inventou e desenvolveu muitos instrumentos cirúrgicos, incluindo um que utiliza análise química para mensurar o sangue perdido durante a cirurgia. Projetou o *Leveen shunt*, o primeiro com êxito para desviar fluidos abdominais, levando os fluidos hepáticos para as veias, com uma válvula que impede o fluxo sanguíneo na direção oposta. Sua mais recente invenção foi a sutura de Dacron revestia com Teflon, conhecida como Tevdek.. Foi o primeiro a utilizar ondas sonoras para gerar calor e destruir tecidos anormais, permitindo que se evitassem os procedimentos cirúrgicos em alguns casos, método este chamado de terapia de radiofrequência, amplamente utilizado para tratamento da glândula prostática.

processo térmico, com partes intercambiáveis. Embalagem confeccionada de forma a proteger o produto contra choques.

Opções/Variações

Capacidade	Enumerada
3 cc	1 mL
5 cc	1 mL
10 cc	2 mL
20 cc	5 mL
100 cc	10 mL

- Bico: *luer-slip/luer-lock*.
- Confecção Bico: vidro/metal.
- Posição do bico: central/lateral.

Nº 353

Seringa hipodérmica descartável

- **Tipo:** Básico A
- **Consumo:** Mensal
- **Especificação:** Seringa hipodérmica descartável, capacidade de ___ mL, com graduação milimetrada, precisa, nítida e indelével, enumerada a cada ___ mL, bico ____ em posição ____, com borracha na ponta do êmbolo, com boa vedação, permitindo perfeito deslize, com ponto de trava do mesmo, dimensionada obedecendo aos padrões universalmente adotados e em acordo com ABNT-NBR nº 9752.

Seringa de plástico descartável, confeccionada em polipropileno ou plástico similar, atóxico, apirogênico, íntegro e adequado. Com transparência que permita a visualização nítida do fluido aspirado, bem como com rigidez e resistência mecânica condizentes com sua utilização. A rolha do êmbolo deve ser confeccionada em borracha natural ou sintética, atóxica, apirogênica, livre de defeitos, rebarbas, assegurando deslizamento suave em todo o percurso, durante a aspiração e/ou injeção, não se separando da haste; deverá também apresentar espessura adequada que facilite a visualização da dosagem.

Cilindro composto de corpo, bico e flange. Corpo cilíndrico reto, com acabamento interno perfeito, siliconizado em quantidade suficiente, paredes uniformes em sua espessura, possibilitando movimento suave do êmbolo. Apresentar na extremidade distal anel de retenção que impeça o desprendimento do êmbolo no cilindro. Corpo provido de bico tipo simples (*luer-slip*) central, que garanta conexões seguras e sem vazamento a canhões de agulhas, cateteres e outros. Conicidade de bico bem acabada, com superfície regular. Flange com formato adequado para servir de apoio aos dedos, dando estabilidade à seringa quando colocada em superfície plana. A escala de graduação deverá ter alto grau de precisão, traços e números de inscrição claros, legíveis e isentos de falhas, permanecendo nítidos até o momento de utilização. A graduação deverá ser em mL ou cc, sendo as divisões com traços longos e as subdivisões com traços curtos, e estar devidamente aferida.

A haste do êmbolo deverá ser de plástico atóxico, apirogênico, íntegro e adequado. Moldada de maneira a facilitar a injeção e aspiração de fluidos. Deverá apresentar na extremidade proximal rolha, conforme descrito, adequadamente ajustável ao corpo, evitando vazamento, firmemente fixada a fim de evitar deslocamento no ato da aspiração. Apresentar na extremidade distal base antiderrapante para apoio dos dedos, facilitando a aplicação.

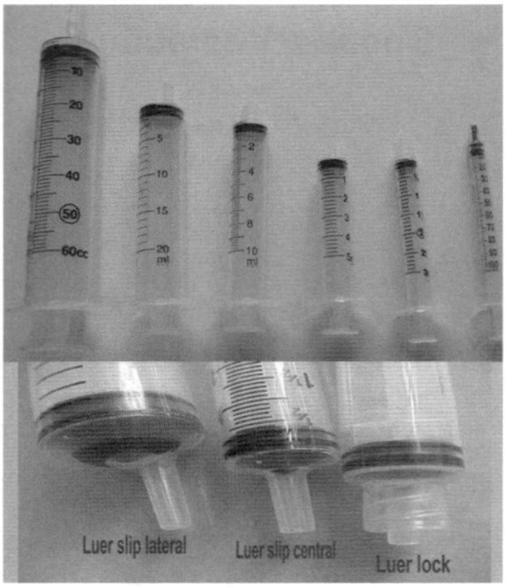

FIGURA 338 – Seringa descartável.

Opções/Variações

Capacidade	Enumerada
3 cc	1 mL
5 cc	1 mL
10 cc	2 mL
20 cc	5 mL
50/60 cc	5 mL
100 cc	10 mL

- Bico: *luer-slip*/*luer-lock*73/bico de cateter (cirurgia plástica/urologia).
- Com/sem agulha.
- Posição do bico: central/lateral.

Nº 354

Seringa para anestesia epidural

- **Tipo:** Cirurgia
- **Consumo:** Eventual

[73] Em aplicações que necessitam de maior proximidade da pele, como em venipunção e aspiração de fluidos, é mais indicado o uso do bico *luer slip* lateral. Para assegurar maior facilidade na conexão e desconexão, é indicado o bico *luer-slip* central. Na vigência de administração de soluções, cuja circunstância exija elevada firmeza de conexão, é mais indicado o bico do tipo rosca, *luer-lock* (ou *luer lock*), rotativo, para uso com agulhas e/ou cateteres (BD, 2008).

- **Especificação:** Seringa de vidro, de ___ mL, com bico tipo *luer-slip* central, em ___, para procedimento de anestesia peridural, com utilização do método de "perda de resistência", reusável, composta de: cilindro e êmbolo retificados e despolidos, criando um colchão de ar entre as partes, assegurando máxima sensibilidade tátil para perfeita percepção da localização do espaço peridural. Composta de vidro neutro, com baixo coeficiente de expansão térmica, com maior durabilidade, permitindo várias esterilizações por processo térmico, com partes intercambiáveis. Com escala graduada bem nítida, de caráter permanente. Embalagem confeccionada de forma a proteger o produto contra choques.

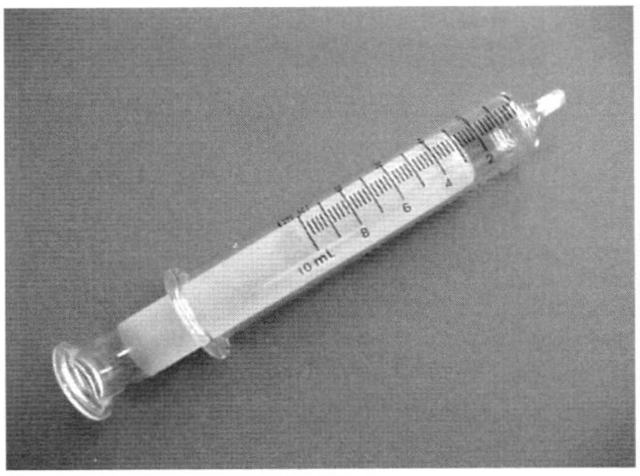

FIGURA 339 – Seringa para anestesia epidural.

Opções/Variações

- Bico: vidro/metal.
- Capacidade (mL): 3, 5, 10.

Nº 355

Seringa para bomba injetora

- **Sinônimo:** Seringa infusora para angiografia
- **Tipo:** Angiografia
- **Consumo:** Mensal
- **Especificação:** Seringa para bomba injetora para aparelho de _________ marca ___, modelo _____, ref. ____ou similar, confeccionada em material atóxico, apirogênico, compatível com o procedimento, tipo polímero rígido ou similar, e compatível com o referido equipamento, com capacidade de ___ mL.

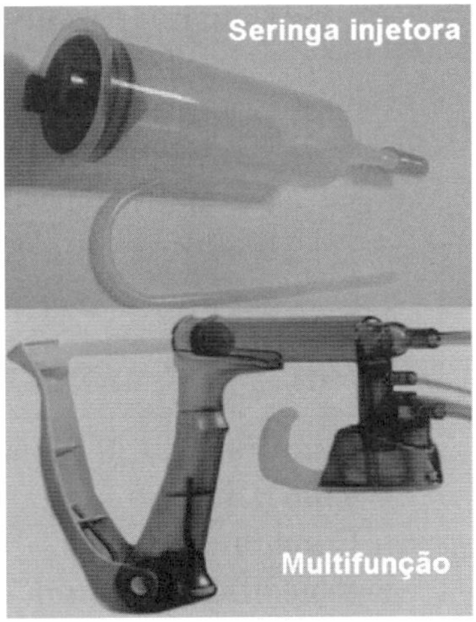

FIGURA 340 – Seringa para bomba injetora.

Opções/Variações

- Equipamento: angiografia, tomografia, ressonância magnética.
- Sistema com multifunções: infusão de contraste, monitoramento de pressão sanguínea, inflação e monitoramento do balão e infusão de drogas.
- Volume (mL): 100/150/200...

Nº 356

Seringa para insulina

- **Tipo:** Básico A
- **Consumo:** Mensal

- **Especificação:** Seringa descartável para insulina, ___ agulha, capacidade de 1 mL, com graduação precisa, nítida e indelével, para 100 UI, bico tipo *luer* central, com borracha na ponta do êmbolo, possibilitando perfeito deslize, dimensionada obedecendo aos padrões universalmente adotados e estar em acordo com ABNT-NBR nº 9752.

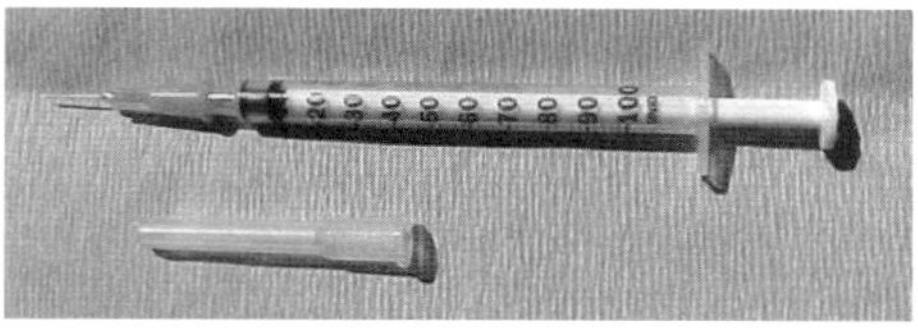

FIGURA 341 – Seringa descartável para insulina.

Opções/Variações

- Com agulha/sem agulha.

Nº 357

Serra de Gigli para osso

- **Sinônimo:** Gigli74
- **Tipo:** Cirurgia
- **Consumo:** Mensal
- **Especificação:** Serra de Gigli, confeccionada em fios de aço trançado, com ponta aguçada para corte de osso, medindo ______ cm de comprimento, com extremidades fechadas em forma de alça, que apresentem diâmetro interno de cerca de _____ mm, também em aço, com acabamento adequado para encaixe no suporte, resistente.

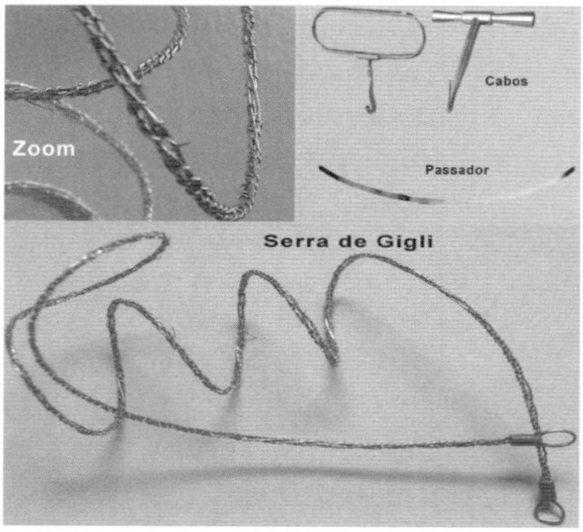

FIGURA 342 – Serra de Gigli.

Opções/Variações

- Com passador (suporte): simples/duplo.
- Com um par de cabo (puxador/cabo) para serra de Gigli.
- Comprimento (cm): 30 a 70.
- Denteamento: simples/duplo.
- Diâmetro das alças (cm): 2 a 8 mm.

Nº 358

Shunt para carótida

- **Sinônimo**: Prótese para carótida
- **Tipo:** Cirurgia
- **Consumo:** Mensal
- Especificação: *shunt*75 para reconstrução funcional da carótida, em forma de "T", confeccionado em poliuretano ou polímero rígido similar, atóxico, biocompatível, apirogênico e com flexibilidade adequada ao procedimento,

[74] Epônimo de Leonardo Gigli (1863-1908), ginecologista italiano que desenvolveu seu instrumento para pubiotomias, que foi adaptado em 1898 para uso em craniotomias (Firkin & Whitworth, 2008).
[75] *Shunt:* derivação, desvio, ligação em paralelo com algum dispositivo ou com parte dele.

sem apresentação de memória, modelo ______, com comprimento de ____ cm, calibre ____ Fr e extremidades de ____e ___ respectivamente, com dois balões em silicone (pequeno e grande) com capacidade de ____ mL e ____ mL e 3 torneiras de três vias, azul, branca e vermelha.

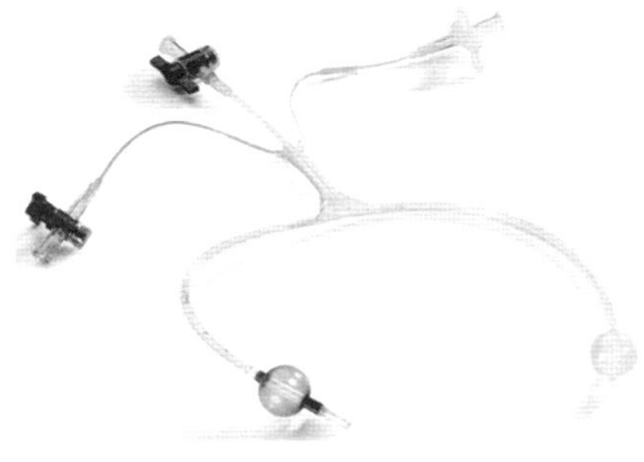

FIGURA 343 – *Shunt* para carótida.

Opções/Variações

- Calibre (Fr): 8 a 14.
- Comprimento (cm): 13 a 31.
- Extremidades (cm): 2 a 5.

Nº 359

Sistema de drenagem ventricular encefálica

- **Sinônimo:** Sistema para DVEE
- **Tipo:** Neurologia
- **Consumo:** Mensal
- **Especificação:** Sistema fechado completo de drenagem ventricular encefálica externa (DVEE), composto de cateter, estilete (mandril introdutor), trocarte de tunelização, conexões, cordão, régua, câmara, tubos, conexões, adaptadores, torneiras e bolsa coletora. Cateter ventricular em silicone grau médico radiopaco, demarcado a cada ___ cm, mandril introdutor reto em aço inoxidável em comprimento que alcance o ventrículo cerebral, trocarte curvo em aço inoxidável pérfuro-cortante para introdução do cateter no tecido subcutâneo, conexões tantas quantas necessárias, *luer-lock* tipo macho e fêmea, para conexão das aletas de fixação do sistema, cordão em comprimento adequado para fixação do sistema (mínimo de 30 cm de comprimento). Câmara equipada com válvula antirrefluxo, filtro atmosférico. Tubo de drenagem confeccionado em polímero plástico atóxico, apirogênico, biocompatível, com cerca de 160 cm de comprimento, com duas torneiras de 4 vias com entrada para monitor, adaptador para coleta de amostras, duas conexões especiais em látex, autosselantes. Bolsa coletora em vinil com filtro especial e válvula antirrefluxo, capacidade de ____ mL, graduada a cada 50 mL, com escala bem definida e nítida, com pinça reguladora de fluxo tipo "jacaré", que permita fechamento total ou controlado de fluxo, com saída de esvaziamento com conector *luer-lock*.

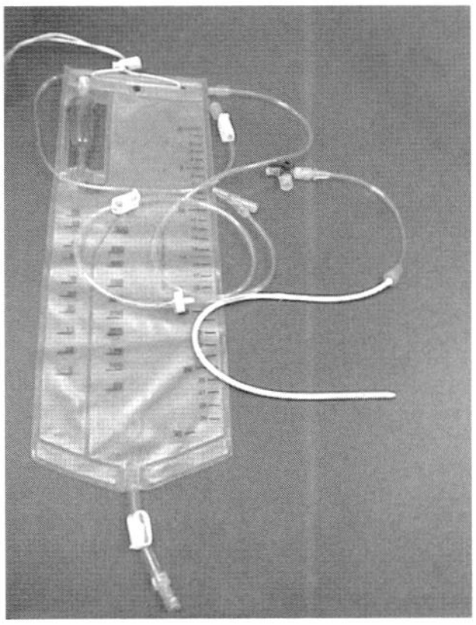

FIGURA 344 – Sistema de drenagem ventricular encefálica externa.

Opções/Variações

- Acessórios isolados.
- Bolsa (capacidade – mL): 400 a 700.

- Cateter (cm): 23 a 35.
- Com mecanismo antissifão.
- Com medidor volumétrico 100 mL.
- Demarcação cateter (cm) 3 a 5.
- Diâmetro externo (mm): 2,5 a 3,0.
- Diâmetro interno (mm): 1,5 a 1,7.

Nº 360

Sling transobturatório[76]

- **Sinônimo:** Sistema de suspensão uretral sintético
- **Tipo:** Cirurgia
- **Consumo:** Mensal
- **Especificação:** Implante urológico, tipo *sling* transobturatório, autofixável, estéril, em *kit* composto de um par de agulhas helicoidais em aço inoxidável e uma fita de polipropileno trançada em formato de malha. Acompanham duas bainhas removíveis ligadas por inserções plásticas na malha, com mais dois conectores associados. A malha de polipropileno é confeccionada em monofilamento de polipropileno que é pré-cortado em 1,1 cm de largura por 35 cm de comprimento. Um tensor composto de fio de sutura absorvível tipo ácido poliglicólico é disposto ao comprimento da malha para ajustar a tensão necessária.

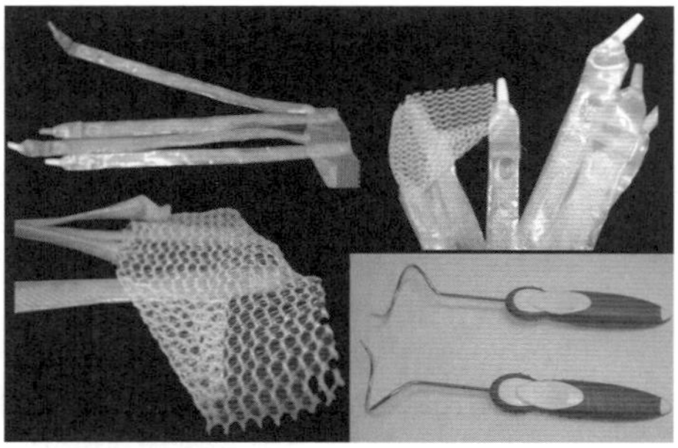

FIGURA 345 – *Sling.*

Opções/Variações

- Feminino/masculino.
- Genital/anal.

[76] O *sling* transobturatório consiste no uso da colocação de uma fita sintética contornando a uretra média, através do forame obturatório, técnica esta desenvolvida para o tratamento da incontinência urinária de esforço. Leite Filho e cols. comentam que tal técnica apresenta muitas vantagens, é simples, tem baixa morbidade, incidência mínima de lesões vesicais, baixo tempo cirúrgico e elevada taxa de cura, com possibilidade de reajuste ambulatorial da fita (Leite Filho et al., 2004). Para os casos de incontinência fecal, Palma comenta o desenvolvimento de um *sling* dinâmico que intenta fortalecer a ação da musculatura puborretal, sendo composto por uma tela de polipropileno do tipo 1 com cerca de 7 cm de comprimento, contendo um dispositivo em forma de espinha de peixe nas extremidades para promover a autofixação. O implante é realizado com auxílio de um minitrocarte que contém um botão deslizante na manopla, que libera os elementos de fixação no interior dos músculos puborretais (Palma, 2008).

Nº 361

Solução aquosa glutaraldeído

- **Sinônimo:** Glutaraldeído[77]
- **Tipo:** Solução
- **Consumo:** Mensal
- **Especificação**: Solução aquosa contendo 2% de glutaraldeído, ação bactericida, fungicida, microbactericida e virucida, contendo inibidor de ferrugem. Indicado para desinfecção (30 min) e esterilizante (8 h a 19 h), de artigos semicríticos e críticos, tipo instrumental metálico, materiais de borracha e plástico. Deve apresentar atividade antimicrobiana constante após ativação. Deve constar o volume total em litros após diluição correta.

Nº 362

Solução desinfetante

- **Sinônimo:** Desinfetante
- **Tipo:** Limpeza
- **Consumo:** Mensal
- **Especificação:** Solução detergente desinfetante de amplo espectro, bactericida, fungicida e virucida, contendo elementos químicos ativos adequados (tipo tensoativo aniônico ou similar), associados a detergente, sequestrantes e agentes anticorrosivos, ativo mesmo em presença de matéria orgânica, tanto para desinfecção, limpeza concorrente, limpeza terminal e desinfecção de equipamentos e para limpeza prévia de instrumental.

Obs.: Como desinfetantes de primeira ordem se consideram o bromo, o cloro, o iodo sublimado, o ácido fênico e alguns outros fenóis e cresóis. Podem ser associados a produtos que promovam a desodoração, que consiste no processo pelo qual se tiram odores desagradáveis de certos corpos[78].

Nº 363

Solução detergente líquida enzimática para limpeza e desencrostação de instrumentais

- **Sinônimo:** Desencrostante de instrumental
- **Tipo:** Cirurgia
- **Consumo:** Mensal

[77] Um dos produtos mais usados na desinfecção de equipamentos hospitalares, o glutaraldeído já foi motivo de norma técnica que instituiu medidas de controle, posto que seu uso inadequado favorece "risco real aos trabalhadores e aos usuários de serviços nos Estabelecimentos Assistenciais de Saúde (EAS), o Governo do Estado de São Paulo aprovou através da Resolução SS-27, de 28-2-2007 da Secretaria de Saúde de São Paulo" (Fundação Oswaldo Cruz, 2008). Ainda polêmico, o uso glutaraldeído no ano de 2008, posto que as informações não foram conclusivas quanto a sua eficácia no combate ao tipo de micobactéria responsável pela maioria das infecções ocorridas no Brasil, segundo o presidente da ANVISA, Dirceu Raposo de Mello, "ainda que uma das cepas da bactéria permaneça resistente ao saneante, as investigações da ANVISA apontam que, nos locais dos surtos de infecção, houve falhas nos processos de limpeza, desinfecção e esterilização dos equipamentos" (SBI, 2008).

[78] Argentiére, 2005.

- **Especificação**: Detergente líquido enzimático ou similar (deve constar a composição completa na proposta), com alto poder de limpeza e desencrostação de instrumentais cirúrgicos, artigos de laboratório e endofibroscópios, que promova, simultaneamente, a dispersão, solubilização e emulsificação, removendo completamente dos instrumentais as matérias orgânicas, mesmo que já ressecadas ou muito aderidas, sem que ocorra corrosão do instrumental, nem oxidação ou qualquer lesão ao material. Também deve promover dissolução de sangue, restos mucosos e outros restos orgânicos, removendo com segurança qualquer agente contaminador ou impurezas proteicas, urina e manchas de transpiração de roupas, acessórios ambulatoriais, bem como eliminar odores biológicos. Deve constar a orientação na proposta do fabricante quanto à concentração adequada conforme o material, qual o melhor veículo, e outras orientações para o uso correto. Apresentar Laudo Técnico Analítico emitido por Laboratório Oficial, incluindo testes de não irritabilidade de pele, olhos e mucosas, bem como de não comprometimento de instrumentais e de equipamentos.

Nº 364

Solução lubrificante para instrumentos cirúrgicos

- **Tipo**: Cirurgia
- **Consumo**: Mensal
- **Especificação**: Solução lubrificante para instrumentos cirúrgicos, não oleosa, não pegajosa, atóxica e sem silicone, inibidora de corrosão, prevenindo ferrugem, manchas e enrijecimento de instrumental cirúrgico, através da formação de barreira protetora, composta à base de minerais neutros, hidrocarbonetos, tensoativo não iônico, neutra, anticorrosiva, biodegradável, inodora, atóxica, que seja totalmente permeável e esterilizável pelo vapor de autoclave. Deve constar a composição completa do produto na proposta, bem como a orientação do fabricante quanto à concentração adequada ou uso puro, conforme o material, qual o melhor veículo e outras orientações para o correto uso. Apresentar Laudo Técnico Analítico emitido por Laboratório Oficial, incluindo testes de não irritabilidade de pele, olhos e mucosas, bem como de não comprometimento de instrumentais e de equipamentos.

Nº 365

Solução revitalizadora de instrumentais cirúrgicos

- **Sinônimo**: Antiferruginoso e anticorrosão de instrumentais
- **Tipo:** Cirurgia
- **Consumo:** Mensal
- **Especificação**: Solução quimicamente revitalizadora e antioxidante de instrumentais cirúrgicos, não abrasiva, que remova ferrugem, corrosão, escamas, crostas, manchas, oxidações e outros resíduos provocados pela esterilização a vapor de instrumentos cirúrgicos de aço inoxidável, de forma rápida, que recupere articulações e pontos de encaixe, bem como impeça

a abrasão destrutiva de bordas dos microinstrumentos. Apresentar Laudo Técnico Analítico emitido por Laboratório Oficial, incluindo testes de não irritabilidade de pele, olhos e mucosas, bem como de não comprometimento de instrumentais e de equipamentos.

Nº 366

Sonda de aspiração traqueal em sistema aberto

- **Tipo:** Ventilação
- **Consumo:** Mensal
- **Especificação:** Sonda de aspiração traqueal descartável, estéril, calibre nº __, confeccionada em polivinil ou similar, atóxico, apirogênico, flexível e transparente, com orifício central na extremidade proximal e dois laterais justapostos (próximos da ponta), com conector que se adapte perfeitamente à conexão de vácuo, seringas, equipos de soro, com ponta aberta e delicada, que proporcione fácil manuseio, com flexibilidade e rigidez adequadas ao procedimento, utilizada para aspiração de secreções, sem causar lesões na mucosa, com cerca de ___ cm de comprimento.

Opções/Variações

- Calibre: 4 a 24.
- Comprimento: curto (30 cm)/ longo (55 cm).
- Com tampa.
- Com válvula em "T" (válvula de intermitência).
- Siliconizada.

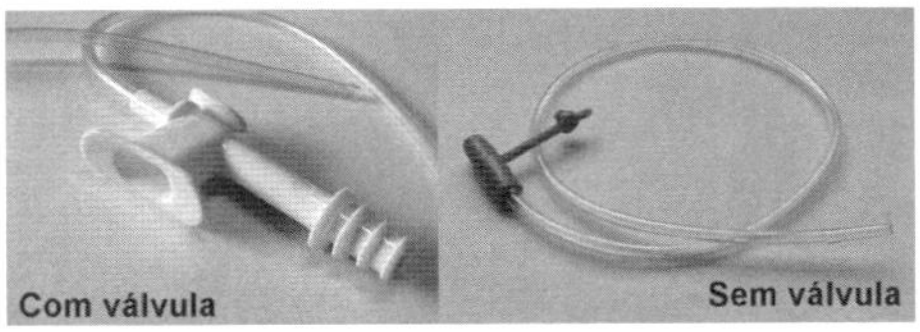

FIGURA 346 – Sonda de aspiração traqueal.

Nº 367

Sonda de aspiração traqueal em sistema fechado

- **Tipo:** Ventilação
- **Consumo:** Mensal
- **Especificação**: Sistema fechado para aspiração traqueal nº _____ (para cânula nº _____), estéril, que permita o procedimento de aspiração em pacientes _____________ que não possam ser desconectados do sistema artificial de respiração. Composto de: uma sonda de aspiração traqueal em PVC ou similar, atóxico, apirogênico, flexível, transparente, com aproximadamente _____cm de comprimento _______ escala numerada, com um orifício central na extremidade proximal e dois nas laterais, com ponta arredondada, aberta e delicada, sem rebarbas ou defeitos, que possam causar lesões na mucosa. Luva protetora plástica siliconizada no corpo da sonda, com adaptador em forma de "Y" ou "T" para conexão com o tubo endotraqueal de um lado e com o circuito do respirador do outro, adaptador lateral de 15 mm de diâmetro externo. Com via de irrigação e lavagem, com válvula antirrefluxo e tampa protetora. Com válvula de aspiração de alta

precisão, por pressão, com trava de segurança. Com conector de vácuo na parte distal, com tampa protetora.

Opções/Variações

Tamanho		
Calibre French	Comprimento da Cânula (cm)	Milímetro
8	4,5 a 5,0	48
10	5,5 a 6,0	50
12	6,5 a 7,0	52
14	7,5 a 8,0	54
16	8,5 a 9,0	56

- Câmara fechada para isolar a sonda.
- Comprimento (cm): 35 a 55.
- Entubados/traqueostomizados.
- Sistema de refil.
- Sonda com escala numerada.

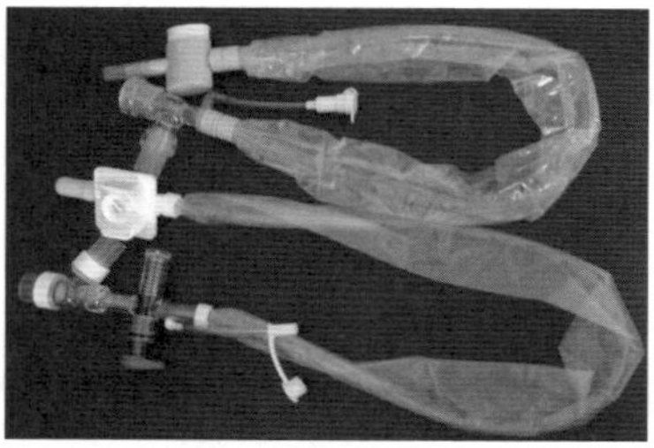

FIGURA 347 – Sonda de aspiração traqueal em sistema fechado.

Nº 368

Sonda de Carlens

- **Sinônimo:** Carlens79/tubo seletivo/ cânula duplo lúmen
- **Tipo:** Ventilação
- **Consumo:** Mensal
- **Especificação:** Sonda endotraqueal tipo Carlens, transparente, estéril, descartável, confeccionada em PVC, baixa pressão e alto volume, com filamento radiopaco contínuo em ambas as vias, para intubação seletiva bronquial de ramo _______, calibre nº ___, ventilação independente, com cateter duplo lúmen, com *cuff* distal e proximal de baixa pressão, balões com cobertura de proteção, marcação adicional do balão, com balão de controle e válvula externa reguladora de pressão, _______ gancho de carina, com intermediá-

[79] Eric Carlens (1908-1990), nascido em Estocolmo, Suécia, graduou-se médico em 1934 e especializou-se em otorrinolaringologia em 1943. Em 1944, mudou-se para o Hospital Sabbatsberg e entrou em contato com os cirurgiões torácicos Clarecen Crafoord, Viking Björk e Åke Senning. Em 1948, Norris e seus colegas passaram um cateter blindado, de único lúmen no brônquio esquerdo sob controle de fluoroscopia, provendo uma via aérea para o pulmão esquerdo e a ventilação do pulmão direito efetuada por um cateter através da laringe. Carlens encontrou um tempo de fluoroscopia não muito satisfatório. Assim, em 1949, ele construiu um tubo de borracha de duplo lúmen com um gancho para encaixe na carina para uso sob anestesia. Cada lúmen possuía um formato em sua própria seção, 7 mm de diâmetro para homens e 6 mm para mulheres. O lúmen direito acabava justamente por cima do gancho da carina, provendo a ventilação do pulmão direito e o lúmen esquerdo se estendia após, terminando sobre o orifício que ficava superior ao lóbulo (Maltby, 2002).

rios simples, um intermediário em "Y" e chave para extração de conectores, com encaixes para seringas *luer-slip* e *luer-lock*.

Opções/Variações

- Borracha/vinil/livre de látex/PVC termossensível.
- Calibres: *vide* Quadro 6.8.
- Com/sem gancho de carina.
- Com/sem graduação.
- Com/sem olho de Murphy.
- Com dispositivo regulador de aspiração.
- Direita ou esquerda.

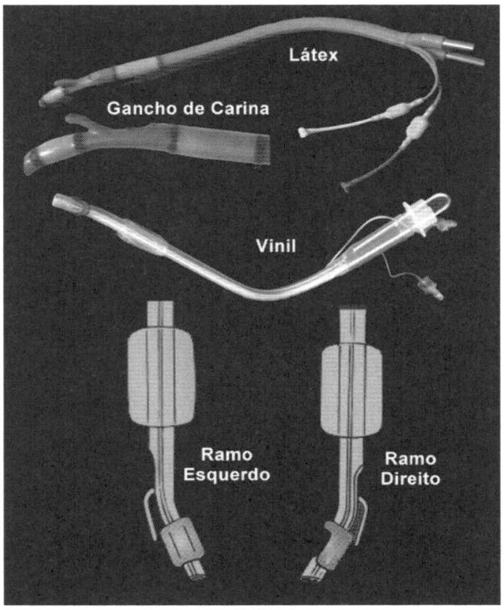

FIGURA 348 – Sonda de Carlens.

Nº 369

Sonda de Fouchet

- **Sinônimo:** Gástrica Fouchet[80]
- **Tipo:** Cirurgia bariátrica
- **Consumo:** Mensal
- **Especificação**: Sonda gástrica, tipo Fouchet, com diâmetro interno de no mínimo 1,0 cm, com no mínimo 100 cm de comprimento, descartável, estéril, confeccionada em polivinil, atóxico, flexível, transparente, sem rebarbas, isenta de defeitos, com conexões dentro dos padrões para equipos e/ou seringas próprias. Extremidade proximal com três orifícios, sendo um em sua porção final e dois laterais contrapostos.

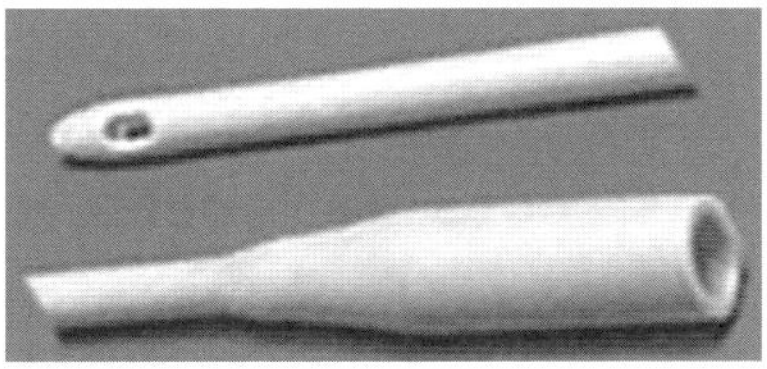

FIGURA 349 – Sonda de Fouchet.

Nº 370

Sonda de Malecot 81

- **Sinônimo:** Cateter/dreno/de Casper
- **Tipo:** Básico B

[80] Não conseguimos localizar a origem do epônimo Fouchet – porém, encontramos similaridade na finalidade e peculiaridade no desenvolvimento de sonda gástrica calibrosa, desenvolvida por Karl Anton Ewald (1845-1915), gastroenterologista alemão, pioneiro no campo, que a desenvolveu em 1875, para esvaziamento do conteúdo gástrico e em 1885, em colaboração com Izmar Boas, introduziram o uso da análise gástrica, onde várias alimentações eram administradas ao paciente, seguidas da verificação do suco gástrico nos intervalos, fazendo, assim, uma leitura da digestão. Ewald também escreveu o primeiro tratado sistemático sobre doenças digestivas (Haubrich, 2002).

[81] Epônimo do cirurgião francês Achille-Etienne Malecot, que no século XIX (Medilexicon, 2008) o desenvolveu como cateter urinário suprapúbico em mulheres, cuja ponta em formato de flor auxiliava a mantê-lo no local da incisão e prevenir remoção acidental. Atualmente é apenas utilizado como cateter de drenagem torácica intercostal, como, por exemplo, em caso de empiema. Pode também ser utilizado em drenagens pós-nefrectomia e como preservativo em pacientes do sexo masculino (Pediatric Oncall, 2008).

- **Consumo:** Mensal
- **Especificação:** Dreno/sonda/cateter de Malecot (Casper) nº __, de caráter _______, confeccionado em borracha natural de qualidade apropriada, flexível, sem rebarbas ou defeitos, formato convencional, ponta arredondada, com quatro pequenas alças que se projetam em sua porção distal, após a extremidade, de modo uniforme, para formar dois orifícios internos na sonda e quatro externos (em forma de flor).

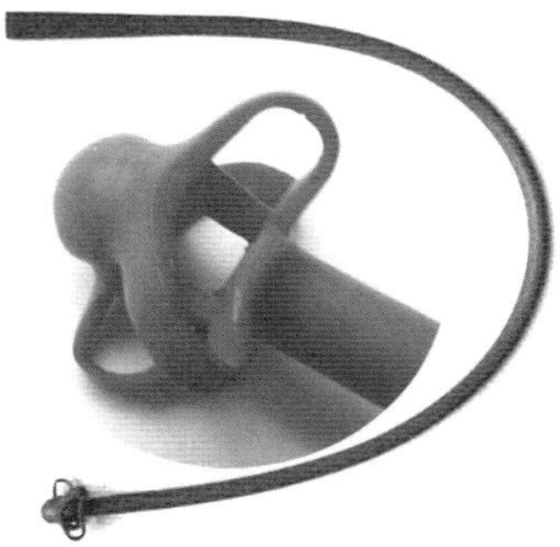

FIGURA 350 – Sonda de Malecot.

Opções/Variações

- Calibres: 20, 22... 28, 30... 36.
- Caráter: permanente/temporário.
- Com linha radiopaca contínua.

Nº 371

Sonda de Pezzer

- **Sinônimo:** Dreno Pezzer[82]
- **Tipo:** Ventilação
- **Consumo:** Mensal
- **Especificação**: Dreno/sonda de Pezzer nº __, confeccionado em __________, flexível, formato tubular, com paredes finas e maleáveis, sem rebarbas ou defeitos, formato convencional, contendo quatro orifícios circulares bem visíveis.

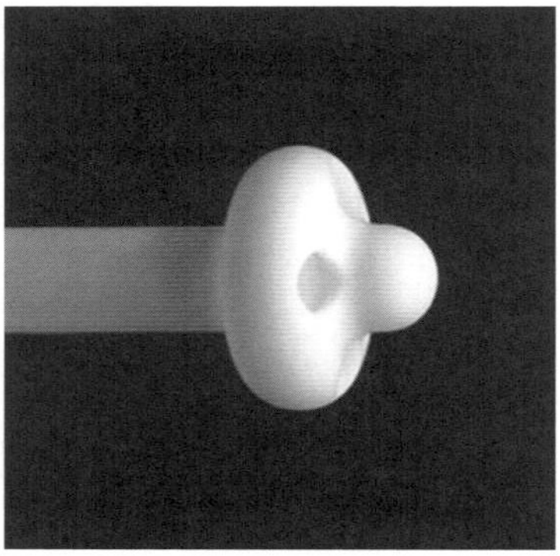

FIGURA 351 – Sonda de Pezzer.

Opções/Variações

- Calibres (Charriére): 10 Ch (3,33 mm) a 44 (**vide corrrespondência em milímetros no Quadro 6.6**).
- Confecção: polímero/látex natural/ silicone.
- Modelo: reta/curvada.
- Radiopaco/com linha radiopaca.
- Uso: estéril/não estéril.

[82] Apesar de encontrarmos a variação como "Petzer", o correto é Pezzer, epônimo de seu propositor, Oscar M. B. de Pezzer, cirurgião francês (1853-1917) (Stedman et al., 2004).

Nº 372

Sonda endotraqueal

- **Sinônimo:** Cânula/tubo traqueal83
- **Tipo:** Ventilação
- **Consumo:** Mensal
- **Especificação:** Sonda para intubação endotraqueal, calibre nº __, tipo ____, com *cuff* (balão de vedação e respectivo sistema de controle), confeccionada em ________ apropriada, resistente, flexível, sem rebarbas ou defeitos, com a marca comercial, o número do calibre e escala graduada estampados em cada sonda, em local de fácil visualização e de caráter permanente, e que garanta sua manutenção até o momento do uso. Deve acompanhar adaptador para conectar a cânula.

Opções/Variações

- Balonete de baixa pressão e alto volume.
- Calibres: vide Quadro 6.8.
- Com/sem *cuff*.
- Com/sem linha radiopaca.
- Com escala graduada estampada.
- Entubação oral e/ou nasal.
- Especiais: com válvula de Lanz84, duplo Lúmen85.

[83] O tubo de Magill foi desenvolvido em meados de 1917 pelo anestesista irlandês, Dr. Ivan Magill (Ferrari & Autílio, 2004). Em sua concepção original, os tubos de Magill eram confeccionados em cor alaranjada/avermelhada com o balonete amarelo e sem válvula para inflar/desinflar (Aguiar, 2006). Nos designs atuais, possuem modelos diferentes do original, podendo ser confeccionados planos ou com balonetes insufláveis. "Os planos são geralmente utilizados em anestesia veterinária, quando o volume do *cuff* poderia atrapalhar a inserção do tubo em um diâmetro interno insuficiente, como, por exemplo, em gatos e passarinhos. Dois tipos de *cuff* são comumente utilizados. O tradicional de alta pressão e baixo volume atua expandindo o balão em torno da ponta do tubo, de forma a obstruir a traqueia, o que pode levar ao risco de traumatizar ou até mesmo necrosar a parede traqueana. Atualmente, o modelo de baixa pressão com alto volume possui um volume muito superior ao tradicional e exige uma pressão de insuflação bem menor para produzir a obstrução, com menor risco de trauma à traqueia. No entanto, mesmo assim, se o *cuff* for hiperinflado, pode ocorrer ruptura da traqueia" (ASE, 2008). Assim, os tubos atuais são modelos descartáveis e transparentes, que possuem válvula, linha radiopaca e marcas que indicam o limite de introdução na traqueia, com balonetes de grande volume e baixa pressão. Balonetes de maior comprimento exercem menor pressão quando em contato com a mucosa traqueal, com menor risco de trauma na traqueia. No tubo de Murphy, a característica é a presença de um orifício extralateral próximo à sua extremidade distal, denominado de "olho de Murphy", que objetiva a manutenção da via aérea em caso de obstruções da via principal por coágulos ou secreções, projetado e reportado por Murphy, em 1941 (Krzanowski & Mazur, 2005). Já as cânulas de Cole foram projetadas para emergências em anestesia pediátrica, com estreitamento da ponta, com intenção de que o ombro do tubo pressionasse a laringe e produzisse um selo de gás mais estreito, o que, na prática, verificou-se que qualquer movimento ou ventilação de pressão positiva intermitente tende a desalojar o tubo, não o sendo, portanto, muito satisfatório para o uso rotineiro (ASE, 2008).

[84] O sistema de válvula de Lanz automaticamente mantém a pressão *intracuff* em aproximadamente 30 cmH_2O, para auxiliar a reduzir risco de trauma traqueal. Seu uso reduz a necessidade de monitoração manual da pressão do *cuff*.

[85] Também conhecido como Combitube, foi desenvolvido por Frass em 1987, com funções de obturador esofágico e tubo traqueal. Possui duplo lúmen com dois balonetes (proximal orofaríngeo e distal). Permite introdução às cegas e adequada ventilação independentemente de sua posição, pois um lúmen possui extremidade distal aberta similar a um tubo traqueal convencional e o outro se assemelha a um obturador esofágico, com fundo cego e perfurações laterais na altura da laringe (VAD, 2008).

- Matéria-prima: borracha/polímero (vinil)/termossensível.
- Reusável/descartável e estéril.
- Transparente/opaca.
- Tipo: Magill, Murphy (com olho de Murphy), Cole.

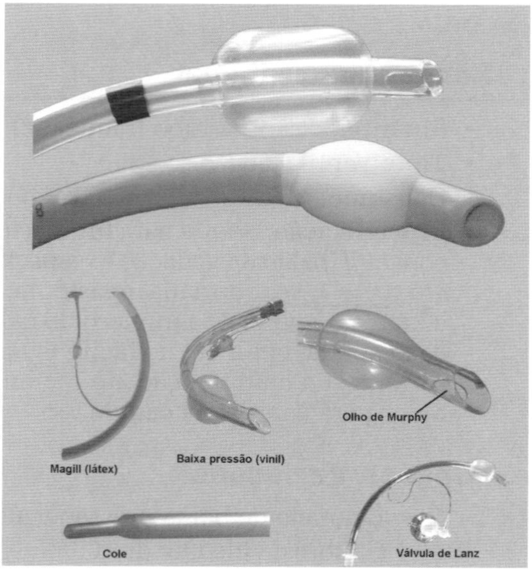

FIGURA 352 – Sondas endotraqueais.

Nº 373

Sonda endotraqueal aramada

- **Sinônimo:** Sonda traqueal com espiral aramada
- **Tipo:** Ventilação
- **Consumo:** Mensal
- **Especificação**: Sonda aramada para intubação endotraqueal, descartável, estéril, calibre nº ___, longa, com balão, de vedação e respectivo sistema de controle, confeccionado em PVC, vinil ou similar transparente, linha radiopaca, provida de conector, balonete de baixa pressão e alto volume, balão piloto com cobertura de proteção e válvula externa reguladora de pressão, de qualidade apropriada e o arame espiralado em metal, isenta de defeitos e rebarbas. Com identificação do fabricante, número do calibre e escala graduada estampados em cada sonda, em local de fácil visualização e de caráter permanente.

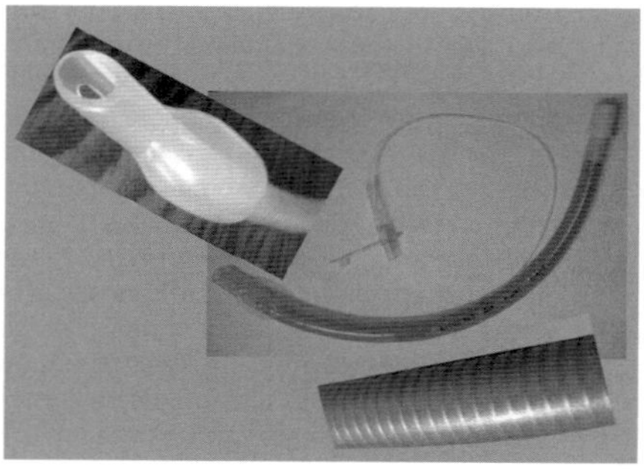

FIGURA 353 – Sonda endotraqueal com espiral aramada.

Opções/Variações

- Calibres: vide Quadro 6.8.
- Com/sem olho de Murphy.

Nº 374

Sonda enteral

- **Sinônimo:** Dobbhoff86/nutrição enteral/ sonda transnasal
- **Tipo:** Básico A
- **Consumo:** Mensal
- **Especificação:** Sonda enteral com fio-guia tamanho adulto, calibre ___ Fr, medindo no mínimo _____ cm, confeccionada em poliuretano puro biocompatível, ou similar, atóxico, radiopaco, ponta em tungstênio ou similar, com um orifício mediano e dois laterais na porção distal, com dispositivo de vedação tipo tampa, adequado na extremidade oposta, com sistema de encaixe de trava para evitar desconexão ou vazamento. Com flexibilidade adequada, com marcas de medida em toda a sua extensão, conexão universal adaptador para equipo de infusão convencional e/ou seringa), preferencialmente em forma de "Y". Com lubrificante hidroativado. Fio-guia projetado de forma a não sair através dos orifícios da ponta distal da sonda, para evitar lesões.

Opções/Variações

- Calibres: 6, 8, 10, 12, 15...
- Comprimento (cm): 50, 60, 80, 95, 100, 114, 120, 150.
- Mandril revestido em teflon.
- Ogiva sem peso.
- Triplo lúmen: alimentação (jejunal), descompressão e ventilação gástrica.

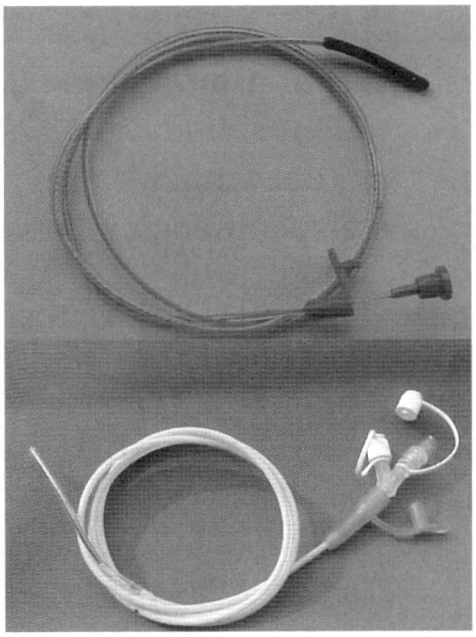

FIGURA 354 – Sonda enteral.

Nº 375

Sonda esofagiana adulto com dois balões e três vias

- **Sinônimo:** Sengstaken-Blackemore87/Blackemore
- **Tipo:** Básico A
- **Consumo:** Mensal
- **Especificação:** Sonda esofagiana com balão nº __ Sengstaken, de borracha ou material similar adequado ao uso, atóxico, apirogênico, hipoalergênico,

[86] Na década de 1970, Liffmann & Randall e Dobbie & Hofmeister construíram sondas de jejunostomia e sondas transnasais de pequeno calibre, com uma ogiva distal que favorecia o posicionamento para além do esfíncter pilórico e permitia a administração de dietas de forma mais confortável e segura, especialmente em pacientes idosos, acamados e com reflexos diminuídos. Desse modo, passou a ser conhecida como sonda de Dobbhoff, hoje fabricadas em poliuretano e silicone, produtos não alterados por pH ácido, mantendo a flexibilidade, maleabilidade e durabilidade, não irritando a mucosa digestiva e, pelo fino calibre, permitem fechamento dos esfíncteres cárdia e piloro (Unamuno & Marchini, 2002).

[87] Descrita em 1950 por Sengstaken R. W. e Blackemore A. H. em Annals of Surgery, 1950 May; 131(5):781-9. *Balloon tamponage for the control of hemorrhage from esophageal varices* (Ganfyd, 2008).

para varizes esofagianas, com dois balões de controle e três vias para tamponagem no esôfago (*cuff* do esôfago, *cuff* do estômago e drenagem gástrica), sem rebarbas ou defeitos.

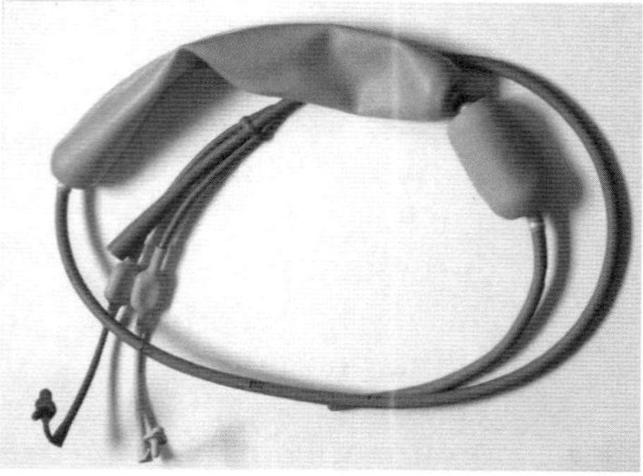

FIGURA 355 – Sonda esofagiana.

Opções/Variações

- Calibres: 16, 21.
- Estéril/não estéril.
- Vinil/látex siliconizado.

Nº 376

Sonda gástrica

- **Sinônimo:** Sonda de Levine[88]/nasogástrica/SNG
- **Tipo:** Básico A
- **Consumo:** Mensal
- **Especificação:** Sonda gástrica, tipo Lévine, calibre nº __, ____ cm de comprimento, descartável, estéril, confeccionada em polivinil, atóxico, flexível, transparente, sem rebarbas, isenta de defeitos, com conexões dentro dos padrões para equipos e/ou seringas próprias.

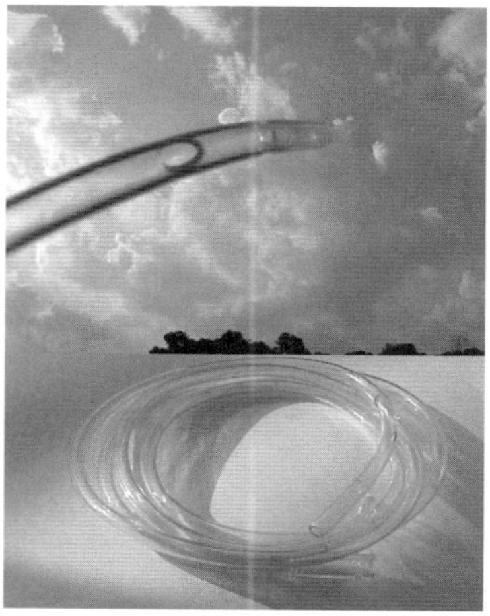

FIGURA 356 – Sondas gástricas.

Opções/Variações

- Calibres: 4 a 20 (curta)/4 a 24 (média e longa).
- Comprimentos: curta (cerca de 60 cm), média (cerca de 80 cm), longa (>110 cm).

Nº 377

Sonda retal

- **Tipo:** Básico A
- **Consumo:** Mensal
- **Especificação**: Sonda retal confeccionada em polivinil ou similar, transparente, calibre ____, tamanho adulto, com no mínimo 50 cm de comprimento, formato cilíndrico, reta, inteiriça, com extremidade proximal (ponta) arre-

[88] Epônimo de Abraham L. Levin (1880-1940), médico polonês naturalizado americano, que serviu nas Forças Armadas Russas antes de migrar ao EUA e se formar médico em 1907. Foi Capitão do Corpo Médico das Forças Armadas Americanas na I Grande Guerra e serviu como gastroenterologista. Em 1921 introduziu o tubo gastroduodenal.

dondada, aberta e delicada, que proporcione manuseio fácil, atraumático, sem causar lesões na mucosa, contendo além do orifício circular central, um lateralmente localizado, cujo dimensionamento deverá ser de acordo com os padrões usuais de fabricação, isenta de rebarbas ou defeitos. Cada sonda deverá apresentar a marca comercial e o número do calibre, estampados em local de fácil visualização e de caráter permanente.

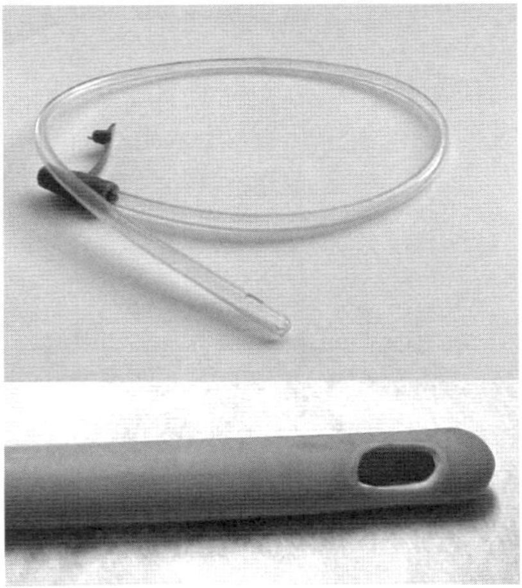

FIGURA 357 – Sonda retal.

Opções/Variações

- Calibres: 4 a 32.
- Látex.

Nº 378

Sonda uretral

- **Sinônimo:** Sonda vesical/de alívio
- **Tipo:** Básico A
- **Consumo:** Básico A
- **Especificação:** Sonda uretral descartável nº __, estéril, confeccionada em polivinil, atóxica, hipoalergênica, flexível e transparente, com dois furos nas laterais, com conector que se adapte perfeitamente, com ponta aberta e delicada, que proporcione manuseio fácil, atraumático, sem causar lesões na mucosa, tamanho adulto, com no mínimo 50 cm de comprimento, ponta arredondada.

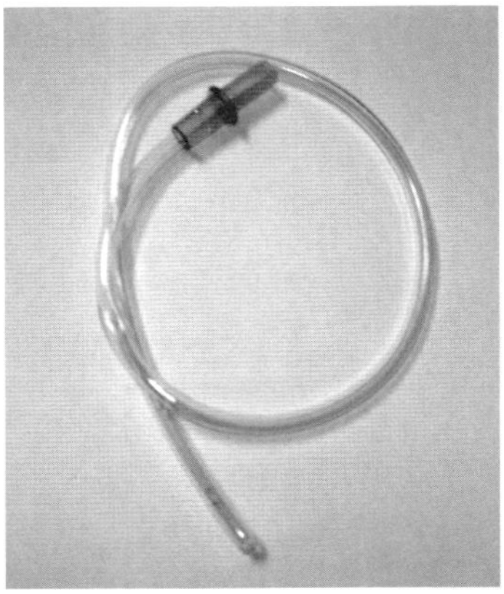

FIGURA 358 – Sonda uretral.

Opções calibre

- 4 a 30.

Nº 379

Sonda uretral hidrofílica

- **Sinônimo:** Cateter intermitente
- **Tipo:** Básico B
- **Consumo:** Mensal
- **Especificação:** Cateter uretral com revestimento hidrofílico, lubrificado _________, estéril, do tipo intermitente, confeccionado em poliuretano, atóxico, hipoalergênico, provido de substância com propriedades lubrificantes à base de pvp, ureia e cloreto de sódio em toda extensão ou similar não citotóxico e que não promova irritabilidade dérmica; com controle de

flexibilidade através da temperatura da solução isotônica, resistente a torções com orifícios biselados, com diâmetro interno de ____, calibre _____.

Opções/Variações

- Masculino/feminino.
- Calibre (mm): 6 (2,0); 8 (2,7), 10 (3,3), 12 (4,0).

Nº 380

Sonda uretral Nélaton

- **Sinônimo:** Sonda de Nélaton89
- **Tipo:** Básico A
- **Consumo:** Mensal
- **Especificação**: Sonda de Nelaton de _______, reusável, nº __, confeccionada em látex natural, formato cilíndrico, reta, extremidade proximal (ponta) arredondada, atraumática, com um orifício lateral, resistente aos processos usuais de esterilização, com no mínimo 50 cm de comprimento. Deverão constar gravados: a marca e o número na extremidade distal, de fácil visualização e permanente.

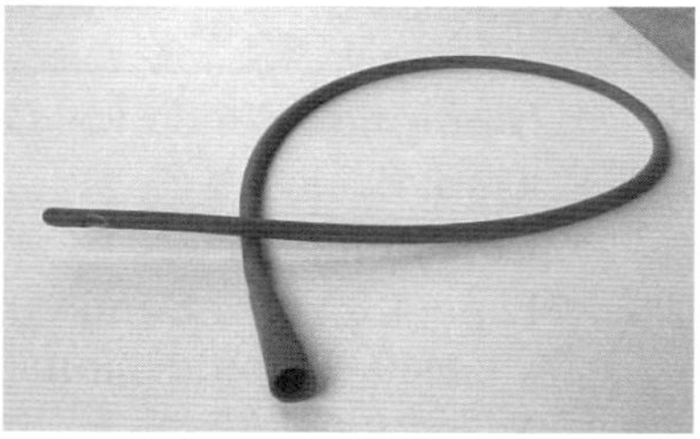

FIGURA 359 – Sonda uretral *Nelaton* de borracha.

Opções/Variações

- Confecção: borracha/silicone.
- Calibres (French): 6 a 22.
- Lúmen: duplo/triplo

Nº 381

Sonda vesical tipo Foley

- **Sinônimo:** Foley90/sonda de demora
- **Tipo:** Básico A
- **Consumo:** Eventual
- **Especificação**: Sonda vesical tipo Foley, estéril, nº __, com balão de ____cc, que se preenche de modo uniforme, confeccionada em borracha natural, siliconizada, com ____ vias na extremidade distal e a proximal (ponta) deverá ser arredondada com dois orifícios contralaterais (bilaterais), em lados opostos e na mesma altura, sem rebarbas e isenta de defeitos, constituída de forma uniforme e com qualidade, com no mínimo 35 cm de comprimento. Cada sonda deverá apresentar o número do calibre e a capacidade

[89] Epônimo de Auguste Nélaton, cirurgião francês (1807-1873) que criou uma sonda de borracha para várias utilizações médicas em 1873 (Stedman et al., 2004).

[90] Epônimo de Frederic Eugene Basil Foley (1891-1966), urologista americano inventou o cateter uretral com balão em 1935 (Stedman et al., 2004).

do balão estampados em local visível e permanente.

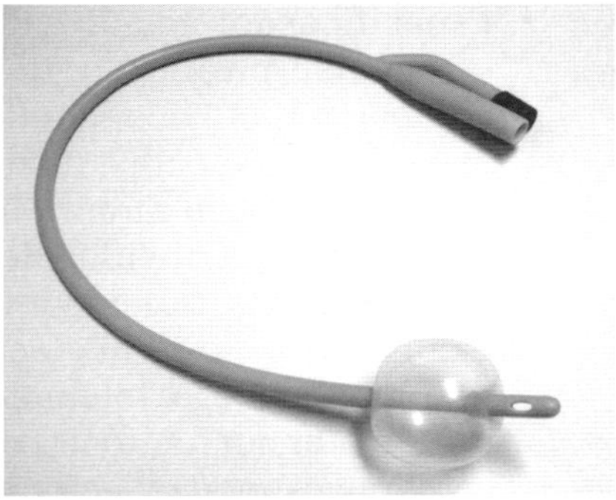

FIGURA 360 – Sonda vesical tipo Foley.

Opções/Variações

- Balão (cc): 5, 10, 20, 30.
- Calibre (French): 4 a 32.
- Embalagem dupla.
- Silicone.
- Vias: duas ou três.

Nº 382

Stent

- **Sinônimo:** Endoprótese[91]
- **Tipo:** Angiografia
- **Consumo:** Mensal
- **Especificação:** Endoprótese denominada *stent*, confeccionada em ___ com diâmetro de ___ mm (e quando expandida de ___ mm), com comprimento de ___ mm, calibre __ F, configuração em forma de ____, tipo ___.

Opções/Variações

- Aço inox, nitinol, *elgiloy*, marca em ouro.
- Área de trabalho (cm): 75, 135.
- Calibre em French.
- Cateter confeccionado em ___com __ cm de comprimento total e __ cm de área de trabalho.
- Cateter: polietileno, poliuretano, *nylon*.
- Comprimento do cateter (cm): 100, 160.
- Forma: hexágonos, losangos, espirais.
- Pré-montado, autoexpansível, acompanhado/compatível com cateter-balão.
- *Stent* (mm): 8 x 20, 10 x 20, 3 x 50, 12 x 45.

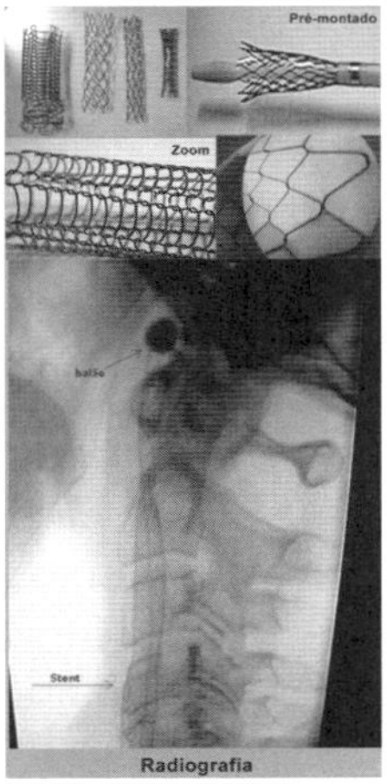

FIGURA 361 – *Stents*.

Nº 383

Substituto sintético para dura-máter

- **Sinônimo:** Substituto ósseo
- **Tipo:** Neurologia
- **Consumo:** Eventual

[91] Após mais de uma década de evolução tecnológica, atualmente as endopróteses são constituídas de um enxerto sintético, frequentemente politetrafluoretileno expandido (ePTFE), poliéster (Dacron) ou politetrafluoretileno expandido heterogêneo (hePTFE), fixado a uma estrutura metálica flexível autoexpansível, ou balão expansível. Este esqueleto é fabricado com diferentes ligas metálicas como nitinol (NiTi), o aço inoxidável, ou *elgiloy* (aço, cobalto, molibdênio). Podem ser retas ou bifurcadas. As bifurcadas mais frequentemente são modulares, isto é, compostas de duas partes (Scur, 2006).

- **Especificação**: Tecido microporoso derivado de polímero de poliéster--uretano92 purificado, ou similar absolutamente bioestável, estéril, biocompatível, atóxico, com permanente força tênsil, elástico e flexível, de fácil manuseio para a modelação e sutura, permitindo o corte no tamanho necessário. Deve garantir a produção de uma fina estrutura de microfibras capturadas em ângulos definidos, com uma estrutura macia e uniforme, caracterizando a intercomunicação dos poros com as aberturas da superfície, facilitando a rápida migração de células endógenas básicas de tecido conectivo; que se integre totalmente após o implante, indicado como substituto da dura-máter em neurocirurgia nos casos de fechamento de defeitos da dura cerebral, espinal ou cerebelar, descompressão intracraniana e espinal; que permita migração de células como fibroblastos e histiócitos para dentro de seus poros, e com cerca de três meses após o implante propicie o crescimento de capilares no interior dos feixes de colágeno neoformados, vitalizando as células migrantes.

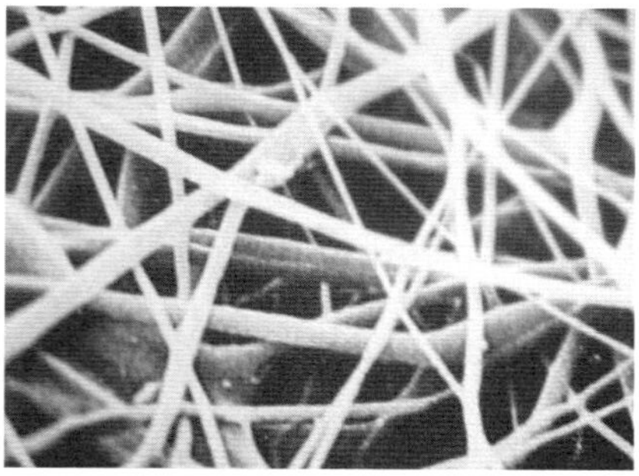

FIGURA 362 – Substituto sintético para dura-máter.

Opções/Variações

- Polímero politetrafluoretileno (PTFE**93**), em forma de membrana inorgânica sintética.
- Tamanho (cm): 4 x 5/4 x 10/6 x 6/6 x 12/6 x 14.

Nº 384

Suporte adaptador para caneta de ECG de 3 canais

- **Sinônimo:** *Plotter* para caneta de ECG
- **Tipo:** Cardiologia
- **Consumo:** Eventual
- **Especificação:** Suporte adaptador (*plotter*) para caneta *Pilot BX – V5* ou similar, de eletrocardiógrafo de três canais, de marca ______ modelo ____, confeccionada em PVC rígido ou similar, adequado ao fim a que se destina.

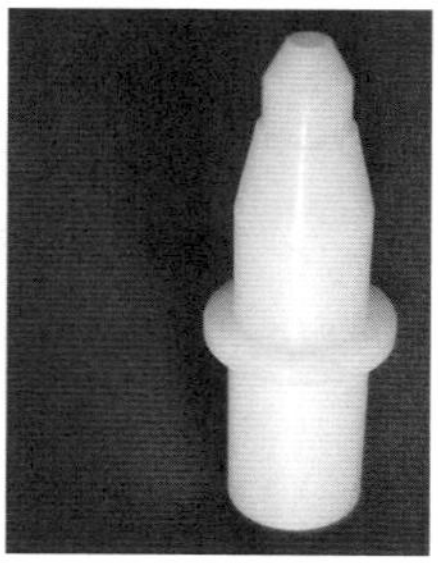

FIGURA 363 – Suporte adaptador para caneta tipo Pilot, para ECG, de 3 canais.

---

[92] Elastômero de poliuretano.

[93] O PTFE fluorpolímero conhecido como politetrafluoretileno, é um plástico de uso versátil, com resistência universal a produtos químicos. Apresenta uma combinação de características químicas, elétricas, mecânicas, térmicas e de antiaderência. Apresenta baixo coeficiente de atrito e possui elevada inércia química. Apresenta superfície antiaderente que evita transmissão de odores ou sabor dos corpos com os quais entra em contato. Nenhum outro material adere a sua superfície, sendo necessário tratamento químico para a realização de colagem. Com o mais baixo coeficiente de atrito entre os materiais sólidos conhecidos e excelente isolamento elétrico, não sofre fenômenos de envelhecimento nem mesmo em contato com o ar e outros produtos. Suas principais propriedades: possui o mais baixo coeficiente de atrito dentre todos os materiais sólidos, não há diferença entre seu coeficiente de atrito estático e dinâmico, tem excelente resistência à temperatura (resiste a 260°C em trabalho contínuo e por período limitado), com absorção de água de menos de 0,005%, não queima, não possui sabor nem odor e não é afetado por radiações ultravioletas (Usiplast, 2008)

Nº 385

Suspensório escrotal

- **Tipo:** Básico B
- **Consumo:** Mensal
- **Especificação**: Suspensório escrotal, tamanho ___, confeccionado em tecido elástico, antialérgico, faixa leve e ajustável, com fecho que não cause desconforto, proporcionando sustentação para redução da fadiga e tensão da região escrotal, e no tratamento pós-cirúrgico, com saqueira anatômica.

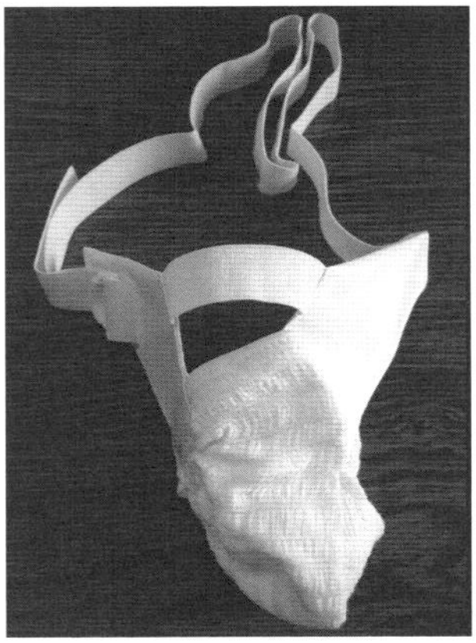

FIGURA 364 – Suspensório escrotal.

Opções/Variações

- Tamanho: PP, P, M, G, GG.

Nº 386

Tala metálica para imobilização

- **Tipo:** Básico C
- **Consumo:** Mensal
- **Especificação:** Tala metálica, para imobilização, tamanho ____, confeccionada em haste metálica, sem sinais de oxidação, com espuma de aproximadamente 0,5 cm na parte anterior, moldável para região de dedos, braços etc., de forma a não necessitar de recortes, flexível o suficiente para efetuar o contorno desejável, porém rígida o suficiente para que não se desloque da posição inicial, apropriada para o procedimento, isenta de defeitos.

Opções/Variações

- Comprimento (cm): 10 a 60.
- Espessura espuma (cm): 0,2 a 2,0.
- Largura (cm): 1 a 30.

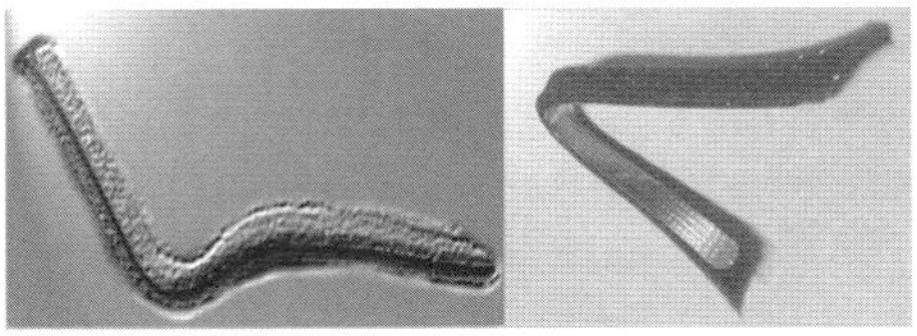

FIGURA 365 – Tala metálica para imobilização.

Nº 387

Tala moldável

- **Sinônimo**: Tala aramada
- **Tipo:** Básico C
- **Consumo:** Mensal
- **Especificação:** Tala moldável com estrutura tipo tela metálica retangular, com barras transversais, semirrígidas flexíveis, tamanho_____, resistente, coberta em ambas as faces com espuma de alta densidade semirrígida, de primeira qualidade, flexível; ambas envolvidas em espuma de poliuretano macia ou similar, espessura mínima de 12 mm, revestida de material imper-

meável e lavável, com fechos em *velcro* ou similar e dispositivo metálico para melhor fixação, indicada para imobilização provisória e prevenção de deformidade em membros. Todas as partes metálicas devem ter total proteção antioxidação.

Opções/Variações

- Com passantes metálicos.
- Confecção: espuma, forro atoalhado, EVA, lona, PVC.
- Descartável/lavável, reprocessável.
- Para dedo.
- Para punho (longo/curto)/com dedos livres/sem tela metálica.
- Regulagem nos metacarpos.
- Tala dinâmica ("gafanhoto"): sustentação da extensão das interfalageanas (com fios de aço e EVA).
- Tamanhos aproximados (cm): G (85 x 10)/GG (120 x 10)/M (65 x 9)/P (55 x 8)/PP (30 x 8).
- Velcro bilateral.

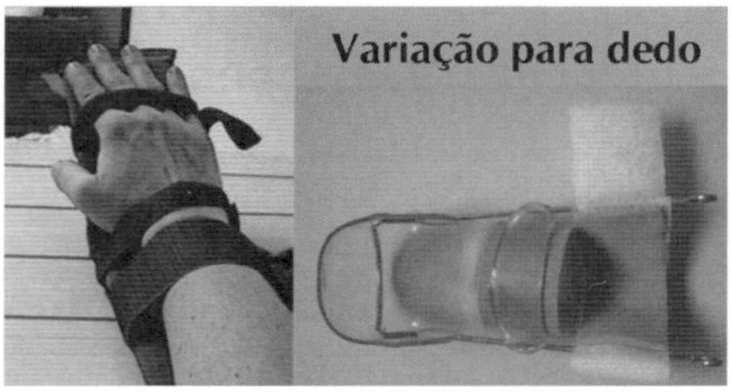

FIGURA 366 – Talas moldáveis.

Nº 388

Talco para luvas

- **Tipo:** Básico C
- **Consumo:** Mensal
- **Especificação:** Talco neutro, próprio para entalcamento de luvas de látex, composto quimicamente de forma adequada, hipoalergênico. Apresentação: pacote de 1 kg.

Obs.: Talco é um silicato magnésico hidratado – ($Mg_3Si_4O_{10}(OH)_2$) – encontrado na natureza em massas compactas ou folhosas. As folhas são flexíveis, brandas, porém não elásticas. Densidade de 2,6 a 2,8, com tato gorduroso. Resiste bem à ação do calor, dos ácidos e das soluções alcalinas. Pode ser pulverizado, como lubrificante seco e serrado em pranchas.

Nº 389

Tampão ginecológico

- **Sinônimo:** Curativo/gaze laminada/tampão vaginal
- **Tipo:** Básico B
- **Consumo:** Mensal
- **Especificação:** Tampão ginecológico (curativo uterino/vaginal), absorvente, estéril, confeccionado em gaze laminada (circular ou retangular) hidrófila 100% algodão, com 11 fios/m^2, 8 dobras, isenta de amido e alvejante óptico, cor branca, com cordonê de segurança com cerca de 20 cm, 100% algodão, cor branca, fixo de forma segura em uma das extremidades para facilitar

retirada. Medindo _____ x 100 cm de comprimento.

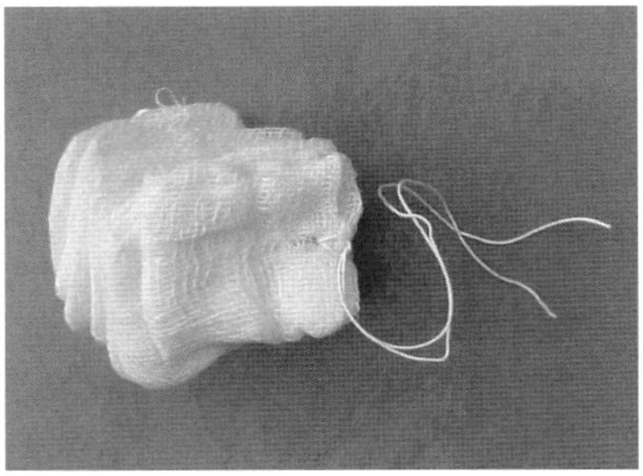

FIGURA 367 – Tampão ginecológico.

Opções/Variações

- Compressa sanfonada – lâmina tubular.
- Forrada 100% algodão.
- Largura (cm): 2,5/4,5.
- Tampão para proctologia.

Nº 390

Tela cirúrgica de polipropileno

- **Sinônimo:** Tela/prótese de polipropileno
- **Tipo:** Cirurgia
- **Consumo:** Eventual
- **Especificação:** Prótese/tela constituída de monofilamentos de polipropileno (poliolefina sintética) ou similar, de trama hexagonal macroporosa, de baixa densidade, com __ x __ cm (__) aproximadamente, confeccionada com elasticidade multidirecional homogênea, de forma adequada ao uso, inerte, não absorvível, biocompatível, atóxica, apirogênica, hipoalergênica, que promova resposta fibroblástica rápida através dos interstícios da malha, indicada para aproximação de tecidos delicados ou ligaduras e reforçar tecidos debilitados. Com trama firme e macia, sem risco de lesão por atrito à mucosa e que permita corte e sutura no formato necessário, sem desfiamentos ou embaraço das fibras.

Opções/Variações

- Duas telas: anterior e posterior, com filme deslizante e conector.
- Dupla camada de tela e manta de baixa porosidade.
- Incolor (não tingida) ou tingida com cobre ou similar.
- Mista: polidioxanona, celulose oxidada regenerada, poliglecaprone, caprolactona etc.
- Quadrada, retangular ou ovalada.
- Reforçada com fio sintético absorvível.
- Tamanhos (cm): 6 x 10; 7,5 x 7,5; 6 x 15; 10 x 10; 15 x 15; 23 x 35; 30 x 30.

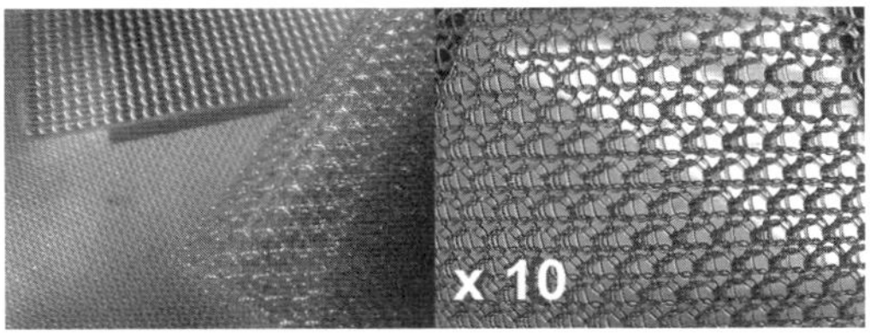

FIGURA 368 – Tela de polipropileno.

Nº 391

Termômetro clínico

- **Tipo:** Básico A
- **Consumo:** Mensal

- **Especificação:** Termômetro clínico digital, confeccionado em polímero rígido, de fácil assepsia, dotado de resistências mecânica, térmica e química perfeitamente balanceadas, para atender com precisão ao uso. Superfícies isentas de quaisquer irregularidades. Com sensor de temperatura adequado e sinal sonoro ao término da leitura.

Opções/Variações

- Termômetro clínico, com graduação de 35° a 42°C, precisa, nítida e indelével, com formato prismático ou oval, com escala em graus (°C) indelével e perfeitamente legível, devendo apresentar-se devidamente localizada e delimitada, na cor usual de fabricação, com intervalo de graduação de 0,1°C, confeccionado em material de vidro tipo capilar padrão, incolor, dotado de resistências mecânica, térmica e química perfeitamente balanceadas, para atender com precisão ao uso. Com coluna de mercúrio94 íntegra, não fragmentada, facilmente visível. Superfícies isentas de quaisquer irregularidades.
- Com coluna de gálio.

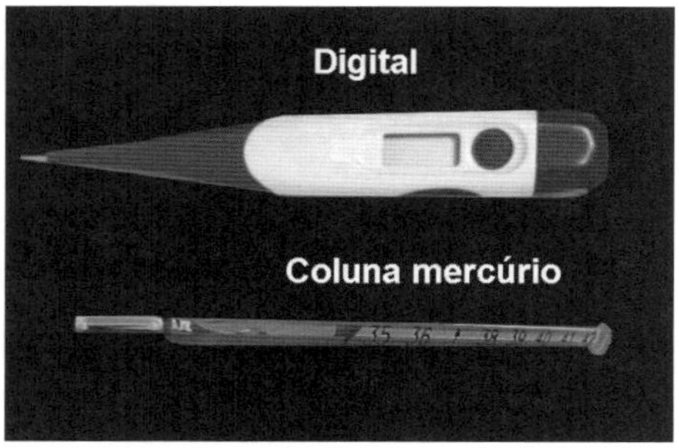

FIGURA 369 – Termômetros clínicos.

Nº 392

Tesoura Metzembaum videolaparoscópica

- **Tipo:** Cirurgia
- **Consumo:** Eventual
- **Especificação:** Tesoura de Metzembaum para uso laparoscópico, descartável, com ___ mm de diâmetro, com haste de ___cm de comprimento e

[94] Considerando os riscos à saúde humana e ambiental pela contaminação pelo mercúrio, recomenda-se o desuso dos produtos que dele façam uso. Reconhecido mundialmente como um metal extremamente tóxico, o mercúrio tem provocado, ao longo dos séculos, tragédias para a humanidade, causando mortes e lesões irreversíveis, muitas das quais incapacitantes e de extrema gravidade. Ele tem provocado sérios problemas de ordem ambiental e de saúde pública, sobretudo à saúde dos trabalhadores. Elevadas concentrações podem ser fatais ao organismo humano e mesmo doses baixas têm causado efeitos adversos ao sistema nervoso central, renal, cardiovascular, imunológico, reprodutivo e outros. Em 2006, o Ministério do Trabalho e Emprego (MTE), procedeu à Recomendação Técnica, baseada na Resolução-RE N. 16 da ANVISA, referente ao Programa Nacional de Mercúrio: "Em consonância com a posição adotada pela Organização Mundial da Saúde (OMS), de que os países devem adotar e miplementar planos para substituir os equipamentos com mercúrio, devido a sua elevada toxicidade, por alternativas livres deste metal. Com convenções internacionais, como do Conselho da Administração do PNUMA, que decidiu que deverão ser iniciadas ações nacionais, regionais e globais, o mais rápido possível, para reduzir as emissões de mercúrio provocadas pelos seres humanos, em função dos impactos globais adversos causados pelo mercúrio. Com o objetivo de eliminar o uso de mercúrio, previsto no programa em desenvolvimento nos diversos segmentos, nos quais este elemento é utilizado nos processos de produção ou inserido nos produtos e equipamentos, tais como esfigmomanômetros e termômetros com coluna de mercúrio, de modo a prevenir riscos da exposição dos trabalhadores, dos pacientes e da comunidade" (Zafariz, 2006).

entrada para eletrocautério monopolar e rotação de 360º, confeccionada em polímero ou similar de alta resistência, alta isolação, com empunhadura em forma de pistola, com cremalheira, contendo aba para o polegar, a haste isolada e as lâminas em forma de mandíbula.

Opções diâmetros

– 5, 10, 11, 12 (mm).

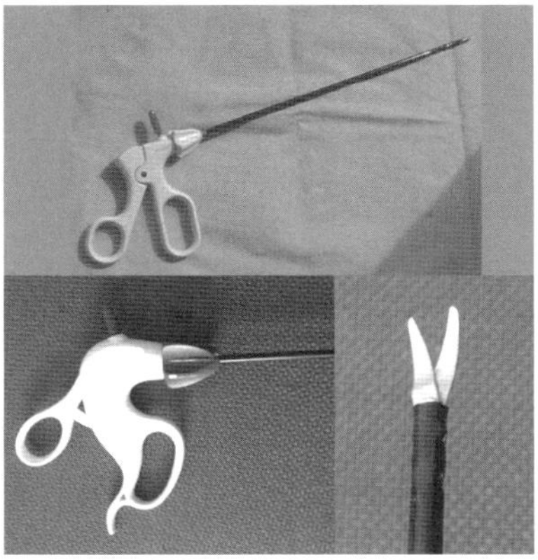

FIGURA 370 – Tesoura de Metzembaum descartável.

Nº 393

Teste de contato

- **Sinônimo:** Teste epicutâneo
- **Tipo:** Exame
- **Consumo:** Mensal
- **Especificação:** Câmara especial de alumínio para teste de epicutâneo, utilizada em diagnóstico de dermatite de contato, fotossensibilidade de contato e dermatologia experimental, que permita completa oclusão, montada em fita adesiva especial, com papel protetor, com diâmetro de ___ mm, cobrindo área de ___ mm^2 e capacidade de 20 μL de substância-teste, com capacidade de contensores de ____ câmaras. Deve acompanhar régua de leitura especial (também utilizada para a remoção dos contensores).

Opções/Variações

– Câmaras cobertas de polipropileno.
– Câmaras: 25 x 10, 100 x 10, 50 x 5, 150 x 1, 200 x 1, 100.
– Diâmetro: 8, 12, 18 mm/retangular.
– Discos filtro: 100, 200, 1000.

Obs.:

→ Componentes da bateria-padrão para teste de contato de cosméticos, credenciada pelo GBEDC [95]:

C1- Germall 115 (imidazolidinilureia)....2%
C2- BHT (butil hidroxi-tolueno)....2%
C3- Resina tonsilamina/formaldeído....10%
C4- Trietanolamina....2,5%
C5- Bronopol (bromo-2 nitropropano-1,3-diol 2)....0,5%
C6- Cloracetamida....0,2%
C7- Ácido sórbico....2%

[95] EPITESDT LTD OY. Finn Chambers on Scanpor. Available at: http://www.epitest.fi/esite_p.html (accessed 15 September 2005).

C8- Tioglicolato de amônio....2,5%

C9- Amerchol L – 101....100%

C10- Clorhexidine....0,5%

→ Extratos alergênicos de aeroalérgenos prevalecentes no Brasil para teste de puntura para diagnóstico de alergias respiratórias: algodão, barata (*mix*), *Blomias tropicalis*, capim, controle negativo (placebo), controle positivo – histamina, crina, *Dermatophagoides (mix*), epitélio bovino, epitélio de cão, epitélio de gato, epitélio equino, epitélios (*mix*), flores, fungos, gramíneas, lã, linho, macela, penas (*mix*), piretro, seda, tabaco e taboa.

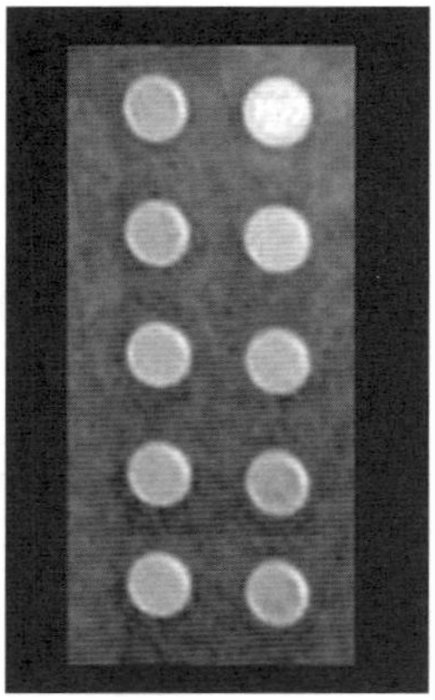

FIGURA 371 – Teste de contato.

Nº 394

Tintura de benjoim

- **Sinônimo:** Benjoim
- **Tipo:** Solução
- **Consumo:** Eventual
- **Especificação:** Tintura de benjoim constituída por um encerado de benjoim em pó a 20% em álcool a 85º, usado em dermatologia, como cicatrizante e antisséptico. Apresentação: litro.

Obs.: O benjoim é uma resina balsâmica que se extrai da *Styrax benzoin,* árvore originária das Índias Orientais, por meio de incisões no lenho. De cheiro suave, um tanto doce, que se torna azedo. Totalmente solúvel no álcool e no éter. As tinturas são soluções muito concentradas, que se preparam a frio ou a temperatura moderada e nas quais o álcool atua sobre raízes, frutos ou flores. A tintura de benjoim é preparada com 25 g de benjoim de Sumatra em pó com 100 cm^3 de álcool a 95º, onde permanece por cerca de 8 dias e depois se procede à filtragem96.

Nº 395

Tira de borracha para derivação periférica ECG

- **Sinônimo:** Braçadeira/pulseira para ECG
- **Tipo:** Cardiologia
- **Consumo:** Mensal
- **Especificação:** Tira de borracha natural, tipo braçadeira, com 38 cm de comprimento, com orifícios por sua extensão, flexível, resistente aos métodos usuais de desinfecção, para colocação de eletrodo para derivação periférica, membro adulto, para eletrocardiógrafo.

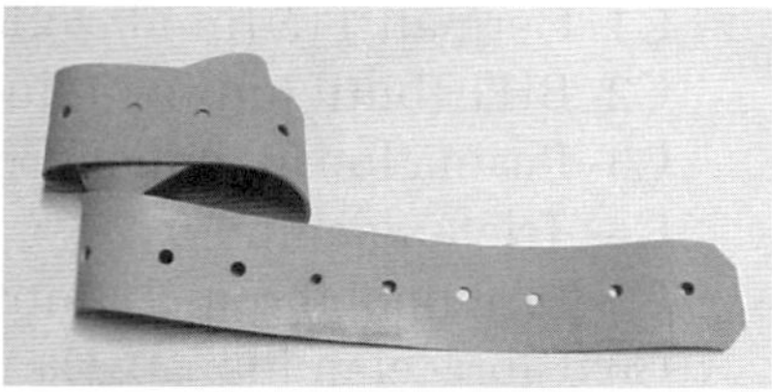

FIGURA 372 – Tira de borracha para derivação periférica ECG.

Opções/Variações

– Infantil.

[96] Argentiére, 2005.

Nº 396

Torneirinha de metal

- **Sinônimo**: Torneira/válvula
- **Tipo:** Cirurgia
- **Consumo:** Eventual
- **Especificação:** Torneira de metal com três vias, totalmente confeccionada em aço inoxidável apropriado, isenta de substâncias nocivas, com superfícies devidamente acabadas, isentas de defeitos prejudiciais à sua utilização. Com acoplamento núcleo e corpo perfeito, a fim de evitar vazamentos e má rotatividade, com movimento macio e manuseio suave da manopla, constituída de duas partes:
  - *corpo*: em uma só peça, em aço inoxidável, com formato que realce prolongamentos ocos, destinados aos encaixes de condutores como equipos e similares. Extremidades providas de conexão tipo *luer-lock*, adaptável a bombas injetoras e cateteres utilizados em exames angiográficos;
  - *núcleo*: em uma só peça, em aço inoxidável, com formato que inclua todos os recursos técnicos para o perfeito acoplamento, e possuir perfurações devidamente situadas em relação ao corpo, a fim de bloquear ou permitir o fluxo de líquidos, através do movimento giratório da manopla.

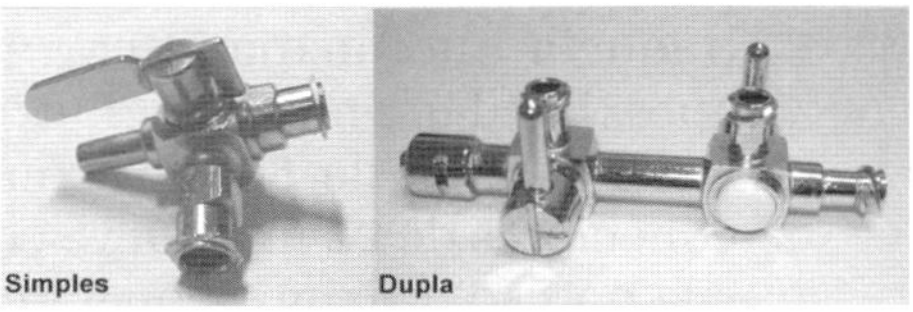

FIGURA 373 – Torneirinhas de metal.

Nº 397

Torneirinha descartável

- **Sinônimo**: Torneira/válvula
- **Tipo:** Básico A
- **Consumo:** Eventual
- **Especificação:** Torneira descartável, três vias, confeccionada em material apropriado, de qualidade, com volante giratório em polietileno de alta densidade ou similar, sem rebarbas, que permita manuseio preciso e suave, preferencialmente com setas indicativas para facilitar a visualização e/ou seleção das vias disponíveis, com perfeito ajuste entre as partes para evitar ocorrência de vazamentos entre o corpo e o volante da torneira. Isenta de defeitos, estéril, encaixe universal, com

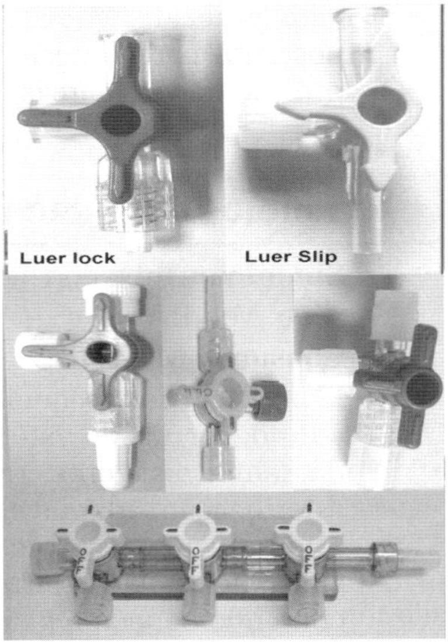

FIGURA 374 – Torneirinhas descartáveis.

tampas protetoras nas vias, com conexão em ____, e que se adaptem uma à outra com perfeição.

Opções/Variações

– Conexão: *luer-slip/luer-lock*.

Nº 398

Traqueia ramo único duplo lúmen

- **Sinônimo:** Tubo corrugado ramo único
- **Tipo:** Ventilação
- **Consumo:** Mensal
- **Especificação:** Traqueia ramo único com duplo lúmen (circuito paciente), corrugado externamente, para uso em quaisquer equipamentos de ventilação pulmonar ou de anestesia, medindo cerca de 1,80 m, com divisão interna lisa, que permita fluxo inspiratório e expiratório, confeccionado em material atóxico, apirogênico, hipoalergênico. Deve conter em sua porção distal adaptador em "T", com traqueia intermediária corrugada de aproximadamente 15 cm, expansível em até cerca de 50 cm, com ambos conectores de 22 mm. Deve conter em sua porção proximal conector universal com terminação com diâmetro interno de 15 mm adaptado em conector em forma de cotovelo, também com terminação proximal de 15 mm, para adaptação em intermediário de tubo endotraqueal, contendo orifício lateral posterior para conexão com linha de pressão de vias aéreas.

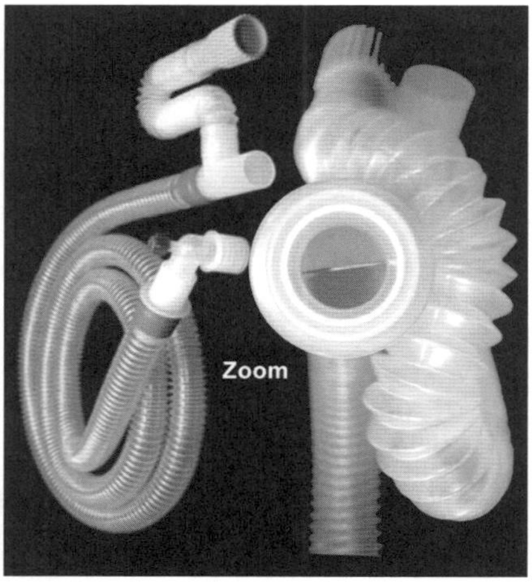

FIGURA 375 – Traqueia ramo único duplo lúmen.

Nº 399

Traqueia uno lúmen

- **Sinônimo:** Tubo corrugado
- **Tipo:** Ventilação
- **Consumo:** Mensal
- **Especificação:** Traqueia/tubo de ___ para circuito respiratório, tamanho adulto, corrugado externamente, com ___ cm de comprimento aproximadamente, resistente, reusável, com resistência aos processos usuais de esterilização, adaptável a _____, ou similar. Confeccionado de forma lisa internamente, e corrugado externamente, evitando o risco de acúmulo de substâncias e de obstrução do lúmen interno por dobra, com terminações contendo conectores de polímero rígido, em ambas as extremidades, am-

bos medindo 22/22 mm para conexões padrões de circuitos respiratórios em geral.

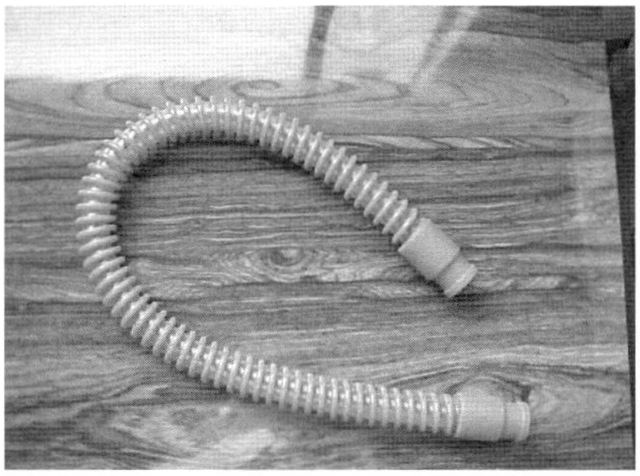

FIGURA 376 – Traqueia uno lúmen.

Opções/Variações

- Descartável/reusável (desinfecção e esterilização por métodos usuais).
- PVC, silicone.
- Respirador marca _____, modelo _____/nebulizadores/máscaras.
- Tamanho (cm): 30, 60, 90, 110, 130.

Nº 400

Travesseiro

- **Tipo:** Básico B
- **Consumo:** Mensal
- **Especificação:** Travesseiro confeccionado em bloco de espuma, tamanho adulto, 60 x 40 x 10 cm, com bordas arredondadas e revestido em material impermeável, tipo capa plástica, ou similar apropriado, hipoalergênico, na cor ____ fixa, com sistema de respiro antiferruginoso.

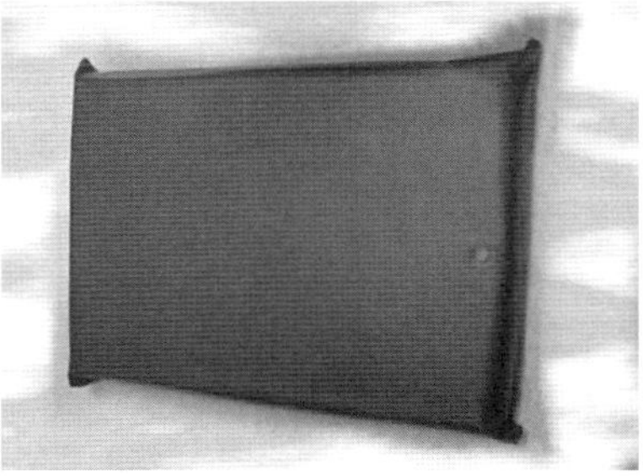

FIGURA 377 – Travesseiro.

Opções/Variações

- Capa.
- Cores.
- Dimensões.
- Zíper.

Nº 401

Trocarte[97]

- **Tipo:** Cirurgia
- **Consumo:** Mensal
- Especificação: Trocarte para videocirurgia, estéril e descartável de _____ mm de diâmetro, (com/sem) obturador (com/sem) lâmina em ___, sistema

[97] Os termos "trocater"/"trocarter" - ambos são distorções da palavra trocarte, instrumento cirúrgico para punções, procedente do francês *trocart*, forma contrita dos termos *trois cart* ou *trois quarts*, que indicam três faces, em consideração às três facetas da parte perfurante do instrumento. E seu plural: trocares ou trocartes, não trocárteres, trocárters ou trocártes. Trocater é, daí, corruptela de uma corruptela, decorrente da troca de fonemas: cater por carte. "Caso comparável a "bicabornato", "largatixa", "largato". Adicionalmente, são habituais as grafias errôneas – trocater ou trocarter – sem acento gráfico: trocáter ou trocárter seriam as formas regulares. É necessário considerar que trocater ou trocarter são termos muito presentes no meio médico. Desse modo, mesmo defeituosos, tornaram-se fatos da língua, o que lhes dá legitimidade de uso. Mas, pelo que se expôs, não poderiam ser preferenciais como nomes científicos ou para uso em comunicações formais. As nominações recomendáveis são trocarte ou trocar, com os respectivos plurais trocartes e trocares" (FIGUEIREDO, 2007).

de escudo protetor revestindo a lâmina, com capa protetora acionada na parte superior do trocarte, torneira de três vias para insuflação, com encaixe lateral.

Opções/Variações

- Balão dissector (capacidade até 1000 mL).
- Cânula (mm) 100 (pacientes obesos) – 100 a 150 mm.
- Cânula avulsa adicional.
- Com redutor para instrumentos de até 5,0 mm.
- Com rosca estabilizadora cônica.
- Diâmetro (mm): 5; 10; 11; 10/11; 10 /12; 15/18.
- Entrada para óptica.
- Mecanismo de fixação com insuflação de balão distal.
- Obturador com lâmina em V.
- Pera de insuflação.
- Ponta romba.
- Rotação de 360°.
- Trocarte torácico (5 a 7 mm; 11 a 15 mm), cânulas flexíveis não condutoras.

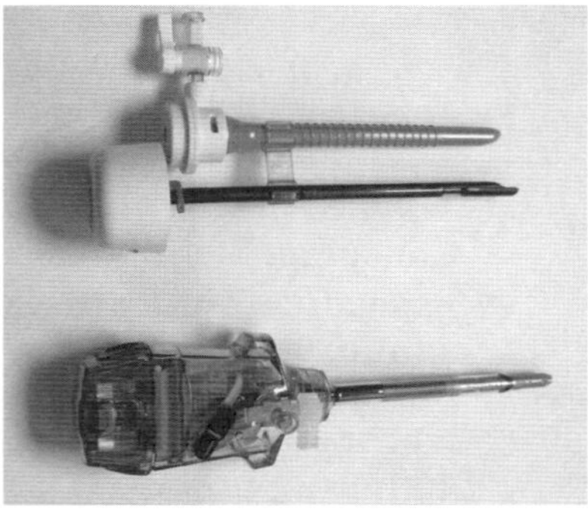

FIGURA 378 – Trocarte.

Nº 402

Trocarte com balão

- **Tipo:** Cirurgia
- **Consumo:** Mensal
- **Especificação:** Trocarte com balão dissector, indicado para a criação de um espaço operatório dentro da cavidade extraperitoneal, em áreas como neuroperitoneal, pré-peritoneal e subcutânea, consistindo numa cânula de ponta romba compatível com uma óptica de 10 mm. Deve conter ligada à cânula uma extensão óptica com um canal de visualização na extremidade distal e nas laterais. Sobre a extensão óptica, na porção distal, deve ter um balão insuflável e transparente, para permitir a visualização durante a tunelização e a dissecção. O dispositivo deve conter, além do balão, uma bomba de insuflação, uma trava da óptica do laparoscópio, uma torneira para controle da insuflação, a cânula propriamente dita, com diâmetro de ___ mm, com capacidade de até 1.000 cc, entrada para óptica na parte superior do material, acompanhada de pera de insuflação.

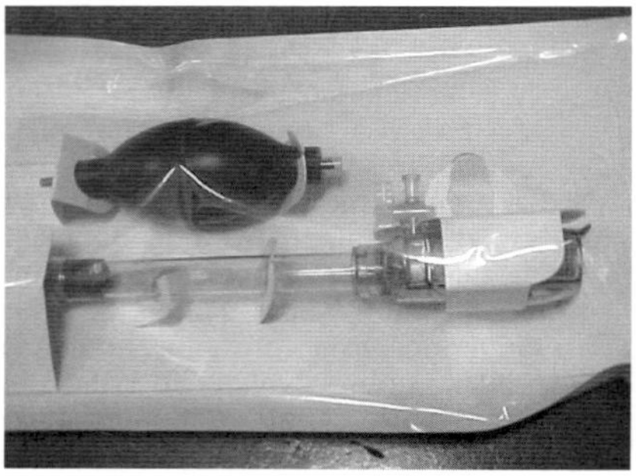

FIGURA 379 – Trocarte com balão.

Nº 403

Trocarte com lâmina

- **Tipo:** Cirurgia
- **Consumo:** Eventual
- **Especificação:** Trocarte descartável de ____ mm de diâmetro, para estabelecer via de acesso em procedimentos endoscópicos, contendo: corpo do obturador, torneira para insuflação, dupla válvula interna de 90°, de segurança, consistindo em ponta piramidal cortante e um sistema de escudo protetor (bainha) que reveste a lâmina acionada na parte superior do material, contendo cânula longa de ___ mm de comprimento, transparente, para visualização de entrada de gases e agulhas; material destinado ao uso em pacientes obesos. Bainha acionada por mola, que, quando acionada, proteja as estruturas abdominais contra lesões.

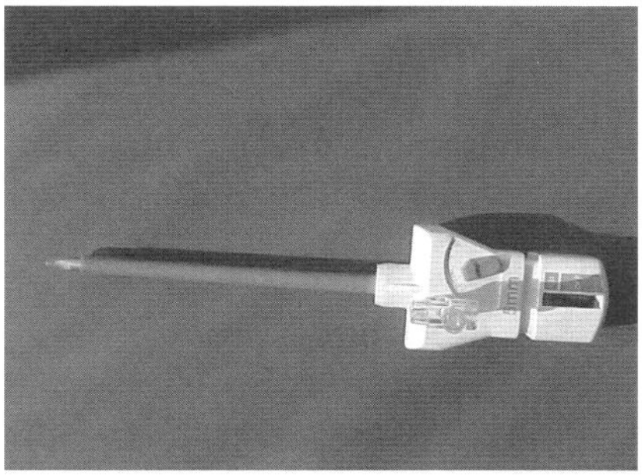

FIGURA 380 – Trocarte com lâmina.

Opções/Variações

- Diâmetro (mm): 5, 10, 11, 12.
- Cânula (mm): 100, 150.

Nº 404

Trocarte sem lâmina

- **Sinônimo**: Trocarte de Hasson98
- **Tipo:** Cirurgia
- **Consumo:** Mensal
- **Especificação:** Trocarte de Hasson, descartável, de ____ mm de diâmetro, que permita criar uma via de penetração para instrumentos endoscópicos. Deve conter: punho obturador com ponta plástica romba para afastar órgãos adjacentes, botões de engate, torneira para insuflação de gás, cânula do trocarte, tampão ajustável,

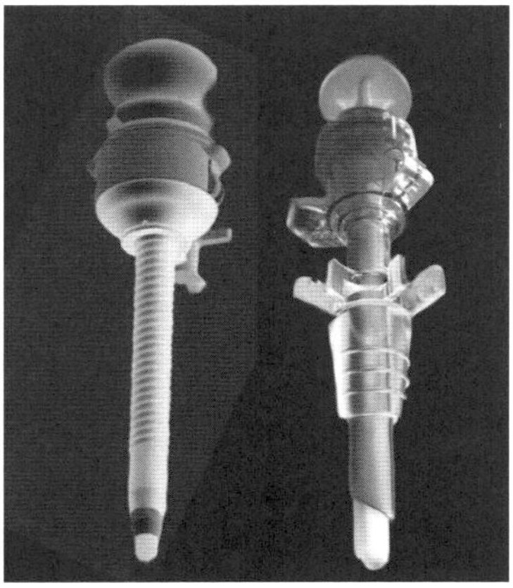

FIGURA 381 – Trocarte sem lâmina.

[98] Epônimo do médico Harrith M. Hasson, ginecologista americano, pioneiro em cirurgia laparoscópica, que em 1978 introduziu um método alternativo em microcirurgias ginecológicas. Possui 52 patentes em projetos médicos e desenvolveu diversas técnicas e instrumentais em videolaparoscopia. Fundou a *Society for the Advancement of Contraception* (SAC) e foi diretor de muitas organizações públicas, incluindo a *American Association of Gynecologic Laparoscopists* (AAGL). Retirou-se da prática clínica em 2003 para se dedicar ao ensino e técnicas de simulação. Atualmente é Presidente da *Society of Laparoendoscopic Surgeons* (SLS) e Presidente da *Accreditation Council of Gynecological Endoscopy* (ACGE) (Society of Laparoendoscopic Surgeons, 2007).

suportes para aplicação de suturas, alavanca e sistema de desinsuflação de gás. A cânula deve conter uma membrana vedante externa e uma válvula vedante interna de 90º, para minimizar fuga de gases quando se introduz ou se retiram instrumentos. Com redução automática para ____ mm, transparente para visualização de agulhas e gases, sem lâmina, com ponta romba, contendo rosca estabilizadora cônica e cânula com ____mm de comprimento.

Opções

- Cânula (mm): 100, 150.
- Diâmetro (mm): 10/12.
- Redução (mm): 5/10.

Nº 405

Tubo a vácuo para coleta de sangue

- **Tipo:** Exame
- **Consumo:** Mensal
- **Especificação:** Tubo a vácuo para coleta de sangue medindo _ x _mm em vidro fino ou plástico apropriado, ou similar, transparente, incolor, estéril em irradiação gamacobalto 60 ou em processo que garanta comprovadamente ausência de resíduos tóxicos, com tampa de borracha na cor ______, contendo anticoagulante ________, siliconizado, com aspiração de _____ mL, com etiqueta, embalado de forma a protegê-lo de choques físicos.

Opções/Variações

- Anticoagulante (cor da tampa): fluoreto de sódio e oxalato de potássio (cinza)/citrato de sódio tamponado (azul)/EDTA K3 sódico (roxa/lilás)/gel separador para soro e ativador de coágulo (vermelha e cinza)/sem anticoagulante (vermelha).
- Aspiração (mL): 4,5 a 10,0.
- Acompanhado com canhão de conexão para coleta.
- Medidas (mm): 12,5 x 75; 16 x 100.

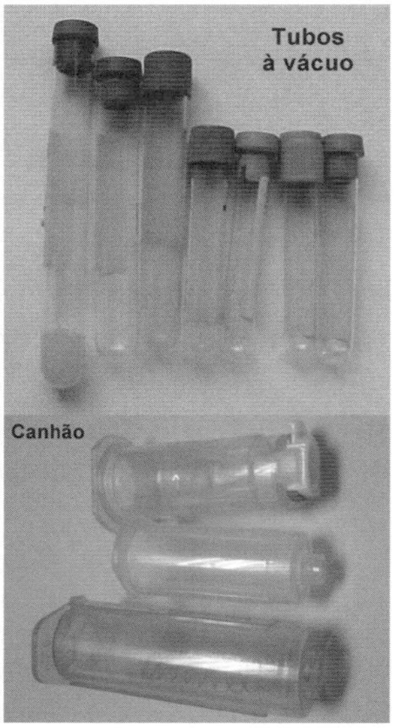

FIGURA 382 – Tubo a vácuo para coleta de sangue.

Nº 406

Tubo capilar sem heparina, ponta azul

- **Tipo:** Exame
- **Consumo:** Mensal
- **Especificação:** Tubo capilar de vidro com diâmetro de __ mm e comprimento

__ cm, para efetuação de exame laboratorial, tipo hematócrito, com um anel em uma das extremidades de cor azul, confeccionado com lúmen íntegro, liso interna e externamente. Apresentação: caixa com 500 unidades.

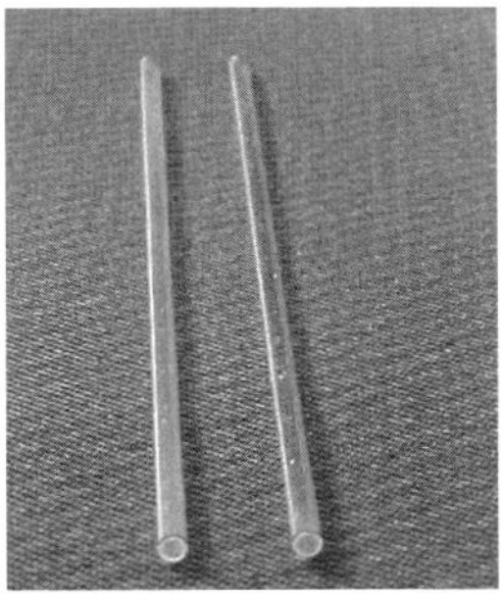

FIGURA 383 – Tubo capilar sem heparina, ponta azul.

Nº 407

Tubo cônico para centrifugador

- **Tipo:** Exame
- **Consumo:** Mensal
- **Especificação:** Tubo cônico, de vidro, *pirex*, para centrifugador, para leitura quantitativa de urina, medindo 11 cm de comprimento x 1,5 cm de diâmetro, com escala graduada de 1 a 10 mL, visível e de caráter permanente, isento de irregularidades e/ou defeitos.

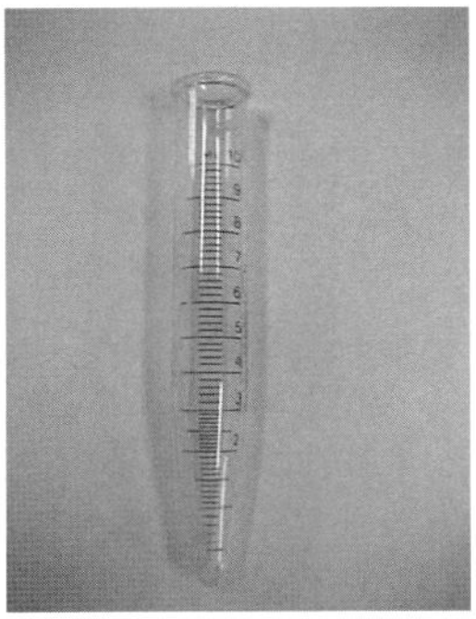

FIGURA 384 – Tubo cônico de vidro pirex para centrifugador.

Nº 408

Tubo de ensaio

- **Tipo:** Exame
- **Consumo:** Mensal
- **Especificação:** Tubo de ensaio ___ orla, de ___ x ___ mm, em vidro resistente, embalado de forma a protegê-lo contra choques.

Opções/Variações

- Dimensões (mm): 180 x 18; 200 x 20.
- Sem orla/com orla.

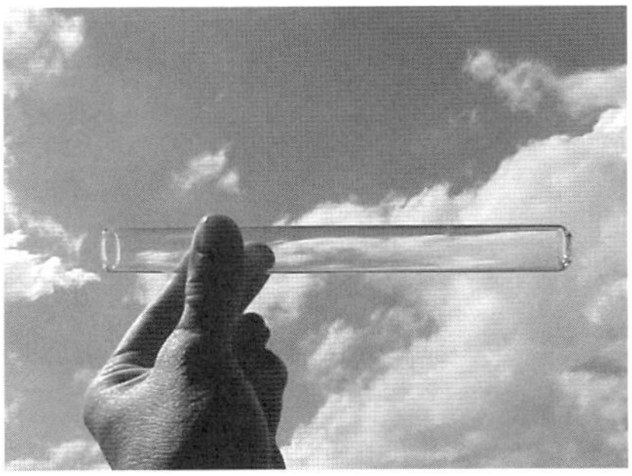

FIGURA 385 – Tubo de ensaio.

Nº 409

Tubo de Eppendorf

- **Sinônimo**: Frasco de Eppendorf
- **Tipo:** Básico C
- **Consumo:** Mensal
- **Especificação**: Tubo/microtubo em polipropileno tipo Eppendorf, com uniformidade de espessura de parede, fundo cônico, com tampa, livre de enzimas e pirogênicos, para uso laboratorial, capacidade de ___ mL, diâmetro externo de ___ a ___ m e altura em torno de ____ cm.

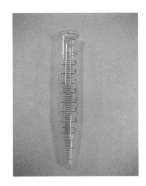

Opções/Variações

- Altura (cm): 3,0; 4,0; 5,0...
- Autoclavável.
- Capacidade (mL): 0,5; 1,5; (mL) 200...
- Com/sem orla.
- Diâmetro externo (mm): 10-12.
- Opaco/transparente.

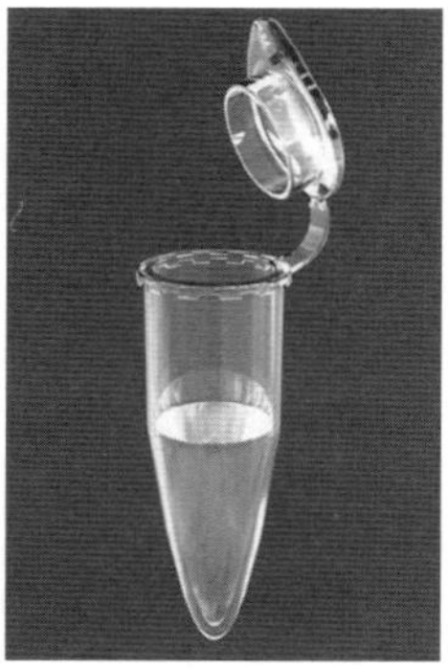

FIGURA 386 – Tubo de Eppendorf.

Nº 410

Tubo de gastrostomia (alimentação/descompressão)

- **Sinônimo**: Tubo gastroentérico/tubo alimentação gastrojejunal/endoscopia percutânea
- **Tipo:** Cirurgia
- **Consumo:** Mensal
- **Especificação:** Tubo gastroentérico calibre nº ___, tamanho ________, estéril, graduado, para alimentação jejunal e descompressão gástrica simultânea, confeccionado em silicone, estéril, com linha radiopaca, balão de silicone com volume de _____ cc, e anel de silicone para fixação à parede abdominal. O tubo deverá possuir dois lumens, sendo que sua extremidade distal deverá ser mais pesada a fim de mantê-la no jejuno. Sua extremidade proximal deverá possuir três vias: uma para inflar o balão, outra para descompressão gástrica e outra para introdução de dieta ou medicamentos (equipo e/ou seringa), sendo que esta última via deverá possuir conector universal para adaptação em equipos e/ou seringas.

Opções/Variações

- Adulto/infantil.
- Calibre (French): 12, 16, 20, 22, 24, 28, 30.
- Comprimento da haste (distância da parede interna do estômago à pele): entre 0,8 a 4,5 cm.
- Para jejunostomia, com linha radiopaca. Deverá possuir dois pares de asas para tunelização (Wtizel), com *cuff* de dacron para ser ancorado no tecido subcutâneo e um trocarte removível para a sua exteriorização da parede abdominal.
- Válvula antirrefluxo na extremidade proximal e trava para conexão às extremidades de dieta enteral.
- Volume balão (mL): 10, 20, 28.
- Acessórios:

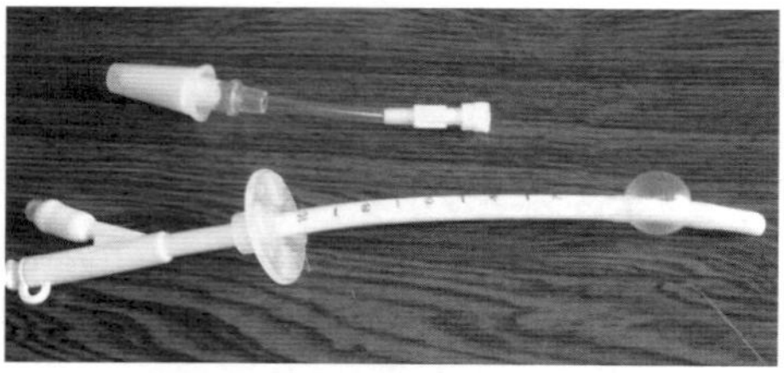

FIGURA 387 – Tubo de gastrostomia.

- extensão para alimentação: contínua com adaptador ângulo 90°/em *bolus* com adaptador reto (18 e 24 Fr).
- extensão para descompressão gástrica: 18 Fr e 24 Fr, de 1,2 a 3.5 cm.
- medidor de estoma.

Nº 411

Tubo de Luckens para secreção-endoscopia

- **Tipo:** Cirurgia
- **Consumo:** Eventual
- **Especificação:** Tubo de Luckens, para secreção endoscópica, de 20 cc confeccionado em vidro resistente, com cerca de 15 mm de diâmetro interno, com dois orifícios laterais opostos entre si, em alturas diferentes, sendo um deles para conexão ao equipamento e o outro para conexão ao sistema de aspiração.

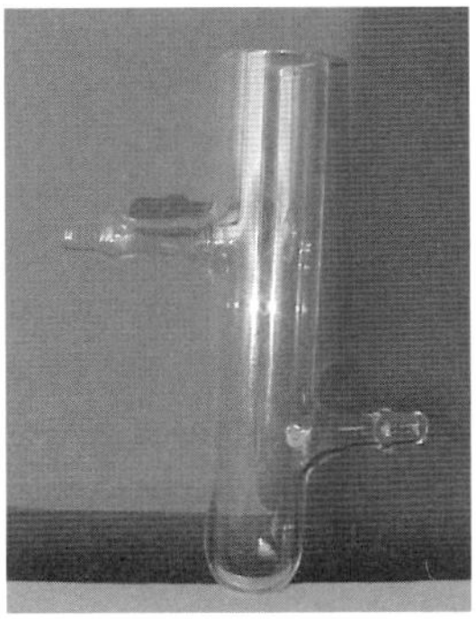

FIGURA 388 – Tubo de Luckens para secreção-endoscopia.

Nº 412

Tubo extensor para infusões

- **Sinônimo:** Extensão de cateteres e equipos
- **Tipo:** Básico B
- **Consumo:** Mensal
- **Especificação:** Tubo extensor: dispositivo descartável de uso único, estéril, para administração de drogas e/ou fluidos intravenosos, a ser conectado a cateter periférico e equipo, constituído por conector *luer-lock* rotativo, conector fêmea (opcional macho duplo) e tubo vinílico transparente, atóxico e apirogênico. Calibre _____, com diâmetro externo de ____mm, com aproximadamente ____cm comprimento.

Opções/Variações

- Calibre (Diâmetro externo): 6 Fr (2,0 mm), 8 Fr (2,6 mm), 10 Fr (3,3 mm), 12 Fr (4,0 mm).
- Comprimento (cm): 10, 20, 60, 120.

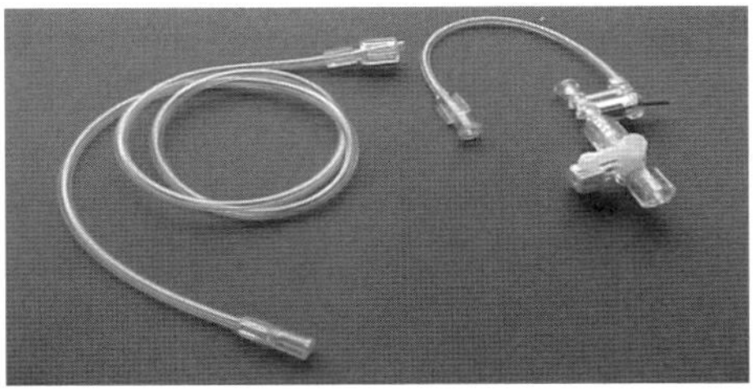

FIGURA 389 – Tubos extensores para infusões.

Nº 413

Umidificador condensador com filtro antibacteriano viral

- **Sinônimo:** Filtro umidificador condensador[99]
- **Tipo:** Ventilação
- **Consumo:** Eventual
- **Especificação:** Umidificador condensador com filtro antibacteriano-viral de alta eficiência (em torno de ________%), composto de forma a aquecer e umidificar o gás a ser inalado, estéril, descartável, com resistência de fluxo em torno de ___ ___ cmH_2O em _____ L/min, com umidificação relativa em torno de _____%), com conexões ISO 22 M/15 F-22F/15 M, ou similar, com espaço morto em torno de _____ mL, dentro dos padrões, que se adapte em conector de cânula de entubação ou traqueostomia, em seu lado proximal, e adapte-se em extremidade proximal a circuito de respirador artificial, em seu lado distal, para pacientes adultos. Deve constar em cada embalagem absolutamente toda a constituição do produto, incluindo o tipo de umidificação, substâncias presentes, tipo de filtração, volume corrente, volume de espaço morto, eficiência de filtração, de umidificação e resistência.

Opções/Variações

- Entrada para amostragem de gases.
- Espaço morto: 15 a 50 mL.
- Espaço morto: variações de dimensões em mL.
- Filtro: 70 a 99,99%.
- Indicador de temperatura.
- Litros por minuto: 30 a 60.
- Modelos: condensador/higroscópico/hidrófobo/misto (higroscópico e hidrófobo).
- Resistência de fluxo: 0,7-3,0.
- Umidificação relativa: 50 a 98%.

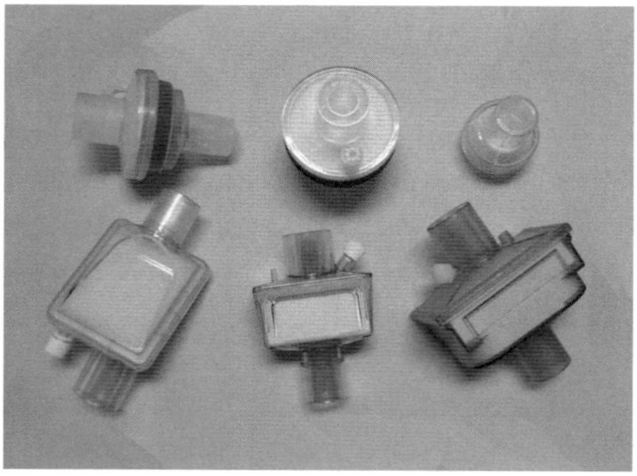

FIGURA 390 – Umidificadores condensadores

[99] Permutadores de calor (*HMEs – Heat and Moisture Exchanger*). Os condensadores simples possuem condutividade térmica elevada por sua composição, em malha metálica, metal dobrado ou tubo metálico paralelo, capacitando-os a recapturar cerca de 50% da umidade expirada pelo paciente, com uma eficácia em torno de 50%, porém, não possuem barreira microbiológica. Os com condensadores higroscópicos possuem baixa condutividade térmica por sua composição (celulose, fibra de vidro, polipropileno, algodão ou espuma) e pela impregnação com sais higroscópios (cloreto de cálcio ou lítio), sendo que baixa condutividade retém mais calor e o sal, mais umidade, com eficácia em torno de 70%, com possibilidade de conterem barreira biológica. Os hidrofóbicos são compostos por elementos que repelem a água, como, por exemplo, a cerâmica de fibra, e possuem grande área de superfície e baixa condutividade, com eficácia de 70% e possuindo barreira microbiológica (Galvão et al., 2006).

Nº 414

Umidificador para fluxômetro

- **Tipo:** Ventilação
- **Consumo:** Eventual
- **Especificação:** Umidificador para umidificação de oxigênio via fluxômetro para O_2 canalizado, confeccionado em polipropileno ou material similar resistente aos processos usuais de esterilização, rígido e com transparência adequada para visualização do conteúdo, atóxico, sem irregularidades ou defeitos, com tampa própria ao procedimento, com rosca de conexão fêmea, em tamanho padrão para conectar ao fluxômetro norma DISS. Com capacidade de 250 mL, com graduação de nível mínimo e máximo de água, precisa, nítida e de caráter permanente.

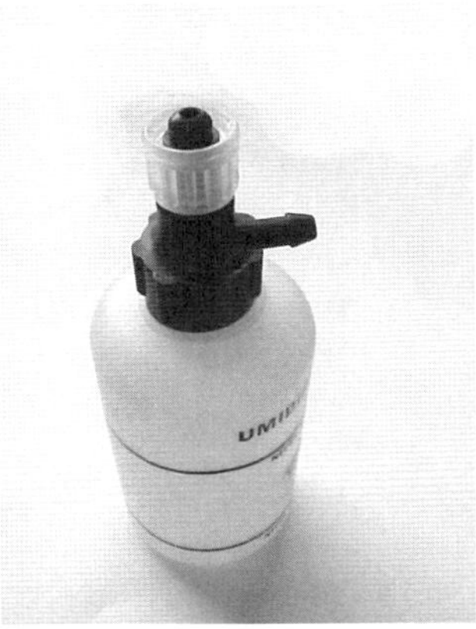

FIGURA 391 – Umidificador para fluxômetro.

Opções/Variações

- Tampa com rosca de metal.
- Volume 500 mL.

Nº 415

Urodensímetro[100]

- **Sinônimo**: Urinômetro
- **Tipo:** Exame
- **Consumo:** Eventual
- **Especificação:** Urodensímetro confeccionado em vidro com têmpera adequada, com escala própria ao uso, bem nítida e de caráter permanente, com 9 cm de comprimento, tamanho pequeno.

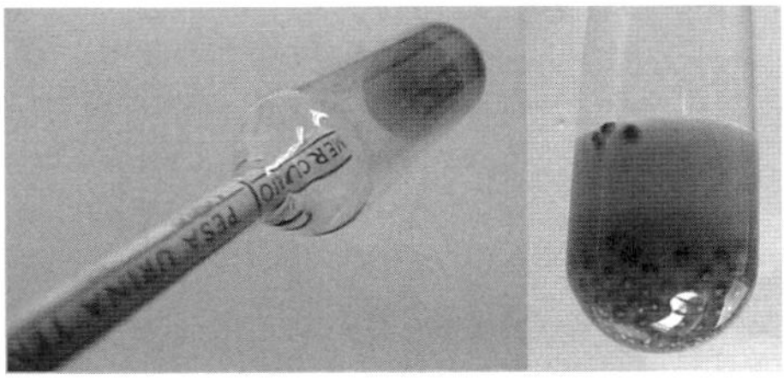

FIGURA 392 – Urodensímetro.

[100] É um hidrômetro modificado, para mensuração da densidade urinária, no qual a escala de leitura representa a segunda e a terceira casa decimal da densidade urinária, ou seja, a 1.034 é lida como 34 – assim, pode-se realizar a leitura com urinas diluídas, corrigindo-se esta posteriormente (Goldberg, 2007). Necessita de 15 a 45 mL de volume de amostra e deve ser colocado em um recipiente grande o suficiente para permitir sua flutuação sem tocar nas laterais e o volume da urina deve ser suficiente para evitar que o urodensímetro se encoste ao fundo. A leitura da régua é feita no menisco inferior da urina (Sorrilab, 2004). Bauer, Ackermann e Toro, já em 1974, relatavam que o refratômetro é muito mais preciso do que o urodensímetro (apud Goldberg, 2007).

Nº 416

Válvula bidirecional[101]

- **Tipo:** Ventilação
- **Consumo:** Eventual
- **Especificação:** Válvula de fluxo bidirecional para ventilação em sistema fechado de anestesia que se adapte perfeitamente ao ventilador para anestesia marca ___, modelo ___, ref.: _____, confeccionada em polímero siliconizado rígido, ou similar em resistência, durabilidade e qualidade, resistente aos processos usuais de esterilização, isenta de irregularidades ou defeitos.

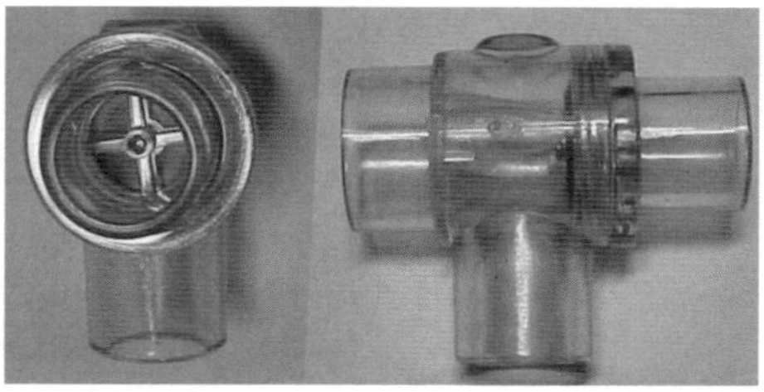

FIGURA 393 – Válvula bidirecional.

Nº 417

Válvula de entrada de ar

- **Tipo:** Ventilação
- **Consumo:** Eventual
- **Especificação:** Válvula de entrada de ar, unidirecional, que se adapte perfeitamente ao ventilador para anestesia marca ____, modelo ____, ref.: ____, confeccionada em metal/plástico/siliconizado rígido, ou similar em resistência, durabilidade e qualidade, resistente aos processos usuais de esterilização, isenta de irregularidades ou defeitos.

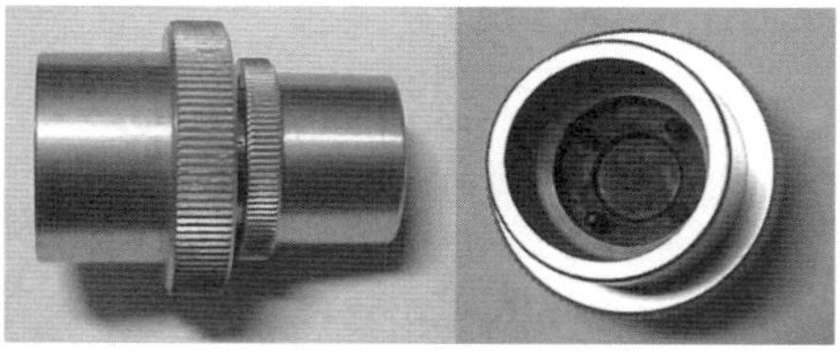

FIGURA 394 – Válvula de entrada de ar.

Nº 418

Válvula de escape tipo *pop off*

- **Tipo:** Ventilação
- **Consumo:** Eventual
- **Especificação:** Válvula de escape tipo *pop off*[102], blindada internamente, para uso específico em sistema _____ que se adapte perfeitamente ao

[101] Válvulas são elementos que comandam, regulam, direcionam e bloqueiam o fluxo em um circuito, utilizadas em sistemas pneumáticos, hidráulicos, eletros-hidráulicos e eletropneumáticos e abrangidas em cinco grandes grupos, conforme sua função: direcionais, de pressão, de vazão (fluxo), de bloqueio e de fechamento. Um dos principais grupos abrange as válvulas direcionais, ou seja, as que interferem na trajetória do fluxo, desviando-o para onde for mais conveniente em um determinado momento.

[102] É uma configuração de válvula de alívio, na qual uma válvula semelhante à de prioridade se abre quando a pressão máxima é alcançada, impedindo que esta supere determinado limite, ou seja, trata-se de uma válvula aliviadora de pressão para prevenir a administração de pressões excessivas.

ventilador para anestesia marca ____, modelo _____, ref.: _____, confeccionada em plástico/siliconizado rígido, ou similar em resistência, durabilidade e qualidade, resistente aos processos usuais de esterilização, isenta de irregularidades ou defeitos, com orifícios em diâmetros diferentes, gradualmente dispostos em círculo na face anterior da tampa.

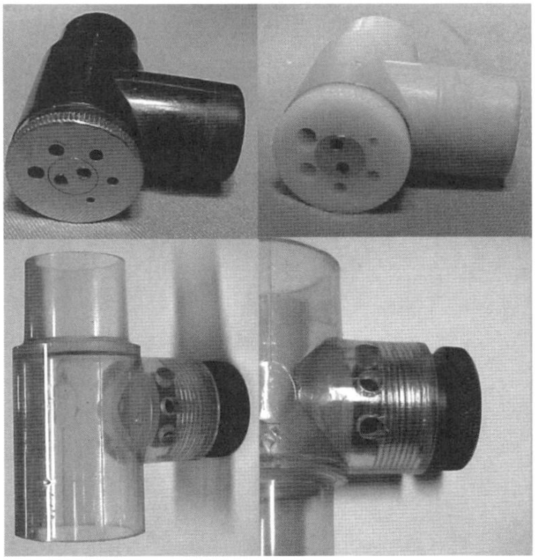

FIGURA 395 – Válvulas de escape tipo pop off.

Opções/Variações

– uso geral/antipoluição.

Nº 419

Válvula expiratória

- **Tipo:** Ventilação
- **Consumo:** Eventual
- **Especificação:** Válvula expiratória completa para respirador ____ modelo ____marca ____, ou similar, constituída de _____, corpo e tampa, confeccionada em material atóxico, apirogênico, hipoalergênico, resistente aos processos usuais de desinfecção e esterilização, com perfeito sistema de encaixe ao circuito, de forma a evitar vazamentos.

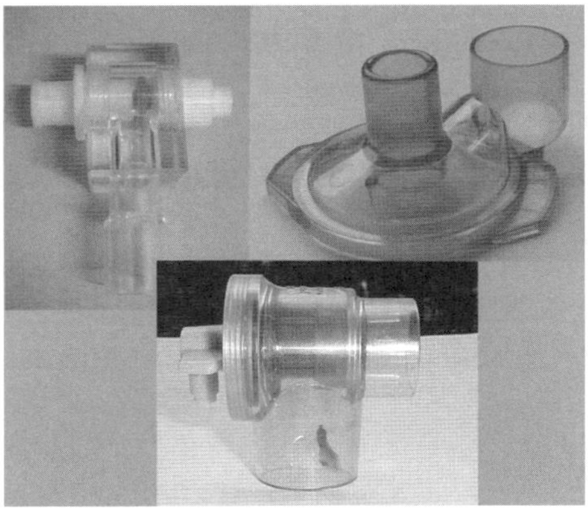

FIGURA 396 – Válvulas expiratórias.

Opções/Variações

– Autoclavável/esterilizável.
– Cogumelo ciclador, molas.
– Eletrônica.
– Volumétrico/pressórico.

Nº 420

Válvula flexa reguladora de vácuo de rede

- **Tipo:** Ventilação
- **Consumo:** Eventual
- **Especificação:** Válvula flexa para controle de tomada de posto de parede de rede de vácuo,

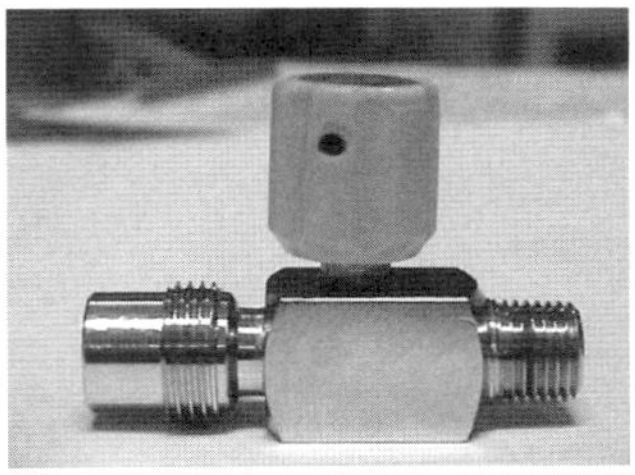

FIGURA 397 – Válvula flexa reguladora de vácuo de parede.

em rosca, conforme padrão ABNT NB-254, confeccionada em aço inox.

Opções/Variações

– com controle de fluxo/sem controle de fluxo.

Nº 421

Válvula para ambu

- **Tipo:** Ventilação
- **Consumo:** Eventual
- **Especificação:** Válvula de segurança para pressão endotraqueal, para ambu (reanimador manual) tamanho adulto (ou infantil), adaptável ao balão marca _____, modelo _____, ref.: ______.

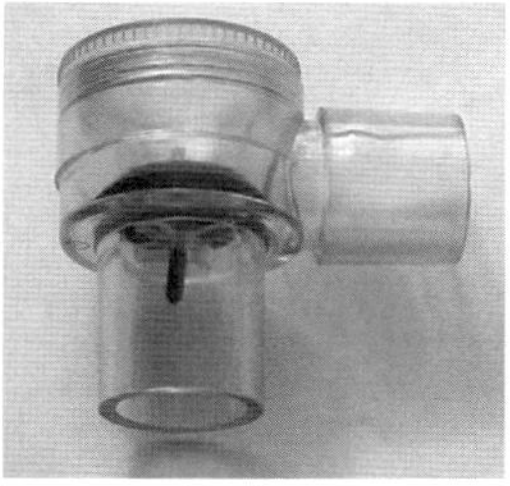

FIGURA 398 – Válvula para ambu.

Nº 422

Válvula para derivação ventriculoperitoneal

- **Sinônimo:** Válvula Holter
- **Tipo:** Neurologia
- **Consumo:** Eventual
- **Especificação:** Válvula/bomba unidirecional compreendendo duas válvulas de fenda, de silicone, alojadas em suportes/carcaças de aço inoxidável. As carcaças devem ser unidas por um tubo conector de silicone, em modelo _____, tipo ______pressão, com pressões de ____ a ____ mmH_2O, com sistema antissifão, para implante de *shunt* ventriculoperitoneal em tratamento de hidrocefalia. Devem estar gravados na carcaça da válvula o valor da pressão, o número do lote de fabricação e uma seta indicando a direção do fluxo.

Opções/Variações

– Modelos: reta ou minielíptica

Tipo	Pressões (mmH_2O)
Alta pressão	76 a 110
Média pressão	41 a 75
Baixa pressão	11 a 40
Baixa-baixa pressão	0 a 10

– Apresentação: duas peças.

– Cateter peritoneal: cateter em silicone, radiopaco, para uso com válvula/bomba unidirecional para tratamento de hidrocefalia através de *shunt* ventriculoperitoneal, com cerca de 90 cm de comprimento, diâmetro externo de 2,5 mm e interno de 1,2 mm, com extremidade distal fechada, e com fendas longitudinais para drenagem de líquido cerebroespinal. Devem acompanhar dois conectores, sendo um de fixação e outro de junção, ambos confeccionados em aço inoxidável, tipo A, caso se necessite cortar o cateter e uni-lo novamente, por alongamentos ou revisões.

– Cateter ventricular: tubo de silicone radiopaco, que se conecte em sistema de válvula tipo Holter/bomba unidirecional para tratamento de hidrocefalia através de *shunt* ventriculoperitoneal ou com a finalidade de diagnóstico, para acesso aos ventrículos, modelo ____, medindo ___ cm de comprimento, com diâmetro interno de 1,5 mm e externo de 3,1 mm, com ponta perfurada. Deve acompanhar um estilete com 16 cm para posicionamento do cateter.
– Conjunto composto de válvula, cateter cerebral e cateter peritoneal, porém em partes individuais estéreis.
– Modelo ângulo reto: 4 a 7 cm (pode ser ligado diretamente à válvula).
– Modelo reto: 15 cm (normalmente utilizado como reservatório de ventriculostomia)
– Pressão autorregulável: sistema por resistência física de material, confeccionado em silicone e polissulfona CRX, autoajustável, sem membranas e sem metais.

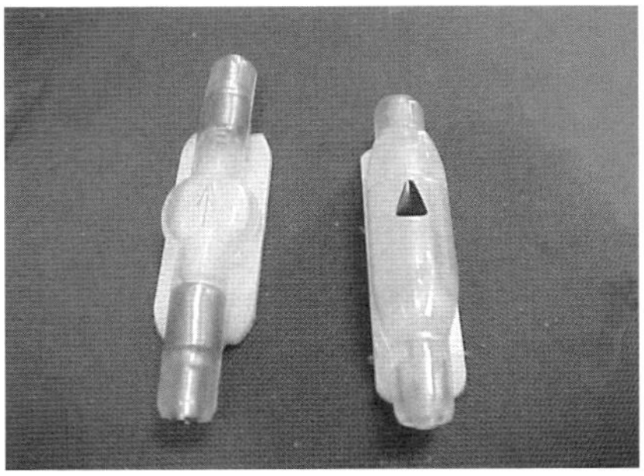

FIGURA 399 – Válvulas para derivação ventriculoperitoneal.

Nº 423

Válvula redutora para ar comprimido de rede

- **Tipo:** Ventilação
- **Consumo:** Eventual
- **Especificação:** Válvula redutora para ar comprimido de rede de parede, em alumínio ou similar, resistente, cromado, com conexões de entrada e saída em rosca nos padrões normalizados pela ABNT, norma DISS. Com manômetro aneroide com proteção resistente, transparente, graduado em kgf/cm^2, de 0 a 10 kg/cm^2, tarja em vermelho de limite de redução, sem sinais de oxidação.

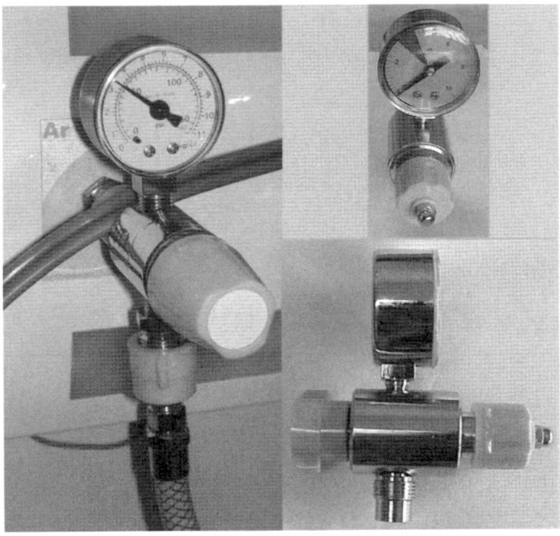

FIGURA 400 – Válvula redutora para ar comprimido de rede.

Nº 424

Válvula redutora para oxigênio de rede

- **Tipo:** Ventilação
- **Consumo:** Mensal
- **Especificação:** Válvula redutora/reguladora de pressão para rede canalizada de oxigênio, corpo em latão cromado ou alumínio ou similar, resistente, cromado, com conexões de entrada e saída em rosca nos padrões normalizados pela ABNT, norma DISS-9/16 x 18 fios, com manômetro aneroide com proteção resistente, transparente, graduado em kgf/cm², de 0 a 10 kg/cm², tarja em vermelho de limite de redução, sem sinais de oxidação.

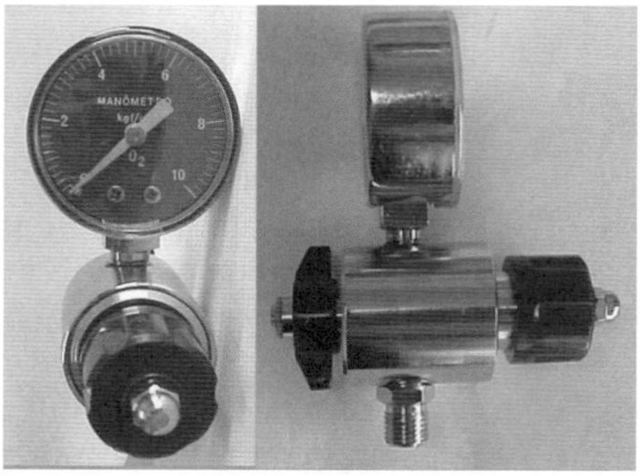

FIGURA 401 – Válvula redutora para oxigênio de parede.

Nº 425

Válvula sem reinalação

- **Tipo:** Ventilação
- **Consumo:** Mensal
- **Especificação:** Válvula unidirecional (sem reinalação) que se adapte perfeitamente ao ventilador de anestesia marca _____, ref.: _____, modelo _____. Deve ser constituída de: ramo inspiratório = conexão cônica de 22 mm (macho); ramo expiratório = conexão cônica de 22 mm (fêmea); ramo do paciente = conexão cônica de 22 mm (macho) e 15 mm (fêmea), que se conecte perfeitamente aos intermediários do tubo endotraqueal ou da máscara. Deve ser confeccionada em material próprio ao uso, resistente aos processos usuais de desinfecção, isenta de irregularidades ou defeitos.

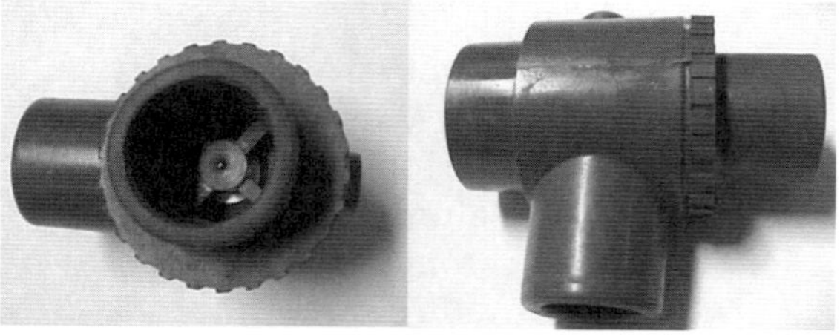

FIGURA 402 – Válvula sem reinalação.

Nº 426

Válvula servomático

- **Tipo:** Ventilação
- **Consumo:** Mensal
- **Especificação:** Válvula servomático de fluxo e de pressão103 para contro-

[103] A válvula servomático de pressão corta automaticamente o fluxo de N_2O na ausência de pressão de O_2 e a de fluxo proporcional garante uma concentração mínima de 25% de O_2 na mistura O_2/N_2O.

le de O_2 e N_2O, para garantir uma concentração adequada de gases, em aparelho de anestesia marca ___ ref.: ____, modelo ____.

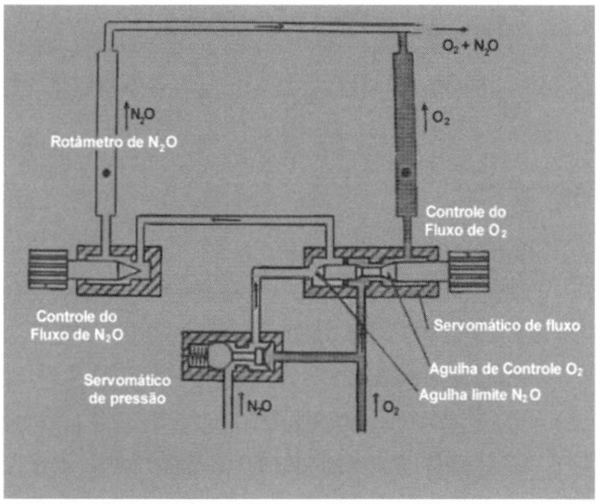

FIGURA 403 – Válvula servomático.

Nº 427

Valvulótomo

- **Tipo:** Angiografia
- **Consumo:** Mensal
- **Especificação:** Valvulótomo descartável, para desvalvulação atraumática de grandes veias *in situ*, confeccionado em fio-guia flexível, em aço inox, recoberto por polímero, atóxico, apirogênico, biocompatível, para suavizar o avanço, com ponta constituída por duas olivas cônicas, confeccionadas em polímero biocompatível, sendo uma guia e outra corte, com cerca de 110 cm de comprimento e diâmetro de ____mm.

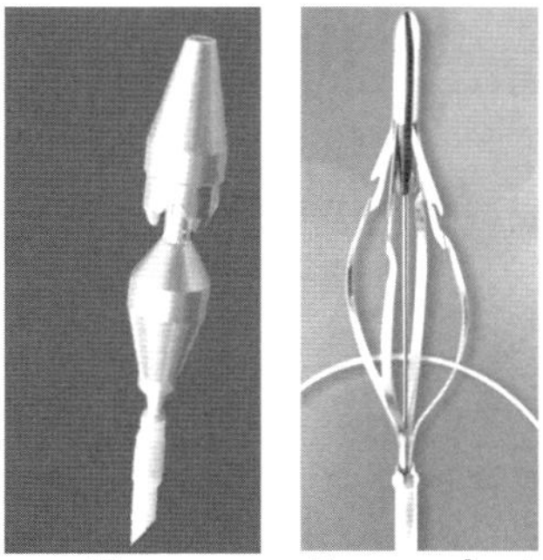

Fixo **Expansível**

FIGURA 404 – Valvulótomo.

Opções/Variações

- Diâmetros (mm): 3,0; 3,5; 4,0; 4,5; 5,0...
- Montado em cateter, autoexpansível, com 4 lâminas embutidas.

Nº 428

Vaselina líquida

- **Tipo:** Solução
- **Consumo:** Mensal
- **Especificação:** Vaselina[104] _____ mistura semissólida complexa de hidrocarbonetos que consiste principalmente de parafinas e cicloparafinas ou hidrocarbonetos aromáticos cíclicos, com pequenas quantidades de hidrocarbonetos benzênicos, enxofre e compostos oxigenados.

[104] A vaselina é constituída quase exclusivamente por hidrocarbonetos de elevado peso molecular, obtidos pela evaporação ao ar livre dos resíduos semilíquidos da destilação do petróleo, até que adquira uma consistência espessa. É de reação neutra, com ponto de fusão entre 0,855 e 0,880. A vaselina natural é obtida do petróleo e a artificial é obtida pela fusão de uma parte de parafina com quatro partes de óleo de parafina ou parafina líquida. A vaselina líquida é obtida dos resíduos da destilação do petróleo quando fervem acima de 360°, tratada com ácido sulfúrico e lavada com lixívia de soda e água, e posteriormente filtrada. Possui peso não inferior a 0,880° e ponto de ebulição a menos de 300° (Argentiére, 2005).

Opções/Variações

- Apresentação: kg/litro.
- Em pasta/líquida.

Nº 429

Vela

- **Tipo:** Básico B
- **Consumo:** Mensal
- **Especificação:** Vela para queimar, comum, de parafina e estearina, cor branca, mecha ou pavio adequado, centralizado no eixo, com ponta visível e uniforme na extremidade superior. Apresentação: pacote com 12 unidades.

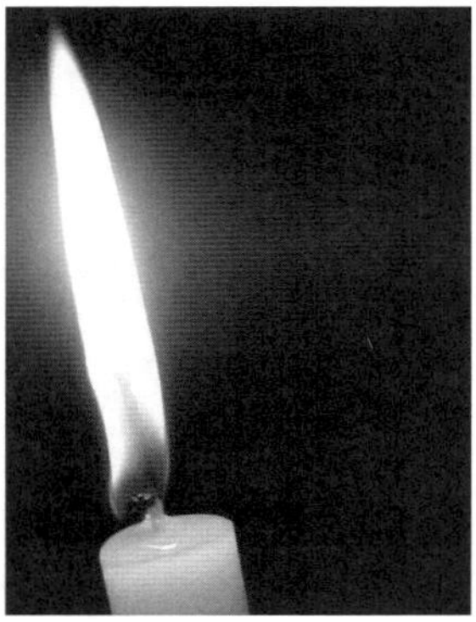

FIGURA 405 – Vela comum.

Opções/Variações

- (grama): 10, 13, 18, 27, 36.

Nº 430

Xilol

- **Tipo:** Solução
- **Consumo:** Mensal
- **Especificação**: Substância dita xilol105, solvente aromático constituído por mistura de hidrocarbonetos de cadeias simples, originário da destilação de petróleo, líquido límpido, incolor, de cheiro semelhante ao do benzeno, insolúvel na água e solúvel em álcool e em benzeno. Utilizado como coadjuvante farmacêutico – solvente – e em procedimentos efetuados em anatomia patológica. Volátil, altamente inflamável, nocivo por inalação e em contato com a pele. Embalagem em frasco de vidro escuro ou similar apropriado à adequada guarda do produto.

[105] $C_6H_4(CH_3)_2$ – P.M. 106,17/Cor (APHA): máx 10/Água: máx 0,05%. Resíduo após evaporação: máx 0,02%. Compostos sulfurosos (como S): máx 0,003%. Substância escurecida pelo H_2SO_4: passa teste.

Capítulo 5

Sutura

1. AGULHAS DE SUTURA

As agulhas cirúrgicas possuem três partes básicas: olho ou canal (fundo da agulha – encastoamento), corpo e ponta (Figura 1).

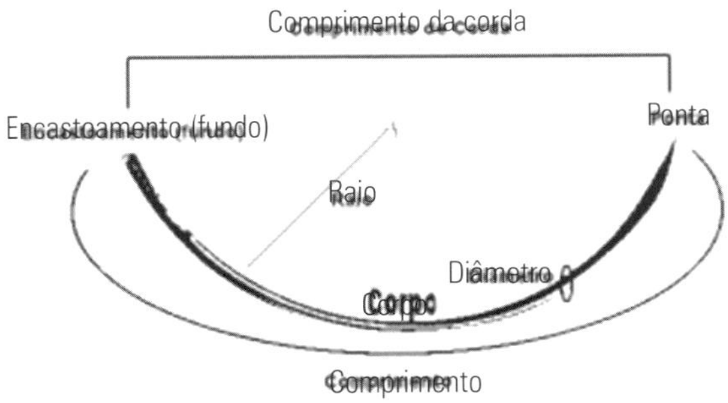

FIGURA 1 – Esquema de agulha de sutura.

Cada tipo, em comprimentos diferentes, visa atender aos diversos tipos de tecidos, com suas peculiaridades, como espessura, resistência e anatomofisiologia. Por exemplo, a pele é um tecido elástico, resistente e, conforme o local, apresenta espessuras diferentes. Os tecidos mais frágeis, como os do fígado, necessitam de agulha com a ponta romba, para evitar lacerações, e as gorduras e vísceras necessitam de agulhas cilíndricas. A escolha e a seleção de um tipo de agulha levam em conta a localização, com o objetivo de um trauma mínimo. O aspecto da curvatura da agulha vincula-se ao plano de sutura, ou seja, quanto mais inacessível o plano, maior a curvatura necessária. O tamanho da agulha é considerado como se a mesma estivesse esticada, e deve ser proporcional à espessura do tecido a ser transpassado, variando de 0,6 a 9,0 cm – quanto mais espesso for o tecido, maior deverá ser o comprimento da agulha[1].

Do ponto de vista técnico e de confecção, ao se avaliar uma agulha é importante que se observem alguns itens:

- a agulha não deve ter qualquer papel no processo de cicatrização, não devendo interferir em qualquer procedimento de forma efetiva. Para tanto,

[1] Couto, 1998.

deve ser confeccionada com uma têmpera em aço inoxidável absolutamente adequada, ou seja, possuir um equilíbrio na resistência para não dobrar, simultaneamente flexível, para dobrar antes de quebrar. Deve ser testada quanto a sua força máxima (não deve dobrar quando fletida até 90 graus), e seu ponto de retorno, que indica o desempenho da agulha ao resistir ao dobramento, retomando à sua forma original sem deformação ou quebra (entre 10 e 30 graus);

- deve efetuar um trauma tissular mínimo e suficientemente penetrante, sem esforço, para ultrapassar a resistência tissular, e para tanto deve ter um polimento homogêneo que garanta um perfeito deslizamento em nível tecidual;
- a siliconização proporciona maior lubricidade, fazendo com que a agulha deslize sem arrastar ou rasgar os tecidos adjacentes;
- deve ser suficientemente larga e de tamanho, forma e calibre apropriados à aplicação prevista;
- deve ser estéril e resistente à corrosão, para prevenir o transporte de microrganismos ou a entrada de corpos estranhos dentro da ferida cirúrgica;
- deve ter um desempenho adequado quando em porta-agulha, para que não gire e permaneça estável;
- deve ter boa ductibilidade, que é a resistência que uma agulha tem para não quebrar com uma determinada pressão.

2. TIPOS DE AGULHAS

As agulhas de sutura são confeccionadas em aço inoxidável com liga, geralmente, da série 400:

- 420: cromo carbono;
- 420F: cromo-carbono com maior percentual de enxofre;
- 455: cromo-níquel-titânio.

A qualidade relaciona seu diâmetro com a característica do tratamento dado:

- tratamento térmico: têmpera (melhora a dureza do aço), revenimento (siliconização: melhora a ductilidade do aço), recozimento (destêmpera do canal: retoma às boas condições de maleabilidade do canal) e envelhecimento (melhora a dureza do aço);
- tratamento superficial: lavagem, eletropolimento, *visiblack*, passivação e siliconização;
- forma do corpo que seja rígido e flexível, com estabilidade;
- qualidade do encastoamento (canal ou *drill*).

3. CLASSIFICAÇÃO POR TIPO DE CANAL (FUNDO)

Fundo Falso: Onde o fio é encaixado sob pressão na parte final (Figura 2).

Fundo Fixo: Onde o fio é introduzido através do orifício (Figura 3).

Obs.: Em ambas, a sutura é determinada mais traumática, pois a agulha vai penetrar, e o fio ficará duplo.

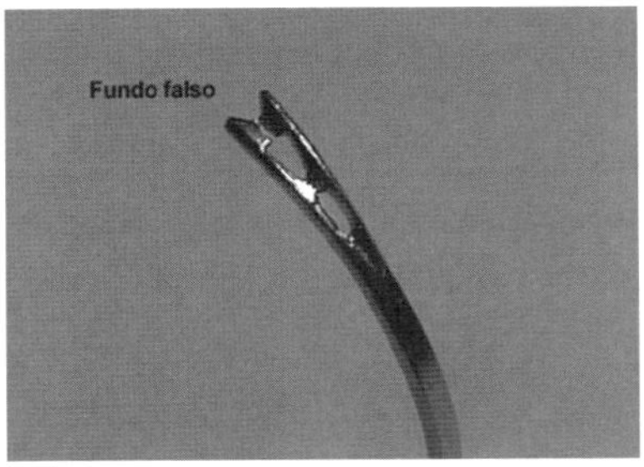

FIGURA 2 – Fundo falso.

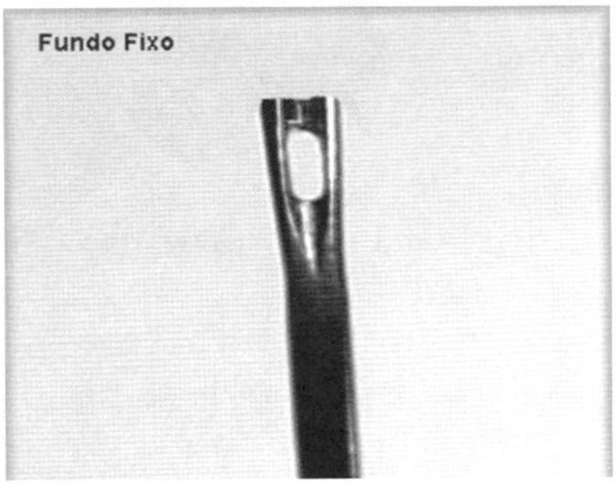

FIGURA 3 – Fundo fixo.

Encastoadas: Já com o fio, com sistema de canal (*drill* ou *laser drill*), não necessitam ser limpas, causam menor trauma e menos risco de perda da agulha. Estas últimas podem se apresentar: uma agulha encastoada a um fio de sutura, duas agulhas em um único fio, ou uma agulha em um laço (Figura 4).

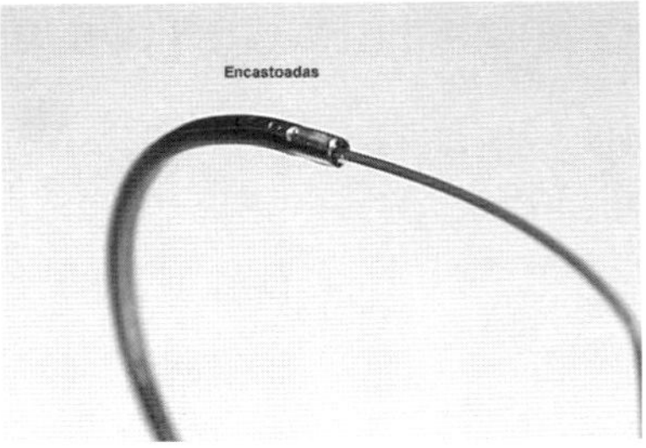

FIGURA 4 – Encastoada.

4. CLASSIFICAÇÃO POR FORMATO DO CORPO

Retas: Normalmente são utilizadas para fechar a pele, em artroscopia, meniscos e oftalmologia, na fixação de lentes intraoculares (Figura 5).

Compostas: Retas em seu corpo, com a ponta em curva (SKI), são utilizadas em procedimentos laparoscópicos. Ocasionam trauma na passagem, pela necessidade de se alterar ângulos, com difícil manuseio para uma colocação precisa, em função da curvatura da agulha (Figura 6).

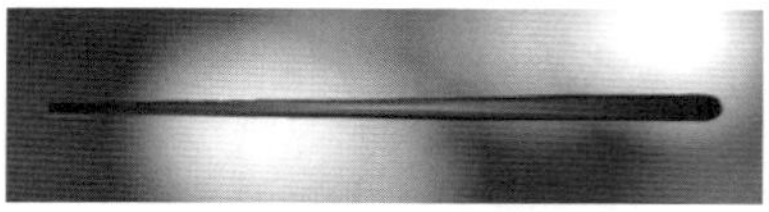

FIGURA 5 – Reta.

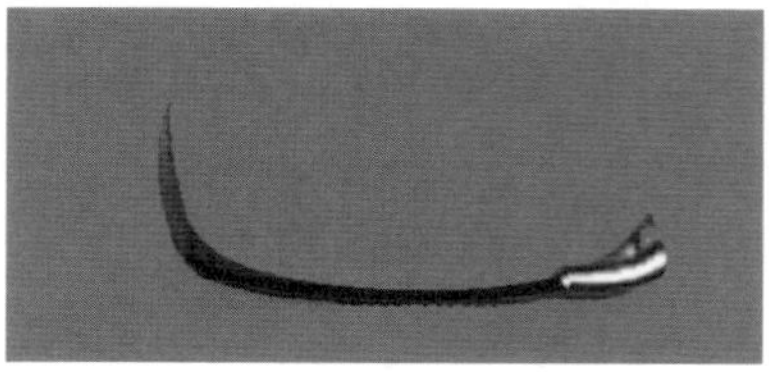

FIGURA 6 – Composta.

Curvas: 1/4, 3/8, 1/2, 5/8, composta.

- 1/4 de círculo (oftalmologia e microcirurgia) (Figura 7).

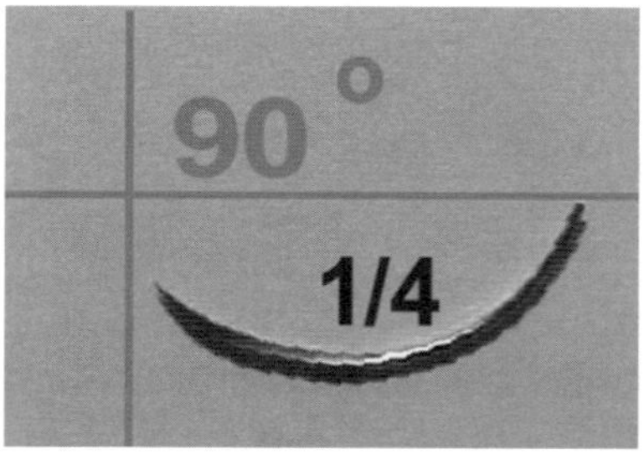

FIGURA 7 – Agulha de 1/4 de círculo.

- 3/8 de círculo (profundidade superficial) (Figura 8).

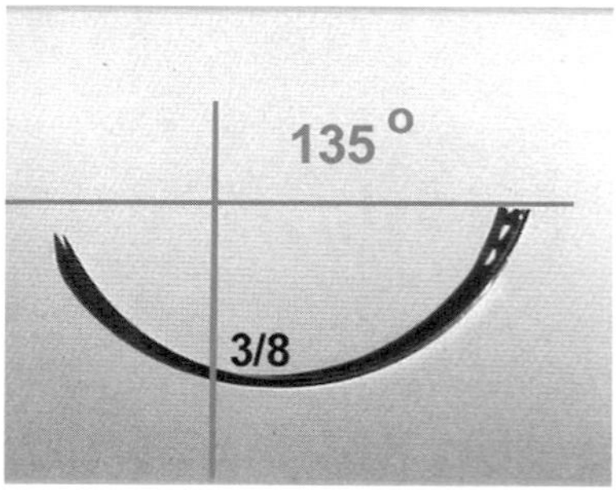

FIGURA 8 – Agulha de 3/8 de círculo.

- 1/2 círculo (áreas de difícil acesso – cavidades) (Figura 9).
- 5/8 de círculo (facilidade de resgate urologia e cavidades profundas) (Figura 10).

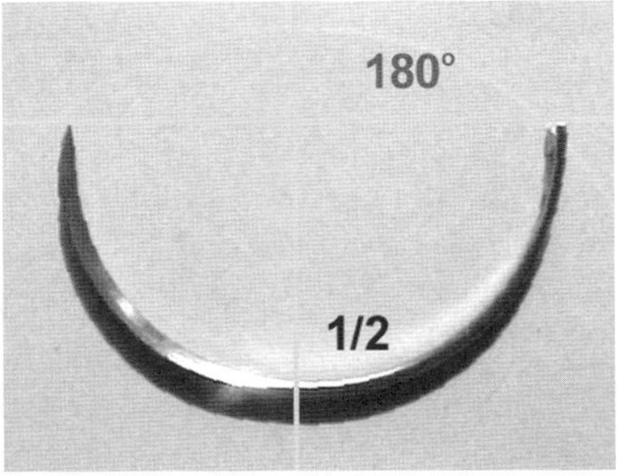

FIGURA 9 – Agulha de 1/2 círculo.

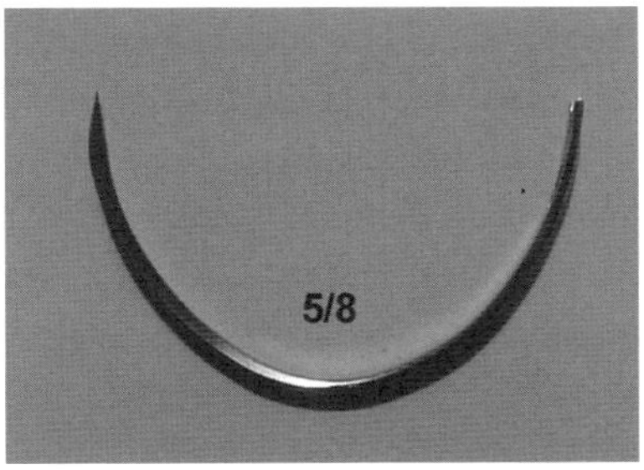

FIGURA 10 – Agulha de 5/8 de círculo.

- Curva composta (gancho): segmento anterior em oftalmologia, para minimizar estigmatismo pós-operatório (Figura 11).

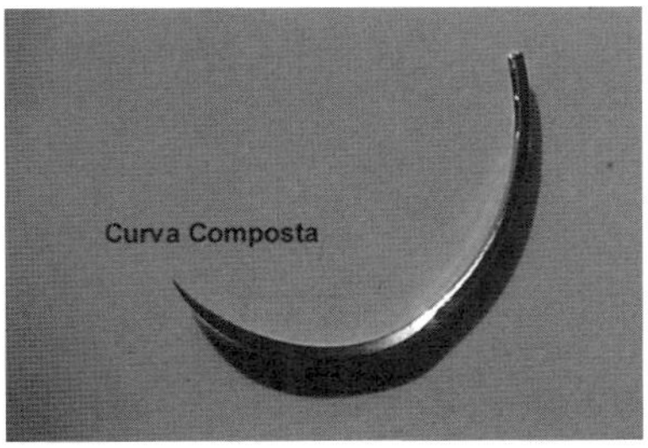

FIGURA 11 – Curva composta.

5. CLASSIFICAÇÃO POR TIPO DE PONTA

Também são classificadas pelo tipo de ponta que possuem e pelo formato detalhado de corte associados ao corpo.

5.2. Agulhas Cilíndricas (Não Cortantes)

Estas agulhas possuem um corpo arredondado e são usadas em tecidos que oferecem pouca resistência à passagem da agulha. Tendem a afastar os tecidos para o lado, mais que a cortá-Ios. São as agulhas utilizadas com mais frequência. Podem apresentar-se com diferentes tipos de ponta: afiada, romba ou *visiblack*.

- *Afiada:* tem o corpo arredondado afinando-se até se tornar puntiforme. Esta agulha é geralmente escolhida quando se pretende que haja um mínimo traumatismo dos tecidos. As principais áreas para sua utilização são as de tecido mole: peritônio, fáscias, vasos sanguíneos, útero e tecidos subcutâneos (Figura 12).

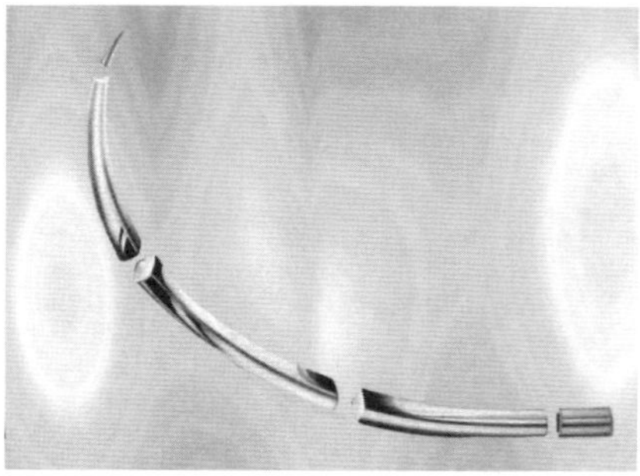

FIGURA 12 – Agulha cilíndrica afiada.

- Romba ou atraumática: é uma agulha sem bico, evitando a dilaceração tecidual e difícil de penetrar em vasos sanguíneos, usada para suturar tecidos friáveis (órgãos compactos), como o fígado, rim, baço ou cérvice, pois separa os tecidos sem cortá-los (Figura 13).

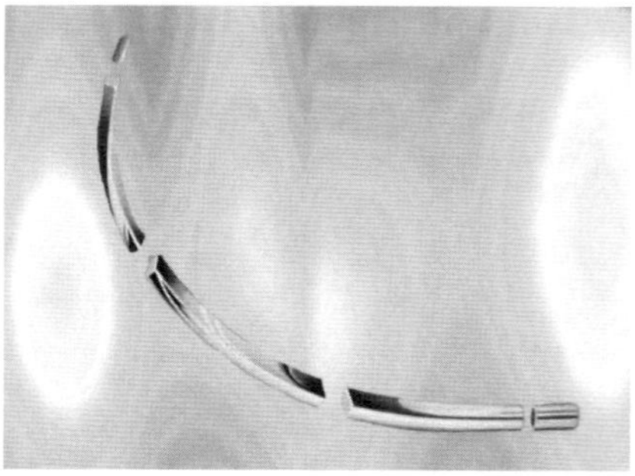

FIGURA 13 – Agulha cilíndrica romba.

- *Visiblack:* uma agulha de ponta cônica fina. Tem melhor penetração, o traumatismo é mínimo e é colorida de preto para melhor visibilidade (aumenta a sua visibilidade no campo operatório e reduz o reflexo das luzes do mesmo). As principais áreas para sua utilização são: cardiovascular e anastomose das trompas uterinas (Figura 14).

5.3. **Agulhas Triangulares (Cortantes ou Cuticulares)**

São agulhas que produzem um pequeno corte no tecido. São utilizadas

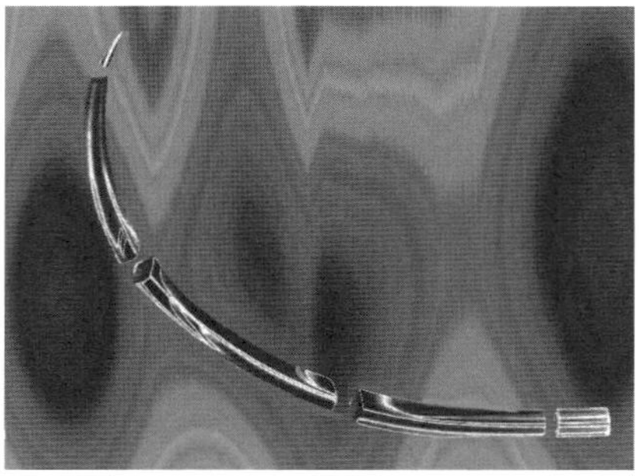

FIGURA 14 – Agulha cilíndrica visiblack.

em tecidos em que uma ponta redonda não poderia atravessar, como a pele, tendão ou periósteo. Também apresentam variações de constituição:

- Piramidal: o corpo é cilíndrico e a ponta, triangular, favorecendo uma melhor penetração, porém, possui uma extremidade cortante confinada apenas à ponta. Também chamada de agulha "ponta de trocarte". É utilizada em cirurgia cardíaca, fáscia, ginecologia (Figura 15). Símbolo: 

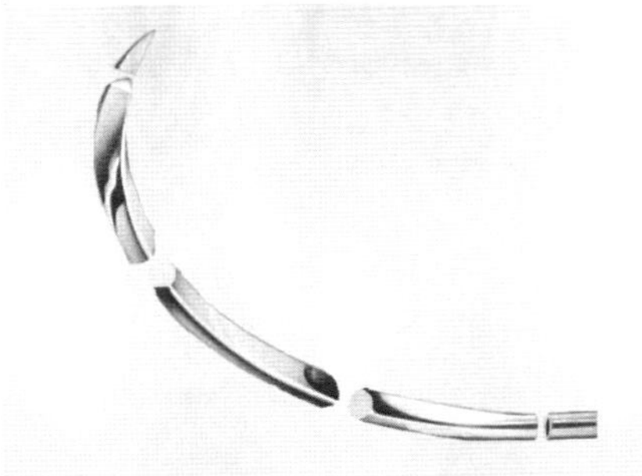

FIGURA 15 – Agulha piramidal.

- Triangular de corte invertido (reverso): possui duas bordas cortantes laterais e uma terceira na curvatura exterior (procura a profundidade), ou seja, tem um perfil de triângulo côncavo, com menores ângulos nas arestas de corte. Esse tipo de ponta é mais forte e elimina o risco de a sutura rasgar o tecido, e amplia a base da parede que está sendo suturada. É mais utilizada em pele, cirurgia plástica, ortopedia (Figura 16). Símbolo: 
- Triangular de corte convencional: possui duas bordas cortantes laterais e uma terceira na curvatura interior (procura a superfície), ou seja, os lados internos são afiados, com corte lado interno, o que ocasiona menor trauma de passagem, e o corpo é achatado ou quadrado. É utilizada em pele, ligamentos, tendões, cavidade nasal, orofaringe (Figura 17). Símbolo: 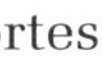

Losangular: cortes paralelos e simétricos, com perfuração que se ini-

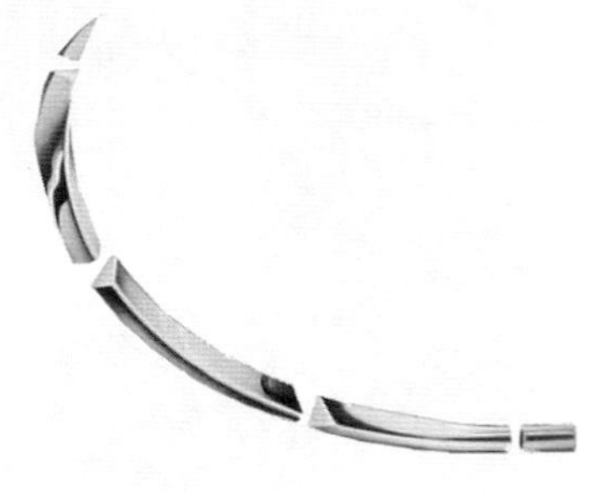

FIGURA 16 – Agulha triangular de corte invertido (reverso).

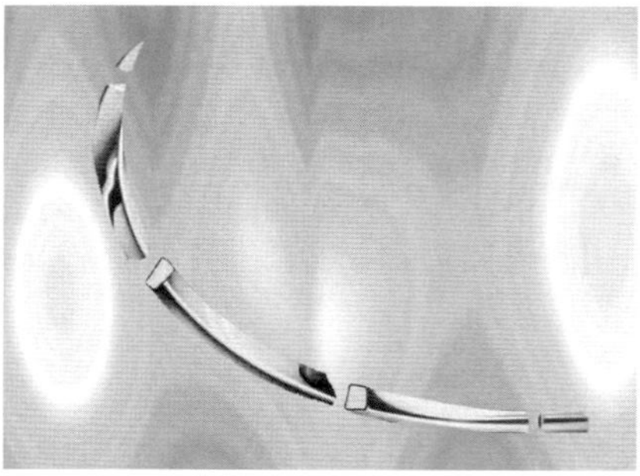

FIGURA 17 – Agulha triangular de corte convencional.

cia por cortes bilaterais, e o diâmetro é inferior ao diâmetro do corpo da agulha. Menos traumática que as triangulares, por ter sua terminação cilíndrica. É utilizada em sutura de esterno (Figura 18). Símbolo:

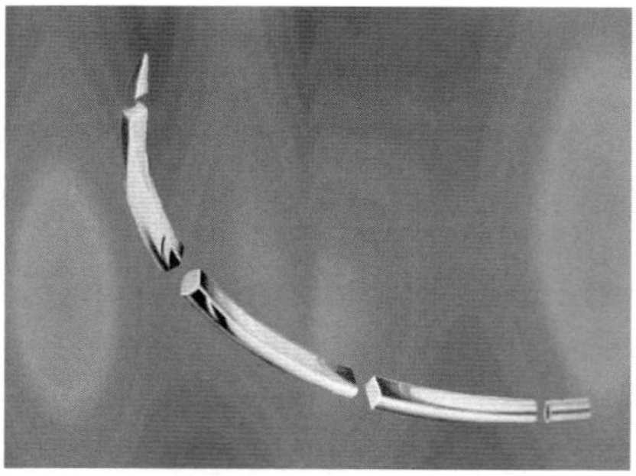

FIGURA 18 – Agulha losangular.

- Agulha espatulada ponta de lança: fina, afiada, achatada, com bordas laterais cortantes, o que permite a passagem por tecidos circunvizinhos sem cortá-los. É mais utilizada em cirurgias oftalmológicas, pois seu desenho separa as finíssimas camadas da esclera e do tecido corneal (Figura 19). Símbolo:

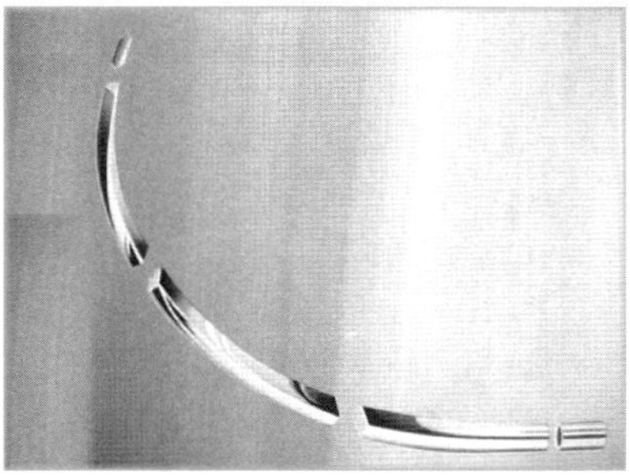

FIGURA 19 – Agulha espatulada ponta de lança.

- Agulha espatulada côncava escleral: maior penetração, com redução de traumas nos tecidos do segmento anterior em cirurgias oftalmológicas. Sua ponta facilita a ancoração do nó (Figura 20). Símbolo:

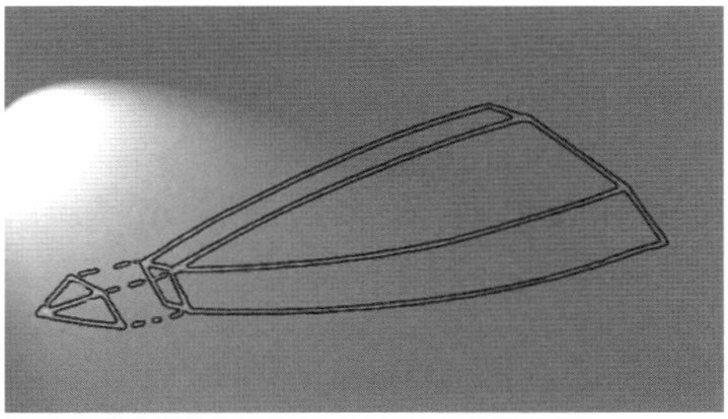

FIGURA 20 – Agulha espatulada côncava escleral.

Modelo básico de descritivo de agulha para sutura:

Agulha para sutura cirúrgica nº ____ , fundo falso, forma _____ círculo, ponta _____, para suturas ________ ________, confeccionada em aço inoxidável, uniforme, isenta de defeitos, rebarbas ou oxidação, resistente aos processos usuais de esterilização, conforme normatização da ABNT. Envelope de papel ou plástico transparente contendo uma dúzia, devidamente rotulado com os dados de identificação e procedência, acondicionado em caixa ou pacote com 12 envelopes.

6. FIOS DE SUTURA

Um dos produtos mais importantes, desde o momento em que se descobriu o acesso ao interior do organismo humano para efetuar uma cura mais efetiva, os fios de sutura ocupam um lugar de destaque na história da Medicina, posto que sem algo que efetuasse a recuperação da integridade, ou próximo a isso, não se poderiam realizar procedimentos cirúrgicos[2].

A primeira referência a materiais de sutura ocorre na literatura egípcia no século XVI a.C., no papiro de Edwin Smith, que relata o uso de

[2] Ethicon, 1990.

tiras e fios de linho para aproximação de bordos de ferida. No decorrer dos tempos o material de sutura não era muito empregado devido ao desconhecimento dos métodos de esterilização e aconteciam mais óbitos pelo tratamento, do que pela patologia. Durante a Idade Média as suturas foram postas à parte e a cauterização foi usada por longo tempo. Ainda assim, ocorriam óbitos pelo tratamento, já que áreas queimadas poderiam se desprender e recomeçar hemorragias. Em 1869, Joseph Lister foi o primeiro a usar o fio de seda previamente desinfetado com solução de ácido carbônico. Em suas ideias estão as bases da moderna concepção de suturas e ligamentos.

Um dos mais populares e mais usados no grupo dos fios absorvíveis é o *catgut*. A palavra *catgut* é uma distorção da palavra *kitgut*. Sua origem vem das cordas de instrumentos musicais, pois o intestino de carneiro torcido era utilizado para fazer as cordas de harpas na antiga Grécia. Supõe-se que Rhazeo (900 a.C.), cirurgião árabe, tenha sido o primeiro a usar na sutura de feridas abdominais, as tais cordas de harpa.

Um variado leque de materiais foi usado, ao longo da história, como suturas: ouro, tendão de canguru, crina de cavalo preta, tântalo, linho, arame, tecido intestinal, algodão, seda e materiais sintéticos. O tratamento das suturas, atualmente, é feito com solução de sais de cromo e revestimento em silcone. Atualmente se observa o aparecimento dos grampeadores cirúrgicos mecânicos, das colas de resina para pequenas lesões ou procedimentos invasivos de pequeno porte. Esta grande variedade se deve à permanente procura de uma sutura ideal.

Os fios de sutura basicamente são usados para suturas e ligaduras ou laqueaduras. As suturas são procedimentos cirúrgicos com finalidade de união das bordas de incisões para manter contato entre os tecidos durante a cicatrização, além de evitar a exposição dos tecidos cruentos. As ligaduras ou laqueaduras são procedimentos cirúrgicos com a finalidade de interromper o fluxo de um órgão ou de uma estrutura.

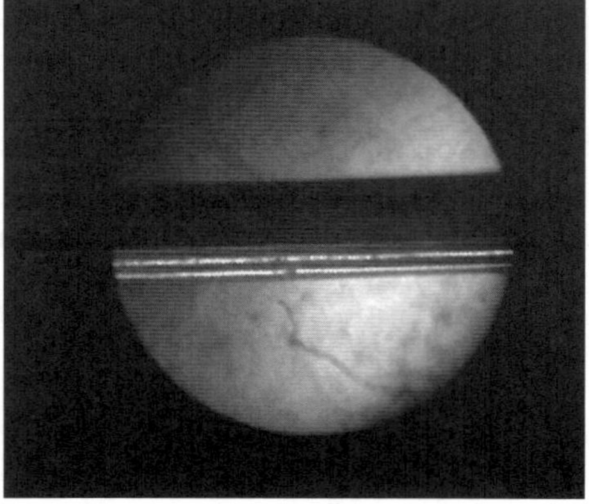

FIGURA 21 – *Nylon.*

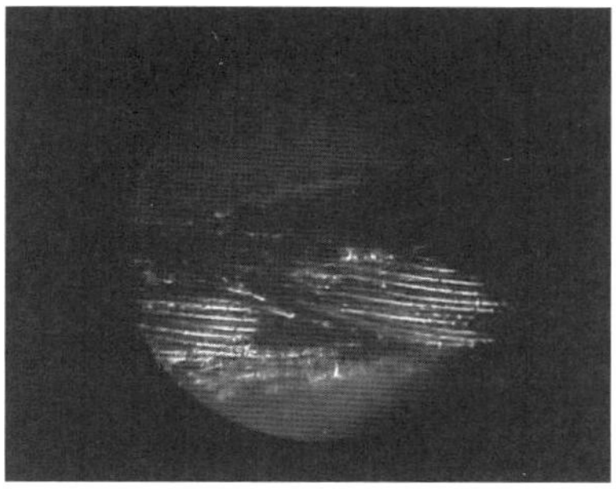

FIGURA 22 – Algodão torcido.

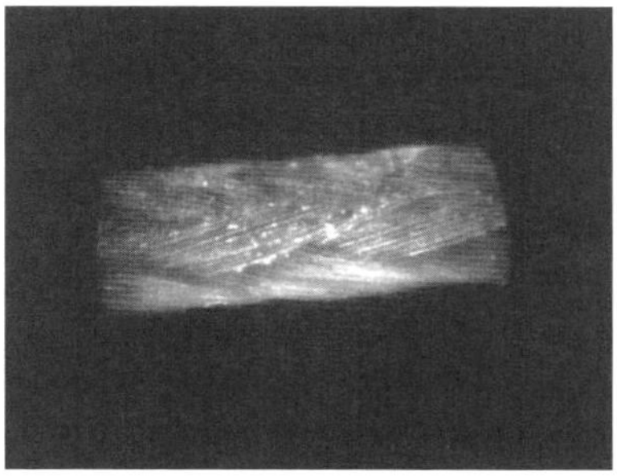

FIGURA 23 – Ácido poliglicólico trançado.

6.1. Características dos Fios

Os fios podem se apresentar em um único fio, numa estrutura física única, fina e homogênea, denominados monofilamentos, como polidioxanona, poliglecaprone, polipropileno, poliamidas e os metálicos.

Quando apresentam monofilamentos finos torcidos ou entrelaçados, com maior resistência, flexibilidade e maleabilidade, são denominados multifilamentos. Denominam-se multifilamentos torcidos quando são elaborados retorcendo-se os filamentos, um ao redor do outro, como o *catgut*, o algodão, o linho e a seda. E denominam-se trançados quando são elaborados em forma de trança, entrecruzando-se três ou mais filamentos, como o poliéster e a poliglactina.

Podemos avaliar um fio de sutura conforme algumas características, que serão vistas a seguir.

Mecânicas

- Resistência à tração: máxima força que um fio pode suportar submetido a um esforço longitudinal – é mensurada pela força em quilogramas (kgf) que o fio pode suportar antes que se rompa quando atado. A resistência tênsil sobre um nó cirúrgico é menor quando comparada à resistência tênsil por tração direta, numa escala decrescente: aço, poliéster, *nylon* monofilamento, *nylon* trançado, polipropileno, sintéticos absorvíveis, *catgut*, seda, linho e algodão. Levando-se em conta o mesmo calibre e o material, os monofilamentos são mais resistentes que os multifilamentos.

- Deformação: quando um fio é submetido a uma força longitudinal, para a feitura dos nós, sofre dois tipos de deformação: longitudinal ou contração do calibre.
  - Deformação não permanente: o fio retorna às características iniciais de plástico.
  - Deformação permanente: o fio não retorna às características iniciais de plástico.
- Trabalho de ruptura: mede a capacidade de um fio para suportar um choque repentino de uma energia determinada.
- Flexibilidade: facilidade de manipulação e realização de nós, o maior número de zonas amorfas equivale à maior flexibilidade. É maior quando é menor o calibre.
- Superfície e capilaridade: o traumatismo provocado nos tecidos é maior quando se utilizam multifilamentos entrelaçados, porém a segurança dos nós nestes é maior. A capilaridade (capacidade de absorção de um líquido através de um fio de sutura) é maior nos torcidos e trançados.

Biológicas

- Aderência bacteriana: pela capilaridade e rugosidade da superfície, é maior nos multifilamentos.
- Reação tecidual: depende da quantidade de material, da estrutura química (que pode provocar uma ação antígena ou irritante), e da presença e quantidade de corantes, lubrificantes e conservantes.

Aço polipropileno → poliglicólicos → poliéster poliamida → seda →
→ linho → *catgut* normal → catgut cromado

- Reabsorção: enzimática/hidrólise (desdobramento das moléculas de determinados compostos pela ação da água).

6.2. **Fios Absorvíveis**

São definidos como aqueles produzidos com material que possa ser digerido pelas células e fluidos corporais durante e após a cicatrização dos tecidos. São submetidos de tal forma a processos de tratamento que o tempo de absorção coincide com o tempo de absorção dos tecidos. A absorção é feita por degradação enzimática, ou seja, os tecidos são digeridos por enzimas, ou hidrolisados pelos fluidos tissulares.

Absorvível Natural

O grau de absorção nas suturas tem sido alvo de numerosos estudos. A velocidade e a natureza de absorção têm sido investigadas juntamente com o efeito da absorção em relação ao tamanho da superfície da implantação, temperatura corporal e infecção. O processo de absorção é feito por fagocitose e por enzimas proteolíticas tissulares.

Absorvível Sintético

Tem o objetivo de minimizar a reação dos tecidos, prever o tempo de absorção e aumentar a força tênsil. O processo de absorção é feito por hidrólise, perdendo a resistência tênsil por volta de 60 a 90 dias, com absorção após cerca de 6 meses.

7. CALIBRES

Vão de 7 a 0 (decrescendo o diâmetro), passando depois a serem expressos em número de zeros, sendo o diâmetro tanto menor quanto maior o número de zeros.

Ex.: 0 > 3-0 (000) > 7-0 (0000000) > 11-0 (menor).

Obs.: o cabelo humano corresponde a cerca de 7-0 (Figura 24).

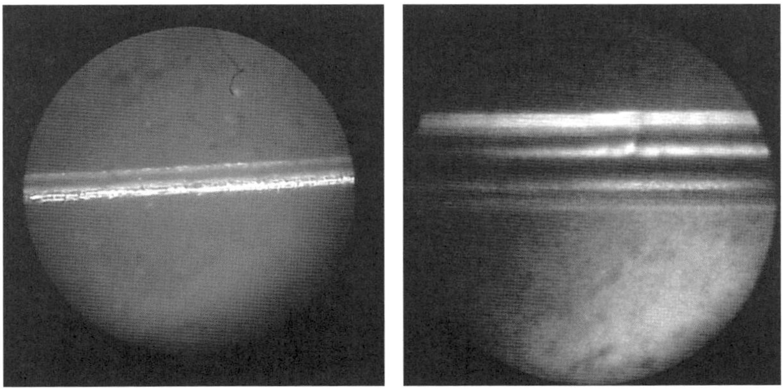

FIGURA 24 – Cabelo humano e fio de poliéster 2-0.

O calibre do fio é relacionado com sua espessura, bem como com o tipo de material utilizado em sua confecção, e a escolha depende do tipo e da espessura de tecido, da localização da sutura, da tensão exercida na incisão durante o período esperado de cicatrização, da patologia, da terapêutica e das condições da área cirúrgica. Quanto mais tenso e espesso o tecido, maior o calibre do fio de sutura. Assim, considerando-se esses fatores, temos uma linha de indicações associada aos diâmetros dos fios, conforme se observa no Quadro 1.

Quadro 1 – Associação dos Calibres dos Fios com as mais Frequentes Indicações			
Maior diâmetro			Menor diâmetro
5 4 3 2 1	0 2-0 3-0 4-0	5-0 6-0 7-0 8-0 9-0	10-0 11-0 12-0
Retenção e alto esforço tênsil	Fechamento geral e gineco	Cirurgia plástica e cuticular	Microcirurgia e cirurgia oftálmica

7.1. Embalagem

Um fio cirúrgico é embalado conforme o material do qual é composto. Por exemplo, o *catgut* necessita de solução conservante. Alguns fios são colocados dentro de um cartão progel para proteção e um envelope aluminizado por fora, além da embalagem em pétala, de um lado grau cirúrgico e do outro poliamida. Este envelope completo é denominado embalagem de manuseio. Estes envelopes são acondicionados em caixas de papelão com formato adequado, e de fácil abertura para retirada apenas do necessário, denominadas embalagens de armazenamento.

Assim, sugerimos uma forma básica para solicitação de fio para sutura e conjunto de agulha:

- Fio cirúrgico para sutura em ______, 15 fios, diâmetro nº 0, com aproximadamente __ cm de comprimento.
- Embalagem individual, estéril em processo que garanta comprovadamente ausência de resíduos tóxicos, em envelope apropriado para seu devido acondicionamento, que o mantenha absolutamente íntegro até o momento do uso, constando em cada envelope, de forma clara, nítida e em língua portuguesa dados de identificação, procedência, data de fabricação, tipo de esterilização e prazo de validade, acondicionado em caixa. É necessário apresentação de amostra do produto.
- Apresentação: caixa com 12/24/36 envelopes.
- Conjunto de agulha e fio para sutura, ____, com ____ cm de comprimento, calibre nº __, com ____ agulha(s) de ____ de círculo, medindo ____ cm de comprimento, com ponta ______, confeccionadas de acordo com as normas da ABNT. Embalagem individual estéril, em envelope, constando, em cada envelope, individualmente, dados de identificação, procedência, data, tipo de esterilização e prazo de validade, acondicionada em caixa, também identificada conforme o supracitado. É necessário apresentação de amostra do produto.
- Apresentação: caixa com 12/24/36 envelopes.

8. TIPOS DE FIOS

Ácido Poliglicólico

Composição: sintético.

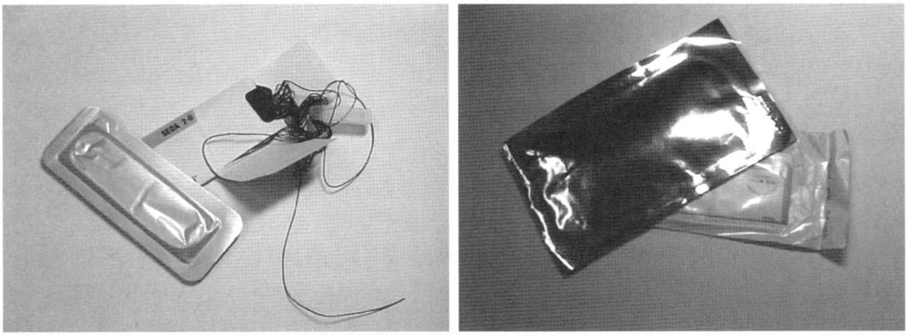

FIGURA 25 – Embalagem de fio de sutura.

Construção: trançado.

Tipo/tempo de absorção: absorvível sintético – 90 dias.

Processo de absorção: hidrólise.

Uso e observações: a degradação da fibra sintética de ácido poliglicólico é feita por hidrólise química, com reação tissular mínima, pois é fisiologicamente inerte e aproteica. Pode-se apresentar como mono ou multifilamento. Sua absorção tissular é uniforme e previsível, mantendo-se resistente durante o período crítico de cicatrização, mesmo em presença de infecção. A resistência do nó é bem elevada, não correndo, nem desatando quando a primeira volta é colocada com cuidado. É traçado e muito flexível, de fácil manuseio.

Uso: suturas de aponevroses, peritônio, estômago, intestino, vesícula e vias biliares, vias urinárias, cavidade oral, cirurgia ginecológica e cirurgia torácica.

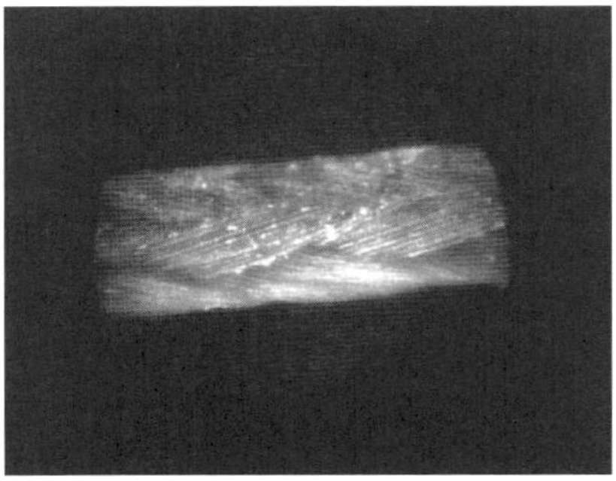

FIGURA 26 – Ácido poliglicólico N. 1.

Aço

Composição: natural mineral.

Tipo/tempo de absorção: não absorvível (permanece encapsulado).

Força tênsil: mantém força inicial indefinidamente.

Composição, principais áreas de uso e observações: aço inox puro, 316L, com baixo teor de carbono, podendo ser monofilamento ou multifilamento entrelaçado. Mantém sua força tênsil inicial indefinidamente, portanto não ocorre absorção, permanecendo encapsulado, e possui a cor prata (natural).

Uso: cirurgia plástica, cirurgia traumática e ortopédica, cirurgia torácica (fechamento de esterno).

Obs.: é maleável e fácil de esterilização. É inerte nos tecidos, com reação tissular praticamente nula, sendo a mais resistente das suturas, com grande força tensional proporcional ao seu diâmetro. É facilmente removido dos tecidos quando usado como sutura de tensão, indicado nos casos em que se espera uma cicatrização lenta e pode ser usado em casos de infecção. Com manuseio mais difícil que qualquer outro fio, não tem elasticidade, não é biodegradável, entorta-se com mais facilidade e os nós ficam volumosos.

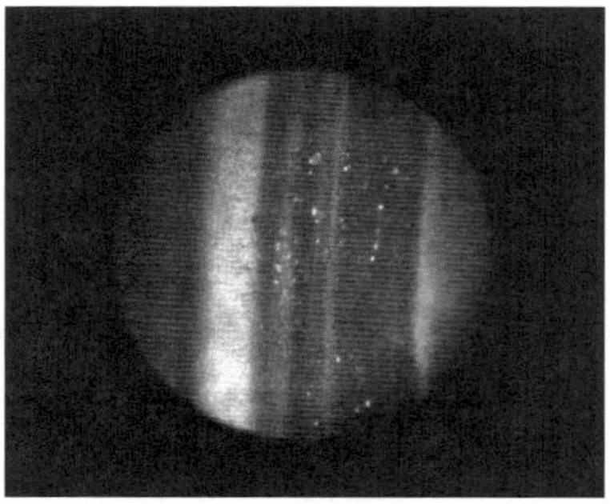

FIGURA 27 – Fio de aço N. 2-0.

Algodão

Composição: natural vegetal.

Tipo/tempo de absorção: não absorvível.

Composição, principais áreas de uso e observações: é um fio não absorvível, feito de algodão vegetal de fibras longas, submetido a um processo de tratamento que o torna macio. Utilizado há 1.500 anos. Foi utilizado na Guerra Civil americana e na Segunda Guerra Mundial. O algodão pode ser encerado, simples e duplo. Pode ser usado em lugar da seda ou *catgut* em quase todos os tipos de cirurgia geral. É biodegradável.

Uso: nºˢ 24, 30 e 50 para ligar pequenos vasos ou em cirurgia plástica, nºˢ 10 e 16 para ligadura de vasos mais calibrosos, em sutura de parede abdominal, tubo gastrointestinal e cirurgia geral.

Obs.: possui baixo custo por ser fácil de ser encontrado, de fácil manuseio e a esterilização não prejudica a força tênsil do fio. É contraindicado na presença de infecções e necessita de técnica especial para uso. A autoclavagem é feita durante 15 a 121°C, 1,5 a 1,7 libras de pressão; resistindo no máximo a duas esterilizações.

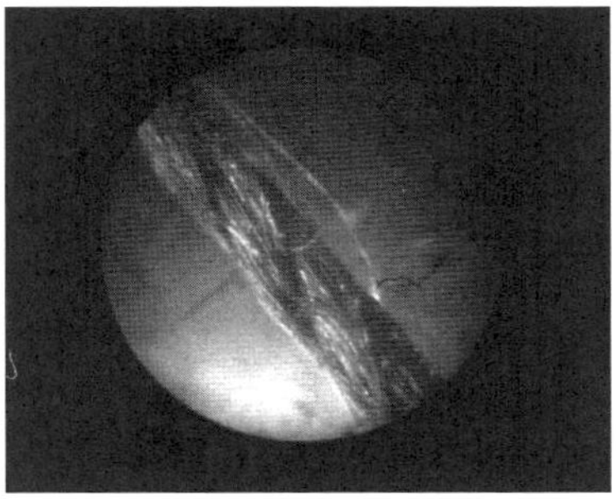

FIGURA 28 – Fio de algodão N. 0.

Catgut

Composição: natural animal (colágeno). Camada serosa do intestino delgado de bovinos sadios, que possui fibras longitudinais, proporcionando resistência ao fio.

Tipo/tempo de absorção: absorvível natural.

- normal ou simples – 70 dias;
- cromado – 80 a 90 dias.

Composição, principais áreas de uso e observações: primeiro terço do intestino delgado de animais sadios, em geral carneiro, vaca ou outro herbívoro, recentemente mortos e inspecionados, composto de proteína – colágeno – e essa camada serosa do intestino delgado dos bovinos sadios possui fibras longitudinais, proporcionando uma maior resistência ao fio. A absorção é feita por degradação enzimática (fagocitose). A apresentação habitual é normalmente em invólucro com líquido conservante e flexibilizante, sendo confeccionado de modo torcido.

- ***Catgut* simples:** é o que não sofre nenhum tratamento que altere seu período de digestibilidade. A resistência tênsil é de 7 a 10 dias, sendo 100% no primeiro dia, cerca de 40% no sétimo dia e em torno de 5% no décimo quarto dia, e o período de absorção varia de 60 a 90 dias. É conhecido como "simples tipo A". Os *catguts* simples têm maior facilidade de manipulação, pois têm menor rigidez.
- ***Catgut* cromado:** é o tipo simples que foi impregnado com sal de ácido crômico, tânico ou outro sal. O período de absorção no organismo varia de acordo com o calibre do fio e a quantidade de substâncias químicas que o fio absorveu. A resistência tênsil é de 17 a 21 dias, sendo de 100% no primeiro dia, aproximadamente 65% no sétimo dia, em torno de 40% no décimo quarto dia e 10% no vigésimo dia. Em relação ao processo de absorção, o *catgut* cromado está classificado em três tipos:
  - levemente cromado: tipo B – absorção varia de 80 a 90 dias;
  - meio cromado: tipo C – absorção varia de 90 a 100 dias;
  - fortemente cromado: tipo D – absorção varia de 100 a 110 dias.
- Sutura gastrointestinal: com a mesma origem do *catgut*, e o mesmo processo de fabricação, até a fase das fitas antes da torção. Possui espessura de 0,7 a 0,9 mm, cortada na largura de 18 mm e no comprimento

de 50 cm. Pode ser simples ou cromada, com ou sem agulha. Quando agulhada, forma ângulos, fio e agulha são uma só unidade. É utilizada sempre que se necessite de um suporte para grande superfície ou de uma sutura para aplicar tensão com o mínimo de trauma em suturas de tubo gastrontestinal, períneo, artérias, nervos, cirurgia renal, traumatismo de vísceras, ossos etc.

Uso: Suturas gástricas, intestinais, vesiculares, vias urinárias, útero, aponevroses, tecido celular subcutâneo, pulmão.

Obs.: Numeração de 1 a 5 zeros e de nºˢ 1 a 3.

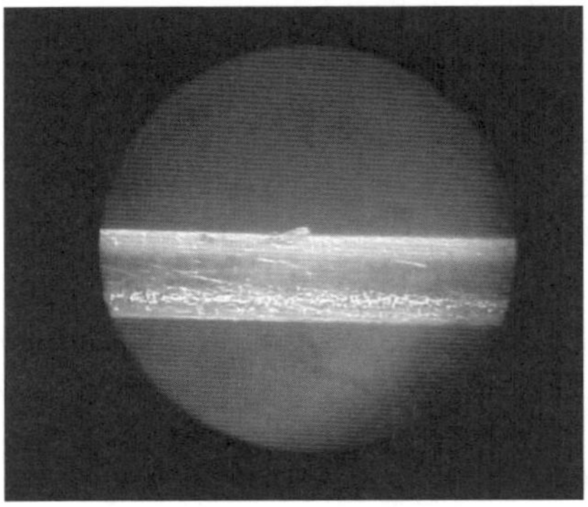

FIGURA 29 – Catgut simples N. 0.

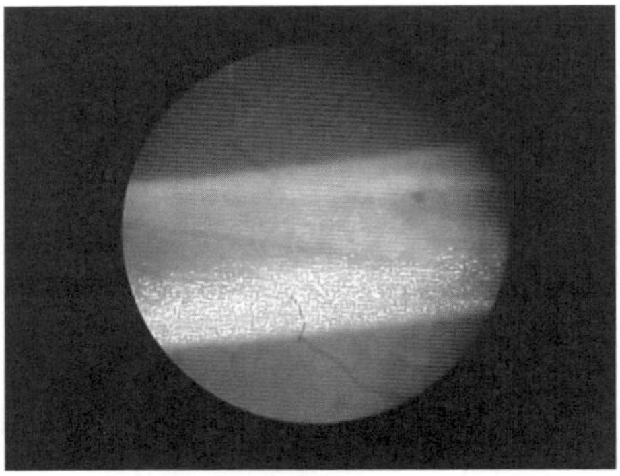

FIGURA 30 – Catgut cromado N. 2.

Linho

Composição: natural vegetal.

Tipo/tempo de absorção: não absorvível.

Composição, principais áreas de uso e observações: extraído do caule do *Linum usilatisisimum*.

É biodegradável, confeccionado de forma torcida, na cor palha, com resistência tênsil semelhante à da seda, um pouco inferior, com absorção por fagocitose em torno de 1 ano.

Uso: sutura de feridas em que seja necessária elevada resistência e longa permanência.

Poliamida

Composição: sintético.

Tipo/tempo de absorção: não absorvível.

Composição, principais áreas de uso e observações:

Nylon: é feito de proteínas sintéticas provenientes de derivados de carvão e alcatrão, obtidas a partir de monômeros de poliamida pura (monômero 6 e 6,6).

Degrada-se 20% ao ano, sendo degradado enzimaticamente e metabolizado pelo organismo. Sua resistência tênsil é de 100% no primeiro dia, 80% no primeiro ano, 65% no segundo ano e 0% no quinto ano. Apresenta-se como monofilamento ou multifilamento entrelaçado.

Supramid: apresenta-se como monofilamento e multifilamento.

Uso

Nylon: pele, aponevroses, pontos de retenção, encerramento em massa de parede abdominal, tendões.

Obs.: possui superfície lisa (monofilamentos), é resistente à água e tem elevada elasticidade e resistência à tração, e não irrita os tecidos. Possui uma determinada rigidez, o que pode se traduzir em pouca segurança nos nós. Não é recomendado na presença de infecções.

Supramid: encerramento de feridas superficiais, usado como alternativa à seda em neurocirurgia e cardiovascular, por ser menos reativo e 25% mais forte.

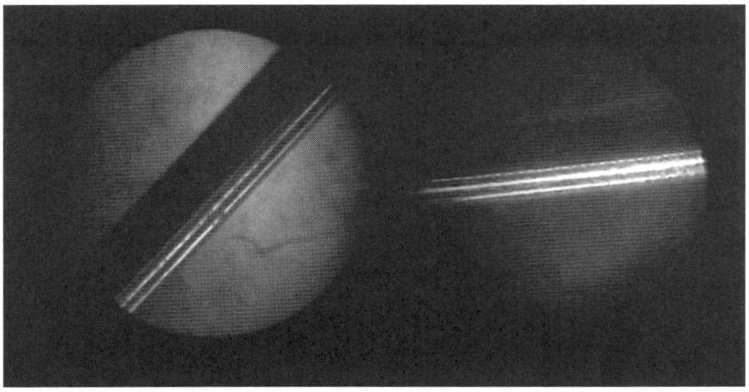

FIGURA 31 – Poliamida N. O.

Polidioxanona

Composição: sintético.

Tipo/tempo de absorção: absorvível sintético/180 dias.

Composição, principais áreas de uso e observações: é obtido através da polimerização do polímero P-dioxanona, na presença de um catalisador. Apresenta-se na cor violeta, com 180 dias no tempo de absorção, e possui força tênsil de 28 a 40 dias, sendo 100% no primeiro dia, 70% no décimo quarto dia, 50% no vigésimo oitavo dia, 25% no quadragésimo segundo dia e 0% no quinquagésimo sexto dia. O processo de absorção é efetuado por degradação por hidrólise. É confeccionado como monofilamento, na cor violeta, e também se degrada por hidrólise. São mais flexíveis que os anteriores e resistem à tensão durante muito tempo, além da baixa reação tecidular. O tempo de absorção é de 180 dias, e a resistência tênsil é de 100% no primeiro dia, 70% no décimo quarto dia, 50% no vigésimo oitavo dia, 25% no quadragésimo segundo e 0% no quinquagésimo sexto dia. Sua absorção tissular é uniforme e previsível, mantendo-se resistente durante o período crítico de cicatrização, mesmo na presença de infecção. A resistência do nó é bem elevada, não correndo, nem desatando quando a primeira volta é colocada com cuidado. É trançado e muito flexível, de fácil manuseio.

Uso: suturas de aponevroses, peritônio, estômago, intestino, vesícula e vias biliares, vias urinárias, cavidade oral, cirurgia ginecológica, e por sua elevada flexibilidade, grande uso em oftalmologia e cirurgia torácica (coarctação da aorta).

Poliéster

Composição: sintético.

Tipo/tempo de absorção: não absorvível.

Composição, principais áreas de uso e observações: apresenta-se como monofilamento ou multifilamento entrelaçado, com duas formas:

- poliéster, entrelaçado, com um revestimento de polibutilato, e almofadinha de teflon que não sai no campo operatório.
- poliéster, entrelaçado, impregnado em silicone.

Uso: frequente em cirurgias cardíacas (implante de válvulas cardíacas artificiais), hérnias e cirurgia geral.

Obs.: elevada resistência à tração e segurança de nós e escassa reação tissular.

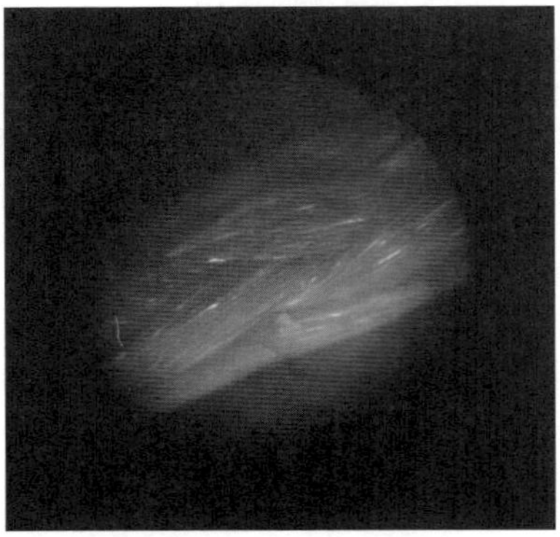

FIGURA 32 – Poliéster N. 2-0.

Polietileno

Composição: sintético.

Tipo/tempo de absorção: não absorvível.

Composição, principais áreas de uso e observações: é um monofilamento, com elevada resistência à tensão e mínima reação tissular, com perda gradual da força com eventual ruptura.

Poliglactina

Composição: sintético.

Tipo/tempo absorção: absorvível sintético.

- Normal: 56 a 70 dias.
- Absorção rápida: 35 dias.

Composição, principais áreas de uso e observações:

Nome técnico: poliglactina 910 = glicolida: 90%/lactida: 10%. A degradação é feita por hidrólise química, com reação tissular mínima. Apresenta-se como monofilamento, na cor violeta, com absorção de 56 a 70 dias, sendo que a resistência tênsil é de 100% no primeiro dia, aproximadamente 65% no décimo quarto dia, 30 a 40% no vigésimo primeiro dia e 5 a 10% no vigésimo oitavo dia. Sua absorção tissular é uniforme e previsível, mantendo-se resistente durante o período crítico de cicatrização, mesmo em presença de infecção. A resistência do nó é bem elevada, não correndo nem desatando quando a primeira volta é colocada com cuidado. É trançado e muito flexível, de fácil manuseio.

Nome técnico: poliglactina 910 = glicolida: 90%; lactida: 10%; cobertura de poliglactina 360: 50%; estearato de cálcio: 50%. Diferencia-se da anterior pela construção, multifilamento trançado, incolor (somente para fechamento de pele), com absorção de aproximadamente 35 dias, e resistência tênsil de 100% no primeiro dia, 81% no terceiro dia, 57% no quinto dia, 53% no sétimo dia e 0% no décimo quarto dia. Sua absorção tissular é uniforme e previsível, e mais rápida que os anteriores, mantendo-se resistente durante o período crítico de cicatrização, mesmo em presença de infecção. A resistência do nó é bem elevada, não correndo nem desatando quando a primeira volta é colocada com cuidado. É trançado e muito flexível, de fácil manuseio.

Uso: suturas de aponevroses, peritônio, estômago, intestino, vesícula e vias biliares, vias urinárias, cavidade oral, cirurgia ginecológica e cirurgia torácica.

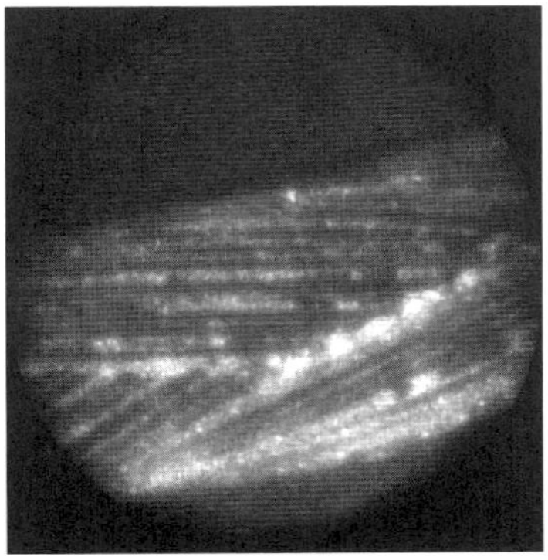

FIGURA 33 – Poliglactina N. O.

Poliglecaprone

Composição: sintético.

Tipo/tempo de absorção: absorvível sintético/90 a 120 dias.

Composição, principais áreas de uso e observações:

Nome técnico: poliglecaprone 25 – copolímero obtido através da polimerização de dois monômeros: glicolida (75%) caprolactona (25%) resultando no chamado PGA-PCL.

A caprolactona elimina o efeito de memória do fio de sutura. É utilizado da mesma forma que os anteriores, sendo confeccionado em monofilamento, na cor dourada, também absorvido por hidrólise, com tempo de absorção de 90 a 120 dias. A resistência tênsil é de 100% no primeiro dia, 50% a 60% no sétimo dia, 30% a 20% no décimo quarto dia e 0% no vigésimo primeiro dia. Sua absorção tissular é uniforme e previsível, mantendo-se resistente durante o período crítico de cicatrização, mesmo em presença de infecção. A resistência do nó é bem elevada, não correndo nem desatando quando a primeira volta é colocada com cuidado. É muito flexível, de fácil manuseio e deslizamento e pouco trauma tecidual.

Uso: indicado geralmente em tecidos moles, como, por exemplo, suturas de aponevroses, peritônio, estômago, intestino, vesícula e vias biliares, vias urinárias, cavidade oral, cirurgia ginecológica e cirurgia torácica. É contraindicado para cirurgias neurológicas, cardiovasculares, oftalmológicas e microcirurgias, sendo ressaltada pelo fabricante a contraindicação na coaptação de tecidos sob tensão.

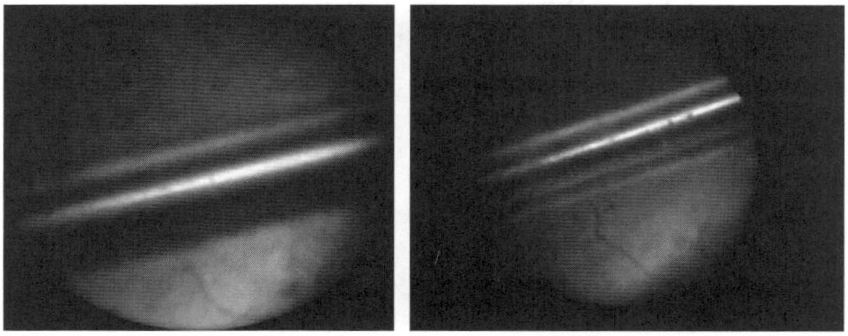

FIGURA 34 – Poliglecaprone N. 3-0.

Polipropileno

Composição: sintético.

Tipo/tempo de absorção: não absorvível.

Composição, principais áreas de uso e observações: monofilamento, com resistência à tração aproximada à do *nylon*, com deformação permanente após esforço longitudinal e reação tecidular mínima.

Uso: cirurgia vascular, cirurgia cardíaca (anastomoses de *bypasses* coronários, encerramento de cavidades cardíacas etc.), cirurgia plástica, parede abdominal, reparação de nervos, aponevroses.

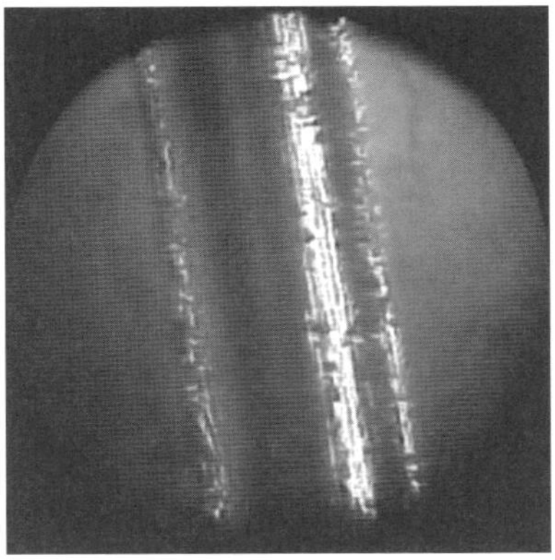

FIGURA 35 – Polipropileno N. 3-0.

Seda

Composição: natural animal.

Tipo/tempo absorção: não absorvível.

Composição, principais áreas de uso e observações: são fibras proteicas naturais produzidas pelo bicho-da-seda, tendo como fonte a goma gluteínica do filamento do casulo. Pode ser branca, azul ou preta, e estas últimas resultam da tintura da seda branca com corante férico ou outras substâncias que não prejudicam os tecidos. É biodegradável. Sua composição é de 70% de proteínas de seda e 30% de goma, sendo confeccionada trançada (1 a 7-0) e trançada/torcida (8-0). Sua resistência tênsil é de 100% no primeiro dia, 70% no décimo quarto dia, 60% no sexagésimo dia e 30% no primeiro ano. Seu tempo de absorção é de aproximadamente 2 anos, e o processo de absorção é por fagocitose.

Uso: pele, laqueação de vasos.

Obs.: é pouco elástica, com grande força tensional, hipoalergênica, resistente às serosidades, o nó não desliza; é barata, esteriliza-se fácil. Não deve ser utilizada quando há infecção, pois armazena bactérias e formará orifícios crônicos que não cicatrizarão até a seda ser removida.

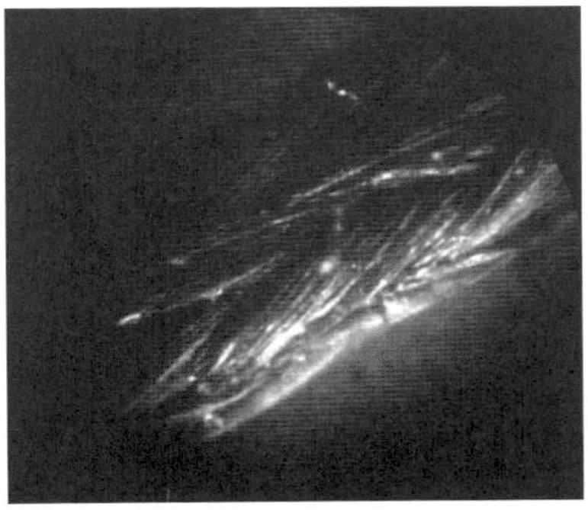

FIGURA 36 – Seda N. 3-0.

Em rim, bexiga ou ureter pode tornar-se núcleo de um cálculo. Caso permaneça muito tempo, pode causar reações como corpo estranho. Como ponto de demora pode causar desconforto ao ser removido, pois o tecido cresce nas fibras do fio.

Capítulo 6

Considerações Finais

Um trabalho deste tipo jamais poderá ser definitivo, ou conclusivo, pois não é possível efetuá-lo de maneira estática. Sempre se procede a avaliações do andamento, com o passar linear do tempo, tornando-se obsoletos alguns produtos, surgindo novidades, num processo atual bastante acelerado de avanço tecnológico, em busca de uma melhor qualidade de vida, possuindo um aspecto relativo, como em tudo o que existe, na verdade.

Tudo parece absolutamente relativo, pois há uma dualidade expressa em todas as coisas: noite/dia, claro/escuro, certo/errado, saber/desconhecer, ignorar/descobrir... além desse aspecto dual, existem aspectos binários: dois braços, dois olhos, um coração que bate em dois tempos, uma cabeça com dois hemisférios, sístole/diástole, inspiração/expiração, vigília/sono... Até nas equações matemáticas, por infinitos números de uma operação, sempre se processam um com o outro. Grandes moléculas/pequenos objetos. Nos instrumentos desenvolvidos pelo homem também se reflete esse aspecto binário: duas rodas numa bicicleta, dois eixos num carro, o avião com duas asas, computador com sistema binário de interpretação (1,0), enfim, tudo com um começo/fim, extremidade distal/proximal... e nas coisas naturais: negativo/positivo, sol/chuva, fogo/água... esta lista é infinita.

Nesse processo de pesquisa, investigação, questionamentos, na busca do discernimento, o relativismo, o conflito entre checar o que é útil ou apenas belo, o que mais me chamou a atenção foi como alguns instrumentos foram

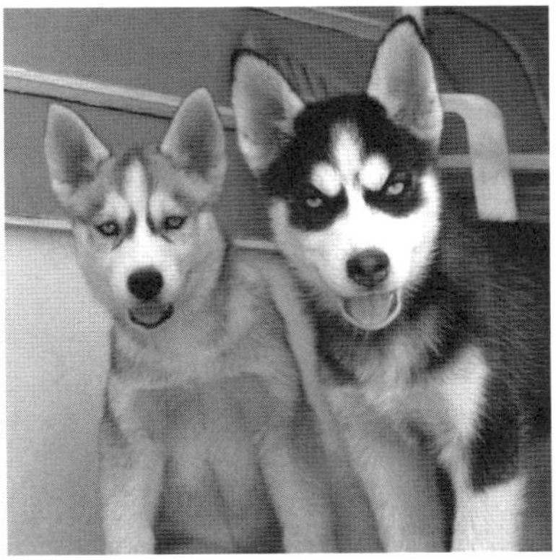

FIGURA 1 – Concluindo.

desenvolvidos, pois parece que nada foi descoberto, mas de fato encontrado! A própria doença tornou-se o caminho do reencontro consigo e/ou com outras pessoas, procurando-se benefícios, melhorias ou curas a tantos outros com o mesmo mal, e assim, gerando novas pesquisas, estimulando outras vidas. Ou seja, esse aspecto binário pode ser ampliado, mesmo mantendo o caráter dual, e propagar-se num universo considerável. O conhecimento gera liberdade e, divulgado, pode gerar a liberdade infinita de ser si mesmo.]

Alguém encontra um método	✸	Instrumento	✸	Alguém utiliza
Realização		Expressão		Recuperação

É interessante observar que, apesar do aspecto doloroso da doença, parece que esta fez surgir muitos encontros consigo mesmo e com os outros, até mesmo com alguns fabricantes, que se descobriram ao fazerem dos instrumentos técnicos hospitalares uma arte. Creio que a expressão dual/binária oculta um terceiro elemento, que não se expressa de forma concreta, e, portanto aparenta-se oculto. Entre o claro e o escuro, há um ponto de transformação, como o dia e a noite, um ponto de passagem, uma mescla simultânea dos dois aspectos, criando temporariamente um outro elemento, que contém o todo. Neste trabalho, observei o quanto sentimos e utilizamos e somos tudo de tudo, e em tudo. Temos em nós momentos da mesma tempestade que observamos lá fora, assim como temos momentos ensolarados. De uma forma prática, mais concreta, fixei telhas usando o mesmo sistema de memória das pontas de cateteres angiográficos!

É fato observar a história da Medicina, que, em um primeiro momento, ancorava-se em aspectos mais filosóficos do ser. Num segundo momento, houve a necessidade de se encontrar métodos mais invasivos, expositivos, agressivos, para auxiliar a recuperação do ser.

No momento atual é fabuloso observar o retorno à busca de soluções que tentem manter ao máximo a integridade do ser, de forma menos invasiva. Sinto neste momento a associação do aspecto mais sutil do ser com o que é fisicamente expresso, buscando uma integração através da composição de todos os elementos, em nosso caso específico:

Paciente/ Recuperação	✸	Profissional/ Atuação	✸	Fabricante/Instrumento Mediador – facilitador

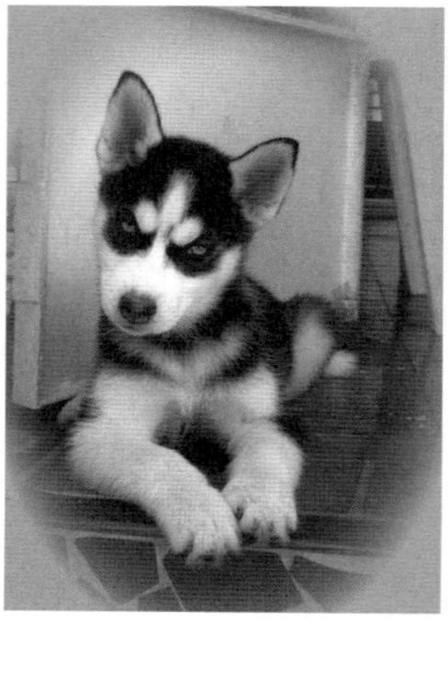

FIGURA 2 – Apenas blue.

Outro fato interessante é que, neste momento de pensar e sentir assim, a vida trouxe-me livros, pessoas, fatos, circunstâncias, que só reforçaram esse aspecto quanto à polaridade e à unidade. Independentemente do momento de estar lidando com tantos produtos, ou seja, matérias não orgânicas, ditas sem vida, acredito que há uma energia de intenção nesses produtos, pois, mesmo sem nenhum manual, intuitivamente me vi observando e fazendo funcionar aparelhos que nem imaginava possíveis de existir. Observo que interagimos inclusive com os equipamentos, pois já tive a oportunidade de ver pessoas, que só de chegarem perto de um aparelho, ele dá estática, quebra o filtro, o monitor não dá traçado, o eletrocardiógrafo não funciona, o respirador pára o ciclo! Sinto carinho por esses aparelhos e artefatos, que são extensões de minha atuação enquanto profissional, e raramente ocorre alguma avaria... Parece que há uma forte relação entre o aprendizado de discernimento na busca da qualidade externa, com a própria busca interior de aprimorar a qualidade de vida, responsabilizar-se em buscar o bem-viver.

Também observo o capricho de alguns fabricantes, ou seja, o zelo do acabamento, a harmonia das cores, o cuidado com a segurança do usuário, o objetivo de auxiliar a minimizar a dor. Até aí me vieram relatos de pessoas até distantes de minha realidade pessoal, os quais transcrevo alguns:

> *A doença foi o período mais rico de minha vida. Vivemos tão enrolados em objetivos egoístas como carreira, família, ter dinheiro, pagar a hipoteca, comprar carro novo, consertar o aquecedor... vivemos envolvidos em trilhões de pequenas coisas apenas para continuar tocando para frente. Com isso, não adquirimos o hábito de dar uma parada, olhar nossa vida e dizer: — Só isso? É só isso que eu quero? Enquanto pudermos amar uns aos outros e recordarmos a sensação do amor que tivemos, podemos morrer sem desaparecer... Eu já tive o tempo de ter 30 anos. Agora estou no tempo de ter 78 anos. Precisamos descobrir o que há de bom, verdadeiro e belo em cada tempo de nossa vida. Um tempo para rever, abandonar as mágoas, rever as relações. Desenvolver a compaixão, o amor, a consciência e a responsabilidade fará o mundo muito melhor, e nós seremos muito melhores também (*Morris S. Schwartz).

> *E Jesus lhe disse: — Quando de dois fizerdes um, e quando transformardes o interior em exterior e o exterior em interior, quando o superior for como o inferior, e quando fizerdes o masculino e o feminino uma só coisa, de tal forma que o masculino não seja masculino e o feminino não seja feminino; quando fizerdes olhos no lugar de um olho e uma mão no lugar de uma mão, e um pé no lugar de um pé, uma imagem no lugar de uma imagem, então entrareis no reino (*Evangelho de Tomé, Log. 22).

> *Toda a Criação existe dentro de você, e tudo o que existe em você também existe na Criação. Não há fronteiras entre você e um objeto que esteja bem perto, assim como não há distâncias entre você e os objetos que estão muito longe. Todas as coisas, as menores e as maiores, as inferiores e as superiores, estão à sua disposição dentro de você, uma vez que são inatas. Um único átomo contém todos os elementos da Terra. Um único movimento do espírito contém todas as leis da vida. Numa única gota de água encontramos o segredo do oceano sem fim. Acima de tudo, uma única manifestação sua contém todas as formas de manifestação da própria vida (*Kahlil Gibran).

Luz e sombra são opostos. No entanto, uma depende da outra, como o passo da perna direita depende do passo da perna esquerda (Sandokai – Zen).

Conheci o bem e o mal, o pecado e a virtude, o certo e o errado; julguei e fui julgado; passei pelo nascimento e pela morte, pela alegria e pelo sofrimento, pelo céu e pelo inferno; e no final eu reconheci que estou em tudo e que tudo vive em mim (Hazrat Inayat Khan)

Se todos na Terra reconhecerem a beleza como bela, desta forma já se pressupões a feiúra. Se todos na Terra reconhecerem o bem como o bem, desse modo já se pressupõe o mal. Porque ser e não ser geram-se mutuamente. O fácil e o difícil se complementam. O longo e o curto se definem um ao outro. O alto e o baixo convivem um com o outro. A voz e o som casam-se um com o outro. O antes e o depois se seguem mutuamente. Assim também o Sábio: permanece na ação sem agir, ensina sem nada dizer. A todos os seres que o procuram ele não se nega. Ele cria, e ainda assim nada tem. Age e não guarda coisa alguma. Realizando a obra, não se apega a ela. E, justamente por não se apegar, não é abandonado (Lao-Tsé - segundo verso do Tao-te-king).

Todo trabalho visando ao crescimento conjunto apresenta-se como a vida: dinâmico, renovador, promove o indivíduo em sua satisfação, integra a riqueza das diferentes individualidades. A composição harmônica é feita pelos iguais, pelos diferentes... a mais bela, de melhor qualidade, a mais tocante, a que nos fala à alma, reúne cores do mesmo matiz e de matizes diferentes, reúne os sons de um mesmo acorde com seus harmônicos e alguns de outros tons...

O resultado é sempre uma mescla de ciência e arte, o que permite todo o brilho da vida. Assim, é como se os ciclos de vida e morte se reproduzissem em tudo o que existe: nas pessoas, nas coisas... tudo surge, vive, acontece, encerra-se, transmuta-se e ressurge, diferente, vive, acontece... em uma sucessão de renascimentos, soltando o velho, o que não serve, para abraçar o novo... descobrir a evolução da progressão aritmética do dar e receber, subtraindo e somando, para a geométrica... sentindo o que é multiplicar, quando se pratica o dividir...

e conhecer o brilho das grandes pessoas, das grandes coisas, dos grandes universos, dos grandes microcosmos... a grandiosidade de tudo o que existe, de si mesmo... enfim, o brilho, a naturalidade, a dignidade, a grandiosidade da VIDA.

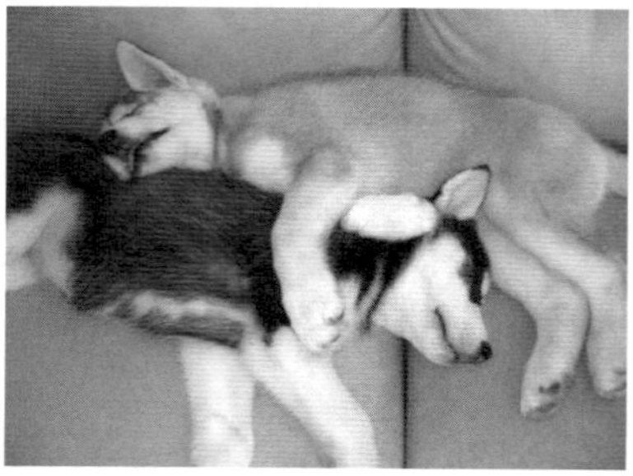

FIGURA 3 – Ufa.

Anexo 1

Portaria nº 1.480, de 31 de Dezembro de 1990

(requisitos de qualidade de produtos absorventes higiênicos descartáveis)

O Ministro de Estado da Saúde, no uso das atribuições que lhe confere o art. 87, Parágrafo Único, incisos I e II, da Constituição e tendo em vista os resultados da revisão procedida quanto aos requisitos de qualidade aplicáveis aos produtos absorventes higiênicos descartáveis, destinados ao asseio corporal, RESOLVE:

Os produtos absorventes higiênicos descartáveis, destinados ao asseio corporal estão isentos de registro na Secretaria Nacional de Vigilância Sanitária (SNVS), continuando porém sujeitos ao regime de vigilância sanitária, para os demais efeitos da Lei nº 6.360, de 23 de setembro de 1976, Decreto nº 79094, de 5 de janeiro de 1977 e legislação correlata complementar.

A comercialização dos produtos supracitados fica condicionada à comunicação prévia a ser feita pela empresa produtora, sediada no Brasil, à área de produtos do Departamento Técnico-Normativo da SNVS, por escrito, de que os mesmos atendem ao disposto nesta Portaria e no Regulamento Técnico anexo.

Os rótulos das embalagens dos produtos de que trata esta Portaria deverão estampar a expressão "Dispensado de registro no Ministério da Saúde", sem prejuízo dos demais requisitos de rotulagem, estabelecidos na legislação de vigilância sanitária.

No caso dos produtos importados, é obrigatório que todos os dizeres de rotulagem sejam estampados em idioma português, sem prejuízo de sua inscrição paralela no idioma do país de origem.

Esta Portaria entrará em vigor na data de sua publicação, revogadas as disposições em contrário, especialmente as da Resolução Normativa nº 9, de 29 de novembro de 1978, da extinta Câmara Técnica de Medicamentos, do Conselho Nacional de Saúde.

Alceni Guerra

Regulamento técnico para controle de produtos absorventes higiênicos descartáveis, de uso externo e intravaginal

Anexo 1

Produtos absorventes descartáveis, de uso externo

1. Definição
    1.1. São definidos produtos absorventes descartáveis de uso externo os artigos destinados ao asseio corporal, aplicados diretamente sobre a pele, com a finalidade de absorver ou reter excreções e secreções orgânicas, tais como urina, fezes, leite materno e as excreções de natureza menstrual e intermenstrual.
    1.2. Estão compreendidos nesse grupo os absorventes higiênicos femininos de uso externo, as fraldas para bebês, as fraldas para adultos e os absorventes de leite materno.
2. Composição

    Os produtos absorventes descartáveis, de uso externo, são compostos por:

    2.1. uma capa de tela polimérica, que permita passagem de fluidos orgânicos e que retenha fezes;

2.2. um núcleo absorvente destinado a armazenar fluidos orgânicos que atravessam a primeira camada, composto por algodão hidrófilo, polpa de celulose virgem e/ou materiais poliméricos absorventes;

2.3. uma capa de apoio estrutural.

3. Requisitos de Qualidade

3.1. As matérias-primas presentes na composição desses produtos deverão ser de natureza atóxica, para confirmação da qual serão submetidas, obrigatoriamente, aos seguintes ensaios pré-clínicos: irritação cutânea primária e sensibilização. Esses ensaios serão efetuados para cada tipo de matéria-prima empregada na confecção desses produtos, e deverão ser repetidos toda vez que for(em) mudada(s) a(s) matéria(s)-prima(s) especificada(s) no processo de fabricação.

Anexo 2

Portaria Conjunta nº 1, de 23 de Janeiro de 1996

Dispõe sobre alteração no registro de produtos

Correlatos na Secretaria da Vigilância Sanitária

O Secretário de Vigilância Sanitária e o Secretário de Assistência à Saúde, no uso de suas atribuições legais, tendo em vista as disposições da Lei Orgânica da Saúde referentes a vigilância sanitária e à assistência à saúde, e

considerando a necessidade de estabelecer novos procedimentos para o registro de produtos correlatos de que tratam a Lei nº 6.360, de 23 de setembro de 1976, e o Decreto nº 79.094, de 5 de janeiro de 1977;

considerando que o Código de Proteção e Defesa do Consumidor, aprovado pela Lei nº 8.078, de 11 de setembro de 1990, impõe a todo fornecedor a obrigação de dar informações necessárias e adequadas a respeito de serviços e produtos, incluindo os "correlatos" abrangidos pela legislação sanitária, de modo a garantir o seu uso ou consumo correto e seguro pelo consumidor;

considerando a responsabilidade do fornecedor com a qualidade dos produtos colocados no mercado, conforme dispõe a Lei nº 8.076/90, resolvem:

Art. 1º Adotar os Conceitos e Definições estabelecidos no Anexo I, como parte integrante desta Portaria.

Art. 2º Para efeito do registro de que tratam a Lei nº 6.360,de 23 de setembro de 1976 e o Decreto nº 79.094, de 5 de janeiro de 1977, os produtos correlatos ficam agrupados em equipamentos, materiais e artigos, relacionados a seguir, conforme definido no item 2 da Portaria Ministerial nº 2.043/94:

a) equipamentos de diagnóstico;
b) equipamentos de terapia;
c) equipamentos de apoio médico-hospitalar;
d) materiais e artigos descartáveis;
e) materiais e artigos implantáveis;
f) materiais e artigos de apoio médico-hospitalar
g) equipamentos, materiais e artigos de educação física, embelezamento ou correção estética.

Parágrafo Único Estão incluídos no âmbito deste artigo as partes e os acessórios de produtos correlatos, quando estes forem caracterizados como de uso médico, odontológico ou laboratorial e comercializados em separado do produto correlato.

Art. 3º Para fins de registro, os produtos referidos no artigo 1º desta Portaria ficam enquadrados, segundo risco que representam à saúde do usuário, seja este paciente ou operador, nas classes 1 (baixo risco), 2 (médio risco) ou 3 (alto risco) instituídas pelo item 4 da Portaria nº 2.043/94 e transcritas no Anexo II desta Portaria.

Art. 4º Será obrigatório o registro dos produtos enquadrados nas classes instituídas neste artigo, conforme dispõe o item 4.1 da Portaria Ministerial nº 2661/95.

Art. 5º Estão dispensados do registro os produtos relacionados a seguir, conforme o item 4.2 da Portaria nº 2661/95:

a) os produtos cujo uso ou aplicação independam de prescrição médica, de cuidados especiais ou observação de precauções, sem os quais possam produzir danos à saúde, bem como não necessitem treinamento especializado ou profissional habilitado para seu uso ou aplicação correta e segura, devendo o fornecedor solicitar a declaração de dispensa do registro conforme disposto no Anexo III desta Portaria;

b) os protótipos ou modelos experimentais dos produtos utilizados em pesquisa ou investigação clínica, desde que atendidas as disposições da Resolução do Conselho Nacional de Saúde nº 1, de 13 de junho de 1988, e demais disposições legais aplicáveis à matéria, estando proibida sua comercialização;

c) o produto cujo conteúdo de sua embalagem seja constituído por produtos registrados, com suas respectivas embalagens individuais de apresentação íntegras e em conformidade com as informações de registro.

Art. 6º O registro será revisto sempre que a classe de enquadramento do produto for alterada, com base em dados e informações técnicas ou científicas que justifiquem esta alteração.

Art. 7º Ficam estabelecidos os documentos relacionados no Anexo III desta Portaria, necessários para o fornecedor protocolar a petição de registro, revalidação, cancelamento, dispensa ou alteração do registro do produto.

§ 1º Os documentos referidos neste artigo deverão ser protocolados em volume único, respeitando ordenamento indicado no Anexo III desta Portaria, com as páginas numeradas em ordem sequencial e rubricadas pelo responsável legal do solicitante, não sendo aceitos documentos avulsos por ocasião do protocolo.

§ 2º Toda comunicação ou publicidade do produto veiculada no mercado deverá guardar estrita concordância com as informações prestadas pelo fornecedor nos documentos referidos neste artigo.

Art. 8º A Secretaria de Vigilância Sanitária, em conjunto com a Secretaria de Assistência à Saúde, instituirá os regulamentos técnicos aplicáveis aos produtos enquadrados nas classes 2 e 3, na forma do item 5 da Portaria nº 2.043/94, do Ministério da Saúde.

Parágrafo Único Os regulamentos técnicos referidos este artigo tornarão compulsória a certificação dos produtos por organismos credenciados do Sistema Brasileiro de Certificação, conforme disposto no item 6 da Portaria no. 2.043/94, do Ministro da Saúde.

Art. 9º A Secretaria de Vigilância Sanitária concederá o registro, revalidação, cancelamento, dispensa ou alteração do registro, após análise técnica do conteúdo dos documentos referidos no artigo 6º desta Portaria.

Parágrafo Único O Comitê Técnico-Científico, constituído por representantes de órgãos, associações, instituições e entidades representativas no segmento de produtos correlatos, prestará assessoria na análise técnica referida neste artigo.

Art. 10º Os registros ou isenções de registro concedidos em conformidade com as disposições da Portaria Conjunta nº 1/93 estão sujeitos a revisão após cinco anos das correspondentes concessões ou outras disposições previstas na legislação sanitária.

Art. 11º As petições de registro, isenção, revalidação, cancelamento ou alteração do registro protocoladas na Secretaria da Vigilância Sanitária até a data da publicação desta Portaria estão sujeitas às disposições da Portaria Conjunta nº 1/93, até os respectivos despachos conclusivos.

Art. 12º A Secretaria de Vigilância Sanitária manifestar-se-á quanto às dúvidas na aplicação dos termos desta Portaria e demais casos omissos referentes ao registro dos produtos de que trata esta Portaria.

Art. 13º Esta Portaria entrará em vigor na data de sua publicação, revogadas as disposições em contrário (particularmente a Portaria Conjunta nº 1, de 17 de maio de 1993).

Eduardo L.A. Carlini Eduardo Leucovitz

Anexo I

Conceitos e Definições

Para fins deste documento, aplicam-se os conceitos e as definições a seguir, em conformidade com a Portaria nº 2.043, de 12 de outubro de 1994, do Ministério da Saúde.

- *Embalagem* — invólucro, recipiente ou qualquer forma de acondicionamento, destinado a empacotar, envasar, proteger ou manter os produtos de que trata esta Portaria.
- *Embalagem externa* — é aquela que acondiciona externamente o produto e todos os seus componentes.
- *Embalagem interna* — é aquela que está em contato direto com o produto ou componente do mesmo, podendo ser embalagem única.
- *Equipamento de diagnóstico* — equipamento, aparelho ou instrumento de uso médico, odontológico ou laboratorial, destinado à detecção de informações do organismo humano para auxílio a procedimento clínico.
- *Equipamento de terapia* — equipamento, aparelho ou instrumento de uso médico ou odontológico, destinado a tratamento de patologias, incluindo a substituição ou modificação da anatomia ou processo fisiológico do organismo humano.
- *Equipamento de apoio médico-hospitalar* — equipamento, aparelho ou instrumento de uso médico, odontológico ou laboratorial, destinado a fornecer suporte a procedimentos diagnósticos, terapêuticos ou cirúrgicos.
- *Fornecedor* — pessoa física ou jurídica, pública ou privada, nacional ou estrangeira, que desenvolva atividades de produção, montagem, criação, construção, transformação, importação, exportação, distribuição ou comercialização de produtos médico-hospitalares (Lei nº 8.087/90).
- *Materiais e artigos descartáveis* — são os materiais e artigos de uso médico, odontológico ou laboratorial, utilizáveis somente uma vez de forma transitória ou de curto prazo.
- *Materiais e artigos implantáveis* — são os materiais e artigos de uso médico ou odontológico, destinados a serem introduzidos total ou parcialmente no organismo humano ou em orifício do corpo, ou destinados a substituir uma superfície epitelial ou superfície do olho, através de intervenção médica, permanecendo no corpo após o procedimento por longo prazo, e podendo ser removidos unicamente por intervenção cirúrgica.
- *Materiais e artigos de apoio médico-hospitalar* — são os materiais e artigos de uso médico, odontológico ou laboratorial, destinados a fornecer suporte a procedimentos diagnósticos, terapêuticos ou cirúrgicos.
- *Orifício do corpo* — compreende qualquer abertura natural do corpo recoberta de mucosa, assim como a superfície externa do olho, ou abertura artificial permanente, tal como um estoma.
- *Período de aplicação*
    - transitório — até 60 minutos
    - curto prazo — mais de 60 minutos até 30 dias
    - longo prazo — mais de 30 dias
- *Produto médico* — equipamento, aparelho, instrumento, material, artigo, acessório ou sistema de uso ou aplicação médica, hospitalar, odontológica ou laboratorial, destinado a prevenção, diagnóstico, tratamento ou reabilitação da saúde individual ou coletiva.

- *Produto médico estéril* — produto livre de toda contaminação microbiana.
- *Registro* — ato privativo do órgão competente do Ministério da Saúde destinado a comprovar o direito de fabricação do produto submetido ao regime da Lei nº 6.360/76.
- *Regulamento técnico* — documento normativo editado pela autoridade de saúde competente, contendo especificações técnicas ou requisitos de qualidade aplicáveis compulsoriamente a produto, observadas as normas técnicas brasileiras (Resolução CONMETRO nº 11/75).
- *Responsável técnico* — técnico de nível superior responsável pela tecnologia do produto, legalmente habilitado em profissão afim com a tecnologia do produto, com inscrição em autarquia profissional.
- *Rótulo* — identificação impressa, litografada, gravada a fogo, a pressão ou decalque, aplicada diretamente sobre recipientes, *containers*, envoltórios ou qualquer outro protetor da embalagem interna ou externa, não podendo ser removida ou alterada facilmente com o uso do produto ou durante seu transporte ou armazenamento.
- *Sistema circulatório central* — compreende as artérias pulmonares, aorta ascendente, artérias coronárias, artéria carótida comum, artéria carótida externa, artéria carótida interna, artérias cerebrais, tronco braquioencefálico, veias cardíacas, veias pulmonares, veia cava superior e veia cava inferior.
- *Sistema nervoso central* — cérebro, cerebelo, bulbo raquídeo e medula espinal.

Anexo II

Regras de Classificação

O enquadramento dos produtos nas Classes Instituídas no artigo 2º desta Portaria está subordinado às regras a seguir:

Produtos Médicos da Classe 1 (Baixo Risco)

São os produtos médicos que, por dispensarem o emprego de procedimentos e técnicas especiais de produção e cuidados ou precauções em seu uso ou aplicação, representam baixo risco intrínseco à saúde de seus usuários, seja paciente ou operador. As seguintes regras aplicam-se aos produtos desta Classe:

- **Regra 1** — Todos os produtos médicos não invasivos, exceto aqueles aos quais se aplicam as regras 4, 5, 6, 19 e 20.
- **Regra 2** — Todos os equipamentos de diagnóstico ou terapia, exceto aqueles aos quais se aplicam as regras 8, 9, 10, 11, 12, 21, 22 e 23.
- **Regra 3** — Todos os materiais, artigos e equipamentos de apoio médico-hospitalar, exceto aqueles aos quais se aplicam as regras 13, 14 e 24.

Produtos Médicos de Classe 2 (Médio Risco)

São os produtos médicos que, apesar de dispensarem o emprego de procedimentos e técnicas especiais de produção, necessitam de cuidados ou precauções em seu uso ou aplicação, representando médio risco intrínseco à saúde de seus usuários, seja paciente ou operador. As seguintes regras aplicam-se aos produtos desta Classe:

- **Regra 4** — Todos os produtos médicos não invasivos destinados a conduzir, transportar, armazenar ou filtrar sangue, fluidos, gases ou tecidos orgânicos destinados à infusão ou introdução no organismo humano.
- **Regra 5** — Todos os produtos médicos não invasivos destinados ao tratamento ou alívio de queimaduras ou ferimentos da derme.
- **Regra 6** — Todos os produtos médicos estéreis, invasivos ou não, exceto aqueles aos quais se aplicam as regras 16, 17, 18, 19, 20 e 25.
- **Regra 7** — Todos os produtos médicos invasivos destinados a uso transitório ou de curto prazo, exceto aqueles aos quais se aplicam as regras 16, 17, 18, 19 e 25.
- **Regra 8** — Todos os equipamentos de diagnóstico destinados à detecção de informações de sinais fisiológicos vitais, exceto aqueles aos quais se aplica a regra 21.
- **Regra 9** — Todos os equipamentos de diagnóstico cujo princípio de funcionamento prevê a emissão de energias que podem ser absorvidas pelo organismo humano, exceto os equipamentos para iluminar o corpo do paciente na faixa do espectro visível.
- **Regra 10** — Todos os equipamentos de diagnóstico destinados a fornecer imagens *in vivo* da distribuição de radiofármacos.
- **Regra 11** — Todos os equipamentos de diagnóstico ou terapia destinados a administrar ou trocar energias com o corpo humano, exceto aqueles aos quais se aplica a regra 22.
- **Regra 12** — Todos os equipamentos de diagnóstico ou terapia destinados a administrar ou remover gases, medicamentos, fluidos ou outras substâncias do corpo humano, exceto aqueles aos quais se aplica a regra 23.
- **Regra 13** — Todos os equipamentos de apoio médico-hospitalar utilizados para esterilização de outros produtos médicos.
- **Regra 14** — Todos os equipamentos de apoio médico-hospitalar destinados ao registro de imagens diagnósticas.
- **Regra 15** — Todos os materiais e artigos implantáveis destinados a serem fixados exclusivamente nos dentes.

Produtos Médicos da Classe 3 (Alto Risco)

São os produtos médicos que, por necessitarem do emprego de procedimentos e técnicas especiais de graduação, bem como de cuidados ou precauções em seu uso ou aplicação, representam alto risco intrínseco à saúde de seus usuários, seja paciente ou operador. As seguintes regras aplicam-se aos produtos dessa Classe:

- **Regra 16** — Todos os produtos médicos invasivos de longo prazo.
- **Regra 17** — Todos os produtos médicos invasivos destinados a contato direto com o coração, sistema circulatório central ou sistema nervoso central.
- **Regra 18** — Todos os produtos médicos invasivos que utilizam tecidos humanos, tecidos animais ou seus derivados.
- **Regra 19** — Todos os produtos médicos usados na contracepção ou prevenção de doenças sexualmente transmissíveis.
- **Regra 20** — Todos os materiais e artigos não invasivos estéreis destinados exclusivamente à desinfecção, limpeza ou hidratação de lentes de contato.
- **Regra 21** — Todos os equipamentos de diagnóstico destinados à detecção de informações de sinais fisiológicos vitais em procedimentos ou condições de risco imediato à vida do paciente.

- Regra 22 — Todos os equipamentos de diagnóstico ou terapia destinados a administrar tipos ou níveis de energia intrinsecamente perigosos ao organismo humano, considerada a parte do corpo a absorver a energia e a densidade da energia.
- Regra 23 — Todos os equipamentos de diagnóstico ou terapia destinados a administrar ou remover gases, medicamentos, fluidos ou outras substâncias de forma intrínseca.
- Regra 24 — Todos os materiais, artigos ou equipamentos de apoio médico-hospitalar destinados a controlar, monitorar ou que influem diretamente no desempenho dos equipamentos de diagnóstico ou terapia enquadrados na classe 3.
- Regra 25 — Todos os materiais e artigos implantáveis.

Implementação das Regras

Os produtos médicos e seus acessórios enquadrados em classes distintas, quando integrados ou conectados, terão seu conjunto enquadrado na classe mais crítica.

O produto médico destinado a diferentes usos ou aplicações no organismo humano deverá ser classificado segundo seu uso ou aplicação mais crítica.

Caso duas regras sejam aplicadas a um mesmo produto médico, com base nas especificações definidas pelo fornecedor, este produto deverá adotar a regra que o enquadra na classe mais crítica.

Anexo III

Documentos para Petição

Registro do Produto

Para protocolar a petição de registro de produto correlato, o fornecedor deverá apresentar os seguintes documentos:

1. Formulário de Petição, anexos a esta Portaria, preenchidos em conformidade com instruções contidas em Manual disponível na Secretaria da Vigilância Sanitária.
2. Cópia do comprovante de pagamento de preço público (DARF – Código 5470) no Banco do Brasil, conforme disposto no § 5º do artigo 14 do Decreto nº 79.094/77.
3. Cópia da licença de funcionamento do estabelecimento emitida pela Secretaria de Saúde Estadual, conforme disposto no Inciso V do artigo 17 do Decreto nº 79.094/77.
4. Cópia da autorização de funcionamento da empresa, emitida pela respectiva entidade profissional.
5. Cópia do certificado de responsabilidade técnica, emitido pela respectiva entidade profissional.
6. Modelos dos rótulos utilizados nas embalagens do produto, em duas vias, conforme descrito no Anexo IV desta Portaria.
7. Modelo das instruções de uso e orientações ao consumidor, em duas vias, conforme descrito no Anexo V desta Portaria.
8. Relatório técnico, conforme disposto no Inciso II do artigo 17 do Decreto nº 79.094/77 e descrito no Anexo VI desta Portaria.
9. Comprovante de registro do produto no órgão de saúde competente do país de origem de fabricação do produto, no caso de produtos importados; ou, na ine-

xistência de registro, cópia do certificado de livre comércio, conforme descrito no Anexo VII desta Portaria.

10. Cópia do documento legal, no qual o fabricante do produto autoriza o solicitante a representar e comercializar seu produto no País, acompanhado de tradução juramentada em língua portuguesa, no caso de produto importado.

Alteração do Registro

Para protocolar a petição de alteração do registro de produto correlato, o fornecedor deverá apresentar:

1. Formulário de petição, anexos a esta Portaria, preenchidos em conformidade com instruções contidas em Manual disponível na Secretaria da Vigilância Sanitária.
2. Cópia do comprovante de pagamento de preço público (DARF — Código 6470) no Banco do Brasil, conforme disposto no § 5º do artigo 14 do Decreto nº 79.094/77.
3. Os demais documentos para registro, previstos na parte I deste Anexo, cujas informações foram modificadas com a alteração do registro original, indicando as modificações realizadas.

Cancelamento do Registro

Para protocolar a petição de cancelamento do registro de produto correlato, o fornecedor deverá apresentar:

1. Formulário de petição, anexos a esta Portaria, preenchidos em conformidade com instruções contidas em Manual disponível na Secretaria da Vigilância Sanitária.
2. Cópia do comprovante de pagamento de preço público (DARF – Código 6.470) no Banco do Brasil, conforme disposto no § 5º do artigo 14 do Decreto nº 79.094/77.
3. Documento descritivo das razões de solicitação do cancelamento do registro do produto.

Revalidação do Registro

A revalidação do registro de produto correlato deverá ser requerida em prazo inferior a 6 (seis) meses do vencimento do registro, devendo o fornecedor apresentar os seguintes documentos:

1. Formulário de petição, anexos a esta Portaria, preenchidos em conformidade com instruções contidas em Manual disponível na Secretaria da Vigilância Sanitária.
2. Cópia do comprovante de pagamento de preço público (DARF — Código 6.470) no Banco do Brasil, conforme disposto no § 5º do artigo 14 do Decreto nº 79.094/77.
3. Comprovante de industrialização do produto no primeiro período de validade do registro, conforme dispõe no § 5º do artigo 14 do Decreto nº 79.094/77.

Documentos Complementares

O fornecedor deverá anexar à petição de registro, de revalidação, de dispensa ou de alteração do registro, conforme aplicável, os seguintes documentos:

1. Cópia de todos os impressos relativos ao produto.
2. Comprovante de cumprimento às disposições estabelecidas em regulamento técnico pela Secretaria de Vigilância Sanitária em conjunto com a Secretaria de Assistência à Saúde, conforme disposto no artigo 4º desta Portaria.

3. Comprovante de cumprimento do Guia de Boas Práticas de Fabricação de produtos correlatos, na forma de regulamento técnico emitido pela Secretaria de Vigilância Sanitária.
4. Cópia do alvará de autorização, emitido pela autoridade sanitária competente, nos casos de produtos esterilizados por óxido de etileno (ETO) pelo próprio fornecedor ou por empresa por ele contratada, devendo neste caso, ser também anexada a cópia do correspondente contrato.
5. Cópia do alvará de autorização, emitido pela autoridade sanitária competente, nos casos de produto esterilizado por radiação ionizada (gama) pelo próprio fornecedor ou por empresa por ele contratada, devendo neste caso, ser também anexada a cópia do correspondente contrato.
6. Termo de responsabilidade assinado pelo responsável técnico e responsável legal, na forma do Anexo VIII desta Portaria.

Anexo IV

Rotulagem

Dizeres de Rotulagem

Os dizeres de rotulagem previstos no Anexo III, I, 6 desta Portaria e considerando o disposto no § 1º do artigo 94 do Decreto nº 79.094/77, deverão conter as seguintes informações em língua portuguesa:

a) Nome do produto e marca.
b) Nome do fornecedor e seu endereço.
c) Origem do produto, informando o nome do fabricante e seu endereço.
d) Número do lote ou partida do produto.
e) Campo para colocação do número de registro do produto no Ministério da Saúde.
f) Data de fabricação ou de esterilização do produto, indicando o processo de esterilização.
g) Prazo de validade ou data de vencimento do produto.
h) Indicação das unidades métricas, tais como peso, volume, quantidade de unidades ou outra unidade característica, conforme o caso, em conformidade com o sistema internacional de unidades.
i) Nome do responsável técnico pelo produto, número de inscrição e sigla da respectiva entidade profissional.
j) No caso de materiais e artigos descartáveis, colocar as frases "Produto de Uso Único" ou "Destruir Após o Uso", conforme o caso.

No caso de equipamentos, partes ou acessórios, o produto deverá apresentar as seguintes informações gravadas ou fixadas em etiqueta indelével no produto:

a) O número do registro em órgão de vigilância sanitária competente do Ministério da Saúde, seguido da sigla respectiva, ou os dizeres "Declarado isento de registro pelo Ministério da Saúde", no caso dos produtos referidos na alínea (a) do artigo 5º desta Portaria.
b) A marca, modelo e número do lote ou partida do produto.

Implementação dos Dizeres de Rotulagem

1. Todas as informações relacionadas no item I.1 deste Anexo deverão constar no rótulo da embalagem externa do produto.
2. As informações relacionadas nas alíneas (a), (b), (d), (e), (f), (g) e (j) no item I.1 deste Anexo deverão constar no rótulo da embalagem interna do produto.
3. No caso de venda ou distribuição do produto em sua embalagem interna, todas as informações no item I.1 deste Anexo deverão constar desta embalagem.

Anexo V

Instruções de Uso

Conteúdo das Instruções de Uso

1. Os dizeres das instruções de uso que acompanham os produtos, contendo orientações suficientes e adequadas ao consumidor, previstos no Anexo III.I.7 desta Portaria e considerando o disposto no § 1º do artigo 94 do Decreto nº 79.094/77, deverá conter as seguintes informações em língua portuguesa:
   a) Nome do produto e marca.
   b) Nome do fornecedor e seu endereço.
   c) Origem do produto, informando o nome do fabricante e seu endereço.
   d) A indicação, finalidade, uso e aplicação a que se destina o produto.
   e) As especificações e características técnicas do produto.
   f) As orientações suficientes e adequadas para o uso ou a aplicação correta e segura do produto.
   g) As precauções, os cuidados especiais e os esclarecimentos sobre os riscos possíveis com o uso ou a aplicação do produto, bem como os cuidados especiais na armazenagem e no transporte, quando aplicável.
2. No caso dos equipamentos, partes e acessórios referidos no artigo 1º desta Portaria, além das informações previstas no item 1 deste Anexo e em demais disposições legais, os impressos destes produtos deverão conter também:
   a) As informações técnicas sobre o princípio físico de funcionamento do produto.
   b) As informações gráficas e descritivas suficientes para identificação das partes, peças e acessórios que compõem o produto.
   c) As orientações ao usuário suficientes e adequadas para a instalação, montagem e manutenção preventiva e corretiva do produto.
   d) A indicação de assistência técnica autorizada do produto no País, incluindo endereço e telefone para contato.

Implementação dos Dizeres da Instrução de Uso

No caso de o produto não vir acompanhado de instruções de uso, as informações previstas no item I.1 deste Anexo deverão estar contidas no rótulo da embalagem externa do produto.

Anexo VI

Relatório Técnico

Informações do Relatório Técnico

O relatório técnico previsto no Anexo III, I, 5 desta Portaria e considerando o disposto no artigo 37 do Decreto nº 79.094/77, deverá conter as seguintes informações:

a) Descrição detalhada do produto, incluindo os princípios e fundamentos de seu funcionamento e sua ação, a caracterização de sua tecnologia, seu conteúdo e composição, quando aplicável.
b) Indicação, finalidade ou uso a que se destina o produto.
c) Precauções, restrições, advertências, cuidados especiais e esclarecimento sobre o uso do produto, bem como seu armazenamento e transporte.
d) Formas de apresentação do produto.
e) Descrição dos procedimento para garantia da qualidade das matérias-primas, componentes, materiais de fabricação, produtos intermediários e produto acabado, com provas de sua execução, ou comprovante da adoção das Boas Práticas de Fabricação instituídas pelo Ministério da Saúde.
f) Fluxograma básico contendo as fases ou etapas do processo de fabricação do produto, com descrição resumida de cada fase ou etapa deste processo até a obtenção do produto acabado.
g) Descrição da eficácia e segurança do produto, fundamentada em estudos, histórico de uso ou referências bibliográficas.
h) No caso de petição da declaração de dispensa do registro do produto, o relatório técnico poderá conter exclusivamente as informações solicitadas nos Itens I.1 (a), I.1 (b) e I.1 (c) deste Anexo.

Apresentação do Relatório Técnico

O registro técnico assumirá a responsabilidade pelas informações apresentadas pelo fornecedor no relatório técnico, o qual deverá conter o nome deste responsável técnico e sua respectiva assinatura.

Anexo VII

Registro e Certificado de Livre Comércio do Produto no País de Origem

O registro e o certificado de livre comércio do produto no país de sua procedência, previstos no Anexo III, I, 9, desta Portaria, deverão:

a) Declarar expressamente em seu texto a autorização de uso ou livre comércio do produto no país de sua procedência, ou alternativamente referenciar o cumprimento da legislação com este significado, devendo, neste caso, o fornecedor comprovar esta vinculação.
b) Ser firmados por dirigente do órgão federal de saúde competente ou de outra instituição com competência legal para emitir esses documentos, devendo, neste caso, o solicitante comprovar esta competência.
c) Ser reconhecidos pelo consulado brasileiro no país de procedência do produto e virem acompanhados de tradução juramentada em língua portuguesa, ou outro dispositivo previsto em acordo internacional.

Anexo VIII

Termo de Responsabilidade

A empresa (razão social) ________________, devidamente autorizada pela Secretaria da Vigilância Sanitária, sob nº ______________________, neste ato representada por seu Responsável Técnico (nome) __________________________ e por seu Representante Legal (nome)............................, abaixo-assinados, assumem perante este órgão que todas as informações prestadas referentes ao produto (nome comercial) ______________________ anexas a este processo, são verdadeiras, dispondo a empresa de dados comprobatórios desta veracidade.

____

Responsável Técnico Responsável Legal

Diário Oficial da União (D.O.U.) nº 210

Quinta-Feira, 30 OUT 1997

Seção I

Anexo 3

Portaria nº 1.634, de 29 de Outubro de 1997

O Ministro de Estado da Saúde, no uso das atribuições que lhe confere o art. 87, Parágrafo único, Inciso II, da Constituição, e tendo em vista o disposto no art. 87, da Lei de 23 de setembro de 1997 e, considerando a necessidade de dinamizar e simplificar o funcionamento de administração dos serviços de vigilância sanitária, considerando a necessidade de contribuir para a melhoria do atendimento aos usuários e serviço de vigilância sanitária, resolve:

Art. 1º As exigências formuladas pelos órgãos competentes da estrutura da Secretaria de Vigilância Sanitária do Ministério da Saúde, visando à aplicação da Lei 6.350, de 23 de setembro de 1976 e seu regulamento aprovado pelo Decreto 79.094, de 6 de janeiro de 1977, Decreto-Lei 966, de 21 de outubro de 1969, e outros atos complementares, quando não cumpridas ou não contestadas formalmente no prazo de 30 (trinta) dias da ciência do interessado pelos meios hábeis, acarretarão no indeferimento do pedido de registro, sua avaliação ou alteração.

Parágrafo Único Nos casos da impossibilidade de apresentação de laudos de análise técnica do produto ou de atendimento de outras exigências por impedimentos técnicos comprovados, antes de findo o prazo de 30 dias estabelecido no *caput* deste artigo, deverá ser protocolada solicitação de prorrogação de prazo, acompanhada do respectivo comprovante das medidas em curso, com os respectivos prazo de finalização (protocolo de encaminhamento e data de recebimento do teste ao Laboratório, documento de solicitação de dados e informações à Instituições do País e do exterior etc.).

Art. 2º Fica concedido o prazo de 30 (trinta) dias, a contar da data de publicação em Diário Oficial da União, para que a empresa apresente Recurso contra o indeferimento, ou solicite devolução dos documentos admitidos pela SVS, anexando procuração da empresa.

Parágrafo Único Não serão devolvidos: a) DARF – b) Formulário de Petição – c) Laudo Técnico.

Art. 3º Os processos de pedido de registro e revalidação, definitivamente indeferidos, serão enviados ao Arquivo/SVS, para os procedimentos cabíveis, que em seguida remeterá ao Arquivo Central do Ministério da Saúde para o cumprimento do estabelecido na legislação que rege a matéria.

Parágrafo Único Os processos de pedido de registro e revalidação, indeferidos, cuja publicação tenha ocorrido anteriormente à edição desta norma, sujeitam-se aos dispostos no *caput* deste artigo e do artigo 2º desta Portaria.

Art. 4º Os processos de registro de produtos que foram declarados caducos, com base na Lei 6.360/76 e seu Decreto nº 79.094/77, art. 14 incisos 6º e 7º, e os cancelados em publicação no D.O.U. antes ou após a edição desta norma, serão enviados ao Arquivo/SVS, que os remeterá ao Arquivo Central do Ministério da Saúde, para o cumprimento estabelecido na legislação que rege a matéria.

Art. 5º Os processos que foram anteriormente arquivados, em cumprimento à Portaria 393/95, terão um prazo de 30 (trinta) dias, a contar da publicação desta Portaria, para manifestação da empresa. Findo esse prazo os processos serão indeferidos.

Art. 6º As empresas inspecionadas por programas instituídos pela Secretaria de Vigilância Sanitária do Ministério da Saúde e que sofreram interdição, terão análise técnica de seus processos ou petições paralisados, aguardando a desinterdição, que não deverá ser superior a 180 dias. Findo esse prazo os processos serão indeferidos.

Parágrafo Único Excetua-se do *caput* deste artigo a revalidação de registro que aguarde decisão final sobre desinterdição parcial ou total do estabelecimento, cancelamento de autorização de funcionamento da empresa.

Art. 7º Esta Portaria entrará em vigor na data de sua publicação, ficando revogada a Portaria 393, de 21 de março de 1995, e as demais disposições em contrário.

Carlos César de Albuquerque

(of. nº 2.614/97)

Secretaria de Vigilância Sanitária

Portaria nº 543, de 29 de Outubro de 1997

A Secretaria de Vigilância Sanitária do Ministério da Saúde, no uso de suas atribuições legais, e tendo em vista o disposto no artigo 25, inciso 1, da Lei nº 8.366, de 23 de setembro de 1976, e o Parágrafo único do Decreto 79.094, de 6 de janeiro de 1977, resolve:

Art. 1º Aprovar a Relação constante do Anexo 1, que com esta baixa, dos aparelhos, instrumentos e acessórios usados em medicina, odontologia e atividades afins, bem como nas de educação física, embelezamento ou correção estética, dispensados de registro em órgão de vigilância sanitária do Ministério da Saúde, mas sujeitos às demais ações de controle sanitário, como produtos correlatos, pelos órgãos competentes de vigilância sanitária.

§ 1º A empresa, devidamente autorizada pelo Ministério da Saúde a funcionar como fabricante ou importadora dos produtos referidos no *caput*, após fornecer à Secretaria de Vigilância Sanitária os documentos previstos no item V do Anexo III, da Portaria Conjunta oV8/SAS nº 1, de 23 de janeiro de 96, para a confirmação de seu enquadramento na Reação Anexa a esta Portaria, poderá, desde logo, comercializar seus bens.

§ 2º O certificado de isenção de registro será concedido no prazo máximo de 90 dias; caso não seja comprovada a conformidade do enquadramento realizado pela empresa como produto dispensado de registro, a empresa será notificada para, no prazo de 10 (dez) dias úteis, formalizar o respectivo pedido de registro.

Art. 2º O certificado de isenção do registro terá validade por 05 (cinco) anos, findo o qual poderá ser revalidado, mediante solicitação da empresa.

Parágrafo Único A revalidação de certificado deverá ser solicitada até seis meses antes do término de sua validade.

Art. 3º Os produtos constantes do Anexo 2 ficam excluídos da relação de aparelhos, instrumentos e acessórios sujeitos à vigilância sanitária por tratar-se de produtos não específicos da área de saúde e, portanto, não mais considerados como correlatos.

Art. 4º Esta Portaria entra em vigor na data de sua publicação.

Art. 5º Ficam revogadas as disposições em contrário.

Marta Nobrega Martinez

Anexo 1

Relação de Artigos e Equipamentos Médico-Hospitalares de Educação Física e Esporte e de Estética Isentos de Registro

1. Absorvente granulado de CO_2
2. Absorvente de fluidos não estéril
3. Acessórios para ostomia não estéreis
4. Adaptador nasal externo para provas respiratórias
5. Adesivo cirúrgico não estéril
6. Alfinete etnológico
7. Algodão não estéril
8. Almofada autoadesiva não estéril
9. Almofada térmica
10. Andador ortopédico
11. Aparelho para tratamento de rugas
12. Artigo adesivo não cirúrgico
13. Artigo de plástico ou vidro para uso laboratorial
14. Artigo ou equipamento ortopédico externo para imobilização
15. Artigo para drenagem não estéril
16. Artigo para educação física e esporte em geral
17. Artigo para fisioterapia motora
18. Artigo para radioproteção
19. Atadura de tecido ou não tecido não estéril
20. Bandagem elástica ou adesiva
21. Bandeja para medicamento
22. Banho para laboratório
23. Berço hospitalar sem aquecimento
24. Bermuda térmica
25. Bicicleta ergométrica, exceto para aplicação diagnóstica
26. Bocal descartável
27. Bolsa coletora não estéril
28. Bolsa de perna não estéril
29. Bolsa para água, silicone, gel, gelo, térmica ou outras
30. Bolsa para alimentação enteral não estéril
31. Bolsa para ostomia não estéril
32. Braçadeira para injeção
33. Cabo de bisturi não estéril
34. Cadeira de rodas e seus acessórios
35. Cadeira para doação de sangue e seus acessórios
36. Cadeira odontológica
37. Calandra hospitalar
38. Campo operatório não estéril
39. Carrinho de emergência
40. Carrinho hospitalar
41. Capa e bolsa térmica
42. Caixa coletora de matérias cortantes ou perfurantes
43. Centrífuga e seus acessórios
44. Cinta lombar elástica
45. Cinta para hérnia umbilical
46. Cinto de peritonteril
47. Cinturão para ostomia
48. Clipe para fechamento de tubo não estéril
49. Colchão antiescara
50. Colchão d'água
51. Colchão de ar
52. Colchão de espuma casca de ovo
53. Colchão hospitalar
54. Coletor não estéril para amostras biológicas, exceto hemoderivados
55. Comadre hospitalar
56. Componentes para fabricação de órteses e próteses externas
57. Compressa de gaze não estéril
58. Compressa absorvente não estéril
59. Conjunto para tricotomia
60. Contador de colônias manual
61. Copinho para medicamentos

62. Corador de lâminas
63. Cuba hospitalar
64. Cubeta ou microcubeta
65. Dessecante ou desumidificador
66. Desodorante para estoma
67. Detector de ereção noturna
68. Dilatador nasal adesivo
69. Dispositivo para incontinência urinária
70. Disruptor de células
71. Dosador oral
72. Elevador 45° para membro superior tamanho pequeno
73. Elevador para paciente
74. Emplastro adesivo
75. Envólucro para translado de corpo
76. Equipamento de musculação
77. Equipamento de proteção individual para laboratório e hospital
78. Equipamento para pesagem de pacientes
79. Escada hospitalar
80. Escala para coleta de sangue
81. Escova cirúrgica não estéril
82. Escova para exame cervical não estéril
83. Espátula plástica ou de madeira descartável
84. Estufa não esterilizante para laboratório
85. Faixa torácica
86. Filme radiográfico
87. Fita adesiva cirúrgica
88. Fixador craniano
89. Foco cirúrgico
90. Frasco ou tubo para cultura de células não estéril
91. Gaze não estéril
92. Gesso sintético
93. Grade para cama hospitalar
94. Homogeneizador para laboratório
95. Injetor automático para seringa
96. Lâmina de tricotomia não estéril
97. Lâmpada de fenda
98. Lavadora de instrumentos cirúrgicos
99. Luva de procedimento não estéril
100. –
101. Maca hospitalar
102. Máquina desinfectora de uso laboratorial
103. Martelo ortopédico
104. Materiais e acessórios não estéreis para ostomia
105. Meias de cole de silicone ou algodão
106. Meia elástica
107. Microscópio
108. Micrótomo e criostato e seus acessórios

Anexo 2
Relação de Produtos Não Considerados Correlatos

1. Abrasímetro
2. Acometro
3. Agitador para laboratório
4. —
5. Alicate manual não estéril
6. Analisador de água para laboratório
7. Analisador de tamanho de partículas
8. Artigos magnetizados
9. Aparelho de fotodocumentação
10. Aparelho de Karl Fisher
11. Arquivo de imagens
12. Balança de uso hospitalar ou laboratorial
13. Balde hospitalar
14. Barra para *push up*
15. Bengala
16. Bomba a vácuo de duplo estágio
17. Bureta
18. Biombo
19. Câmara de vídeo para aparelhos de endoscopia ou microscopia

20. Chapa aquecedora para laboratório
21. Concentrador a vácuo e seus acessórios
22. Contador Geiger Müller para laboratório
23. Cuspideira
24. Destilador de água para laboratório
25. Equipamento automático de fotomicrografia
26. Equipamento para conservação por nitrogênio líquido e seus acessórios
27. Escada hospitalar
28. Evaporador centrífugo a vácuo
29. Filtro para laboratório e seus componentes
30. Filtro para processadora de filmes radiológicos
31. Fluxômetro de ar comprimido
32. Forno
33. Geladeira ou freezer hospitalar
34. Gerador de vapor
35. Impressora para aparelhos de endoscopia ou microscopia
36. Incinerador de materiais contaminados
37. Lavadora industrial sem barreira
38. Lavadora para artigos de laboratório
39. Leitora de código de barras
40. Liofilizador
41. Micropipeta
42. Moinho de bola
43. Moinho de laboratórios para sedimentação
44. Monitor de vídeo para aparelhos de endoscopia ou microscopia
45. Móveis hospitalares
46. Óleo mineral lubrificante
47. Papel especial para vídeo-printer
48. Papel termossensível
49. Pincel de limpeza
50. Pipeta
51. Placa de Petri descartável
52. Ponteira para pipeta
53. Porta-algodão
54. Porta-papeleta
55. Prensa manual extratora de líquidos
56. Protetor auricular
57. Registrador de uma ou duas penas
58. Revelador e fixador de filmes radiológicos
59. Selador de tubos de PVC
60. Sistema de purificação de água para laboratório
61. Termo-hidrógrafo
62. Titulador automático
63. Vacuômetro
64. Videocassete para aparelhos de endoscopia ou microscopia
65. Viscosímetro
66. Travesseiro hospitalar

(Of. Nº 243/97)

Anexo 4

Decreto nº 40.566, de 21 de Dezembro de 1995

Dispõe sobre a implantação no Estado de São Paulo do Sistema Integrado de Administração Financeira para Estados e Municípios – SIAFEM/SP

Mário Covas, Governador do Estado de São Paulo, no uso de suas atribuições legais,

Considerando as prioridades da Administração Pública Estadual para 1996, definidas pela Lei nº 9.173, de 18 de julho de 1995, de Diretrizes Orçamentárias, no que se refere a informação/informatização;

Considerando as medidas setoriais constantes do anexo da referida lei, que objetivam informatizar o Sistema de Controle Interno da Secretaria da Fazenda:

Considerando que é projeto deste Governo otimizar a gestão orçamentária, financeira e contábil do Estado, maximizando o uso de recursos, reduzindo sua ociosidade e os custos financeiros;

Considerando a conveniência de ser mantida a compatibilização do controle orçamentário, financeiro e contábil do Estado; e

Considerando a necessidade de propiciar à Secretaria da Fazenda os meios indispensáveis para o cumprimento de suas atribuições legais, particularmente a correta gestão dos recursos estaduais, nas diversas formas, assegurando sua aplicação regular, parcimoniosa e documentada, decreta:

Art. 1º A partir de 2 de janeiro de 1996 fica implantado da Administração direta do Estado de São Paulo o Sistema Integrado de Administração Financeira para Estados e Municípios – SIAFEM/SP.

§ 1º No decorrer do exercício de 1996 o SIAFEM/SP deverá ser implantado a nível de Administração indireta, inclusive autarquias de regime especial.

§ 2º A Contadoria Geral do Estado providenciará a distribuição dos manuais necessários ao processamento do sistema às unidades gestoras do SIAFEM/SP.

Art. 2º O sistema de contabilização do Sistema Integrado de Administração Financeira para Estados e Municípios baseia-se na utilização imediata de documentos-fonte, devidamente codificados, para processamento eletrônico de dados.

Art. 3º Fica instituído o Plano de Contas Único do Sistema Integrado de Administração Financeira para Estados e Municípios, a ser utilizado pelos órgãos da Administração direta e entidades da Administração indireta do Estado de São Paulo, inclusive autarquias de regime especial, que será divulgado pela Contadoria Geral do Estado.

Art. 4º O gestor do sistema ora implantado será a Secretaria da Fazenda, através da Contadoria Geral do Estado, e o seu processamento eletrônico será executado pela Companhia de Processamento de Dados do Estado de São Paulo - PRODESP.

Art. 5º Fica o Secretário da Fazenda autorizado a disciplinar, por resolução a aplicação das normas definidas neste Decreto ou delegar competência para tanto.

Art. 6º Este Decreto entrará em vigor na data de sua publicação, ficando revogado o Decreto nº 3.083, de 21 de dezembro de 1973.

Anexo 5

Decreto nº 42.604, de 9 de dezembro de 1997

Dispõe sobre a implantação do Sistema Integrado de Informações Físico-Financeiras – SIAFÍSICO

Mário Covas, Governador do Estado de São Paulo, no uso de suas atribuições legais, Considerando a necessidade de uniformizar procedimentos relativamente ao Cadastro de Fornecedores do Estado de São Paulo;

Considerando a necessidade de padronizar a descrição de materiais e serviços controlados pelo Estado;

Considerando a necessidade de identificar e integrar os órgãos que se relacionam com procedimentos de licitação e contratação de fornecimentos, serviços e obras;

Considerando a necessidade de obter dados físicos que possibilitem identificar preços praticados pelo Estado, variações de preços existentes entre regiões e, ainda, obter indicadores que possam servir para o desenvolvimento de um sistema de custos públicos, decreta:

Art. 1º A partir de 2 de janeiro de 1998 fica implantado na Administração Direta do Estado de São Paulo o Sistema Integrado de Informações Físico-Financeiras – SIAFÍSICO.

Art. 2º No decorrer do exercício de 1998 o Sistema Integrado de Informações Físico-Financeiras – SIAFÍSICO deverá ser implantado na Administração Indireta, inclusive autarquias de regime especial.

Art. 3º O Sistema Integrado de Informações Físico-Financeiras – SIAFÍSICO constituirá um módulo de informações físico-financeiras acoplado ao Sistema Integrado de Administração Financeira para Estados e Municípios – SIAFEM –visando permitir a unificação e orientação de procedimentos de controle e gerenciamento de contratação de fornecimento de materiais, serviços e obras.

Art. 4º A coordenação da implantação do Sistema Integrado de Informações Físico-Financeiras – SIAFÍSICO estará a cargo da Secretaria da Administração e Modernização do Serviço Público, por intermédio da Coordenadoria de Administração Geral – CAGE, e da Secretaria da Fazenda, por intermédio da Coordenadoria Estadual de Controle Interno – CECI, que expedirão as instruções normativas conjuntas para disciplinar a matéria.

Art. 5º O Sistema Integrado de Informações Físico-Financeiras – SIAFÍSICO contará com um Conselho de Gestores do Cadastro Único de Materiais e Serviços, que dirigirá e acompanhará a implantação, o desenvolvimento e a manutenção do Cadastro Único de Materiais e Serviços, composto por:

I. um Coordenador-Geral, indicado pela Secretaria da Administração e Modernização do Serviço Público;

II. servidores indicados pelos seguintes órgãos:

a) Secretaria da Administração e Modernização do Serviço Público;

b) Secretaria de Agricultura e Abastecimento;

c) Secretaria da Cultura;

d) Secretaria da Educação;

e) Secretaria de Esportes e Turismo;

f) Secretaria da Habitação;

g) Secretaria de Energia;
h) Secretaria de Recursos Hídricos, Saneamento e Obras;
i) Secretaria da Saúde;
j) Secretaria da Segurança Pública;
l) Secretaria dos Transportes.

Art. 6º Este Decreto entrará em vigor na data de sua publicação, produzindo seus efeitos a partir de 2 de janeiro de 1998.

Anexo 6

Decreto nº 42.921, de 11 de Março de 1998

Dispõe sobre o Cadastro Geral de Fornecedores do Estado e dá outras Providências

Mário Covas, Governador do Estado de São Paulo, no uso de suas atribuições legais, à vista do disposto na Lei nº 8.063, de 15 de outubro de 1992, no Decreto nº 42.604, de 9 de dezembro de 1997, no Decreto nº 42.816, de 19 de janeiro de 1998, e da manifestação da Secretaria da Administração e Modernização do Serviço Público.

Decreta:

Art. 1º O Cadastro Geral de Fornecedores parte do Sistema Integrado de Informações Físico-Financeiras – SIAFÍSICO – instituído pelo Decreto nº 42.604, de 9 de dezembro de 1997 e tem por objetivo a uniformização de procedimentos relativamente ao cadastramento de fornecedores junto ao Governo do Estado.

Art. 2º O cadastramento do fornecedor de bens, serviços e/ou obras, pessoa física ou jurídica única, devendo o fornecedor cadastrar-se em apenas um órgão da Administração Direta.

Art. 3º Nenhum contrato ou substituto legal de fornecimento de materiais, serviços ou obras poderá ser celebrado com órgão da Administração Direta sem prévio cadastramento no SIAFÍSICO.

§ 1º No decorrer do exercício de 1998, o SIAFÍSICO deverá ser implantado na Administração Indireta, inclusive em autarquias de regime especial.

§ 2º As informações cadastrais ficarão disponíveis a todos os órgãos do Estado, através daquele sistema.

Art. 4º O cadastramento de fornecedores de serviços e obras destinados à Administração Direta, para fins de participação em licitações na modalidade de Tomada de Preços, de responsabilidade dos órgãos contratantes da Administração Estadual que mantenham unidade de cadastro para este fim.

Art. 5º Caberá à Coordenadoria de Sistemas Administrativos – CSA, da Secretaria da Administração e Modernização do Serviço Público, por meio do Grupo de Suprimentos, gerenciar o Cadastro Geral de Fornecedores, analisando os pedidos de inscrição e os de cadastramento de fornecedores de bens (materiais e gêneros alimentícios), de pessoas físicas ou jurídicas, bem como certificar a regularidade da inscrição no Cadastro Geral de Fornecedores, para participação em licitações na modalidade de Tomada de Preços.

Art. 6º O pedido de cadastramento de fornecedores de bens (materiais e gêneros alimentícios) acompanhado da devida documentação deverá ser entregue pelo interessado à Coordenadoria de Sistemas Administrativos - CSA, observadas as disposições da Lei nº 8.666, de 21 de junho de 1993, atualizada pela Lei nº 8.883, de 8 de junho de 1994.

Art. 7º O registro cadastral terá validade de um ano a contar da data de sua aprovação e poderá ser renovado junto ao órgão onde foi realizado.

Art. 8º A aprovação dos pedidos de cadastramento de fornecedores de bens ficará a cargo da Comissão Examinadora a ser designada por resolução do Secretário da Administração e Modernização do Serviço Público.

Art. 9º A aplicação de sanções e penalidades cabíveis pela inexecução ou rescisão contratual, conforme a Lei nº 8.666, de 21 de junho de 1993, atualizada pela Lei nº 8.883, de 8 de junho de 1994, de responsabilidade do órgão licitante.

Art. 10 A Coordenadoria de Sistemas Administrativos – CSA, previamente autorizada pelo Secretaria da Administração e Modernização do Serviço Público, poderá expedir normas complementares necessárias à execução deste decreto.

Art. 11 Este decreto entrará em vigor na data de sua publicação, revogadas as disposições em contrário, em especial o Decreto nº 36.487, de 15 de fevereiro de 1993.

Palácio dos Bandeirantes, 11 de março de 1998

Mário Covas

Fernando Gomez Carmona

Secretário da Administração e Modernização do Serviço Público

Walter Feldman

Secretário-Chefe da Casa Civil

Antônio Angarita

Secretário do Governo e Gestão Estratégica

Publicado na Secretaria de Estado do Governo e Gestão Estratégica, aos 11 de março de 1998.

Anexo 7

Decreto nº 45.695, de 5 de Março de 2001

Denomina Bolsa Eletrônica de Compras do Governo do Estado de São Paulo – BEC/SP o sistema competitivo eletrônico para compra de bens, instituído pelo Decreto nº 45.085, de 31 de julho de 2000; aprova o regulamento para compra de bens, para entrega imediata, em parcela única, com dispensa de licitação, pelo valor, prevista no artigo 24, inciso II, da Lei Federal nº 8.666, de 21 de junho de 1993, e dá providências correlatas.

GERALDO ALCKMIN FILHO, VICE-GOVERNADOR, NO EXERCÍCIO DO CARGO DE GOVERNADOR DO ESTADO DE SÃO PAULO, no uso das atribuições que lhe são conferidas por lei,

Decreta:

Art. 1º O sistema competitivo eletrônico para compra de bens para entrega imediata, instituído pelo inciso II do artigo 2º do Decreto nº 45.085, de 31 de julho de 2000, fica denominado Bolsa Eletrônica de Compras do Governo do Estado de São Paulo – BEC/SP.

Parágrafo único A BEC/SP, em função da peculiaridade do aplicativo, constitui-se em um sistema automatizado de procedimentos que se inicia com a vinculação de recursos orçamentários e financeiros para permitir a sua operacionalização, encerrando-se com o pagamento da despesa realizada, mediante cumprimento de ordem cronológica própria.

Art. 2º O sistema BEC/SP é gerido pelo Departamento de Controle de Contratações – DCC, criado pelo Decreto nº 45.084, de 31 de julho de 2.000, como parte da estrutura organizacional da Coordenadoria Estadual de Controle Interno - CECI, da Secretaria da Fazenda.

Art. 3º Fica aprovado, na forma do anexo a este decreto, o REGULAMENTO DO SISTEMA BEC/SP - DISPENSA DE LICITAÇÃO.

Parágrafo único Compete ao Comitê Estadual de Gestão Pública, instituído pelo Decreto nº 44.919, de 19 de maio de 2.000, estabelecer orientações e normas complementares ao regulamento ora aprovado.

Art. 4º A dispensa de licitação pelo valor, prevista no artigo 24, inciso II da Lei Federal nº 8.666, de 21 de junho de 1993, nas compras de que trata o *caput* deste artigo, será efetivada, pelos órgãos da Administração Direta do Estado de São Paulo, preferencialmente, por intermédio do sistema BEC/SP.

Art. 5º A participação no sistema BEC/SP é facultada à Administração Indireta do Estado de São Paulo e aos demais interessados da Administração Pública, na forma a ser regulamentada pelo Comitê Estadual de Gestão Pública.

Art. 6º Os interessados em operar no sistema BEC/SP deverão inscrever-se no Cadastro Geral de Fornecedores – CADFOR, do SIAFÍSICO, procedendo na forma prevista no regulamento.

Art. 7º A compatibilidade do preço das compras efetivadas na BEC/SP com os preços de mercado será aferida mediante consulta aos valores constantes do módulo de preços do banco de dados do Sistema Integrado de Informações Físico-Financeiras – SIAFÍSICO.

Art. 8º Este decreto entra em vigor na data de sua publicação, revogadas as disposições em contrário, em especial os artigos 4º e 7º do Decreto nº 45.085, de 31 de julho de 2000.

Palácio dos Bandeirantes, 5 de março de 2001.

Geraldo Alckmin Filho

Anexo

a que se refere o artigo 3º do Decreto nº 45.695, de 5 de março de 2001.

REGULAMENTO DO SISTEMA BEC/SP – DISPENSA DE LICITAÇÃO

Regulamento para a compra de bens, para entrega imediata, em parcela única, com dispensa de licitação pelo valor, em processo competitivo eletrônico realizado por intermédio da Bolsa Eletrônica de Compras do Governo do Estado de São Paulo – BEC/SP.

Art. 1º Este regulamento estabelece as normas e procedimentos para a compra de bens, para entrega imediata, em parcela única, com dispensa de licitação pelo valor, em processo competitivo eletrônico realizado por intermédio da Bolsa Eletrônica de Compras do Governo do Estado de São Paulo – BEC/SP.

Art. 2º Para efeito deste regulamento consideram-se:

I. BEN – Boleto Eletrônico de Negociação, documento que, no sistema BEC/SP, representa o encerramento da parte eletrônica de apuração de preços, informando a situação de vencedor ao proponente que apresentou o melhor lance-proposta;

II. BDO – Boletim Diário de Operações - divulgação diária das cotações dos itens objeto das negociações realizadas por intermédio do sistema BEC/SP, bem como outras informações de interesse do mercado;

III. BOVESPA – Bolsa de Valores de São Paulo, agente disseminador do sistema;

IV. CADFOR – Cadastro de Fornecedores, é um subsistema do SIAFÍSICO – Sistema Integrado de Informações Físico-Financeiras, que tem como objetivo a uniformização de procedimentos para o cadastramento de fornecedores do Estado de São Paulo; cadastro único para toda a Administração do Estado;

V. CADMAT – Cadastro de Materiais e Serviços, cadastro único para toda a Administração do Estado de São Paulo, constituído por dois arquivos básicos:

a) materiais;

b) serviços;

VI. CECI – Coordenadoria Estadual de Controle Interno, da Secretaria da Fazenda;

VII. COTAÇÃO – página constante do endereço eletrônico do sistema BEC/SP na qual deverão ser digitados o CNPJ e a senha do fornecedor e assinaladas as declarações de inexistência de impedimentos para contratar com a Administração e de conhecimento do REGULAMENTO DO SISTEMA BEC/SP – DISPENSA DE LICITAÇÃO;

VIII. * * cotação eletrônica - sistema de apuração do melhor preço de compra, em forma de leilão reverso, com fixação de preço de referência (tipo holandês), o qual poderá ser divulgado (aberto) ou não (fechado);

IX. DCC – Departamento de Controle de Contratações, unidade integrante da estrutura da CECI;

X. dia útil - dia em que há expediente operacional do sistema BEC/SP;*

XI. DL – dispensa de licitação - ato declaratório da autoridade competente que dispensa o procedimento licitatório;

XII. DOE – Diário Oficial do Estado;

XIII. edital - instrumento convocatório da cotação eletrônica, padronizado, aprovado pela Procuradoria Geral do Estado, a ser utilizado para a divulgação das Ofertas de Compra;

XIV. entrega imediata - aquela realizada em até 30 (trinta) dias do recebimento da Nota de Empenho;

XV. extrato de edital - parte do edital que contém os elementos principais da contratação, o mesmo que preâmbulo do edital, contém os requisitos estabelecidos na lei, sendo, no sistema BEC/SP, formado a partir dos dados constantes da OC – Oferta de Compra;

XVI. lance-proposta - representa o preço ofertado pelo interessado, expresso em reais, para cada item constante da OC – Oferta de Compra, conforme especificado em cada edital padrão;

XVII. LEGISLAÇÃO - página constante do endereço eletrônico do sistema BEC/SP que contém o REGULAMENTO DO SISTEMA BEC/SP - DISPENSA DE LICITAÇÃO e as Resoluções de multa das UGE e demais normas pertinentes;

XVIII. liquidação da despesa - atestado de realização da despesa, após a verificação do efetivo cumprimento da obrigação contratada; gera a NL – Nota de Lançamento;

XIX. liquidação financeira - corresponde ao efetivo crédito em conta corrente do fornecedor e encerra a operação;

XX. Nossa Caixa - BANCO NOSSA CAIXA S/A - agente financeiro do Estado, responsável pela movimentação financeira decorrente das operações realizadas na BEC/SP;

XXI. NE – Nota de Empenho - documento contábil do SIAFEM/SP que materializa o empenho da despesa e formaliza a contratação;

XXII. NL – Nota de Lançamento - documento contábil do SIAFEM/SP – Sistema Integrado de Administração Financeira para Estados e Municípios adotado pelo Estado de São Paulo - para registro de qualquer evento do sistema; representa, também, o documento emitido após a liquidação da despesa em termos contábeis, permitindo que se programe o pagamento;

XXIII. NF – Nota fiscal - documento que acompanha a mercadoria no momento da entrega;

XXIV. OC – Oferta de Compra - documento do SIAFEM/SP, emitido pelo ordenador da despesa da Unidade Gestora, que contém os elementos básicos para a elaboração do preâmbulo ou extrato do edital padrão; identifica e quantifica o bem que será adquirido;

XXV. preço de referência - valor obtido no módulo de preços do SIAFÍSICO que representa o valor máximo possível a ser pago na compra de um bem, nos termos do inciso X do artigo 40 da Lei 8.666/93; serve de parâmetro para a reserva de recursos e indicação da dispensa de licitação pelo valor;

XXVI. PD – Programação de Desembolso - documento do SIAFEM/SP, mediante o qual é programado o pagamento, sendo emitido imediatamente após a liquidação da despesa correspondente;

XXVII. SIAFEM/SP – Sistema Integrado de Administração Financeira para Estados e Municípios, adotado pelo Estado de São Paulo; sistema contábil pelo qual se processa a execução orçamentária e financeira do Estado;

XXVIII. SIAFÍSICO – Sistema Integrado de Informações Físico-financeiras, composto, basicamente, pelos Cadastros de Fornecedores e de Materiais e Serviços e módulo de preços;

XXIX. UGE – Unidade Gestora Executora - unidade contratante codificada no sistema, componente da estrutura dos órgãos da Administração Direta, das Autarquias e das Fundações, incumbida da execução orçamentária e financeira propriamente dita;

XXX. UGF – Unidade Gestora Financeira - unidade com atributos legais de gerir e controlar os recursos financeiros, centralizando as operações e as transações de suas contas bancárias;

XXXI. UGO – Unidade Gestora Orçamentária - unidade gerenciadora e controladora dos recursos orçamentários de cada unidade orçamentária, centralizando todas as operações de natureza orçamentária.

Art. 3º A Bolsa Eletrônica de Compras do Governo do Estado de São Paulo – BEC/SP, integrante do sistema eletrônico de contratações, instituído pelo Decreto nº 45.085, de 31 de julho de 2000, é gerida pelo Departamento de Controle de Contratações - DCC, criado pelo Decreto nº 45.084, de 31 de julho de 2000, subordinado à Coordenadoria Estadual de Controle Interno – CECI, da Secretaria da Fazenda.

Art. 4º São agentes do sistema:

I. as UGE, na qualidade de Unidades contratantes;

II. os fornecedores, constantes do CADFOR e aptos a participar das cotações eletrônicas;

III. o DCC, gestor do sistema;

IV. a Nossa Caixa, como agente financeiro;

V. a BOVESPA, na qualidade de agente disseminador do sistema.

Art. 5º À UGE cabe:

I. providenciar a abertura de processo administrativo, devidamente autuado, protocolado e numerado, contendo autorização para a contratação, a indicação sucinta de seu objeto e do recurso próprio para a despesa, a ele anexando cópia dos demais atos do procedimento;

II. emitir a OC, no SIAFEM/SP e SIAFÍSICO;

III. contabilizar a OC, que implicará automática reserva de recursos para atender a contratação;

IV. homologar o resultado da cotação eletrônica, providenciando a declaração de dispensa de licitação, pelo valor, bem como os procedimentos referentes à execução orçamentária no SIAFEM/SP e SIAFÍSICO;

V. emitir a NE;

VI. receber o objeto do contrato, providenciando, por intermédio da NL, a liquidação contábil da despesa;

VII. emitir a PD, para o pagamento na data de seu vencimento.

Art. 6º A OC conterá:

I. descrição do item ou itens a serem adquiridos, de acordo com o constante do SIAFÍSICO, sua quantidade e a unidade de fornecimento;

II. preço de referência, obtido no módulo de preços do banco de dados do SIAFÍSICO, exceto se dele nada constar para o item a ser adquirido, caso em que deverá ser fornecido diretamente pela UGE, na forma da regulamentação pertinente;

III. indicação do local e do prazo de entrega;

IV. indicação do suporte orçamentário-financeiro.

Art. 7º Ao DCC, gestor da BEC/SP, caberá:

I. instituir e manter um sistema de registros compreendendo:

a) registro de documentos do sistema: OC, lances-propostas apresentados, preços de referência dos itens negociados, BEN;

b) registro de agentes do sistema: UGE, fornecedores e agente financeiro;

c) registro e administração de garantias, quando exigidas;

d) registro de liquidação dos contratos: liquidação física, com a entrega do bem e liquidação financeira, com o pagamento;

II. instituir e manter um sistema de controle de acesso mediante geração de senhas para os fornecedores cadastrados operarem na BEC/SP, editando instrução específica para a sua obtenção;

III. definir a data de realização das cotações eletrônicas, comunicando-a, com antecedência mínima de 2 (dois) dias úteis, a todos os fornecedores cadastrados no CADFOR, no correspondente ramo de negócio e aptos a operar no sistema BEC/SP, assim como às entidades representativas de segmentos empresariais, Federação das Indústrias do Estado de São Paulo - FIESP, Serviço Brasileiro de Apoio à Empresa – SEBRAE e Sindicato da Micro e Pequena Empresa – SIMPE, Sindicato da Micro e Pequena Indústria – SIMPI e Federação das Associações Comerciais, por intermédio de correio eletrônico que reproduzirá os dados constantes da OC;

IV. divulgar no endereço eletrônico do sistema o extrato e o edital completo, relativo a cada OC, o qual poderá ser acessado, por qualquer interessado, independentemente de cadastro perante os órgãos estaduais;

V. receber os lances-propostas via Internet, no endereço eletrônico do sistema;

VI. divulgar o resultado da cotação eletrônica na Internet, encaminhando ao proponente vencedor, automaticamente pelo sistema, o BEN;

VII. encaminhar ao vencedor, por meios eletrônicos, a NE emitida pela UGE.

Art. 8º Ao fornecedor caberá:

I. cadastrar-se no CADFOR, observando os prazos e condições gerais nele previstos;

II. obter a senha de acesso ao sistema BEC/SP;

III. manter conta corrente ativa na Nossa Caixa;

IV. submeter-se às normas deste regulamento.

Art. 9º São necessárias ao cadastramento no CADFOR:

I. habilitação jurídica, nos termos do disposto no artigo 28 da Lei nº 8.666, de 21 de junho de 1993;

II. inscrição no cadastro de contribuintes estadual; e

III. regularidade relativa à Seguridade Social e ao Fundo de Garantia por Tempo de Serviço (FGTS).

§ 1º Para o cadastramento no CADFOR o interessado deverá:

1. dirigir-se a qualquer órgão da administração direta, autárquica e fundacional do Estado, na Capital ou no Interior, preferentemente às áreas de Compras e Licitações que possuam acesso ao SIAFÍSICO; ou
2. acessar, via Internet, no endereço www.bec.sp.gov.br, o formulário, preenchendo-o com as informações necessárias que serão validadas para que constem do cadastro.

§ 2º Estará apto a operar no sistema BEC/SP o interessado que se cadastrar regularmente e obtiver a senha de acesso ao sistema, de acordo com instrução a ser editada pelo DCC.

Art. 10 O procedimento das compras, objeto deste regulamento, obedecerá às seguintes etapas:

I. a UGO de cada órgão solicitará a vinculação de recursos ao DCC, para atender às compras a serem realizadas por intermédio do sistema BEC/SP;

II. o DCC vinculará, no sistema, o montante de recursos solicitado;

III. a UGO distribuirá, entre as UGE do órgão ao qual pertence, os recursos vinculados à BEC/SP, permitindo que elas possam vir a operar no sistema;

IV. a UGE emitirá OC, cuja contabilização no SIAFEM/SP implica reserva de recursos para atender a contratação;

V. a programação da data para a realização da cotação eletrônica será efetuada após a contabilização e registro da OC;

VI. a cotação eletrônica para cada item da OC será realizada em duas etapas: um período fixo, estabelecido no edital, e outro variável, de fechamento, subsequente ao fixo, com duração definida automaticamente pelo sistema, limitada a 30 minutos, com o encerramento divulgado pelo sistema;

VII. cada fornecedor poderá apresentar um ou mais lances-propostas, desde que o faça com a oscilação mínima inferior ao último lance apresentado, no percentual estabelecido para cada OC.

VIII. a apresentação de lances-propostas dar-se-á mediante acesso à página COTAÇÃO no endereço eletrônico da BEC/SP, na qual o interessado digitará o número do Cadastro Nacional de Pessoas Jurídicas – CNPJ, a senha e assinalará as declarações de inexistência de impedimento para contratar com a Administração (a que se refere o §2º do artigo 32 da Lei federal nº 8.666, de 21 de junho de 1993) e de que é de seu conhecimento e aceitação o REGULAMENTO DO SISTEMA BEC/SP-DISPENSA DE LICITAÇÃO;

IX. em seguida ao encerramento do período variável, referido no inciso VI deste artigo, os 5 (cinco) melhores lances-propostas recebidos serão divulgados, com a identificação daquele que ofertou o menor preço, sendo o BEN encaminhado, automaticamente pelo sistema, ao vencedor;

X. a OC será enviada eletronicamente à UGE após a expedição do BEN, para emissão da NE que será encaminhada pelo DCC, por meio eletrônico, ao vencedor;

XI. recebido o objeto do contrato, a UGE providenciará a sua liquidação contábil, por meio da NL, emitindo a PD para o pagamento na data de seu vencimento;

XII. o sistema remeterá as PD das UGE à UGF do respectivo órgão, que providenciará os pagamentos na data prevista;

XIII. a relação dos pagamentos provenientes dos recursos vinculados ao sistema BEC/SP será feita pelas UGF, de forma automática, e será publicada em seção própria do D.O.E., no dia anterior ao do pagamento;

XIV. durante todo o período da cotação eletrônica, qualquer interessado poderá acompanhar o seu desenvolvimento no endereço eletrônico da BEC/SP.

Art. 11 Os contratos celebrados por meio do sistema BEC/SP serão considerados encerrados quando o objeto for recebido definitivamente e o pagamento for efetuado pela UGF.

Art. 12 O fornecedor que se comportar de modo inidôneo, não mantendo a proposta, apresentando-a sem seriedade, falhando ou fraudando a execução do contrato, estará sujeito às penalidades previstas na Lei federal nº 8.666, de 21 de junho de 1993, e na Resolução de multa da UGE, sem prejuízo da eventual rescisão do contrato.

Art. 13 Os pagamentos das obrigações resultantes dos contratos decorrentes do sistema BEC/SP, desde que tenha ocorrido o recebimento definitivo do objeto do contrato, serão feitos no prazo de 30 (trinta) dias, conforme disposto no Decreto nº 43.914, de 26 de março de 1999, prazo esse contado a partir da data prevista no edital para a entrega ou da data da efetiva entrega do bem, prevalecendo a que ocorrer por último.

Art. 14 O presente regulamento encontra-se disponível na página LEGISLAÇÃO do sistema BEC/SP.

Art. 15 Normas complementares a este regulamento serão editadas pelo Comitê Estadual de Gestão Pública.

Anexo 8

Resolução-RDC nº 185, de 22 de Outubro de 2001

A Diretoria Colegiada da Agência Nacional de Vigilância Sanitária, no uso da atribuição que lhe confere o art. 11, inciso IV, do Regulamento da ANVISA aprovado pelo Decreto 3.029, de 16 de abril de 1999, em reunião realizada em 10 de outubro de 2001,

considerando a necessidade de atualizar os procedimentos para registro de produtos "correlatos" de que trata a Lei nº 6.360, de 23 de setembro de 1976, o Decreto nº 79.094, de 5 de janeiro de 1977 e a Portaria Conjunta SVS/SAS nº 1, de 23 de janeiro de 1996;

considerando a necessidade de internalizar a Resolução GMC nº 40/00 do Mercosul, que trata do registro de produtos médicos,

adota a seguinte Resolução de Diretoria Colegiada e eu, Diretor-Presidente, determino a sua publicação.

Art. 1º Aprovar o Regulamento Técnico que consta no anexo desta Resolução, que trata do registro, alteração, revalidação e cancelamento do registro de produtos médicos na Agência Nacional de Vigilância Sanitária – ANVISA.

Parágrafo único. Outros produtos para saúde, definidos como "correlatos" pela Lei nº 6.360/76 e Decreto nº 79.094/77, equiparam-se aos produtos médicos para fins de aplicação desta Resolução, excetuando-se os reagentes para diagnóstico de uso *in vitro*.

Art. 2º O fabricante ou importador de produto médico deve apresentar à ANVISA os documentos para registro, alteração, revalidação ou cancelamento do registro, relacionados nos itens 5, 6, 9, 10 e 11 da Parte 3 do Regulamento anexo a esta Resolução.

§ 1º As seguintes informações, previstas nos documentos referidos neste artigo, além de apresentadas em texto, devem ser entregues em meio eletrônico para disponibilização pela ANVISA em seu "site" na rede mundial de comunicação:

a) Dados do fabricante ou importador e dados do produto, indicados no Formulário contido no Anexo III.A do Regulamento Técnico;

b) Rótulos e instruções de uso, descritos no Anexo III.B do Regulamento Técnico.

§ 2º O distribuidor de produto médico que solicitar registro de produto fabricado no Brasil, equipara-se a importador para fins de apresentação da documentação referida neste artigo.

Art. 3º O fabricante ou importador de produtos dispensados de registro, que figurem em relações elaboradas pela ANVISA, conforme previsto na Lei nº 6.360/76 e Decreto nº 79.094/77, deve cadastrar seus produtos na Agência, apresentando, além da taxa de vigilância sanitária correspondente, as informações requeridas no § 1º do Art. 2º desta Resolução.

Parágrafo único. A alteração, revalidação ou cancelamento do cadastro de produto referido neste artigo, deve adotar os mesmos procedimentos previstos nos itens 9, 10, 11 e 13 da Parte 3 do Regulamento anexo a esta Resolução, estando sujeito às disposições das Partes 4 e 5 deste Regulamento.

Art. 4º No caso de equipamento médico, o fabricante ou importador deve fixar de forma indelével em local visível na parte externa do equipamento, no mínimo as seguintes informações de rotulagem:

a) identificação do fabricante (nome ou marca);

b) identificação do equipamento (nome e modelo comercial);

c) número de série do equipamento;

d) número de registro do equipamento na ANVISA.

Art. 5º As petições de registro, isenção, alteração, revalidação ou cancelamento de registro protocoladas na ANVISA até 30 (trinta) dias da data de publicação desta Resolução, estão sujeitas às disposições da Portaria Conjunta SVS/SAS nº 1/96 e Portaria SVS nº 543/97.

Parágrafo único A petição de revalidação de registro de produto médico protocolada após os 30 (trinta) dias referidos neste artigo, deve adequar as informações do processo original às disposições desta Resolução e às prescrições de regulamento técnico específico para o produto, publicado durante a vigência de seu registro.

Art. 6º Esta Resolução de Diretoria Colegiada entrará em vigor na data de sua publicação.

Art. 7º Fica revogada a Portaria Conjunta SVS/SAS nº 1, de 23 de janeiro de 1996 e a Portaria SVS nº 543, de 29 de outubro de 1997, após 30 (trinta) dias da publicação desta Resolução.

Gonzalo Vecina Neto

Anexo

Regulamento técnico

Registro, alteração, revalidação ou cancelamento do registro de produtos médicos

PARTE 1 - Abrangência e Definições

1. As disposições deste documento são aplicáveis aos fabricantes e importadores de produtos médicos.
2. A classificação, os procedimentos e as especificações descritas neste documento, para fins de registro, aplicam-se aos produtos médicos e seus acessórios, segundo definido no Anexo I.
3. Para os propósitos deste documento, são adotadas as definições estabelecidas em seu Anexo I.
4. Este documento não é aplicável a produtos médicos usados ou recondicionados.

PARTE 2 - Classificação

1. Os produtos médicos, objeto deste documento, estão enquadrados segundo o risco intrínseco que representam à saúde do consumidor, paciente, operador ou terceiros envolvidos, nas Classes I, II, III ou IV. Para enquadramento do produto médico em uma destas classes, devem ser aplicadas as regras de classificação descritas no Anexo II deste documento.
2. Em caso de dúvida na classificação resultante da aplicação das regras descritas no Anexo II, será atribuição da ANVISA o enquadramento do produto médico.
3. As regras de classificação descritas no Anexo II deste documento poderão ser atualizadas de acordo com os procedimentos administrativos adotados pela ANVISA, tendo em conta o progresso tecnológico e as informações de eventos adversos ocorridos com o uso ou a aplicação do produto médico.

PARTE 3 - Procedimentos para Registro

1. É obrigatório o registro de todos os produtos médicos indicados neste documento, exceto aqueles produtos referidos nos itens 2, 3 e 12 seguintes.
2. Estão isentos de registro os produtos médicos submetidos a pesquisa clínica, cumpridas as disposições legais da autoridade sanitária competente para realização desta atividade, estando proibida sua comercialização e/ou uso para outros fins.

3. Estão isentas de registro as novas apresentações constituídas de um conjunto de produtos médicos registrados e em suas embalagens individuais de apresentação íntegras, devendo conter no rótulo e/ou instruções de uso as informações de registro dos produtos médicos correspondentes.
4. A ANVISA concederá o registro para família de produtos médicos.
5. Os fabricantes ou importadores para solicitarem o registro de produtos médicos enquadrados nas classes II, III e IV, devem apresentar à ANVISA os seguintes documentos:

a) Comprovante de pagamento da taxa de vigilância sanitária correspondente.

b) Informações para identificação do fabricante ou importador e seu produto médico, descritas nos Anexos III.A, III.B e III.C deste documento, declaradas e assinadas pelo responsável legal e pelo responsável técnico.

c) Cópia de autorização do fabricante ou exportador no exterior, para o importador comercializar seu produto médico no País. Quando autorizado pelo exportador, o importador deverá demonstrar a relação comercial entre o exportador e o fabricante.

d) Para produtos médicos importados, comprovante de registro ou do certificado de livre comércio ou documento equivalente, outorgado pela autoridade competente de países onde o produto médico é fabricado e/ou comercializado.

e) Comprovante de cumprimento das disposições legais determinadas nos regulamentos técnicos, na forma da legislação da ANVISA que regulamenta os produtos médicos.

6. Os fabricantes ou importadores que solicitarem o registro de produtos médicos enquadrados na classe I, devem apresentar à ANVISA os documentos indicados nos itens 5(a), 5(b) e 5(e).
7. A ANVISA avaliará a documentação apresentada para registro, alteração ou revalidação do registro e se manifestará através de publicação no Diário Oficial da União – DOU.
8. A avaliação da documentação será realizada nos prazos e condições legais previstas na legislação sanitária.
9. Para solicitar a alteração do registro de produto médico, o fabricante ou importador deve apresentar no mínimo o documento requerido no item 5(a), Anexo III.A preenchido e demais documentos exigidos para o registro original do produto, cuja informação foi modificada.
10. Para solicitar a revalidação do registro de produto médico, o fabricante ou importador deve apresentar o documento requerido no item 5(a), assim como o Anexo III.A preenchido. Esta informação deverá ser apresentada no prazo previsto pela legislação sanitária, o que não interromperá a comercialização do produto até o vencimento de seu registro.
11. O fabricante ou importador detentor do registro de produto médico pode solicitar o cancelamento do registro mediante a apresentação do Anexo III.A preenchido.
12. Está isento de registro o acessório produzido por um fabricante exclusivamente para integrar produto médico de sua fabricação já registrado e cujo relatório técnico (Anexo III.C) do registro deste produto contenha informações sobre este acessório. Os novos acessórios poderão ser anexados ao registro original, detalhando os fundamentos de seu funcionamento, ação e conteúdo, na forma do item 9 da Parte 3 deste documento.
13. O registro de produtos de saúde terá validade por 5 (cinco) anos, podendo ser revalidado sucessivamente por igual período.

PARTE 4 - Conformidade às Informações

1. Qualquer alteração realizada pelo fabricante ou importador nas informações previstas neste regulamento, referidas no item 5 da Parte 3 deste documento, deve ser comunicada à ANVISA dentro de 30 (trinta) dias úteis, na forma do item 9 da Parte 3 deste documento.
2. Toda comunicação ou publicidade do produto médico veiculada no mercado de consumo deve guardar estrita concordância com as informações apresentadas pelo fabricante ou importador à ANVISA.

PARTE 5 - Sanções Administrativas

1. Como medida de ação sanitária e a vista de razões fundamentadas, a ANVISA suspenderá o registro de produto médico nos casos em que:
   a) for suspensa, por razão de segurança devidamente justificada, a validade de qualquer um dos documentos referidos no item 5 da Parte 3 deste documento;
   b) for comprovado o não cumprimento de qualquer exigência da Parte 4 deste regulamento;
   c) o produto estiver sob investigação pela autoridade sanitária competente, quanto a irregularidade ou defeito do produto ou processo de fabricação, que represente risco à saúde do consumidor, paciente, operador ou terceiros envolvidos, devidamente justificada.
2. A ANVISA cancelará o registro do produto médico nos casos em que:
   a) for comprovada a falsidade de informação prestada em qualquer um dos documentos a que se refere o item 5 da Parte 3 deste regulamento, ou for cancelado algum daqueles documentos pela ANVISA;
   b) for comprovado pela ANVISA de que o produto ou processo de fabricação pode apresentar risco à saúde do consumidor, paciente, operador ou terceiros envolvidos.
3. A suspensão do registro de produto médico será publicada no Diário Oficial da União – DOU pela ANVISA e será mantida até a solução do problema que ocasionou a sanção e sua anulação será comunicada através do DOU.
4. O cancelamento do registro de produto de saúde será publicado no DOU pela ANVISA.

Anexo I

Definições

As definições seguintes aplicam-se exclusivamente a este documento, podendo ter significado distinto em outro contexto.

1. Acessório: Produto fabricado exclusivamente com o propósito de integrar um produto médico, outorgando a esse produto uma função ou característica técnica complementar.
2. Consumidor: Pessoa física que utiliza um produto médico como destinatário final.
3. Fabricante: Qualquer pessoa que projeta, fabrica, monta ou processa no País um produto médico acabado, incluindo terceiros autorizados para esterilizar, rotular e/ou embalar este produto.

4. Família de produtos médicos: Conjunto de produtos médicos, onde cada produto possui as características técnicas descritas nos itens 1.1, 1.2 e 1.3 do Relatório Técnico (Anexo III.C) semelhantes.
5. Instruções de uso: Manuais, prospectos e outros documentos que acompanham o produto médico, contendo informações técnicas sobre o produto.
6. Importador: Pessoa jurídica, pública ou privada, que desenvolve atividade de ingressar no País produto médico fabricado fora do mesmo.
7. Instrumento cirúrgico reutilizável: Instrumento destinado a uso cirúrgico para cortar, furar, serrar, fresar, raspar, grampear, retirar, pinçar ou realizar qualquer outro procedimento similar, sem conexão com qualquer produto médico ativo e que pode ser reutilizado após ser submetido a procedimentos apropriados.
8. Lote: Quantidade de um produto médico elaborada em um ciclo de fabricação ou esterilização, cuja característica essencial é a homogeneidade.
9. Operador: Pessoa que desenvolve atividade profissional utilizando um produto médico.
10. Orifício do corpo: Qualquer abertura natural do corpo humano, incluindo a cavidade ocular ou qualquer abertura artificialmente criada tal como um estoma.
11. Pesquisa clínica: Investigação utilizando seres humanos, destinada a verificar o desempenho, segurança e eficácia de um produto para saúde, na forma da legislação sanitária que dispõe sobre esta matéria.
12. Prazos: Transitório: Até 60 minutos de uso contínuo.
    a) Curto prazo: Até 30 dias de uso contínuo.
    b) Longo prazo: Maior que 30 dias de uso contínuo.
13. Produto médico: Produto para a saúde, tal como equipamento, aparelho, material, artigo ou sistema de uso ou aplicação médica, odontológica ou laboratorial, destinado a prevenção, diagnóstico, tratamento, reabilitação ou anticoncepção e que não utiliza meio farmacológico, imunológico ou metabólico para realizar sua principal função em seres humanos, podendo, entretanto, ser auxiliado em suas funções por tais meios.

13.1. Produto médico ativo: Qualquer produto médico cujo funcionamento depende de fonte de energia elétrica ou qualquer outra fonte de potência distinta da gerada pelo corpo humano ou gravidade e que funciona pela conversão desta energia. Não são considerados produtos médicos ativos os produtos médicos destinados a transmitir energia, substâncias ou outros elementos entre um produto médico ativo e o paciente, sem provocar alteração significativa.

13.2. Produto médico ativo para diagnóstico: Qualquer produto médico ativo, utilizado isoladamente ou em combinação com outros produtos médicos, destinado a proporcionar informações para a detecção, diagnóstico, monitoração ou tratamento das condições fisiológicas ou de saúde, enfermidades ou deformidades congênitas.

13.3. Produto médico ativo para terapia: Qualquer produto médico ativo, utilizado isoladamente ou em combinação com outros produtos médicos, destinado a sustentar, modificar, substituir ou restaurar funções ou estruturas biológicas, no contexto de tratamento ou alívio de uma enfermidade, lesão ou deficiência.

13.4. Produto médico de uso único: Qualquer produto médico destinado a ser usado na prevenção, diagnóstico, terapia, reabilitação ou anticoncepção, utilizável somente uma vez, segundo especificado pelo fabricante.

13.5. Produto médico implantável: Qualquer produto médico projetado para ser totalmente introduzido no corpo humano ou para substituir uma superfície epitelial ou ocular, por meio de intervenção cirúrgica, e destinado a permanecer no local após a intervenção. Também é considerado um produto médico implantável qualquer produto médico destinado a ser parcialmente introduzido no corpo humano através de intervenção cirúrgica e permanecer após esta intervenção por longo prazo.

13.6. Produto médico invasivo: Produto médico que penetra total ou parcialmente dentro do corpo humano, seja através de um orifício do corpo ou através da superfície corporal.

13.7. Produto médico invasivo cirurgicamente: Produto médico invasivo que penetra no interior do corpo humano através da superfície corporal por meio ou no contexto de uma intervenção cirúrgica.

14. Responsável legal: Pessoa física com poderes suficientes para representar um fabricante ou importador, seja em virtude de caráter societário ou por delegação.
15. Responsável técnico: Profissional de nível superior, capacitado nas tecnologias que compõem o produto, responsável pelas informações técnicas apresentadas pelo fabricante ou importador e pela qualidade, segurança e eficácia do produto comercializado.
16. Rótulo: Identificação impressa aplicada diretamente sobre a embalagem do produto médico.
17. Sistema circulatório central: Inclui os seguintes vasos: artérias pulmonares, aorta ascendente, artérias coronárias, artéria carótida primitiva, artéria corótida interna, artéria carótida externa, artérias cerebrais, tronco braquiocefálico, veias cardíacas, veias pulmonares, veia cava superior e veia cava inferior.
18. Sistema nervoso central: Inclui o cérebro, cerebelo, bulbo e medula espinal.

Anexo II

Classificação

I. Aplicação

1. A aplicação das regras de classificação deve ser regida pela finalidade prevista dos produtos médicos.
2. Se um produto médico se destina a ser usado em combinação com outro produto médico, as regras de classificação serão aplicadas a cada um dos produtos médicos separadamente. Os acessórios serão classificados por si mesmos, separadamente dos produtos médicos com os quais são utilizados.
3. Os suportes lógicos (*software*) que comandam um produto médico ou que tenham influência em seu uso se enquadrarão automaticamente na mesma classe.
4. Se um produto médico não se destina a ser utilizado exclusiva ou principalmente em uma parte específica do corpo, deverá ser considerado para sua classificação seu uso mais crítico.

5. Se a um mesmo produto médico são aplicáveis várias regras, considerando o desempenho atribuído pelo fabricante, serão aplicadas as regras que conduzam a classificação mais elevada.
6. Para fins da aplicação desta classificação de produtos médicos à legislação aprovada anteriormente a este documento, se procederá da seguinte forma:
   a) Classe 1 anterior corresponde à Classe I deste documento;
   b) Classe 2 anterior corresponde à Classe II deste documento;
   c) Classe 3 anterior corresponde às Classes III e IV deste documento.

II. Regras

1. Produtos Médicos não Invasivos

Regra 1

Todos os produtos médicos não invasivos estão na classe I, exceto aqueles aos quais se aplicam as regras a seguir.

Regra 2

Todos os produtos médicos não invasivos destinados ao armazenamento ou condução de sangue, fluidos ou tecidos corporais, líquidos ou gases destinados a perfusão, administração ou introdução no corpo, estão na Classe II:

a) se puderem ser conectados a um produto médico ativo da Classe II ou de uma Classe superior;
b) se forem destinados a condução, armazenamento ou transporte de sangue ou de outros fluidos corporais ou armazenamento de órgãos, partes de órgãos ou tecidos do corpo;
c) em todos outros casos pertencem à Classe I.

Regra 3

Todos os produtos médicos não invasivos destinados a modificar a composição química ou biológica do sangue, de outros fluidos corporais ou de outros líquidos destinados a introdução no corpo, estão na Classe III, exceto se o tratamento consiste de filtração, centrifugação ou trocas de gases ou de calor, nestes casos pertencem à Classe II.

Regra 4

Todos os produtos médicos não invasivos que entrem em contato com a pele lesada:

a) enquadram-se na Classe I se estão destinados a ser usados como barreira mecânica, para compressão ou para absorção de exsudados;
b) enquadram-se na Classe III se estão destinados a ser usados principalmente em feridas que tenham produzido ruptura da derme e que somente podem cicatrizar por segunda intenção;
c) enquadram-se na Classe II em todos outros casos, incluindo os produtos médicos destinados principalmente a atuar no microentorno de uma ferida.

2. Produtos Médicos Invasivos

Regra 5

Todos os produtos médicos invasivos aplicáveis aos orifícios do corpo, exceto os produtos médicos invasivos cirurgicamente, que não sejam destinados à conexão com um produto médico ativo:

a) enquadram-se na Classe I se forem destinados a uso transitório;
b) enquadram-se na Classe II se forem destinados a uso de curto prazo, exceto se forem usados na cavidade oral até a faringe, no conduto auditivo externo até o tímpano ou na cavidade nasal, nestes casos enquadram-se na Classe I;
c) enquadram-se na Classe III se forem destinados a uso de longo prazo, exceto se forem usados na cavidade oral até a faringe, no conduto auditivo externo até o tímpano ou na cavidade nasal e não forem absorvíveis pela membrana mucosa, nestes casos enquadram-se na Classe II.

Todos os produtos médicos invasivos aplicáveis aos orifícios do corpo, exceto os produtos médicos invasivos cirurgicamente, que se destinem à conexão com um produto médico ativo da Classe II ou de uma Classe superior, enquadram-se na Classe II.

Regra 6

Todos os produtos médicos invasivos cirurgicamente de uso transitório enquadram-se na Classe II, exceto se:

a) se destinarem especificamente a diagnóstico, monitoração ou correção de disfunção cardíaca ou do sistema circulatório central, através de contato direto com estas partes do corpo, nestes casos enquadram-se na Classe IV;
b) forem instrumentos cirúrgicos reutilizáveis, nestes casos, enquadram-se na Classe I;
c) se destinarem a fornecer energia na forma de radiações ionizantes, caso em que se enquadram na Classe III;
d) se destinarem a exercer efeito biológico ou a ser totalmente ou em grande parte absorvidos, nestes casos pertencem à Classe III;
e) se destinarem à administração de medicamentos por meio de um sistema de infusão, quando realizado de forma potencialmente perigosa, considerando o modo de aplicação, neste caso, enquadram-se na Classe III.

Regra 7

Todos os produtos médicos invasivos cirurgicamente de uso a curto prazo enquadram-se na Classe II, exceto no caso em que se destinem:

a) especificamente ao diagnóstico, monitoração ou correção de disfunção cardíaca ou do sistema circulatório central, através de contato direto com estas partes do corpo, nestes casos enquadram-se na Classe IV; ou
b) especificamente a ser utilizados em contato direto com o sistema nervoso central, neste caso enquadram-se na Classe IV; ou
c) a administrar energia na forma de radiações ionizantes, neste caso enquadram-se na Classe III; ou
d) a exercer efeito biológico ou a ser totalmente ou em grande parte absorvidos, nestes casos enquadram-se na Classe IV; ou
e) a sofrer alterações químicas no organismo ou para administrar medicamentos, excluindo-se os produtos médicos destinados a serem colocados dentro dos dentes, neste caso pertencem à Classe III.

Regra 8

Todos os produtos médicos implantáveis e os produtos médicos invasivos cirurgicamente de uso a longo prazo enquadram-se na Classe III, exceto no caso de se destinarem:

a) a ser colocados nos dentes, neste caso pertencem à Classe II;
b) a ser utilizados em contato direto com o coração, sistema circulatório central ou sistema nervoso central, neste caso pertencem à Classe IV;
c) a produzir um efeito biológico ou a serem absorvidos, totalmente ou em grande parte, neste caso pertencem à Classe IV;
d) a sofrer uma transformação química no corpo ou administrar medicamentos, exceto se forem destinados a serem colocados nos dentes, neste casos pertencem à Classe IV.

3. Regras Adicionais Aplicáveis a Produtos Médicos Ativos

Regra 9

Todos os produtos médicos ativos para terapia destinados a administrar ou trocar energia enquadram-se na Classe II, exceto se suas características são tais que possam administrar ou trocar energia com o corpo humano de forma potencialmente perigosa, considerando-se a natureza, a densidade e o local de aplicação da energia, neste caso enquadram-se na Classe III.

Todos os produtos ativos destinados a controlar ou monitorar o funcionamento de produtos médicos ativos para terapia enquadrados na Classe III ou destinados a influenciar diretamente no funcionamento destes produtos, enquadram-se na Classe III.

Regra 10

Os produtos médicos ativos para diagnóstico ou monitoração estão na Classe II:

a) caso se destinem a administrar energia a ser absorvida pelo corpo humano, exceto os produtos médicos, cuja função seja iluminar o corpo do paciente no espectro visível;
b) caso se destinem a produzir imagens *in vivo* da distribuição de radiofármacos;
c) caso se destinem ao diagnóstico direto ou à monitoração de processos fisiológicos vitais, a não ser que se destinem especificamente à monitoração de parâmetros fisiológicos vitais, cujas variações possam resultar em risco imediato à vida do paciente, tais como variações no funcionamento cardíaco, da respiração ou da atividade do sistema nervoso central, neste caso pertencem à Classe III.

Os produtos médicos ativos destinados a emitir radiações ionizantes, para fins radiodiagnósticos ou radioterapêuticos, incluindo os produtos destinados a controlar ou monitorar tais produtos médicos ou que influenciam diretamente no funcionamento destes produtos, enquadram-se na Classe III.

Regra 11

Todos os produtos médicos ativos destinados a administrar medicamentos, fluidos corporais ou outras substâncias do organismo ou a extraí-los deste, enquadram-se na Classe II, a não ser que isto seja realizado de forma potencialmente perigosa, considerando a natureza das substâncias, a parte do corpo envolvida e o modo de aplicação, neste caso enquadram-se na Classe III.

Regra 12

Todos os demais produtos médicos ativos enquadram-se na Classe I.

4. Regras Especiais

Regra 13

Todos os produtos médicos que incorporem como parte integrante uma substância que, utilizada separadamente, possa ser considerada um medicamento, e que possa exercer sobre o corpo humano uma ação complementar à destes produtos, enquadram-se na Classe IV.

Regra 14

Todos os produtos médicos utilizados na contracepção ou para prevenção da transmissão de doenças sexualmente transmissíveis enquadram-se na Classe III, a não ser que se trate de produtos médicos implantáveis ou de produtos médicos invasivos destinados a uso de longo prazo, neste caso pertencem à classe IV.

Regra 15

Todos os produtos médicos destinados especificamente a desinfectar, limpar, lavar e, se necessário, hidratar lentes de contato, enquadram-se na Classe III.

Todos os produtos médicos destinados especificamente a desinfectar outros produtos médicos, enquadram-se na Classe II.

Esta regra não se aplica aos produtos destinados à limpeza de produtos médicos, que não sejam lentes de contato, por meio de ação física.

Regra 16

Os produtos médicos não ativos destinados especificamente para o registro de imagens radiográficas para diagnóstico enquadram-se na Classe II.

Regra 17

Todos os produtos médicos que utilizam tecidos de origem animal ou seus derivados tornados inertes enquadram-se na Classe IV, exceto quando tais produtos estejam destinados unicamente a entrar em contato com a pele intacta.

Regra 18

Não obstante o disposto nas outras regras, as bolsas de sangue enquadram-se na Classe III.

ANEXO III.A
FORMULÁRIO DO FABRICANTE OU IMPORTADOR DE PRODUTOS MÉDICOS

1. Identificação do Processo

☐ 1.1 – Registro do Produto

☐ 1.2 – Cadastramento do Produto

☐ 1.3 – Alteração

☐ 1.4 – Revalidação

☐ 1.5 – Cancelamento

| | | | | | | | | | | | | |

Nº de Registro do Produtos no MS (nos casos 1.3, 1.4 ou 1.5)

2. Dados do fabricante ou importador

2.1 – Razão social

2.2 – Nome fantasia

2.3 – Endereço

2.4 – Cidade

2.5 – U.F.

2.6 – CEP

2.7 – DDD 2.8 – Telefone

2.7 – DDD 2.10 – Fax

2.11 – E-mail

2.10 – Autorização de funcionamento na ANVISA nº

3 – Dados do Produto

3.1 – Identificação técnica do produto

Nome técnico

Código de identificação

Conforme codificação e nomenclatura de produtos médicos

Código NCM

Conforme nomenclatura comun de mercadorias

3 – Dados do Produto

3.2 – Identificação comercial do(s) produto(s)

Nome comercial do(s) produtos(s)

Modelo comercial do produto

No caso de família de produtos, preencher este campo para cada modelo de produto

3.3 – Classificação de risco do produto

Regra de classificação

Classe de enquadramento do produto

3.4 – Origem do Produto

☐ Brasil ☐ Externa

Fabricante

País do fabricante do produto

Distribuidor

País de procedência do produto

4 – Declaração do responsável legal e responsável técnico

Declaro que as informações prestadas neste formulário são verdadeiras, podendo ser comprovadas por documentos disponíveis na empresa

Nome do responsável legal

Cargo

Assinatura do responsável legal

Nome do responsável legal

Cargo

Assinatura do responsável legal

Anexo III.B

Informações dos rótulos e instruções de uso de produtos médicos

1. Requisitos Gerais
   1.1. As informações que constam no rótulo e nas instruções de uso devem estar escritas no idioma português.
   1.2. Todos os produtos médicos devem incluir em suas embalagens as instruções de uso. Excepcionalmente, estas instruções podem não estar incluídas nas embalagens dos produtos enquadrados nas Classes I e II, desde que a segurança de uso destes produtos possa ser garantida sem tais instruções.
   1.3. As informações necessárias para o uso correto e seguro do produto médico devem figurar, sempre que possível e adequado, no próprio produto e/ou no rótulo de sua embalagem individual, ou, na inviabilidade disto, no rótulo de sua embalagem comercial. Se não for possível embalar individualmente cada unidade, estas informações devem constar nas instruções de uso que acompanham um ou mais produtos médicos.

1.4. Quando apropriado, as informações podem ser apresentadas sob a forma de símbolos e/ou cores. Os símbolos e cores de identificação utilizados devem estar em conformidade com os regulamentos ou as normas técnicas. Caso não existam regulamentos ou normas, os símbolos e as cores devem estar descritos na documentação que acompanha o produto médico.

1.5. Se em um regulamento técnico específico de um produto médico houver necessidade de informações complementares devido à especificidade do produto, estas devem ser incorporadas ao rótulo ou às instruções de uso, conforme aplicável.

2. Rótulos

O modelo do rótulo deve conter as seguintes informações:

2.1. A razão social e endereço do fabricante e do importador, conforme o caso.

2.2. As informações estritamente necessárias para que o usuário possa identificar o produto médico e o conteúdo de sua embalagem;

2.3. Quando aplicável, a palavra "Estéril";

2.4. O código do lote, precedido da palavra "Lote", ou o número de série, conforme o caso;

2.5. Conforme aplicável, data de fabricação e prazo de validade ou data antes da qual deverá ser utilizado o produto médico, para se ter plena segurança;

2.6. Quando aplicável, a indicação de que o produto médico é de uso único;

2.7. As condições especiais de armazenamento, conservação e/ou manipulação do produto médico;

2.8. As instruções para uso do produto médico;

2.9. Todas as advertências e/ou precauções a serem adotadas;

2.10. Quando aplicável, o método de esterilização;

2.11. Nome do responsável técnico legalmente habilitado para a função;

2.12. Número de registro do produto médico, precedido da sigla de identificação da ANVISA.

3. Instruções de Uso

O modelo das instruções de uso deve conter as seguintes informações, conforme aplicáveis:

3.1. As informações indicadas no item 2 deste anexo (rótulo), exceto as constantes nas alíneas 2.4 e 2.5;

3.2. O desempenho previsto nos Requisitos Gerais da regulamentação da ANVISA que dispõe sobre os Requisitos Essenciais de Segurança e Eficácia de Produtos Médicos, bem como quaisquer eventuais efeitos secundários indesejáveis;

3.3. Caso um produto médico deva ser instalado ou conectado a outros produtos para funcionar de acordo com a finalidade prevista, devem ser fornecidas informações suficientemente detalhadas sobre suas características para identificar os produtos que podem ser utilizados com este produto, para que se obtenha uma combinação segura;

3.4. Todas as informações que possibilitem comprovar se um produto médico se encontra bem instalado e pode funcionar corretamente e em completa segurança, assim como as informações relativas à natureza e frequência das operações de manutenção e calibração a serem realizadas de forma a garantir o permanente bom funcionamento e a segurança do produto;

3.5. Informações úteis para evitar determinados riscos decorrentes da implantação de produto médico;

3.6. Informações relativas aos riscos de interferência recíproca decorrentes da presença do produto médico em investigações ou tratamentos específicos;

3.7. As instruções necessárias em caso de dano da embalagem protetora da esterilidade de um produto médico esterilizado, e, quando aplicável, a indicação dos métodos adequados de reesterilização;

3.8. Caso o produto médico seja reutilizável, informações sobre os procedimentos apropriados para reutilização, incluindo a limpeza, desinfecção, acondicionamento e, conforme o caso, o método de esterilização, se o produto tiver de ser reesterilizado, bem como quaisquer restrições quanto ao número possível de reutilizações.

Caso o produto médico deva ser esterilizado antes de seu uso, as instruções relativas à limpeza e esterilização devem estar formuladas de forma que, se forem corretamente executadas, o produto satisfaça os requisitos previstos nos Requisitos Gerais da regulamentação da ANVISA, que dispõe sobre os Requisitos Essenciais de Segurança e Eficácia de Produtos Médicos;

3.9. Informação sobre tratamento ou procedimento adicional que deva ser realizado antes de se utilizar o produto médico (por exemplo, esterilização ou montagem final, entre outros).

3.10. Caso um produto médico emita radiações para fins médicos, as informações relativas a natureza, tipo, intensidade e distribuição das referidas radiações devem ser descritas.

As instruções de uso devem incluir informações que permitam ao pessoal médico informar ao paciente sobre as contraindicações e as precauções a tomar. Essas informações devem conter, especificamente:

3.11. As precauções a adotar em caso de alteração do funcionamento do produto médico;

3.12. As precauções a adotar referentes à exposição, em condições ambientais razoavelmente previsíveis, a campos magnéticos, a influências elétricas externas, a descargas eletrostáticas, à pressão ou às variações de pressão, à aceleração e a fontes térmicas de ignição, entre outras;

3.13. Informações adequadas sobre o(s) medicamento(s) que o produto médico se destina a administrar, incluindo quaisquer restrições na escolha dessas substâncias;

3.14. As precauções a adotar caso o produto médico apresente um risco imprevisível específico associado à sua eliminação;

3.15. Os medicamentos incorporados ao produto médico como parte integrante deste, conforme o item 7.3 da regulamentação da ANVISA que dispõe sobre os Requisitos Essenciais de Segurança e Eficácia de Produtos de Saúde;

3.16. O nível de precisão atribuído aos produtos médicos de medição.

Anexo III.C

Relatório Técnico

1. O relatório técnico deve conter as seguintes informações:
   1.1. Descrição detalhada do produto médico, incluindo os fundamentos de seu funcionamento e sua ação, seu conteúdo ou composição, quando aplicável, assim como relação dos acessórios destinados a integrar o produto;
   1.2. Indicação, finalidade ou uso a que se destina o produto médico, segundo indicado pelo fabricante;
   1.3. Precauções, restrições, advertências, cuidados especiais e esclarecimentos sobre o uso do produto médico, assim como seu armazenamento e transporte;
   1.4. Formas de apresentação do produto médico;
   1.5. Diagrama de fluxo contendo as etapas do processo de fabricação do produto médico com uma descrição resumida de cada etapa do processo, até a obtenção do produto acabado;
   1.6. Descrição da eficácia e segurança do produto médico, em conformidade com a regulamentação da ANVISA que dispõe sobre os Requisitos Essenciais de Eficácia e Segurança de Produtos Médicos. No caso desta descrição não comprovar a eficácia e segurança do produto, a ANVISA solicitará pesquisa clínica do produto.
2. No caso de registro de produto médico enquadrado na Classe I, o Relatório Técnico deve conter as informações previstas do item 1.1 a 1.4 deste Anexo.

   Retificação: D.O. 6/11/2001: Republicado, por ter saído com incorreção do original, no D.O. de 24/10/2001.

Anexo 9

Decreto nº 3.961, de 10 de Outubro de 2001

Altera o Decreto nº 79.094, de 5 de janeiro de 1977, que regulamenta a Lei nº 6.360, de 23 de setembro de 1976.

O PRESIDENTE DA REPÚBLICA, no uso da atribuição que lhe confere o art. 84, inciso IV, da Constituição, e tendo em vista o disposto na Lei nº 6.360, de 23 de setembro de 1976,

DECRETA:

Art. 1º Os arts. 1º, 3º, 17, 18, 20, 23, 24, 75, 130, 138 e 148 do Decreto nº 79.094, de 5 de janeiro de 1977, passam a vigorar com a seguinte redação:

> "Art. 1º Os medicamentos, insumos farmacêuticos, drogas, correlatos, cosméticos, produtos de higiene, perfumes e similares, saneantes domissanitários, produtos destinados à correção estética e os demais, submetidos ao sistema de vigilância sanitária, somente poderão ser extraídos, produzidos, fabricados, embalados ou reembalados, importados, exportados, armazenados, expedidos ou distribuídos, obedecido ao disposto na Lei nº 6.360, de 23 de setembro de 1976, e neste Regulamento." (NR)

"Art. 3º ....

XII. Matéria-prima - Substâncias ativas ou inativas que se empregam para a fabricação de medicamentos e demais produtos abrangidos por este Regulamento, mesmo que permaneçam inalteradas, experimentem modificações ou sejam eliminadas durante o processo de fabricação;

XIII. Produto Semielaborado - Substância ou mistura de substâncias que requeira posteriores processos de produção, a fim de converter-se em produtos a granel;

XIV. Produto a Granel - Material processado que se encontra em sua forma definitiva, e que só requeira ser acondicionado ou embalado antes de se converter em produto terminado;

XV. Produto Acabado - Produto que tenha passado por todas as fases de produção e acondicionamento, pronto para a venda;

XVI. Rótulo - Identificação impressa, litografada, pintada, gravada a fogo, a pressão ou autoadesiva, aplicada diretamente sobre recipientes, embalagens, invólucros ou qualquer protetor de embalagem externo ou interno, não podendo ser removida ou alterada durante o uso do produto e durante o seu transporte ou armazenamento;

XVII. Embalagem - Invólucro, recipiente ou qualquer forma de acondicionamento, removível ou não, destinado a cobrir, empacotar, envasar, proteger ou manter, especificamente ou não, produtos de que trata este Regulamento;

XVIII. Embalagem Primária - Acondicionamento que está em contato direto com o produto e que pode se constituir em recipiente, envoltório ou qualquer outra forma de proteção, removível ou não, destinado a envasar ou manter, cobrir ou empacotar matérias-primas, produtos semielaborados ou produtos acabados;

XIX. Fabricação - Todas as operações que se fizerem necessárias à obtenção dos produtos abrangidos por este Regulamento;

XX. Registro de Produto - Ato privativo do órgão ou da entidade competente do Ministério da Saúde, após avaliação e despacho concessivo de seu dirigente, destinado a comprovar o direito de fabricação e de importação de produto submetido ao regime da Lei nº 6.360, de 1976, com a indicação do nome, do fabricante, da procedência, da finalidade e dos outros elementos que o caracterize;

XXI. Registro de Medicamento - Instrumento por meio do qual o Ministério da Saúde, no uso de sua atribuição específica, determina a inscrição prévia no órgão ou na entidade competente, pela avaliação do cumprimento de caráter jurídico-administrativo e técnico-científico relacionada com a eficácia, segurança e qualidade destes produtos, para sua introdução no mercado e sua comercialização ou consumo;

XXII. Autorização - Ato privativo do órgão ou da entidade competente do Ministério da Saúde, incumbido da vigilância sanitária dos produtos de que trata este Regulamento, contendo permissão para que as empresas exerçam as atividades sob regime de vigilância sanitária, instituído pela Lei nº 6.360, de 1976, mediante comprovação de requisitos técnicos e administrativos específicos;

XXIII. Licença - Ato privativo do órgão de saúde competente dos Estados, do Distrito Federal e dos Municípios, contendo permissão para o funcionamento dos estabelecimentos que desenvolvam qualquer das atividades sob regime de vigilância sanitária, instituído pela Lei nº 6.360, de 1976;

XXIV. Relatório Técnico - Documento apresentado pela empresa, descrevendo os elementos que componham e caracterizem o produto, e esclareça as suas peculiaridades, finalidades, modo de usar, as indicações e contraindicações, e tudo o mais que possibilite à autoridade sanitária proferir decisão sobre o pedido de registro;

XXV. Nome Comercial - Designação do produto, para distingui-lo de outros, ainda que do mesmo fabricante ou da mesma espécie, qualidade ou natureza;

XXVI. Marca - Elemento que identifica uma série de produtos de um mesmo fabricante ou que os distinga dos produtos de outros fabricantes, segundo a legislação de propriedade industrial;

XXVII. Origem - Lugar de fabricação do produto;

XXVIII. Lote - Quantidade de um produto obtido em um ciclo de produção, de etapas contínuas e que se caracteriza por sua homogeneidade;

XXIX. Número do Lote - Qualquer combinação de números ou letras por intermédio da qual se pode rastrear a história completa da fabricação do lote e de sua movimentação no mercado, até o consumo;

XXX. Controle de Qualidade - Conjunto de medidas destinadas a verificar a qualidade de cada lote de medicamentos e demais produtos abrangidos por este Regulamento, objetivando verificar se satisfazem as normas de atividade, pureza, eficácia e segurança;

XXXI. Inspeção de Qualidade - Conjunto de medidas destinadas a verificar a qualquer momento, em qualquer etapa da cadeia de produção, desde a fabricação até o cumprimento das boas práticas específicas, incluindo a comprovação da qualidade, eficácia e segurança dos produtos;

XXXII. Certificado de Cumprimento de Boas Práticas de Fabricação e Controle - Documento emitido pela autoridade sanitária federal declarando que o estabelecimento licenciado cumpre com os requisitos de boas práticas de fabricação e controle;

XXXIII. Análise Prévia - Análise efetuada em determinados produtos sob o regime de vigilância sanitária, a fim de ser verificado se podem eles ser objeto de registro;

XXXIV. Análise de Controle - Análise efetuada em produtos sob o regime de vigilância sanitária, após sua entrega ao consumo, e destinada a comprovar a conformidade do produto com a fórmula que deu origem ao registro;

XXXV. Análise Fiscal - Análise efetuada sobre os produtos submetidos ao sistema instituído por este Regulamento, em caráter de rotina, para apuração de infração ou verificação de ocorrência de desvio quanto à qualidade, segurança e eficácia dos produtos ou matérias-primas;

XXXVI. Órgão ou Entidade de Vigilância Sanitária Competente - Órgão ou entidade do Ministério da Saúde, dos Estados, do Distrito Federal ou dos Municípios, incumbido da vigilância sanitária dos produtos abrangidos por este Regulamento;

XXXVII. Laboratório Oficial - Laboratório do Ministério da Saúde ou congênere da União, dos Estados, do Distrito Federal ou dos Municípios, com competência delegada por convênio, destinado à análise de drogas, medicamentos, insumos farmacêuticos e correlatos;

XXXVIII. Empresa - Pessoa jurídica que, segundo as leis vigentes de comércio, explore atividade econômica ou industrialize produto abrangido por este Regulamento;

XXXIX. Estabelecimento - Unidade da empresa onde se processe atividade enunciada no art. 1º deste Regulamento;

XL. Medicamento Similar - aquele que contém o mesmo ou os mesmos princípios ativos, apresenta a mesma concentração, forma farmacêutica, via de administração, posologia e indicação terapêutica, e que é equivalente ao medicamento registrado no órgão federal responsável pela vigilância sanitária, podendo diferir somente em características relativas ao tamanho e forma do produto, prazo de validade, embalagem, rotulagem, excipientes e veículos, devendo sempre ser identificado por nome comercial ou marca;

XLI. Equivalência - Produtos farmaceuticamente equivalentes que, depois de administrados na mesma dose, seus efeitos com respeito à eficácia e segurança são essencialmente os mesmos;

XLII. Titular de Registro - Pessoa jurídica que possui o registro de um produto, detentora de direitos sobre ele, responsável pelo produto até o consumidor final;

XLIII. Prazo de Validade - Tempo durante o qual o produto poderá ser usado, caracterizado como período de vida útil e fundamentado nos estudos de estabilidade específicos;

XLIV. Data de vencimento - Data indicada pelo fabricante de maneira expressa, que se baseia nos estudos de estabilidade do produto e depois da qual o produto não deve ser usado;

XLV. Empresa produtora - Empresa que possui pessoal capacitado, instalações e equipamentos necessários para realizar todas as operações que conduzem à obtenção de produtos farmacêuticos em suas distintas formas farmacêuticas;

XLVI. Responsável técnico - Profissional legalmente habilitado pela autoridade sanitária para a atividade que a empresa realiza na área de produtos abrangidos por este Regulamento;

XLVII. Pureza - Grau em que uma droga determinada não contém outros materiais estranhos;

XLVIII. Denominação Comum Brasileira (DCB) - Denominação do fármaco ou princípio farmacologicamente ativo aprovada pelo órgão federal responsável pela vigilância sanitária;

XLIX. Denominação Comum Internacional (DCI) - Denominação do fármaco ou princípio farmacologicamente ativo recomendada pela Organização Mundial de Saúde;

L. Medicamento Genérico - Medicamento similar a um produto de referência ou inovador, que se pretende ser com este intercambiável, geralmente produzido após a expiração ou renúncia da proteção patentária ou de outros direitos de exclusividade, comprovada a sua eficácia, segurança e qualidade, e designado pela DCB ou, na sua ausência, pela DCI;

LI. Medicamento de Referência - Produto inovador registrado no órgão federal responsável pela vigilância sanitária e comercializado no País, cuja eficácia, segurança e qualidade foram comprovadas cientificamente junto ao órgão federal competente, por ocasião do registro;

LII. Produto Farmacêutico Intercambiável - Equivalente terapêutico de um medicamento de referência, comprovados, essencialmente, os mesmos efeitos de eficácia e segurança;

LIII. Bioequivalência - Demonstração de equivalência farmacêutica entre produtos apresentados sob a mesma forma farmacêutica, contendo idêntica composição qualitativa e quantitativa de princípio ativo ou de princípios ativos, e que tenham comparável biodisponibilidade, quando estudados sob um mesmo desenho experimental;

LIV. Biodisponibilidade - Indica a velocidade e a extensão de absorção de um princípio ativo em uma forma de dosagem, a partir de sua curva concentração/tempo na circulação sistêmica ou sua excreção na urina." (NR)

"Art. 17 ....

X. Comprovação, por intermédio de inspeção sanitária, de que o estabelecimento de produção cumpre as boas práticas de fabricação e controle mediante a apresentação do certificado de que trata o art. 3º, inciso XXXII.

...."(NR)

"Art. 18 ....

VII. Cópia autenticada do documento que credencia a importadora como representante legal no País." (NR)

"**Art. 20.** As informações descritivas de drogas ou medicamentos serão avaliadas pelo órgão ou pela entidade competente do Ministério da Saúde ou analisadas pelo seu competente laboratório de controle, em cujas conclusões deverá basear-se a autoridade sanitária para conceder ou denegar o registro.

§ 1º Somente poderá ser registrado o medicamento que contenha em sua composição substância reconhecidamente benéfica do ponto de vista clínico e terapêutico.

§ 2º A comprovação do valor real do produto, sob o ponto de vista clínico e terapêutico do novo medicamento, será feita no momento do pedido de registro, por meio de documentação científica idônea que demonstre a qualidade, a segurança e a eficácia terapêutica." (NR)

"**Art. 23** A modificação da composição, das indicações terapêuticas ou da posologia, do processo e do local de fabricação de medicamentos, drogas e insumos farmacêuticos registrados e outras alterações consideradas pertinentes pela autoridade sanitária dependerá de autorização prévia do órgão ou da entidade competente do Ministério da Saúde, satisfeitas as seguintes exigências, dentre outras previstas em regulamentação específica:

....

IV. comprovação, em se tratando de medicamento de origem estrangeira, das eventuais modificações de fórmula autorizada;

V. demonstração de equivalência do medicamento similar, de acordo com a legislação vigente, nos casos de modificação de excipiente quantitativo ou qualitativo;

VI. autorização de funcionamento do novo estabelecimento da empresa produtora e apresentação do Certificado de Cumprimento de Boas Práticas de Fabricação e Controle, mediante nova inspeção sanitária, no caso de mudança do local de fabricação; e

VII. comprovação, em se tratando de solicitação de transferência de titularidade de registro, de enquadramento da empresa detentora do registro específico em um dos seguintes casos: cisão, fusão, incorporação, sucessão ou mudança de razão social."(NR)

"Art. 24 ....

§ 1º É assegurado o direito ao registro de medicamentos similares a outros já registrados na forma deste artigo e desde que satisfeitas as demais exigências deste Regulamento.

§ 2º Os medicamentos similares a serem fabricados no País e aqueles fabricados e registrados em Estado - Parte integrante do Mercado Comum do Sul - MERCOSUL, similares a nacional já registrado, consideram-se registrados se, após decorrido o prazo de 120 dias contados da apresentação do respectivo requerimento, não houver qualquer manifestação por parte da autoridade sanitária, devendo os respectivos registros ser enviados para publicação oficial.

§ 3º A contagem do prazo mencionado no § 2º será interrompida sempre que houver exigência formulada pela autoridade sanitária, que deverá ser cumprida pela empresa no prazo estabelecido por esta autoridade, sob pena de indeferimento do pedido.

§ 4º Em qualquer situação, o prazo total de tramitação do processo não poderá exceder a 180 dias.

§ 5º O registro concedido nas condições dos §§ 2º a 4º perderá a sua validade, independentemente de notificação ou interpelação, se o produto não for comercializado no prazo de um ano após a data de sua concessão, prorrogável por mais seis meses, a critério da autoridade sanitária, mediante justificação escrita de iniciativa da empresa interessada.

§ 6º O pedido de novo registro do produto poderá ser formulado dois anos após a verificação do fato que deu causa à perda da validade do anteriormente concedido, salvo se não for imputável à empresa interessada.

§ 7º O pedido de Registro de Produto Farmacêutico, registrado e fabricado em outro Estado-Parte do MERCOSUL, similar ao produto registrado no País, deve ser assinado pelo responsável legal e pelo farmacêutico responsável da Empresa "Representante MERCOSUL" designada no Brasil pela empresa produtora, e conterá todas as informações exigidas pela Lei nº 6.360, de 1976, por este Regulamento e pelas demais normas vigentes sobre o tema.

§ 8º "A demonstração de equivalência do produto similar ao medicamento registrado no País deverá observar o previsto neste Regulamento e nas demais normas vigentes sobre o tema." (NR)

"Art. 75 ....

§ 1º A autorização de que trata este artigo habilitará a empresa a funcionar em todo o território nacional e necessitará ser renovada quando ocorrer alteração ou mudança de atividade compreendida no âmbito deste Regulamento ou mudança do sócio, diretor ou gerente que tenha a seu cargo a representação legal da empresa.

§ 2º As empresas titulares de registro de produtos farmacêuticos fabricados em outro Estado-Parte do MERCOSUL, denominadas "Representante MERCOSUL", devem atender, no tocante a requisitos técnicos e administrativos para autorização de funcionamento e suas modificações, às exigências estabelecidas na Lei nº 6.360, de 1976, neste Regulamento e em regulamentação específica sobre o tema.

§ 3º Só será permitida a realização de contrato de fabricação de produtos por terceiros quando a empresa contratante desenvolver atividades de fabricação de produtos farmacêuticos e desde que sejam respeitados os requisitos previstos em legislação específica sobre o tema." (NR)

"**Art. 130** Sempre que se fizer necessário, inclusive para atender a atualização do processo tecnológico, serão determinadas, mediante regulamentação dos órgãos e entidades competentes do Ministério da Saúde, as medidas e os mecanismos destinados a garantir ao consumidor a qualidade dos produtos, tendo em vista a identidade, a atividade, a pureza, a eficácia e a segurança dos produtos.

§ 1º As medidas e os mecanismos a que se refere este artigo efetivar-se-ão essencialmente pelas especificações de qualidade do produto, do controle de qualidade e da inspeção de produção para a verificação do cumprimento das boas práticas de fabricação e controle.

§ 2º "Estão igualmente sujeitos a inspeção sanitária os estabelecimentos de dispensação, públicos ou privados, os transportadores, os armazenadores, os distribuidores e os demais agentes que atuam desde a produção até o consumo, para a verificação do cumprimento das boas práticas específicas e demais exigências da legislação vigente." (NR)

"**Art. 138** Todo estabelecimento destinado à produção de medicamentos é obrigado a manter departamento técnico de inspeção de produção que funcione de forma autônoma em sua esfera de competência, com a finalidade de verificar a qualidade das matérias-primas ou substâncias, vigiar os aspectos qualitativos das operações de fabricação, a estabilidade dos medicamentos produzidos, e realizar os demais testes necessários, de forma a garantir o cumprimento das boas práticas de fabricação e controle.

....

§ 3º A terceirização do controle de qualidade de matérias-primas e produtos terminados somente será facultada nos seguintes casos:

I. quando a periculosidade ou o grau de complexidade da análise laboratorial tornar necessária a utilização de equipamentos ou recursos humanos altamente especializados;

II. quando a frequência com a qual se efetuam certas análises seja tão baixa que se faça injustificável a aquisição de equipamentos de alto custo." (NR)

"**Art. 148** A ação de vigilância sanitária implicará também na fiscalização de todo e qualquer produto de que trata este Regulamento, inclusive os dispensados de registro, os estabelecimentos de fabricação, distribuição, armazenamento e venda, e os veículos destinados ao transporte dos produtos, para garantir o cumprimento das respectivas boas práticas e demais exigências da legislação vigente.

§ 1º As empresas titulares de registro, fabricantes ou importadores, têm a responsabilidade de garantir e zelar pela manutenção da qualidade, segurança e eficácia dos produtos até o consumidor final, a fim de evitar riscos e efeitos adversos à saúde.

§ 2º A responsabilidade solidária de zelar pela qualidade, segurança e eficácia dos produtos, bem como pelo consumo racional, inclui os demais agentes que atuam desde a produção até o consumo.

§ 3º Ficam igualmente sujeitos a ação de vigilância, a propaganda e a publicidade dos produtos e das marcas, por qualquer meio de comunicação, a rotulagem e a etiquetagem, de forma a impedir a veiculação de informações inadequadas, fraudulentas e práticas antiéticas de comercialização.

§ 4º As ações de vigilância sanitária incluem, também, a vigilância toxicológica e a farmacovigilância como forma de investigar os efeitos que comprometem a segurança, a eficácia ou a relação risco-benefício de um produto, e, ainda, a fiscalização dos estudos realizados com medicamentos novos, principalmente na fase de estudos clínicos em seres humanos." (NR)

Art. 2º Este Decreto entra em vigor na data de sua publicação.

Art. 3º Ficam revogados os arts. 27 e 32 do Decreto nº 79.094, de 5 de janeiro de 1977.

Brasília, 10 de outubro de 2001; 180º da Independência e 113º da República.

Fernando Henrique Cardoso

José Serra

Anexo 10

Lei nº 10.520, de 17 de Julho de 2002

Institui, no âmbito da União, Estados, Distrito Federal e Municípios, nos termos do art. 37, inciso XXI, da Constituição Federal, modalidade de licitação denominada pregão, para aquisição de bens e serviços comuns, e dá outras providências.

O PRESIDENTE DA REPÚBLICA Faço saber que o Congresso Nacional decreta e eu sanciono a seguinte Lei:

Art. 1º Para aquisição de bens e serviços comuns, poderá ser adotada a licitação na modalidade de pregão, que será regida por esta Lei.

Parágrafo único. Consideram-se bens e serviços comuns, para os fins e efeitos deste artigo, aqueles cujos padrões de desempenho e qualidade possam ser objetivamente definidos pelo edital, por meio de especificações usuais no mercado.

Art. 2º (VETADO)

§ 1º Poderá ser realizado o pregão por meio da utilização de recursos de tecnologia da informação, nos termos de regulamentação específica.

§ 2º Será facultada, nos termos de regulamentos próprios da União, Estados, Distrito Federal e Municípios, a participação de bolsas de mercadorias no apoio técnico e operacional aos órgãos e entidades promotores da modalidade de pregão, utilizando-se de recursos de tecnologia da informação.

§ 3º As bolsas a que se referem o § 2º deverão estar organizadas sob a forma de sociedades civis sem fins lucrativos e com a participação plural de corretoras que operem sistemas eletrônicos unificados de pregões.

Art. 3º A fase preparatória do pregão observará o seguinte:

I. a autoridade competente justificará a necessidade de contratação e definirá o objeto do certame, as exigências de habilitação, os critérios de aceitação das propostas, as sanções por inadimplemento e as cláusulas do contrato, inclusive com fixação dos prazos para fornecimento;

II. a definição do objeto deverá ser precisa, suficiente e clara, vedadas especificações que, por excessivas, irrelevantes ou desnecessárias, limitem a competição;

III. dos autos do procedimento constarão a justificativa das definições referidas no inciso I deste artigo e os indispensáveis elementos técnicos sobre os quais estiverem apoiados, bem como o orçamento, elaborado por órgão ou entidade promotora da licitação, dos bens ou serviços a serem licitados; e

IV. a autoridade competente designará, dentre os servidores do órgão ou entidade promotora da licitação, o pregoeiro e respectiva equipe de apoio, cuja atribuição inclui, dentre outras, o recebimento das propostas e lances, a análise de sua aceitabilidade e sua classificação, bem como a habilitação e a adjudicação do objeto do certame ao licitante vencedor.

§ 1º A equipe de apoio deverá ser integrada em sua maioria por servidores ocupantes de cargo efetivo ou emprego da administração, preferencialmente pertencentes ao quadro permanente do órgão ou entidade promotora do evento.

§ 2º No âmbito do Ministério da Defesa, as funções de pregoeiro e de membro da equipe de apoio poderão ser desempenhadas por militares.

Art. 4º A fase externa do pregão será iniciada com a convocação dos interessados e observará as seguintes regras:

I. a convocação dos interessados será efetuada por meio de publicação de aviso em diário oficial do respectivo ente federado ou, não existindo, em jornal de circulação local, e facultativamente, por meios eletrônicos e conforme o vulto da licitação, em jornal de grande circulação, nos termos do regulamento de que trata o § 2º do art. 1º;

II. do aviso constarão a definição do objeto da licitação, a indicação do local, dias e horários em que poderá ser lida ou obtida a íntegra do edital;

III. do edital constarão todos os elementos definidos na forma do inciso I do art. 3º, as normas que disciplinarem o procedimento e a minuta do contrato, quando for o caso;

IV. cópias do edital e do respectivo aviso serão colocadas à disposição de qualquer pessoa para consulta e divulgadas na forma da Lei nº 9.755, de 16 de dezembro de 1998.

V. o prazo fixado para a apresentação das propostas, contado a partir da publicação do aviso, não será inferior a 8 (oito) dias úteis;

VI. no dia, hora e local designados, será realizada sessão pública para recebimento das propostas, devendo o interessado, ou seu representante, identificar-se e, se for o caso, comprovar a existência dos necessários poderes para formulação de propostas e para a prática de todos os demais atos inerentes ao certame;

VII. aberta a sessão, os interessados ou seus representantes apresentarão declaração dando ciência de que cumprem plenamente os requisitos de habilitação e entregarão os envelopes contendo a indicação do objeto e do preço oferecidos, procedendo-se à sua imediata abertura e à verificação da conformidade das propostas com os requisitos estabelecidos no instrumento convocatório;

VIII. no curso da sessão, o autor da oferta de valor mais baixo e os das ofertas com preços até 10% (dez por cento) superiores àquela poderão fazer novos lances verbais e sucessivos, até a proclamação do vencedor;

IX. não havendo pelo menos 3 (três) ofertas nas condições definidas no inciso anterior, poderão os autores das melhores propostas, até o máximo de 3 (três), oferecer novos lances verbais e sucessivos, quaisquer que sejam os preços oferecidos;

X. para julgamento e classificação das propostas, será adotado o critério de menor preço, observados os prazos máximos para fornecimento, as especificações técnicas e parâmetros mínimos de desempenho e qualidade definidos no edital;

XI. examinada a proposta classificada em primeiro lugar, quanto ao objeto e valor, caberá ao pregoeiro decidir motivadamente a respeito da sua aceitabilidade;

XII. encerrada a etapa competitiva e ordenadas as ofertas, o pregoeiro procederá à abertura do invólucro contendo os documentos de habilitação do licitante que apresentou a melhor proposta, para verificação do atendimento das condições fixadas no edital;

XIII. a habilitação far-se-á com a verificação de que o licitante está em situação regular perante a Fazenda Nacional, a Seguridade Social e o Fundo de Garantia do Tempo de Serviço - FGTS, e as Fazendas Estaduais e Municipais, quando for o caso, com a comprovação de que atende às exigências do edital quanto à habilitação jurídica e qualificações técnica e econômico-financeira;

XIV. os licitantes poderão deixar de apresentar os documentos de habilitação que já constem do Sistema de Cadastramento Unificado de Fornecedores – SICAF e sistemas semelhantes mantidos por Estados, Distrito Federal ou Municípios, assegurado aos demais licitantes o direito de acesso aos dados nele constantes;

XV. verificado o atendimento das exigências fixadas no edital, o licitante será declarado vencedor;

XVI. se a oferta não for aceitável ou se o licitante desatender às exigências habilitatórias, o pregoeiro examinará as ofertas subsequentes e a qualificação dos licitantes, na ordem de classificação, e assim sucessivamente, até a apuração de uma que atenda ao edital, sendo o respectivo licitante declarado vencedor;

XVII. nas situações previstas nos incisos XI e XVI, o pregoeiro poderá negociar diretamente com o proponente para que seja obtido preço melhor;

XVIII. declarado o vencedor, qualquer licitante poderá manifestar imediata e motivadamente a intenção de recorrer, quando lhe será concedido o prazo de 3 (três) dias para apresentação das razões do recurso, ficando os demais licitantes desde logo intimados para apresentar contrarrazões em igual número de dias, que começarão a correr do término do prazo do recorrente, sendo-lhes assegurada vista imediata dos autos;

XIX. o acolhimento de recurso importará a invalidação apenas dos atos insuscetíveis de aproveitamento;

XX. a falta de manifestação imediata e motivada do licitante importará a decadência do direito de recurso e a adjudicação do objeto da licitação pelo pregoeiro ao vencedor;

XXI. decididos os recursos, a autoridade competente fará a adjudicação do objeto da licitação ao licitante vencedor;

XXII. homologada a licitação pela autoridade competente, o adjudicatário será convocado para assinar o contrato no prazo definido em edital; e

XXIII. se o licitante vencedor, convocado dentro do prazo de validade da sua proposta, não celebrar o contrato, aplicar-se-á o disposto no inciso XVI.

Art. 5º É vedada a exigência de:

I. garantia de proposta;

II. aquisição do edital pelos licitantes, como condição para participação no certame; e

III. pagamento de taxas e emolumentos, salvo os referentes a fornecimento do edital, que não serão superiores ao custo de sua reprodução gráfica, e aos custos de utilização de recursos de tecnologia da informação, quando for o caso.

Art. 6º O prazo de validade das propostas será de 60 (sessenta) dias, se outro não estiver fixado no edital.

Art. 7º Quem, convocado dentro do prazo de validade da sua proposta, não celebrar o contrato, deixar de entregar ou apresentar documentação falsa exigida para o certame, ensejar o retardamento da execução de seu objeto, não mantiver a proposta, falhar ou fraudar na execução do contrato, comportar-se de modo inidôneo ou cometer fraude fiscal, ficará impedido de licitar e contratar com a União, Estados, Distrito Federal ou Municípios e, será descredenciado no SICAF, ou nos sistemas de cadastramento de fornecedores a que se refere o inciso XIV do art. 4º desta Lei, pelo prazo de até 5 (cinco) anos, sem prejuízo das multas previstas em edital e no contrato e das demais cominações legais.

Art. 8º Os atos essenciais do pregão, inclusive os decorrentes de meios eletrônicos, serão documentados no processo respectivo, com vistas à aferição de sua regularidade pelos agentes de controle, nos termos do regulamento previsto no § 2º do art. 1º

Art. 9º Aplicam-se subsidiariamente, para a modalidade de pregão, as normas da Lei nº 8.666, de 21 de junho de 1993.

Art. 10. Ficam convalidados os atos praticados com base na Medida Provisória nº 2.182-18, de 23 de agosto de 2001.

Art. 11. As compras e contratações de bens e serviços comuns, no âmbito da União, dos Estados, do Distrito Federal e dos Municípios, quando efetuadas pelo sistema de registro de preços previsto no art. 15 da Lei 8.666, de 21 de junho de 1993, poderão adotar a modalidade de pregão, conforme regulamento específico.

Art. 12. A Lei nº 10.191, de 14 de fevereiro de 2001, passa a vigorar acrescida do seguinte artigo:

"Art. 2-A. A União, os Estados, o Distrito Federal e os Municípios poderão adotar, nas licitações de registro de preços destinadas à aquisição de bens e serviços comuns da área da saúde, a modalidade do pregão, inclusive por meio eletrônico, observando-se o seguinte:

I. são considerados bens e serviços comuns da área da saúde, aqueles necessários ao atendimento dos órgãos que integram o Sistema Único de Saúde, cujos padrões de desempenho e qualidade possam ser objetivamente definidos no edital, por meio de especificações usuais do mercado.

II. quando o quantitativo total estimado para a contratação ou fornecimento não puder ser atendido pelo licitante vencedor, admitir-se-á a convocação de tantos licitantes quantos forem necessários para o atingimento da totalidade do quantitativo, respeitada a ordem de classificação, desde que os referidos licitantes aceitem praticar o mesmo preço da proposta vencedora.

III. na impossibilidade do atendimento ao disposto no inciso II, excepcionalmente, poderão ser registrados outros preços diferentes da proposta vencedora, desde que se trate de objetos de qualidade ou desempenho superior, devidamente justificada e comprovada a vantagem, e que as ofertas sejam em valor inferior ao limite máximo admitido."

Art. 13. Esta Lei entra em vigor na data de sua publicação.

Brasília, 17 de julho de 2002; 181º da Independência e 114º da República.

Fernando Henrique Cardoso

Pedro Malan

Guilherme Gomes Dias

Mensagem nº 638, de 17 de julho de 2002.

Senhor Presidente do Senado Federal,

Comunico a Vossa Excelência que, nos termos do § 1º do art. 66 da Constituição Federal, decidi vetar parcialmente o Projeto de Lei de Conversão nº 19, de 2002 (MP nº 2.182-18/01), que "Institui, no âmbito da União, Estados, Distrito Federal e Municípios, nos termos do art. 37, inciso XXI, da Constituição Federal, modalidade de licitação denominada pregão, para aquisição de bens e serviços comuns, e dá outras providências".

O Ministério do Planejamento, Orçamento e Gestão propõe veto ao seguinte dispositivo:

Caput do art. 2

"Art. 2º Pregão é a modalidade de licitação para aquisição de bens e serviços comuns pela União, Estados, Distrito Federal e Municípios, conforme disposto em regulamento, qualquer que seja o valor estimado da contratação, na qual a disputa pelo fornecimento é feita por meio de propostas e lances em sessão pública, vedada sua utilização na contratação de serviços de transporte de valores e de segurança privada e bancária.

...."

Razões do veto

"A redação adotada implicará na proibição da contratação de serviços de vigilância por meio do pregão, com impacto indesejável sobre os custos e a agilidade de procedimentos que estão atualmente em plena disseminação. Com efeito, a utilização do pregão na contratação desses serviços é praticada com sucesso desde sua criação, por Medida Provisória, em agosto de 2000.

Ressalte-se que os serviços de vigilância são item de expressiva importância nas despesas de custeio da Administração Federal, o que impõe a busca de procedimentos que intensifiquem a competição e possibilitem a redução de custos. No âmbito da administração direta, autárquica e fundacional, avultam a R$ 295,95 milhões anualmente, conforme dados de 2001.

Não existe impedimento de ordem técnica à aplicação do pregão, uma vez que há larga experiência de normatização e fixação de padrões de especificação do serviço e de acompanhamento do seu desempenho. A Administração Federal tem regulamentação específica a respeito, por meio da Instrução Normativa MARE nº 18/97, que orienta as licitações de serviços de vigilância. O Decreto nº 3.555/00, que regulamentou o pregão, incluiu no rol dos bens e serviços comuns, os serviços de vigilância ostensiva.

Dessa forma, o pregão tem sido opção adotada cada vez mais pelos gestores de compras. Já foram realizados 103 pregões para contratação de serviços de vigilância em 30 órgãos, representando valores de R$ 37,86 milhões. Mesmo a forma mais avançada do pregão eletrônico, que pressupõe o encaminhamento de planilhas e de documentação por meio eletrônico, já tem sido adotada para a contratação de vigilância, registrando-se até esta data a realização de 4 certames, pela Advocacia-Geral da União – AGU, Instituto Brasileiro de Geografia e Estatística – IBGE, Ministério dos Transportes e Instituto Nacional do Seguro Social – INSS. Estes dados são consistentes com a evidência da conveniência e viabilidade de aplicação da nova modalidade de licitação aos serviços de vigilância."

Estas, Senhor Presidente, as razões que me levaram a vetar o dispositivo acima mencionado do projeto em causa, as quais ora submeto à elevada apreciação dos Senhores Membros do Congresso Nacional.

Brasília, 17 de julho de 2002

Anexo 11

Anexo 11: Regulamento do Sistema BEC/SP – Resolução CC-50, de 23 de Junho de 2004

Aprova o Regulamento do Sistema BEC/SP - Dispensa de Licitação para Universidades Estaduais com sede e foro no Estado de São Paulo e dá providências correlatas

O Secretário-Chefe da Casa Civil, na qualidade de Presidente do Comitê de Qualidade da Gestão Pública, com fundamento nas disposições do art. 5º do Dec. 45.695-2001,resolve:

Art. 1º Fica aprovado, na forma do Anexo I, que integra esta resolução, o Regulamento do Sistema BEC/SP - Dispensa de Licitação para Universidades Estaduais com sede e foro no Estado de São Paulo.

Art. 2º A participação no Sistema BEC/SP, das Universidades Estaduais, será formalizada mediante convênio e implicará aceitação de todos os instrumentos que integram o Sistema BEC/SP, inclusive o edital-padrão aprovado pela Procuradoria Geral do Estado, que integra esta resolução como Anexo II, bem assim as condições estabelecidas no regulamento ora aprovado.

Parágrafo único Os valores de dispensa de licitação, o prazo de pagamento, desde que não superior a 30 dias, e as sanções administrativas derivadas das contratações realizadas por intermédio do Sistema BEC/SP obedecerão às condições estabelecidas pela LF 8.666-93, e a normatividade de regência no âmbito da Universidade Estadual participante, que ficará disponível no endereço eletrônico www.bec.sp.gov.br.

Art. 3º O Banco Nossa Caixa S.A. atuará como Agente Financeiro das operações financeiras realizadas pelas Universidades Estaduais por intermédio do Sistema BEC/SP, nas condições estabelecidas no regulamento ora aprovado.

Art. 4º Os fornecedores interessados em operar no Sistema BEC/SP ainda não cadastrados poderão inscrever-se no Cadastro Geral de Fornecedores do Estado - CADFOR, do Sistema Integrado de Informações Físico-Financeiras - SIAFÍSICO, nos termos dos arts. 7º e 8º do regulamento ora aprovado.

Parágrafo único. O fornecedor que for punido com sanções de suspensão temporária, inidoneidade ou impedimento para licitar ou contratar com a Administração, previstas, respectivamente, nos incs. III e IV do art. 87 da LF 8.666-93, e no art. 7º da LF 10.520-2002, terá a senha de acesso ao Sistema BEC/SP bloqueada enquanto perdurarem os efeitos da penalidade.

Art. 5º Esta resolução entra em vigor na data de sua publicação.

Anexo I

a que se refere o artigo 1º da Resolução CC-50, de 23 de junho de 2004

REGULAMENTO DO SISTEMA BEC/SP – D ISPENSA DE LICITAÇÃO PARA UNIVERSIDADES ESTADUAIS COM SEDE E FORO NO ESTADO DE SÃO PAULO

Art. 1º Este regulamento estabelece normas e procedimentos para compras de bens em parcela única e entrega imediata, com dispensa de licitação pelo valor, em processo competitivo eletrônico realizado por intermédio da Bolsa Eletrônica de Compras do Governo do

Estado de São Paulo - Sistema BEC/SP, integrante do sistema eletrônico de contratações do Estado de São Paulo e vinculado à Secretaria da Fazenda, para Universidades Estaduais com sede e foro no Estado de São Paulo.

Parágrafo único. A participação da Universidade será formalizada mediante convênio com o Estado, por intermédio da Secretaria da Fazenda, e ficará condicionada a prévia celebração de instrumento jurídico com o Banco Nossa Caixa S/A, visando ao estabelecimento de condições para atuação deste como agente financeiro nas operações do Sistema BEC/SP.

Art. 2º Para efeito deste regulamento consideram-se:

I. AF - Autorização de Fornecimento - documento eletrônico do Sistema BEC/SP, emitido pela Unidade Compradora – UC concomitantemente com a Nota de Empenho – NE, que contém todas as especificações da contratação e a formaliza;

II. AD – Aviso de Depósito - documento eletrônico do Sistema BEC/SP, emitido pelo Agente Financeiro, que informa o pagamento efetuado pela Unidade Compradora – UC ao Contratado;

III. AFIN – Agente Financeiro - Banco Nossa Caixa S/A, responsável pela liquidação financeira das operações realizadas pelo Sistema BEC/SP;

IV. ARM – Aviso de Recebimento de Materiais - documento eletrônico do Sistema BEC/SP, emitido pela Unidade Compradora – UC após a liquidação da despesa em termos contábeis, que permite a programação do pagamento;

V. BEN – Boleto Eletrônico de Negociação, documento eletrônico do Sistema BEC/SP, emitido pelo Departamento de Controle de Contratações Eletrônicas – DCC, que representa o encerramento da cotação eletrônica, informando a situação de vencedor ao proponente que apresentou o melhor preço, à Unidade Compradora – UC e ao AFIN;

VI. CADFOR – Cadastro de Fornecedores - banco de dados do Sistema Integrado de Informações Físico-Financeiras - SIAFÍSICO, que contém informações cadastrais de fornecedores do Estado de São Paulo;

VII. CADMAT - Cadastro de Materiais e Serviços - banco de dados do SIAFÍSICO, que contém o elenco de itens de materiais e serviços adquiridos pelo Estado;

VIII. Catálogo de Produtos - é uma funcionalidade disponível no ambiente do Sistema BEC/SP, que contém informações extraídas do CADMAT, de forma sistematizada, compreendendo o elenco dos bens passíveis de aquisição com utilização do Sistema BEC/SP;

IX. CCC – Centro de Controle de Contratações - responsável pela operacionalização do sistema de informações de suporte a aquisições e contratações por meio de utilização de sistemas eletrônicos, subordinado ao Departamento de Controle de Contratações Eletrônicas – DCC;

X. CCF – Centro de Controle de Fornecedores - responsável pela gestão do CADFOR, subordinado ao Departamento de Controle de Contratações Eletrônicas – DCC;

XI. CCMS – Centro de Controle de Materiais e Serviços - responsável pela gestão do CADMAT, subordinado ao Departamento de Controle de Contratações Eletrônicas – DCC;

XII. CEDC – Coordenadoria de Entidades Descentralizadas e de Contratações Eletrônicas, da Secretaria da Fazenda, à qual se subordina o Departamento de Controle de Contratações Eletrônicas – DCC;

XIII. Cotações/Proposta - opção constante do endereço eletrônico www.bec.sp.gov.br destinada aos fornecedores para participar das Ofertas de Compras processadas por meio do Sistema BEC/SP;

XIV. cotação eletrônica - sistema de apuração do melhor preço de compra, em forma de leilão reverso, com fixação de preço de referência (tipo holandês), o qual poderá ser divulgado (aberto) ou não (fechado);

XV. DCC - Departamento de Controle de Contratações Eletrônicas, criado pelo Dec. 45.084-2000, alterado pelo Dec. 48.471-2004, subordinado à Coordenadoria de Entidades Descentralizadas e de Contratações Eletrônicas – CEDC, da Secretaria da Fazenda, responsável pelo gerenciamento do Sistema BEC/SP, do CADFOR e do CADMAT;

XVI. dia útil - dia em que há expediente operacional do Sistema BEC/SP;

XVII. DL – Dispensa de Licitação - ato declaratório da autoridade competente da Universidade participante do Sistema BEC/SP, que dispensa o procedimento licitatório;

XVIII. D.O. - Diário Oficial do Estado;

XIX. edital - instrumento convocatório da cotação eletrônica, aprovado pela Procuradoria Geral do Estado e expedido pelo Comitê de Qualidade da Gestão Pública – CQGP, mediante resolução;

XX. endereço eletrônico do Sistema BEC/SP - www.bec.sp.gov.br;

XXI. entrega imediata - aquela realizada no prazo determinado no edital, não superior a 30 dias;

XXII. extrato de edital ou preâmbulo - parte do ato convocatório que contém os elementos principais da contratação, extraídos da Oferta de Compra – OC emitida pela Unidade Compradora – UC;

XXIII. lance-proposta - preço em reais ofertado pelo fornecedor, para cada item constante da Oferta de Compra – OC, conforme especificado no respectivo edital;

XXIV. Legislação - página constante do endereço eletrônico do Sistema BEC/SP que contém, além dos Regulamentos do Sistema e das Universidades, que disponham sobre licitação e contratos, informações sobre leis, decretos, resoluções e demais atos normativos aplicáveis às cotações eletrônicas;

XXV. liquidação da despesa - corresponde ao recebimento definitivo do objeto contratual atestado pela Unidade Compradora – UC, que gera o ARM;

XXVI. liquidação financeira - corresponde ao efetivo crédito em conta corrente do Contratado que encerra a operação, informada pelo AFIN;

XXVII. NE - Nota de Empenho - documento contábil previsto na LF 4.320-64, que materializa o empenho da despesa;

XXVIII. NF - Nota fiscal/fatura - documento fiscal que acompanha a mercadoria no momento da entrega;

XXIX. OC – Oferta de Compra - documento eletrônico emitido pela Unidade Compradora – UC, que contém os elementos essenciais da contratação referidos no art. 5º deste regulamento, reproduzidos no edital;

XXX. preço de referência - valor máximo a ser pago pela Unidade Compradora – UC para cada item, nos termos do inc. X do art. 40 da LF 8.666-93;

XXXI. SIAFÍSICO - Sistema Integrado de Informações Físico-Financeiras, que contempla informações do CADFOR, do CADMAT e também dos preços praticados pelo Estado;

XXXII. Sistema BEC/SP – Bolsa Eletrônica de Compras do Governo do Estado de São Paulo - sistema competitivo eletrônico para compras de bens, instituído pelo Dec. 45.085-2000, alterado pelo Dec. 45.695-2001, gerido pelo DCC;

XXXIII. UC – unidade compradora da Universidade participante do Sistema BEC/SP, responsável pela contratação.

Art. 3º São agentes do Sistema BEC/SP:

I. a UC: unidade compradora da Universidade, responsável pela contratação;

II. os fornecedores: pessoas inscritas no CADFOR e aptas a participar das cotações eletrônicas;

III. o DCC: gestor do Sistema BEC/SP;

IV. o Banco Nossa Caixa S.A., agente financeiro do Sistema BEC/SP.

Art. 4º São atribuições da UC:

I. no ambiente do Sistema BEC/SP:

a) emitir a OC;

b) emitir a AF, concomitantemente à NE;

c) emitir o ARM, após o recebimento definitivo do objeto contratado, para a programação do pagamento e consequente liquidação financeira da compra;

d) comunicar imediatamente ao CADFOR, no endereço eletrônico do Sistema BEC/SP (opção BEC: Cadastro de Fornecedores), a aplicação de sanção prevista nos incs. III e IV do art. 87 da LF 8.666-93, e no art. 7º da LF 10.520-2002, para a finalidade de bloqueio da senha de acesso ao Sistema BEC/SP da Contratada punida;

e) solicitar ao CADFOR o desbloqueio da senha de acesso ao Sistema BEC/SP da Contratada, após o cumprimento integral das obrigações contratuais assumidas com a Universidade ou após o decurso do prazo da punição;

II. fora do ambiente do Sistema BEC/SP:

a) homologar o resultado da cotação eletrônica;

b) abrir o processo licitatório de dispensa e instruí-lo na conformidade da LF 8.666-93, bem assim, emitir os documentos obrigatórios exigidos na LF 4.320-64;

c) emitir a NE, concomitantemente à emissão da AF;

d) receber o objeto do contrato, observadas as prescrições dos arts. 73 a 76 da LF 8.666-93, e as disposições do edital;

e) aplicar as sanções cabíveis nos casos de recusa em celebrar a contratação, demora na entrega do objeto ou de inexecução total ou parcial das obrigações contratuais, previstas nos arts. 81, 86 ou 87 da LF 8.666-93, nos termos e condições estabelecidas em ato normativo da respectiva Universidade;

f) efetuar, pontualmente, os pagamentos das contratações realizadas.

Art. 5º A OC conterá:

I. descrição do item ou itens a serem adquiridos, de acordo com as especificações constantes do Catálogo de Produtos, e a quantidade pretendida;

II. preço de referência;

III. indicação do local e do prazo de entrega;

IV. indicação do prazo de pagamento (não superior a 30 dias).

Art. 6º Ao DCC caberá:

I. instituir e manter registros:

a) do Sistema: OC, cotações eletrônicas, preços dos itens negociados, BEN, AF, ARM e AD;

b) de agentes do Sistema: UC, fornecedores e AFIN;

c) de liquidação dos contratos: liquidação da despesa, que se realiza com o recebimento definitivo do bem, e liquidação financeira, que se efetiva com o pagamento;

II. instituir e manter controle de acesso ao Sistema BEC/SP, mediante geração de senhas para os fornecedores cadastrados operarem no referido sistema, conforme Instrução específica expedida pelo DCC;

III. definir a data e o horário de realização das cotações eletrônicas para cada OC;

IV. divulgar, por meio eletrônico, o extrato do edital a todos os fornecedores cadastrados no CADFOR no correspondente ramo de negócio e aptos a operar no Sistema BEC/SP e às entidades representativas das Micro e Pequenas Empresas, e com antecedência mínima de até 2 dias úteis;

V. divulgar, no endereço eletrônico do Sistema BEC/SP, a íntegra do edital relativo a cada OC, que poderá ser acessada por qualquer interessado, independentemente de cadastro perante os órgãos estaduais;

VI. receber os lances-propostas, via Internet, no endereço eletrônico do Sistema BEC/SP;

VII. divulgar o resultado da cotação no endereço eletrônico do Sistema BEC/SP e encaminhar eletronicamente o BEN ao proponente vencedor, à UC e ao AFIN.

Art. 7º Ao fornecedor caberá:

I. inscrever-se no CADFOR, nos termos do artigo 8º deste regulamento;

II. obter a senha de acesso ao Sistema BEC/SP;

III. manter conta corrente ativa no Banco Nossa Caixa S.A.;

IV. cumprir as obrigações contratuais, nas condições e prazos estipulados;

V. submeter-se às normas deste regulamento, dos editais e demais atos normativos do Sistema BEC/SP.

Art. 8º São necessárias para a inscrição no CADFOR:

I. habilitação jurídica, nos termos do art. 28 da LF 8.666-93;

II. inscrição no Cadastro de Contribuintes Estadual - IE, no Cadastro Nacional de Pessoas Jurídicas - CNPJ e, o caso de produtor rural, no Cadastro de Pessoas Físicas - CPF e matrícula no Cadastro Específico do INSS - CEI;

III. regularidade perante à Seguridade Social, ao Fundo de Garantia por Tempo de Serviço (FGTS) e à Fazenda Nacional.

§ 1º Para inscrição no CADFOR o interessado deverá acessar o formulário, no endereço eletrônico do Sistema BEC/SP, e preenchê-lo com as informações exigidas que serão validadas pelo Centro de Controle de Fornecedores – CCF, para que constem do cadastro.

§ 2º Estará apto a operar no Sistema BEC/SP o fornecedor que se inscrever regularmente e obtiver senha de acesso ao Sistema, de acordo com Instrução específica expedida pelo DCC, disponível no endereço eletrônico do Sistema BEC/SP (opção: "legislação").

Art. 9º São atribuições do Agente Financeiro – AFIN:

I. firmar instrumentos jurídicos com a Universidade interessada, visando ao estabelecimento de condições para a sua atuação nas operações com o Sistema BEC/SP;

II. autorizar a continuidade da OC emitida pela UC, à vista da respectiva disponibilidade financeira existente em conta corrente no AFIN;

III. exercer o controle da movimentação dos recursos da Universidade participante destinados à liquidação financeira das compras realizadas por intermédio do Sistema BEC/SP;

IV. efetuar os pagamentos aos contratados, por conta e ordem da UC;

V. manter permanente fluxo de informações com o DCC, comunicando-lhe de imediato a ocorrência de qualquer fato impeditivo ou protelatório do cumprimento das obrigações dos agentes do sistema estabelecidas neste regulamento;

VI. informar aos Contratados a liquidação financeira das contratações realizadas pelo Sistema BEC/SP, por meio eletrônico e no prazo de até 2 dias úteis a contar dos efetivos pagamentos.

Art. 10. O procedimento eletrônico das compras obedecerá o seguinte:

I. emissão da OC pela UC, autorização da continuidade da OC pelo AFIN e agendamento da cotação eletrônica pelo DCC;

II. cotação eletrônica para cada item da OC, que será realizada em duas etapas: um período fixo estabelecido no edital e outro variável, de fechamento, subsequente ao fixo, com duração definida eletronicamente, de forma aleatória e automática, limitada a 30 minutos, com o encerramento divulgado no Sistema BEC/SP;

III. cada fornecedor poderá apresentar um ou mais lances-propostas, desde que o faça com a oscilação mínima inferior ao último lance apresentado, no percentual prefixado no edital para cada OC;

IV. apresentação de lances-propostas que se dará mediante acesso à opção Cotações/Proposta no endereço eletrônico do Sistema BEC/SP, na qual o fornecedor digitará o número do Cadastro Nacional de Pessoas Jurídicas - CNPJ, ou o número do Cadastro de Pessoas Físicas - CPF, se for o caso, e a senha, e assinalará as declarações de inexistência de impedimento para contratar com a Administração Pública, nos termos do § 2º do art. 32 da LF 8.666-93, e de que conhece e aceita os termos deste regulamento;

V. em seguida ao encerramento do período variável, referido no inc. II deste artigo, os cinco melhores lances-propostas recebidos serão divulgados, com a identificação daquele que ofertou o menor preço, sendo o BEN encaminhado eletronicamente à UC, ao AFIN e ao vencedor;

VI. após o recebimento do BEN, a UC emitirá, concomitantemente à NE, a AF, que será encaminhada eletronicamente ao vencedor e ao AFIN;

VII. em seguida ao recebimento do objeto da contratação, a UC emitirá o ARM que será remetido eletronicamente ao AFIN, para programação de pagamento;

VIII. o AFIN comunicará ao Sistema BEC/SP o efetivo pagamento por meio de AD.

Art. 11. As contratações decorrentes do Sistema BEC/SP serão consideradas encerradas quando o objeto for recebido definitivamente e o pagamento for efetuado pelo AFIN, por conta e ordem da UC.

Art. 12. Durante o período da cotação eletrônica, qualquer interessado poderá acompanhar o seu desenvolvimento no endereço eletrônico do Sistema BEC/SP.

Art. 13. O fornecedor que se comportar de modo inidôneo, não mantendo a proposta, apresentando-a sem seriedade, falhando ou fraudando a execução do contrato, estará sujeito às penalidades previstas na LF 8.666-93, nos termos e condições estabelecias em ato normativo da Universidade, sem prejuízo da eventual rescisão do contrato e, nas hipóteses previstas nos incs. III e IV do art. 87 da LF 8.666-93, ao bloqueio da senha de acesso ao Sistema BEC/SP.

Art. 14. O presente regulamento encontra-se disponível no endereço eletrônico do Sistema BEC/SP (opção "legislação").

Art. 15. Normas complementares a este regulamento serão editadas pelo Comitê de Qualidade da Gestão Pública.

Anexo II
a que se refere o artigo 2º da Resolução CC-50, de 23 de junho de 2004

EDITAL ELETRÔNICO DE CONTRATAÇÕES - DISPENSA DE LICITAÇÃO BOLSA ELETRÔNICA DE COMPRAS DO GOVERNO DO ESTADO DE SÃO PAULO SISTEMA BEC/SP, para UNIVERSIDADES ESTADUAIS COM SEDE E FORO NO ESTADO DE SÃO PAULO

I. Preâmbulo

Edital Eletrônico de Contratações DL nº /Referente à Oferta de Compra nº

a) Unidade Compradora: (unidade de despesa ou orçamentária da Universidade);

b) Procedimento: seleção de proposta para contratação com dispensa de licitação, nos termos do art. 24, II, da LF 8.666-93;

c) Objeto:

   1. item;
   2. quantidade;
   3. unidade de fornecimento;

d) Cotação: (em reais, com duas casas decimais após a vírgula);

e) Local de entrega: (unidade, endereço completo e município);

f) Prazo de entrega: (até 8 dias, a partir do recebimento da Autorização de Fornecimento - AF, nos termos do previsto no subitem 4.3);

g) Prazo de pagamento: dias (contados de acordo com o estabelecido no subitem 9.1);

h) Entrega: imediata em parcela única;

i) Tipo de Licitação: menor preço;

j) Data e período da cotação eletrônica: (dia e horário do início e do fim da cotação);

l) Recebimento dos lances propostas: via Internet, no endereço eletrônico www.bec.sp.gov.br, na data e no período indicados na letra "j" deste preâmbulo;

m) Suporte legal: LF 8.666-93, Resolução CC-50, de 23-6-2004, e (ato normativo da Universidade a que pertence a Unidade Compradora);

n) Sanções administrativas: previstas na LF 8.666-93, as especificadas no item 6 deste edital, inclusive multas previstas na (ato normativo da Universidade), disponível no endereço eletrônico: www.bec.sp.gov.br (opção: "Legislação");

II. Procedimento Eletrônico

1. Condições de Participação:

1.1. Poderão participar da presente oferta, todos os fornecedores inscritos no Cadastro de Fornecedores do Estado – CADFOR, em categoria compatível com o objeto e que estejam aptos a participar do processo competitivo eletrônico, mediante senha de acesso ao Sistema BEC/SP, obtida em até 24 horas antes do início do período fixado para a cotação eletrônica;

1.1.1. É vedada a participação de:

a) consórcios;

b) empresas declaradas inidôneas por ato do Poder Público;

c) empresas impedidas de licitar e/ou contratar na forma estabelecida em lei;

d) empresas com senha de acesso ao Sistema BEC/SP bloqueada.

2. Da cotação eletrônica:

2.1. A cotação eletrônica consistirá na realização de processo competitivo, via Internet, gerido pelo Departamento de Controle de Contratações Eletrônicas – DCC, no endereço eletrônico constante da alínea "I" do preâmbulo deste edital, observado o procedimento constante do Regulamento do Sistema BEC/SP - Dispensa de Licitação para Universidades Estaduais;

2.2. Para participar do certame eletrônico, os fornecedores cadastrados deverão obter senha de acesso ao sistema, fornecida pelo Departamento de Controle de Contratações Eletrônicas – DCC, na forma estabelecida em Instrução específica expedida pelo DCC, disponível no endereço eletrônico www.bec.sp.gov.br (opção "Legislação");

2.3. Ao acessar o Sistema utilizando-se da senha que lhe permitirá participar da cotação eletrônica, o fornecedor digitará o CNPJ ou, se for o caso, o CPF, e a senha e assinalará as declarações, sob as penalidades da lei, de que inexiste qualquer fato superveniente ao seu cadastramento impeditivo da habilitação, nos termos do disposto no art. 32, § 2º, da LF 8.666-93, de que conhece e aceita o Regulamento do Sistema BEC/SP - Dispensa de Licitação para Universidades Estaduais e de que se responsabiliza pela autenticidade e procedência dos bens que cotar;

2.4. Os lances serão apresentados, via Internet, no endereço eletrônico constante da alínea "I" durante o período assinalado na alínea "j", ambas do preâmbulo deste edital;

2.5. O valor dos lances apresentados deverá incluir todos os ônus que incidam sobre a contratação objeto deste edital, inclusive despesas com frete;

2.6. Será considerado vencedor aquele que apresentar o lance de menor valor, igual ou inferior ao preço de referência fixado pela UC;

2.7. A UC poderá anular ou revogar a presente oferta, sem que disso resulte para o proponente direito a qualquer indenização ou reclamação.

3. Encerramento da Negociação:

3.1. A aceitação do menor preço será informada ao vencedor e à Unidade Compradora – UC, por meio de Boleto Eletrônico de Negociação – BEN.

III. Informações Gerais

4. Da Contratação:

4.1. No prazo máximo de 3 dias úteis contados da data de recebimento do BEN, a UC emitirá a Nota de Empenho pertinente à compra objeto da cotação eletrônica e, concomitantemente, a AF, encaminhando-a por meio eletrônico ao Fornecedor e ao Banco Nossa Caixa S/A, ficando ainda à disposição no Sistema BEC/SP, opção "AF", para impressão;

4.2. Se, por ocasião da emissão da AF, as certidões de regularidade de débitos da vencedora da cotação eletrônica perante o Sistema de Seguridade Social (INSS), o Fundo de Garantia por Tempo de Serviço (FGTS) e a Fazenda Nacional, expedidas, respectivamente, pelo Instituto Nacional de Seguridade Social, Caixa Econômica Federal e Secretaria da Receita Federal e Procuradoria da Fazenda Nacional, estiverem com os prazos de validade vencidos, a UC verificará a situação por meio eletrônico hábil de informações;

4.2.1. Se não for possível atualizar as informações das referidas certidões por meio eletrônico hábil, a vencedora da cotação eletrônica será notificada pela UC para, no prazo de 3 dias úteis, comprovar sua situação de regularidade de que trata o subitem 4.2, mediante a apresentação das certidões respectivas, com prazos de validade em vigência, sob pena de a contratação não se realizar;

4.3. Considerar-se-á efetivamente celebrada a contratação 24 horas após o recebimento da AF, iniciando-se, a partir dessa data, o prazo de entrega do objeto da contratação;

4.4. A manifestação do fornecedor, contrária à contratação, importará o descumprimento total da obrigação assumida, consoante o estabelecido no art. 81 da LF 8.666-93, e na forma estabelecida no (ato normativo da Universidade), sujeitando-o às penalidades legais, que serão aplicadas pela autoridade competente no âmbito da UC e informadas ao CADFOR, conforme previsto no Regulamento do Sistema BEC/SP - Dispensa de Licitação para Universidades Estaduais;

4.5. A eventual rescisão do ajuste se dará nas hipóteses previstas nos arts. 77 a 80 da LF 8.666-93, não cabendo à Contratada direito a qualquer indenização, salvo no caso do art. 79, § 2º, da mesma lei.

5. Prazo e local de entrega:

5.1. O bem deverá ser entregue no local e prazo assinalados, respectivamente, nas alíneas "e" e "f" do preâmbulo deste edital;

5.1.1. O prazo de validade do produto, quando constante da especificação, será contado a partir da data da entrega.

6. Sanções para o caso de inadimplemento:

6.1. Se a vencedora recusar-se, injustificadamente, a celebrar a contratação, ou, já contratada, atrasar, injustificadamente, na entrega do bem(ns) ou, ainda, inadimplir as obrigações assumidas, no todo ou em parte, ficará sujeita às sanções previstas nos arts. 81, 86 e 87 da LF 8.666-93, nos termos e condições estabelecidas no (ato normativo da Universidade), bem como ao bloqueio da senha de acesso ao Sistema BEC/SP enquanto perdurar a situação, nas hipóteses previstas nos incs. III e IV do art. 87 da LF 8.666-93, conforme estabelecido no Regulamento do Sistema BEC/SP - Dispensa de Licitação para Universidades Estaduais;

6.1.1. A apuração da responsabilidade da Contratada e a aplicação de sanção, quando for o caso, são atribuições da autoridade competente no âmbito da (Universidade a que pertence a UC);

7. Aplicada à Contratada sanções previstas nos incs. III e IV do art. 87 da LF 8.666-93, a autoridade responsável pelo ato solicitará ao CADFOR, justificadamente, por meio eletrônico, o bloqueio da senha, do inadimplente, de acesso ao Sistema BEC/SP, bem assim o seu desbloqueio após o cumprimento integral das obrigações contratuais assumidas com o recebimento da AF.

8. Das condições do recebimento do objeto:

8.1. A entrega do bem deverá ser atestada pela UC, que aferirá a sua conformidade com as especificações deste edital;

8.1.1. Por ocasião da entrega, o fornecedor colherá no comprovante de entrega, a data, o nome, o cargo, a assinatura e o número do Registro Geral (RG), emitido pela Secretaria da Segurança Pública, do servidor da UC responsável pelo recebimento, que terá caráter provisório;

8.2. Constatadas irregularidades no objeto contratual a UC poderá:

8.2.1. Se disser respeito à especificação, rejeitá-lo, no todo ou em parte, determinando sua substituição ou rescindindo a contratação, sem prejuízo das penalidades cabíveis;

8.2.1.1. Na hipótese de substituição a Contratada deverá fazê-lo em conformidade com a indicação da UC, no prazo máximo de 5 dias úteis, contados de sua notificação, mantido o preço inicialmente contratado;

8.2.2. Se disser respeito à diferença de quantidades ou de partes, determinar sua complementação, ou rescindir a contratação, sem prejuízo das penalidades cabíveis;

8.2.2.1. Aplica-se à hipótese de complementação o disposto no subitem 8.2.1.1;

8.2.3. O objeto da presente contratação será recebido em caráter definitivo, em até 2 dias úteis, contados da data da entrega no local e endereço indicados na alínea "e" do preâmbulo deste edital, uma vez verificado o atendimento integral da quantidade e das especificações contratadas, mediante recibo firmado pelo servidor responsável.

9. Pagamento ou Liquidação financeira:

9.1. O pagamento, desde que tenha ocorrido o recebimento definitivo do objeto contratado e à vista da respectiva Nota Fiscal/Fatura, será efetuado no prazo de (não superior a 30 dias, contados da data prevista neste edital para a entrega do bem, ou da sua efetiva entrega, prevalecendo a que ocorrer por último, mediante crédito em conta corrente do fornecedor no Banco Nossa Caixa S/A, indicada na ocasião do cadastramento, desde que cumpridas as disposições estabelecidas no item 8.

9.2. As Notas Fiscais/Faturas que apresentarem incorreções serão devolvidas ao fornecedor e seu vencimento ocorrerá dias (mesmo prazo do subitem 9.1) após a data de sua apresentação válida;

10. Informações e casos omissos:

10.1. Informações e casos omissos são da competência da UC, cujo endereço está disponível no Sistema BEC/SP;

10.1.1. Questões relativas ao procedimento eletrônico serão resolvidas pelo Departamento de Controle de Contratações Eletrônicas – DCC, no endereço eletrônico www.bec.sp.gov.br (opção "e-mail - serviço de correio eletrônico - BEC-Administração").

11. Foro

11.1. Para dirimir quaisquer questões decorrentes deste ajuste, que não possam ser dirimidas amigavelmente, será competente o Foro Privativo da Fazenda Pública da Comarca da Capital do Estado.

Anexo 12

Resolução SF - 23, de 25 de Julho de 2005

Aprova o Regulamento do Pregão Eletrônico, instituído pelo Decreto nº 49.722, de 24 de junho de 2005, a ser realizado por intermédio do Sistema BEC/SP, no âmbito da Secretaria de Estado dos Negócios da Fazenda, e dá providências correlatas

O Secretário de Estado dos Negócios da Fazenda, com fundamento no artigo 2º das disposições transitórias do Decreto nº 49.722, de 24 de junho de 2005, resolve:

Artigo 1º Fica aprovado, na forma do Anexo desta resolução, o Regulamento do Pregão Eletrônico, integrante do sistema eletrônico de contratações denominado Bolsa Eletrônica de Compras do Governo do Estado de São Paulo - Sistema BEC/SP, a ser realizado, com utilização de recursos de tecnologia da informação, no âmbito da Secretaria de Estado dos Negócios da Fazenda.

Artigo 2º Os fornecedores interessados em operar no Pregão Eletrônico - Sistema BEC/SP, ainda não registrados, poderão inscrever-se no Cadastro Geral de Fornecedores do Estado de São Paulo - CADFOR, do Sistema Integrado de Informações Físico-Financeiras - SIAFÍSICO, em sua versão *web*, procedendo na forma estabelecida em instrução do Departamento de Controle de Contratações Eletrônicas – DCC, da Coordenadoria de Entidades Descentralizadas e de Contratações Eletrônicas – CEDC, desta Secretaria, disponível no endereço www.bec.sp.gov.br - opção LEGISLAÇÃO.

Artigo 3º Esta resolução entra em vigor na data de sua publicação.

ANEXO à Resolução Sf - 23, de 25.07.2005

Regulamento do Sistema BEC/SP - PREGÃO ELETRÔNICO

Regulamenta o procedimento do pregão eletrônico instituído pelo Decreto nº 49.722, de 24 de junho de 2005, a ser realizado por intermédio do Sistema BEC/SP, no âmbito da Secretaria de Estado dos Negócios da Fazenda.

Seção I - Disposições Preliminares

Artigo 1º Este regulamento estabelece o procedimento para a realização de licitação na modalidade pregão, para a aquisição de bens e serviços comuns, qualquer que seja o valor estimado da contratação, por meio da utilização de recursos de tecnologia da informação, denominada pregão eletrônico, no âmbito da Secretaria de Estado dos Negócios da Fazenda.

Artigo 2º O pregão eletrônico, integrante do sistema eletrônico de contratações, instituído pelo Decreto estadual nº 45.085, de 31 de julho de 2000, terá suas sessões públicas realizadas pela Internet, por meio da Bolsa Eletrônica de Compras do Governo do Estado de São Paulo – Sistema BEC/SP.

§ 1º O procedimento de que trata o *caput* utilizará recursos de criptografia, de verificação da autenticidade dos usuários e de asseguramento das condições adequadas de segurança e sigilo das informações, em todas as etapas do certame, no mesmo padrão utilizado pelo Sistema BEC/SP, observadas as disposições do artigo 3º, do Decreto estadual nº 49.722, de 24 de junho de 2005, podendo, ainda, ser adotados recursos de certificação digital, nos termos da legislação em vigor.

§ 2º Todos quantos participarem da licitação na modalidade pregão, com utilização de recursos de tecnologia da informação, têm direito público subjetivo à fiel observância do procedimento estabelecido neste regulamento, podendo qualquer interessado acompanhar o seu desenvolvimento, desde que não interfira de modo a perturbar ou impedir a realização dos trabalhos.

Seção II - Definições

Artigo 3º Para efeito deste regulamento consideram-se:

I. BEN: Boleto Eletrônico de Negociação, documento que, no caso do pregão eletrônico, informa a homologação e o consequente encerramento da licitação;

II. CADFOR: Cadastro Geral de Fornecedores do Estado de São Paulo, banco de dados do SIAFÍSICO, que contém informações cadastrais de fornecedores nele registrados;

III. CADMAT: Cadastro Geral de Materiais e Serviços, banco de dados do SIAFÍSICO, que contém o elenco de itens de materiais e de serviços que podem ser adquiridos pelo Estado;

IV. CAF: Coordenadoria de Administração Financeira, unidade da Secretaria de Estado dos Negócios da Fazenda, responsável pela administração financeira do Estado;

V. Catálogo de Produtos: é uma funcionalidade disponível no Sistema BEC/SP, que contém informações extraídas do CADMAT, de forma sistematizada, compreendendo o elenco dos bens passíveis de aquisição por meios eletrônicos, bem como os respectivos preços praticados;

VI. CCC: Centro de Controle de Contratações, unidade responsável pela operacionalização e monitoramento do Sistema BEC/SP, subordinado ao DCC;

VII. CCF: Centro de Controle de Fornecedores, unidade responsável pela gestão do CADFOR, subordinado ao DCC;

VIII. CCMS: Centro de Controle de Materiais e Serviços, unidade responsável pela gestão do CADMAT, subordinado ao DCC;

IX. CEDC: Coordenadoria de Entidades Descentralizadas e de Contratações Eletrônicas, unidade da Secretaria de Estado dos Negócios da Fazenda, à qual se subordina o DCC;

X. CEI: Cadastro Específico do INSS, onde são registradas as pessoas jurídicas ou físicas equiparadas a empresa, na forma do regulamento da Previdência Social;

XI. DCC: Departamento de Controle de Contratações Eletrônicas, criado pelo Decreto nº 45.084, de 31 de julho de 2000, com a denominação alterada pelo Decreto nº 48.471, de 22 de janeiro de 2004, subordinado à CEDC, da Secretaria de Estado dos Negócios da Fazenda, responsável pelo gerenciamento do Sistema BEC/SP e dos cadastros que o apoiam;

XII. e-CADFOR: Cadastro Geral de Fornecedores do Estado de São Paulo, em versão *web*;

XIII. IE: Inscrição Estadual, para contribuintes do ICMS;

XIV. Inscrição Municipal: número de registro do prestador de serviços no Cadastro de Contribuintes Mobiliários do Município – CCM;

XV. liquidação da despesa: corresponde ao recebimento definitivo do objeto ou à aprovação da medição, atestados pela UGE, que gera a NL;

XVI. liquidação financeira: corresponde ao efetivo crédito do pagamento em conta corrente do contratado que encerra parcial, ou totalmente, a obrigação contratual;

XVII. NE: Nota de Empenho: documento contábil previsto na Lei nº 4.320, de 17 de março de 1964, que materializa o empenho da despesa;

XVIII. NL: Nota de Lançamento: documento contábil do SIAFEM/SP para registro de qualquer evento do sistema; representa, também, o documento emitido após a liquidação da despesa em termos contábeis;

XIX. Nossa Caixa: Banco Nossa Caixa S/A, agente financeiro do Estado, responsável pela movimentação financeira decorrente das operações realizadas no Sistema BEC/SP;

XX. OB: Ordem Bancária, documento utilizado pelo sistema para registro da movimentação do numerário entre contas bancárias, emitido automaticamente pelo SIAFEM/SP, após a execução da PD;

XXI. OC: Oferta de Compra, documento do Sistema BEC/SP que contém os elementos essenciais da aquisição de bens ou da prestação de serviços, reproduzidos no edital;

XXII. PD: Programação de Desembolso: documento do SIAFEM/SP, mediante o qual é programado o pagamento, sendo emitido após a liquidação da despesa correspondente;

XXIII. RC: Registro Cadastral, inscrição, aprovada no e-CADFOR, de fornecedor que tenha atendido a todas as exigências dos artigos 28 a 31 da Lei federal nº 8.666, de 21 de junho de 1993;

XXIV. RS: Registro Simplificado, inscrição simplificada no e-CADFOR, de fornecedor que tenha atendido a todas as exigências do artigo 7º, inciso II, deste regulamento;

XXV. SIAFEM/SP: Sistema Integrado de Administração Financeira para Estados e Municípios adotado pelo Estado de São Paulo, sistema contábil, pelo qual se processa a execução orçamentária e financeira do Estado;

XXVI. SIAFÍSICO: Sistema Integrado de Informações Físico-Financeiras, subsistema do SIAFEM/SP, que contempla informações do CADFOR, do CADMAT e também dos preços praticados pelo Estado;

XXVII. Sistema BEC/SP: Bolsa Eletrônica de Compras do Governo do Estado de São Paulo, sistema competitivo de compras, por meio eletrônico, instituído pelo Decreto nº 45.085, de 31 de julho de 2000, e gerido pelo DCC;

XXVIII. UGE: Unidade Gestora Executora, unidade administrativa codificada no sistema, integrante da estrutura dos órgãos da Administração Direta, das Autarquias, das Fundações, incumbida da execução orçamentária e financeira da despesa;

XXIX. UGF: Unidade Gestora Financeira, unidade responsável pela gestão e controle dos recursos financeiros dos órgãos ou entidades da Administração estadual, que centraliza todas as operações e as transações bancárias;

XXX. UGO: Unidade Gestora Orçamentária, unidade gerenciadora e controladora dos recursos orçamentários de cada unidade orçamentária, centralizando todas as operações de natureza orçamentária.

Seção III - Dos Agentes do Sistema

Artigo 4º São agentes do sistema:

I. as UGE, na qualidade de unidades contratantes;

II. os fornecedores, registrados no e-CADFOR e aptos a participar dos pregões eletrônicos, mediante a obtenção de senha de acesso ao sistema e credenciamento de seus representantes;

III. o DCC, gestor do Sistema BEC/SP;

IV. a Nossa Caixa, agente financeiro do Estado.

Seção IV - Do Cadastramento, Registro e Credenciamento

Artigo 5º Serão previamente cadastrados no Sistema BEC/SP para participarem de pregões eletrônicos:

I. a autoridade competente para a abertura do certame e demais atos, conforme previsto no artigo 3º do Decreto nº 47.297, de 06 de novembro de 2002;

II. os pregoeiros e os membros da equipe de apoio;

III. os subscritores dos editais e os operadores do SIAFÍSICO.

Parágrafo único. Somente serão cadastrados como pregoeiro os servidores ou empregados públicos que atenderem aos requisitos do artigo 7º do Decreto nº 49.722, de 24 de junho de 2005.

Artigo 6º As pessoas físicas ou jurídicas interessadas em participar dos pregões eletrônicos deverão estar registradas, e os seus representantes, credenciados no e-CADFOR, com poderes para, em nome do interessado, oferecer propostas, formular lances, negociar, recorrer e praticar os demais atos inerentes ao certame.

§ 1º Os poderes de que trata o *caput* deverão decorrer de representação legal conferida pelo ato constitutivo da pessoa jurídica, ou serão atribuídos mediante instrumento de mandato a ser firmado pelo representante legal do interessado e encaminhado ao CCF, ou a uma das demais unidades cadastradoras, para formalização do registro, identificando o representante a ser credenciado no e-CADFOR, com a informação do respectivo CPF.

§ 2º Os registrados receberão senha para utilização de seus credenciados no acesso ao Sistema BEC/SP, os quais deverão, nas etapas especificadas, fornecer o número do seu CPF.

§ 3º A senha de acesso ao sistema permitirá a participação dos registrados e credenciados em qualquer pregão eletrônico, salvo quando o credenciamento for cancelado por solicitação do registrado, ou a senha bloqueada em virtude do descumprimento de obrigações contratuais.

§ 4º O requerimento do registrado ao CCF, para cancelamento de credenciamento em vigor, não elide sua responsabilidade pelos atos praticados por representante credenciado, até 03 (três) dias após o dia e hora do respectivo protocolo.

§ 5º O credenciamento realizado nos moldes deste artigo obriga o detentor do registro cadastral, por todos os atos praticados em seu nome, nos pregões eletrônicos.

Artigo 7º São necessários ao registro no e-CADFOR:

I. para obtenção do RC: atendimento às exigências contidas nos artigos 28 a 31 da Lei federal nº 8.666, 21 de junho de 1993;

II. para obtenção do RS:

a) habilitação jurídica, nos termos do art. 28 da Lei federal nº 8.666, de 21 de junho de 1993;

b) inscrição no CNPJ, se pessoa jurídica, no CPF, se pessoa física e o número de matrícula no CEI, quando for o caso;

c) indicação dos números de Inscrição Estadual – IE, de Inscrição Municipal, conforme se trate de fornecedor de bens, de serviços ou de ambos;

d) regularidade perante à Secretaria da Receita Federal, à Procuradoria da Fazenda Nacional, à Seguridade Social, e ao Fundo de Garantia por Tempo de Serviço - FGTS.

§ 1º Para o registro no e-CADFOR e credenciamento dos representantes o interessado deverá:

I. no caso de RS: acessar, via Internet, no endereço www.bec.sp.gov.br, o formulário respectivo, preenchendo-o com as informações necessárias que serão validadas para que constem do cadastro, e encaminhar, se for o caso, as procurações de que trata o § 1º do artigo 6º para, o CCF;

II. no caso de RC: encaminhar a documentação de que tratam os artigos 28 e 31 da Lei federal nº 8.666, de 21 de junho de 1993 e, se for o caso, as procurações para credenciamento de seus representantes, ao CCF ou outra unidade cadastradora adequada da administração direta, quando se tratar de prestador de serviços.

§ 2º Estará apto a operar no Sistema BEC/SP o interessado que se registrar regularmente, na forma dos incisos I e II do *caput*, credenciar seus representantes e obtiver a senha de acesso ao sistema, de acordo com o estabelecido no artigo 6º.

Seção V - Das Competências, das Obrigações dos Fornecedores e do Conteúdo da Oferta de Compra

Artigo 8º Compete às autoridades de que trata o artigo 5º, inciso I, deste regulamento, a prática dos atos indicados nos incisos do artigo 3º, do Decreto estadual nº 47.297, de 06 de novembro de 2002, a exceção do contido na alínea "f" do inciso II, bem como a fixação do valor de redução mínima entre os lances sucessivos.

Artigo 9º Compete ao pregoeiro:

I. a coordenação dos trabalhos da equipe de apoio e a condução da sessão pública do pregão eletrônico;

II. a abertura dos envelopes-proposta, a análise e desclassificação das propostas cujo objeto não atenda às especificações, prazos e condições fixados no Edital, bem como a classificação das propostas que participarão da etapa de lances;

III. a condução da etapa de lances;

IV. a promoção do desempate entre propostas do mesmo valor;

V. a negociação do preço obtido com o encerramento da etapa de lances;

VI. o exame e a decisão motivada sobre a aceitabilidade do menor preço obtido;

VII. a análise do cumprimento das condições de habilitação por parte do autor da oferta de melhor preço, decidindo a respeito da habilitação ou inabilitação do referido autor;

VIII. a adjudicação do objeto ao licitante vencedor, se não houver interposição de recurso;

IX. a elaboração da ata da sessão pública, que conterá, sem prejuízo de outros elementos, o registro:

a) dos participantes do procedimento licitatório;
b) das propostas apresentadas, das desclassificadas e das classificadas para a etapa de lances;
c) dos lances e da classificação final das ofertas;
d) da negociação do preço;
e) da decisão a respeito da aceitabilidade do menor preço;
f) da análise das condições de habilitação;
g) da manifestação motivada da intenção de interposição de recursos, se houver;
h) da adjudicação do objeto da licitação, quando for o caso.

X. o encaminhamento do processo devidamente instruído, após a adjudicação, à autoridade competente, visando à homologação do certame e à contratação.

XI. propor a revogação ou anulação do processo licitatório à autoridade competente.

Artigo 10. À UGE cabe:

I. providenciar a abertura do processo, observado o disposto no artigo 14 deste regulamento;

II. emitir a OC, no SIAFÍSICO, observados os itens constantes do CADMAT disponíveis para o Sistema BEC/SP;

III. contabilizar a OC, o que implicará em indicação dos recursos para atender à contratação;

IV. efetuar o agendamento do início de recebimento das propostas e da abertura da sessão pública, de acordo com a data e o horário constantes do edital, liberando, ainda, a OC para a divulgação pelo sistema e providenciando, em tempo hábil, a publicação no D.O. Do aviso de abertura do pregão eletrônico;

V. divulgar o edital do pregão eletrônico nos sítios www.e-negociospublicos.com.br e www.bec.sp.gov.br;

VI. apreciar, por intermédio do subscritor do edital, as impugnações ao edital;

VII. prestar os esclarecimentos que forem solicitados por qualquer pessoa física ou jurídica, por meio do sistema eletrônico, até 24 (vinte e quatro) horas antes da data fixada para a abertura da sessão pública;

VIII. colocar à disposição local e equipamentos necessários para o pregoeiro e os membros de sua equipe de apoio realizarem a sessão pública do pregão eletrônico.

Artigo 11. Ao DCC, gestor do Sistema BEC/SP, caberá:

I. instituir e manter um sistema de registros compreendendo:
a) todas as etapas do pregão eletrônico;
b) os agentes do sistema: UGE, fornecedores e agente financeiro;
c) a homologação do procedimento licitatório e a expedição do BEN;

II. instituir e manter controle de acesso ao Sistema BEC/SP, mediante geração de senhas a partir do e-CADFOR, para que os fornecedores registrados e seus credenciados possam operar;

III. divulgar no endereço eletrônico a OC, a qual poderá ser acessada por qualquer interessado, independentemente de registro perante os órgãos estaduais;

IV. receber as propostas e os lances, via Internet, no endereço eletrônico do Sistema BEC/SP;

V. receber os memoriais de recursos e as respectivas contrarrazões quando houver;

VI. divulgar o resultado do pregão eletrônico no endereço do sistema e, após a homologação do certame, encaminhar o BEN, por meio eletrônico, ao vencedor e à UGE.

Artigo 12. A OC conterá:

I. descrição do item ou itens de materiais ou de serviços, de acordo com o constante do CADMAT, sua quantidade e a unidade de fornecimento;

II. preço de referência;

III. indicação do local e do prazo de entrega.

IV. indicação do suporte orçamentário-financeiro.

Artigo 13. Ao fornecedor caberá:

I. registrar-se no e-CADFOR, observando os prazos e condições gerais nele previstos;

II. obter a senha de acesso ao Sistema BEC/SP;

III. credenciar representantes para participarem do pregão eletrônico;

IV. manter conta corrente ativa na Nossa Caixa;

V. submeter-se às normas deste regulamento.

Seção VI - Da Fase Preparatória

Artigo 14. A fase preparatória do pregão eletrônico observará o disposto nos artigos 8º e 9º do Decreto nº 49.722, de 24 de junho de 2005 e nesta seção.

Artigo 15. Sem prejuízo do disposto no artigo 14, a realização e a conclusão dos pregões eletrônicos dependerão da implementação dos seguintes atos:

I. indicação de recursos orçamentários disponíveis para responder pelas despesas decorrentes da contratação, emissão da OC e sua contabilização, na forma a ser disciplinada por instrução conjunta CAF e CEDC;

II. indicação, no sistema, pela autoridade competente, do pregoeiro, da equipe de apoio, do subscritor do edital e do operador do SIAFÍSICO;

III. divulgação da OC, do início do recebimento das propostas e da abertura da sessão pública;

IV. cancelamento motivado da OC, caso seja necessário.

Seção VII - Da Fase Externa

Artigo 16. A fase externa do pregão eletrônico observará as seguintes regras:

I. divulgação do aviso de abertura do pregão eletrônico, observadas as disposições estabelecidas no artigo 10 do Decreto nº 49.722, de 24 de junho de 2005;

II. possibilidade de os detentores de senha acessarem o procedimento do pregão eletrônico; preencherem as declarações ali constantes e legalmente exigíveis, a proposta e os anexos, quando houver, desde a zero hora do dia útil seguinte à divulgação do aviso de abertura do certame no Diário Oficial, até o momento anterior ao do início da sessão pública;

III. início da sessão pública, no dia e horário previstos no edital, com a abertura das propostas; divulgação da grade ordenatória dos preços propostos, em ordem crescente de valores; desclassificação e divulgação daquelas cujo objeto não atenda às especificações, demais condições e prazos fixados no edital; e divulgação de nova grade das propostas classificadas, após o desempate, quando for o caso;

IV. realização da etapa de lances, na qual os autores das propostas classificadas poderão oferecer lances exclusivamente por meio do sistema eletrônico;

V. admissão somente de lances cujos valores forem inferiores ao último ofertado, observada a redução mínima entre eles, estabelecida no edital, prevalecendo o primeiro recebido quando ocorrerem dois ou mais lances do mesmo valor;

VI. informação, aos licitantes, no decorrer da etapa de lances, pelo sistema eletrônico:

a) dos lances admitidos, horário de seu registro no sistema e respectivos valores;

b) do tempo restante para o encerramento da etapa de lances, bem como do tempo de prorrogação desse encerramento, se o pregoeiro decidir pela prorrogação;

VII. a adição automática pelo sistema, quando houver lance nos últimos dois minutos da etapa de lances, de mais dois minutos para a continuidade da disputa, e assim sucessivamente, até que não mais sejam registrados quaisquer lances;

VIII. divulgação da nova grade ordenatória de classificação, a partir do encerramento da etapa de lances;

IX. possibilidade de negociação, pelo pregoeiro, após a divulgação da classificação de que trata o inciso VIII, com o autor da melhor oferta, mediante troca de mensagens abertas, visando à redução do preço e, a seguir, exame e decisão motivada sobre a aceitabilidade do preço ofertado;

X. realização da etapa de habilitação, após a aceitabilidade do preço ao final obtido, observadas as seguintes diretrizes:

a) a verificação, pelo pregoeiro, dos dados e informações do autor da oferta aceita, existentes no e-CADFOR;

b) caso os dados e informações existentes no e-CADFOR não atendam aos requisitos e condições estabelecidos no Edital, o pregoeiro verificará a possibilidade de suprir ou sanear eventuais omissões ou falhas, mediante consultas efetuadas por meio eletrônico hábil de informações;

c) os documentos passíveis de obtenção mediante consultas efetuadas por meio eletrônico hábil de informações, distintos do e-CADFOR, deverão ser anexados aos autos da licitação, salvo impossibilidade certificada e devidamente justificada pelo pregoeiro;

d) o licitante poderá, ainda, suprir ou sanear eventuais omissões ou falhas, relativas ao cumprimento dos requisitos e condições estabelecidos no Edital, mediante a apresentação de novos documentos ou a substituição de documentos anteriormente ofertados, desde que os envie no curso da própria sessão pública do pregão e até a decisão sobre a habilitação, por meio de fac-símile ou outro meio eletrônico;

e) a Administração não se responsabilizará pela eventual indisponibilidade dos meios eletrônicos hábeis de informações, no momento da verificação a que se refere a alínea "b"; na hipótese de ocorrer essa indisponibilidade e/ou não sendo supridas ou saneadas as eventuais omissões ou falhas, na forma prevista na alínea "d", o licitante será inabilitado;

f) os originais ou cópias autenticadas por tabelião de notas, dos documentos enviados nos moldes da alínea "d", deverão ser apresentados no endereço indicado no edital, em até 02 (dois) dias após o encerramento da sessão pública, sob pena de invalidade do respectivo ato de habilitação;

g) constatado o cumprimento dos requisitos e condições estabelecidos no Edital, o licitante será habilitado e declarado vencedor do certame;

h) por meio de aviso lançado no sistema, o pregoeiro informará aos licitantes que poderão consultar as informações cadastrais do licitante vencedor no sítio eletrônico www.bec.sp.gov.br, esclarecendo ainda, quando for o caso, o teor dos documentos recebidos por fac-símile ou outro meio eletrônico;

XI. exame da oferta subsequente de menor preço, pelo pregoeiro, se o preço da melhor oferta não for aceitável ou se o licitante detentor dessa oferta não atender às exigências de habilitação, observado o disposto nos incisos IX e X e, assim, sucessivamente, até a apuração de uma oferta aceitável cujo autor atenda aos requisitos de habilitação, caso em que será declarado vencedor;

XII. declarado o vencedor, qualquer licitante poderá manifestar imediata e motivadamente a intenção de recorrer, na opção disponível para tanto, no sistema;

XIII. comunicação por mensagem do pregoeiro lançada no sistema, informando aos recorrentes que poderão apresentar memoriais contendo as razões de recurso no prazo de 3 (três) dias e aos demais licitantes, que poderão apresentar contrarrazões em igual número de dias, que começarão a correr do término do prazo do recorrente, sendo-lhes assegurada vista imediata dos autos, no endereço definido no edital.

XIV. as razões de recurso e as contrarrazões, serão oferecidas por meio eletrônico no sítio www.bec.sp.gov.br, opção recurso e a apresentação de documentos relativos às peças antes indicadas, se houver, será efetuada mediante protocolo, no endereço definido no edital, observados os prazos estabelecidos no inciso XIII;

XV. o acolhimento do recurso, que terá efeito suspensivo, importará a invalidação apenas dos atos insuscetíveis de aproveitamento;

XVI. decididos os recursos e constatada a regularidade dos atos praticados, a autoridade competente adjudicará o objeto da licitação ao licitante vencedor e homologará o procedimento licitatório;

XVII. a falta de manifestação imediata e motivada do licitante, nos moldes do inciso XII, importará a decadência do direito de recurso e o Pregoeiro adjudicará o objeto do certame ao licitante vencedor, na própria sessão, encaminhando o processo à autoridade competente, para a homologação.

Artigo 17. Ao licitante caberá acompanhar as operações no sistema eletrônico, durante a sessão pública do pregão, respondendo pelos ônus decorrentes de sua desconexão ou da inobservância de quaisquer mensagens emitidas pelo sistema.

Artigo 18. A desconexão simultânea do sistema eletrônico com os participantes e com o pregoeiro implicará em suspensão da sessão pública do pregão eletrônico e o seu reinício somente ocorrerá após comunicação eletrônica expressa aos licitantes.

Artigo 19. A desconexão do sistema eletrônico com o pregoeiro, durante a sessão pública, implicará:

I. fora da etapa de lances, a sua suspensão e a sua retomada, no ponto em que foi suspensa;

II. durante a etapa de lances, a continuidade da apresentação de lances pelos licitantes, até o término do período estabelecido no edital, caso o sistema eletrônico permaneça acessível para eles.

§ 1º na hipótese do inciso I, quando a desconexão persistir por tempo superior a 10 (dez) minutos, a sessão pública será novamente suspensa depois da retomada e reiniciada somente após comunicação expressa, aos licitantes, de data e horário para a sua continuidade.

§ 2º No caso do inciso II, o pregoeiro retomará, quando possível, a sua atuação no certame, sem prejuízo dos atos realizados até então.

§ 3º na hipótese de que trata o § 2º deste artigo, se a desconexão com o pregoeiro persistir até que tenha sido encerrada a etapa fixa de lances, deixará de ocorrer a prorrogação da continuidade dessa etapa, se prevista no edital, cumprindo-se o procedimento estabelecido no inciso VII do artigo 16.

Artigo 20. A desconexão do sistema eletrônico com qualquer licitante não prejudicará a conclusão válida da sessão pública ou do certame.

Seção VIII - Das Disposições Finais

Artigo 21. O envio da proposta vinculará o seu autor ao cumprimento de todas as condições e obrigações inerentes ao certame.

Artigo 22. Durante todo o período da sessão pública, qualquer interessado poderá acompanhar o seu desenvolvimento no endereço eletrônico do Sistema BEC/SP.

Artigo 23. As solicitações de informações e os esclarecimentos sobre casos omissos, no tocante ao conteúdo do edital do pregão eletrônico, serão atendidos pela UGE, cujo endereço está disponível no sítio www.bec.sp.gov.br; as questões relativas ao sistema eletrônico serão resolvidas pelo Departamento de Controle de Contratações Eletrônicas, na opção Comunicação/Fale Conosco/BEC-Administração.

Artigo 24. Aplicam-se ao pregão eletrônico, no que couber, as disposições do regulamento aprovado pela Resolução CEGP-10, de 19 de novembro de 2002, do Comitê Estadual de Gestão Pública, atual Comitê de Qualidade da Gestão Pública.

Artigo 25. Este regulamento entrará em vigor na data de sua publicação e estará à disposição dos interessados no endereço eletrônico do sistema, opção Legislação.

Anexo 13

Norma Regulamentadora 6 - NR 6

Equipamento de Proteção Individual

Disponível em: http: //www.guiatrabalhista.com.br/legislacao/nr/nr6.htm (acessado em: 22 Fev 2008).

6.1. Para os fins de aplicação desta Norma Regulamentadora – NR, considera-se Equipamento de Proteção Individual – EPI, todo dispositivo ou produto de uso individual utilizado pelo trabalhador, destinado à proteção de riscos suscetíveis de ameaçar a segurança e a saúde no trabalho.

6.1.1. Entende-se como Equipamento Conjugado de Proteção Individual, todo aquele composto por vários dispositivos, que o fabricante tenha associado contra um ou mais riscos que possam ocorrer simultaneamente e que sejam suscetíveis de ameaçar a segurança e a saúde no trabalho.

6.2. O equipamento de proteção individual, de fabricação nacional ou importado, só poderá ser posto à venda ou utilizado com a indicação do Certificado de Aprovação – CA, expedido pelo órgão nacional competente em matéria de segurança e saúde no trabalho do Ministério do Trabalho e Emprego (206.001-9/I3).

6.3. A empresa é obrigada a fornecer aos empregados, gratuitamente, EPI adequado ao risco, em perfeito estado de conservação e funcionamento, nas seguintes circunstâncias:

a) sempre que as medidas de ordem geral não ofereçam completa proteção contra os riscos de acidentes do trabalho ou de doenças profissionais e do trabalho (206.002-7/I4);

b) enquanto as medidas de proteção coletiva estiverem sendo implantadas (206.003-5/I4); e

c) para atender a situações de emergência (206.004-3/I4).

6.4. Atendidas as peculiaridades de cada atividade profissional, e observado o disposto no item 6.3, o empregador deve fornecer aos trabalhadores os EPI adequados, de acordo com o disposto no ANEXO I desta NR.

6.4.1 As solicitações para que os produtos que não estejam relacionados no ANEXO I, desta NR, sejam considerados como EPI, bem como as propostas para reexame daqueles ora elencados, deverão ser avaliadas por comissão tripartite a ser constituída pelo órgão nacional competente em matéria de segurança e saúde no trabalho, após ouvida a CTPP, sendo as conclusões submetidas àquele órgão do Ministério do Trabalho e Emprego para aprovação.

6.5. Compete ao Serviço Especializado em Engenharia de Segurança e em Medicina do Trabalho – SESMT, ou à Comissão Interna de Prevenção de Acidentes – CIPA, nas empresas desobrigadas de manter o SESMT, recomendar ao empregador o EPI adequado ao risco existente em determinada atividade.

6.5.1 Nas empresas desobrigadas de constituir CIPA, cabe ao designado, mediante orientação de profissional tecnicamente habilitado, recomendar o EPI adequado à proteção do trabalhador.

6.6. Cabe ao empregador

6.6.1 Cabe ao empregador quanto ao EPI:

a) adquirir o adequado ao risco de cada atividade (206.005-1/I3);

b) exigir seu uso (206.006-0/I3);

c) fornecer ao trabalhador somente o aprovado pelo órgão nacional competente em matéria de segurança e saúde no trabalho (206.007-8/I3);

d) orientar e treinar o trabalhador sobre o uso adequado, guarda e conservação (206.008-6/I2);

e) substituir imediatamente, quando danificado ou extraviado (206.009-4/I2);

f) responsabilizar-se pela higienização e manutenção periódica (206.010-8/I1); e,

g) comunicar ao MTE qualquer irregularidade observada (206.011-6/I1).

6.7. Cabe ao empregado

6.7.1 Cabe ao empregado quanto ao EPI:

a) usar, utilizando-o apenas para a finalidade a que se destina;

b) responsabilizar-se pela guarda e conservação;

c) comunicar ao empregador qualquer alteração que o torne impróprio para uso; e,

d) cumprir as determinações do empregador sobre o uso adequado.

6.8. Cabe ao fabricante e ao importador

6.8.1 O fabricante nacional ou o importador deverá:

a) cadastrar-se, segundo o ANEXO II, junto ao órgão nacional competente em matéria de segurança e saúde no trabalho (206.012-4/I1);

b) solicitar a emissão do CA, conforme o ANEXO II (206.013-2/I1);

c) solicitar a renovação do CA, conforme o ANEXO II, quando vencido o prazo de validade estipulado pelo órgão nacional competente em matéria de segurança e saúde do trabalho (206.014-0/I1);

d) requerer novo CA, de acordo com o ANEXO II, quando houver alteração das especificações do equipamento aprovado (206.015-9/I1);

e) responsabilizar-se pela manutenção da qualidade do EPI que deu origem ao Certificado de Aprovação – CA (206.016-7/I2);

f) comercializar ou colocar à venda somente o EPI, portador de CA (206.017-5/I3);

g) comunicar ao órgão nacional competente em matéria de segurança e saúde no trabalho quaisquer alterações dos dados cadastrais fornecidos; (206.0118-3/I1);

h) comercializar o EPI com instruções técnicas no idioma nacional, orientando sua utilização, manutenção, restrição e demais referências ao seu uso (206.019-1/I1);

i) fazer constar do EPI o número do lote de fabricação (206.020-5/I1); e,

j) providenciar a avaliação da conformidade do EPI no âmbito do SINMETRO, quando for o caso (206.021-3/I1)

6.9. Certificado de Aprovação – CA

6.9.1 Para fins de comercialização, o CA concedido aos EPI terá validade:

a) de 5 (cinco) anos, para aqueles equipamentos com laudos de ensaio que não tenham sua conformidade avaliada no âmbito do SINMETRO;

b) do prazo vinculado à avaliação da conformidade no âmbito do SINMETRO, quando for o caso;

c) de 2 (dois) anos, quando não existirem normas técnicas nacionais ou internacionais, oficialmente reconhecidas, ou laboratório capacitado para realização dos ensaios, sendo que nesses casos os EPI terão sua aprovação pelo órgão nacional competente em matéria de segurança e saúde no trabalho, mediante apresentação e análise do Termo de Responsabilidade Técnica e da especificação técnica de fabricação, podendo ser renovado por 24 (vinte e quatro) meses, quando se expirarão os prazos concedidos **(redação dada pela Portaria 33/2007)**; e,

d) de 2 (dois) anos, renováveis por igual período, para os EPI desenvolvidos após a data da publicação desta NR, quando não existirem normas técnicas nacionais ou internacionais, oficialmente reconhecidas, ou laboratório capacitado para realização dos ensaios, caso em que os EPI serão aprovados pelo órgão nacional competente em matéria de segurança e saúde no trabalho, mediante apresentação e análise do Termo de Responsabilidade Técnica e da especificação técnica de fabricação.

6.9.2 O órgão nacional competente em matéria de segurança e saúde no trabalho, quando necessário e mediante justificativa, poderá estabelecer prazos diversos daqueles dispostos no subitem 6.9.1.

6.9.3 Todo EPI deverá apresentar em caracteres indeléveis e bem visíveis, o nome comercial da empresa fabricante, o lote de fabricação e o número do CA, ou, no caso de EPI importado, o nome do importador, o lote de fabricação e o número do CA (206.022-1/I1).

6.9.3.1 Na impossibilidade de cumprir o determinado no item 6.9.3, o órgão nacional competente em matéria de segurança e saúde no trabalho poderá autorizar forma alternativa de gravação, a ser proposta pelo fabricante ou importador, devendo esta constar do CA.

6.10. Restauração, lavagem e higienização de EPI

6.10.1 Os EPI passíveis de restauração, lavagem e higienização, serão definidos pela comissão tripartite constituída, na forma do disposto no item 6.4.1, desta NR, devendo manter as características de proteção original.

6.11. Da competência do Ministério do Trabalho e Emprego/MTE

6.11.1 Cabe ao órgão nacional competente em matéria de segurança e saúde no trabalho:

a) cadastrar o fabricante ou importador de EPI;

b) receber e examinar a documentação para emitir ou renovar o CA de EPI;

c) estabelecer, quando necessário, os regulamentos técnicos para ensaios de EPI;

d) emitir ou renovar o CA e o cadastro de fabricante ou importador;

e) fiscalizar a qualidade do EPI;

f) suspender o cadastramento da empresa fabricante ou importadora; e,

g) cancelar o CA.

6.11.1.1 Sempre que julgar necessário o órgão nacional competente em matéria de segurança e saúde no trabalho poderá requisitar amostras de EPI, identificadas com o nome do fabricante e o número de referência, além de outros requisitos.

6.11.2 Cabe ao órgão regional do MTE:

a) fiscalizar e orientar quanto ao uso adequado e a qualidade do EPI;

b) recolher amostras de EPI; e,

c) aplicar, na sua esfera de competência, as penalidades cabíveis pelo descumprimento desta NR.

6.12. Fiscalização para verificação do cumprimento das exigências legais relativas ao EPI.

6.12.1 Por ocasião da fiscalização poderão ser recolhidas amostras de EPI, no fabricante ou importador e seus distribuidores ou revendedores, ou ainda, junto à empresa utilizadora, em número mínimo a ser estabelecido nas normas técnicas de ensaio, as quais serão encaminhadas, mediante ofício da autoridade regional competente em matéria de segurança e saúde no trabalho, a um laboratório credenciado junto ao MTE ou ao SINMETRO, capaz de realizar os respectivos laudos de ensaios, ensejando comunicação posterior ao órgão nacional competente.

6.12.2 O laboratório credenciado junto ao MTE ou ao SINMETRO deverá elaborar laudo técnico, no prazo de 30 (trinta) dias a contar do recebimento das amostras, ressalvados os casos em que o laboratório justificar a necessidade de dilatação deste prazo, e encaminhá-lo ao órgão nacional competente em matéria de segurança e saúde no trabalho, ficando reservado à parte interessada acompanhar a realização dos ensaios.

6.12.2.1 Se o laudo de ensaio concluir que o EPI analisado não atende aos requisitos mínimos especificados em normas técnicas, o órgão nacional competente em matéria de segurança e saúde no trabalho expedirá ato suspendendo a comercialização e a utilização do lote do equipamento referenciado, publicando a decisão no Diário Oficial da União - DOU.

6.12.2.2 A Secretaria de Inspeção do Trabalho - SIT, quando julgar necessário, poderá requisitar para analisar, outros lotes do EPI, antes de proferir a decisão final.

6.12.2.3 Após a suspensão de que trata o subitem 6.12.2.1, a empresa terá o prazo de 10 (dez) dias para apresentar defesa escrita ao órgão nacional competente em matéria de segurança e saúde no trabalho.

6.12.2.4 Esgotado o prazo de apresentação de defesa escrita, a autoridade competente do Departamento de Segurança e Saúde no Trabalho – DSST, analisará o processo e proferirá sua decisão, publicando-a no DOU.

6.12.2.5 Da decisão da autoridade responsável pelo DSST, caberá recurso, em última instância, ao Secretário de Inspeção do Trabalho, no prazo de 10 (dez) dias a contar da data da publicação da decisão recorrida.

6.12.2.6 Mantida a decisão recorrida, o Secretário de Inspeção do Trabalho poderá determinar o recolhimento do(s) lote(s), com a consequente proibição de sua comercialização ou ainda o cancelamento do CA.

6.12.3 Nos casos de reincidência de cancelamento do CA, ficará a critério da autoridade competente em matéria de segurança e saúde no trabalho a decisão pela concessão, ou não, de um novo CA.

6.12.4 As demais situações em que ocorra suspeição de irregularidade, ensejarão comunicação imediata às empresas fabricantes ou importadoras, podendo a autoridade competente em matéria de segurança e saúde no trabalho suspender a validade dos Certificados de Aprovação de EPI emitidos em favor das mesmas, adotando as providências cabíveis.

Anexo I

Lista de equipamentos de proteção individual

A - EPI para Proteção da Cabeça

A.1. Capacete

a) Capacete de segurança para proteção contra impactos de objetos sobre o crânio;
b) capacete de segurança para proteção contra choques elétricos;
c) capacete de segurança para proteção do crânio e face contra riscos provenientes de fontes geradoras de calor nos trabalhos de combate a incêndio.

A.2. Capuz

a) Capuz de segurança para proteção do crânio e pescoço contra riscos de origem térmica;
b) capuz de segurança para proteção do crânio e pescoço contra respingos de produtos químicos;
c) capuz de segurança para proteção do crânio em trabalhos onde haja risco de contato com partes giratórias ou móveis de máquinas.

B - EPI para Proteção dos Olhos e Face

B.1. Óculos

a) Óculos de segurança para proteção dos olhos contra impactos de partículas volantes;
b) óculos de segurança para proteção dos olhos contra luminosidade intensa;
c) óculos de segurança para proteção dos olhos contra radiação ultravioleta;
d) óculos de segurança para proteção dos olhos contra radiação infravermelha;
e) óculos de segurança para proteção dos olhos contra respingos de produtos químicos.

B.2. Protetor facial

a) Protetor facial de segurança para proteção da face contra impactos de partículas volantes;
b) protetor facial de segurança para proteção da face contra respingos de produtos químicos;
c) protetor facial de segurança para proteção da face contra radiação infravermelha;
d) protetor facial de segurança para proteção dos olhos contra luminosidade intensa.

B.3. Máscara de Solda

a) Máscara de solda de segurança para proteção dos olhos e face contra impactos de partículas volantes;

b) máscara de solda de segurança para proteção dos olhos e face contra radiação ultravioleta;

c) máscara de solda de segurança para proteção dos olhos e face contra radiação infravermelha;

d) máscara de solda de segurança para proteção dos olhos e face contra luminosidade intensa.

C - EPI para Proteção Auditiva

C.1. Protetor auditivo

a) Protetor auditivo circum-auricular para proteção do sistema auditivo contra níveis de pressão sonora superiores ao estabelecido na NR - 15, Anexos I e II;

b) protetor auditivo de inserção para proteção do sistema auditivo contra níveis de pressão sonora superiores ao estabelecido na NR - 15, Anexos I e II;

c) protetor auditivo semiauricular para proteção do sistema auditivo contra níveis de pressão sonora superiores ao estabelecido na NR - 15, Anexos I e II.

D - EPI para Proteção Respiratória

D.1. Respirador purificador de ar

a) Respirador purificador de ar para proteção das vias respiratórias contra poeiras e névoas;

b) respirador purificador de ar para proteção das vias respiratórias contra poeiras, névoas e fumos;

c) respirador purificador de ar para proteção das vias respiratórias contra poeiras, névoas, fumos e radionuclídeos;

d) respirador purificador de ar para proteção das vias respiratórias contra vapores orgânicos ou gases ácidos em ambientes com concentração inferior a 50 ppm (parte por milhão);

e) respirador purificador de ar para proteção das vias respiratórias contra gases emanados de produtos químicos;

f) respirador purificador de ar para proteção das vias respiratórias contra partículas e gases emanados de produtos químicos;

g) respirador purificador de ar motorizado para proteção das vias respiratórias contra poeiras, névoas, fumos e radionuclídeos.

D.2. Respirador de adução de ar

a) respirador de adução de ar tipo linha de ar comprimido para proteção das vias respiratórias em atmosferas com concentração Imediatamente Perigosa à Vida e à Saúde e em ambientes confinados;

b) máscara autônoma de circuito aberto ou fechado para proteção das vias respiratórias em atmosferas com concentração Imediatamente Perigosa à Vida e à Saúde e em ambientes confinados;

D.3. Respirador de fuga

a) Respirador de fuga para proteção das vias respiratórias contra agentes químicos em condições de escape de atmosfera Imediatamente Perigosa à Vida e à Saúde ou com concentração de oxigênio menor que 18% em volume.

E - EPI para Proteção do Tronco

E.1

Vestimentas de segurança que ofereçam proteção ao tronco contra riscos de origem térmica, mecânica, química, radioativa e meteorológica e umidade proveniente de operações com uso de água.

E.2

Colete à prova de balas de uso permitido para vigilantes que trabalhem portando arma de fogo, para proteção do tronco contra riscos de origem mecânica. **(incluído pela Portaria SIT/DSST 191/2006)**

F - EPI para Proteção dos Membros Superiores

F.1. Luva

a) Luva de segurança para proteção das mãos contra agentes abrasivos e escoriantes;
b) luva de segurança para proteção das mãos contra agentes cortantes e perfurantes;
c) luva de segurança para proteção das mãos contra choques elétricos;
d) luva de segurança para proteção das mãos contra agentes térmicos;
e) luva de segurança para proteção das mãos contra agentes biológicos;
f) luva de segurança para proteção das mãos contra agentes químicos;
g) luva de segurança para proteção das mãos contra vibrações;
h) luva de segurança para proteção das mãos contra radiações ionizantes.

F.2. Creme protetor

a) Creme protetor de segurança para proteção dos membros superiores contra agentes químicos, de acordo com a Portaria SSST nº 26, de 29/12/1994.

F.3 - Manga

a) Manga de segurança para proteção do braço e do antebraço contra choques elétricos;
b) manga de segurança para proteção do braço e do antebraço contra agentes abrasivos e escoriantes;
c) manga de segurança para proteção do braço e do antebraço contra agentes cortantes e perfurantes;
d) manga de segurança para proteção do braço e do antebraço contra umidade proveniente de operações com uso de água;
e) manga de segurança para proteção do braço e do antebraço contra agentes térmicos.

F.4 - Braçadeira

a) Braçadeira de segurança para proteção do antebraço contra agentes cortantes.

F.5 - Dedeira

a) Dedeira de segurança para proteção dos dedos contra agentes abrasivos e escoriantes.

G - EPI para Proteção dos Membros Inferiores

G.1 - Calçado

a) Calçado de segurança para proteção contra impactos de quedas de objetos sobre os artelhos;
b) calçado de segurança para proteção dos pés contra choques elétricos;
c) calçado de segurança para proteção dos pés contra agentes térmicos;
d) calçado de segurança para proteção dos pés contra agentes cortantes e escoriantes;
e) calçado de segurança para proteção dos pés e pernas contra umidade proveniente de operações com uso de água;
f) calçado de segurança para proteção dos pés e pernas contra respingos de produtos químicos.

G.2 - Meia

a) Meia de segurança para proteção dos pés contra baixas temperaturas.

G.3 - Perneira

a) Perneira de segurança para proteção da perna contra agentes abrasivos e escoriantes;
b) perneira de segurança para proteção da perna contra agentes térmicos;
c) perneira de segurança para proteção da perna contra respingos de produtos químicos;
d) perneira de segurança para proteção da perna contra agentes cortantes e perfurantes;
e) perneira de segurança para proteção da perna contra umidade proveniente de operações com uso de água.

G.4 - Calça

a) Calça de segurança para proteção das pernas contra agentes abrasivos e escoriantes;
b) calça de segurança para proteção das pernas contra respingos de produtos químicos;
c) calça de segurança para proteção das pernas contra agentes térmicos;
d) calça de segurança para proteção das pernas contra umidade proveniente de operações com uso de água.

H - EPI para Proteção do Corpo Inteiro

H.1 - Macacão

a) Macacão de segurança para proteção do tronco e membros superiores e inferiores contra chamas;

b) macacão de segurança para proteção do tronco e membros superiores e inferiores contra agentes térmicos;

c) macacão de segurança para proteção do tronco e membros superiores e inferiores contra respingos de produtos químicos;

d) macacão de segurança para proteção do tronco e membros superiores e inferiores contra umidade proveniente de operações com uso de água.

H.2 - Conjunto

a) Conjunto de segurança, formado por calça e blusão ou jaqueta ou paletó, para proteção do tronco e membros superiores e inferiores contra agentes térmicos;

b) conjunto de segurança, formado por calça e blusão ou jaqueta ou paletó, para proteção do tronco e membros superiores e inferiores contra respingos de produtos químicos;

c) conjunto de segurança, formado por calça e blusão ou jaqueta ou paletó, para proteção do tronco e membros superiores e inferiores contra umidade proveniente de operações com uso de água;

d) conjunto de segurança, formado por calça e blusão ou jaqueta ou paletó, para proteção do tronco e membros superiores e inferiores contra chamas.

H.3 - Vestimenta de corpo inteiro

a) Vestimenta de segurança para proteção de todo o corpo contra respingos de produtos químicos;

b) vestimenta de segurança para proteção de todo o corpo contra umidade proveniente de operações com água.

I - EPI para Proteção contra Quedas com Diferença de Nível

I.1 - Dispositivo trava-queda

a) Dispositivo trava-queda de segurança para proteção do usuário contra quedas em operações com movimentação vertical ou horizontal, quando utilizado com cinturão de segurança para proteção contra quedas.

I.2 - Cinturão

a) Cinturão de segurança para proteção do usuário contra riscos de queda em trabalhos em altura;

b) cinturão de segurança para proteção do usuário contra riscos de queda no posicionamento em trabalhos em altura.

Nota: O presente Anexo poderá ser alterado por portaria específica a ser expedida pelo órgão nacional competente em matéria de segurança e saúde no trabalho, após observado o disposto no subitem 6.4.1.

Anexo II

1.1. O cadastramento das empresas fabricantes ou importadoras será feito mediante a apresentação de formulário único, conforme o modelo disposto no ANEXO III, desta NR, devidamente preenchido e acompanhado de requerimento dirigido ao órgão nacional competente em matéria de segurança e saúde no trabalho.

1.2. Para obter o CA, o fabricante nacional ou o importador deverá requerer junto ao órgão nacional competente em matéria de segurança e saúde no trabalho a aprovação do EPI.

1.3. O requerimento para aprovação do EPI de fabricação nacional ou importado deverá ser formulado, solicitando a emissão ou renovação do CA e instruído com os seguintes documentos:

a) memorial descritivo do EPI, incluindo o correspondente enquadramento no ANEXO I desta NR, suas características técnicas, materiais empregados na sua fabricação, uso a que se destina e suas restrições;

b) cópia autenticada do relatório de ensaio, emitido por laboratório credenciado pelo órgão competente em matéria de segurança e saúde no trabalho ou do documento que comprove que o produto teve sua conformidade avaliada no âmbito do SINMETRO, ou, ainda; no caso de não haver laboratório credenciado capaz de elaborar o relatório de ensaio, do Termo de Responsabilidade Técnica, assinado pelo fabricante ou importador, e por um técnico registrado em Conselho Regional da Categoria;

c) cópia autenticada e atualizada do comprovante de localização do estabelecimento, e,

d) cópia autenticada do certificado de origem e declaração do fabricante estrangeiro autorizando o importador ou o fabricante nacional a comercializar o produto no Brasil, quando se tratar de EPI importado.

ANEXO III

Ministério do Trabalho e Emprego
Secretaria de Inspeção do Trabalho
Departamento de Segurança e Saúde no Trabalho
Formulário único para cadastramento de empresa fabricante ou importadora de equipamento de proteção individual

1. Identificação do fabricante ou importador de EPI:

Fabricante Importador	Fabricante e Importador	
Razão Social:		
Nome Fantasia:	CNPJ/MF:	
Inscrição Estadual - IE:	Inscrição Municipal - IM:	
Endereço:	Bairro:	CEP:
Cidade:	Estado:	
Telefone:	Fax:	
E-mail:	Ramo de Atividade:	
CNAE (Fabricante):	CCI da SRF/MF (Importador):	

2. Responsável perante o DSS/SIT:

a) Diretores:

Nome	Nº da Identidade	Cargo na Empresa
1		
2		
3		

b) Departamento Técnico:

Nome	Nº do Registro	Prof. Conselho	Prof./Estado
1			
2			

3. Lista de EPI fabricados:

____

4. Observações:

a) Este formulário único deverá ser preenchido e atualizado, sempre que houver alteração, acompanhado de requerimento ao DSST/SIT/MTE;

b) Cópia autenticada do Contrato Social onde conste dentre os objetivos sociais da empresa, a fabricação e/ou importação de EPI.

Nota: As declarações anteriormente prestadas são de inteira responsabilidade do fabricante ou importador, passíveis de verificação e eventuais penalidades, facultadas em Lei.

_______________, _____ de __________ de _____

____

Diretor ou Representante Legal

Anexo 14

Anexo 14: Portaria nº 48, de 25 de Março de 2003

Estabelece normas técnicas de ensaios aplicáveis aos Equipamentos de Proteção Individual com o respectivo enquadramento no Anexo I da NR 6.

MINISTÉRIO DO TRABALHO E EMPREGO
SECRETARIA DE INSPEÇÃO DO TRABALHO

Publicado no DOU de 28/03/2003

Disponível em: http: //www.trabalhoseguro.com/Portarias/port_48_2003_epi_ensaios.html

A SECRETÁRIA DE INSPEÇÃO DO TRABALHO e o DIRETOR DO DEPARTAMENTO DE SEGURANÇA E SAÚDE NO TRABALHO, no uso de suas atribuições legais, que lhes confere o Decreto nº 3.129, de 9 de agosto de 1999, resolvem:

Art. 1º Aprovar quadro, em anexo, que estabelece as normas técnicas de ensaios aplicáveis aos Equipamentos de Proteção Individual com o respectivo enquadramento no Anexo I da NR 6, visando disciplinar o disposto no subitem 6.9.1, alínea "a" e no item 1.3, aliena "b", do Anexo II da NR 6.

Art. 2º Esta Portaria entra em vigor na data de sua publicação.

Ruth Beatriz De Vasconcelos Vilela

Secretária de Inspeção do Trabalho

Paulo Gilvane Lopes Pena

Diretor do Departamento de Segurança e Saúde no Trabalho

Anexo 1

Equipamento de Proteção Individual - EPI	Enquadramento NR 6 - Anexo I	Norma Técnica Aplicável
Calçado de Segurança	Proteção contra impactos de quedas de objetos sobre os artelhos; contra choques elétricos; contra agentes térmicos; contra agentes cortantes e escoriantes; contra umidade proveniente de operações com uso de água; contra respingos de produtos químicos	NBR 12594/1992 EN 344/1992 - Antiestático, condutivo, isolamento ao frio, contra calor de contato, contra óleos e combustíveis
Calçados de Segurança em Impermeáveis - Construídos materiais Elastoméricos e Poliméricos (borracha; PU; PVC)	Proteção contra umidade proveniente de operações com uso de água; contra respingos de produtos químicos; contra impactos de quedas de objetos sobre os artelhos; contra agentes térmicos; contra agentes cortantes e escoriantes	EN 345/1992 EN 347/1992 BS 5145/1989

Equipamento de Proteção Individual - EPI	Enquadramento NR 6 - Anexo I	Norma Técnica Aplicável
Capacete de Segurança para Uso na Indústria Classe A; Classe B	Proteção contra impactos de objetos sobre o crânio; contra choques elétricos	NBR 8221/1983, ou alteração posterior
Cinturão Tipo Abdominal, com Talabarte de Segurança	Proteção contra risco de queda no posicionamento em trabalhos em altura	NBR 11370/2001, ou alteração posterior
Cinturão Tipo Paraquedista, com Talabarte de Segurança	Proteção contra risco de queda em trabalhos em altura	NBR 11370/2001, ou alteração posterior
Creme Protetor de Segurança	Proteção contra agentes químicos	Portaria SSST nº 26, de 29/12/1994
Dedeira de Segurança	Proteção contra agentes abrasivos e escoriantes	NBR 13599/1996
Dispositivo Trava Queda de Segurança guiado em linha flexível guiado em linha rígida retrátil	Proteção contra quedas em operações com movimentação vertical ou horizontal, quando utilizado com cinturão de segurança para proteção contra quedas (paraquedista)	NBR 14626/2000, ou alteração posterior NBR 14627/2000, ou alteração posterior NBR 14628/2000, ou alteração posterior Todas com NBR 11370/2001, ou alteração posterior
Luva de Segurança à base de Borracha Natural	Proteção em atividades domésticas e industriais contra agentes químicos e mecânicos	NBR 13393/1995, ou alteração posterior
Luva de Segurança Cirúrgica	Proteção em áreas médico-cirúrgico- hospitalares contra agentes biológicos	NBR 13391/1995, ou alteração posterior
Luva de Segurança contra Agentes Abrasivos e Escoriantes - uso geral (couro e tecido)	Proteção contra agentes abrasivos e escoriantes	NBR 13712/1996, ou alteração posterior
Luva de Segurança contra Agentes Mecânicos	Proteção contra agentes, abrasivos, escoriantes cortantes e perfurantes (abrasão, corte, rasgo e perfuração)	EN 388/1994
Luva de Segurança contra Agentes Químicos	Proteção contra agentes químicos	MT 11/1977 EN 374/1994
Luva de Segurança de Malha de Aço	Proteção contra agentes cortantes	AFNOR NFS 75-002; 1987

Equipamento de Proteção Individual - EPI	Enquadramento NR 6 - Anexo I	Norma Técnica Aplicável
Luva de Segurança Isolante de Borracha	Proteção contra choques elétricos	NBR 10622/1989, ou alteração posterior
Luva de Segurança para Procedimentos não Cirúrgicos	Proteção em áreas médico-hospitalares, odontológicas, laboratoriais e ambulatoriais contra agentes biológicos	NBR 13392/1995, ou alteração posterior
Manga de Segurança Isolante de Borracha	Proteção contra choques elétricos	NBR 10623/1989, ou alteração posterior
Máscara de Solda de Segurança	Proteção contra impactos de partículas volantes e contra radiação ultravioleta, radiação infravermelha e luminosidade intensa	ANSI Z.87.1/1989
Óculos de Segurança	Proteção contra impactos de partículas volantes e contra luminosidade intensa, radiação ultravioleta ou radiação infravermelha	ANSI Z.87.1/1989
Protetor Auditivo	Proteção contra níveis de pressão sonora superiores ao estabelecido na NR 15 - Anexos I e II.	ANSI S12.6/1997 - Método B - Método do Ouvido Real - Colocação pelo Ouvinte
Protetor Facial de Segurança	Proteção contra impactos de partículas volantes e contra radiação infravermelha, ultravioleta ou contra luminosidade intensa.	ANSI Z.87.1/1989
Respirador de Adução de Ar Tipo Linha de Ar Comprimido com Capuz, para Uso em Operações de Jateamento	Proteção em atmosferas não imediatamente perigosas à vida e à saúde em operações de jateamento	NBR 14750/2001, ou alteração posterior
Respirador de Adução de Ar Tipo Linha de Ar Comprimido de Fluxo Contínuo; Tipo Linha de Ar Comprimido de Demanda com Pressão Positiva	Proteção em atmosferas não imediatamente perigosas à vida e à saúde	NBR 14372/1999, ou alteração posterior NBR 13694/1996, ou alteração posterior NBR 13695/1996, ou alteração posterior NBR 13696/1996, ou alteração posterior NBR 13697/1996, ou alteração posterior

Equipamento de Proteção Individual - EPI	Enquadramento NR 6 - Anexo I	Norma Técnica Aplicável
Respirador de Adução de Ar Tipo Máscara Autônoma de Circuito Aberto	Proteção em atmosferas com concentração imediatamente perigosas à vida e à saúde e em ambientes confinados	NBR 13716/1996, ou alteração posterior
Respirador Purificador de Ar Tipo Peça Facial Inteira; ¼ Facial/Semifacial, com filtros químicos, combinados ou mecânicos	Proteção contra partículas (poeiras, névoas, fumos e radionuclídeos) e gases emanados de produtos químicos	NBR 13694/1996, ou alteração posterior NBR 13695/1996, ou alteração posterior NBR 13696/1996, ou alteração posterior NBR 13697/1996, ou alteração posterior
Respirador Purificador de Ar Tipo Peça Semifacial Filtrante para Partículas PFF1; PFF2; PFF3	Proteção contra poeiras, névoas, fumos e radionuclídeos	NBR 13698/1996, ou alteração posterior
Respirador Purificador de Ar Tipo Peça Semifacial Filtrante para Partículas com FBC1	Proteção contra poeiras, névoas, fumos e radionuclídeos; contra vapores orgânicos ou gases ácidos em ambientes com concentração inferior a 50 ppm	NBR 13698/1996, ou alteração posterior NBR 13696/1996, ou alteração posterior
Vestimenta de Segurança Tipo Avental; Bata; Blusa/Blusão; Calça; Camisa; Capa; Capote; Casaco; Conjunto; Corpo Inteiro; Guarda-pó; Jaleco; Japona; Jaqueta; Jardineira; Macacão; Paletó, resistentes à água	Proteção contra umidade proveniente de operações com uso de água	BS 3424/1982 BS 1774/1961 BS 3546/1974
Vestimenta de Segurança Tipo Avental; Bata; Blusa; Blusão; Calça; Camisa; Capa; Capote; Casaco; Conjunto; Corpo Inteiro; Guarda-pó; Jaleco; Japona; Jaqueta; Jardineira; Macacão; Paletó; Manga; Mangote; Braçadeira; Perneira; Capuz; Touca; Boné, de couro ou tecido	Proteção contra agentes uso abrasivos e escoriantes, para em soldagem e processos similares	EN 470/1995 BS 2653/1960
Vestimenta de Segurança Tipo Avental de elos de aço	Proteção contra agentes cortantes	EN 412/1993

Anexo 15

NR 32 – Norma Regulamentadora de Segurança e Saúde no Trabalho em Estabelecimentos de Assistência à Saúde

Portaria MTE nº 485, de 11 de Novembro de 2005
(DOU de 16/11/05 – Seção 1)

32.1. Do objetivo e campo de aplicação

32.1.1 Esta Norma Regulamentadora - NR tem por finalidade estabelecer as diretrizes básicas para a implementação de medidas de proteção à segurança e à saúde dos trabalhadores em estabelecimentos de assistência à saúde, bem como daqueles que exercem atividades de promoção e assistência à saúde em geral.

32.1.2 Para fins de aplicação desta Norma Regulamentadora – NR, entende-se por estabelecimentos de assistência à saúde, qualquer edificação destinada à prestação de assistência à saúde da população, em qualquer nível de complexidade, em regime de internação ou não.

32.2. Das responsabilidades do empregador

32.2.1 O empregador deve fornecer aos trabalhadores instruções escritas e, se necessário, afixar cartazes sobre os procedimentos a serem adotados em caso de acidente ou incidente grave.

32.2.2 O empregador deve informar os trabalhadores sobre os riscos existentes, as suas causas e as medidas preventivas a serem adotadas.

32.2.3 O empregador deve garantir ao trabalhador o abandono do posto de trabalho quando da ocorrência de condições que ponham em risco a sua saúde ou integridade física.

32.3. Dos direitos dos trabalhadores

32.3.1 Interromper suas tarefas sempre que constatar evidências que, segundo o seu conhecimento, representem riscos graves e iminentes para sua segurança e saúde ou de terceiros, comunicando imediatamente o fato ao seu superior para as providencias cabíveis.

32.3.2 Receber as orientações necessárias sobre prevenção de acidentes e doenças relacionadas ao trabalho e uso dos equipamentos de proteção coletivos e individuais fornecidos gratuitamente pelo empregador.

32.4. Medidas de proteção

32.4.1 As medidas de proteção devem ser adotadas a partir do resultado da avaliação, previstas no PPRA.

32.4.2 Caso os resultados da avaliação demonstrem que a exposição, ou a possível exposição, refere-se somente aos agentes biológicos classificados no grupo 1, do anexo I, devem ser adotadas as medidas citadas nos itens 32.8.1, 32.8.3, 32.8.4 e 32.10.18.

32.4.3 Nos laboratórios, a avaliação de risco prevista no PPRA deve determinar a escolha do nível de biossegurança a ser adotado, conforme estabelecido na Resolução de Diretoria Colegiada nº 50, de 21 de fevereiro de 2002, da ANVISA, Ministério da Saúde.

32.4.4 Os equipamentos de proteção individual – EPI, descartáveis ou não, deverão ser armazenados em número suficiente nos locais de trabalho, de forma a garantir o imediato fornecimento ou reposição, sempre que necessário.

32.4.5 Em todos os locais de trabalho onde se utilizem materiais pérfuro-cortantes, deve ser mantido recipiente apropriado para o seu descarte, conforme o estabelecido na NBR 13853, norma brasileira registrada no INMETRO.

32.4.5.1 Os trabalhadores que utilizarem objetos pérfuro-cortantes devem ser os responsáveis pelo seu descarte.

32.4.6 O limite máximo de enchimento do recipiente deve estar localizado 5 cm abaixo do bocal.

32.4.6.1 O recipiente deve ser mantido o mais próximo possível da realização do procedimento.

32.4.6.2 O recipiente deve ser posicionado de forma que a abertura possa ser visualizada pelos trabalhadores.

32.4.7 É vedado o reencape de agulhas.

32.4.8 Deve ser mantida a rotulagem original dos produtos químicos utilizados nos estabelecimentos de assistência à saúde.

32.4.9 Todo recipiente contendo produto químico manipulado ou fracionado deve ser identificado, de forma legível, por etiqueta com o nome do produto, composição química, sua concentração, data de envase e de validade.

32.4.10 É vedado o procedimento de reutilização das embalagens de produtos químicos.

32.4.11 Todo produto químico utilizado em estabelecimentos de assistência à saúde deve ter uma ficha toxicológica e constar do PPRA, previsto na NR-09.

32.4.11.1 A ficha toxicológica conterá, no mínimo: a) as características do produto: usos, propriedades físicas e químicas, formas de estocagem, métodos de avaliação qualitativa e quantitativa do ar; b) os riscos: toxicologia, incêndio e/ou explosão; e c) as medidas de proteção: coletiva, individual e controle médico da saúde dos trabalhadores.

32.4.11.2 Uma cópia da ficha deve ser mantida no local onde o produto é utilizado.

32.4.12 O empregador deve destinar local apropriado para a manipulação ou o fracionamento de produtos químicos.

32.4.12.1 É vedada a realização de procedimentos de manipulação ou fracionamento de produtos químicos em qualquer local que não o apropriado para este fim.

32.4.12.2 Excetua-se a preparação de associação de medicamentos para administração imediata aos pacientes.

32.4.12.3 O local deve dispor, no mínimo, de:

a) sinalização gráfica de fácil visualização para identificação do ambiente conforme NR-26;

b) equipamentos que garantam a concentração dos produtos químicos no ar abaixo dos limites de tolerância estabelecidos na NR-15, observando-se o nível de ação previsto na NR-9;

c) equipamentos que garantam a exaustão do produto químico o mais próximo possível da fonte emissora, de forma a não potencializar a exposição de qualquer trabalhador, envolvido ou não, no processo de trabalho, não devendo ser utilizado o equipamento tipo coifa;

d) chuveiro e lava-olhos; e

e) equipamentos de proteção individual à disposição dos trabalhadores.

32.4.13 A manipulação ou o fracionamento dos produtos químicos deve ser feita por trabalhador qualificado.

32.4.14 O transporte de produtos químicos somente poderá ser realizado por meio de veículos destinados para este fim.

32.4.15 As áreas de armazenamento de produtos químicos devem ser bem ventiladas e possuir sinalização adequada. Devem ser previstas áreas isoladas para os produtos químicos incompatíveis.

32.4.16 Nos laboratórios onde se utilizam solventes orgânicos, o sistema de prevenção de incêndio deve prever medidas especiais de segurança e procedimentos de emergência a serem adotados em caso de acidentes envolvendo derrame de líquidos inflamáveis.

32.4.17 Dos Gases Medicinais

32.4.17.1 Na movimentação, no transporte, armazenamento, manuseio e utilização dos gases, bem como na manutenção dos equipamentos, devem ser observadas as recomendações do fabricante, desde que compatíveis com as disposições da legislação vigente.

32.4.17.1.1 As recomendações do fabricante devem ser mantidas no local de trabalho, à disposição da inspeção do trabalho.

32.4.17.2 Todos os estabelecimentos que realizam, ou que pretendem realizar esterilização, reesterilização ou reprocessamento por gás óxido de etileno, deverão atender ao disposto na Portaria Interministerial nº 482/MS/MTE de 16 de abril de 1999.

32.4.17.3 O empregador deve proibir:

a) a utilização de equipamentos em que se constatem vazamentos de gás;

b) a utilização de equipamentos não projetados para resistir a pressões a que são submetidos;

c) a utilização de cilindros que não tenham a identificação do gás;

d) a movimentação dos cilindros sem a utilização dos equipamentos de proteção individual;

e) a submissão dos cilindros a temperaturas extremas;

f) a utilização do oxigênio e do ar comprimido para fins diversos aos que se destinam;

g) o contato de óleos, graxas, hidrocarbonetos ou materiais orgânicos similares com gases oxidantes;

h) a utilização de cilindros de oxigênio sem a válvula de retenção ou o dispositivo apropriado para impedir o fluxo reverso; e

i) a transferência de gases de um cilindro para outro, independentemente da capacidade dos cilindros.

32.4.17.4 Os cilindros contendo gases inflamáveis, tais como hidrogênio e acetileno, devem ser armazenados a uma distância mínima de 8 metros daqueles contendo gases oxidantes, tais como oxigênio e óxido nitroso, ou através de barreiras vedadas e resistentes ao fogo.

32.4.17.5 Para o sistema centralizado de gases medicinais, devem ser fixadas placas, em local visível, com as seguintes informações:

a) identificação das pessoas autorizadas a terem acesso ao local e treinadas na operação e manutenção do sistema;

b) procedimentos a serem adotados em caso de emergência; e

c) número de telefone para uso em caso de emergência.

32.4.17.6 Todos os equipamentos utilizados para a administração dos gases ou vapores anestésicos devem ser submetidos à manutenção corretiva e preventiva, dando-se especial atenção aos pontos de vazamentos para o ambiente de trabalho, buscando sua eliminação, ou quando impossível, sua redução.

32.4.17.6.1 A manutenção consiste, no mínimo, na verificação dos cilindros de gases, conectores, conexões, mangueiras, balões, traqueias, válvulas, aparelhos de anestesia e máscaras faciais para ventilação pulmonar.

32.4.17.7 Nos locais onde são utilizados gases ou vapores anestésicos, de forma a manter a concentração ambiental dos agentes abaixo dos limites de tolerância prevista na legislação vigente, devem ser instalados:

a) sistema de exaustão o mais próximo possível da fonte emissora; e

b) sistema de ventilação.

32.4.18 Sem prejuízo do cumprimento do disposto na legislação vigente, os Equipamentos de Proteção Individual – EPI devem atender as seguintes exigências:

a) garantir a proteção da pele, mucosas, vias respiratória e digestiva do trabalhador;

b) ser avaliados diariamente quanto ao estado de conservação e segurança; e

c) estar armazenados em locais de fácil acesso e em quantidade suficiente para imediata substituição, segundo as exigências do procedimento ou em caso de contaminação ou dano.

32.4.19 Na inexistência de medidas de proteção coletiva ou na falta do EPI adequado, poderá a Autoridade Regional do Trabalho e Emprego suspender o início de qualquer atividade relacionada à exposição às drogas de risco, nos termos do art. 161 da Consolidação das Leis do Trabalho – CLT.

32.4.20 Gestão em segurança no trabalho

32.4.20.1 Nas atividades suscetíveis de apresentarem risco de exposição aos agentes biológicos, visando identificar riscos potenciais e introduzir medidas de proteção para sua redução ou eliminação, o PPRA, previsto na NR 9, deve-se atender ao disposto nos subitens seguintes:

32.4.20.1.1 Na fase de reconhecimento, conter, no mínimo, os seguintes tópicos:

I. Identificação teórica dos agentes biológicos mais prováveis, considerando:

a) as fontes de exposição;

b) os reservatórios;
c) as vias de transmissão;
d) as vias de entrada;
e) a quantidade, o volume ou a concentração do agente no material manipulado;
f) a resistência do agente biológico;
g) a possibilidade da presença de cepas multirresistentes;
h) a possibilidade de desinfecção; e
i) os estudos epidemiológicos e outras informações científicas.

II. Avaliação do local de trabalho e do trabalhador exposto, considerando:
a) a descrição do local de trabalho;
b) os fatores relativos à organização e aos procedimentos de trabalho;
c) a possibilidade de disseminação do material infectado;
d) a identificação das funções e dos trabalhadores expostos;
e) a identificação nominal dos trabalhadores expostos aos agentes classificados nos grupos 3 e 4 do anexo I desta NR;
f) a frequência de exposição;
g) o nível de conhecimento do risco pelo trabalhador, segundo sua formação inicial e as informações recebidas;
h) a possibilidade da adoção de medidas preventivas, assim como o acompanhamento de sua aplicação; e
i) a possibilidade de avaliação dos níveis de exposição, quando possível a identificação ou quantificação do agente biológico no local de trabalho.

III. A avaliação deve ser efetuada pelo menos 01 (uma) vez ao ano e:
a) sempre que se produza uma mudança nas condições de trabalho, que possa alterar a exposição dos trabalhadores; e
b) quando for detectado trabalhador vítima de infecção ou doença com suspeita de nexo causal com a exposição aos agentes biológicos.

32.4.20.2 Para as atividades que impliquem uma exposição aos agentes biológicos pertencentes aos vários grupos, ou quando ainda não foi possível identificar os riscos, estes devem ser avaliados com base no perigo representado por todos os agentes biológicos identificados ou prováveis.

32.4.20.3 Os documentos que compõem o PPRA deverão estar sempre disponíveis aos trabalhadores interessados ou aos seus representantes.

32.4.20.4 A descrição detalhada dos riscos inerentes às atividades de estocagem, manuseio, preparo, transporte, administração e descarte das drogas de risco deverá constar, especificamente, do PPRA.

32.4.21 O local para o preparo das drogas de risco deve ser centralizado em área restrita e exclusiva, onde o acesso somente será permitido a pessoas autorizadas.

32.4.21.1 O local de preparo deve ser precedido por sala destinada a paramentação das pessoas autorizadas e dotada de: a) pia e material para lavagem das mãos; b) lava-olhos; c) equipamentos de proteção individual para uso e reposição; e d) armários para guarda de pertences.

32.4.21.2 Com relação às drogas de risco, compete ao empregador:

a) proibir fumar, comer ou beber na sala de preparo, bem como portar adornos ou maquiar-se;

b) afastar das atividades as trabalhadoras gestantes e nutrizes;

c) proibir que os trabalhadores expostos realizem atividades envolvendo o risco de exposição aos agentes ionizantes; e

d) fornecer aos trabalhadores avental confeccionado de material impermeável, com frente resistente, manga comprida e punho justo, quando do seu preparo.

32.4.21.3 O responsável pela manipulação, bem como o(s) auxiliare(s) deve(m) ser orientado(s) para lavar adequadamente as mãos antes e após a retirada das luvas.

32.4.21.4 O local de preparo das doses deve ser dotado de cabine de fluxo laminar vertical de proteção biológica com exaustão total externa, equipada com filtros HEPA (*High Efficiency Particulate Air*).

32.4.21.4.1 A cabine deve evitar a dispersão de partículas e na instalação da mesma devem ser previstos, no mínimo: a) suprimento de ar necessário ao seu funcionamento; e b) local e posicionamento, de forma a evitar a formação de turbulência aérea.

32.4.21.4.2 A cabine deve ser submetida à manutenção e troca de filtros de forma a prevenir a dispersão de partículas.

32.4.21.4.3 A área de trabalho da cabine de fluxo laminar deve ser submetida a processo de higienização, antes e após as atividades, e imediatamente quando ocorrer acidente com derramamento de droga de risco.

32.4.21.4.4 Nesta higienização, devem ser utilizados procedimentos adequados que garantam a descontaminação biológica e química.

32.4.21.5 Todos os locais e atividades relacionados ao manuseio, preparo, transporte, administração e descarte de drogas de risco devem dispor de normas e procedimentos a serem adotados, em caso de ocorrência de acidentes.

32.4.21.5.1 As normas e procedimentos devem ser padronizados, de modo a preservar a saúde dos trabalhadores e serem registrados em documento mantido, permanentemente, à disposição e de fácil acesso aos trabalhadores.

32.4.21.5.2 Uma via deve ser entregue ao trabalhador mediante recibo.

32.4.21.5.3 O documento e o recibo devem ser mantidos no local de trabalho, à disposição da inspeção do trabalho.

32.4.22 Gestão em saúde no trabalho

32.4.22.1 O PCMSO, além do previsto na NR 7, deve contemplar, ainda:

a) avaliação dos riscos biológicos;

b) localização das áreas de risco elevado segundo os parâmetros do Anexo I;

c) identificação nominal dos trabalhadores expostos aos agentes biológicos classificados nos grupos 3 e 4, do anexo I, desta NR;

d) vigilância médica dos trabalhadores expostos; e

e) programa de vacinação.

32.4.22.2 Em caso de risco de exposição acidental aos agentes biológicos, deve constar do PCMSO, no mínimo:

a) procedimentos a serem adotados para prevenir a soroconversão, o desenvolvimento de doenças ou, se for o caso, o diagnóstico precoce das mesmas;

b) medidas para descontaminação do local de trabalho;

c) tratamento médico de emergência para os trabalhadores expostos e lesionados;

d) identificação de recursos humanos e suas respectivas responsabilidades;

e) relação dos estabelecimentos de saúde que podem prestar assistência aos trabalhadores acidentados;

f) formas de transporte dos acidentados; e

g) relação dos estabelecimentos de assistência à saúde depositários de soros imunes, vacinas, medicamentos necessários, material e insumos especiais.

32.4.22.3 O PCMSO deve estar à disposição dos trabalhadores, bem como da inspeção do trabalho.

32.4.22.4 No caso da ocorrência de acidentes de trabalho envolvendo a exposição aos agentes biológicos, com ou sem afastamento do trabalhador, deve ser emitida a Comunicação de Acidente de Trabalho – CAT.

32.4.22.5 O empregador deve: a) garantir a desinfecção adequada dos instrumentos de trabalho de utilização coletiva; e b) providenciar recipientes e meios de transporte adequados para materiais infectocontagiosos, fluidos e tecidos orgânicos.

32.4.22.6 Sempre que houver vacinas eficazes contra os agentes biológicos a que os trabalhadores estão ou poderão estar expostos, o empregador deve disponibilizá-las gratuitamente aos trabalhadores não imunizados.

32.4.22.7 O empregador deve fazer o controle da eficácia da vacinação e providenciar, se necessário, seu reforço.

32.4.22.8 O empregador deve assegurar que os trabalhadores sejam informados das vantagens e dos efeitos colaterais, assim como dos riscos a que estarão expostos por falta ou recusa de vacinação.

32.4.22.9 A vacinação deve obedecer às recomendações do Ministério da Saúde.

32.4.22.10 A vacinação deve ser registrada no prontuário clínico individual do trabalhador.

32.4.22.11 Na elaboração e implementação do PCMSO, devem ser consideradas as informações contidas nas fichas toxicológicas dos produtos químicos a que estão expostos os trabalhadores.

32.5. Capacitação

32.5.1 O empregador deve assegurar treinamento aos trabalhadores, devendo ser ministrado:

a) antes do início da atividade profissional;

b) sempre que ocorra uma mudança das condições de exposição dos trabalhadores aos agentes biológicos;

c) durante a jornada de trabalho; e

d) por profissionais de saúde de nível superior.

32.5.2 O treinamento deve ser adaptado à evolução do conhecimento e a identificação de novos riscos biológicos incluindo, no mínimo, todos os dados disponíveis sobre:

a) riscos potenciais para a saúde;

b) precauções para evitar a exposição aos agentes;

c) normas de higiene;

d) utilização dos equipamentos de proteção coletiva, individual e das vestimentas;

e) medidas a serem adotadas pelos trabalhadores no caso de ocorrência de incidentes e acidentes; e

f) medidas para a prevenção de acidentes e incidentes.

32.5.3 O empregador deve manter os documentos comprobatórios da realização do treinamento que informem a carga horária, o conteúdo ministrado, o nome e a formação profissional do instrutor e os trabalhadores envolvidos.

32.5.4 Em todo setor onde exista risco de exposição aos agentes biológicos devem ser fornecidas aos trabalhadores instruções por escrito e em linguagem acessível, sobre as rotinas realizadas no local de trabalho e as medidas de prevenção de acidentes e doenças relacionadas ao trabalho.

32.5.5 As instruções devem ser entregues ao trabalhador, mediante recibo, o qual deverá estar à disposição da inspeção do trabalho.

32.5.6 Cabe ao empregador capacitar os trabalhadores para o manuseio, preparo, transporte, administração e descarte de produto químico, antes do início de suas atividades.

32.5.6.1 O treinamento deve conter, no mínimo:

a) a apresentação das fichas toxicológicas com explicação das informações nelas contidas;

b) os procedimentos de segurança relativos à manutenção, utilização, transporte, movimentação, estocagem e descarte;

c) os procedimentos a serem adotados em caso de acidentes e incidentes e em situações de emergência;

d) as principais vias de exposição ocupacional; e

e) os efeitos terapêuticos e adversos destes medicamentos e o possível risco à saúde em longo e curto prazos.

32.5.7 Os programas de treinamento devem ser ministrados por profissionais de saúde de nível superior e familiarizados com os riscos inerentes às drogas de risco.

32.6. Radiação ionizante

32.6.1 O atendimento das exigências desta NR, com relação à radiação ionizante, não desobriga o empregador de observar as disposições estabelecidas pelas normas da Comissão Nacional de Energia Nuclear – CNEN.

32.6.2 Nenhum trabalhador deve ser exposto à radiação ionizante sem que: a) seja necessário; b) tenha conhecimento dos riscos radiológicos associados ao seu trabalho; c) esteja adequadamente treinado para o desempenho seguro de suas funções; e d) esteja usando os EPI necessários à prevenção dos riscos a que estará exposto.

32.6.3 Toda trabalhadora gestante deve ser afastada das áreas controladas.

32.6.4 Cabe ao empregador:

a) manter um supervisor de radioproteção, com certificado de qualificação em conformidade com a norma específica da CNEN;
b) promover treinamento específico para os trabalhadores da instalação radioativa, que garanta o exercício das atividades em condições seguras;
c) proceder novo treinamento sempre que ocorrerem alterações das condições de trabalho;
d) anotar no registro individual do trabalhador os treinamentos ministrados;
e) fornecer ao trabalhador, por escrito e mediante recibo, as instruções relativas aos riscos da exposição e aos regulamentos de radioproteção adotados na instalação radiativa; e
f) dar ciência dos resultados das doses referentes às exposições de rotina, acidentais e de emergências, por escrito e mediante recibo, a cada trabalhador e ao médico coordenador do PCMSO ou médico encarregado dos exames médicos previstos na NR 7.

32.6.5 É obrigatório elaborar um Plano de Radioproteção para toda instalação radioativa contendo, no mínimo, as seguintes informações:

a) identificação da instalação e da sua equipe de direção;
b) função, classificação e descrição das áreas da instalação;
c) descrição da equipe, instalações e equipamentos de radioproteção;
d) descrição das fontes de radiação e dos correspondentes sistemas de controle e segurança, com detalhamento das atividades envolvendo sua aplicação e demonstração da otimização da radioproteção;
e) função e qualificação dos trabalhadores da instalação;
f) descrição dos programas e procedimentos relativos à monitoração individual, de área e do meio ambiente;
g) descrição do sistema de gerência de rejeitos radioativos, estando a sua eliminação sujeita a limites autorizados ou estabelecidos em norma específica da CNEN;
h) estimativa de taxas de dose para cada tipo de radiação em condições de exposição de rotina;
i) descrição do serviço e controle médico dos trabalhadores, incluindo planejamento médico em caso de acidentes;
j) programa de treinamento dos trabalhadores;

k) descrição dos tipos de acidentes admissíveis, incluindo o sistema de detecção dos mesmos, destacando o acidente mais provável e o de maior porte, com detalhamento da árvore de falhas, quando houver, e suas probabilidades;

l) planejamento de procedimentos a serem adotados em situações de emergência até o completo restabelecimento da situação normal; e

m) instruções gerais a serem fornecidas por escrito aos trabalhadores, de forma a garantir a execução dos respectivos trabalhos em segurança.

32.6.5.1 O Plano de Radioproteção deve ter o ciente expresso do empregador e do Supervisor de Radioproteção, e estar arquivado no local de trabalho e à disposição da inspeção do trabalho.

32.6.6 Cada trabalhador da instalação radioativa deve ter um registro individual atualizado, o qual deve ser conservado, no mínimo, por 30 (trinta) anos após o término de sua ocupação, contendo as seguintes informações:

a) identificação, endereço e nível de instrução;

b) datas de admissão e de saída do emprego;

c) funções associadas às fontes de radiação com as respectivas áreas de trabalho, os riscos radiológicos a que esteve exposto, horários e períodos de ocupação;

d) dosímetros individuais empregados;

e) doses recebidas nos períodos de monitoração, doses anuais e doses integradas no período de ocupação na instalação;

f) treinamentos necessários e treinamentos realizados;

g) estimativas de incorporações;

h) relatórios sobre exposições de emergências e de acidentes;

i) históricos radiológicos anteriores; e

j) nome e endereço do chefe imediato atual.

32.6.6.1 O registro individual dos trabalhadores deve ser mantido no local de trabalho e estar à disposição da inspeção do trabalho.

32.6.7 O prontuário clínico individual, previsto pela NR 7, deve ser mantido atualizado e ser conservado por toda a vida do trabalhador e, no mínimo, por 30 (trinta) anos após o término de sua ocupação.

32.6.8 O Serviço de Radioproteção deve ser o único órgão ou serviço autorizado pela direção da instalação radioativa para a execução das atividades de radioproteção especificadas nesta NR.

32.6.9 O Serviço de Radioproteção deve possuir instalações para:

a) acomodação do pessoal;

b) higiene pessoal;

c) troca e guarda de vestimentas;

d) descontaminação externa de pessoas;

e) aferição, ajuste, guarda e descontaminação de equipamentos; e

f) elaboração e arquivamento de documentos e registros;

32.6.10 O Serviço de Radioproteção deve possuir, no mínimo, os seguintes equipamentos para:

a) monitoração individual dos trabalhadores, de área e ambiental;

b) ensaio de instrumentos;

c) proteção individual;

d) descontaminação externa de pessoas e superfícies; e

e) pronta comunicação entre pessoas da instalação e de instituições externas relevantes para o caso de notificação e tomada de decisão em emergências.

32.6.11 O acompanhamento de trabalhadores das áreas controladas deve ser executado através de monitoração individual, avaliação das doses e supervisão médica.

32.6.12 O médico coordenador do PCMSO ou o encarregado pelos exames médicos previstos na NR 7 deve possuir experiência e conhecimento relativo aos efeitos e à terapêutica, associados aos acidentes com radiações ionizantes.

32.6.13 Cabe ao empregador disponibilizar e tornar obrigatório o uso de dosímetros individuais por qualquer pessoa durante a sua permanência em áreas controladas.

32.6.14 A monitoração individual deve atender, no mínimo, aos seguintes requisitos:

a) utilizar tantos dosímetros quantos forem necessários para a avaliação de doses de regiões do corpo em separado quando existir o risco de exposição não homogênea do corpo humano;

b) adotar as providências para a imediata avaliação dos dosímetros individuais dos trabalhadores envolvidos em exposições de emergência ou acidentes, ou suspeita da ocorrência dos mesmos;

c) estabelecer um programa de controle de qualidade dos dosímetros individuais mediante inspeções, aferições e ajustes; e

d) providenciar a calibração e, quando necessário, a avaliação dos dosímetros individuais em instituições autorizadas pela CNEN.

32.6.15 As áreas restritas da instalação radioativa devem ser providas de meios adequados para o controle de seu acesso, sendo este permitido somente a pessoas devidamente autorizadas pela direção da instalação radioativa e sob controle do Serviço de Radioproteção.

32.6.16 As áreas restritas da instalação radioativa devem estar devidamente sinalizadas, em conformidade com as normas específicas da CNEN, em especial quanto aos seguintes aspectos:

a) utilização do símbolo internacional de presença de radiação na entrada e saída das áreas restritas e nos locais onde existem fontes de radiação;

b) identificação e classificação das áreas, perfeitamente visíveis na entrada e saída das mesmas;

c) identificação das fontes de radiação e dos rejeitos, nas suas embalagens, recipientes ou blindagens;

d) visualização do valor de taxas de dose e datas de medição em pontos de referência significativos, próximos às fontes de radiação, nos locais de permanência e trânsito dos trabalhadores;

e) identificação de vias de circulação, entrada e saída para condições normais de trabalho e para situações de emergência;

f) localização de equipamentos de segurança e instrumentos de medição para radioproteção;

g) aviso sobre a presença e identificação de contaminação e de altos níveis de radiação, com datas de medição;

h) visualização dos procedimentos a serem obedecidos em situações de acidentes ou de emergência; e

i) presença e identificação de sistemas de alarmes sonoros e visuais para situações de acidentes ou de emergência, ou para condições de trabalho envolvendo altos níveis de exposição.

32.6.17 Deve ser estabelecido e executado um programa de monitoração contínua para todas as áreas restritas da instalação radioativa, tanto para condições normais de trabalho como para situações de emergência.

32.6.18 Do Serviço de Medicina Nuclear

32.6.18.1 As áreas restritas de Serviço de Medicina Nuclear devem ter pisos e paredes impermeáveis que permitam sua descontaminação.

32.6.18.2 O laboratório de manipulação e armazenamento de fontes radioativas em uso deve ser construído com material impermeável que possibilite sua descontaminação, constituído de pisos e paredes com cantos arredondados e provido de:

a) bancadas lisas, de fácil descontaminação, recobertas com plástico e papel absorvente;

b) cuba com, no mínimo, 40 cm de profundidade; e

c) torneiras sem controle manual.

32.6.18.3 Nos casos de fontes voláteis, como por exemplo, o iodo-131, ou de serviços que realizem estudos de ventilação pulmonar, é obrigatória a instalação de sistema de exaustão.

32.6.18.4 Nos locais onde são manipulados e armazenados materiais radioativos ou rejeito, deve ser vedado:

a) comer, beber, fumar ou aplicar cosméticos; e b) armazenar alimentos, bebidas e bens pessoais.

32.6.18.5 Os trabalhadores envolvidos na manipulação de materiais radioativos e marcação de fármacos devem usar luvas descartáveis, avental de chumbo e guarda-pó.

32.6.18.6 Ao término da jornada de trabalho, deve ser realizada a monitoração das superfícies, utilizando-se monitor de contaminação.

32.6.18.6.1 O mesmo procedimento deve ser feito nas luvas e nas mãos dos trabalhadores responsáveis pela manipulação de radiofármacos.

32.6.18.7 O local para armazenamento de rejeitos radiativos deve:

a) ser situado em área de acesso controlado;

b) ser sinalizado;

c) possuir blindagem adequada; e

d) ser constituído de compartimentos, que possibilitem a segregação dos rejeitos por grupo de radionuclídeos, com meia-vida física próxima e por estado físico.

32.6.18.8 O quarto destinado à internação de paciente para administração de radiofármacos deve possuir:

a) paredes e pisos com cantos arredondados, revestidos de materiais impermeáveis, que permitam sua descontaminação;
b) sanitário privativo;
c) biombo blindado junto ao leito;
d) sinalização; e
e) acesso controlado.

32.6.18.9 O Plano de Radioproteção do Serviço de Medicina Nuclear deve atender ao disposto no item 32.6.5 e abordar ainda os seguintes tópicos:

a) organização e gerenciamento relacionados com a segurança radiológica, devendo ser estabelecidas as obrigações do responsável pela radioproteção e pelo manuseio do material radioativo;
b) os critérios de seleção de pessoal e os programas de treinamento específicos e de reciclagem;
c) controle radiológico ocupacional, devendo ser estabelecidos:
   I. os controles relacionados com as fontes de radiação, tais como: controle de acesso e sinalização específica, dispositivos de segurança, dispositivos e controles administrativos;
   II. os níveis de referência;
   III. os programas de monitoração dos locais de trabalho, individual e avaliação dos dados; e
   IV. os procedimentos para atuação em emergência contendo a identificação das situações potenciais de acidentes e a avaliação das mesmas.

32.6.19 Dos Serviços de Radioterapia

32.6.19.1 A remoção e a colocação de fontes seladas em cabeçotes de equipamentos de teleterapia devem ser realizadas por empresas autorizadas pela CNEN e na presença de um representante da mesma.

32.6.19.2 O Plano de Radioproteção do Serviço de Radioterapia deve, além de atender ao disposto no item 32.6.5, conter as informações sobre:

a) os procedimentos de radioproteção utilizados durante as sessões de radioterapia, incluindo a monitoração da área com paciente internado, nos casos de braquiterapia;
b) o inventário das fontes de braquiterapia existentes; e
c) os procedimentos empregados para o transporte interno e externo de material radioativo, incluindo os adquiridos.

32.6.19.3 Os Serviços de Radioterapia devem adotar, no mínimo, os seguintes dispositivos de segurança:

a) salas de tratamento possuindo portas com intertravamento que previnam o acesso indevido de pessoas durante tratamentos, interrompendo a irradiação quando forem abertas e somente possibilitando reinício do tratamento a partir da sala de controle;
b) dispositivos luminosos indicadores de radiação, na sala de controle

e dentro da sala de tratamento, em posição visível, de modo a possibilitar a verificação da operação de equipamentos;

c) implementação de medidas especiais de segurança no sentido de prevenir a remoção acidental ou não autorizada de fontes, a ocorrência de incêndios e inundações; e

d) identificação de fontes de radiação, facilmente visível, em blindagens, recipientes e cápsulas.

32.6.19.4 O preparo de fontes seladas somente pode ser realizado em recinto fechado, especialmente preparado para tal, com ventilação adequada, observando-se ainda as seguintes medidas de prevenção:

a) somente permitir a presença de pessoas diretamente envolvidas com a atividade de preparo de fontes seladas; e

b) proibição de fumar, beber, comer e praticar qualquer atividade de higiene ou cuidado pessoal não relacionada com a preparação das fontes seladas.

32.6.19.5 Somente pessoas especificamente autorizadas pela direção do Serviço de Radioterapia serão responsáveis pelo armazenamento, uso, envio e recebimento de fontes seladas.

32.6.19.6 É expressamente proibido o manuseio de fontes seladas diretamente com os dedos.

32.6.19.7 O deslocamento de fontes seladas deve ser realizado de modo a expor o menor número possível de pessoas, em conformidade com o princípio da otimização.

32.6.19.8 Quando utilizados para o transporte de fontes seladas, os recipientes devem estar sinalizados com o símbolo de presença de radiação e marcados com atividade máxima permitida para o tipo de radionuclídeo a ser deslocado.

32.6.19.9 As vestimentas de pacientes e as roupas de cama devem ser monitoradas, após o término do tratamento, para constatação de ausência de fontes seladas.

32.6.19.10 Os operadores de fontes seladas para braquiterapia devem possuir treinamento para manipulação apropriada, mediante simuladores de fontes.

32.6.19.11 Os ambulatórios e camas destinados a pacientes em tratamento com fontes seladas devem ser segregados em alas ou salas.

32.6.19.11.1 As alas ou salas devem contar sempre com a equipe de saúde treinada em princípios de radioproteção.

32.7. Dos resíduos

32.7.1 No manuseio de resíduos de serviços de saúde, deve ser atendido o disposto na NBR 12809, norma brasileira registrada no INMETRO.

32.7.2 Cabe ao empregador treinar os trabalhadores para, no mínimo, separar adequadamente os resíduos, reconhecer os sistemas de identificação e realizar os procedimentos de armazenamento, transporte e destinação dos resíduos.

32.7.3 A separação dos resíduos deve ser realizada no local onde são gerados, devendo ser observado que:

a) sejam utilizados recipientes que atendam às normas da ABNT, em número suficiente para o armazenamento;
b) os recipientes estejam localizados em local apropriado e o mais próximo possível da fonte geradora; e
c) os recipientes sejam identificados e sinalizados, segundo as normas da ABNT.

32.7.4 Os sacos plásticos utilizados no acondicionamento dos resíduos de saúde devem atender ao disposto na NBR 9191.

32.7.5 Todo recipiente contendo resíduos de serviços de saúde deve ser:
a) preenchido até 2/3 de sua capacidade;
b) fechado de tal forma que não permita o derramamento do conteúdo, mesmo que virado com a abertura para baixo;
c) retirado imediatamente do local de geração após o preenchimento e fechamento; e
d) mantido íntegro até o processamento ou destinação final do resíduo.

32.7.6 Para os recipientes destinados a coleta de material pérfuro-cortante, o limite máximo de enchimento deve estar localizado abaixo 5 cm do bocal.

32.7.7 O transporte manual do recipiente, contendo resíduos de serviços de saúde, deve ser realizado de forma que não exista o contato do mesmo com outras partes do corpo, além das mãos do trabalhador.

32.7.8 Sempre que o transporte do recipiente contendo resíduos de serviços de saúde possa comprometer a segurança e a saúde do trabalhador, devem ser utilizados meios técnicos apropriados, de modo a preservar a sua saúde e integridade física.

32.7.9 Em cada unidade geradora de resíduos, deve existir local apropriado para o armazenamento temporário dos recipientes que atenda, no mínimo, às seguintes características:
I. ser dotado de:
   a) pisos e paredes laváveis;
   b) ralo sifonado;
   c) ponto de água;
   d) ponto de luz;
   e) ventilação adequada; e
   f) abertura dimensionada de forma a permitir a entrada do carro de coleta;
II. ser mantido limpo, desprovido de quaisquer odores e vetores;
III. não armazenar resíduos que não estejam acondicionados em recipientes;
IV. não ser utilizado para fins diversos a que se destina; e
V. estar devidamente sinalizado e identificado.

32.7.10 O transporte dos recipientes contendo resíduos de serviço de saúde, para a área de armazenamento externo, deve atender os seguintes requisitos:
a) ser feito através de veículos apropriados, providos de tampa;
b) utilizar sempre o menor percurso e o mesmo sentido; e
c) adotar percurso que não coincida com o mesmo utilizado por pessoas, para o transporte de roupas limpas, alimentos, medicamentos e outros materiais.

32.7.11 Em todos os estabelecimentos de assistência à saúde, deve existir local apropriado para o armazenamento externo dos recipientes contendo os resíduos de serviço de saúde, até que sejam recolhidos pelo sistema de coleta externa.

32.7.11.1 O local, além de atender às características descritas no item 32.5.9, deve ser dimensionado de forma a permitir a separação dos recipientes que contenham resíduos de serviço de saúde incompatíveis entre si.

32.7.12 Os rejeitos radioativos, tipo B.1, devem ser tratados conforme disposto na Resolução CNEN-NE-6.05.

32.8. Condições sanitárias e de conforto nos locais de trabalho

32.8.1 Todo setor onde exista risco de exposição ao agente biológico deve ter um lavatório apropriado para higiene das mãos provido de água corrente, sabonete líquido, toalha descartável e lixeira com tampa de acionamento por pedal.

32.8.1.1 É vedado o uso deste lavatório para fins diversos do especificado.

32.8.2 No caso de quartos ou enfermarias destinados ao isolamento de pacientes portadores de doenças infecto-contagiosas, deve ser previsto um lavatório para cada quarto/enfermaria.

32.8.3 O uso de luvas não substitui a lavagem das mãos, o que deve ocorrer antes e após o uso daquelas.

32.8.4 Os trabalhadores com feridas e/ou lesões nas mãos, antes de iniciar as atividades laborais, devem cobri-las com compressas impermeáveis. Na impossibilidade de cobri-las, deve-se evitar o contato com os pacientes.

32.8.5 Todas as áreas dos estabelecimentos de assistência à saúde deverão ser mantidas, permanentemente, em perfeitas condições de limpeza e providas de:

a) pisos antiderrapantes, paredes, tetos ou forros lisos, resistentes, impermeáveis e laváveis;

b) portas de superfícies lisas e laváveis;

c) lixeiras com tampa, de acionamento por pedal, excetuando desta exigência os setores de manutenção; e

d) armários, bancadas e outros mobiliários de material liso, lavável e impermeável, permitindo desinfecção e fácil higienização e em bom estado de conservação interno e externo.

32.8.6 Os colchões devem ser revestidos de material lavável e impermeável, permitindo desinfecção e fácil higienização.

32.8.6.1 O revestimento do colchão não pode apresentar solução de continuidade.

32.8.7 Dos refeitórios:

32.8.7.1 Os refeitórios dos estabelecimentos de assistência à saúde devem atender ao disposto na NR 24.

32.8.7.2 Os estabelecimentos em que trabalhem até 300 pessoas devem ser dotados de locais para refeição dos trabalhadores, que atendam aos seguintes requisitos mínimos:

a) localização fora da área do posto de trabalho;

b) piso lavável;

c) limpeza, arejamento e boa iluminação;

d) mesas e assentos em número correspondente ao de usuários;

e) lavatórios instalados nas proximidades ou no próprio local;

f) fornecimento de água potável; e

g) estufa, fogão ou similar para aquecer as refeições.

32.8.7.3 Os lavatórios para higiene das mãos devem ser providos de papel-toalha, sabonete líquido e lixeira com tampa, de acionamento por pedal.

32.8.8 Das lavanderias:

32.8.8.1 A lavanderia deve possuir duas áreas distintas, sendo uma considerada suja e outra limpa, devendo ocorrer na primeira o recebimento, classificação, pesagem e lavagem de roupas, e na segunda, a manipulação da roupa lavada.

32.8.8.2 Independentemente do porte da lavanderia, devem ser instaladas máquinas de lavar de porta dupla ou de barreira, em que a roupa utilizada é inserida pela porta da máquina situada na área suja, por um operador e, após lavada, retirada na área limpa através de outra porta.

32.8.8.2.1 A comunicação entre as duas áreas somente é permitida por meio de visores e interfones.

32.8.8.3 A calandra deve ter:

a) um termômetro para cada câmara de aquecimento, indicando a temperatura das calhas ou do cilindro aquecido; e

b) um termostato.

32.9 Da manutenção de máquinas e equipamentos

32.9.1 Os trabalhadores que realizam a manutenção, além do treinamento específico para sua atividade, devem também ser submetidos a treinamento, antes de iniciar suas atividades e de forma continuada, com o objetivo de mantê-los familiarizados com os princípios de: higiene pessoal, descontaminação, infectologia, sinalização, rotulagem preventiva, advertência de riscos, tipos de EPI, seu uso correto e acessibilidade em situações de emergência.

32.9.2 Nenhum equipamento poderá ser submetido a manutenção sem prévia descontaminação, salvo em casos da necessidade de mantê-lo em uso por pacientes, quando então, este processo deve ser realizado de acordo com procedimentos previamente estabelecidos.

32.9.3 As máquinas, os equipamentos e ferramentas devem ser submetidos à inspeção preventiva e manutenção permanente, de acordo com as instruções dos fabricantes, desde que compatíveis com as normas técnicas oficiais e legislação vigente.

32.9.3.1 O empregador deve estabelecer um cronograma de manutenção preventiva do sistema de abastecimento de gases e das capelas, devendo manter um registro individual da mesma, assinado pelo profissional que a realizou.

32.9.4 Os equipamentos e os meios mecânicos utilizados para o transporte devem ser submetidos periodicamente à manutenção, de forma a conservar os sistemas de rodízio em perfeito estado de funcionamento.

32.9.5 Os dispositivos, tipo manivelas, de ajuste das camas devem ser submetidos a manutenção, assegurando a lubrificação permanente de forma a garantir sua operação sem sobrecarga para os trabalhadores.

32.9.6 Os sistemas de climatização devem ser submetidos a procedimentos de verificação do estado de limpeza, remoção de sujidade por métodos físicos e manutenção do estado de integridade e eficiência de todos os seus componentes.

32.9.6.1 O atendimento do disposto neste item não desobriga o cumprimento da Portaria MS/GM nº 3523 de 28/08/98.

32.10 Das disposições gerais

32.10.1 Nos estabelecimentos de assistência à saúde, devem ser atendidas:

a) condições de conforto relativas aos níveis de ruído de acordo com o estabelecido na NBR 10152, norma brasileira registrada no INMETRO; e

b) iluminação adequada, conforme o estabelecido na Norma Regulamentadora 17 - Ergonomia.

32.10.2 No processo de elaboração e implementação do PPRA e do PCMSO, deverão também ser consideradas as atividades desenvolvidas pela Comissão de Controle de Infecção Hospitalar – CCIH do estabelecimento.

32.10.3 Antes da utilização de qualquer equipamento, os operadores devem receber treinamento quanto ao modo de operação e aos riscos associados.

32.10.4 Em todo estabelecimento de assistência à saúde deve existir um programa de controle de insetos, o qual deve ser comprovado sempre que exigido pela inspeção do trabalho.

32.10.5 As cozinhas devem ser dotadas de exaustores e de outros equipamentos, de forma a reduzir ao máximo a dispersão de gorduras e vapores.

32.10.6 Os postos de trabalho devem ser organizados de forma a evitar deslocamentos e esforços desnecessários.

32.10.7 Em todo posto de trabalho devem ser previstos dispositivos estáveis, que permitam aos trabalhadores atingir locais mais altos sem sobre-esforço e sem risco.

32.10.8 Nos procedimentos de deslocamento de pacientes da cama para a maca, banheiras, vasos sanitários e cadeiras, deve ser privilegiado o uso de dispositivos de transferência apropriados.

32.10.9 Sempre que o peso a ser transportado possa comprometer a segurança e saúde do trabalhador, devem ser utilizados meios mecânicos apropriados.

32.10.10 Todo estabelecimento de atenção à saúde deve ter local adequado, dotado de ventilação apropriada, para a realização de procedimentos que provoquem odores fétidos.

32.10.11 Os trabalhadores dos estabelecimentos de assistência à saúde devem receber treinamento:

a) para usar mecânica corporal correta na movimentação de pacientes, de forma a preservar a saúde e a integridade física dos trabalhadores; e

b) em técnicas de imobilização e contenção de pacientes com comportamento agressivo.

32.10.12 O empregador deve vedar a realização de procedimentos de pipetar com a boca.

32.10.13 Os trabalhadores que realizam a limpeza dos estabelecimentos de assistência à saúde devem ser treinados, antes de iniciar suas atividades e de forma continuada, em relação aos princípios de: higiene pessoal, infectologia, sinalização, rotulagem preventiva, advertência de riscos e tipos de EPI, seu uso correto e acessibilidade em situações de emergência.

32.10.14 Para as atividades de limpeza e conservação, cabe ao empregador:

a) disponibilizar carro funcional destinado a guarda e transporte dos materiais e produtos indispensáveis à realização das atividades;
b) providenciar equipamentos adequados para limpeza dos vidros e dos tetos;
c) proibir a varredura seca; e
d) proibir o uso de adornos pelos trabalhadores.

32.10.15 As empresas de limpeza e conservação que atuam nos estabelecimentos de assistência à saúde devem cumprir, no mínimo, o disposto nos itens 32.10.13 e 32.10.14.

32.10.16 A comprovação do treinamento deve ser mantida no local de trabalho, à disposição da inspeção do trabalho.

32.10.17 A observância das disposições regulamentares constantes dessa Norma Regulamentadora - NR não desobriga as empresas do cumprimento de outras disposições que, com relação à matéria, sejam incluídas em códigos ou regulamentos sanitários dos Estados ou Municípios e outras oriundas de convenções e acordos coletivos de trabalho, ou constantes nas demais NR e legislação federal pertinente à matéria.

32.10.18 Cabe ao empregador vedar:

a) a utilização de pias de trabalho para fins de higiene pessoal;
b) fumar, usar adornos e manusear lentes de contato nos postos de trabalho;
c) alimentar-se e beber nos postos de trabalho;
d) guardar alimentos em locais não destinados para este fim; e
e) uso de calçados abertos.

32.10.19 O empregador deve fornecer, sem ônus para o empregado, vestimenta de trabalho adequada aos riscos ocupacionais em condições de conforto, bem como responsabilizar-se por sua higienização.

32.10.20 Antes de sair do ambiente de trabalho, após o seu turno laboral, os trabalhadores devem retirar suas vestimentas e os equipamentos de proteção individual, que possam estar contaminados por agentes biológicos, e colocá-los em locais destinados para este fim.

32.10.21 Toda trabalhadora gestante deve ser afastada de qualquer contato com gases e/ou vapores anestésicos.

Anexo I

Classificação dos Agentes Biológicos em Grupos

a) Grupo 1: os que apresentam baixa probabilidade de causar doenças ao homem;
b) Grupo 2: os que podem causar doenças ao homem e constituir perigo aos trabalhadores, sendo diminuta a probabilidade de se propagar na coletividade e para as quais existem, geralmente, meios eficazes de profilaxia ou tratamento;

c) Grupo 3: os que podem causar doenças graves ao homem e constituir um sério perigo aos trabalhadores, com risco de se propagarem na coletividade e existindo, geralmente, profilaxia e tratamento eficaz;

d) Grupo 4: os que causam doenças graves ao homem e que constituem um sério perigo aos trabalhadores, com elevadas possibilidades de propagação na coletividade, e para as quais não existem geralmente meios eficazes de profilaxia ou de tratamento.

32.2.2.1 A relação dos agentes biológicos classificados nos grupos 2, 3 e 4 encontra-se no anexo II desta NR.

32.2.2.2 Cada agente biológico deve ser necessariamente incluído em um grupo.

32.2.2.3 O agente biológico que não puder ser rigorosamente classificado num dos grupos definidos anteriormente deve ser enquadrado no grupo mais elevado no qual possa ser incluído.

Anexo II

Relação de Classificação dos Agentes Biológicos

1. Este anexo apresenta uma lista de agentes biológicos, classificados nos grupos 2, 3 e 4, de acordo com os critérios citados no item 32.2.2 desta NR. Para algumas informações adicionais, utilizamos seguintes os símbolos.

A: possíveis efeitos alérgicos

T: produção de toxinas

V: vacina eficaz disponível

(*): normalmente não infeccioso através do ar *"spp"*: outras espécies do gênero, além das explicitamente indicadas, podendo constituir um risco para a saúde.

Na classificação por gênero e espécie podem ocorrer três situações:

a) aparece na lista um gênero com mais de uma espécie junto com a referência geral "spp". Neste caso estão indicadas as espécies prevalentes conhecidas como patogênicas para o homem, junto com a referência geral "spp", de que outras espécies também podem apresentar risco. Por exemplo: *Campylobacter fetus, Campylobacter jejuni, Campylobacter spp.*

b) aparece na classificação somente o gênero, por exemplo: *Prevotella spp* indica que somente deverão ser consideradas as espécies patogênicas para o homem e que as cepas e espécies não patogênicas estão excluídas.

c) uma única espécie aparece na lista, por exemplo: *Rochalimaea quintana* indica especificamente que este agente é patógeno.

2. Na classificação dos agentes, consideraram-se os possíveis efeitos para os trabalhadores sadios. Não foram considerados os efeitos particulares para os trabalhadores cuja sensibilidade possa estar afetada, como nos casos de patologia prévia, medicação, transtornos imunológicos, gravidez ou lactação.

3. Para a classificação correta dos agentes utilizando-se esta lista, deve-se considerar que:

a) a não inclusão na lista de um determinado agente não significa que o mesmo seja classificado no grupo 1. Se o agente biológico ao qual o trabalhador está exposto é conhecido, porém não se encontra na lista, deve-se estudar suas características, de acordo com o item 32.2.2 desta NR, e classificá-lo como grupo 1, apenas quando não tenha características infecciosas para o homem. Antes de definir que um agente pertence ao grupo 1 por não constar da lista, deve-se verificar se não consta um sinônimo do mesmo;

b) os organismos geneticamente modificados não estão incluídos na lista;

c) no caso dos agentes em que estão indicados apenas o gênero, deve-se considerar excluídas as espécies e cepas não patogênicas para o homem;

d) todos os vírus isolados em seres humanos, porém não incluídos na lista, devem ser classificados como grupo 2, salvo quando exista recomendação contrária.

AGENTES BIOLÓGICOS	Classificação (grupos)	Notas
BACTÉRIAS		
Actinobacillus actinomcetemcomitans	2	
Actinomadura madurae	2	
Actinomadura pelletieri	2	
Actinomyces gerencseriae	2	
Actinomyces israelii	2	
Actinomyces pyogenes	2	
Actinomyces spp	2	
Arcanobacterium haemolyticum (Corynebacterium haemolyticum)	2	
Bacillus anthracis	3	
Bacteroides fragilis	2	
Bartonella (Rochalimea) spp	2	
Bartonella bacilliformis	2	
Bartonella quintana	2	
Bordetella bronchiseptica	2	
Bordetella parapertussis	2	
Bordetella pertussis	2	V
Borrelia burgdorferi	2	
Borrelia duttoni	2	
Borrelia recurrentis	2	
Borrelia spp	2	
Brucella abortus	3	
Brucella canis	3	
Brucella melitensis	3	
Brucella suis	3	
Burkholderia mallei (Pseudomonas mallei)	3	
Burkholderia pseudomallei (Pseudomonas pseudomallei)	3	
Campylobacter fetus	2	
Campylobacter jejuni	2	
Campylobacter spp	2	
Cardiobacterium hominis	2	

AGENTES BIOLÓGICOS	Classificação (grupos)	Notas
BACTÉRIAS		
Chlamydia pneumoniae	2	
Chlamydia trachomatis	2	
Chlamydia psittaci (cepas aviares)	3	
Chlamydia psittaci (cepas no aviares)	2	
Clostridium botulinum	2	T
Clostridium peffringens	2	
Clostridium tetani	2	T.V.
Clostridium spp	2	
Corynebacterium diphtheriae	2	T.V.
Corynebacterium minutissimum	2	
Corynebacterium pseudotuberculosis	2	
Corynebacterium spp	2	
Coxiella burnetii	3	
Edwardsiella tarda	2	
Ehrilichia sennetsu (Rickettisa sennetsu)	2	
Ehrlichia spp	2	
Eikenella corrodens	2	
Enterobacter aerogenes/cloacae	2	
Enterobacter spp	2	
Enterococcus spp	2	
Erysipelothrix rhusiopathiae	2	
Escherichia coli (exceto as cepas não patógenas)	2	
Escherichia coli, cepas verocitotóxicas (por exemplo 0157:H7 ou 0103)	3(*)	T
Flavobacterium menigosepticum	2	
Fluoribacter bozemanae (Legionella)	2	
Francisella tularensis (tipo A)	3	
Francisella tularensis (tipo B)	2	
Fusobacterium necrophorum	2	
Gardnerella vaginalis	2	
Haemophilus ducreyi	2	
Haemophilus influenzae	2	
Haemophilus spp	2	
Helicobacter pylori	2	
Klebsiella oxytoca	2	
Klebsiella pneumoniae	2	
Klebsiella spp	2	
Legionella pneumophila	2	
Legionella spp	2	
Leptospira interrogans (todos os sorotipos)	2	
Listeria monocytogenes	2	
Listeria ivanovii	2	

AGENTES BIOLÓGICOS	Classificação (grupos)	Notas
BACTÉRIAS		
Morganella morganii	2	
Mycobacterium aricanum	3	V
Mycobacterium avium/intracellulare	2	
Mycobacterium bovis (exceto a cepa BCG)	3	V
Mycobacterium chelonae	2	
Mycobacterium fortuitum	2	
Mycobacterium kansasii	2	
Mycobacterium leprae	3	
Mycobacterium malmoense	2	
Mycobacterium marinum	2	
Mycobacterium microti	3(*)	
Mycobacterium paratuberculosis	2	
Mycobacterium scrofulaceum	2	
Mycobacterium simiae	2	
Mycobacterium szulgai	2	
Mycobacterium tuberculosis	3	V
Mycobacterium ulcerans	3(*)	
Mycobacterium xenopi	2	
Mycoplasma caviae	2	
Mycoplasma hominis	2	
Mycoplasma pneumoniae	2	
Neisseria gonorrhoeae	2	
Neisseria meningitidis	2	V
Nocardia asteroides	2	
Nocardia brasiliensis	2	
Nocardia farcinica	2	
Nocardia nova	2	
Nocardia otitidiscaviarum	2	
Pasteurella multocida	2	
Pasteurella spp	2	
Peptostreptococcus anaerobius	2	
Plesiomonas shigelloides	2	
Porphyromonas spp	2	
Prevotella spp	2	
Proteus mirabilis	2	
Proteus penneri	2	
Proteus vulgaris	2	
Providencia alcalifaciens	2	
Providencia rettgeri	2	
Providencia spp	2	
Pseudomonas aeruginosa	2	

AGENTES BIOLÓGICOS	Classificação (grupos)	Notas
BACTÉRIAS		
Rhodococcus equi	2	
Rickettsia akari	3 (*)	
Rickettsia canada	3 (*)	
Rickettsia conorii	3	
Rickettsia montana	3 (*)	
Rickettsia typhi (Rickettsia mooseri)	3	
Rickettsia prowazekii	3	
Rickettsia tsutsugamushi	3	
Rickettsia spp	2	
Salmonella arizonae	2	
Salmonella enteritidis	2	
Salmonella typhimurium	2	
Salmonella paratyphi A, B, C	2	V
Salmonella typhi	3 (*)	V
Salmonella (outras variedades sorológicas)	2	
Serpulina spp	2	
Shigella boydii	2	
Shigella dysenteriae (tipo 1)	3 (*)	T
Shigella dysenteriae (com exceção do tipo 1)	2	
Shigella flexnen	2	
Shigella sonnei	2	
Staphylococcus aureus	2	
Streptobacillus moniliformis	2	
Streptococcus pnumoniae	2	
Streptococcus pyogenes	2	
Streptococcus suis	2	
Streptococcus spp	2	
Treponema carateum	2	
Treponema pallidum	2	
Treponema pertenue	2	
Treponema spp	2	
Vibrio cholerae (incluindo o Tor)	2	
Vibrio parahaemolyticus	2	
Vibrio spp	2	
Yersinia enterocolitica	2	
Yersinia pestis	3	V
Yersinia pseudotuberculosis	2	
Yersinia spp	2	
VÍRUS		
Adenoviridae	2	
Arenaviridae	2	

AGENTES BIOLÓGICOS	Classificação (grupos)	Notas
VÍRUS		
Complexos virais LCM-Lassa (arenavírus do Velho Continente): Vírus Lassa	4	
Vírus da coriomeningitis linfocítica (cepas neurotrópicas)	3	
Vírus da coriomeningitis linfocítica (outras cepas)	2	
Vírus Mopéia	2	
Outros complexos virais LCM-Lassa	2	
Complexos virais Tacaribe (arenavírus do Novo Mundo):		
Vírus Flexal	3	
Vírus Guanarito	4	
Vírus Junin	4	
Vírus Machupo	4	
Vírus Sabia	4	
Outros complexos virais Tacaribe	2	
Astroviridae	2	
Bynyaviridade:		
Belgrade (também conhecido como Dobrava)	3	
Bhanja	2	
Vírus Bunyamwera	2	
Germiston	2	
Sem nome (antes Canion Morto)	3	
Vírus Oropouche	3	
Vírus da encefalite da California	2	
Hantavírus:		
Hantann (Febre hemorrágica da Coréia)	3	
Vírus Seoul	3	
Vírus Puumala	2	
Vírus Prospect Hill	2	
Outros hantavírus	2	
Nairovirus:		
Vírus da febre hemorrágica de Crimme/Congo	4	
Vírus Hazara	2	
Flebovírus:		
Da Febre do Vale Rift	3	V
Vírus dos flebótomos	2	
Vírus de Toscana	2	
Outros bunyavírus de patogenicidade conhecida	2	
Calicivridade:		
Vírus da Hepatite E	3 (*)	
Vírus Norwalk	2	
Outros Caliviridae	2	

AGENTES BIOLÓGICOS	Classificação (grupos)	Notas
VÍRUS		
Filoviridae:		
Vírus Ebola	4	
Vírus de Marburg	4	
Flaviviridae:		
Encefalite da Austrália (Encefalite do Vale Murray)	3	
Vírus da encefalite dos carrapatos da Europa Central	3 (*)	V
Absettarov	3	
Hanzalova	3	
Hypr	3	
Kumlinge	3	
Vírus da Dengue tipos 1-4	3	
Vírus da hepatite C	3 (*)	
Hepatite G	3 (*)	
Encefalite B japonesa	3	V
Bosquede Kyasamu	3	V
Mal de Louping	3 (*)	
Omsk (a)	3	V
Powassan	3	
Rocio	3	
Encefalite da primavera-verão russa (a)	3	V
Encefalite de St. Louis	3	
Vírus Wesselsbron	3 (*)	
Vírus do Nilo Ocidental	3	
Febre amarela	3	V
Outros flavivírus de conhecida patogenicidade	2	
Hepadnaviridae:		
Vírus da hepatite B	3 (*)	V
Vírus da Hepatite D (Delta) (b)	3 (*)	V
Herpesviridae:		
Cytomegalovírus	2	
Vírus de Epstein-Barr	2	
Herpes vírus simiae (vírus B)	3	
Herpes simplex vírus tipos 1 e 2	2	
Herpes vírus varicella-zoster	2	
Vírus linfotrópico humano B (HBLVHHV6)	2	
Herpes vírus humano 7	2	
Herpes vírus humano 8	2	
Orthomyxoviridae:		
Vírus da influenza tipos A, B e C	2	V (c)
Ortomixovírus transmitidos por carrapatos: vírus Dhori e Thogoto	2	

AGENTES BIOLÓGICOS	Classificação (grupos)	Notas
VÍRUS		
Pa povaviridae:		
Vírus BK e JC	2	(d)
Vírus do papiloma humano	2	(d)
Paramyxoviridae:		
Vírus do sarampo	2	V
Vírus das paperas	2	V
Vírus da doença de Newcastle	2	
Vírus da parainfluenza tipos 1 a 4	2	
Vírus respiratório sincicial	2	
Parvoviridae:		
Parvovírus humano (B 19)	2	
Picomaviridae:		
Vírus da conjuntivite hemorrágica (AHC)	2	
Vírus Coxsackie	2	
Vírus Echo	2	
Vírus da hepatitis A (enterovírus humano tipo 72)	2	V
Poliovírus	2	V
Rinovírus	2	
Poxviridae:		
Buffalopox vírus (e)	2	
Cowpox vírus	2	
Elephantpox vírus (f)	2	
Vírus do nódulo dos ordenadores	2	
Molluscum contagiosum virus	2	
Monkeypox virus	3	V
Orf virus	2	
Rabbitpox virus (g)	2	
Vaccinia virus	2	
Varíola (maior e menor) vírus	4	V
"Whiktepox" vírus (varíola vírus)	4	V
Yatapox vírus (Tana e Yaba)	2	
Reoviridae:		
Coltivírus	2	
Rotavírus humanos	2	
Orbivírus	2	
Reovírus	2	
Retroviridae:		
Vírus de imunodeficiência humana	3 (*)	
Vírus das leucemias humanas das células T (HTLV) tipos 1 e 2	3 (*)	
Vírus SIV(h)	3 (*)	
Rhabdoviridae:		
Vírus da raiva	3 (*)	

AGENTES BIOLÓGICOS	Classificação (grupos)	Notas
VÍRUS		
Vírus da estomatitis vesicular	2	
Togaviridae:		
Alfavírus:		
Encefalomielitis equina americana oriental	3	V
Vírus Bebaru	2	
Vírus Chikungunya	3 (*)	
Vírus Everglades	3 (*)	
Vírus Mayaro	3	
Vírus Mucambo	3 (*)	
Vírus Ndumu	3	
Vírus Onyongnyong	2	
Vírus do Rio Ross	2	
Vírus do bosque Semliki	2	
Vírus Sindbis	2	
Vírus tonate	3 (*)	
Da encafalomielitis equina venezuelana	3	V
Da enfalomielitis equina americana ocidental	3	V
Toroviridae	2	
Vírus não classificados		
Vírus da hepatitis ainda não identificados	3 (*)	
Morbillivirus equino	4	
Agentes não classificados associados a encefalopatias espongiformes transmissíveis (TSE)		
A doença de Creutzfeldt-Jakob	3 (*)	(d)
Variante da doença de Creutzfeldt-Jakob (CJD)	3 (*)	(d)
Encefalopatia espongiforme bovina (BSE) e outras TSE de origem animal afins (i)	3 (*)	(d)
A síndrome de Gerstann-Straussler-Scheinker	3 (*)	(d)
Kuru	3 (*)	(d)
PARASITAS		
Acanthamoeba castellani	2	
Ancylostoma duodenale	2	
Angiostrongylus cantonensis	2	
Angiostrongylus costaricensis	2	
Ascaris lumbricoides	2	A
Ascaris summ	2	A
Babesia divergens	2	
Babesia microti	2	
Balantidium coli	2	
Brugia malayi	2	
Brugia pahangi	2	

AGENTES BIOLÓGICOS	Classificação (grupos)	Notas
PARASITAS		
Capillaria philippinensis	2	
Capillaria spp	2	
Clonorchis sinensis	2	
Clonorchis viverrini	2	
Cryptosporidium parvum	2	
Cryptosporidium spp	2	
Cyclospora cayetanensis	2	
Dipetalonema streptocerca	2	
Diphyllobothrium latum	2	
Dracunculus medinensis	2	
Echinococcus granulosus	3 (*)	
Echinococcus multilocularis	3 (*)	
Echinococcus vogeli	3 (*)	
Entamoeba histolytica	2	
Fasciola gingantica	2	
Fasciola hepatica	2	
Fasciolopsis buski	2	
Giardia lamblia (Giardia intestinalis)	2	
Hymenolepis diminuta	2	
Hymenolepis nana	2	
Leishmania brasiliensis	3 (*)	
Leishmania donovani	3 (*)	
Leishmania ethiopica	2	
Leishmania mexicana	2	
Leishmania poruviana	2	
Leishmania tropica	2	
Leishmania major	2	
Leishmania spp	2	
Loa loa	2	
Mansonella ozzardi	2	
Mansonella perslans	2	
Naegleria fowleri	3	
Necator americanus	2	
Onchocerca volvulus	2	
Opisthorchis felineus	2	
Opisthorchis spp	2	
Paragonimus wetermani	2	
Plasmodium falciparum	3 (*)	
Plasmodium spp (humano e símico)	2	
Sarcocystis suihominis	2	
Schistosoma haematobium	2	

AGENTES BIOLÓGICOS	Classificação (grupos)	Notas
PARASITAS		
Schistosoma intercaltum	2	
Schistosoma japonicum	2	
Schistosoma mansoni	2	
Schistosoma mekongi	2	
Strongyloides stercoralis	2	
Strongyloides spp	2	
Taenia saginata	2	
Taenia solium	3 (*)	
Toxocara canis	2	
Toxoplasma gondii	2	
Trichinella spiralis	2	
Trichuris trichiura	2	
Trypanosoma brucei brucei	2	
Trypanosoma brucei gambiense	2	
Trypanosoma brucei rhodesiense	3 (*)	
Trypanosoma cruzi	3	
Wuchereria bancrofti	2	
FUNGOS		
Aspergillus fumigatus	2	
Blastomyces dermatidis (Ajellomyces dermatitidis)	3	A
Candida albicans	2	A
Candida tropicalis	2	
Cladophialophora bantiana (antes Xylophypha bantiana, Cladosporium bantianum ou trichoides)	3	
Coccidiodes immitis	3	A
Cryptococcus neoformans var. neoformans (Filobasidiella neoformans var. neoformans)	2	A
Cryptococcus neoformans var. Gattii (Filobasidiella bacillispora)	2	A
Emmonsia parva var. Parva	2	
Emmonsia parva var. Crescens	2	
Epidermophyton floccosum	2	A
Fonsecaea compacta	2	
Fonsecaea pedrosoi	2	
Histoplasma capsulatum var. capsulatum (Ajellomyces capsulatus)	3	
Hisoplasma capsulatum duboisii	3	
Madurella grisea	2	
Madurella mycetomatis	2	
Microsporum spp	2	A
Neotestudina rosatii	2	
Paracoccidioides brasiliensis	3	
Penicillium marneffei	2	A

AGENTES BIOLÓGICOS	Classificação (grupos)	Notas
FUNGOS		
Scedosporium apiospermum (Pseudallescheira boidii)	2	
Scedosporium prolificans (inflatum)	2	
Sporothrix schenckii	2	
Trichophyton rubrum	2	
Trichophyton spp	2	A

(a) Encefalite transmitida pelo carrapato.

(b) O vírus da hepatite D precisa de outra infecção simultânea ou secundaria à provocada pelo vírus da hepatite B para exercer seu poder patógeno nos trabalhadores. A vacina contra o vírus da hepatite B protegerá, portanto, os trabalhadores não afetados pelo vírus da hepatite B, contra o vírus da hepatite D (Delta).

(c) Somente ao que se refere aos tipos A e B.

(d) Recomendado para os trabalhos que impliquem um contato direto com estes agentes.

(e) Podem-se identificar dois vírus distintos sob esta epígrafe: um gênero *buffalopox* vírus e uma variante de vaccínia vírus.

(f) Variante de *cowpox*.

(g) Variante de vaccínia.

(h) Não existe atualmente nenhuma prova de doença humana provocada por outro retrovírus de origem símia. Como medida de prevenção, recomenda-se um nível 3 de contenção para os trabalhos nos quais possa ocorrer exposição a estes retrovírus.

(i) Não há provas conclusivas de infeccões humanas causadas pelos agentes responsáveis pelas TSE nos animais. Entretanto, para o laboratório recomendam-se medidas de contenção para os agentes classificados no grupo de risco 3(*) como medida de prevenção, exceto para o trabalho em laboratório relacionado com o agente identificado da *tembladera (scrapie)* dos ovinos, para o qual é suficiente o nível 2 de contenção.

Tradução do Guia Técnica para la Evaluación y Prevención de los Riesgos Relacionados com la Exposición a Agentes Biológicos. Do Instituto Nacional de Seguridad e Higiene em el Trabajo - Ministério de Trabajo y Asuntos Sociales

Glossário

- **ABNT:** Associação Brasileira de Normas Técnicas.
- **Acidente:** é o desvio inesperado e significativo das condições normais de operação que possa resultar em danos à propriedade, ao meio ambiente ou ao trabalhador.
- **Acidente com drogas de risco:** a quebra de um recipiente, o derrame de líquido, a dispersão de pó, a inalação ou a ingestão de partículas, a lesão causada por material pérfuro-cortante e o contato com drogas de risco ou excretas de pacientes que receberam estes medicamentos.
- **Agentes biológicos:** os microrganismos, inclusive os geneticamente modificados, as culturas de células e os endoparasitos humanos, suscetíveis de provocar infecções, alergias ou intoxicações.
- **Animais sinantrópticos:** espécies que indesejavelmente coabitam com o homem, tais como os roedores, baratas, moscas, pernilongos, pombos, formigas, pulgas e outros.
- **Antineoplásicos:** são medicamentos utilizados no tratamento de pacientes portadores de neoplasias malignas. São produtos altamente tóxicos e capazes de causar teratogenicidade, carcinogenicidade e mutagenicidade com diferentes graus de risco.
- **ANVISA:** Agência Nacional de Vigilância Sanitária.
- **Área controlada:** área restrita na qual as doses equivalentes efetivas anuais podem ser iguais ou superiores a 3/10 (três décimos) do limite primário para trabalhadores.
- **Área restrita:** área sujeita a regras especiais de segurança na qual as condições de exposição podem ocasionar doses equivalentes efetivas anuais superiores a 1/50 (dois centésimos) do limite primário para trabalhadores.
- **Armazenamento externo:** guarda temporária adequada, no aguardo da coleta externa.
- **Braquiterapia:** radioterapia mediante uma ou mais fontes seladas emissoras de raios gama ou beta utilizadas para aplicação superficiais, intracavitárias ou intersticiais.
- **CCIH:** Comissão de Controle de Infecção Hospitalar.
- **CNEN:** Comissão Nacional de Energia Nuclear.
- **Coleta externa:** operação de remoção e transporte de recipientes, através de veículo coletor, para o tratamento e/ou destino final.
- **Cultura de células:** é o resultado do crescimento *in vitro* de células obtidas de organismos pluricelulares. São considerados agentes biológicos que podem ser de maior ou menor risco, especialmente se derivam de sangue periférico, tecido linfoide e tecido nervoso. Requerem avaliação de risco, medidas de proteção ao trabalhador, desinfecção e destino adequado dos resíduos.
- **Descontaminação:** segundo a definição de Perkins é o "processo ou método em que um objeto ou material, como instrumento cirúrgico, torna-se livre de agentes contaminantes, resultando em segurança ao manuseio, dispensando a necessidade de medidas de proteção individual".
- **Dose integrada:** quantidade total de energia absorvida por um sistema sujeito à ação de uma radiação ionizante.
- **Dosímetro:** qualquer medidor de radioatividade capaz de medir e registrar uma dose de radiação.
- **Drogas de risco:** aquelas que possam causar genotoxicidade, carcinogenicidade, teratogenicidade ou prejuízo à fertilidade e outras manifestações tóxicas sérias em

órgãos, em baixas doses em experimentação animal ou pacientes em tratamento. Os antineoplásicos, excluindo-se os radiofármacos, são considerados drogas de risco.

- **Endoparasitos humanos:** são parasitas que se desenvolvem no interior do organismo de outros animais.
- **Exposição:** irradiação externa ou interna de pessoas com radiação ionizante.
- **Exposição acidental:** exposição involuntária e imprevisível em condições de acidente.
- **Exposição de emergência:** exposição deliberada ocorrida durante situações de emergência, exclusivamente no interesse de:
  a) salvar vidas;
  b) prevenir a escalada de acidentes que possam acarretar mortes;
  c) salvar uma instalação de vital importância para o País.
- **Exposição de rotina:** exposição de trabalhadores em condições normais de trabalho.
- **Fonte de radiação (ou simplesmente *fonte*):** aparelho ou material que emite ou é capaz de emitir radiação ionizante.
- **Incidente:** qualquer interrupção da atividade normal do trabalho sem dano à propriedade, ao meio ambiente ou ao trabalhador.
- **Incorporação:** atividade de determinado material radioativo no instante de sua emissão no corpo humano por ingestão, inalação ou penetração através da pele ou de ferimentos.
- **INMETRO:** Instituto Nacional de Metrologia.
- **Instalação radioativa:** estabelecimento ou instalação onde se produzem, utilizam, transportam ou armazenam fontes de radiação. Excetuam-se desta definição:
  a) as instalações nucleares;
  b) os veículos transportadores de fontes de radiação quando estas não são partes integrantes dos mesmos.
- **Materiais radioativos:** material que contém substâncias emissoras de radiação ionizante.
- **Microrganismos:** quaisquer entidades microbiológicas, celulares ou não celulares, dotadas de capacidade de reprodução ou de transferência de material genético.
- **Monitor de contaminação:** medidor de instalação que também possui a função de fornecer sinais de alerta ou alarme em condições específicas.
- **Monitor de radiação:** medidor de radiação que também possui a função de fornecer sinais de alerta ou alarme em condições específicas.
- **Monitor de contaminação:** instrumento com capacidade para medir níveis de radiação em unidades estabelecidas pelos limites derivados de contaminação de superfície de acordo com a Norma CNEN NE- 3.01.
- **Monitoração ambiental:** medição contínua, periódica ou especial de grandezas radiológicas no meio ambiente, para fins de radioproteção.
- **Monitoração de área:** avaliação e controle das condições radiológicas das áreas de uma instalação, incluindo medição de grandezas relativas a:
  a) campos externos de radiação;
  b) contaminação de superfícies;
  c) contaminação atmosférica.
- **Monitoração individual:** monitoração de pessoas por meio de dosímetros individuais colocados sobre o corpo e monitoração de incorporações e contaminação em pessoas.

- **Monitoração radiológica (ou simplesmente *monitoração*)**: medição de grandezas relativas à radioproteção, para fins de avaliação e controle das condições radiológicas das áreas de uma instalação ou do meio ambiente, de exposições ou de materiais radioativos e nucleares.
- **NBR**: Normas Técnicas Brasileiras.
- **Organismos geneticamente modificados**: entende-se que são quaisquer microrganismos cujo material genético foi modificado de uma maneira que não se produza de forma natural na multiplicação ou na recombinação natural; devem ser classificados em função dos riscos que propiciam para a saúde do trabalhador.
- **Princípio de Otimização**: o projeto, o planejamento do uso e a operação de instalação e de fontes de radiação devem ser feitos de modo a garantir que as operações sejam tão reduzidas quanto razoavelmente exequíveis, levando-se em consideração fatores sociais e econômicos.
- **PCMSO**: Programa de Controle Médico de Saúde Ocupacional.
- **PPRA**: Programa de Prevenção de Riscos Ambientais.
- **Radiação ionizante (ou simplesmente *radiação*)**: qualquer partícula ou radiação eletromagnética que, ao interagir com a matéria, ioniza direta ou indiretamente seus átomos ou moléculas.
- **Radiofármaco**: substância radioativa cujas propriedades físicas, químicas e biológicas, fazem com que seja apropriada para uso em seres humanos.
- **Radioproteção**: conjunto de medidas que visa proteger o homem e o meio ambiente de possíveis efeitos indevidos causados pela radiação ionizante, de acordo com princípios básicos estabelecidos pela CNEN.
- **Radioterapia**: aplicação médica da radiação ionizante para fins terapêuticos.
- **Rejeito radioativo**: qualquer material resultante de atividades humanas que contenha radionuclídeos em quantidades superiores aos limites de isenção, de acordo com norma específica da CNEN, e para o qual a reutilização é imprópria ou não previsível.
- **Resíduos de serviços de saúde**: detritos ou material desprezível, resultante de atividades exercidas dentro de estabelecimento de saúde podendo apresentar contaminação biológica, química ou radioativa. São classificados em:
  - Classe A - Resíduos infectantes

    Tipo A.1 - Biológico

    Tipo A.2 - Sangue e hemoderivados

    Tipo A.3 - Cirúrgico, anatomopatológico e exsudato

    Tipo A.4 - Perfurante ou cortante

    Tipo A.5 - Animal contaminado

    Tipo A.6 - Assistência ao paciente
  - Classe B - Resíduos especiais

    Tipo B.1 - Rejeito radioativo

    Tipo B.2 - Resíduo farmacêutico

    Tipo B.3 - Resíduo químico perigoso
  - Classe C - Resíduos comuns
- **Serviço de medicina nuclear**: instalação médica específica para aplicação de radiofármacos em pacientes, para propósitos terapêuticos e/ou diagnósticos.

- **Serviço de radioproteção:** aquele constituído especificamente com vistas a execução e manutenção do plano de radioproteção de uma instalação radioativa.
- **Serviço de radioterapia:** a instalação médica específica para a aplicação de radioterapia em pacientes.
- **Solução de continuidade:** separação das partes de um todo, divisão, interrupção, dissolução.
- **Trabalhador qualificado:** aquele que comprove perante o empregador e a inspeção do trabalho uma das seguintes condições:
  a) capacitação mediante treinamento na empresa;
  b) capacitação mediante curso ministrado por instituições privadas ou públicas, desde que conduzido por profissional habilitado;
  c) ter experiência comprovada em Carteira de Trabalho de pelo menos 6 (seis) meses na função.

Anexo 16

Leis de licitações públicas (Bolnet, 2005)

Lei Nº 4.320, de 17 de Março de 1964
Estatui normas de direito financeiro para elaboração e controle dos orçamentos e balanços da União, dos Estados, dos Municípios e do Distrito Federal.

Lei Nº 6.360, de 23 de Setembro de 1976
Dispõe sobre a Vigilância Sanitária a que ficam sujeitos os medicamentos, as drogas, os insumos farmacêuticos e correlatos, cosméticos, saneantes e outros produtos, e dá outras providências.

Lei Nº 4.660, de 08 de Abril de 1986
Dispõe sobre a licitação e contratação de obras, serviços, compras e alienações da Administração centralizada e autárquica do Estado, e dá outras providências.

Lei Nº 8.036, de 11 de Maio de 1990
Dispõe sobre o Fundo de Garantia do Tempo de Serviço e dá outras providências.

Lei Nº 8.212, de 24 de Julho de 1991
Dispõe sobre a organização da Seguridade Social, institui Plano de Custeio, e dá outras providências.

Lei Nº 8.248, de 23 de Outubro de 1991
Dispõe sobre a capacitação e competitividade do setor de informática e automação e dá outras providências.

Lei Nº 8.429, de 2 de Junho de 1992
Dispõe sobre as sanções aplicáveis aos agentes públicos nos casos de enriquecimento ilícito no exercício de mandato, cargo, emprego ou função na administração pública direta, indireta ou fundacional e dá outras providências

Lei Nº 8.666 de 21 de junho de 1993
Regulamenta o art. 37, inciso XXI, da Constituição Federal, institui normas para licitações e contratos da Administração Pública e dá outras providências

Lei Nº 8.880, de 27 de Maio de 1994
Dispõe sobre o Programa de Estabilização Econômica e o Sistema Monetário Nacional, institui a Unidade Real de Valor (URV) e dá outras providências.

Lei Nº 8.883, de 8 de Junho de 1994
Altera dispositivos da Lei nº 8.666, de 21 de junho de 1993, que regulamenta o art. 37, inciso XXI, da Constituição Federal, institui normas para licitações e dá outras providências.

Lei Nº 8.884, de 11 de Junho de 1994
Transforma o Conselho Administrativo de Defesa Econômica (CADE) em Autarquia, dispõe sobre a prevenção e a repressão às infrações contra a ordem econômica e dá outras providências.

Lei Nº 8.987, de 13 de Fevereiro de 1995
Dispõe sobre o regime de concessão e permissão da prestação de serviços públicos previsto no art. 175 da Constituição Federal, e dá outras providências.

Lei Nº 220, de 22 de Março de 1995
Altera dispositivos da Lei nº 8.666, de 21 de junho de 1993.

Lei Nº 9.012, de 30 de Março de 1995
Proíbe as instituições oficiais de crédito de conceder empréstimos, financiamentos e outros benefícios a pessoas jurídicas em débito com o FGTS.

Lei Nº 9.051, de 18 de Maio de 1995
Dispõe sobre a expedição de certidões para a defesa de direitos e esclarecimentos de situações.

Lei Nº 9.069, de 29 de Junho de 1995
Dispõe sobre o Plano Real, o Sistema Monetário Nacional, estabelece as regras e condições de emissão do Real e os critérios para conversão das obrigações para o Real, e dá outras providências.

Lei Nº 9.074, de 7 de Julho de 1995
Estabelece normas para outorga e prorrogações das concessões e permissões de serviços públicos e dá outras providências.

Lei Nº 9.648, de 27 de Maio de 1998
Altera dispositivos das Leis no 3.890-A, de 25 de abril de 1961, no 8.666, de 21 de junho de 1993, no 8.987, de 13 de fevereiro de 1995, nº 9.074, de 7 de julho de 1995, nº 9.427, de 26 de dezembro de 1996, e autoriza o Poder Executivo a promover a reestruturação da Centrais Elétricas Brasileiras – ELETROBRÁS e de suas subsidiárias e dá outras providências.

Lei Nº 10.177, de 30 de Dezembro de 1998
Regula o processo administrativo no âmbito da Administração Pública Estadual.

Lei Nº 9.784, de 29 de Janeiro de 1999
Regula o processo administrativo no âmbito da Administração Pública Federal.

Lei Nº 9.841 de 5 de Outubro de 1999
Institui o Estatuto da Microempresa e da Empresa de Pequeno Porte, dispondo sobre o tratamento jurídico diferenciado, simplificado e favorecido previsto nos arts. 170 e 179 da Constituição Federal.

Lei Nº 9.854, de 27 de Outubro de 1999
Altera dispositivos da Lei no 8.666, de 21 de junho de 1993, que regula o art. 37, inciso XXI, da Constituição Federal, institui normas para licitações e contratos da Administração Pública e dá outras providências.

Lei Nº 1.394, de 1999

Obriga o Poder Público a realizar licitação para contratar serviços para elaboração do Estudo de Impacto Ambiental – EIA e respectivo Relatório de Impacto Ambiental – RIMA.

Lei Nº 101, de 4 de Maio de 2000

Estabelece normas de finanças públicas voltadas para a responsabilidade na gestão fiscal e dá outras providências.

Lei Nº 10.176, de 11 de Janeiro de 2001

Altera a Lei nº 8.248, de 23 de outubro de 1991, a Lei nº 8.387, de 30 de dezembro de 1991, e o Decreto-Lei nº 288, de 28 de fevereiro de 1967, dispondo sobre a capacitação e competitividade do setor de tecnologia da informação.

Lei Nº 10.191, de 14 de Fevereiro de 2001

Dispõe sobre a aquisição de produtos para a implementação de ações de saúde no âmbito do Ministério da Saúde.

Lei Nº 10.192, de 14 de Fevereiro de 2001

Dispõe sobre medidas complementares ao Plano Real e dá outras providências.

Lei Nº 13.278, de 07 de Janeiro de 2002

Dispõe sobre normas específicas em matéria de licitação e contratos administrativos no âmbito do Município de São Paulo.

Lei Nº 14.167, de 10 de Janeiro de 2002

Dispõe sobre a adoção, no âmbito do Estado, do pregão como modalidade de licitação para a aquisição de bens e serviços comuns e dá outras providências.

Lei Nº 10.520, de 17 de Julho de 2002

Modalidade Pregão.

Lei Nº 4.107 de 2004

Os Laboratórios Públicos Oficiais do Sistema de Produção Estatal e do Sistema Nacional de Vigilância Sanitária ficam obrigados a criar um cadastro.

Lei Nº 9.433 de 01 de Março de 2005

Dispõe sobre as licitações e contratos administrativos pertinentes a obras, serviços, compras, alienações e locações no âmbito dos Poderes do Estado da Bahia e dá outras providências.

Anexo 17

Decretos de Licitações Públicas (Bolnet, 2005)

Decreto-Lei Nº 3.689, de 03 de Outubro de 1941

Decreto Nº 92.100, de 10 de Dezembro de 1985
Estabelece as Condições Básicas para a Construção, Conservação e Demolição de Edifícios Públicos a Cargo dos Órgãos e Entidades Integrantes do Sistema de Serviços Gerais – SISG, e dá outras Providências.

Decreto Nº 99.658, de 30 de Outubro de 1990
Regulamenta, no âmbito da Administração Pública Federal, o reaproveitamento, a movimentação, a alienação e outras formas de desfazimento de material.

Decreto Nº 1.070, de 02 de Março de 1994
Regulamenta o art. 3º da Lei nº 8.248, de 23 de outubro de 1991, que dispõe sobre contratações de bens e serviços de informática e automação pela Administração Federal, nas condições que especifica e dá outras providências.

Decreto Nº 19.912, de 05 de Maio de 1994
Estabelece normas especiais para as licitações sob a modalidade de Convite.

Decreto Nº 36.601, de 10 de Abril de 1996
Institui, no âmbito da Administração Pública Estadual, procedimentos para avaliação da capacidade financeira de licitantes e dá outras providências.

Decreto Nº 37.287, de 10 de Março de 1997
Institui a Central de licitações CELIC e dá outras providências.

Decreto Nº 2.271, de 7 de Julho de 1997
Dispõe sobre a contratação de serviços pela Administração Pública Federal direta, autárquica e fundacional, e dá outras providências.

Decreto Nº 2.295, de 4 de Agosto de 1997
Regulamenta o disposto no art. 24, inc. IX, da Lei nº 8.666, de 21 de junho de 1993, e dispõe sobre a dispensa de licitação nos casos que possam comprometer a segurança nacional.

Decreto Nº 42.604, de 9 de dezembro de 1997
Dispõe sobre a implantação do Sistema Integrado de Informações Físico-Financeiras SIAFÍSICO.

Decreto Nº 42.911, de 6 de março de 1998
Regulamenta a Lei nº 9.797, de 7 de outubro de 1997, que acrescenta dispositivos ao artigo 27, da Lei nº 6.544, de 22 de novembro de 1989, que dispõe sobre licitações e contratos.

Decreto Nº 42.921, de 11 de março de 1998
Dispõe sobre o Cadastro Geral de Fornecedores do Estado e dá outras providências.

Decreto Nº 43.339, de 21 de julho de 1998
Dispõe sobre a aquisição, utilização e o controle de gêneros e produtos alimentícios.

Decreto Nº 2.743, de 21 de Agosto de 1998
Regulamenta o Sistema de Registro de Preços previsto no art. 15 da Lei nº 8.666, de 21 de junho de 1993, e dá outras providências.

Decreto Nº 2.745, de 24 de Agosto de 1998
Aprova o Regulamento do Procedimento Licitatório Simplificado do Petróleo Brasileiro S.A. – PETROBRÁS previsto no art. 67 da Lei nº 9.478, de 6 de agosto de 1997.

Decreto Nº 2.809, de 22 de Outubro de 1998
Dispõe sobre a aquisição e utilização de passagens aéreas pelos órgãos e entidades da Administração Pública Federal direta, autárquica e fundacional, e dá outras providências.

Decreto Nº 1.180, de 09 de Agosto de 1999
O GOVERNADOR DO ESTADO DO PARANÁ, no uso das atribuições que lhe confere o art. 87.

Decreto Nº 40.163, de 30 de Junho de 2000
Altera o Decreto nº 37.288, de 10 de março de 1997, que dispõe sobre o Registro de Preços e pesquisa de Mercado no âmbito da Administração Pública Estadual.

Decreto Nº 45.085, de 31 de Julho de 2000
Institui, no âmbito do Estado de São Paulo, sistema eletrônico de contratações, dispõe sobre normas operacionais de realização de despesas e dá providências correlatas.

Decreto Nº 3.555, de 08 de Agosto de 2000
PREGÃO

Decreto Nº 3.693, de 20 de Dezembro de 2000
Dá nova redação a dispositivos do Regulamento para a modalidade de licitação denominada pregão, para aquisição de bens e serviços, aprovado pelo Decreto nº 3.555, de 8 de agosto de 2000.

Decreto Nº 3.697, de 21 de Dezembro de 2000
Regulamenta o parágrafo único do art. 2º da Medida Provisória nº 2.026-7, de 23 de novembro de 2000, que trata do pregão por meio da utilização de recursos de tecnologia da informação.

Decreto Nº 3.722, de 9 de Janeiro de 2001
Regulamenta o art. 34 da Lei nº 8.666, de 21 de junho de 1993, e dispõe sobre o Sistema de Cadastramento Unificado de Fornecedores – SICAF.

Decreto Nº 3.771, de 13 de Março de 2001
Altera o Decreto nº 99.658, de 30 de outubro de 1990, que regulamenta, no âmbito da Administração Pública Federal, o reaproveitamento, a movimentação, a alienação e outras formas de desfazimento de material.

Decreto Nº 3.784, de 6 de Abril de 2001
Promove a inclusão de itens de bens de consumo e de serviços comuns na classificação a que se refere o Anexo II do Decreto nº 3.555, de 8 de agosto de 2000.

Decreto Nº 3.892, de 20 de Agosto 2001
Dispõe sobre a aquisição de bilhetes de passagem aérea e compras de materiais e serviços, mediante utilização do Cartão de Crédito Corporativo, pelos órgãos e pelas entidades da Administração Pública Federal direta, autárquica e fundacional, e dá outras providências.

Decreto Nº 3.931, de 19 de Setembro de 2001
Regulamenta o Sistema de Registro de Preços previsto no art. 15 da Lei nº 8.666, de 21 de junho de 1993, e dá outras providências.

Decreto Nº 4.074, 4 de Janeiro de 2002
Decreto nº 4.074, de 4 de janeiro de 2002, que regulamenta a Lei nº 7.802, de 11 de julho de 1989.

Decreto Nº 4.358, de 5 de Setembro de 2002
Regulamenta a Lei nº 9.854, de 27 de outubro de 1999, que acrescentou os incisos V ao art. 27 e XVIII ao art. 78 da Lei nº 8.666, de 21 de junho de 1993, referente ao cumprimento do disposto no inciso XXXIII do art. 7º da Constituição.

Decreto Nº 47.297, de 6 de Novembro de 2002
Dispõe sobre o pregão, a que se refere à Lei federal nº 10.520, de 17 de julho de 2002, e dá providências correlatas.

Decreto Nº 4.485, de 25 de Novembro de 2002
Dá nova redação a dispositivos do Decreto nº 3.722, de 9 de janeiro de 2001, que regulamenta o art. 34 da Lei nº 8.666, de 21 de junho de 1993, e dispõe sobre o Sistema de Cadastramento Unificado de Fornecedores – SICAF.

Decreto Nº 23.546, de 20 de Janeiro de 2003
Dispõe sobre a extinção do Certificado de Registro Cadastral — CRC expedido pela Gerência de Qualificação e Cadastro da Subsecretaria de Compras e Licitações da Secretaria de Fazenda e Planejamento e dá outras providências.

Decreto Nº 47.945, de 16 de Julho de 2003
Regulamenta o Sistema de Registro de Preços no Estado de São Paulo.

Decreto Nº 42.367, de 29 de Julho de 2003
Dispõe sobre a dispensa e inexegibilidade na Administração Pública do RS.

Decreto Nº 42.434, de 09 de Setembro de 2003
Regulamenta a modalidade do pregão eletrônico no RS.

Decreto Nº 44.279, de 24 de Dezembro de 2003
Dispõe sobre o processo de licitação e regulamenta dispositivos da Lei nº 13.278, de 7 de janeiro de 2002.

Decreto Nº 5.450, de 31 de Maio de 2005
Regulamenta o pregão, na forma eletrônica, para aquisição de bens e serviços comuns, e dá outras providências.

Decreto Nº 5.504 de 08 de Agosto de 2005
Torna obrigatório o uso do pregão eletrônico, preferencialmente para estados, municípios e entidades privadas.

Anexo 18

Instruções Normativas de Licitações Públicas (Bolnet, 2005)

Instrução Normativa Nº 05, de 21 de Julho de 1995

Estabelece os procedimentos destinados à implantação e operacionalização do Sistema de Cadastramento Unificado de Fornecedores – SICAF, módulo do Sistema Integrado de Administração de Serviços Gerais – SIASG, nos órgãos da Presidência da República, nos Ministérios, nas Autarquias e nas Fundações que integram o Sistema de Serviços Gerais – SISG.

Instrução Normativa Nº 13, de 30 de Outubro de 1996

Estabelece o procedimento padrão para aquisição de material de informática, à Central de Licitações – CELIC, o qual requer autorização da Comissão de Sistema de Informação – COSI.

Instrução Normativa Nº 18, de 22 de Dezembro de 1997

Assegura ao sujeito passivo, pessoa física ou jurídica, independentemente do pagamento de qualquer taxa, o direito de obter certidão acerca de sua situação, relativamente aos tributos e contribuições federais administrados pela Secretaria da Receita Federal - SRF

Instrução Normativa Nº 01, de 20 de janeiro de 1998

Estabelece o procedimento padrão para aquisição de material de informática, à Central de Licitações - CELIC, o qual requer autorização da Comissão de Sistema de Informação - COSI

Instrução Normativa Nº 08, de 04 de Dezembro de 1998

Regulamenta os procedimentos licitatórios e de contratação de fornecimentos de bens processados pelo Sistema de Registro de Preços, no âmbito dos órgãos e entidades integrantes do Sistema de Serviços Gerais - SISG

Instrução Normativa Nº 04, de 8 de Abril de 1999

Introduz novos procedimentos, no Sistema de Registro de Preços - SIREP, destinados a promover o balizamento das compras do Governo, tendo como referencial os preços praticados no âmbito dos órgãos e entidades da Administração Federal

Instrução Normativa DCC-1, de 12 de Março de 2001

Obtenção de senha para permitir nas cotações eletrônicas realizadas por intermédio do sistema BEC/SP, o fornecedor deverá, preliminarmente, inscrever-se no Cadastro Geral de Fornecedores do Estado - CADFOR, conforme o disposto no § 1º do artigo 9º do Regulamento do Sistema BEC/SP - Dispensa de Licitação, anexo ao Decreto 45.695, de 05 de março de 2001

Instrução Normativa Nº 06, de 6 de Maio de 2002

Divulga a inclusão da FAMÍLIA 548 - EQUIPAMENTOS; MATERIAIS; SUPRIMENTOS TRATAMENTO DE ÁGUA; ESGOTO e a aglutinação da subfamilia 638 da família 830 aglutinada na família 545

Anexo 19

Anexo 19: Projetos de Lei de Licitações Públicas (Bolnet, 2005)

PL Nº 4.388, de 1994

Altera a Lei nº 8.666, de 21 de junho de 1993, que "regulamenta o artigo 37, Inciso XXI da Constituição Federal, institui normas para licitações e contratos da Administração Pública e dá outras providências".

PL Nº 246, de 1995

Altera dispositivos da Lei nº 8.666, de 21 de junho de 1993, que "regulamenta o artigo 37, inciso XXI, da Constituição Federal, institui normas para licitações e contratos da Administração Pública e dá outras providências".

PL Nº 4.920 de 2001

Objetiva o presente projeto vedar a realização de concorrência de âmbito internacional cujo objeto seja a aquisição de passagens aéreas.

PL Nº 146 de 2003

Estabelece normas gerais sobre licitações e contratos administrativos pertinentes a obras, serviços, locações, compras e alienações no âmbito dos Poderes da União, dos Estados, do Distrito Federal e dos Municípios.

PL Nº 294, de 2003

Reajusta anualmente os valores dos limites de dispensa e de escolha de modalidades de licitação em percentual correspondente à variação dos preços do mercado no período, com indexador definido pelo Executivo, publicado no Diário Oficial.

PL Nº 1.558 de 2003

A proposição visa acrescentar à documentação atualmente exigida pela lei a comprovação de que o interessado não possua débitos de natureza trabalhista reconhecidos judicialmente, em fase de execução, bem como de que não figure como réu em ações referentes à prática de crimes contra o meio ambiente e em ações que tenham por objeto indenização por danos ao consumidor, para habilitação nos processos de licitação.

PL Nº 1.587 de 2003

Altera a Lei nº 8.666, de 21 de junho de 1993, e a Lei nº 8.987 de 13 de fevereiro de 1995, para efeito de instituir medidas preventivas à responsabilização subsidiária da Administração Pública decorrente de contratos administrativos.

PL Nº 1.739 de 2003

Inclui o art. 40 A na Lei nº 8.666, de 21 de junho de 1993, para disciplinar as licitações para aquisição em separado de equipamentos de informática e os respectivos sistemas operacionais e aplicativos.

PL Nº 2.108 de 2003

Dispõe sobre a proibição de entidades ou empresas brasileiras ou sediadas em território nacional estabelecerem contratos com empresas que explorem trabalho degradante em outros países.

PL Nº 2.459 de 2003

Dispensa licitação para a compra de armas e equipamentos quando houver risco de comprometimento da ação policial.

PL Nº 2.461 de 2003

Projeto cria Certidão de Débito Ambiental (CNDA) que será exigida em Licitações. A certidão, que terá a validade máxima de 18 meses, será exigida nas licitações para a contratação de obras e serviços pela Administração Pública Federal. A CNDA também será exigida para concessão de empréstimos e financiamentos por estabelecimentos oficiais de crédito.

PL Nº 2.463 de 2003

Altera a Lei das Licitações (Lei 8.666/93) para exigir que o contratado atenda às obrigações estabelecidas pelas leis que protegem os portadores de deficiências.

PL Nº 2.464 de 2003

Altera o § 2º do art. 3º da Lei nº 8.666, de 21 de junho de 1993. Projeto que prevê preferência, como critério de desempate em licitações, à empresa que participe de programa voltado ao incentivo da admissão de jovens que ainda não ingressaram no mercado formal de trabalho.

PL Nº 2.546 de 2003

Institui normas gerais para licitação e contratação de parceria público-privada, no âmbito da administração pública.

PL Nº 2.893 de 2004

Dispõe sobre a obrigatoriedade de manutenção de registros atualizados, na Internet, sobre o andamento das licitações na esfera federal.

PL Nº 2.899, de 2004

O Projeto de Lei 2.899/04 estabelece que a transferência de tecnologias produzidas por entidades federais, estaduais e municipais será regida pela legislação federal sobre licitações e contratos da Administração Pública.

PL Nº 2.961 de 2004

Projeto de Lei proíbe a participação na mesma licitação de sociedades controladoras e suas empresas controladas ou que tenham os mesmos sócios majoritários.

PL Nº 3.125 de 2004

Dispõe sobre a vedação de aquisição de bebida com qualquer teor alcoólico por órgão ou entidade da Administração Pública.

PL Nº 3.258 de 2004

Autoriza a realização de arrendamento mercantil (*leasing*), com opção de compra ao final do contrato podendo ter as mesmas condições de aquisição e pagamento concedidas ao setor privado, quando houver aquisição de veículos ou bens de interesse público relacionados na Lei 8.666/93, a lei das Licitações.

PL Nº 3.407 de 2004

Altera a Lei nº 8.666, de 21 de junho de 1993, estabelecendo o Balanço Social, nos termos em que especifica, como critério de desempate em licitações públicas.

PL Nº 3.485 de 2004

Nos contratos de execução de obras públicas, a responsabilidade da empresa contratada em relação à qualidade da obra executada, será de no mínimo cinco (5) anos, contados a partir da entrega, obrigando-se a recuperar componentes que apresentarem sinais de deterioração precoce, decorrente de execução falha ou em desacordo com as especificações técnicas.

PL Nº 3536 de 2004

Dispõe sobre o atendimento de requisitos específicos, nas licitações para a compra de medicamentos e insumos farmacêuticos.

PL Nº 3.554 de 2004

Dispõe sobre a concessão de preferência a produtos nacionais nas aquisições de bens e serviços pela administração pública federal.

PL Nº 3.691 de 2004

Dispensa de licitação as autorizações e permissões de uso de pequenas áreas públicas para os fins que especifica.

PL Nº 3.935 de 2004

A escolha da entidade a ser conveniada será feita por meio de publicação de edital de concursos de projetos, em órgão de imprensa oficial, em que constará a especificação do bem ou projeto a ser realizado, além de outras informações: Altera a redação dos parágrafos 1° e 2 ° do art. 116 da Lei 8.666, de 21 de junho de 1993, e acrescenta novos parágrafos.

PL Nº 3.954 de 2004

O presente projeto de lei tem por objetivo dar nova redação ao inciso VIII, do artigo 24, da Lei Federal nº 8.666, de 21 de junho de 1993, possibilitando que a Administração Pública celebre contratos para a aquisição de bens e serviços com órgãos ou entidades que integrem a sua administração indireta ou a administração indireta de outra esfera governamental,com dispensa de licitação.

PL Nº 3.975 de 2004

Trata da disponibilização na Internet dos dados relativos às licitações públicas dos órgãos integrantes da Administração Pública Federal

PL Nº 4.077 de 2004

Acrescenta artigo à Lei nº 8.666, de 21 de junho de 1993, dispondo sobre a obrigatoriedade de aquisição de produtos de fabricação nacional.

PL Nº 4.222 de 2004

Estabelece normas para a realização de licitação para execução de obra pública e prestação de serviço.

PL Nº 4.330, de 2004

Dispõe sobre o contrato de prestação de serviço a terceiros e as relações de trabalho dele decorrentes.

PL Nº 4.335, de 2004

Extingue a exigência de nova concorrência para a outorga de subconcessão, dependendo esta apenas de autorização expressa do Poder Concedente.

PL Nº 4.546 de 2004

Institui que toda licitação voltada para operações de compra e venda de energia elétrica, inclusive na modalidade de leilão, terá a Bolsa de Valores do Rio de Janeiro – BVRJ como local oficial de recebimento e julgamento das propostas, altera dispositivo da Lei nº 10.848 de 15 de março de 2004, que dispõe sobre a comercialização de energia elétrica e dá outras providências.

PL Nº 4.579 de 2004

Simplifica a participação das microempresas e empresas de pequeno porte inscritas no SIMPLES nos processos de licitações, dispensando-as da apresentação da documentação que trata o art. 27 da Lei nº 8.666/93.

PL Nº 4.635 de 2004

Proíbe as empresas que forem contratadas sem licitação na área pública de fazer doação em dinheiro ou para a publicidade de candidatos que exerceram cargo no setor público, seja na administração direta ou indireta.

PL Nº 06, de 2005

Altera a Lei nº 8.666, de 21 de junho de 1993, que regulamenta o artigo 37, Inciso XXI da Constituição Federal, institui normas para licitações e dá outras providências.

PL Nº 4.764 de 2005

Torna obrigatória a abertura do sigilo fiscal, bancário e telefônico dos membros de comissões de licitações.

PL Nº 4776 de 2005

Dispõe sobre a gestão de florestas públicas para produção sustentável, institui, na estrutura do Ministério do Meio Ambiente, o Serviço Florestal Brasileiro - SFB, cria o Fundo Nacional de Desenvolvimento Florestal - FNDF, e dá outras providências.

PL Nº 5063, de 2005

Institui que toda licitação de blocos para exploração e produção de petróleo e gás natural, tenha a Bolsa de Valores do Estado do Rio de Janeiro – BVRJ como local oficial de recebimento e julgamento das propostas.

PL Nº 5273 de 2005

Altera a Lei nº 8.429, de 02 de junho de 1992, cria o Cadastro Nacional de Pessoas Físicas e Jurídicas Proibidas de Contratar, de Receber Benefícios ou Incentivos Fiscais ou Creditícios por prazo determinado e dá outras providências.

PL Nº 5421 de 2005
Altera os Artigos 22 e 23 da Lei nº 8666/1993, instituindo o pregão eletrônico nas licitações da Administração Pública Federal.

PL Nº 5440 de 2005
Altera os Artigos 22 e 23 da Lei nº 8666/1993, instituindo o pregão eletrônico nas licitações da Administração Pública Federal.

PL Nº 5484 de 2005
Torna obrigatória a licitação pública para selecionar instituição financeira para gerir a verba dos depósitos judiciais e dá outras providências.

PL Nº 5583, de 2005
Altera a redação do art. 25 da Lei nº 8.666, de 21 de junho de 1993, para tornar obrigatória a licitação para escolha de empresa ou instituição a ser contratada para a realização de concursos públicos.

PL Nº 5730, de 2005
Altera o critério de desempate nas licitações e contratos da administração pública da Lei 8666/93. O objetivo é dar preferência às cooperativas e pequenas empresas nas compras governamentais, especialmente no setor agropecuário.

PL Nº 5756, de 2005
Altera o Programa de Aquisição de Alimentos, incentivando a agricultura familiar e o cooperativismo, dispensando a licitação para compras governamentais de gêneros alimentícios.

PL Nº 5939, de 2005
Dispensa de licitação a aquisição de bens e serviços destinados aos militares das Forças Singulares em missão de paz no exterior.

Anexo 20

LEGISLAÇÃO SOBRE O INTRAGOV

Decreto 40.656 de 09/02/1996

Institui o Sistema Estratégico de Informações e dá providências correlatas.

Decreto 42.907 de 05/03/1998

Dispõe sobre a instituição e operacionalização do ambiente Internet do Governo do Estado e dá providências correlatas.

Resolução SGGE- 46 de 23/07/1999

Institui Grupo de Administração do Projeto Intragov e dá providências correlatas.

Resolução SGGE-72 de 16/10/2000

Acrescenta dispositivos ao Termo de Cooperação anexo à Resolução SGGE-46 de 23/07/1999, que institui o Grupo de Administração do Projeto Intragov e dá providencias correlatas.

Resolução CC-67 de 23/10/2003

http: //www.intragov.sp.gov.br/ressgge46.htm

Altera a Cláusula Quinta do Termo de Cooperação publicado em 24-7-1999, parte integrante da Resolução SGGE-46-99.

Resolução CC-3 de 09/01/2004

Institui grupo técnico para administração da rede Intragov do Governo do Estado de São Paulo e dá providências correlatas.

Capítulo 7

Referências

1. ABNT. Associação Brasileira de Normas Técnicas. NRs. Rio de Janeiro, agosto, 1994.
2. ACESITA. Aço inox: especificações técnicas. São Paulo: out, 2006. Disponível em: http://www.acesita.com.br/port/aco_inox/pdf/catalogoAcesita.pdf (Acessado em: 22 Jan. 2008).
3. Aguiar ESV. Emergências. Cascavel, UFSM, 2006. Disponível em: http://cascavel.cpd.ufsm.br/tede/tde_arquivos/8/TDE-2006-09-08T081117Z-118/Publico/2006%20AGUIAR,%20Eduardo%20Santiago%20Ventura%20121-141.pdf. (Acessado em: 25 Jan. 2008).
4. AHK. Câmara de Comércio e Indústria Brasil-Alemanha. Selos de qualidade. Disponível em: http://www.ahkbrasil.com/selos-qualidade.asp (Acessado em: 21 Jan. 2008).
5. AMBU. Ambu's history. Disponível em: http://www.ambu.com/About_Ambu/History/Ambu's_history.aspx (Acessado em: 12 Oct. 2008).
6. ANSI / AAMI / ISO 11140-1. Association for the Advancement of Medical Instrumentation. Sterilization of Health Care Produts. – Chemical products – Part 1: general requirements. Arlington VA: Association for the Advancement of Medical Instrumentation, 2006.
7. ANVISA. Associação Nacional de Vigilância Sanitária. Resolução RE N° 16 de 06 de Julho de 2004: Proibição do uso de medidores de pressão intra-arterial artesanais. Disponível em: http://www.anvisa.gov.br/DIVULGA/noticias/2004/080704.htm (Acessado em: 20 Jan. 2008).
8. ANVISA. Controle de infecção e esterilização. Disponível em: http://www.anvisa.gov.br/faqdinamica/asp/usuario.asp?usersecoes=30&userassunto=58 (Acessado em: 6 Oct. 2008).
9. Argentiére R. Novíssimo receituário industrial. 6. ed. Revisado, atualizado e ampliado por Diamantino Fernandes Trindade. São Paulo: Ícone, 2005.
10. ASE.Anesthesia Euipment Resources. Endotracheal tubes. Disponível em: http://www.asevet.com/resources/ettubes.htm. (Acessado em: 25 Jan. 2080).
11. Aurélio, Novo Dicionário Eletrônico. Flange. Versão 5.0. Positivo Informática, 2004.
12. Auxtero MD. Objectos de penso. Disponível em: http://www.egasmoniz.edu.pt/ficheiros/alunos/anos_anteriores/farmaciagalenica/HANDOUTS_27_e_28.pdf (Acessado em: 03 Mar. 2008).
13. B.Braun. Catálogo hemostático. 2003.

14. Becton Dickinson. Seringas hipodérmicas. Disponível em: http://www.bd.com/scripts/brasil/productsdrilldown.asp?CatID=113&SubID=313&siteID=10056&d=brasil&s=brasil&sTitle=&metaTitle=Injection+Systems+%2D+Farm%C3%A1cia&dc=brasil&dcTitle=BD+%2D+Brasil#862 (Acessado em: 24 Oct. 2008).

15. Bishow, Richard. Current approaches to the management of epistaxis. Journal of the American Academy of Physician Assistants. JAAPA. May 2003;16:52-64. Disponível em: http://jaapa.com/issues/j20030501/articles/nosebleed0503.html (Acessado em: 4 Apr. 2008).

16. Blakiston. Dicionário médico. 2. ed. São Paulo: Andrei, 1979.

17. BNDES. E-Governo: o que já fazem estados e municípios. Modernização da Gestão. Informe-se. Secretaria para Assuntos Fiscais – SF. N. 20 – outubro 2000. Disponível em: http://www.bndes.gov.br/conhecimento/informeSF/inf_20.pdf (Acessado em: 18 Nov. 2005).

18. Bolnet. Business on line: licitações e editais. Disponível em: http://www.licitacao.net/legislacao.htm (Acessado em: 13 Nov. 2005).

19. Boston Scientific Co. Our company: a history of innovation. Disponível em: http://www.bostonscientific.com/SectionData.bsci/,,/navRelId/1004.1010/seo.serve (Acessado em: 24 Feb. 2008).

20. Brasil. Diário Oficial da União. 1990, 1996, 1997.

21. Brasil gov.br. Diretrizes estratégicas do governo eletrônico. Ministério do Planejamento, Orçamento e Gestão. Disponível em: http://www.governoeletronico.gov.br/governoeletronico/publicacao/noticia.wsp?tmp.noticia=243&tmp.area=47&wi.redirect=8IUSYLIGUV (Acessado em: 9 Nov. 2005).

22. Brasil. Manual de condutas para úlceras neurotróficas e traumáticas. Ministério da Saúde, Secretaria de Políticas de Saúde, Departamento de Atenção Básica. Brasília: Ministério da Saúde, 2002. 56 p.:il. Série J. Cadernos de Reabilitação em Hanseníase; n. 2. ISBN 85-334-0562-6. Disponível em: http://www.credesh.ufu.br/documentos/academico/Manual%20de%20Condutas%20para%20Ulceras%20Neurotroficas%20e%20Traumaticas.pdf (Acessado em: 22 Feb. 2008).

23. Burkhart F, Harry H. LeVeen, a surgeon and innovator, is dead at 82. The New York Times, January 7, 1997. Disponível em: http://query.nytimes.com/gst/fullpage.html?res=9902E5DB1339F934A35752C0A961958260 (Acessado em: 28 Oct. 2008).

24. CADAIS. Centro de Apoio ao Desenvolvimento de Assistência Integral à Saúde. Governo do Estado de São Paulo, Secretaria de Estado da Saúde. Especificações de material de consumo técnico hospitalar ambulatorial – Grupo de Coordenação para Assuntos de Enfermagem - São Paulo: [s.n.], 1994 / revisão 1995.

25. CENPRA. SICAF. Centro de Pesquisas Renato Archer. Ministério da ciência e Tecnologia. Disponível em: http://www.cenpra.gov.br/licitacoes/sicaf.htm (Acessado em: 13 Nov. 2005).

26. Cervantes J. Common bile duct stones revisited after the first operation 110 years ago. World Journal of Surgery. 24, 1278-1281, 2000. DOI: 10.1007S0026800010255.

27. Chahin A, Cunha MA, Knight PT, Pinto SL. E-gov.br: a próxima revolução brasileira: eficiência, qualidade e democracia: o governo eletrônico no Brasil e no mundo. São Paulo: Prentice Hall, 2004.

28. Cook Medical. History & innovators: Cesare Gianturco. Disponível em: http://www.cookgroup.com/history/gianturco.html (Acessado em: 6 Oct.2008).

29. Cook, Incorporated. Cook Critical Care. In: Central venous catheteres C-9.5 ULDM. USA: [s.n.], 1990.
30. Costa MG. Neopreno: resposta técnica. Agência USP de Inovação: Disque/ Tecnologia. 01 mar. 2007. Disponível em: http://sbrtv1.ibict.br/upload/sbrt4814.pdf?PHPSESSID=f13a1166636ac89804afd54f21eea07e (Acessado em: 12 Aug. 2008).
31. Costa VV, Torres RVSD, Arci ÉCP, Saraiva RÂ. Comparação dos valores do índice bispectral em pacientes com paralisia cerebral em estado de vigília. Revista Brasileira de Anestesiologia 57(4) Campinas July/Aug. 2007 doi: 10.1590/ S0034-70942007000400005. Disponível em: http://www.scielo.br/scielo.php?pid=S0034-70942007000400005&script=sci_arttext (Acessado em: 14 Feb. 2009).
32. Couto H. Material de sutura. Lisboa: Nursing. 1998;119:26-31.
33. Cuenca RM. Estudo das complicações na utilização do dreno de Kehr após o tratamento da coledocolitíase. [Dissertação]. Clínica Cirúrgica do Setor de Ciências da UFPR, Curitiba, 1996. Disponível em: http://dspace.c3sl.ufpr.br:8080/ dspace/bitstream/1884/8435/1/RONALDO%20MAFIA%20CUENCA_1996%20.pdf. (Acessado em: 22 May. 2008).
34. Cúneo RG. Polímeros. 2006. Disponível em: http://www.algosobre.com.br/quimica/polimeros.html. (Acessado em: 22 Feb. 2008).
35. Dahlke R, Dethlefsen T. A doença como caminho. 11. ed. São Paulo: Cultrix; 1998.
36. Dallacqua FM. Secretaria da Fazenda do Estado de São Paulo. Disponível em: www.iadb.org/exr/events/e-gp/presentations/ Brasil%20-%20Fernando%20 Maida%20Dall%B4Acqua%20-%20%20BID-BEC1.ppt. (Acessado em: 9 Nov. 2005).
37. Dosch MP. The anesthesia gas machine. University of Detroit Mercy Graduate Program in Nurse Anesthesiology. Disponível em: http://www.udmercy.edu/crna/ agm/06.htm. (Acessado em: 10 Mar 2008).
38. Duarte LTD. Índice Bispectral: BIS. Cap. 32: p 209-231. In: Medicina perioperatória. Serviço de Anestesiologia de Joinville – SC. 20/07/2007. Disponível em: http://www.saj.med.br/uploaded/File/artigos/indice%20Bispestral%20-%20Bis.pdf (Acessado em: 13 Feb. 2009).
39. DuPont. Hitrel. Disponível em: http://plastics.dupont.com/myplastics/ Mediator?id=75&locale=pt_BR (Acessado em: 24 Feb. 2008).
40. DuPont. Sobre a DuPont. Disponível em: http://www2.dupont.com/Our_ Company/pt_BR/. (Acessado em: 22 Feb. 2008).
41. El Hospital. Anuario de compras 1995-96. U.S.A.: Salud Publications Internacional Inc., v. 51, N. 3, jun/jul 1995.
42. Epitesdt Ltd oy. Finn Chambers on Scanpor. Disponível em: http://www.epitest.fi/esite_p.html. (Acessado em: 15 Sep. 2005).
43. Ethicon. Curso de suturas. Johnson & Johnson.[s.n.], [199-].
44. Ethicon. Manual sobre hemostáticos. Johnson & Johnson.[s.n.], 2003.
45. Faber P, Raya MJ. Autonomía de aprendizaje en la enseñanza de la Terminología. VII Simposio de Riterm, 2002, Actas1988-2002, Universidad de Granada España. Disponível em: http://www.riterm.net/actes/7simposio/faber.htm. (Acessado em: 19 Jan. 2008).

46. FDA. U.S.Food and Drug Administration. Center for devices and radiological health. Recognition Number 14-195: AAMI / ANSI / ISO 11140-1:2005, Sterilization of health care products - Chemical indicators - Part 1: General requirements, 2ed (Revision of ANSI/AAMI ST60:1996). (Sterility) Disponível em: http://www.accessdata.fda.gov/scripts/cdrh/cfdocs/cfStandards/Detail.CFM?STANDARD__IDENTIFICATION_NO=16929 (Acessado em: 24 Jun. 2008).
47. Ferrari D, Autílio SC. SAFI: suporte avançado em fisioterapia intensiva. Sobrati, 2004. Disponível em: http://www.sobrati.com.br/trabalho13-julho-2004.htm. (Acessado em: 19 Mar. 2008).
48. Ferreira JTL. Avaliação da resistência à corrosão de materiais metálicos utilizados em aparelhos ortodônticos fixos. [Doutorado] Ciências em Engenharia Metalúrgica e de Materiais, UFRJ, 2005. Disponível em: http://teses.ufrj.br/COPPE_D/JoseTarcisioLimaFerreira.pdf. (Acessado em: 22 Jan. 2008).
49. Ferrer F. Pesquisa & consultoria. Câmara Brasileira de Comércio Eletrônico. Disponível em: http://www.camara-e.net/interna.asp?mostra=0&tipo=1&valor=3297. (Acessado em: 17 Nov. 2005).
50. Figueiredo CD. Hérnia em portal de trocarte. Disponível em: http://www.proz.com/kudoz/1770064. (Acessado em: 02 Feb. 2008).
51. FIOCRUZ. Biossegurança: EPI para proteção dos membros inferiores. Disponível em: http://www.fiocruz.br/biosseguranca/Bis/lab_virtual/epiprotecaomembrosinferiores.html (Acessado em: 20 Jan. 2009).
52. FIOCRUZ. Biossegurança: luvas. Disponível em: http://www.fiocruz.br/biosseguranca/Bis/virtual%20tour/hipertextos/up1/luvas.html (Acessado em: 11 Aug. 2008).
53. Firkin BG, Whitworth JA. Dictionary of medical eponyms. Informa Health Care, 2001. Disponível em: http://books.google.com.br/books?ct=result&id=bwbCVCFPNI4C&dq=%22gigli%22+%2Beponyms&ots=yHAQSoMBWe&pg=PA143&lpg=PA143&sig=ACfU3U1XCU5EwCiN2KojePF6VjpObvDgTw&q=leveen#PPA237,M1 (Acessado em: 27 Oct. 2008).
54. Fórum TI & Governo SP. São Paulo discute os desafios do governo eletrônico. Disponível em: http://www.planoeditorial.com.br/forumtigovernosp/cobertura.shtml. (Acessado em: 14 Nov. 2005).
55. Frölich MA, Caton D. Pioneers in epidural needle design. Anesth Analg, 2001, 93: 215-20. . Disponível em: http://www.anesthesia-analgesia.org/cgi/reprint/93/1/215.pdf. (Acessado em: 13 Apr. 2008).
56. Füchter SK. Incorporação de novas tecnologias de informação e comunicação na área empresarial. Um Estudo de Caso. (Mestrado). UFSC, 1999. Disponível em: http://www.eps.ufsc.br/disserta99/keller/index.htm. (Acessado em: 22 Nov. 2001).
57. Fundação Oswaldo Cruz. Vigilância sanitária. ANVISA sabia que bactéria era resistente desde 2007, diz matéria do jornal Folha de São Paulo. Centro Colaborador em Vigilância Sanitária da Escola nacional de Saúde Pública Sérgio Arouca da Fundação Oswaldo Cuz.. Disponível em: http://www.ensp.fiocruz.br/visa/noticias/noticia.cfm?noticia=1478 (Acessado em: 15 Nov. 2008).
58. FUNDAP. Alta velocidade e segurança. Rev Eletr SP.gov, 3. Disponível em: http://www.revista.fundap.sp.gov.br/revista3/paginas/premio08.htm. (Acessado em: 14 Nov. 2005).
59. Galvão AM, Galindo Filho VC, Marinho PEM, Gomes R, França EET, Brandão DC et al. Estudo comparativo entre os sistemas de umidifcação aquoso aquecido e

trocador de calor e de umidade na via aérea artificial de pacientes em ventilação mecânica invasiva. Revista Brasileira de Fisioterapia, São Carlos, 10 (3): 303-308, jul/set 2006.. Disponível em: http://www.scielo.br/pdf/rbfis/v10n3/31949.pdf (Acessado em: 16 Dec. 2008).

60. Ganfyd. Fogarty catheter. Disponível em: http://www.ganfyd.org/index.php?title=Fogarty_catheter. (Acessado em: 6 Jun. 2008).
61. Ganfyd. Sengstaken-Blakemore tube. Disponível em: http://www.ganfyd.org/index.php?title=Sengstaken-Blakemore_tube. (Acessado em: 6 Jun. 2008).
62. Ganfyd.Org. Gauge/French. The free medical knowledge base. Disponível em: http://www.ganfyd.org/index.php?title=Needle and http://www.ganfyd.org/index.php?title=French_gauge. (Acessado em: 22 Feb. 2008).
63. Goldberg AMG. Manual de urinálise suína: da coleta à análise dos resultados. [Monografia] Universidade Federal do Rio Grande do Sul. Faculdade de Veterinária. Especialização em Análises Clínicas Veterinárias, Porto Alegre, 2007. Disponível em: http://www6.ufrgs.br/bioquimica/posgrad/EACV/monografias/mon_amgg.pdf (Acessado em: 16 Dec. 2008).
64. Gorni AA. Introdução aos plásticos. Revista Plástico Industrial. Disponível em: http://www.gorni.eng.br/intropol.html. (Acessado em: 20 Feb. 2008).
65. Graziano, Kazuko U. Papel grau cirúrgico em autoclave. Fórum CCIH, 2001. Disponível em: http://www.ccih.med.br/cgi-bin/forum/board-auth.cgi?file=/19/152.htm.l (Acessado em: 24 Feb. 2008).
66. Grupi CJ, Brito FS, Uchida AH. Eletrocardiograma de longa duração: o sistema Holter – parte I. Relampa, Revista Latino-Americana de Marcapasso e Arritmia. 1999, 12 (2): 86-92. Disponível em: www.relampa.org.br/audiencia_pdf.asp?aid2=249&nomeArquivo=12-02-04.pdf – (Acessado em: 20 Jan. 2009).
67. Guia de Fornecedores Hospitalares. São Paulo: Guia, [199-].
68. Haddad J, Limca Filho MO, Figueiredo GLN, Hernando E, Osterne CV. Oclusão percutânea da persistência do canal arterial. Revista Brasileira de Cardiologia Invasiva. 2005;13(3). Disponível em: http://www.rbci.org.br/detalhe_artigo.asp?id=122 (Acessado em: 6 Oct. 2008).
69. *Hamilton Company.* Custom needle Gauge and length. Disponível em: http://www.hamiltoncompany.com/syringes/gaugeindex.asp. *(Acessado em: 4 Apr. 2008).*
70. Hassegawa T. Semiótica e informática, mais que uma rima, uma preocupação. Companhia de Informática do Paraná – CELEPAR. Bate Byte, 129, 2003. Disponível em: http://www.pr.gov.br/batebyte/edicoes/2003/bb129/semiotica.shtml. (Acessado em: 27 Nov. 2005).
71. Haubrich WS. Ewald of the Ewald tube. Gatroenterology, 2002;123(6):1803. PII: S0016-5085(02)00505-X doi:10.1053/gast.2002.1231803. Disponível em: http://www.gastrojournal.org/article/S0016-5085(02)00505-X/fulltext (Acessado em: 19 Nov. 2008).
72. Hospitalar 1995-1998. Catálogos de exposição. São Paulo; 1995-1998.
73. Hunter TB, Taljanovic M. Glossary of medical devices and procedures: abbreviations, acronyms and definitions. RadioGraphics, RSNA. 2003;23:195-213. Special report. DOI: 10.1148/rg.231025136. Disponível em: http://radiographics.rsnajnls.org/cgi/content/full/23/1/195?maxtoshow=&HITS=10&hits=10&RESULTFORMAT=&fulltext=medical+devices+foreign+bodies&searchid=1&FIRS

TINDEX=0&sortspec=relevance&resourcetype=HWCIT (Acessado em: 9 Jun. 2008)

74. IMESP. Lei de licitações e contratos: No. 8.666 de 21/06/93. Imprensa Oficial do Estado de São Paulo, 1993.

75. INMETRO. Histórico e missão. Disponível em: http://www.inmetro.gov.br/inmetro/ (Acessado em: 21 Janaury 20008).

76. Krzanowski TJ, Mazur W. A complication associated with the Murphy Eye of an endotracheal tube. Anesthesia & Analgesia, 2005; 100: 1854-1855. International Anesthesia Research Society. . Department of Anesthesia, Saint Barnabas Medical Center, Livingston, New Jersey . doi: 10.1213/01.ANE.0000152190.42078.91. Disponível em: http://www.anesthesia-analgesia.org/cgi/content/full/100/6/1854. (Acessado em: 11 Mar. 2008).

77. Kurcgant P, Cunha KC, Massarollo MCKB et al. A administração de recursos materiais na enfermagem. In: Administração em Enfermagem. 3. reimpressão. São Paulo: E.P.U.; 1991. p. 73-88.

78. Le Roi. Consultoria Comércio e Representações Ltda. Matérias-primas. Disponível em: http://brasil.acambiode.com/produto_96549655862596458625106001182836.html. (Acessado em: 25 Jan. 2008).

79. Lee HSJ. Dates in urology: a chronological record of progress in urology oOver the last millenniium. Informa Health Care, 2000, ISBN 1850704961. Disponível em: http://books.google.com.br/books?id=ibGpaPb81OoC&pg=PA49&lpg=PA49&dq=%22malecot%22+%2Bsurgeon+%2Bfrance&source=bl&ots=jupQpJQ-FJ&sig=GvoiXe5PZ-QcORIWH4feM3HztIk&hl=pt-BR&sa=X&oi=book_result&resnum=2&ct=result (Acessado em: 5 Jan. 2008).

80. Leite Filho AF, Lages CLP, Bezerra Filho DM, Motta MA, Ribeiro, RC. Sling transobturatório para a correção cirúrgica da incontinência urinária de esforço. XXVIII Congresso de Ginecologia e Obstetrícia do Rio de Janeiro. Junho 2004. Disponível em: http://www.sgorj.org.br/congresso/xxviiicong/trabalhos/Sling_Transobturatorio.doc (Acessado em: 14 Nov. 2008).

81. Lima BFS. Manutenção de equipamentos médicos. Engenharia Eletrônica. Escola Politécnica de Pernambuco. Recife, 2006. Disponível em: http://www.poli.br/arquivos/DOWNLOADS/RELAT%D3RIO%20DE%20ESTAGIO/ELETRONICA/Manuten%E7%E3o%20de%20equipamentos%20m%E9dicos%20(Brenna%20Fraga).doc (Acessado em: 19 Oct. 2008).

82. Liu H-C, Lee K-S, Huang C-J, Cheng C-R, Hsu W-H, Huang M-H. Silicone T-tube for complex laryngotracheal problems. European Journal of Cardio-Thoracic Surgery, 2002, 21: 326-330. Disponível em: http://ejcts.ctsnetjournals.org/cgi/content/full/21/2/326 (Acessado em: 24 Oct. 2008).

83. Machado MCL. Oxigenoterapia domiciliar prolongada. Disponível em: http://www.unifesp.br/dmed/pneumo/Dowload/O2resumo2003DraCristina.pdf (Acessado em: 15 Sep. 2008).

84. Maki D. Preventing central venous catheter related complications. In: Injections in surgery. USA: [s.n.], 1992.

85. Maltby JR. Notable names in anaesthesia. Great Britain: Royal Society of Medicine, RSM Press, 2002, p. 36. ISBN 1853155128. 9781853155123. Disponível em: http://books.google.com.br/books?id=Yc4_uLDkzgAC&pg=PA36&lpg=PA36&dq=%22carlens%22+%2Beponyms&source=web&ots=JiUlyzoeoG&sig=_7zPfkoqdD05sqis0Xj8dqb1kSQ&hl=pt-BR&sa=X&oi=book_result&resnum=3&ct=result (Acessado em: 6 Jun. 2008).

86. Martinho MAV. Eficácia dos integradores químicos x indicadores biológicos no monitoramento dos ciclos de esterilização a vapor: revisão sistemática da literatura. [Dissertação]. Universidade de São Paulo, Escola de Enfermagem, 2007. Disponível em: http://www.teses.usp.br/teses/disponiveis/7/7139/tde-17052007-112405/ (Acessado em: 24 Jun. 2008).

87. Mateos JCP, Mateos EIP, Mateos JCP, Vargas RNA. Marcapasso e desfibrilador – estado da arte. Revista Virtual SOCESP. 14(2), mar/abr/2004. Disponível em: http://200.220.14.51/revistasocesp/edicoes/volume14/v14_n02_tx02c.asp?posicao=completo&v=&n= (Acessado em: 25 Jan. 2009).

88. Medilexicon. Malecot. Disponível em: http://www.medilexicon.com/medical-dictionary.php?t=52445 (Acessado em: 19 Nov. 2008).

89. Miyake MH, Diccini S, Bettencourt ARC. Interference of nail polish colors and time on pulse oximetry in healthy volunteers. Jornal de Pneumologia, 2003, 29 (6), ISSN 0102-3586. doi: 10.1590/S0102-35862003000600011. Disponível em: http://www.scielo.br/scielo.php?script=sci_arttext&pid=S0102-35862003000600011. (Acessado em: 08 Mar. 2008).

90. Mogo, S. Radiometria e fotometria: percepção visual. Departamento de Física. Universidade da Beira Interior. 2007/2008. Disponível em: http://www.dfisica.ubi.pt/~smogo/disciplinas/alunos/Radiometria.pdf. (Acessado em: 13 Jun. 20080).

91. Montenegro RSP, Zaporki J, Oliveira KMVD, Ribeiro MCM. Poliestireno: área de operações industriais 1 – AO – 1. BNDES, Banco Nacional de Desenvolvimento Econômico e Social – Ministério do Desenvolvimento, Indústria e Comércio Exterio, Brasil, out, 1997. Disponível em: http://www.bndes.gov.br/conhecimento/relato/poliesti.pdf. (Acessado em: 21 Feb. 2008).

92. National Library of Medicine - Medical Subject Headings. CMM cement. 2008 MeSH. MeSH Supplementary Concept Data. Disponível em: http://www.nlm.nih.gov/cgi/mesh/2008/MB_cgi?mode=&index=51617&field=all&HM=&II=&PA=&form=&input=. (Acessado em: 22 Mar. 2008).

93. OEA. Organização dos Estados Americanos. Governo eletrônico: estratégias de elaboração, desenvolvimento e implementação de projetos: curso de extensão na modalidade à distância. Secretaria Executiva para o Desenvolvimento Integral. Palhoça: UnisulVirtual, 2005.

94. Palermo LT, Sanchez EMS, Felisverti MI. Avaliação da miscibilidade de blendas PVA/PVP em solução a partir de medidas viscosimétricas. Instituto de Química – Universidade Estadual de Campinas. Anais do Congresso Brasileiro de Engenharia e Ciência dos Materiais, 14: 54701-54707, 2000, São Pedro - SP. Anais. Disponível em: http://gppol.iqm.unicamp.br/Congressos/14CBECIMAT/TC407-038.pdf. (Acessado em: 21 Feb. 2008).

95. Palma P. Mini sling dinâmico: uma nova alternativa para a incontinência fecal. Urovirt. Revista Virtual de Urologia, 12 (2) – abril/maio 2008. ISSN 1808-7582. Disponível em: http://www.urovirt.org.br/urovirt/index2.php?pagina=estrutura1&complemento=estrutura1_img&idioma=p&volume=41&topico=6 (Acessado em: 14 Nov. 2008).

96. Paramed, Materiais médicos e hospitalares ltda. Prestação de serviços. São Paulo: [s.n.], [199-].

97. Pediatric Oncall. Malecot's catheter. Child Health Care. Disponível em: http://www.pediatriconcall.com/fordoctor/medical_equipment/Malecot.asp (Acessado em: 19 Nov. 2008).

98. Pelizan MA. Design: materiais de construção – plásticos. Centro Universitário Francisco. Availbale at: http://www.unifra.br/design/plasticos. (Acessado em: 6 Apr. 2007).

99. Penteado JRW. A técnica da comunicação humana. 3. ed. São Paulo: Pioneira, 1997.

100. Pessis-Pasternak G. Do caos à inteligência artificial. São Paulo: UNESP, 1991.

101. Pires AC, Saporito WF, Leão LEV, Forte V, Cardoso SH, Ramaciotti O. Pericárdio bovino utilizado como remendo no sistema cardiovascular. Revista Brasileira Cirurgia Cardiovascular 1997; 12 (2): 176-87. doi: 10.1590/S0102-76381997000200012 Disponível em: http://www.scielo.br/scielo.php?script=sci_arttext&pid=S0102-76381997000200012 (Acessado em: 20 Jun. 2008).

102. Portal Governo do Estado de São Paulo. Estudo de redução de custos pela implementação da bolsa eletrônica de compras – BEC. Disponível em: http://www.relogiodaeconomia.sp.gov.br/BEC/metodologia_bec.asp. (Acessado em: 12 Nov. 2005).

103. PRODESP. Hospital das Clínicas da F.M.U.S.P. Listagem geral. São Paulo; 1995.

104. PROMAT. Klevar. Disponível em: http://www.multibor.com.br/Promat/Luvas_kevlar.htm (Acessado em: 20 jun. 2008).

105. RHODIA FARMA. Gelfoan. Monografia (Cons 699) - Biblioteca de Gerência Médica da Rhodia Farma, 2002.

106. Roithmann R. Testes específicos da permeabilidade nasal. Revista Brasileira de Otorrinolaringologia, 73 (1), São Paulo Jan./Feb. 2007. doi: 10.1590/S0034-72992007000100001. Disponível em: http://www.scielo.br/scielo.php?pid=S0034-72992007000100001&script=sci_arttext. (Acessado em: 27 Jan. 2008).

107. Rossi Filho R. Fechamento de comunicação interatrial por cateter. Revista da Sociedade de Cardiologia do Rio Grande do Sul. Ano XIII (1). Jan-Abr, 2004. Disponível em: http://sociedades.cardiol.br/sbc-rs/revista/2004/01/artigo08.pdf (Acessado em: 6 Oct. 2008).

108. Russo RG. Fios de sutura. In: Centro-Cirúrgico e de material e instrumentação cirúrgica. São Paulo: CESC/DRHS; 1978. p. 109-115.

109. Santos P (coord.). A bolsa eletrônica de compras de São Paulo. Disponível em: http://www.vesta.com.br/pontosdevisao.asp?id=54. (Acessado em: 3 Nov. 2005).

110. SBACV. Sociedade Brasileira de Angiologia e Cirurgia Vascular. Materiais utilizados para embolização terapêutica. Revista de Angiologia e Cirurgia Vascular, 5 (6), 1996. Disponível em: http://www.sbacvrj.com.br/paginas/revistas/sbacvrj/1996/1/Cursop35.htm. (Acessado em: 18 Feb. 20080).

111. SBC. Sociedade Brasileira de Cardiologia. Diagnóstico e classificação. IV Diretrizes Brasileiras de Hipertensão Arterial. Revista do DHA - Departamento de Hipertensão Arterial, 9 (4), out/dez 2002. Disponível em: http://departamentos.cardiol.br/dha/revista/9-4/diagnostico.pdf. (Acessado em: 28 Jan. 2008).

112. SBI. Sociedade Brasileira de Infectologia. ANVISA tem conhecimento sobre a resistência de micobactéria ao glutaraldeído a 2% desde 2007. Ago. 2008. Disponível em: http://www.infectologia.org.br/default.asp?site_Acao=MostraPagina&paginaId=134&mNoti_Acao=mostraNoticia&noticiaId=1991 (Acessado em: 15 nov. 2008).

113. Schaeffer L, Michelon MDO. Propriedades e conformação mecânica de nitinol. Anais da 58ª. Reunião Anual da SBPC. UFSC, Florianópolis, SC, julho, 2006.

Disponível em: http://www.sbpcnet.org.br/livro/58ra/atividades/TEXTOS/texto_1354.html. (Acessado em: 22 Jan. 2008).

114. Scur CAC. Experiência inicial com a utilização de sensor depressão no tratamento endovascular de aneurismas de tórax. [TCC]. Faculdade de Medicina, UFSC, 2006. Disponível em: http://www.bibliomed.ccs.ufsc.br/CC0448.pdf. (Acessado em: 23 Feb. 2008).

115. Secretaria de Estado dos Negócios da Fazenda – São Paulo. Ajuste fiscal e reestruturação financeira. Disponível em: http://www.fazenda.sp.gov.br/ajustes/. (Acessado em: 17 Nov. 2005).

116. SERVINFOR. O que é licitação? Disponível em: http://www.servinfor.com.br/tiraduvidas_oque%C3%A9.asp. (Acessado em: 12 Nov. 2005).

117. Society of Laparoendoscopic Surgeons. Laparoscopy today. Disponível em: http://www.laparoscopytoday.com/2007/07/information-ret.html (Acessado em: 11 Jan. 2009).

118. Somasus. E154: máscara de venturi. Disponível em: http://dtr2004.saude.gov.br/somasus/Ambiente/Lista_Equipamento/equipamentos/E154.pdf (Acessado em: 15 Sep. 2008).

119. Sorrylab. Urodensímetro. 2004. Disponível em: http://sorrilab.vilabol.uol.com.br/Urina_propriedades_fisicas.htm (Acessado em: 16 Dec. 2008).

120. Souza MHL, Elias DO. Fundamentos da circulação extracorpórea. 2. ed., Rio de Janeiro: Braile Médica – Perfusion Line (Publicação Eletrônica), 2006. Disponível em: http://perfline.com/indexbr.htm. (Acessado em: 31 Jan. 2008).

121. Stedman TL, Forbis P, Bartolucci SL. Stedman's medical eponyms. Lippincott USA, 2004.

122. Suprimentos E Serviços Hospitalares. São Paulo: SSH, [199-].

123. UFPA. Universidade Federal do Pará. Amperometria. In: Desenvolvendo a química na Amazônia. Disponível em: http://www.ufpa.br/ccen/quimica/amperometria.htm (Acessado em: 13 Jun. 2008).

124. Unamuno RDL, Marhcini J. Sonda nasogástrica/nasoentérica: cuidados na instalação, na administração da dieta e prevenção de complicações. Medicina, Ribeirão Preto, 35:95-101, jan./mar. 2002. Disponível em: <http://www.fmrp.usp.br/revista/2002/vol35n1/sonda_nasogastrica.pdf> (Acessado em: 29 Nov. 2008).

125. Universidad Católica de Santiago de Guayaquil. Anestesiologia. *Facultad de Ciencias Médicas - Escuela de Medicin.* Ecuador. *Febrero 18, 2000. Disponível em:* http://www.ucsg.edu.ec/catolica/secundarias/html/facultad_medicina/carrera_medicina/tutoria/materias/anestesiologia/datos/anestesiologia3.htm. *(Acessado em: 09 Apr. 2008).*

126. *USIPLAST. PTFE. Disponível em:* <http://www.usiplastsp.com.br/html/produtos.html> *(Acessado em: 2 Dec. 2008).*

127. *VAD - Via Aérea Difícil. Combitube. Disponível em:* http://www.viaaereadificil.com.br/combitube/combitube.htm *(Acessado em: 30 Apr. 2008).*

128. VAD - Via Aérea Difícil. Guias para intubação traqueal. Disponível em: http://www.viaaereadificil.com.br/tecnicas_int/guias.htm (Acessado em: 30 Jan. 2009).

129. Villatore, Karin. Comunicação no Mercosul. CONVICOM. Congresso Virtual de Comunicação Empresarial. Congresso Brasileiro de Comunicação Empresarial. Disponível em: http://www.comtexto.com.br/adiv_karin.htm. (Acessado em: 27 Nov. 2005).

130. Who Named It. Friedrich Trendelenburg. Disponível em: http://www.whonamedit.com/doctor.cfm/976.html (Acessado em: 18 Dec. 2008).
131. Who Named It. Swan-Ganz catheter. Disponível em: http://www.whonamedit.com/synd.cfm/2739.html (Acessado em: 6 Jun. 2008).
132. Wikipedia. Gas Flow. Disponível em: http://en.wikipedia.org/wiki/Fresh_gas_flow (Acessado em: 10 Feb. 2008).
133. Wikipedia. Norma ISO. Disponível em: http://pt.wikipedia.org/wiki/ISO_9000 (Acessado em: 23 Jan 2009).
134. Wikipedia. The free encyclopedia, pt. Disponível em: http://pt.wikipedia.org/wiki/P%C3%A1gina_principal (Acessado em: 10 Feb 2008).

8

Índice Remissivo

B

C

D

E

F

N

O

P

Q / R

S

T

U

V